普通高等医学院校药学类专业第二轮教材

药 剂 学

（第2版）

（供药学类专业用）

主　编　孟胜男　胡容峰

副主编　周四元　王　汀　钟志容
　　　　苏　瑾　王　梅　张平平

编　者（以姓氏笔画为序）

王　汀（安徽医科大学）　　　　　王　梅（新疆医科大学）

王晨平（陆军军医大学）　　　　　毕肖林（南京中医药大学）

刘喜纲（承德医学院）　　　　　　苏　瑾（佳木斯大学药学院）

李囡囡（长治医学院）　　　　　　张平平（齐鲁医药学院）

张懋璠（中国医科大学）　　　　　周四元（空军军医大学）

郑　琴（江西中医药大学）　　　　孟胜男（中国医科大学）

胡容峰（安徽中医药大学）　　　　钟志容（西南医科大学）

袁子民（辽宁中医药大学）　　　　高亚男（海南医学院）

彭　灿（安徽中医药大学）　　　　彭海生（哈尔滨医科大学）

谭松巍（华中科技大学）

中国健康传媒集团

中国医药科技出版社

内 容 提 要

　　本书是"普通高等医学院校药学类专业第二轮教材"之一。全书系统而简明地介绍了药物制剂的综合知识，共分为十九章。本教材内容与《中国药典》（2020 年版）及全国卫生类（药学）专业技术资格考试、国家执业药师资格考试相适应，并引入和设置了"学习导引""实例解析""案例分析""知识链接""知识拓展""课堂互动""本章小结"和"思考题"等模块。同时，为丰富教学资源，增强教学互动，更好地满足教学需要，本教材免费配套在线学习平台（含电子教材、教学课件、视频和习题），方便广大师生教学使用。

　　本教材除供高等院校药学类各专业本科生教学使用外，还可作为全国卫生类（药学）专业技术资格考试、国家执业药师资格考试、药学相关培训及继续教育等的指导用书，也可作为药学技术人员制剂研发的参考用书。

图书在版编目（CIP）数据

药剂学／孟胜男，胡容峰主编 . —2 版 . —北京：中国医药科技出版社，2021.7（2024.7重印）

普通高等医学院校药学类专业第二轮教材

ISBN 978-7-5214-2474-4

Ⅰ. ①药… Ⅱ. ①孟…②胡… Ⅲ. ①药剂学-医学院校-教材 Ⅳ. ①R94

中国版本图书馆 CIP 数据核字（2021）第 131310 号

美术编辑　陈君杞
版式设计　易维鑫

出版　**中国健康传媒集团**｜中国医药科技出版社
地址　北京市海淀区文慧园北路甲 22 号
邮编　100082
电话　发行：010-62227427　邮购：010-62236938
网址　www.cmstp.com
规格　889×1194mm $\frac{1}{16}$
印张　29
字数　915 千字
初版　2016 年 1 月第 1 版
版次　2021 年 7 月第 2 版
印次　2024 年 7 月第 4 次印刷
印刷　北京侨友印刷有限公司
经销　全国各地新华书店
书号　ISBN 978-7-5214-2474-4
定价　69.00 元

获取新书信息、投稿、为图书纠错，请扫码联系我们。

出版说明

全国普通高等医学院校药学类专业"十三五"规划教材,由中国医药科技出版社于2016年初出版,自出版以来受到各院校师生的欢迎和好评。为适应学科发展和药品监管等新要求,进一步提升教材质量,更好地满足教学需求,同时为了落实中共中央、国务院《"健康中国2030"规划纲要》《中国教育现代化2035》等文件精神,在充分的院校调研的基础上,针对全国医学院校药学类专业教育教学需求和应用型药学人才培养目标要求,在教育部、国家药品监督管理局的领导下,中国医药科技出版社于2020年对该套教材启动修订工作,编写出版"普通高等医学院校药学类专业第二轮教材"。

本套理论教材35种,实验指导9种,教材定位清晰、特色鲜明,主要体现在以下方面。

一、培养高素质应用型人才,引领教材建设

本套教材建设坚持体现《中国教育现代化2035》"加强创新型、应用型、技能型人才培养规模"的高等教育教学改革精神,切实满足"药品生产、检验、经营与管理和药学服务等应用型人才"的培养需求,按照《"健康中国2030"规划纲要》要求培养满足健康中国战略的药学人才,坚持理论与实践、药学与医学相结合,强化培养具有创新能力、实践能力的应用型人才。

二、体现立德树人,融入课程思政

教材编写将价值塑造、知识传授和能力培养三者融为一体,实现"润物无声"的目的。公共基础课程注重体现提高大学生思想道德修养、人文素质、科学精神、法治意识和认知能力,提升学生综合素质;专业基础课程根据药学专业的特色和优势,深度挖掘提炼专业知识体系中所蕴含的思想价值和精神内涵,科学合理拓展专业课程的广度、深度和温度,增加课程的知识性、人文性,提升引领性、时代性和开放性;专业核心课程注重学思结合、知行统一,增强学生勇于探索的创新精神、善于解决问题的实践能力。

三、适应行业发展,构建教材内容

教材建设根据行业发展要求调整结构、更新内容。构建教材内容紧密结合当前国家药品监督管理法规标准、法规要求、现行版《中华人民共和国药典》内容,体现全国卫生类(药学)专业技术资格考试、国家执业药师职业资格考试的有关新精神、新动向和新要求,保证药学教育教学适应医药卫生事业发展要求。

四、创新编写模式,提升学生能力

在不影响教材主体内容基础上注重优化"案例解析"内容,同时保持"学习导引""知识链接""知识拓展""练习题"或"思考题"模块的先进性。注重培养学生理论联系实际,以及分析问题和解决问题的能力,包括药品生产、检验、经营与管理、药学服务等的实际操作能力、创新思维能力和综合分析能力;其他编写模块注重增强教材的可读性和趣味性,培养学生学习的自觉性和主动性。

五、建设书网融合教材,丰富教学资源

搭建与教材配套的"医药大学堂"在线学习平台(包括数字教材、教学课件、图片、视频、动画及练习题等),丰富多样化、立体化教学资源,并提升教学手段,促进师生互动,满足教学管理需要,为提高教育教学水平和质量提供支撑。

数字化教材编委会

主　编　孟胜男　胡容峰

副主编　周四元　王　汀　钟志容
　　　　苏　瑾　王　梅　张平平

编　者（以姓氏笔画为序）

王　汀（安徽医科大学）　　　　　王　梅（新疆医科大学）

王晨平（陆军军医大学）　　　　　毕肖林（南京中医药大学）

刘喜纲（承德医学院）　　　　　　苏　瑾（佳木斯大学药学院）

李囡囡（长治医学院）　　　　　　张平平（齐鲁医药学院）

张懋璠（中国医科大学）　　　　　周四元（空军军医大学）

郑　琴（江西中医药大学）　　　　孟胜男（中国医科大学）

胡容峰（安徽中医药大学）　　　　钟志容（西南医科大学）

袁子民（辽宁中医药大学）　　　　高亚男（海南医学院）

彭　灿（安徽中医药大学）　　　　彭海生（哈尔滨医科大学）

谭松巍（华中科技大学）

前言

药剂学是以药物制剂为研究对象，研究与其相关的基本理论、处方设计、制备工艺、质量控制、合理应用等内容的综合性应用技术科学，是药学中重要的前沿学科，是联系药学和临床医学的桥梁，同时也是药学、临床药学类专业的主干课程之一。近年来，随着科学技术的飞速发展，药剂学对药学领域与对国民经济发展的重要作用越来越明显。

本教材紧密结合国家药品标准《中华人民共和国药典》（2020年版）、全国卫生类（药学）专业技术资格考试及国家执业药师资格考试的最新要求，保证药学教育教学与医药卫生事业的发展相适应，体现行业特色，满足行业发展的需要，为更好地培养药品生产、研发、检验、经营与管理和临床合理用药及开展药学服务等应用型人才提供有力支持。教材在介绍理论知识的同时，注重适当引入和设置"学习导引""实例解析""案例分析""知识链接""知识拓展""课堂互动""本章小结"和"思考题"等模块，并注意基础课、专业基础课、专业课间的知识内容的取舍、相互渗透与衔接。本教材在介绍药剂学的基本概念、基本理论和普通制剂、药物制剂新技术与新剂型等经典内容的同时，还紧密结合学科发展的情况，吸收与补充了国内外有关药剂学研究的新进展以及在研究、生产和临床药师工作中可能遇到的实际案例。除了理论教材外，我们还将通过数字化在线学习平台提供与本教材配套的微课与相关视频、课件、图片和习题等，为学生自主学习提供多种资源。

本教材的编写人员大多是多年从事药剂学教学与科研工作，具有丰富教学经验的教授、副教授，大家精诚合作、严肃认真，力求内容丰富，特色鲜明。教材分共为十九章。第一章绪论，由孟胜男编写；第二章液体制剂由胡容峰、彭灿编写；第三章灭菌制剂与无菌制剂，由王汀、刘喜纲编写；第四章散剂、颗粒剂、胶囊剂与滴丸，由张平平、郑琴编写；第五章片剂，由钟志容编写；第六章软膏剂与凝胶剂，由苏瑾编写；第七章膜剂、涂膜剂与贴膏剂，第八章栓剂，由袁子民编写；第九章气雾剂、喷雾剂与粉雾剂，由李因因编写；第十章中药制剂，由毕肖林编写；第十一章药物制剂的稳定性，由王晨平编写；第十二章药物制剂的设计，由苏瑾编写；第十三章药物制剂新技术，由周四元、彭海生、谭松巍和高亚男编写；第十四章靶向制剂，由周四元编写；第十五章缓释与控释制剂，由孟胜男、张懋璠编写；第十六章经皮给药制剂，由彭海生编写；第十七章生物技术药物制剂，由王梅编写；第十八章药品包装材料和容器，由谭松巍、高亚男编写；第十九章药品调剂与用药指导，由王梅、李因因编写。

本教材适合高等医学院校药学类及相关专业本科生使用，还可用于指导药学类各专业的高年级学生和毕业人员参加全国卫生类（药学）专业技术资格考试、国家执业药师资格考试、药学相关的培训以及继续教育等，也可作为药学人员药物制剂开发和研制的参考书。

由于编者的水平和经验所限，书中难免有不足之处，敬请同仁读者批评指正。

编　者
2021 年 3 月

目录

第一章

绪 论

第一节 药剂学的基本概念

PPT

微课

一、药物与药品

药物（drugs）是指有目的地用来治疗、预防和诊断疾病及对机体生理功能产生影响的物质。药物是具有活性成分物质的统称，药剂学中也将其称之为原料药（active pharmaceutical ingredient，API）。药物通常来源于植物、动物、微生物、矿物，也可以通过化学合成及生物技术等手段制得，并依据来源将其分为中药与天然药物、化学药物和生物技术药物。来源不同的药物一般需要制备成适宜的给药形式才能应用于临床。

药品（drug product）是指能够用于预防、治疗、诊断人的疾病，有目的地调节人的生理功能并规定有适应证或者功能主治、用法和用量的物质，包括中药、化学药和生物制品等。

二、剂型与药物制剂

药物需要结合其他物质（如辅料或附加剂）制成适合某种给药途径的适宜给药形式，即通常所说的剂型（dosage form），如溶液剂、乳剂、混悬剂、注射剂、散剂、颗粒剂、片剂、胶囊剂、栓剂、气雾剂等。一种药物可以制成多种给药剂型。

药物制剂（pharmaceutical preparations）是指将药物按照某种剂型要求制成的符合药典或国家药品标准规定并在临床应用的具体品种，简称制剂。如阿司匹林片、头孢克洛胶囊、盐酸利多卡因注射液、红霉素眼膏、沙丁胺醇气雾剂、甲硝唑栓等。

三、药剂学

药剂学（pharmaceutics）是研究药物制剂的基本理论、处方设计、制备工艺、质量控制与合理应用

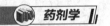

的综合性技术科学。

药剂学的概念中还包含制剂学和调剂学。

制剂学（pharmaceutical engineering）是研究制剂生产工艺技术及相关理论的科学，属于工业药剂学的范畴。

调剂学（dispensing pharmaceutics）是研究方剂（按医师处方专为某一患者调制的，并明确规定用法用量的药剂）的调制技术、理论和应用的科学，属于医院药剂学的范畴。

第二节　药剂学的任务与分支学科

PPT　　　微课

一、药剂学的任务

作为医学和药学的桥梁学科，药剂学的宗旨是将药物制成适宜剂型、高效低毒（包括有效性、安全性、稳定性）、使用方便的药物制剂，以满足医疗卫生保健的需要。其具体任务包括以下方面。

1. 研究药剂学的基本理论　药剂学的基本理论包括药物溶液的形成理论、化学动力学理论、表面活性剂基本理论、粉体学理论、流变学理论等。对药剂学基本理论进行深入的研究，可完善和丰富药物剂型的设计，提高药物制剂的生产水平，优化药物制剂的质量，为药物在临床安全、合理、有效应用提供科学依据，推动药剂学的整体发展。

2. 研发制剂新技术与药物新剂型　伴随全球健康产业的大变革，为满足"精准医疗"的需要，医药行业正积极研究和开发制剂新技术与药物新剂型，实现药物应用的高效低毒、定位（靶向分布、靶向释放）、可控（速释、缓释、控释），这对推动我国药剂学向高水平、国际化发展具有积极的作用。

3. 研发新型药用辅料　随着药剂学的不断发展，新型药物递送系统不断涌现并成为药剂学领域的研发热点。新型药用辅料的研发可促进药物递送系统的发展，同时新型药物递送系统的发展又对药用辅料提出了更高、更新的要求。因此需要研究和开发具有新功能，能满足新形势下医疗卫生保健需要的新型药用辅料，以进一步促进药物制剂的发展和完善。

4. 研发中药新剂型　现代中药制剂是在传统中医药理论指导下，经药学研究和临床验证，用先进、科学的制剂学技术和方法，对中药传统剂型进行改造或创新，使其成为安全、有效、稳定和质量可控的新型药物制剂。但由于中药制剂多为复方制剂，成分复杂，质量不易控制，并且中药新制剂上市后疗效难以评价，中药新剂型的研究与开发仍然是我国药剂工作者的一项长期而艰巨的任务。

5. 研发生物技术药物制剂　伴随生物技术日新月异的迅猛发展，生物技术药物也不断进入市场，主要种类包括酶类、激素、疫苗、单克隆抗体、细胞因子、细胞治疗药物、反义核苷酸药物等。这些药物可对慢性病、疑难病等的预防和治疗发挥不可替代的重要作用。生物技术药物普遍具有作用特异性高、药理活性强、应用剂量小和毒副作用低等优点，同时具有分子量大、半衰期短、稳定性差、吸收差等缺点。生物技术药物主要以注射途径给药，使用不便，患者依从性差。研究与开发具有长效、安全、稳定及依从性好的生物技术药物新品种和新剂型是药剂学领域的研究热点和发展方向。

6. 研发制剂新机械和新设备　药物新剂型的生产和新技术的应用需要制剂机械和设备的创新和发展。目前制药仪器设备向着自动化、智能化、全封闭方向发展。研制符合该要求的制剂新机械和新设备，对于提高制剂生产效率、保证制剂质量、使制剂产品进入国际市场具有重要意义。

二、药剂学的分支学科

1. 工业药剂学（industrial pharmaceutics）　是研究药物制剂处方与工艺设计理论、制剂生产单元操作的基本理论和方法、生产技术和设备、质量控制的一门药剂学的分支学科。工业药剂学是药剂学的核心，其知识体系中加强了制剂加工技术和单元操作及设备等方面的内容，还吸收融合了材料科学、机械科学、粉体工程学、化学工程学的理论和实践，在新剂型的研究与开发、处方设计、生产工艺技术的研究与改进以及提高产品质量方面发挥关键作用。

2. 物理药剂学（physical pharmaceutics） 是运用物理化学原理、方法研究药剂学中有关剂型、制剂的处方设计、制备工艺、质量控制等内容的药剂学分支学科。其研究内容涉及领域广泛，如化学动力学、界面化学、胶体化学、流变学、结晶化学、粉体学、材料学、生物物理学等。物理药剂学是药物剂型设计与制剂制备工艺优化的理论基础。

3. 药用高分子材料学（pharmaceutical polymer material science） 是研究各种高分子材料的结构、制备、物理化学特征及其功能与应用的学科。该学科吸收了高分子物理、高分子化学和聚合物工艺学的有关内容，为新剂型设计提供新型高分子材料和新方法，对创制药物新剂型、开发制剂新技术和提高制剂质量起着重要的支持和推动作用。

4. 生物药剂学（biopharmaceutics） 是研究药物及其制剂在体内的吸收、分布、代谢与排泄的机制及过程，阐明药物因素、剂型因素和生理因素与药效之间关系的一门学科。它的研究目的主要是正确评价药物制剂的质量，最大限度地提高药物制剂的生物利用度，为设计合理的剂型及制备工艺奠定基础，也为临床有效、安全、合理用药提供科学依据。

5. 药代动力学（pharmacokinetics） 是采用数学方法，研究药物在体内的吸收、分布、代谢与排泄经时过程与药效之间关系，并为制剂设计、剂型改造、安全合理用药等提供量化参考指标的一门学科。其研究通常是概括生物样本中药量与时间的函数关系，建立数学模型，导出算式，并确定有关参数，最后用数学语言定量、概括、简明地描述药物体内过程的动态规律。药代动力学的研究结果，常作为研发最佳药物剂型、确定用药剂量方案、了解药物相互作用的基础。

6. 临床药剂学（clinical pharmaceutics） 是以患者为研究对象，研究有效、安全、合理用药等，并与临床治疗学紧密联系的一门学科，亦称临床药学。其研究的主要内容包括：临床应用制剂的研究与评价；药物剂量的监控；制剂的生物利用度、配伍变化及药物相互作用等。临床药学工作使药剂工作者直接参与对患者的治疗活动，对提高用药水平和医疗质量具有十分重要的意义。

PPT

第三节 药物剂型与药物递送系统

剂型是将药物输送至生物体内的传递体。根据药物和药用辅料的性质及用药目的不同，可将药物制成各种适宜的剂型以便充分发挥药物的疗效，减少药物不良反应。

一、药物剂型的作用

剂型是药物在临床应用的最终形式。药物的剂型不同，在体内的行为也不同。剂型因素将对药物的临床效应产生重要的影响，主要体现如下。

1. 可改变药物作用性质 大多数药物作用的性质不随剂型的改变而改变，但有些药物的作用性质会因剂型的不同而变化。如，硫酸镁口服剂型用作泻下药，但5%注射液静脉滴注，能抑制大脑中枢神经，有镇静、镇痉作用；又如1%依沙吖啶（Ethacridine）注射液用于中期引产，但0.1%~0.2%溶液外用具有杀菌作用。

2. 可影响药物的疗效 药物的剂型对药物的生物利用度有很大的影响，生物利用度的高低，决定药物作用的强弱。口服给药剂型中的药物可能发生肝首过效应而导致药物生物利用度降低，进而影响药物的疗效。若将药物设计成注射给药形式，或口腔黏膜、舌下、吸入或直肠等给药形式可避免肝首过效应，提高药物生物利用度。

3. 可降低或消除药物的毒副作用 氨茶碱治疗哮喘病效果很好，但有引起心跳加快的毒副作用，若

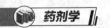

制成栓剂则可消除这种毒副作用。

4. 可调节药物作用的速度　如注射剂、吸入气雾剂等，起效快，常用于急救；但普通口服制剂，如片剂、胶囊剂等，由于药物需要经历崩解、溶出、吸收等过程而作用缓慢。

5. 可提高药物的稳定性　对于易降解的药物，其固体制剂的稳定性往往高于液体制剂。

6. 可使药物具有靶向作用　如纳米粒、脂质体、微球、微囊等微粒分散系的静脉注射剂，进入血液循环系统后，可被肝、脾等器官的网状内皮系统的巨噬细胞所吞噬，从而使药物浓集于肝、脾部位而发挥被动靶向作用。

知识拓展

剂型设计的要素

1. 给药途径　剂型的选择受多种因素制约，但主要取决于给药途径。为了充分发挥药物的性能，药物可以制备成不同的剂型，但药物剂型应用的给药途径不同，获得疗效也可能不同。

2. 疾病的性质和治疗的方式　如果希望药物起全身作用并经口服给药，通常把药物制成片剂和胶囊剂，适于患者自主给药，并具有良好的依从性。药物以注射剂的形式应用时往往是针对不能口服给药或在紧急情况下可能处于昏迷状态的患者。治疗运动性恶心、呕吐患者的药物剂型以皮肤贴剂、栓剂或注射剂为宜。

3. 患者的年龄　对于婴儿和5岁以下儿童的口服给药剂型，液体制剂优于固体制剂。老年患者适宜选用在保证药效的前提下能降低使用频率的剂型。

4. 其他　剂型的设计还要对药物的性质、生物利用度、制剂的稳定性、质量控制，以及生产、贮存、运输等方面进行全面考虑。

二、药物剂型的分类

随着药剂学的迅速发展和临床用药需求的不断变化，药物剂型种类不断增多，其分类也形式多样。

1. 按形态分类　按剂型的分散特性和剂型的外观物理形态分类见表1-1。

表1-1　药物剂型按形态分类

分类	举例
液体剂型	乳剂、混悬剂、注射剂、滴眼剂、滴耳剂、滴鼻剂、合剂、洗剂、搽剂、涂剂、灌肠剂、冲洗剂、甘油剂、溶液剂、糖浆剂、酊剂等
固体剂型	散剂、片剂、胶囊剂、颗粒剂、丸剂、膜剂、栓剂等
半固体剂型	软膏剂、糊剂、乳膏剂、凝胶剂等
气体剂型	气雾剂、喷雾剂、吸入粉雾剂等

不同形态的制剂在体内起效的时间也不相同，一般液体制剂起效较快，固体制剂则较慢。形态相同的剂型，其制备工艺相似。如固体制剂的制备多采用粉碎、混合等操作，液体制剂的制备多包括溶解、搅拌等程序，半固体制剂的制备多选择熔化和研磨等方法。

2. 按给药途径分类　人体的给药途径可分为经胃肠道给药和非经胃肠道给药两种，具体包括口腔、鼻腔、消化道、呼吸道、血管、组织、肌肉、皮肤、眼部和其他腔道（直肠、尿道、耳道）等。这种分类方法的具体表现形式见表1-2。

表 1-2 药物剂型按给药途径分类

分类	举例
经胃肠道给药剂型	口服给药剂型（如溶液剂、乳剂、混悬剂、散剂、颗粒剂、胶囊剂、片剂等）
非经胃肠道给药剂型	注射给药剂型（如小容量注射剂、大容量注射剂、粉针剂等）
	呼吸道给药剂型（如喷雾剂、气雾剂、吸入粉雾剂等）
	黏膜给药剂型（如滴眼剂、眼膏剂、滴鼻剂、舌下含片、膜剂）
	皮肤给药剂型（如洗剂、软膏剂、乳膏剂、搽剂、糊剂、贴膏剂、贴剂等）
	腔道给药制剂（如栓剂、滴耳剂、灌肠剂、气雾剂等）

该分类方法的优点是与药物临床使用密切结合，亦能反映出给药途径与应用方法对剂型制备的特殊要求；缺点是同一种药物，由于给药途径和应用方法的不同，可能在不同给药途径的剂型中出现。如生理盐水，能以注射剂、滴眼剂、冲洗剂、灌肠剂等不同剂型应用。

3. 按分散系统分类 按剂型的分散特性分类见表 1-3。

表 1-3 药物剂型按分散系统分类

分类	举例
溶液型	溶液剂、露剂（芳香水剂）、糖浆剂、水针剂、酊剂等
胶体溶液型	胶浆剂、涂膜剂、火棉胶剂等
乳剂型	口服乳剂、静脉注射乳剂等
混悬型	合剂、洗剂、混悬剂等
气体分散型	气雾剂等
微粒分散型	微囊、微球、脂质体、纳米制剂等
固体分散型	散剂、颗粒剂、片剂、胶囊剂、丸剂等

这种分类方法便于应用物理化学的原理来阐明各类制剂特征，但不能反映用药部位与用药方法对剂型的要求，甚至一种剂型可以分到几个分散体系中，如注射剂中有溶液型、混悬型、乳剂型、固体型等。

4. 按是否进行无菌操作分类 剂型也可以根据制备过程是否进行无菌操作进行分类，有两种形式，见表 1-4。

表 1-4 药物剂型按是否进行无菌操作分类

分类	举例
非无菌剂型	凡是《中国药典》（2020 年版）中不要求进行无菌检查的给药形式
无菌剂型	注射用制剂包括小容量注射剂、大容量注射剂、注射用冷冻干燥制品等
	眼用制剂包括滴眼剂、眼膏剂、洗眼剂等
	植入剂
	用于创面的各种给药形式

该分类方法可以反映制剂制备过程中的质量控制要求及生产操作的动态标准。

上述各种分类方法各具特点，但每种方法都不全面或完善，因此本教材采用综合分类方法。

三、药物递送系统

随着科学的进步，剂型的发展已远远超出其原有的内涵，需要用药物递送系统来完善和丰富其对药物的载体功能。

药物递送系统（drug delivery system，DDS）是指能将药物递送进入机体并通过控制药物在机体释放的速度、时间及部位来提高药物的效能和安全性的载体。药物递送系统是现代药剂学中新剂型结合新技

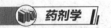

术研究发展而形成的新型给药形式。DDS 在 20 世纪 90 年代涌现，并随着科学技术日新月异的飞速发展，该系统在理论体系、工艺设计、临床应用等方面都取得了重大突破和进展。

1. 缓释和控释药物递送系统（sustained-release and controlled-release drug delivery system） 是指能控制药物释放速度、释放部位及释放时间的给药系统。缓释和控释制剂能够降低血药浓度波动，减少给药次数，提高药物疗效并降低不良反应，并且使用方便。相对于其他 DDS，缓控释制剂研发周期短、资金投入少、经济风险小、技术含量高、利润丰厚而成为发展最早和最快的药物递送系统；目前其理论与技术发展也更为成熟，所研究的药物品种和剂型种类也不断增加，已成为药剂学发展的重要方向之一。

2. 靶向药物递送系统（targeted drug delivery system） 是指运用特殊的药物载体或给药技术，通过局部给药或全身血液循环，有目的地将药物传输至某特定组织或部位的给药系统。靶向制剂可以增加药物对靶区的指向性，降低对正常细胞的毒性，减少应用剂量，提高药物的生物利用度。随着科技的进步及研究的深入，将有越来越多的靶向制剂进入临床应用。

3. 经皮药物递送系统（transdermal drug delivery system，TDDS） 是指通过皮肤敷贴给药，通过透皮吸收达到较长时间维持稳定和有效血药浓度并发挥疗效的缓释或控释给药系统。经皮递药系统具有许多优点，如可以维持长时间释药，维持平稳的血药浓度，从而减少用药次数；并可在不良反应发生时及时中断给药，从而显著减少不良反应，大大提高患者用药的安全性，提高治疗效果。因此，经皮药物递送制剂的研究与开发在药剂学领域中一直受到关注。尽管如此，经皮递药系统必须能克服皮肤，尤其是其中的角质层这个主要的屏障，才能使得药物充分渗透，产生有效浓度，从而发挥治疗作用。因此，有关促进药物经皮转运的新手段和新方法一直是 TDDS 研究的热点。

4. 黏膜药物递送系统（mucosal drug delivery system） 是指通过人体各腔道的黏膜作为用药部位（如口腔、鼻腔、呼吸道、肺部、阴道、胃肠道等），使药物进入血液循环而产生全身治疗作用的给药系统。某些部位黏膜给药方式具有使用方便、起效迅速、生物利用度高等特点，同时可避免药物的肝脏首过效应，并能使血药浓度平稳。黏膜给药大大拓宽了许多药物的给药途径，愈来愈多的药物被发现可通过黏膜吸收，特别是一些多肽类、大分子类药物，例如，黏膜接种疫苗能够诱导机体产生黏膜免疫应答从而有效预防病原体入侵。因此黏膜给药这种新型的药物递送系统越来越受到重视，成为新制剂研究的重要方向之一。

5. 智能型药物递送系统 智能型药物递送系统是依据机体的变化信息，实现药物在体内的择时、择位释放，发挥药物的最佳疗效，最大限度地降低药物不良反应的给药系统。目前该递药系统较多采用的是脉冲式与自调式释药技术。脉冲式释药技术能够根据机体的生物节律变化的特点，按照生理和治疗的需要而定时定量释放药物。自调式释药技术能够依赖于生物体信息反馈，自动调节药物的释放。

第四节　药用辅料在药物制剂中的应用

PPT

药用辅料是药物制剂的基础材料和重要的组成部分，是保证药物制剂生产的物质基础。药用辅料不仅对药物的赋形起关键作用，而且在提高药物的疗效、降低不良反应等方面具有重要意义，其质量的可靠性和品种的多样性是药物剂型和制剂先进性的根本保证。

一、药用辅料的定义

药用辅料（pharmaceutical excipients）系指生产药品和调配处方时使用的赋形剂和附加剂；是除活性成分或前体以外，在安全性方面已进行合理的评估，一般包含在药物制剂中的物质。在作为非活性物质时，药用辅料除了赋形、充当载体、提高稳定性外，还具有增溶、助溶、调节释放等重要功能，是可能会影响到制剂的质量、安全性和有效性的重要成分。因此，应关注药用辅料本身的安全性，以及药物-辅料相互作用及其安全性。

二、药用辅料的分类

药用辅料可从来源、剂型、用途、给药途径进行分类。

1. 按来源分类 可分为天然物、半合成物和全合成物。

2. 按用于制备的剂型分类 可用于制备的药物制剂类型主要包括片剂、注射剂、胶囊剂、颗粒剂、眼用制剂、鼻用制剂、栓剂、丸剂、软膏剂、乳膏剂、吸入制剂、喷雾剂、气雾剂、凝胶剂、散剂、糖浆剂、搽剂、涂剂、涂膜剂、酊剂、贴剂、贴膏剂、口服溶液剂、口服混悬剂、口服乳剂、植入剂、膜剂、耳用制剂、冲洗剂、灌肠剂、合剂等。

3. 按用途分类 可分为溶剂、抛射剂、增溶剂、助溶剂、乳化剂、着色剂、黏合剂、崩解剂、填充剂、润滑剂、润湿剂、渗透压调节剂、稳定剂（如蛋白稳定剂）、助流剂、抗结块剂、矫味剂、抑菌剂、助悬剂、包衣剂、成膜剂、芳香剂、增黏剂、抗黏着剂、抗氧剂、抗氧增效剂、螯合剂、皮肤渗透促进剂、空气置换剂、pH 调节剂、吸附剂、增塑剂、表面活性剂、发泡剂、消泡剂、增稠剂、包合剂、保护剂（如冻干保护剂）、保湿剂、柔软剂、吸收剂、稀释剂、絮凝剂与反絮凝剂、助滤剂、冷凝剂、络合剂、释放调节剂、压敏胶黏剂、硬化剂、空心胶囊、基质（如栓剂基质和软膏基质）、载体材料（如干粉吸入载体）等。

4. 按给药途径分类 可分为口服、注射、黏膜、经皮或局部给药、经鼻或吸入给药和眼部给药等。

同一药用辅料可用于不同给药途径、不同剂型、不同用途。

药用辅料的生产、使用等应符合《中国药典》（2020 年版）四部制剂通则 0251 项下的规定。

三、药用辅料的作用

药用辅料的种类繁多，功能广泛，在药物制剂中有多方面的应用。

1. 赋予剂型一定的形态 如溶液剂中加入溶剂，片剂中加入稀释剂、黏合剂，软膏剂、栓剂中加入适宜基质等，使剂型具有形态特征。

2. 促进制备过程顺利进行 如助溶剂、助悬剂、乳化剂的使用可使液体制剂的制备更加顺畅，助流剂、润滑剂可改善物料粉体的性质，使散剂、颗粒剂、片剂的生产顺利进行。

3. 提高药物的稳定性 当处方中加入化学稳定剂（抗氧剂、pH 调节剂等）、物理稳定剂（助悬剂、乳化剂等）、生物学稳定剂（防腐剂等），均会提高药物或制剂的稳定性。制剂制备中选用特定的辅料，应用药物前体、包合、微囊化等技术也会提高药物的稳定性。

4. 丰富药物递送的策略 新型药用辅料可改变药物的理化性质，并能使药物具有速释性、缓释性、肠溶性、靶向性、热敏性、pH 敏感性、生物黏附性、体内可降解性等，将会推动药物新制剂智能化的发展。

为了适应药物新剂型和制剂新技术的发展，需要药用辅料不断地更新换代，并使其具有功能性、适应性、安全性、高效性，进而推动制剂整体水平的提高。

第五节 药品标准与管理规范

PPT

一、药典与药品标准

药典（pharmacopoeia）是一个国家记载药品标准、规格的法典，一般由国家药典委员会组织编纂、出版，并由政府颁布、执行，具有法律的约束力。药典收载的品种都是疗效确切、副作用小、质量稳定的常用药物及其制剂，并明确规定其质量标准，并在制剂通则中还规定了各种剂型的有关标准、检查方法等。一个国家的药典在一定程度上可以反映这个国家药品生产、医疗和科学技术水平。药典在保证人

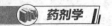

民用药安全有效、促进药品研究和生产等方面具有重大作用。

随着医药科技的发展与进步，新的药物、制剂和检验方法不断涌现和更新，各国药典需要进行不断修订以补充、完善新的信息。在新版药典中不仅增加新的药品品种，而且增设一些新的检查项目或方法，同时删除一些出现问题的药品。在新版药典出版前，往往由国家药典委员会编辑出版增补本，以利于新药和新制剂在临床的应用。这种增补本与药典具有同样的法律效力。

（一）中华人民共和国药典

《中华人民共和国药典》简称《中国药典》。《中国药典》（Chinese Pharmacopoeia，ChP）规定了比较常用而有一定防治作用的药品和制剂的标准规格及检验方法，是药品生产、经营、使用和管理都必须严格遵守的法定依据，是国家药品标准体系的核心。药典内容一般包括两大部分：一部分是各种法定药物的名称、化学名、化学结构、分子式、含量、性质、用途、用法、鉴定、杂质检查、含量测定、规格、制剂、贮藏等项目；另一部分是通则（包括制剂通则、检验方法、指导原则、标准物质和试液试药相关通则等）和药用辅料。此外，还附有药品索引。《中国药典》的发展概况见表1-5。

表1-5 《中国药典》发展概况

时间	特色
1953年	第一部《中国药典》。收载各类药品531种
1963年	把《中国药典》分为一、二部。一部专门收载中药，二部收载化学药品、抗生素、生物制品及其制剂。收载各类药品共1310种
1977年	共收载中、西药品1925种，并增加了气雾剂、冲剂、滴丸剂和滴耳剂等剂型
1985年	所收载品种的质量标准均有一定的提高。收载各类药品共1489种
1990年	分别在1993年和1996年出版与之相配套使用的《药典注释》和《临床用药须知》。共收载品种1751种
1995年	增加了搽剂、颗粒剂、口服液和缓释制剂等剂型；对栓剂、阴道用片的融变时限标准和检查方法进行了规定；口服固体制剂必须进行溶出度试验的品种由1990版的44种增加到128种；药品外文名称改用英文名，取消拉丁名等。共收载药品2375种，新增品种641种
2000年	对附录进行了较大幅度的改进和提高。共收载品种2691种，新增品种399种，修订品种562种，新增附录37个，修订附录63个
2005年	分为一、二、三部，其中一部收载中药材、饮片、中成药等1146种，二部收载化学药品、抗生素、生化药品、放射性药品及药用辅料等1967种，三部收录生物制品101种。共收载品种3214种
2010年	收载品种大幅增加，共收载品种4615种，新增1358种，新增、修订比例达75%；药品检测项目和检测方法增加，标准提高；中药标准有突破和创新；在凡例、品种的标准要求、附录的制剂通则等方面均有较大的变化和进步；力求覆盖国家基本药物目录品种和社会医疗保险报销药品目录品种
2015年	分为一部、二部、三部及四部，收载品种总计5608种，其中新增1082种；一部收载药材和饮片、植物油脂和提取物、成方制剂和单味制剂等，品种共计2598种；二部收载化学药品、抗生素、生化药品及放射性药品等，品种共计2603种；三部收载生物制品137种；四部收载通则总计317个，药用辅料270种
2020年	分为一部、二部、三部及四部，收载品种5911种，新增319种，修订3177种，不再收载10种，因品种合并减少6种。一部中药收载2711种。二部化学药收载2712种。三部生物制品收载153种，新增生物制品通则2个、总论4个。四部收载通用技术要求361个，其中制剂通则38个、检测方法及其他通则281个、指导原则42个；药用辅料收载335种

（二）国外药典

目前世界上有近40个国家编制了国家药典，另外还有区域性药典和世界卫生组织（The World Health Organization，WHO）组织编制的《国际药典》。如《美国药典》（the United States Pharmacopoeia，USP）、《英国药典》（British Pharmacopoeia，BP）、《日本药局方》（Pharmacopoeia of Japan，JP）、《欧洲药典》（European Pharmacopoeia，EP）等，这些国家的国家药典均周期性地进行修订。《国际药典》（Pharmacopoeia Internationalis，Ph. Int.）是WHO为了统一世界各国药品的质量标准和质量控制的方法而编纂的，其仅作为各国编纂药典及生产药品时的一种参考，不具有法律约束力。

（三）国家药品标准

国家药品标准是国家为保证药品质量所制定的质量指标、检验方法及生产工艺等的技术规范和要求，包括《中国药典》、药品注册标准和其他药品标准。国家药品标准是保证药品质量，进行药品生产、经营、使用、管理及监督检查的法定依据。药品注册标准是指政府管理部门批准给申请人特定药品的标准，生产该药品的企业必须执行该注册标准。

目前药品所有执行标准均为国家注册标准，主要包括：

（1）药典标准。

（2）原卫生部中药成方制剂一至二十一册。

（3）原卫生部化学、生化、抗生素药品第一分册。

（4）原卫生部药品标准（二部）一至六册。

（5）原卫生部药品标准藏药第一册、蒙药分册、维吾尔药分册。

（6）新药转正标准一至八十八册（正不断更新）。

（7）国家药品标准化学药品地标升国标一至十六册。

（8）国家中成药标准汇编。

（9）国家注册标准（针对某一企业的标准，但同样是国家药品标准）。

（10）进口药品标准。

二、处方药与非处方药

（一）处方

处方系指医疗和生产部门用于药剂调制的一种书面文件。主要包括法定处方、医师处方。

1. 法定处方　国家药品标准收载的处方。它具有法律的约束力，在制备制剂时均须遵照其规定。

2. 医师处方　医师对患者进行诊断后，对特定患者的特定疾病而开写给药局的有关药品名称、给药量、给药方式、给药天数及制备等的书面凭证。医师处方具有法律、技术和经济责任。

（二）处方药与非处方药

《中华人民共和国药品管理法》规定了国家对药品实行处方药和非处方药的分类管理制度，这也是国际上通用的药品管理模式。

1. 处方药　处方药（prescription drug 或 ethical drug）是指必须凭执业医师或执业助理医师开具的处方才可调配、购买并在医师指导下使用的药品。处方药可以在国务院卫生行政管理部门和药品监督管理部门共同指定的专业性医学、药学刊物上进行介绍，不准在大众传播媒介进行广告宣传。

2. 非处方药　非处方药（nonprescription drug）是指不需凭执业医师或执业助理医师的处方，消费者可以自行判断购买和使用的药品。非处方药又称为柜台发售的药品（over the counter drug，OTC 药）。非处方药须经专家遴选，由国家药品监督管理部门批准并予以公布，主要用于消费者可自我诊断、自我治疗的各种常见轻微疾病。非处方药具有应用安全、疗效确切、质量稳定、价格便宜、使用方便等特点，在包装上必须印有国家指定的专有标识。

处方药和非处方药不是药品本质的属性，而是管理上的界定。无论是处方药，还是非处方药都是经过国家药品监督管理部门批准的，其安全性和有效性是有保障的。

三、药品生产与研究质量管理规范

药品等（包括医疗器械、医药用化学中间体和动植物提取物、化妆品、食品等）国内外注册、生产管理、质量管理（保证与控制）、质量风险和质量安全监管规范包括 GMP、GLP、GSP、GCP、GUP、GAP 和 HACCP、ISO 系列等。

（一）GMP

药品生产质量管理规范（good manufacturing practice，GMP）是药品生产和质量管理的基本准则，是药品生产过程中，用科学、合理、规范化的条件和方法来保证生产优良药品的一整套系统的、科学的管理规范。GMP 的检查对象是针对药品生产的各个环节，包括人员、生产环境、制剂生产全过程，目的是将人为产生的错误减小到最低，防止对医药品的污染和低质量医药品的产生，并保证产品高质量的系统设计。

药品生产 GMP 认证是国家依法对药品生产企业（车间）和药品品种实施药品 GMP 监督检查并取得认可的一种制度，是国际药品贸易和药品监督管理的重要内容，也是确保药品质量稳定性、安全性和有效性的一种科学的、先进的管理手段。在 2019 年以前，GMP 认证有效期为五年。但为了提高 GMP 实施的科学性，强化药品生产企业持续合规的主体责任，国家药品监督管理局于 2019 年下达第 103 号公告：自 2019 年 12 月 1 日起，取消药品 GMP 认证，不再受理 GMP 认证申请，不再发放药品 GMP 证书。取消 GMP 认证发证后，GMP 仍然是药品生产活动的基本遵循和监督管理的依据，药品监管部门将切实加强药品上市前后的动态监管，由五年一次的认证检查，改为随时对 GMP 执行情况进行检查，监督企业的合规性，对企业持续符合 GMP 要求提出了更高的要求。

（二）GLP 与 GCP

药品非临床研究质量管理规范（good laboratory practice，GLP）系指在实验室条件下，对于通过动物实验进行非临床（非人体）的各种实验研究的方案设计、执行实施、管理监督和记录报告等环节的组织管理、工作方法和有关条件提出的要求，适用于为申请药品注册而进行的非临床研究，是药物非临床安全性评价研究机构必须遵循的法规性文件。

药品临床试验质量管理规范（good clinical practice，GCP）是为保证临床试验数据的质量、保护受试者的安全和权益而制定的进行临床试验的准则，是保证药品临床试验安全性的法律依据。GCP 是临床试验全过程的标准规定，包括方案设计、组织实施、检查、稽查、记录、分析总结和报告。制定 GCP 的目的在于保证临床试验过程规范，结果科学可靠，保护受试者的权益并保障其安全。凡是进行各期临床试验、人体生物利用度和生物等效性试验，均需按本规范执行。

PPT

第六节　药剂学的沿革和发展

一、药剂学的沿革

药剂学是祖国医药宝库的重要组成部分，在我国悠久的中医药发展进程中，逐渐实现了古今药方及剂型的形成、演变，随着科学技术的发展和进步，药剂学的制剂制备理论与技术不断改进，剂型的种类不断增多，并且新剂型与新技术等不断涌现、发展和完善。

商代（公元前 1766 年）已经使用的汤剂，是应用最早的中药剂型之一。夏商周时期医书《五十二病方》《甲乙经》《山海经》中已有汤剂、丸剂、散剂、膏剂及药酒等剂型的记载。东汉张仲景（公元 142—219 年）的《伤寒论》和《金匮要略》中记载有栓剂、洗剂、软膏剂、糖浆剂等 10 余种剂型。唐代颁布了我国第一部，也是世界上最早的国家药典——唐《新修本草》，全书 54 卷，收载药物 844 种。宋代（公元 1080 年）编写的《太平惠民和济局方》收录处方 788 种，是我国最早的国家制剂规范，比英国最早的局方早 500 多年。明代李时珍（公元 1518—1593 年）编著的《本草纲目》收载药物 1892 种、剂型 61 种、附方 11960 则，充分体现了在药剂学的漫长发展过程中曾经做出的卓越贡献。

国外药物制剂最早起源于古埃及与巴比伦王国（今伊拉克地区），大约公元前 1552 年的著作《伊伯氏纸草本》记载有散剂、硬膏剂、丸剂、软膏剂等多种剂型和一些药物的处方和制备方法。欧洲的药剂学起始于公元 1 世纪前后，被欧洲各国誉为药剂学鼻祖的格林（Galen，公元 131—201 年），在他的著作里记述了散剂、丸剂、浸膏剂、溶液剂、酒剂、酊剂等，现在西方国家仍将传统剂型药物称为"格林制剂"。1498 年由佛罗伦萨学院出版的《佛罗伦萨处方集》，被视为欧洲的第一部法定药典。

19 世纪的工业革命极大地推动了药学技术的飞跃发展和进步，如 1843 年 William Brockedon 发明了压片机，1847 年 Murdock 发明了硬胶囊，1886 年 Limousin 发明了安瓿等，这些发明使药物制剂的机械化、自动化得到迅猛发展，药品生产从手工作坊走向进入工厂规模化生产，进而促使以剂型和制备为中心的药剂学成为一门独立的学科。

二、药剂学的发展

20 世纪 50 年代，随着物理化学的理论应用，药剂学的剂型设计、制备、质量控制迈向科学化、理论化，进一步促进了药剂学的发展。20 世纪 60 至 80 年代，生物药剂学与药物动力学的迅速发展，为现代新剂型的开发提供了理论依据。随着科学技术的飞速发展，各学科之间相互渗透，互相促进，新辅料、新设备、新工艺的不断涌现和药物修饰技术应用等，大大促进了药物新剂型与新技术的发展和完善。20世纪 90 年代以来，药物新剂型与新技术已进入了一个理论发展和工艺研究已趋于成熟的新阶段，为药物新型的给药系统在临床较广泛的应用奠定了十分重要的理论和物质基础。

药剂制剂的发展按时代可分为四代：第一代为传统普通剂型，如片剂、胶囊剂、注射剂等，主要从体外试验控制制剂的质量；第二代为缓释制剂、长效制剂等，如缓释胶囊、植入剂等，已开始注重药物疗效与血药浓度的关系及定位释放，药物设计遵循不需频繁给药但能较长时间维持有效浓度的原则；第三代为控释制剂，如自调式给药系统、脉冲式给药系统，药物的释放可以通过体内信息的反馈及生物节律的变化而智能化地调节，更强调药物的定时释放；第四代为靶向递药系统，如微粒递药系统，高度重视药物能定位释放，使药物可以在靶器官、靶组织、靶细胞浓集，提高药物的疗效并降低药物的毒副作用。

药物递送系统的不断发展，将对制备工艺、制药设备、给药装置、药用辅料、包装材料、检测设备等提出更高的要求，将会促进现代药物制剂技术如速释技术、微粒制剂制备技术、缓控释技术、靶向递药技术的日趋成熟和完善，必将带动药剂学的全面发展，使药剂学的发展步入更高的层次。

本章重点：药剂学的基本概念、药物剂型与药物递送系统、药物制剂的标准与管理规范。
本章难点：药物剂型与药物递送系统。

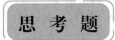

题库

1. 简述并区分药物、药品、剂型、制剂的概念。
2. 分析药物剂型和药物递送系统的区别与联系。
3. 药剂学的主要研究内容有哪些，包括哪些分支学科？
4. 药典的主要作用是什么？除药典，我国还有哪些现行的药品标准？
5. GMP、OTC 的英文全称及中文名称是什么？
6. 简述处方药与非处方药的主要区别。

（孟胜男）

第二章

液 体 制 剂

第一节 概 述

PPT

一、液体制剂的特点

液体制剂（liquid pharmaceutical preparations）系指药物分散在适宜的分散介质中制成的可供内服或外用的液体形态的制剂。在液体制剂中，药物（固体、液体或气体）称为分散相，药物在一定条件下以分子、离子、小液滴、胶粒、不溶性微粒等形式分散于分散介质中形成液体分散体系。药物的分散程度、溶剂的性质与液体制剂的有效性、安全性、稳定性关系密切。一般药物在分散介质中的分散度愈大体内吸收愈快，呈现的疗效也愈高。为改善药物的分散状态、提高产品的稳定性、掩盖其不良臭味等，液体制剂中常加入增溶剂、助悬剂、防腐剂等附加剂。

1. 液体制剂的优点 药物在分散介质中，分散程度高，吸收快，作用较迅速；给药途径广泛，可以内服、外用；易于分剂量，使用方便，尤其适用于婴幼儿和老年患者；药物分散于溶剂中，能减少某些药物的刺激性，通过调节液体制剂的浓度，避免药物对胃肠道的刺激性；某些固体药物制成液体制剂后，能提高药物的生物利用度等。

2. 液体制剂的不足 药物分散度较大，一方面受分散介质的影响，易引起药物的化学降解，药效降低甚至失效，另一方面药物微粒比表面积较大，容易发生物理稳定性问题，如沉淀、絮凝等；液体制剂携带、贮存、运输不便；以水为分散介质的液体制剂极易霉变，需要加入防腐剂等。

二、液体制剂的分类

1. 按分散系统分类　在一定条件下，药物以分子、离子、微粒、小液滴分散于液体分散介质中形成分散系统。根据药物的分散状态液体制剂分为均相分散系统和非均相分散系统。在均相分散系统中药物以分子或离子状态分散，如低分子溶液剂、高分子溶液剂；在非均相分散系统中药物以微粒、小液滴、胶粒分散，如溶胶剂、乳剂、混悬剂。按分散系统分类见表2-1。

表2-1　分散系统分类

类型	分散相大小（nm）	特征
低分子溶液剂	<1	真溶液；无界面，热力学稳定体系；扩散快，能透过滤纸和某些半透膜。为均相系统
高分子溶液剂	<100	真溶液；热力学稳定体系；扩散慢，能透过滤纸，不能透过半透膜。为均相系统
溶胶剂	1~100	胶态分散形成多相体系；有界面，热力学不稳定体系；扩散慢，能透过滤纸而不能透过半透膜。为非均相系统
乳剂	>100	液体微粒分散形成多相体系，动力学和热力学均不稳定体系；有界面，显微镜下可见。为非均相系统
混悬剂	>500	固体微粒分散形成多相体系，动力学和热力学均不稳定体系；有界面，显微镜下可见。为非均相系统

2. 按给药途径分类　按照给药途径，液体制剂可分为以下几类。

（1）内服液体制剂　口服后经胃肠道吸收发挥全身治疗作用，如合剂、糖浆剂、乳剂、混悬剂等。

（2）外用液体制剂　皮肤用液体制剂，如洗剂、搽剂等；五官科用液体制剂，如洗耳剂与滴耳剂、洗鼻剂与滴鼻剂、含漱剂、滴牙剂等；直肠、阴道、尿道用液体制剂，如灌肠剂、灌洗剂等。

三、液体制剂的质量要求

均相液体制剂应澄明；非均相液体制剂的药物微粒应分散均匀；外用液体制剂应无刺激性；口服液体制剂应外观良好，口感适宜；液体制剂应具有一定的防腐能力；包装适宜，便于携带。

第二节　液体制剂的溶剂与附加剂

PPT

一、药用溶剂的种类及性质

（一）药用溶剂的种类

液体制剂的溶剂，对于溶液剂称为溶剂；对于混悬剂、乳剂，由于药物在溶剂中并不溶解而是分散，故称为分散介质。在液体制剂中，溶剂对药物不仅有溶解和分散作用，对液体制剂的药理效应、稳定性亦有重要影响。按溶剂极性大小可分为极性溶剂、半极性溶剂和非极性溶剂。

（二）药用溶剂的性质

极性是溶剂非常重要的性质，直接影响药物的溶解度。介电常数和溶解度参数常用来衡量溶剂的极性大小。

1. 介电常数　介电常数（dielectric constant）是指将相反电荷在溶液中分开的能力，它反映溶剂分子的极性大小。介电常数大的溶剂极性大，介电常数小的溶剂极性小，在极性溶剂中，极性大的溶质溶解度大，见表2-2。

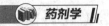

表 2-2　常用溶剂的介电常数

	溶剂	溶剂的介电常数	溶质	
极 性 递 减	水	80	无机盐、有机盐	水 溶 性 递 减
	二醇类	50	糖、鞣质	
	甲醇、乙醇	30	蓖麻油、蜡	
	矿物油、植物油	0	脂肪、烃类	

2. 溶解度参数　溶解度参数（solubility parameter）是指同种分子间的内聚力，也是表示分子极性大小的一种量度。溶解度参数越大，极性越大。两种组分的溶解度参数越接近，越能互溶。正辛醇的溶解度参数与整个生物膜的溶解度参数很接近，因此正辛醇常作为模拟生物膜相来测定分配系数。

理想的溶剂应符合以下要求：无刺激性、无不适气味、毒性小；对药物具有较好的溶解性和分散性；不影响药物的疗效；化学性质稳定，不与药物发生化学反应；不影响药物的含量测定；价格低廉等。制备液体制剂时，应根据药物的性质、制剂的要求和临床治疗需要等合理选择溶剂。

二、液体制剂的常用溶剂

（一）极性溶剂

1. 水（water）　为最常用的溶剂，无药理作用，能与乙醇、甘油、丙二醇等溶剂以任意比例混溶。水的极性大，溶解范围广，能溶解大多数无机盐，极性有机药物，中药材中的生物碱盐、苷类、糖类、鞣质、蛋白质、色素等，但某些药物在水中不稳定，易霉变，不宜久贮。配制液体制剂时应使用纯化水。

2. 甘油（glycerin）　为无色澄清的黏稠液体，味甜，毒性小，能与水、乙醇、丙二醇混溶，而不能与三氯甲烷、乙醚及脂肪油混溶。对苯酚、硼酸、鞣酸的溶解性大于水，因此在内服液体制剂中含甘油达 12%（g/ml）以上时，制剂不仅有甜味，而且能防止鞣质析出。甘油对皮肤黏膜有柔润和保护作用，附着于皮肤黏膜能使药物滞留患处发挥治疗作用，故常将一些外用药物制成甘油剂。含甘油 30% 以上具有防腐作用。

3. 二甲基亚砜（dimethyl sulfoxide，DMSO）　有万能溶媒之称，为澄明液体，密度为 1.095～1.105g/ml，能与水、乙醇、丙酮混溶。本品溶解范围广，能溶解许多水溶性、脂溶性药物，一些难溶于水、甘油、乙醇、丙二醇的药物，往往可溶于本品。

（二）半极性溶剂

1. 乙醇（ethanol）　为常用溶剂，可与水、甘油、丙二醇等以任意比例混合，可溶解大部分有机药物和药材中的有效成分，如糖类、苷类、生物碱及其盐、挥发油、树脂、鞣质、有机酸和色素等，乙醇的溶解性因乙醇的浓度而异。乙醇有一定的生理活性，易挥发、燃烧。为防止乙醇挥发，制剂应密闭储存。浓度为 20% 以上的乙醇具有防腐作用。

2. 丙二醇（propylene glycol）　性质与甘油相似，但黏度较小，可作为口服、肌内注射的溶剂。丙二醇能与水、乙醇等以任意比例混溶，能溶解磺胺、维生素 A 等许多有机药物。丙二醇与水以一定比例混合的溶剂能延缓某些药物的水解，增加稳定性。

3. 聚乙二醇（polyethylene glycol，PEG）　为液体，液体制剂常用 PEG300～600（如 PEG300、PEG400）作为溶剂，为无色澄清的或几乎无色的黏稠液体，微臭或略有特臭，能与水以任何比例混溶，并能溶解许多水溶性无机盐和水不溶性有机药物。本品对易水解的药物具有一定的稳定作用，并具有与甘油类似的保湿作用。

（三）非极性溶剂

1. 脂肪油（fatty oil）　为常用的非极性溶剂，有茶油、麻油、花生油、大豆油等。能溶解游离生物碱、挥发油及许多芳香族化合物。脂肪油易酸败，遇碱易皂化。多用于外用制剂，如洗剂、搽剂等。

2. 液状石蜡（liquid paraffin） 为多种液状饱和烃的混合物，为无色透明油状液体，无味，不溶于水、乙醇，溶于醚、三氯甲烷或挥发油中，能与多数脂肪油任意混合。能溶解挥发油、生物碱及一些非极性药物等。液状石蜡有轻质和重质两种，前者相对密度为 0.830~0.860，多用于外用液体制剂，后者相对密度为 0.845~0.890，多用于软膏剂。

3. 油酸乙酯 属脂肪油的代用品。本品为淡黄色或几乎无色、易流动、有似橄榄油香味的油状液体，是甾族化合物及其他油溶性药物的常用溶剂，但在空气中暴露易氧化、变色，故使用时常加入抗氧剂。

4. 乙酸乙酯（ethyl acetate） 为无色澄清液体，有水果香味，有挥发性和可燃性。本品可以溶解挥发油、甾体药物及其他油溶性药物，常作为搽剂的溶剂。

三、液体制剂的常用附加剂

（一）增溶剂

某些难溶性药物在表面活性剂的作用下增加溶解度，形成溶液的过程称为增溶。具增溶能力的表面活性剂称为增溶剂（solubilizer），被增溶的药物称为增溶质。每 1g 增溶剂能增溶药物的克数称为增溶量。以水为溶剂的液体制剂，常用增溶剂如聚山梨酯类、聚氧乙烯脂肪酸酯类等。

（二）助溶剂

助溶系指难溶性药物与加入的第三种物质在溶剂中形成可溶性分子间络合物、复盐、缔合物等，以增加难溶性药物在溶剂中溶解度的现象。所加入的第三种物质称为助溶剂（hydrotropy agents）。助溶剂多为某些有机酸及其盐类，如苯甲酸、碘化钾等；酰胺或胺类化合物，如乙二胺等；一些水溶性高分子化合物，如聚乙烯吡咯烷酮等。例如，碘在水中的溶解度为 1:2950，加入适量碘化钾，碘与碘化钾形成分子间络合物 KI_3，使碘在水中的溶解度增加到 5%。再如，苯甲酸钠与咖啡因形成缔合物，乙二胺与茶碱形成分子复盐都能起到良好的助溶作用。

（三）潜溶剂

在混合溶剂中，当各溶剂达到一定比例时，药物的溶解度出现极大值，这种现象称为潜溶（cosolvency），这种混合溶剂称为潜溶剂（cosolvents）。常与水形成潜溶剂的有乙醇、丙二醇、甘油、聚乙二醇等。

（四）防腐剂

液体制剂尤其是以水为溶剂或含有糖类、蛋白质等营养物质的液体制剂易被微生物污染，当制剂被微生物污染后，在适宜条件下微生物就会生长繁殖，使制剂腐败、变质、降低疗效或完全失效，甚至有可能产生一些对人体有害的物质。用药后，不仅不能起到预期的治疗作用，反而会引起机体发热、感染，甚至中毒等不良反应。因此，研究如何防止制剂被微生物污染，如何抑制微生物在制剂中的生长繁殖，如何除去或杀灭制剂中的微生物，确保制剂质量，是制药工作的重要任务。

1. 防腐措施

（1）液体制剂可能被微生物污染的途径 液体制剂生产的各个环节都可能造成微生物的污染，如药物原料，尤其是各种植物类、动物类药材，它们不仅直接带有各种微生物和螨，且有利于微生物和螨的生长繁殖；各种辅助材料，如水、蔗糖等常用辅料均存在一定数量的某种微生物；制药工具，如粉碎机、混合机及各种盛装药物的容器等均有可能带入微生物；环境空气，空气中含有许多微生物，尘埃越多微生物也越多，故需净化空气；操作人员，人体的外表皮肤、毛发及穿戴的鞋、帽和衣服上都带有微生物，可能造成污染；包装材料，包装用的玻璃瓶、塑料瓶等若不经消毒和灭菌处理，均有可能带入某些微生物。

（2）防止微生物污染的措施 防止微生物污染的措施包括，加强生产环境管理，净化空气，清除污染源，加强操作人员个人卫生管理，做好原辅料的预处理，加强清场等。但在制剂生产过程中完全避免微生物的污染非常困难，当有少量微生物污染时，可以加入防腐剂，抑制微生物的繁殖，达到防腐目的。

2. 防腐剂的质量要求 防腐剂（preservatives），又称抑菌剂，系指具有抑菌作用，能抑制微生物生长繁殖的物质。防腐剂对微生物的繁殖体有杀灭作用，对芽孢则能抑制其发育成繁殖体。防腐剂的作用机制包括：使微生物蛋白质变性（如醇类）；与微生物酶系统结合，竞争其辅酶（如苯甲酸）；增加菌体细胞膜的通透性，使细胞膜破裂、溶解（如苯扎氯铵）等。理想的防腐剂应符合以下条件：物理化学性质稳定，不与制剂成分相互作用，不受温度、pH 的影响；安全，无过敏性、刺激性，不影响药物的药效，对人体无害；在水中的溶解度可以达到最小抑菌浓度；抑菌谱广，对大多数微生物有较强的抑制作用等。

3. 常用防腐剂 各种防腐剂具有不同的性质和应用范围，下面介绍几种常用防腐剂。

（1）苯甲酸与苯甲酸钠 苯甲酸在水中的溶解度为 0.29%，而苯甲酸钠则可达到 5%（20℃），所以常用其钠盐。一般用量为 0.03% ~ 0.1%。其分子型的防腐作用大于解离型，故在 pH 4 的介质中作用最好。本品可用于内服或外用液体制剂。

（2）对羟基苯甲酸酯类 亦称尼泊金类，有甲、乙、丙、丁四种酯，本品无毒、无味、无臭，不挥发，性质稳定，抑菌作用强，特别对大肠埃希菌有很强的抑制作用。在酸性条件下作用最强，中性条件亦可使用。几种对羟基苯甲酸酯混合使用有协同作用，防腐效果更佳，如乙酯-丙酯（1∶1）、乙酯-丁酯（4∶1）。常用量为 0.01% ~ 0.25%。本品在水中溶解度较小，配制时先将水加热到 80℃ 左右，加入尼泊金搅拌溶解或取尼泊金先溶于少量乙醇中，再加入溶液中，混合均匀。本品与苯甲酸 [0.25%∶（0.05% ~ 0.1%）] 联合使用对防止霉变、发酵效果最佳。尼泊金类与聚山梨酯类配伍时，由于表面活性剂增溶作用，尼泊金类的溶解度增加，但游离型减少，防腐能力降低，因此在含聚山梨酯类的药液中不宜选用本类防腐剂。本品适用于内服液体制剂。

（3）山梨酸与山梨酸钾 常用浓度为 0.15% ~ 0.25%，对细菌和霉菌均有较强抑菌效力，需在酸性溶液中使用，在 pH 4 时防腐效果最好。在含有聚山梨酯的液体制剂中仍有较好的防腐效力。

（4）苯扎溴铵 又称新洁尔灭，为阳离子型表面活性剂。本品无刺激性，溶于水、乙醇。在酸性、碱性条件中稳定，能够耐受热压灭菌，常用量为 0.02% ~ 0.2%，多外用。

（5）其他防腐剂 乙醇、苯酚、甲酚、醋酸氯己定、三氯叔丁醇、苯甲醇、硝酸苯汞、硫柳汞、脱水醋酸、甘油、桉油、桂皮油、薄荷油等均可作防腐剂使用。

（五）矫味剂

矫味剂（flavouring agents）系指能够掩蔽药物的不良臭味或改善药物臭味的一类附加剂。矫味剂分为甜味剂、芳香剂、胶浆剂、泡腾剂等类型，应根据制剂的臭味、矫味要求选择应用。

1. 甜味剂 常用甜味剂包括天然甜味剂与合成甜味剂两大类。天然甜味剂主要有糖类，如蔗糖、糖浆等；糖醇类，如山梨醇、木糖醇等；苷类，如甜菊糖苷。其中蔗糖、单糖浆应用最为广泛。甜菊糖苷在日本应用较为广泛，而欧洲、美国则因现有资料无法证实其安全性，禁止甜菊糖苷作为矫味剂使用。合成甜味剂主要有糖精钠、阿司帕坦等。阿司帕坦又名蛋白糖，化学名为 L-天门冬酰-L-苯丙氨酸甲酯，甜度是蔗糖的 150 ~ 200 倍，不致龋齿，可以降低热量，但不耐高温，甜度受 pH 的影响，在体内分解为相应的氨基酸，不适用于苯丙酮酸尿症患者。对于糖尿病患者可以选用的甜味剂有山梨醇、木糖醇、阿司帕坦等。

2. 芳香剂 液体制剂中常加入一些香料或香精来改善制剂的臭味，这些香料或香精称为芳香剂。常用芳香剂分为天然香料、人工香料。天然香料是天然植物的挥发性芳香油，如薄荷油、留兰香油等；人工合成香料如香蕉香精、柠檬香精等。

3. 胶浆剂 胶浆剂具有黏稠缓和的性质，可以干扰味蕾的味觉而矫味，可以降低刺激性药物的刺激性，对涩酸味亦可以矫正。常用的胶浆剂有明胶、阿拉伯胶、羧甲纤维素、甲基纤维素等的胶浆，胶浆剂与甜味剂合并使用可以增加矫味的效果。

4. 泡腾剂 常用的泡腾剂为有机酸与有机碱，将有机酸如枸橼酸与碳酸氢钠混合后，遇水产生大量二氧化碳，使溶液呈酸性，麻痹味蕾而矫味，常用于苦味制剂。

（六）着色剂

着色剂能改善制剂的外观颜色，可用来识别制剂的品种、浓度，减少患者对服药的排斥感，提高患者用药的依从性。

1. 天然色素　包括植物性、矿物性色素，其中植物性色素较为常用，红色的有苏木素、甜菜红等；黄色的有姜黄、胡萝卜素等；蓝色的有松叶兰、乌饭树叶；绿色的有叶绿酸铜钠盐；棕色的有焦糖等。该类色素可用作食品和内服制剂的着色剂。

2. 合成色素　人工合成色素的特点是色泽鲜艳，价格低廉，大多数毒性比较大，用量不宜过多。我国批准的合成色素有苋菜红、柠檬黄、胭脂红、靛蓝等，通常配成1%贮备液使用。

PPT

第三节　表面活性剂

一、概述

相（phases）是指体系中物理和化学性质均匀的部分，有固、液、气三相。物质相与相之间的交界面称为界面，液体或固体与气体间的界面通常又称为表面。液体表面层的分子四周受力不对称，受垂直与表面向内的吸引力较大。液体自身产生了一种使表面分子向内运动的趋势，使表面自动收缩至最小面积，这种力就称表面张力。表面活性剂（surfactant）系指具有很强的表面活性、加入少量就能使液体的表面张力显著降低的物质。表面活性剂与一般的表面活性物质是有区别的，它还有增溶、杀菌、乳化、润湿、消泡、起泡、絮凝和反絮凝等作用。表面活性剂的分子为两亲性分子，其分子结构中同时含有两种不同性质的基团即亲水基团与亲油基团，如图2-1所示。亲水基团可以是羧酸、磺酸、胺基、氨基及其盐、硫酸酯及其可溶性盐等，亲油基团一般是8~20个碳原子的烃链，如肥皂，它的亲水基团是解离的脂肪酸根、亲油基团是脂肪酸碳链。将表面活性剂加入水中，在低浓度时，表面活性剂主要浓集在气-液界面，形成亲水基团朝向水中而亲油基团则朝向空气的定向排列单分子膜。此时，表面活性剂在溶液表面层的浓度大大高于其在溶液中的浓度。表面活性剂在溶液表面层聚集的现象称为分子吸附或正吸附。正吸附改变了溶液表面的性质，使表面张力降低，随之产生较好的润湿、乳化等作用。表面活性剂与固体接触时，表面活性剂分子亦可吸附在固体表面，使固体表面性质发生改变。

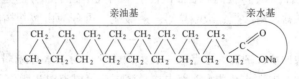

图2-1　表面活性剂的化学结构

二、表面活性剂的分类

按表面活性剂分子组成特点与解离情况，将表面活性剂分为离子型表面活性剂和非离子型表面活性剂两大类，离子型表面活性剂又按离子所带电荷不同，分为阳离子型表面活性剂、阴离子型表面活性剂和两性离子型表面活性剂。

（一）阴离子型表面活性剂

阴离子型表面活性剂起表面活性作用的部分是阴离子部分，即带负电荷的部分，如肥皂、长链烃基的硫酸盐等。

1. 肥皂类　系高级脂肪酸盐，通式为（RCOO$^-$)$_n$M^{n+}。脂肪酸烃链一般在 C$_{11}$~C$_{17}$之间，以硬脂酸、油酸、月桂酸等较常用。根据金属离子的不同，分为碱金属皂（一价皂如钾皂，又名软皂）、碱土金属皂（二价皂如钙皂、镁皂）和有机胺皂（如三乙醇胺皂）等。它们都具有良好的乳化能力，其中碱金属皂、有机胺皂常用作 O/W 型乳化剂，碱土金属皂为 W/O 型乳化剂。肥皂类易被酸所破坏，碱金属皂还可被钙盐、镁盐等破坏，电解质还可使之盐析。本品有一定的刺激性，一般只用于外用制剂。

2. 硫酸化物　主要是硫酸化油和高级脂肪醇硫酸酯类，通式为 $ROSO_3^-M^+$。其中高级醇烃链 R 在 $C_{12} \sim C_{18}$ 之间。硫酸化油的代表是硫酸化蓖麻油，又称土耳其红油，为黄色或橘黄色稠液，味微臭，可与水混合，为无刺激性的去污剂和润湿剂，可代替肥皂洗涤皮肤，亦可作挥发油或水不溶性杀菌剂的增溶剂。高级脂肪醇硫酸酯类中常用的是十二烷基硫酸钠（月桂醇硫酸钠，O/W 型乳化剂）、十六烷基硫酸钠（鲸蜡醇硫酸钠）、十八烷基硫酸钠（硬脂醇硫酸钠）等，它们的乳化性很强，且较肥皂类稳定，但对黏膜有一定的刺激性，主要用作外用乳膏的乳化剂。

3. 磺酸化物　系指脂肪族磺酸化物、烷基芳基磺酸化物等，通式为 $RSO_3^-M^+$。脂肪族磺酸化物如二辛基琥珀酸磺酸钠（阿洛索-OT）、二己基琥珀酸磺酸钠（阿洛索-18）、十二烷基苯磺酸钠等，其中十二烷基苯磺酸钠是目前广泛应用的洗涤剂。

（二）阳离子型表面活性剂

阳离子型表面活性剂起表面活性作用的是阳离子部分。其分子结构的主要部分是一个五价氮原子，也称为季铵化合物，其特点是水溶性大，在酸性与碱性溶液中均较稳定。除具有良好的表面活性作用外，还具有很强的杀菌作用，因此主要用于杀菌与防腐。常用品种有苯扎氯铵（又称洁尔灭）、苯扎溴铵（又称新洁尔灭）具有杀菌、渗透、清洁、乳化等作用。其中苯扎溴铵水溶液的杀菌力很强，穿透性强，毒性较低，主要用作杀菌防腐剂。

（三）两性离子型表面活性剂

两性离子型表面活性剂系指分子中同时具有正、负电荷基团的表面活性剂。这类表面活性剂随着介质的 pH 不同呈现出阳离子型表面活性剂或阴离子型表面活性剂的性质，在碱性水溶液中呈阴离子型表面活性剂的性质，起泡性良好，去污力强；在酸性水溶液中则呈阳离子型表面活性剂的特性，杀菌力很强。有天然、人工合成之分。

1. 天然两性离子表面活性剂　常用的为卵磷脂，它主要来源于大豆和蛋黄，根据来源不同，又分为大豆磷脂和蛋黄卵磷脂，由磷酸型的阴离子部分和季铵盐型的阳离子部分组成。卵磷脂为透明或半透明黄色或黄褐色油状物质，不溶于水，溶于三氯甲烷、乙醚等有机溶剂，对油脂的乳化作用很强，可制成油滴很小、不易破坏的乳剂。卵磷脂是目前制备注射用乳剂的主要乳化剂，也是制备脂质体的主要辅料。

2. 合成两性离子表面活性剂　两性离子表面活性剂中构成阳离子部分的是胺盐或季铵盐，阴离子部分主要有羧酸盐，还有硫酸盐、磷酸盐、磺酸盐等。羧酸盐又可分为由胺盐构成的氨基酸型和由季铵盐构成的甜菜碱型。

氨基酸型两性离子型表面活性剂在等电点（一般为微酸性）时亲水性减弱，可能产生沉淀；甜菜碱型的最大优点是无论在酸性、中性或碱性水溶液中均易溶，在等电点时也无沉淀，适用于各种 pH 环境。十二烷基双（氨乙基）-甘氨酸盐酸盐（称为 Tego）是目前常用的一类氨基酸型两性离子型表面活性剂，其杀菌力很强，且毒性小于阳离子型表面活性剂。

（四）非离子型表面活性剂

非离子型表面活性剂系指在水溶液中不解离的一类表面活性剂，分子中构成亲水基团的是甘油、聚乙二醇和山梨醇等多元醇，构成亲油基团的是长链脂肪酸或长链脂肪醇及烷基或芳基等，二者以酯键或醚键相结合，有许多品种。非离子型表面活性剂不易受电解质、溶液 pH 影响，毒性、溶血性较小，能与大多数药物配伍，因而在药剂上应用较广，常用作增溶剂、分散剂、乳化剂或润湿剂。可用于内服制剂、外用制剂，个别品种还可用于注射剂。

1. 脂肪酸甘油酯　主要有脂肪酸单甘油酯和脂肪酸二甘油酯，如单硬脂酸甘油酯等。根据纯度其外观可以是褐色、黄色或白色的油状、脂状或蜡状物质，熔点在 $30 \sim 60℃$，不溶于水，在热、酸、碱及酶等作用下，在水中易水解成甘油和脂肪酸。其表面活性较弱，HLB 值为 $3 \sim 4$，主要用作 W/O 型辅助乳化剂。

2. 蔗糖脂肪酸酯 简称蔗糖酯，是蔗糖与脂肪酸反应生成的一大类化合物，根据与脂肪酸反应生成酯的取代数不同，有单酯、二酯、三酯及多酯。改变取代脂肪酸及酯化度，可得到不同 HLB 值（5~13）的产品。蔗糖脂肪酸酯不溶于水、油，可溶于丙二醇、乙醇，主要用作 O/W 型乳化剂、分散剂。常用的有蔗糖硬脂酸酯，按单酯在总酯中的相对含量，主要分为蔗糖硬脂酸酯 S-3，S-7，S-11 和 S-15。

3. 脂肪酸山梨坦类 为脱水山梨醇脂肪酸酯类，商品名为司盘（Span）。本品为白色至黄色、黏稠油状液体或蜡状固体。不溶于水，易溶于乙醇，HLB 值在 1.8~8.6，亲油性较强，故一般用作 W/O 型乳化剂或 O/W 型乳剂的辅助乳化剂。脱水山梨醇的酯类因脂肪酸种类和数量的不同而有不同产品，例如月桂山梨坦（司盘 20）、棕榈山梨坦（司盘 40）、硬脂山梨坦（司盘 60）、三硬脂山梨坦（司盘 65）、油酸山梨坦（司盘 80）和三油酸山梨坦（司盘 85）等。其结构如下：

$$RCOO^- \text{为脂肪酸根，山梨醇为六元醇，因脱水而环合}$$

4. 聚山梨酯 为聚氧乙烯脱水山梨醇脂肪酸酯类。商品名为吐温（Tween）。本品为黏稠的液体，易溶于水、乙醇，不溶于油，广泛用作增溶剂或 O/W 型乳化剂。此类根据脂肪酸种类和数量的不同而有不同产品。例如聚山梨酯 20、聚山梨酯 40、聚山梨酯 60、聚山梨酯 65、聚山梨酯 80 和聚山梨酯 85。其结构如下：

$$\text{式中}-(C_2H_4O)_nO^- \text{为聚氧乙烯基}$$

5. 聚氧乙烯脂肪酸酯 系由聚乙二醇与长链脂肪酸缩合而成的酯，商品名为卖泽（Myrj）。可用通式：$RCOOCH_2(CH_2OCH_2)_nCH_2OH$ 表示，根据分子中聚乙二醇和脂肪酸的比例不同，所形成的表面活性剂的性质也不同。这类表面活性剂乳化能力很强，为 O/W 型乳化剂，常用的为聚氧乙烯 40 脂肪酸酯（卖泽 52 或 S40）。

6. 聚氧乙烯脂肪醇醚类 系由聚乙二醇与脂肪醇缩合而成的醚类，商品名为苄泽（Brij）。可用通式：$RO(CH_2OCH_2)_nH$ 表示。因聚氧乙烯基聚合度和脂肪醇的不同而有不同的品种。常用作乳化剂或增溶剂。例如西土马哥（Cetomacrogol）是由聚乙二醇与十六醇缩合而得；平平加 O（Peregol O）则是 15 单位氧乙烯与油醇的缩合物，作增溶剂、O/W 型乳化剂；埃莫尔弗（Emlphor）是一类聚氧乙烯蓖麻油化合物，是 20 个单位以上的氧乙烯与油醇的缩合物，用作增溶剂、O/W 型乳化剂。

7. 聚氧乙烯－聚氧丙烯共聚物 系由聚氧乙烯和聚氧丙烯聚合而成。本品又称泊洛沙姆（poloxamer），商品名普朗尼克（Pluronic），通式为：$HO(C_2H_4O)_a(C_3H_6O)_b(C_2H_4O)_cH$。分子量为 1000 到 10000 以上，随着分子量的增大，本品由液体逐渐变为固体。具有乳化、润湿、分散、起泡、消泡等作用，但增溶作用较弱。Poloxamer188（Pluronic F68）为 O/W 型乳化剂，可作为静脉注射用的乳化剂，所制备的 O/W 型乳剂能够耐受热压灭菌。

三、表面活性剂的性质

（一）胶束与临界胶束浓度

表面活性剂水溶液达到一定浓度后，浓度再增大，对表面张力的降低作用不大，表面活性剂分子开始转入溶液中，并开始聚集，表面活性剂分子的疏水部分相互吸引、缔合在一起，形成缔合体，这种缔合体称为胶团或胶束（micelle）。表面活性剂分子形成胶束的最低浓度称为临界胶束浓度（critical micelle concentration，CMC）。临界胶束浓度与表面活性剂的结构与组成有关，每一种表面活性剂均有自己的临界胶束浓度。如十二烷基硫酸钠（40℃）的临界胶束浓度为 0.86%（mol/L）。临界胶束浓度越低表面活性剂效率越高，反之越小。

当表面活性剂的溶液浓度达到 CMC 时，随着浓度的继续增大，可形成球状、棒状或板状的胶束，表面活性剂的亲水基排列在外部形成栅状层结构，而碳氢链在中心形成内核，如图 2-2 所示。

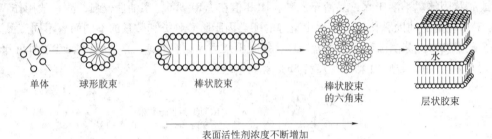

图 2-2　胶束的形态

1. 临界胶束浓度的测定　当表面活性剂达到临界胶束浓度时，溶液的表面张力、摩尔电导、黏度、渗透压、密度、光散射等物理性质均急剧发生变化。表面活性剂的 CMC 又可定义为溶液物理性质急剧发生变化时的浓度。临界胶束浓度的测定方法有表面张力法、电导法、增溶法、颜料法、光散射法等。

（1）表面张力法　以表面张力为纵坐标，表面活性剂浓度的对数（lg$C$）为横坐标作图，得到表面张力-lg$C$ 曲线图，表面活性剂水溶液的表面张力，开始时随着溶液浓度的增大迅速降低，达到一定浓度后变化缓慢，曲线转折点所对应的表面活性剂浓度即为临界胶束浓度。

（2）电导法　适用离子型表面活性剂临界胶束浓度的测定。测定不同浓度表面活性剂溶液的电导率，以电导率对表面活性剂浓度作图，转折点对应的表面活性剂浓度即为临界胶束浓度。

（3）增溶法　利用难溶性药物在表面活性剂溶液中溶解度的变化来测定临界胶束浓度。当表面活性剂形成胶束时，难溶物质的溶解度急剧增加，根据溶液浊度变化即可测定出临界胶束浓度。

2. 影响临界胶束浓度的因素　　CMC 是衡量表面活性剂表面活性的重要参数，其影响因素较多。

（1）碳氢链　离子型表面活性剂临界胶束浓度随碳原子数的增加而降低，在同系物中，每增加一个碳原子，临界胶束浓度下降约一半。对于非离子型表面活性剂，增加疏水基的碳原子数，临界胶束浓度的降低更加显著，即增加两个碳原子，临界胶束浓度下降至约原来的 1/10。此外，碳氢链带有分支时，比相同碳原子数的直链化合物的临界胶束浓度大得多。

（2）表面活性剂的种类　通常离子型表面活性剂的临界胶束浓度远大于非离子型表面活性剂；具有相同碳原子数疏水基的两性离子型表面活性剂的临界胶束浓度与离子型表面活性剂相近。

（3）极性基团的位置　极性基团越靠近碳氢链的中间位置，临界胶束浓度越大。

另外，温度、疏水链性质的影响、亲水基团的种类等亦对临界胶束浓度具有影响。常用表面活性剂的临界胶束浓度见表 2-3。

表 2-3　常用表面活性剂的临界胶束浓度

名称	测定温度（℃）	CMC（g/L）	名称	测定温度（℃）	CMC（mol/L）
吐温 20	25	6.0×10^{-2}	辛烷基磺酸钠	25	1.5×10^{-1}
吐温 40	25	3.1×10^{-2}	十二烷基硫酸钠	40	8.6×10^{-3}
吐温 60	25	2.8×10^{-2}	十二烷基磺酸钠	25	9.0×10^{-3}
吐温 65	25	5.0×10^{-2}	硬脂酸钾	50	4.5×10^{-4}
吐温 80	25	1.4×10^{-2}	氯化十六烷基三甲基铵	25	1.6×10^{-2}

（二）亲水亲油平衡值

由于表面活性剂分子是由亲水基团和亲油基团所组成，所以它们能在油-水界面定向排列。如果分子过分亲水或过分亲油，表面活性剂就会完全溶解在水相或油相中，很少存在于界面上，就难以降低界面张力。因此，表面活性剂分子的亲水基团和亲油基团的适当平衡非常重要。

1. 亲水亲油平衡值 表面活性剂分子中亲水基团与亲油基团对油、水的综合亲和力称为亲水亲油平衡值（hydrophile-lipophile balance，HLB）。非离子表面活性剂的 HLB 值范围为 0~20，即完全由疏水碳氢基团组成的石蜡分子的 HLB 值为 0，完全由亲水性的氧乙烯基组成的聚氧乙烯的 HLB 值为 20，既有碳氢链又有氧乙烯链的表面活性剂的 HLB 值则介于两者之间。表面活性剂的 HLB 值愈高，其亲水性愈强；HLB 值越低，其亲油性愈强。不同 HLB 值的表面活性剂有不同的用途，如图 2-3 所示。生产中，常将多种表面活性剂混合使用，混合表面活性剂的 HLB 值可通过计算获得。

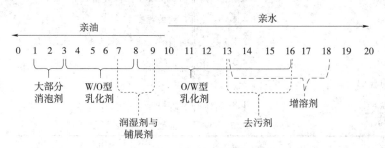

图 2-3 不同 HLB 值表面活性剂的应用

非离子型表面活性剂的 HLB 值具有加和性，混合后表面活性剂的 HLB 值可按下式进行计算：

$$HLB_{AB} = \frac{HLB_A \times W_A + HLB_B \times W_B}{W_A + W_B} \tag{2-1}$$

式中，HLB_A、HLB_B 分别为 A、B 的 HLB 值；W_A、W_B 分别为 A、B 的质量。

如，采用脂肪酸山梨坦 80（HLB 值为 4.3）与聚山梨酯 20（HLB 值为 16.7）制备 HLB 值为 9.5 的混合表面活性剂 100g，问两者应各用多少克？该混合物可起什么作用？

设脂肪酸山梨坦 80 的用量为 W_A（g），聚山梨酯 20 为 100-W_A（g）：设脂肪酸山梨坦 80 的用量为 W_A 克，聚山梨酯 20 为 100-W_A 克：

$$9.5 = \frac{4.3 \times W_A + 16.7 \times (100 - W_A)}{100}$$

$$W_A = 58 \text{ 克} \qquad 100 - W_A = 42 \text{ 克}$$

该混合乳化剂需 58g 脂肪酸山梨坦 80 和 42g 聚山梨酯 20，该乳化剂可用作 O/W 型乳化剂和润湿剂。常用表面活性剂的 HLB 值见表 2-4。

表 2-4 常用表面活性剂的 HLB 值

品名	HLB 值	品名	HLB 值
阿拉伯胶	8.0	单硬脂酸丙二酯	3.4
阿特拉斯 G-263	25~30	聚氧乙烯 400 单月桂酸酯	13.1
泊洛沙姆 188	16.0	聚氧乙烯 400 单油酸酯	11.4
苄泽 30	9.5	聚氧乙烯 400 单硬脂酸酯	11.6
苄泽 35	16.9	聚氧乙烯壬烷基酚醚	15.0
二硬脂酸乙二酯	1.5	聚氧乙烯烷基酚	12.8
单油酸二甘酯	6.1	聚氧乙烯脂肪醇醚	13.3
单硬脂甘油酯	3.8	明胶	9.8

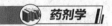

续表

品名	HLB 值	品名	HLB 值
聚氧乙烯 (8) 硬质酸酯 (卖泽 45)	11.1	聚山梨酯 21 (吐温 21)	13.3
聚氧乙烯 (20) 硬质酸酯 (卖泽 49)	15.0	聚山梨酯 40 (吐温 40)	15.6
聚氧乙烯 (30) 硬脂酸酯 (卖泽 51)	16.0	聚山梨酯 60 (吐温 60)	14.9
聚氧乙烯 (40) 硬脂酸酯 (卖泽 52)	16.9	聚山梨酯 61 (吐温 61)	9.6
聚氧乙烯月桂醚 (平平加 O-20)	16.5	聚山梨酯 65 (吐温 65)	10.5
十二烷基硫酸钠	40	聚山梨酯 80 (吐温 80)	15.0
月桂山梨坦 (司盘 20)	8.6	聚山梨酯 81 (吐温 81)	10.0
棕榈山梨坦 (司盘 40)	6.7	聚山梨酯 85 (吐温 85)	11.0
硬脂山梨坦 (司盘 60)	4.7	西黄蓍胶	13.0
三硬脂山梨坦 (司盘 65)	2.1	聚氧乙烯十六烷基醚 (西土马哥)	16.4
油酸山梨坦 (司盘 80)	4.3	油酸	1.0
倍半油酸山梨坦 (司盘 83)	3.7	油酸钠	18.0
三油酸山梨坦 (司盘 85)	1.8	油酸钾	20.0
聚山梨酯 20 (吐温 20)	16.7	油酸三乙醇胺	12.0

2. HLB 值的理论计算法　如果把表面活性剂的 HLB 值看成是分子中的各种结构基团贡献的总和，则每个基团对 HLB 值的贡献可以用数值表示，这些数值称为 HLB 基团数，将各个 HLB 基团数代入式 (2-2)，即可计算出表面活性剂的 HLB 值。

$$HLB = \sum （亲水基团\ HLB\ 数）- \sum （亲油基团\ HLB\ 数）+7 \qquad (2-2)$$

如十二烷基硫酸钠的 HLB 值为：

$$HLB = 38.7 - (0.475 \times 12) + 7 = 40.0$$

（三）Krafft 点

对于离子型表面活性剂，温度上升主要是增加表面活性剂的溶解度并增加增溶质在胶束中的溶解度。当温度升高至某一温度时，离子型表面活性剂在水中的溶解度急剧升高，该温度称为 Krafft 点，相对应的溶解度即为该离子型表面活性剂的临界胶束浓度。十二烷基硫酸钠在水中的溶解度与温度的关系如图 2-4 所示，当溶液中表面活性剂的浓度没超过溶解度时（区域 Ⅰ），溶液为真溶液；当继续增加表面活性剂时，有过量的表面活性剂析出（区域 Ⅱ）；再升高温度，体系又成为澄明溶液（区域 Ⅲ），该区域为胶束溶液。Krafft 点是离子型表面活性剂的特征值，是离子型表面活性剂应用温度的下限。

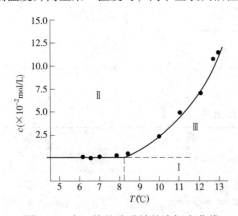

图 2-4　十二烷基硫酸钠的溶解度曲线

（四）起昙和昙点

某些含聚氧乙烯基的非离子型表面活性剂，其溶解度开始随温度上升而增大，当温度升高到某一值时，其溶解度急剧下降，使溶液变浑浊，甚至产生分层，这种由澄明变浑浊的现象称为起昙，这个转变温度称为昙点。产生这一现象的原因，主要是由于这类表面活性剂的聚氧乙烯链与水以氢键结合，开始表面活性剂的溶解度随温度升高而增大，但当升高到某一温度时，氢键断裂，表面活性剂的溶解度急剧下降，出现浑浊或沉淀。

聚氧乙烯基聚合度较低的表面活性剂与水的亲和力小，其昙点较低；反之，则昙点较高。通常昙点在 30～100℃之间，聚山梨酯 20、60、80 的昙点分别为 95℃、76℃、93℃，通常昙点因加入盐类、碱性物质而降低。但某些含聚氧乙烯基的表面活性剂，如聚氧乙烯-聚氧丙烯共聚物泊洛沙姆188，观察不到起昙现象。

昙点是该类表面活性剂应用温度的上限。如制剂中表面活性剂具有起昙现象，加热灭菌时应格外注意。为避免高温灭菌分层，注射剂应选择昙点在85℃以上的增溶剂。

（五）表面活性剂的毒性

表面活性剂的毒性，一般阳离子型表面活性剂>阴离子型表面活性剂>非离子型表面活性剂，两性离子型表面活性剂的毒性和刺激性均小于阳离子型表面活性剂。一般认为，表面活性剂用于静脉给药的毒性大于口服。表面活性剂外用时呈现较小的毒性，且以非离子型表面活性剂对皮肤、黏膜的刺激性最小。

阳离子型表面活性剂和阴离子型表面活性剂不仅毒性较大，而且还具有较强的溶血作用。非离子型表面活性剂也有溶血作用，但一般较轻微。聚山梨酯类的溶血作用通常比其他含聚氧乙烯基的表面活性剂小。含聚氧乙烯基表面活性剂的溶血作用顺序为：聚氧乙烯烷基醚>聚氧乙烯烷基芳基醚>聚氧乙烯脂肪酸酯>聚山梨酯类。聚山梨酯类溶血作用的顺序为：聚山梨酯20>聚山梨酯60>聚山梨酯40>聚山梨酯80。

此外，长期使用高浓度的表面活性剂可能对皮肤和黏膜有刺激性，并造成损害。表面活性剂还应具备生物降解性，否则禁止使用。

四、表面活性剂的应用

表面活性剂在药剂中应用广泛，是常用的附加剂。多用于难溶性药物的增溶，油类的乳化，混悬剂中药物的润湿等，以增加药物的溶解度和稳定性，促进药物的吸收。

（一）增溶剂

某些表面活性剂能增加挥发油、脂溶性维生素等难溶性药物在水中的溶解度，即具有增溶作用，这种起增溶作用的表面活性剂称为增溶剂。

1. 增溶原理 当表面活性剂在水中的浓度达到临界胶束浓度时，即形成胶束，胶束内部是由亲油基团形成的非极性区，外部是由亲水基团形成的极性区。非极性物质可完全进入胶束的非极性区而被增溶，水杨酸等极性物质则以其非极性基团（如苯环、烃链）插入胶束的内部，极性基团（如酚羟基、羧基等）则伸入胶束外层的极性区，如聚氧乙烯链中而被增溶（图2-5）。由于胶束属于胶体溶液，药物被胶束增溶后仍为澄明溶液，溶解度增大。

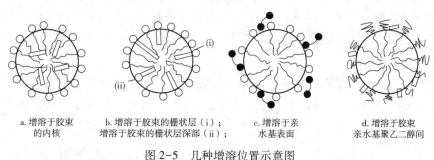

a.增溶于胶束　　b.增溶于胶束的栅状层（i）；　　c.增溶于亲　　d.增溶于胶束
的内核　　　　增溶于胶束的栅状层深部（ii）；　水基表面　　亲水基聚乙二醇间

图2-5 几种增溶位置示意图

▱.被增溶物；○.表面活性剂；●—●.被增溶物；～～.表面活性剂

2. 影响增溶作用的因素

（1）增溶剂的性质 一般情况下，增溶剂的CMC越小，胶束聚集数越多，增溶剂的增溶作用就越强。随着增溶剂用量增大，增溶质的溶解度也增大。在同系物增溶剂中随碳原子数的增加，CMC减小，胶束聚集数增加，增溶量增加；直链结构的增溶剂增溶作用大于有分支结构者；碳链中含有不饱和键或极性基团者，增溶性较小。具有相同非极性基团的各类表面活性剂对极性有机物和烃类的增溶顺序为：阴离子型表面活性剂<阳离子型表面活性剂<非离子型表面活性剂。这是因为阳离子型表面活性剂形成的胶束较疏松，非离子型表面活性剂的CMC最小，形成的胶束数最多。

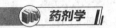

组分的加入顺序亦会对增溶剂的增溶能力造成影响，一般将增溶质和增溶剂先行混合要比增溶剂先与水混合的效果好。

（2）增溶质的性质　①极性的影响：对于强极性和非极性药物，非离子型表面活性剂 HLB 值越大，增溶效果越好，如聚山梨酯类对维生素 A 的增溶作用，随 HLB 值的增大而增强；对于弱极性药物则相反，如对维生素 A 棕榈酸酯的增溶作用。②结构的影响：同系物随着烃链的增加，其增溶能力降低；不饱和化合物较对应的饱和物更易溶解，环状化合物的支链增加，使增溶量增大。③解离度的影响：未解离药物、非极性药物易被表面活性剂增溶，增溶效果明显；解离型药物增溶效果较差。当解离药物与带有相反电荷的表面活性剂混合时，在不同配比下可能出现增溶、形成可溶性复合物和不溶性复合物等复杂情况。解离药物与非离子型表面活性剂的配伍很少形成不溶性复合物，但 pH 明显影响药物的增溶量。对于弱酸性药物，在偏酸性环境中有较大程度的增溶；对于弱酸性药物，在偏碱性条件下有较大程度的增溶；对于两性药物，则在等电点有最大程度的增溶。④多组分的影响：制剂中存在多种组分时，对主药的增溶效果取决于各组分与表面活性剂的相互作用，如其他组分与主药竞争同一增溶位置则主药的增溶量减小；若某些组分扩大胶束体积则可增加主药的增溶量。⑤其他成分：抑菌剂在表面活性剂溶液中溶解度提高但抑菌作用降低，可通过增加用量达到相应抑菌作用。

（3）温度的影响　离子型表面活性剂随温度升高，分子热运动增加，胶束增溶空间加大，增溶量提高。含聚氧乙烯基的非离子型表面活性剂，随温度上升，临界胶束浓度减小，对非极性有机化合物增溶量增加，对于极性有机物则是以昙点为界，当温度低于昙点时随温度上升增溶量增大，当温度高于昙点时随温度上升增溶量减小。

（二）乳化剂

表面活性剂可作为乳化剂用于乳剂、乳膏剂等制剂的制备。一般来说，HLB 值在 8~16 的表面活性剂可用作 O/W 型乳剂的乳化剂，HLB 值在 3~8 的表面活性剂可用作 W/O 型乳剂的乳化剂，通常，阳离子型表面活性剂不作内服制剂的乳化剂；阴离子型表面活性剂作为外用制剂的乳化剂；两性离子型表面活性剂，如阿拉伯胶、西黄蓍胶、琼脂等可用作内服制剂的乳化剂，磷脂可用作静脉注射乳剂的乳化剂；非离子型表面活性剂可用作外用、内服或注射制剂。实际应用中经常使用复合乳化剂，其效果往往好于单一乳化剂。

（三）润湿剂

表面活性剂能定向吸附在固-液界面，降低固-液界面的界面张力与接触角，使固体被润湿。这种起润湿作用的表面活性剂叫润湿剂（wetting agents）。如在制备混悬剂时加入聚山梨酯 80，可改善药物的润湿性，使药物均匀分散于分散介质中，提高混悬剂的稳定性。润湿剂最适 HLB 值在 7~9。

（四）起泡剂和消泡剂

某些表面活性剂可以降低液体的表面张力，使泡沫稳定，具有起泡作用，称为起泡剂，该类表面活性剂通常具有较强的亲水性和较高的 HLB 值。与起泡剂相反，用来消除泡沫的物质称为消泡剂，含皂苷、蛋白质等成分的中药浸出液，在浓缩时常产生稳定的泡沫影响操作，加入 HLB 值在 1~3 的表面活性剂，可破坏泡沫，利于生产。

（五）去污剂

用于除去污垢的表面活性剂称为去污剂。去污剂的 HLB 值为 13~16，去污能力以非离子型表面活性剂最强，其次是阴离子型表面活性剂。常用的去污剂有肥皂、十二烷基硫酸钠等。

（六）消毒剂和杀菌剂

某些表面活性剂的消毒或杀菌机制是由于它们能与细菌生物膜的蛋白质发生相互作用，使蛋白质变性或破坏，而具有消毒、杀菌作用。许多阳离子型、两性离子型表面活性剂均可以用作消毒剂。可配制成不同浓度，用于手术前的皮肤消毒、伤口或黏膜消毒、器械消毒和环境消毒等，如苯扎溴铵。

PPT

第四节　药物溶解度

一、药物溶解度的含义与测定

溶解度（solubility）是反应药物溶解性的重要指标，它系指在一定温度（气体在一定压力）下，在一定量溶剂中达饱和时溶解的最大药量。准确的溶解度一般以一份溶质（1g 或 1ml）溶于若干毫升溶剂表示。溶解度也常用一定温度下 100g 溶剂中溶解溶质的最大克数来表示，也可用物质的摩尔浓度（mol/L）表示。药物的溶解度数据可以查阅各国药典、专门性理化手册，相关数据库和网站以及文献等，对于查不到溶解度数据的药物，可以通过实验测定。

《中国药典》（2020 年版）凡例中规定了溶解度的详细试验方法：除另有规定外，称取研成细粉的供试品或量取液体供试品，于 25℃±2℃一定容量的溶剂中，每隔 5 分钟强力振摇 30 秒；观察 30 分钟内的溶解情况，如无目视可见的溶质颗粒或液滴时，即视为完全溶解。药物溶解度有特性溶解度和平衡溶解度。

1. 特性溶解度　特性溶解度（intrinsic solubility）是指药物不含任何杂质，在溶剂中不发生解离、缔合，不与溶剂中的其他物质发生相互作用时所形成的饱和溶液的浓度。特性溶解度是药物的重要物理参数之一，该参数对剂型的选择、处方及工艺的制定有一定的指导作用，新化合物更应首先测定该参数。

2. 特性溶解度的测定方法　配制数份不同过饱和程度的溶液，将溶液恒温持续振荡使达溶解平衡，经离心、滤过后，取上清液测定药物在饱和溶液中的浓度。以测得药物溶液浓度为纵坐标，药物质量与溶剂体积比为横坐标作图，直线外推到比值为零处即得药物的特性溶解度（图 2-6）。

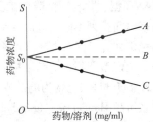

图 2-6　特性溶解度测定曲线

3. 表观溶解度　测定药物溶解度时不能排除溶剂和其他成分的影响，一般情况下测定的溶解度称表观溶解度（apparent solubility）或平衡溶解度。

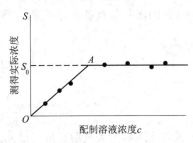

图 2-7　表观溶解度测定曲线

4. 表观溶解度的测定方法　取数份药物，配制从不饱和溶液到饱和溶液的系列溶液，在恒温条件下振荡至溶解平衡，经离心、滤过后，取滤液分析，测定药物在溶液中的实际浓度，以测得药物溶液浓度为纵坐标，配制溶液浓度为横坐标作图，图中曲线的转折点，即为该药物的表观溶解度（图 2-7）。

测定表观溶解度和特性溶解度，一般都需要在低温（4～5℃）和体温（37℃）两种条件下进行，以便为药物及其制剂的贮存和使用情况做参考。如果需要考查 pH 对溶解度的影响，应在酸性和碱性溶剂系统中测定溶解度。测定溶解度时，要保证取样和测定温度一致。应注意恒温搅拌和达到平衡的时间，并滤除未溶的药物。

二、影响溶解度的因素

1. 温度　温度对溶解度影响很大，溶解度与温度的关系见式（2-3）：

$$ln\frac{S_2}{S_1}=\frac{\Delta H_s}{R}\left(\frac{1}{T_1}-\frac{1}{T_2}\right)$$

（2-3）

式中，ΔH_s 为溶解反应接近平衡时的溶解焓，J/mol；S_1 和 S_2 分别为 T_1 和 T_2 时的溶解度。一般情况下，若

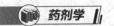

溶质的化学组成不随温度改变而发生变化，溶解过程吸热（$\Delta H_s>0$）时，溶解度随温度升高而升高；溶解过程放热（$\Delta H_s<0$）时，溶解度随温度升高而降低；溶解过程既不吸热也不放热时，溶解度不受温度变化的影响。如果溶质的化学组成可随温度变化而改变，则 ΔH_s 的符号可因溶质组成的不同而发生变化，使溶解度曲线发生转折。例如，十水硫酸钠在 32.4℃ 以下时，溶解度随温度的升高而增加；当温度高于32.4℃时，十水硫酸钠会转变为硫酸钠，其溶解度反而会随温度的升高而降低。

2. 药物分子结构与溶剂　药物的溶解实际是溶质和溶剂分子或离子相互作用的过程，溶剂在溶解过程中起重要作用。溶解的经验规则是"相似相溶"，即极性溶剂溶解极性药物，非极性溶剂溶解非极性药物。其中，极性溶剂与极性药物之间可形成永久偶极–永久偶极结合而溶剂化；非极性药物溶于非极性溶剂中，药物分子与溶剂分子之间形成诱导偶极–诱导偶极结合；极性较弱的药物分子中有极性基团，能与水产生氢键结合而溶于水。在极性溶剂中，如果药物分子与溶剂分子之间可以形成氢键，则溶解度增大。如果药物分子形成分子内氢键，则在极性溶剂中溶解度减小，而在非极性溶剂中的溶解度增大。

3. 粒子大小　一般药物的溶解度与药物粒子大小无关，但当难溶性药物微粒小于 0.1μm 时，其溶解度会随粒径的减小而增加，这一规律可以用 Ostwald-Freundlich 方程表示：

$$\lg \frac{S_2}{S_1}=\frac{2\sigma \mathrm{M}}{\rho \mathrm{RT}}\left(\frac{1}{r_2}-\frac{1}{r_1}\right) \tag{2-4}$$

式中，S_1 和 S_2 分别是半径为 r_1、r_2 药物粒子的溶解度，σ 为表面张力；ρ 为固体药物的密度；M 为药物分子量；R 为气体常数；T 为绝对温度。

4. 晶型　化合物普遍存在多晶型现象，不同的晶型分子内或分子间键合方式不同，致使分子或原子在晶格空间排列不同，进而导致同一药物的不同晶型间熔点、溶解速度、溶解度都可能不同。一般晶格排列稳定，分子间引力较大的稳定晶型的溶解度小于亚稳定晶型。药物除可存在多晶型外，还可以为无定型。无定型药物无结晶结构，无晶格束缚，自由能大，所以溶解度较结晶型大。

5. pH　许多药物为弱酸或弱碱性，其溶解度受 pH 影响。药物的溶解度与溶液 pH 和药物 pK_a 值之间的关系可用 Henderson-Hasselbalch 方程表示。

对于一元弱酸性药物：

$$\mathrm{pH}=\mathrm{p}K_a+\lg[\mathrm{A}^-]/[\mathrm{HA}] \tag{2-5}$$

对于一元弱碱性药物：

$$\mathrm{pH}=\mathrm{p}K_a+\lg[\mathrm{B}]/[\mathrm{BH}^+] \tag{2-6}$$

式中，$[\mathrm{A}^-]$、$[\mathrm{HA}]$ 分别为弱酸性药物分子型和离子型的浓度，$[\mathrm{B}]$、$[\mathrm{BH}^+]$ 分别为弱碱性药物分子型和离子型的浓度。令分子型药物的浓度为 S_0，溶液中药物的总浓度为 S，则离子型药物的浓度为 $S-S_0$，所以 Henderson-Hasselbalch 方程可以写成：

对于一元弱酸性药物：

$$\mathrm{pH}=\mathrm{p}K_a+\lg[S-S_0]/S_0 \tag{2-7}$$

对于一元弱碱性药物：

$$\mathrm{pH}=\mathrm{p}K_a+\lg S_0/[S-S_0]) \tag{2-8}$$

在药物的饱和溶液中，式中 S_0 即为药物的特性溶解度，S 为某 pH 条件下药物的表观溶解度。已知药物的 pK_a 值和特性溶解度，可以计算任何 pH 条件下药物的表观溶解度。作为口服药物的溶解介质，人体胃液 pH 和各个肠段 pH 对药物的溶解度有很大影响。

6. 同离子效应　同离子效应是指在弱电解质溶液中加入与该电解质有相同离子的强电解质，从而降低弱电解质的电离度。同离子效应使一些难溶性药物溶解度降低，如向难溶性盐类饱和溶液中加入含有相同离子化合物时，难溶性盐的解离度降低，最终使其溶解度降低。

三、增加药物溶解度的方法

1. 加入增溶剂　表面活性剂能增加难溶性药物在水中的溶解度（详见第三节中"四、表面活性剂的应用"）。在实际增溶时，增溶剂加入方法不同，增溶效果也不同。一般先将药物与增溶剂混合，再加入溶剂。如用聚山梨酯类为增溶剂，对冰片的增溶实验证明，先将冰片与增溶剂混合，最好使其完全溶解，再加水稀释，冰片能很好溶解。若先将增溶剂溶于水，再加冰片，冰片几乎不溶。

2. 加入助溶剂　助溶的机制可能为：助溶剂与难溶性药物形成可溶性络合物，或形成有机分子复合物，或通过复分解而形成可溶性盐类。助溶剂的助溶机制复杂，有些至今尚不清楚，因此，一般只能根据药物性质来选择助溶剂。当助溶剂的用量较大时，宜选用无生理活性的物质。

3. 制成盐类　某些难溶性弱酸、弱碱，可制成盐而增加其溶解度。弱酸性药物如苯巴比妥类、磺胺类可以用碱（氢氧化钠、碳酸氢钠、氢氧化钾等）与其作用生成溶解度较大的盐。弱碱性药物如普鲁卡因、可卡因等可以用酸（盐酸、硫酸、磷酸、氢溴酸、枸橼酸、醋酸等）制成盐类。难溶性弱酸、弱碱制成盐类时，除了考虑溶解度外，还应考虑其稳定性、毒性、刺激性、疗效等方面的变化。如乙酰水杨酸的钙盐比钠盐稳定，奎尼丁的硫酸盐刺激性小于葡萄糖酸盐等。

4. 使用潜溶剂　潜溶剂为能提高难溶性药物溶解度的混合溶剂。常与水形成潜溶剂的有乙醇、丙二醇、甘油、聚乙二醇 300、聚乙二醇 400 等。药物在混合溶剂中的溶解度与混合溶剂的种类、混合溶剂中各溶剂的比例有关。在选择溶剂时应考虑溶剂对人体毒性、刺激性、疗效的影响。如苯巴比妥难溶于水，制成钠盐虽能溶于水，但因水解而沉淀和变色，若用聚乙二醇与水的混合溶剂，溶解度增大而且稳定，可供制成注射剂。

此外，$\Delta H_s > 0$ 时，提高温度可促进药物的溶解；应用微粉化技术减小粒径，可提高药物的溶解度；溶剂 pH 的调节也可能提高一些弱酸、弱碱性药物的溶解度；固体分散技术、包合技术等新技术的应用也可促进药物的溶解。

第五节　流变学基础

PPT

一、概述

在适当的外力作用下，物质所具有的流动和变形性能称为流变性（rheologic properties），研究物体变形和流动的科学称为流变学（rheology）。变形是固体的固有性质，流动是液体的固有性质。流变学的研究对象是具有固体和液体两方面性质的物质。

（一）流动和变形

流动是流体在外加力作用下的宏观运动。流体在外力的作用下质点间相对运动而产生的阻力称为黏性（viscosity）。流动的难易程度与物体本身的黏性有关。流动是液体的主要性质之一，为非可逆变形过程。变形是指对某一物体施加压力时，其内部各部分的形状和体积发生变化的过程，继而解除外力后恢复原来状态的性质称为弹性。引起变形的作用力与作用面积之商称为应力（stress）。

（二）黏弹性

黏弹性（viscoelasticity）是指物体具有黏性和弹性的双重特性。如软膏剂或凝胶剂等半固体制剂均具有黏弹性。研究黏弹性要用到蠕变和应力松弛两个重要概念。蠕变是指把一定大小的应力施加于黏弹体时，物体的形变随时间而逐渐增加的现象。蠕变是应力不变，外形发生变化；而应力松弛是指试样瞬时变形后，在不变形的情况下，试样内部的应力随时间而减小的过程，即应力松弛是外形不变，内应力发生变化。松弛时间和推迟时间是应力松弛的特性参数，经常作为半固体制剂的质量评价指标。

二、流体的基本性质

液层做相对运动，顶层下各液层的流动速度依次递减，形成速度梯度即剪切速率（shearing rate），单位为时间的倒数，用 D（s-1）表示。使各液层间产生相对运动的外力称为剪切力，单位面积上的剪切力称为剪切应力（shearing stress），单位为 N/m²，以 S 表示。剪切速度、剪切应力是表征体系流变性质的两个基本参数。对于理想液体，剪切应力 S 与剪切速率 D 成正比，称为牛顿黏性定律。黏性是物质的固有性质。

（一）牛顿流体

遵循牛顿黏性定律的流体称为牛顿流体（Newtonian fluid）。如图 2-8 所示，牛顿流体的剪切速率 D 与剪切应力 S 呈直线关系，且通过原点。根据牛顿黏性定律，如式（2-9）和式（2-10），直线斜率的倒数为黏度。牛顿流体的黏度为常数，不随剪切应力的变化而变化。牛顿流体一般为低分子溶液或高分子稀溶液。

$$S=\frac{F}{A}=\eta D \tag{2-9}$$

$$D=\frac{1}{\eta}S \tag{2-10}$$

式中，D 为剪切速率，S 为剪切应力，F 为施加的力，A 为面积，η 为黏度。

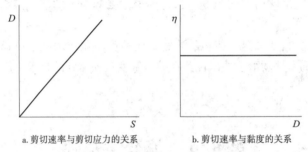

a. 剪切速率与剪切应力的关系　　b. 剪切速率与黏度的关系

图 2-8　牛顿流体流动特性曲线

（二）非牛顿流体

不遵循牛顿黏性定律的流体称为非牛顿流体（non-Newtonian fluid），它的黏度不是一个常数，随剪切速率的变化而变化，如乳剂、混悬剂、高分子溶液、胶体溶液等。非牛顿流体具体分为以下几种类型。

1. 塑性流体　当外加剪切应力较小时，物体不流动，当剪切应力超过某一数值时，液体开始流动，具有这种性质的物体称为塑性流体（plastic fluid）。引起塑性流体流动的最小剪切应力称为屈伏值 S_0（yield value）。如图 2-9 所示，塑性流体的特征曲线不通过坐标原点，有屈伏值，一旦开始流动，与牛顿流体一样呈线性关系，黏度与剪切速率无关（式 2-11）。在制剂中表现为塑性流动的剂型有浓度较高的乳剂、混悬剂等。

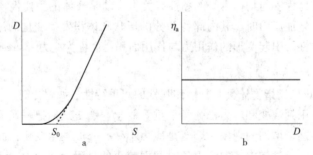

图 2-9　塑性流体流动特性曲线

a. 剪切速率与剪切应力的关系；

b. 剪切速率与表观黏度的关系

$$D=\frac{S-S_0}{\eta} \tag{2-11}$$

式中，D 为剪切速度，S 为剪切应力，S_0 为屈伏值，η 为塑性黏度。

塑性流动是由于静止时粒子聚集形成网状结构，当应力超过屈伏值时，导致体系网状结构被破坏，开始流动（图 2-10）。软膏管内的凝胶可被用力挤出为流动，涂在皮肤上后不流动，就是这一性质的应用实例。

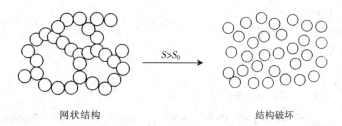

网状结构　　　　　　　　　　　　　结构破坏

图 2-10　塑性流体的概念模型

2. 假塑性流体　　黏度随着剪切应力的增加而下降，剪切速度越来越大的流体称为假塑性流体（pseudo-plastic fluid）。即流变曲线的斜率越来越大，表观黏度随搅动的激烈程度而变小，也称切变稀化。该流动的特点是：流变曲线过原点；没有屈伏值；剪切速度增大，形成向下弯的上升曲线，黏度下降，液体变稀（图 2-11）。

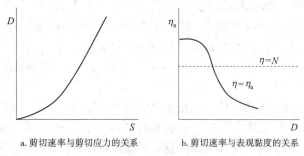

a. 剪切速率与剪切应力的关系　　　　b. 剪切速率与表观黏度的关系

图 2-11　假塑性流体流动特性曲线

假塑性流动是由于大分子溶液静止时，分子相互交联缠绕，表现出较大的黏度，在剪切应力作用下，分子间交联缠绕会减弱，并沿流动方向呈线性排列，流动阻力减小，表现出较低的黏度（图 2-12）。在制剂中表现为假塑性流动的剂型有某些亲水性高分子溶液，如甲基纤维素、羧甲纤维素等，以及微粒分散体系处于絮凝状态的液体。

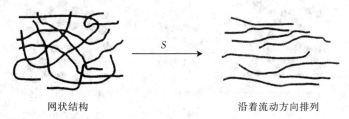

网状结构　　　　　　　　　　　　沿着流动方向排列

图 2-12　假塑性流体的概念模型

3. 胀性流体　　胀性流体（dilatant fluid）与假塑性流体相反，流体的黏度随剪切应力的增大而增大。胀性流动的流变曲线通过原点；没屈伏值；切变阻力随剪切应力的增加而增大，即搅拌时表观黏度增加，切变稠化；流动曲线向上弯曲（图 2-13）。

胀性流体静止时，粒子处于紧密填充状态，粒子因溶剂化作用，存在溶剂层，同时溶剂填满粒子间的空隙，当施加应力时，粒子就会改变排列状态，变成松散排列，粒子间就会失去起润滑作用的溶剂，使得阻力增大，表现为黏度增大。另外，粒子处于松散状态时，排列空隙增加，造成流体体积增大。这种现象随切变应力增加而逐渐增加（图 2-14）。一般粒子处于分散状态，且浓度较高时才发生胀性流动。

在制剂中表现为胀性流动的剂型为含有大量固体微粒的高浓度混悬剂，如 50% 淀粉混悬剂、糊剂等。

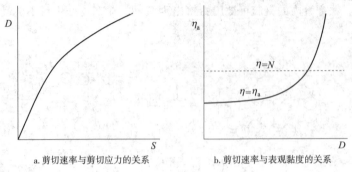

a. 剪切速率与剪切应力的关系　　　　b. 剪切速率与表观黏度的关系

图 2-13　胀性流体流动特性曲线

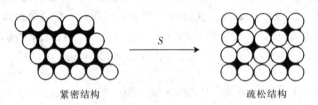

紧密结构　　　　　　　　　　疏松结构

图 2-14　胀性流体的概念模型

（三）触变性

某些非牛顿流体，在搅拌时成为流体，停止搅动后逐渐变稠甚至胶凝，恢复至搅拌前状态需要一个时间过程，而且这一过程可以反复可逆进行，这种性质称为触变性，具有触变性的流体称为触变流体（thixotropic fluid）。触变流体的特点是，相同温度下的溶胶和凝胶的可逆转换。触变性受多种因素影响，如 pH、温度、聚合物浓度等。高浓度的混悬剂、乳剂，在一定条件下有可能存在触变性，如凝胶就具有触变性，当它在一定温度下受到震动，半固态的凝胶网状结构破坏，黏度就会下降，开始流动；停止振动后，粒子重新取向，逐渐形成网状结构，黏度则逐渐变大，最后又形成凝胶。触变性的概念模型如图 2-15 所示。

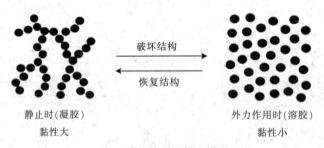

静止时（凝胶）　　　　　　　外力作用时（溶胶）
黏性大　　　　　　　　　　　　黏性小

图 2-15　触变性概念模型

三、流变性测定法

对于液体制剂来说，最重要的流变学特性就是黏度。黏度测量是研究液体制剂的重要手段之一。常见的黏度测量仪器有毛细管式黏度计、落球式黏度计和旋转式黏度计等。《中国药典》（2020 年版）收载了毛细管式黏度计和旋转式黏度计测定黏度的方法。

（一）黏度的表示方法及影响因素

1. 黏度的表示方法 黏度的表示方法有绝对黏度、运动黏度、相对黏度、增比黏度、比浓黏度、特性黏度等。

2. 影响黏度的因素 ①温度：液体的黏度随着温度的升高而降低；②压力：液体的黏度随着压力的增大而呈指数形式增加；③其他因素：黏度受分散相的浓度、黏度、形状、粒子大小等影响；分散介质的化学组成、极性、pH等亦对黏度造成影响。

（二）黏度计

1. 毛细管黏度计 毛细管黏度计是基于相对测定法的原理而设计的，即依据液体在毛细管中的流出速度来测量液体的黏度。为了减小误差并且使操作简单易行，毛细管黏度计多用来测定液体的相对黏度。

2. 落球黏度计 落球黏度计是根据 Stoke's 定律设计的，即在黏度为 η 的液体中自由落下的球（直径为 d），记录落下速率，依据公式计算而得，该方法不适用于触变流体。

3. 旋转式黏度计 旋转式黏度计是根据在转动过程中作用于液体介质中的剪切应力大小来测定黏度。常用的旋转式黏度计有同心双筒式、锥板式、平行板式等多种类型。同心双筒黏度计适用于中、低黏度均匀液体黏度的测定，不适用于糊剂和含有大颗粒的混悬剂；平行板黏度计适宜于高温测量和多相体系的测量。

四、流变学在药剂学中的应用和发展

流变学在药剂学中对处方设计、制定制备工艺、质量评价具有指导意义，特别是在混悬剂、乳剂、胶体溶液、软膏剂中广泛应用。控制流变特性是药物制剂处方设计和生产过程的关键。

（一）流变学在液体制剂中的应用

1. 在溶液剂中的应用 利用凝胶具有很高的屈伏值，开发了一种原位凝胶滴眼剂。含凝胶的液体制剂一经滴入就会在眼部结膜穹隆内形成具有黏弹性的凝胶，在作用部位滞留，提高了疗效。

2. 在混悬剂中的应用 含有亲水性高分子材料的混悬剂，如含有海藻酸钠、羧甲纤维素钠等，表现为假塑性流动。混悬剂在向皮下注射的过程中，由于剪切应力的作用其黏性降低，注射到皮下后，其黏性增加，从而使药物在体内形成储库。触变性的助悬剂对混悬剂的稳定性十分有利，使用混合助悬剂时应选择具有塑性和假塑性流动的高分子化合物联合应用。混悬剂在振摇、倒出及铺展时能自由流动是形成理想的混悬剂的最佳条件。

3. 在乳剂中的应用 流变学特性对乳剂的制备和使用均具有重要的影响。除特别稀的乳剂外，其他乳剂一般均为非牛顿流体。注射用乳剂应易通过针头，容易从容器中倒出。皮肤科外用乳剂还应调节好其伸展性。向乳剂中添加附加剂增加连续相的黏度并使其具有一定的屈伏值，是使乳剂稳定的方法之一。

（二）流变学在半固体制剂中的应用

软膏剂、凝胶剂等半固体制剂的流变学性质对其使用有着重要的影响。此类产品在开盖时不应自动流出，而当挤出时，遇到适宜的阻力后缓慢地从软管流出，停止挤压后就不流出。皮肤科外用的半固体制剂应通过添加具有触变性的添加剂，调节药物的黏度，使其在给力时可使药品容易涂展，停止给力时黏附于皮肤。

（三）药物制剂的流变性对生产工艺的影响

如产品为非牛顿流体，产品的特性与剪切应力有关。工艺过程中使用的各种设备（如混合罐、泵和均质机等）施加机械功（即剪切作用）的强度和经历时间的任何改变都会引起最终产品黏度的明显改变。产品黏度的变化和屈伏值对工艺有重要影响。例如，产品具有切变稀性且具有较高的屈伏值时，由于剪切变稀，小叶桨可能只引起接近桨叶小部分的液体流动，大部分高屈伏值物料仍留在原处。这时需更换为大螺旋桨叶、涡轮式桨叶以覆盖较大面积。

一般情况下，属于牛顿流体的液体制剂，如低分子溶液剂等，较容易完成生产工艺由小试放大到大规模生产。而非牛顿流体制剂生产工艺放大后其黏度和稳定性与小试样品可能显著不同，所以必须了解其流变特性。这类制剂应加入中试研究，一般中试的量不应小于实际生产量的十分之一。

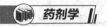

PPT

第六节　低分子溶液剂

低分子溶液剂系指小分子药物以分子或离子状态分散在溶剂中形成的均相的可供内服或外用的液体制剂，包括溶液剂、糖浆剂、芳香水剂、酊剂、醑剂、甘油剂等。低分子溶液剂为含药量准确的澄明液体，无浑浊、沉淀，药物的分散度大，吸收速度快。要求内服口感良好，外用无刺激性；生产及贮存过程中不得发霉、酸败、变色、产气等。酊剂、醑剂还需做含醇量检查。

一、溶液剂

溶液剂（solutions）是指药物溶解于溶剂中形成的澄明液体制剂。溶液剂的常用溶剂为水、不同浓度的乙醇和油。溶质一般为不挥发的化学药物。根据需要可以加入增溶剂、助溶剂、抗氧剂、着色剂、矫味剂和防腐剂等附加剂。

（一）溶液剂的制备方法

1. 溶解法　系将固体药物直接溶于溶剂的制备方法。适用于稳定的化学药物，操作简便，质量可控，应用广泛。

制法：量取一定量的溶剂，加入药物搅拌溶解，滤过，采用滤器加溶剂至全量，分装、密封，包装，即得。

2. 稀释法　系将高浓度溶液或浓贮备液稀释成低浓度溶液的方法。操作时，应注意浓度换算和浓溶液的性质，挥发性药物应防止挥发散失，如浓氨溶液稀释时，操作要迅速，量取后立即倒入水中，密封、轻微振动。

（二）溶液剂制备时应注意的问题

溶液剂制备时，易溶但溶解缓慢的药物宜采用粉碎、搅拌、加热等措施，溶解度小的药物，应先将其溶解，再加入其他药物；难溶性药物宜加入适宜的增溶剂、助溶剂增加其溶解度；易氧化的药物宜将溶剂加热放冷后再溶解药物，并加入适宜的抗氧剂；易挥发的药物，为避免制备过程中损失，宜在最后加入。

实例解析

实例 2-1：复方碘溶液

【处方】碘　　　　50g　　　　碘化钾　　　　100g
　　　　蒸馏水加至 1000ml

【制法】取碘化钾，加蒸馏水 100ml 溶解后，加入碘搅拌使之溶解，再加入适量蒸馏水，使全量成 1000ml 即得。

【解析】本品口服用于甲状腺功能亢进的辅助治疗，外用作黏膜消毒剂。俗称卢戈溶液。碘化钾为助溶剂，溶解碘化钾时尽量少用水以使其浓度大，碘才容易形成络合物而溶解。本品内服时可用水稀释 5~10 倍，以减少其对黏膜的刺激性。

二、糖浆剂

糖浆剂（syrups）系指含有原料药物的浓蔗糖水溶液。

根据糖浆剂的组成和用途不同，可将糖浆剂分为以下几类。

1. 单糖浆 为蔗糖的近饱和水溶液，其中蔗糖含量为 85%（g/ml）或 64.72%（g/g）。单糖浆既是制备药用糖浆的原料，又可作为矫味剂、不溶性成分的助悬剂，还可作为片剂、丸剂等的黏合剂。

2. 药用糖浆 为含药物或药材提取物的浓蔗糖水溶液，具有相应的治疗作用，如杏仁止咳糖浆，有化痰止咳作用。

3. 芳香糖浆 为含芳香性物质或果汁的浓蔗糖水溶液。如橙皮糖浆、姜糖浆等，主要用作液体制剂的矫味剂。

糖浆剂的质量要求：除另有规定外，糖浆剂应澄清。蔗糖含量应不低于 45%（g/ml）。在贮存中不得有发霉、酸败、产生气体或其他变质现象，允许有少量摇之即散的沉淀。根据需要可加入适宜的附加剂。如需加入抑菌剂，山梨酸和苯甲酸的用量不得过 0.3%，羟苯酯类的用量不得过 0.05%。加入的附加剂不能影响成品的稳定性，并应避免对检验产生干扰。必要时可加入适量的乙醇、甘油或其他多元醇。

（一）糖浆剂的制法

1. 热溶法 将蔗糖加入沸蒸馏水或中药提取液中，继续加热使溶解，降温后再加入可溶性药物，搅拌溶解后，滤过，自滤器上加适量蒸馏水至规定体积，即得。

此法适用于单糖浆及遇热较稳定药物糖浆剂的制备。优点是加热蔗糖溶解较快，且可杀灭生长期的微生物，使部分蛋白质凝固而滤除，便于糖浆剂的保存，易于滤过澄清。但若加热时间过长或温度过高，转化糖的含量增加，使成品颜色变深，最好在水浴或蒸汽浴上进行。

2. 冷溶法 在室温下将蔗糖溶解于蒸馏水或药物溶液中，待溶解完全后，滤过，即得。此法适用于单糖浆和受热易挥发或含热不稳定成分药物糖浆的制备。优点是制得的糖浆色泽较浅，转化糖含量较少。但此法耗时较长，且易受微生物污染。

3. 混合法 系将药物与单糖浆直接混合而制得。本法简便、灵活、可大量配制。适合于含药糖浆，由于含糖量低，要注意防腐问题。

（二）制备糖浆剂应注意的问题

根据药物的状态和性质主要有如下几种方式：①药物为可溶性固体或液体，可先用少量蒸馏水溶解后再与单糖浆混匀。在水中溶解度较小者，可酌情加入适宜增溶剂或助溶剂，待充分溶解后再与单糖浆混合。②水浸出制剂因其中含有蛋白质、黏液质等，易发酵、霉变，可先加热（至沸后 5 分钟）使蛋白质、黏液质凝固后滤除，滤液再与单糖浆混匀。必要时浓缩物用乙醇处理，沉淀蛋白后回收乙醇，母液再与单糖浆混合。③含有乙醇的制剂与单糖浆混合时常产生浑浊，可加适量甘油助溶或滑石粉等助滤。④干浸膏应先粉碎成细粉后加少量甘油或其他适宜稀释剂，在无菌研钵中研匀后，再与单糖浆混匀。

中药糖浆剂制备的一般流程为：将药物按各品种项下规定 [《中国药典》（2020 年版）] 的方法提取、纯化、浓缩至一定体积后，采用上述方法中的 1 种，加入单糖浆、防腐剂、矫味剂、色素（视具体情况决定是否加入）等混匀，加水至全量，静置 24 小时后，滤过，即得。

实例解析

实例 2-2：单糖浆

【处方】蔗糖　　　850g　　　　蒸馏水　　适量

【制法】取蒸馏水 450ml 煮沸，加入蔗糖，搅拌溶解后，加热至 100℃，趁热用脱脂棉或白纱布滤过，自滤器上添加适量新煮沸的蒸馏水，使成 1000ml，混匀，即得。

【解析】本品为无色或淡黄白色的浓厚液体，味甜。常用作液体制剂的矫味剂，或用于制备含药糖浆，也可用作片剂、丸剂的黏合剂。①本制备工艺采用热溶法，也可采用冷溶法。采用热溶法制备时应注意控制加热时间，以免转化糖含量过高，成品在贮存过程中色泽加深。②灌装容器在装瓶前应灭菌，灌装过程应避免染菌。

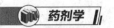

实例解析

实例 2-3：杏苏止咳糖浆

【处方】 苦杏仁   63g   陈皮   47g

　　　　 紫苏叶   63g   前胡   63g

　　　　 桔梗   47g   甘草   16g

【制法】以上六味，苦杏仁加温水浸泡 24 小时，水蒸气蒸馏，收集蒸馏液 50ml 至 90% 乙醇 0.8ml 中，测定氢氰酸含量，并稀释至每 100ml 中含 0.1g 氢氰酸的苦杏仁乙醇溶液，备用；紫苏叶、前胡、陈皮加水蒸馏，收集蒸馏液 100ml，另器保存；上述四种药渣与桔梗、甘草加水煎煮二次，每次 2 小时，合并煎液，滤过，滤液浓缩至适量，加入蔗糖 500g、苯甲酸钠 3g 及枸橼酸适量，煮沸使溶解，滤过，放冷，加入上述苦杏仁乙醇溶液 50ml 和紫苏叶等蒸馏液，用枸橼酸调节 pH 至 3.0~5.0，加水至 1000ml，搅匀，即得。

【解析】本品为浅黄棕色至棕黄色黏稠液体；气芳香、味甜。宣肺散寒，止咳祛痰。

三、芳香水剂

芳香水剂（aromatic waters）系指芳香挥发性药物的饱和或近饱和水溶液。用乙醇和水混合溶剂制成的含大量挥发油的溶液，称为浓芳香水剂。浓芳香水剂在临用时可加以稀释。含挥发性成分的饮片用水蒸气蒸馏法制成的芳香水剂称为露剂。芳香水剂应澄清，具有与原药物相同的气味，不得有异物、酸败等变质现象。芳香水剂可作矫味、矫臭、分散剂使用。芳香水剂大多易分解、氧化甚至霉变，所以不宜大量配制、久贮。

其制备方法因原料不同而异。以挥发油、化学药物为原料时多用溶解法和稀释法；含挥发性成分的中药材则多用水蒸气蒸馏法。

实例解析

实例 2-4：浓薄荷水

【处方】 薄荷油   20ml   蒸馏水   适量

　　　　 95% 乙醇 600ml

　　　　 共制成 1000ml

【制法】先将薄荷油溶于乙醇，以小量分次加入蒸馏水至足量（每次加后用力振摇），再加滑石粉 50g，振摇，放置数小时，并经常振摇，滤过，自滤器上添加适量蒸馏水至全量，即得。

【解析】本品为薄荷水的 40 倍浓溶液，薄荷油在水中的溶解度为 0.05%（ml/ml），在 90% 乙醇中的溶解度为 25%（ml/ml）。滑石粉为分散剂，与挥发油均匀分布于水中，以增加其溶解速度，同时滑石粉还具有吸附的作用，过多的挥发油在滤过时吸附于滑石粉表面而除去，起到助滤作用。所用滑石粉表面不宜太细，否则能通过滤纸，使溶液浑浊。本品临用时再稀释。

四、酒剂与酊剂

（一）概述

酒剂又名药酒，系指饮片用蒸馏酒提取调配而制成的澄清液体制剂。酒剂多供内服，并加糖或蜂蜜矫味和着色。

酊剂（tinctures）系指原料药物用规定浓度的乙醇提取或溶解而制成的澄清液体制剂，也可用流浸膏稀释制成，供口服或外用。除另有规定外，每100ml相当于原饮片20g。含有毒剧药品的中药酊剂，每100ml应相当于原饮片10g；其有效成分明确者，应根据其半成品的含量加以调整，使符合各酊剂项下的规定。酊剂应澄清，久置允许有少量摇之易散的沉淀。应避光，密封，置阴凉处贮存。

（二）酒剂与酊剂的制法

酒剂可用浸渍、渗漉、热回流等方法制备；酊剂可用溶解、稀释、浸渍或渗漉等法制备。其中，溶解法或稀释法是将原料药物的粉末或流浸膏，以适量规定浓度的乙醇（或蒸馏酒）溶解或稀释，静置（必要时过滤）的制备方法。浸渍法、渗漉法及回流法参见第十章第二节有关内容。

实例解析

实例2-5：舒筋活络酒

【处方】
木瓜	45g	桑寄生	75g
玉竹	240g	续断	30g
川牛膝	90g	当归	45g
川芎	60g	红花	45g
独活	30g	羌活	30g
防风	60g	白术	90g
蚕沙	60g	红曲	180g
甘草	30g		

【制法】以上十五味，除红曲外，其木瓜等十四味粉碎成粗粉，然后加入红曲；另取红糖555g，溶解于白酒11100g中，用红糖酒作溶剂，浸渍48小时后，以每分钟1～3ml的速度缓慢渗漉，收集漉液，静置，滤过，即得。

【解析】本品为棕红色的澄清液体；气香，味微甜，略苦。本品采用冷溶法制备。乙醇量：50%～57%。其他：应符合《中国药典》（2020年版）四部通则0185项下规定。祛风除湿、活血通络、用于风湿阻络，血脉瘀阻兼有阴虚所致的痹病，症见关节疼痛、屈伸不利、四肢麻木。口服，一次20～30ml，一日2次。孕妇慎用。

实例2-6：颠茄酊

【处方】 颠茄草（粗粉） 1000g 85%乙醇 适量

【制法】取颠茄草粗粉1000g，按《中国药典》（2020年版）通则0120项下渗漉法操作，用85%乙醇作溶剂，浸渍48小时后，以每分钟1～3ml的速度缓缓渗漉，收集初漉液约3000ml，另器保存。继续渗漉，续漉液作下次渗漉的溶剂用。将初漉液在60℃减压回收乙醇，放冷至室温，分离除去叶绿素，滤过，滤液在60～70℃蒸发至稠膏状，取出约3g，测定生物碱含量后，加85%乙醇适量，并用水稀释，使含生物碱和乙醇量均符合规定，静置至澄清，滤过，即得。

【解析】本品为抗胆碱药，能解除平滑肌痉挛，抑制腺体分泌。用于胃及十二指肠溃疡病，胃肠道、肾、胆绞痛等。常用量：口服一次0.3～1ml，一日1～3ml。每1ml含生物碱以莨菪碱（$C_{17}H_{23}NO_3$）计，应为0.28～0.32mg。本品为棕红色或棕绿色的液体；气微臭。本品采用渗漉法制备乙醇量应为60%～70%。

五、甘油剂

甘油剂（glyceritum）系指药物溶于甘油中制成的专供外用的溶液剂。甘油剂用于口腔、鼻腔、耳腔

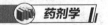

与咽喉患处。甘油剂的吸湿性较大，故应密闭保存。甘油剂可用溶解法、化学反应法制备。

第七节　胶体溶液剂

PPT

一、概述

胶体溶液是指一定大小的固体颗粒药物或高分子化合物分散在溶剂中所形成的溶液。其质点粒径一般在 1~100nm，溶剂大多数为水，少数为非水溶剂。胶体按胶粒与溶剂之间的亲和力强弱，可分为亲液胶体和疏液胶体。当溶剂为水时，则称为亲水胶体和疏水胶体。

亲液胶体中溶质大多数为以单分子形式分散的高分子化合物，故又称高分子溶液剂。疏液胶体中溶质大多以微细粒子分散，当溶剂为水时称疏水溶胶，又称溶胶剂。这里我们主要介绍高分子溶液剂和溶胶剂。

二、高分子溶液剂

高分子化合物以单分子形式分散于分散介质中形成的均相体系称为高分子溶液，属热力学稳定体系。分散介质大多为水，少数为非水溶剂，高分子化合物分散在非水溶剂中时，称为高分子非水溶液，如玉米朊乙醇溶液。

（一）高分子溶液剂的性质

1. 黏度　高分子溶液是黏稠性流动液体，黏稠性大小用黏度表示。高分子溶液的黏度和分子量之间的关系如式（2-12），可以通过测定黏度来确定高分子化合物的分子量。

$$[\eta] = KM^a \tag{2-12}$$

式中，K、a 为高分子化合物与溶剂之间的特有常数，η 为黏度，M 为分子量。

2. 聚结特性　高分子化合物含有大量亲水基，能与水形成牢固的水化膜，阻滞高分子的聚集，使高分子化合物处于稳定状态。当水化膜受到破坏时易出现聚结沉淀。如：①向溶液中加入脱水剂能破坏水化膜，如加入乙醇、丙酮等；②向溶液中加入大量电解质，电解质离子本身具有强烈的水化性质，脱掉了胶粒的水化层，从而使高分子凝结而沉淀，这种现象称为盐析；③带不同电荷的胶体溶液混合时，也可因为相反电荷中和发生凝结；④其他原因，如盐类、pH、絮凝剂、射线等的影响，也可使化合物凝结沉淀。

3. 带电性　溶液中高分子化合物的某些基团因解离而带电，有的带正电，如琼脂、血红蛋白等，有的带负电，如淀粉、阿拉伯胶等。一些高分子化合物所带电荷受溶液 pH 的影响，如蛋白质分子中含有羧基和氨基，是两性化合物，在等电点时蛋白质不带电，这时它的黏度、渗透压、溶解度、电导等性质都有显著变化。高分子溶液的这种性质在剂型设计中具有重要意义，被广泛应用。高分子化合物在溶液中荷电，所以有电泳现象，用电泳法可测得高分子化合物所带电荷的种类。

4. 渗透压　高分子溶液有较高的渗透压，渗透压的大小与高分子溶液的浓度有关。

5. 胶凝性　一些高分子水溶液，如明胶水溶液，在温热条件下呈黏稠流动的液体，当温度降低时则形成网状结构，成为半固体状物，称为凝胶。形成凝胶的过程称为胶凝，凝胶失去水分形成干燥固体，称为干胶。

此外，一些高分子溶液还具有触变性。

（二）高分子溶液剂的制备

高分子溶液剂多采用溶解法制备。高分子化合物溶解首先要经过溶胀过程。溶胀是指水分子渗入到高分子化合物分子间的空隙中，与高分子中的亲水基团发生水化作用而使体积膨胀，使高分子空隙间充满水分子，这一过程称为有限溶胀。由于高分子空隙间存在水分子，降低了高分子溶液中分子之间的作用力（范德华力），溶胀过程继续进行，最后高分子化合物完全分散在水中而形成高分子溶液，这一过程称为无限溶胀过程。无限溶胀过程通常需要搅拌、加热等步骤才能完成。

如将明胶碎成小块，放于水中浸泡3~4小时，使其吸水膨胀，这是有限溶胀过程，然后加热、搅拌使其形成明胶溶液，这是无限溶胀过程。琼脂、阿拉伯胶、西黄蓍胶、羧甲纤维素钠等在水中的溶解均属于这一过程。胃蛋白酶有限溶胀和无限溶胀过程都很快，将其撒于水面，待其自然溶胀后再搅拌便可形成溶液。如果将高分子药物撒于水面后立即搅拌会形成团块，在团块周围形成了水化层，使溶胀过程变得相当缓慢，给制备过程带来困难。另外，高分子溶液久贮易产生沉淀，故不宜大量制备。

实例解析

实例 2-7：聚维酮碘溶液

【处方】聚维酮碘　　　50g　　　　蒸馏水　　　适量
　　　　共制成 1000ml

【制法】称取聚维酮碘，撒布于蒸馏水面上徐徐溶解，加蒸馏水至足量，即得。

【解析】聚维酮碘（PVP-I）含有效碘 9.0%~12.0%，系无定形粉末，在水或乙醇中均溶解，无碘的挥发性，对皮肤黏膜无刺激性，不引起过敏反应，局部应用时不与蛋白结合。本品为高分子溶液，属消毒防腐药，对细菌、病毒、真菌均有较强的杀灭作用，可用于黏膜或体腔。凡对碘过敏者、甲状腺疾病患者及肾损害患者禁用。

三、溶胶剂

溶胶剂（sols）是固体药物的微细粒子分散在水中形成的非均相分散系统，也称为疏水胶体，溶液中的细微粒子是多分子聚集体，粒径在 1~100nm 之间，分散度很大，属于热力学不稳定体系。药物以溶胶状态分散会使药效发生显著变化。因此，溶胶的性质在药剂学中非常重要。

（一）溶胶剂的性质

1. 光学性质　当一束光线透过胶体，从入射光的垂直方向可以观察到胶体里出现的一条光亮的"通路"，称为丁达尔效应（Tyndall effect）。这是由于胶粒的光散射所致，浊度愈大光散射愈强。溶胶剂的颜色与光线的吸收和散射有密切关系。

2. 电学性质　溶胶剂的固体微粒由于本身解离或吸附溶液中的某种离子而带电荷，带电粒子吸引带相反电荷的离子，称为反离子。微粒吸附带电离子和反离子构成吸附层，少部分反离子扩散到溶液中形成扩散层。由吸附层和扩散层构成的电性相反的电层称为双电层，又称扩散双电层。溶胶剂由于双电层结构而荷电，可以荷正电，也可以荷负电。在电场的作用下胶粒或分散介质产生移动，在移动过程中产生电位差，这种现象称为界面动电现象。溶胶剂的电泳现象就是界面动电现象所引起的。动电电位愈高电泳速度就愈快。

3. 动力学性质　溶胶剂中的胶粒在分散介质中有不规则的运动，这种运动称为布朗运动。布朗运动是由于胶粒受溶剂水分子不规则地撞击产生的。由于其质点小，分散度大，存在强烈的布朗运动，能克服重力作用而不下沉，因而具有动力学稳定性。溶胶粒子的扩散速度、沉降速度及分散介质的黏度等都与溶胶剂的动力学性质有关。

溶胶剂由于其界面能大，质点易聚集变大，以降低界面能。聚集质点的大小超出了胶体分散体系的范围，质点本身的布朗运动不足以克服重力作用，而从分散介质中析出沉淀，这个现象称为聚沉。溶胶聚沉后往往不能恢复原态。

（二）溶胶剂的稳定性

1. 双电层结构　溶胶剂双电层之间的电位差称为 ζ 电位（图 2-16），可以表示胶粒之间的斥力，ζ 电位愈大斥力愈大，胶粒愈不宜聚结，溶胶剂愈稳定。

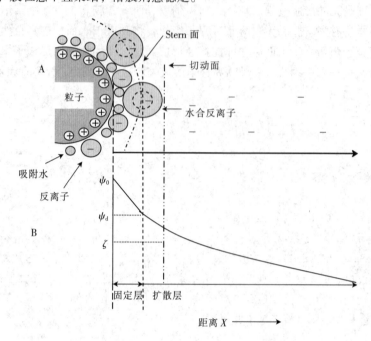

图 2-16　微粒的 Stern 双电层结构

2. 水化膜　双电层中离子的水化作用，使胶粒外形成水化膜。胶粒所带电荷愈多，扩散层就愈厚，水化膜也就愈厚，溶胶愈稳定。

3. 影响稳定性的其他因素

（1）电解质的作用　电解质的加入对 ζ 电位的影响很大。如较多带相反电荷的离子进入吸附层，使吸附层中多数电荷被中和，胶粒的电荷变少，使水化膜变薄且 ζ 电位降低，最终使胶粒易合并聚集。

（2）高分子化合物对溶胶的保护作用　溶胶剂中加入高分子溶液到一定浓度时，能显著地提高溶胶的稳定性，使其不易发生聚集，这种现象称为保护作用，形成的溶液称为保护胶体。保护作用的原因是由于足够数量的高分子物质被吸附在溶胶粒子的表面上，形成类似高分子粒子的表面结构，因而稳定性增高。此外，被保护了的溶胶聚集后再加入介质，能重新变成溶胶剂。但如加入溶胶剂中的高分子化合物的量太少，则反而降低了溶胶的稳定性，甚至引起聚集，这种现象称为敏化作用。

（3）溶胶剂的相互作用　带相反电荷胶粒的溶胶剂互相混合，也会发生沉淀。与电解质作用的不同之处在于，只有当两种溶胶剂中胶粒所带相反电荷相等时，才会完全沉淀，否则可能不完全沉淀，甚至不沉淀。

（三）溶胶剂的制备

制备溶胶剂可以采用分散法和凝聚法。分散法包括机械分散法、胶溶法和超声波分散法；凝聚法分为物理凝聚法和化学凝聚法。

1. 分散法

（1）机械分散法　将药物、分散介质、稳定剂加入胶体磨中，经研磨后流出即可。

（2）胶溶法　亦称为解胶法，是使刚刚聚集起来的分散相重新分散的方法。

（3）超声波分散法　利用超声波（频率大于 20kHz）所产生的能量使粗分散相粒子分散成溶胶的方法。

2. 凝聚法

（1）物理凝聚法　改变分散介质的性质使溶解的药物凝聚成溶胶剂。

（2）化学凝聚法　借助氧化、还原、水解等化学反应制备溶胶剂的方法。

PPT

第八节　混　悬　剂

一、概述

混悬剂（suspensions）系指难溶性固体药物以微粒状态分散于分散介质中形成的非均相的液体制剂。其中也包括干混悬剂，即难溶性固体药物与适宜辅料制成的粉状物或颗粒状物，使用时加水振摇即可分散成混悬液。干混悬剂解决了混悬剂在保存过程中的稳定性问题。混悬剂中药物微粒一般在 $0.5 \sim 10 \mu m$ 之间，根据需要药物粒径也可以小于 $0.5 \mu m$ 或大于 $10 \mu m$，甚至达 $50 \mu m$。混悬剂属于热力学、动力学均不稳定体系，所用分散介质大多为水，也可用植物油等分散介质。混悬剂可以内服、外用、注射、滴眼等。

混悬剂的特点：①可增加药物的溶解度，提高药物在液体制剂中的浓度，避免难溶性药物的析出；②可使药物达到缓释、长效等作用；③由于混悬剂中药物不均匀分散，剂量不易准确，因此毒剧药、生物活性高且剂量小的药物不宜制成混悬剂。

混悬剂的质量要求：药物本身的化学性质应稳定，在使用或贮存期间含量应符合要求，且粒子大小保持不变；混悬剂中微粒大小根据用途不同而有不同要求；混悬剂应有一定的黏度要求；粒子的沉降速度应很慢、沉降后不应有结块现象，轻摇后应迅速均匀分散；外用混悬剂应容易涂布；在使用时对机体组织无不适感或无刺激。

二、混悬剂的物理稳定性

混悬剂中固体微粒具有较大的表面自由能，容易聚集，属于热力学不稳定体系。混悬剂的固体微粒大于胶粒，微粒的布朗运动不显著，易受重力作用而沉降，因而又属于动力学不稳定体系。在此主要讨论混悬剂的物理稳定性。

（一）微粒间的排斥力与吸引力

混悬液中的微粒与溶胶剂中的胶粒类似也带有双电层结构，存在电位差。微粒间因带相同电荷而存在排斥力，同时也存在吸引力（范德华力）。这两种力均与粒子间距离有关。微粒间的排斥力和吸引力具有加和性，又都是粒子间距离的函数，所以微粒间总位能（V_T）可表示为：

$$V_T = V_R + V_A \tag{2-13}$$

式中，V_R 为排斥力位能；V_A 为吸引力位能。

当两微粒间吸引力略大于排斥力，且吸引力很小，可形成疏松的聚集体，即粒子间虽然聚集在一起却呈絮状结构，粒子间存在液膜，不结成饼状，振摇时容易分散。当粒子间距进一步缩小，排斥力大于吸引力，斥力最明显，粒子不易聚集，但对混悬剂的稳定性并不是最佳条件，因为如果振摇或微粒的热运动等原因使粒子间距再略微缩小，吸引力将远大于排斥力，则微粒互相强烈吸引，会挤出其间的溶剂而结成硬块，无法再分散（图2-17）。因此，要制成稳定的混悬剂，以体系处于吸引力略大于排斥力，且吸引力不太大的条件下为最佳。

（二）混悬粒子的沉降

混悬剂中药物微粒由于重力作用，静置时会发生沉降。在一定条件下，沉降速度符合 Stoke's 定律：

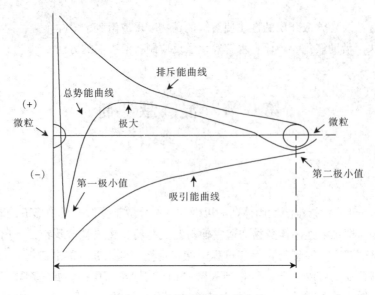

图 2-17 两粒子间的势能曲线

$$V=\frac{2r^2(\rho_1-\rho_2)g}{9\eta}\qquad(2-14)$$

式中，V 为微粒沉降速度（cm·s^{-1}），r 为微粒半径（cm），ρ_1、ρ_2 分别为微粒和分散介质的密度（g/ml），η 为分散介质的黏度（mPa·s）。

由 Stoke's 定律可看出，沉降速度 V 与 r^2、$(\rho_1-\rho_2)$ 成正比，与 η 成反比。V 愈大，动力学稳定性愈小。为了增加混悬液的动力学稳定性，在药剂学中可以采取的措施有：减小微粒粒径；加入助悬剂，增加介质黏度；调节介质密度以降低（$\rho_1-\rho_2$）。

（三）结晶长大、晶型与晶癖

混悬剂中如具有多晶型药物或药物微粒结晶未经保护，在贮存过程中会发生结晶长大、晶型与晶癖转化及粒度分布改变。混悬剂中药物微粒大小并不相同，在放置过程中，小微粒逐渐溶解，大微粒变得愈来愈大，沉降速度加快，致使混悬剂的稳定性降低。研究表明，药物微粒的溶解度与微粒大小有关，药物的微粒小于 0.1μm 时，药物粒径越小，溶解度越大。在体系中微粒的半径相差愈多，溶解度相差愈大。因此在制备混悬剂时，不仅要考虑微粒的粒度，而且还要考虑其粒度的分布。

混悬剂放置过程中，药物的亚稳定晶型向稳定晶型的不断转化，会使混悬剂结块、沉降，不仅破坏了混悬剂的稳定性，还可能降低药效。同时，晶癖（结晶的外部形态）也对稳定性有影响，如对称的圆柱状碳酸钙比不对称的针状碳酸钙稳定，前者下沉后不聚集成饼，后者下沉后结成饼。值得注意的是，结晶长大、晶型转化及粒度分布改变这三者互为因果又互相促进。结晶长大过程中可能导致晶型转化及最终粒度分布的改变，而晶型转化及粒度分布的改变又促使结晶长大。

（四）絮凝与反絮凝

混悬剂中的微粒由于分散度大而具有很大的表面积，因而具有很高的表面自由能，这种状态的微粒就有降低表面自由能的趋势，微粒会趋向于聚集。由于微粒荷电，电荷的排斥力阻碍了微粒产生聚集。因此只有加入适当的电解质，使 ζ 电势降低，以减小微粒间电荷的排斥力。ζ 电势降低到一定程度后，混悬剂中的微粒形成疏松的絮状聚集体，使混悬剂处于稳定状态。混悬微粒形成絮状聚集体的过程称为絮凝（flocculation），加入的电解质称为絮凝剂。为了得到稳定的混悬剂，一般应控制 ζ 电势在 20~25mV 范围内，使其恰好能产生絮凝作用。反之，向絮凝状态的混悬剂中加入电解质，使絮凝状态变为非絮凝状态的这一过程称为反絮凝，所加入的电解质称为反絮凝剂。

（五）温度和分散相的浓度

温度不仅影响药物的溶解度和分解速度，还能影响微粒的沉降速度、絮凝速度、沉降容积，从而改变混悬剂的稳定性。在同一分散介质中分散相的浓度增加，混悬剂的稳定性降低。

三、混悬剂的稳定剂

在混悬剂制备时常加入附加剂，其中提高混悬剂的物理稳定性的附加剂称为稳定剂，包括润湿剂、助悬剂、絮凝剂或反絮凝剂等。

（一）润湿剂

能增加疏水性药物微粒被水润湿能力的附加剂称为润湿剂（wetting agents）。润湿剂的作用主要是吸附于微粒表面，降低药物固体微粒与分散介质之间的界面张力，增加疏水性药物的亲水性，使之容易被润湿、分散。常用的润湿剂是 HLB 值在 7~9 之间的表面活性剂，如聚山梨酯类、脂肪酸山梨坦类、磷脂类、泊洛沙姆、聚氧乙烯蓖麻油类等。疏水性药物配制混悬剂时，一般均需加入润湿剂。

（二）助悬剂

能增加混悬剂中分散介质的黏度，降低药物微粒的沉降速度或增加微粒亲水性的附加剂称为助悬剂（suspending agents）。助悬剂的种类很多，可以根据混悬液中药物微粒的性质、含量、用途等，选择不同的助悬剂。

1. 低分子助悬剂　如甘油、糖浆等，内服混悬剂使用糖浆兼有矫味作用，外用混悬剂常加甘油。

2. 高分子助悬剂　分天然与合成两类。常用的天然高分子助悬剂有：阿拉伯胶、西黄蓍胶及海藻酸钠、白芨胶或果胶等。在使用天然高分子助悬剂时应加入防腐剂（如苯甲酸类、尼泊金类或酚类）。常用的合成或半合成高分子助悬剂有：纤维素类，如甲基纤维素、羧甲纤维素钠、羟乙纤维素、羟丙甲纤维素。

此类助悬剂性质稳定，受 pH 影响小，但与某些药物、附加剂有配伍变化。如甲基纤维素与鞣质或盐酸有配伍变化，羧甲纤维素钠与三氯化铁或硫酸铝也有配伍变化。

3. 触变胶　利用触变胶的触变性也可提高混悬剂的稳定性。即凝胶与溶胶恒温转变的性质，静置时形成凝胶防止微粒沉降，振摇时变为溶胶有利于导出。单硬脂酸铝在植物油中形成触变胶。常作混悬型注射液、滴眼剂的助悬剂。

（三）絮凝剂与反絮凝剂

由上述可知混悬液中微粒间吸引力略大于排斥力形成絮凝状态时，混悬剂最为稳定。因此在混悬剂的制备过程中常加入絮凝剂，以增加其稳定性。同一电解质可因用量不同，在混悬剂中可以起絮凝作用（降低 ζ 电位）或起反絮凝作用（升高 ζ 电位）。如枸橼酸盐、枸橼酸氢盐、酒石酸盐、酒石酸氢盐、磷酸盐和一些氯化物（如三氯化铝）等，既可作絮凝剂亦可作反絮凝剂。一般，阴离子的絮凝作用大于阳离子，离子的价数越高，絮凝、反絮凝作用越强。影响絮凝剂和反絮凝剂使用的因素较多，应在试验的基础上加以选择。

四、混悬剂的制备

制备混悬剂时，应使混悬微粒有适宜的分散度，且粒度均匀，以减少微粒的沉降速度，使混悬剂处于稳定状态。混悬剂的制备方法分为分散法和凝聚法。

（一）分散法

分散法是将药物粉碎成符合混悬剂粒度要求的微粒，再分散于分散介质中制成混悬剂的制备方法。分散法制备混悬剂的操作与药物的亲水性关系密切。

亲水性药物，如氧化锌、炉甘石、碱式硝酸铋、碱式碳酸铋、碳酸钙、碳酸镁等，一般应先将药物粉碎到一定细度，再加处方中的液体适量，研磨到适宜的分散度，最后加入处方中的剩余液体使成全量。

疏水性药物制备混悬剂时，药物与水的接触角大于90°，加之药物表面吸附有空气，当药物细粉遇水后，不易被水润湿，很难制成混悬剂。此时必须加一定量的润湿剂，与药物研匀，再加液体研磨混合均匀。小量制备可用乳钵，大量生产可用乳匀机、胶体磨等机械。

实例解析

实例2-8：复方硫黄洗剂

【处方】

沉降硫黄	30g	硫酸锌	30g
樟脑醑	250ml	甘油	100ml
羧甲纤维素钠5g		纯化水	适量
共制成 1000ml			

【制法】取沉降硫黄置于研钵中，加甘油研磨成糊状，缓缓加入羧甲纤维素钠的胶浆，研匀，加入硫酸锌水溶液（硫酸锌溶于250ml纯化水中），研磨均匀，然后慢慢加入樟脑醑，并急速研磨（或搅拌）至均匀混悬，添加蒸馏水至全量，摇匀，即得。

【解析】本品具有阻止皮脂溢出、杀菌、收敛等作用，适用于头皮脂溢出、痤疮及酒渣鼻等。①沉降硫黄为质轻的疏水性物质，加甘油可使硫黄表面亲水，且又可增加洗剂的稠度，以利于硫黄在混悬液中均匀分散；②羧甲纤维素钠为助悬剂，降低微粒的沉降速度，增加混悬液动力学稳定性；③樟脑醑是10%的樟脑乙醇溶液，加入时应缓慢加入并急速搅拌或研磨，以免樟脑因溶剂改变而析出大颗粒。

实例2-9：富马酸氯马斯汀干混悬剂

【处方】

富马酸氯马斯汀	67g	HPMC	30g
聚山梨酯80	1g	乳糖	200g
蔗糖	450g	甘露醇	700g

【制法】取乳糖、甘露醇、糖粉混合均匀；HPMC、聚山梨酯80、微粉化的富马酸氯马斯汀（1~5μm）溶于无水乙醇，加入乳糖等的混合物中，制颗粒，干燥，整粒，喷洒柠檬香精，分装。

【解析】本品主要用于治疗荨麻疹等过敏性疾病，亦可用于支气管哮喘。①HPM为助悬剂，在增加介质黏度的同时，一方面减少了固体颗粒与分散介质间的密度差，另一方面由于富马酸氯马斯汀的亲水性增加，使得体系的稳定性增加；②聚山梨酯80为润湿剂。

（二）凝聚法

1. 物理凝聚法 是指用物理方法将分子和离子分散状态的药物溶液分散在另一介质中凝聚成混悬液的方法。一般将药物制成热饱和溶液，在搅拌下加至另一种不溶性液体中，使药物快速结晶，再将微粒分散于适宜介质中制成混悬剂，此法可制成10μm以下（占80%~90%）的微粒，醋酸可的松滴眼剂可用本法制备。

2. 化学凝聚法 是用化学反应使两种或两种以上化合物在分散介质中生成难溶性的药物微粒制成混悬剂的方法。为使微粒细小均匀，化学反应在稀溶液中进行并应急速搅拌。胃肠道透视用$BaSO_4$混悬剂可用本法制成。

五、混悬剂质量评价

1. 沉降容积比的测定 沉降容积比是指沉降物的容积与沉降前混悬液的容积之比。通过测定混悬剂的沉降容积比，可以评价混悬剂的稳定性，进而评价助悬剂及絮凝剂的效果。测定方法：将一定量混悬剂置于刻度量筒内，混合均匀，测定混悬剂在沉降前原始高度 H_0，静置一定时间，观察澄清液与沉降物间的界限，记下沉降面不再改变时沉降物的高度 H，按式（2-15）计算沉降容积比 F：

$$F = \frac{H}{H_0}$$

（2-15）

F 值在 0~1 之间，F 值愈大混悬剂就愈稳定。以沉降容积比为纵坐标，沉降时间为横坐标作图，可得沉降曲线，根据沉降曲线的形状可以判断混悬剂处方的优劣。沉降曲线比较平和缓慢的降低可以说明处方设计优良，但不适用于较浓的混悬剂。

2. 重新分散试验　优良的混悬剂在贮存后再振摇，沉降物应能很快重新分散，从而保证服用时的均匀性、分剂量的准确性。

试验方法：将混悬剂置于 100ml 量筒内，以 20r/min 的速度转动，旋转一定时间，量筒底部的沉降物应重新均匀分散，说明混悬剂再分散性良好。

3. 微粒大小的测定　混悬剂中微粒的大小，直接关系到混悬液的稳定性，还会影响混悬剂的药效及生物利用度。所以以测定混悬剂中微粒大小及分布情况，是评价混悬剂稳定性的重要指标。常用的方法有显微镜法、筛分法、库尔特计数法、浊度法、光散射法、漫反射法等。

4. 絮凝度的测定　絮凝度是比较混悬剂絮凝程度的重要参数，用式（2-16）表示：

$$\beta = \frac{F}{F_\infty} = \frac{V/V_0}{V_\infty/V_0} = \frac{V}{V_\infty}$$

（2-16）

式中，F 为絮凝混悬剂的沉降容积比；F_∞ 为去絮凝混悬剂的沉降容积比；β 为由絮凝所引起的沉降物容积增加的倍数，称为絮凝度，如 $\beta = 5.0$，说明絮凝混悬剂的沉降容积比是无絮凝混悬剂沉降容积比的 5 倍。β 值愈大，絮凝效果愈好，混悬剂的稳定性愈高。以絮凝度评价絮凝剂的效果，对于预测混悬剂的稳定性具有重要价值。

5. 流变学测定　主要是用旋转黏度计测定混悬液的流动曲线，由流动曲线的形状，确定混悬液的流动类型，以评价混悬液的流变学性质。测定结果为触变流动、塑性触变流动和假塑性触变流动，能有效地减缓混悬剂微粒的沉降速度。

6. 微粒 ζ 电位　ζ 电位又叫电动电位或电动电势，它是表征胶体分散系稳定性的重要指标。目前测量 ζ 电位的方法主要有电泳法、电渗法、流动电位法及超声波法，其中以电泳法应用最广。

第九节　乳　剂

PPT

微课

一、概述

乳剂（emulsions）系指互不相溶的两种液体混合，其中一相液体以液滴状分散于另一种液体中形成的非均匀相分散体系。通常，其中一种液体是水相；另一种则是与水不相混溶的油相。分散的液滴称为分散相、内相或不连续相，包在外面的液体称为分散介质、外相或连续相。液体分散相分散于不相混溶介质中形成乳剂的过程称为"乳化"。

（一）乳剂的组成

油相（O）、水相（W）和乳化剂是构成乳剂的基本成分，三者缺一不可。其中乳化剂在乳剂的形成与稳定中发挥着极其重要的作用。此外，为增加乳剂的稳定性，乳剂中还可加入辅助乳化剂、防腐剂和抗氧剂等附加剂。

（二）乳剂的分类

1. 按分散系统的组成分类　乳剂可分为单乳与复乳（multiple emulsions）二类。

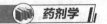

（1）单乳　又可分为水包油型乳（O/W 型）与油包水型乳（W/O 型）。前者指外相为"水"，内相为"油"的乳剂；后者指外相为"油"，内相为"水"的乳剂。O/W 型与 W/O 型乳剂是二种基本类型的乳剂，二者的主要区别见表 2-5。

（2）复乳　系在 W/O 型或 O/W 型乳剂的基础上进一步乳化而形成，常以 W/O/W 型或 O/W/O 型表示，可通过二步法乳化完成。

表 2-5　区别乳剂类型的方法

区别的方法	O/W 型乳剂	W/O 型乳剂
外观颜色	通常为乳白色	接近油的颜色
皮肤上感觉	开始无油腻感	有油腻感
稀释	可用水稀释	可用油稀释
加油溶性染料	内相油滴染色	外相染色
加水溶性染料	外相染色	内相水滴染色
导电性	导电	不导电或几乎不导电

2. 按分散相粒子大小分类　乳剂可分为普通乳、亚微乳和纳米乳。其中纳米乳和亚微乳总称为微乳（microemulsion），其分散相粒子的大小可通过观察其外观来初步判断，见表 2-6。

（1）普通乳（emulsions）　其分散相粒径一般在 $1\sim100\mu m$。其受热等因素的影响易出现破乳分层的现象，属于热力学不稳定系统。普通乳在临床上可供内服，也可外用。

（2）亚微乳（sub-microemulsions）　其分散相粒径在 $0.1\sim1.0\mu m$。可热压灭菌，但灭菌时间太长或重复灭菌，可能会分层，属于热力学不稳定系统。亚微乳常作为胃肠外给药的载体，当粒径控制在 $0.25\sim0.4\mu m$ 时，可作为静脉注射乳剂，如静脉营养乳剂，是高能营养输液的重要组成部分。

（3）纳米乳（nanoemulsions）　其分散相粒径小于 100nm。为分散在另一种液体中形成的胶体分散系统，通常经热压灭菌或离心也不能使之分层。乳滴虽具有很大的分散度，总面积大，但表面自由能很低，属于热力学稳定体系。纳米乳常作为脂溶性药物和对水解敏感药物的载体。

表 2-6　液滴大小与乳剂外观

液滴大小	$>1\mu m$	$0.1\sim1.0\mu m$	$0.05\sim0.1\mu m$	$<0.05\mu m$
外观	白色乳状液	蓝白色乳状液	灰色半透明液	透明液

（三）乳剂的特点

乳剂作为一种药物载体，其主要的特点包括：①乳滴分散度大，药物吸收快，作用迅速，生物利用度高；②可掩盖药物的不良气味，减少药物的刺激性及毒副作用；③可增加难溶性药物的溶解度，如纳米乳；④可提高药物的稳定性，如对水敏感的药物；⑤外用乳剂可改善药物对皮肤、黏膜的渗透性；⑥药物制成亚微乳或纳米乳静脉给药，可使药物具有靶向作用，提高疗效。

乳剂也存在一些不足，如在贮藏过程中易受温度、光、氧、微生物等的影响，出现分层、破乳或酸败等现象。

（四）乳剂的质量要求

乳剂的类型与给药途径不同，其质量要求各不相同。一般要求乳剂分散相液滴大小均匀，粒径符合规定；外观乳白（普通乳、亚微乳）或半透明、透明（纳米乳），无分层现象；无异臭味，内服口感适宜，外用与注射用无刺激性；有良好的流动性，方便使用；具有一定的防腐能力，在保存与使用中不易霉变。

二、乳化剂

乳化剂（emulsifying agents）是指乳剂制备时，除油相与水相外，尚需要加入的能促使分散相乳化并保持稳定的物质。它是乳剂不可缺少的组成部分，在乳剂的形成、稳定及药效的发挥等方面均具有重要的作用。理想的乳化剂应具备以下条件：能显著降低界面张力（10dyne/cm 以下），具有良好的乳化能力；可迅速吸附在液滴周围形成稳定的乳化膜，使乳剂保持一定的分散度和稳定性；使乳剂易于制得，降低乳剂制备过程中所消耗的能量；乳化剂应对机体无刺激性、无近期或远期的毒副作用。乳化剂种类很多，常用的种类有高分子化合物、表面活性剂、固体粉末三类。

（一）高分子化合物乳化剂

常见的有阿拉伯胶、西黄蓍胶、大豆磷脂、明胶、琼脂、海藻酸钠、白芨胶、果胶等，主要作为 O/W 型乳化剂。它们的特点是表面活性都很小，亲水性很强，能形成稳定的多分子膜，使制备的乳剂稳定。但由于其降低界面张力作用很小，手工制备乳剂时做功较多，且用量大。另外，高分子化合物乳化剂易被微生物污染变质，使用时需新鲜配制或添加适当的防腐剂。

（二）表面活性剂类乳化剂

它们能定向排列在油-水界面，显著降低两相间的界面张力，并形成单分子膜。但制成乳剂的稳定性不如高分子化合物，故通常使用混合乳化剂形成复合凝聚膜，以增加乳剂的稳定性。由于表面活性剂的种类多，且具有良好的乳化能力，目前应用十分广泛。

1. 阴离子型表面活性剂 常用的有一价碱金属皂（O/W 型）、二价金属皂（W/O 型）、有机胺皂（O/W 型）、十二烷基硫酸钠及十六烷基硫酸钠等，后两者常与鲸蜡醇（十六醇）合用作乳化剂。

2. 阳离子型表面活性剂 此类有不少具有抗菌活性，如溴化十六烷基三甲铵或溴化十四烷基三甲铵，与鲸蜡醇合用形成阳离子型混合乳化剂，同时有防腐作用。但因此类乳化剂毒性大，应用较少。

3. 两性离子型表面活性剂 常用的为卵磷脂，可用作注射用乳剂的乳化剂。

4. 非离子型表面活性剂 常用的有聚山梨酯类、脂肪酸山梨坦类。由于品种不同，可得到不同的 HLB 值。HLB 值可决定乳剂的类型，HLB 值为 8~16 者可形成 O/W 型乳剂，HLB 值为 3~8 者能形成 W/O 型乳剂。

（三）固体粉末乳化剂

此类乳化剂在乳化时吸附于油水界面形成固体微粒膜。其不受电解质的影响，若与非离子型表面活性剂合用效果更好。常用的如硅皂土、氢氧化镁、氢氧化铝、二氧化硅、白陶土等，易被水润湿，可用于制备 O/W 型乳剂；而氢氧化钙、氢氧化锌、硬脂酸镁等，易被油润湿，可用于制备 W/O 型乳剂。

三、乳剂的形成机制

两种互不相溶的液体（如植物油与水）混合时，用力搅拌或研磨，可使其中一相以大小不同的液滴分散于另一相中而形成乳剂，但放置后乳滴会很快合并分成油与水两层；而上述过程中，若有乳化剂（如表面活性剂）加入，则可形成稳定的乳剂。可见，乳剂的形成与稳定需要具备两个基本的条件：一是需要通过机械力等提供足够的能量使分散相形成细小的乳滴；二是需要加入乳化剂使形成的乳剂稳定。关于乳剂的形成与稳定，目前主要的理论包括界面张力学说和界面吸附膜学说。

（一）界面张力学说

两种互不相溶的液体在形成乳剂的过程中，会产生许多新的界面。由于两相间界面张力的存在，乳滴愈小，新增加的界面愈多，乳化所做的功就愈多，乳滴的界面自由能也就越大。这时乳剂具有很大的降低界面自由能的趋势，即乳滴极易发生合并恢复成原来的油水两层。因此，加入任何能降低界面张力的物质（如乳化剂等）都有利于乳剂的形成和稳定。适宜的乳化剂是形成稳定乳剂的必要条件。

（二）界面吸附膜学说

界面吸附膜学说即 Bancroft 规则。在液-液界面中，当液滴分散度很大时，具有很大的吸附能力，乳化剂能吸附于液滴的周围，有规律地排列在液滴的表面而形成界面吸附膜。这一界面吸附膜像屏障一样阻碍着液滴合并，因而可使乳剂形成后保持稳定。其稳定性的大小取决于所形成界面膜的附着性和牢固性，界面膜的附着性和牢固性愈大，乳剂愈稳定。

在 O/W 型或 W/O 型乳剂中，不同种类的乳化剂可形成不同类型的界面吸附膜，一般可分为四种类型，即单分子膜、多分子膜、固体粉末膜、复合凝聚膜。

1. 单分子膜　表面活性剂类乳化剂（如聚山梨酯类）可在油-水界面有规律地定向排列形成单分子膜，防止液滴的合并。

2. 多分子膜　采用高分子溶液（如阿拉伯胶）作乳化剂，可在分散的液滴周围形成具有黏弹性的坚固的多分子膜，犹如在液滴上包了一层衣，可有效阻止液滴合并。

3. 固体粉末膜　采用能选择地润湿水相或油相，且对另一相有足够的黏附性的固体微粒（如硅皂土、氢氧化镁等）作乳化剂时，固体微粒可以吸附在油-水界面上排列成固体微粒膜，起阻止液滴合并的作用，从而增加乳剂的稳定性。

4. 复合凝聚膜　是由 O/W 型和 W/O 型乳化剂共同形成的界面膜。如十六烷基硫酸钠与胆固醇、脱水山梨酯与聚山梨酯等混合乳化剂，可形成稳定的完全封闭的复合凝聚膜，阻止液滴的合并。但要注意的是并非任何两种不同类型乳化剂混合使用均可形成复合凝聚膜，还与乳化剂的分子形状有关，如十六烷基硫酸钠与油醇混合使用，由于油醇双键的空间效应导致二者不能在油-水界面有序排列，从而不能形成完全封闭的稳定复合凝聚膜。

四、乳剂类型的影响因素

乳剂的类型应根据临床用药需求与药物性质等来设计。一般地，口服、外用或注射用乳剂均可考虑制成 O/W 型乳剂。但若需要延缓药物释放，水溶性药物可设计成 W/O 型或 W/O/W 型。为得到理想的乳剂类型，应考虑以下几种关键因素的影响。

（一）乳化剂的影响

乳化剂对制备稳定的乳剂有决定性的影响，所以应根据需要选择合适的乳化剂。一般应根据乳剂的类型、给药途径、乳化剂的性质及油相的性质等来选择。乳化剂的用量一般为 0.5%~10%，用量多时乳剂易于形成且稳定，但过多可造成外相过于黏稠而不易倾倒。

1. 根据乳剂的类型选择　一般地，O/W 型乳剂选择亲水性的 O/W 型乳化剂，W/O 型乳剂选择亲油性的 W/O 型乳化剂。乳化剂的亲水亲油性强弱可由其 HLB 值得知。

2. 根据给药途径选择　一般口服乳剂宜选用无毒、无刺激性、O/W 型的天然高分子化合物乳化剂（如阿拉伯胶、西黄蓍胶等）或聚山梨酯类乳化剂；外用乳剂可选用无刺激性的阴离子型（如软皂、有机铵皂等）及非离子型（如聚山梨酯类与脱水山梨醇酯类）的表面活性剂及固体粉末为乳化剂，但不能用高分子化合物作乳化剂。注射用乳化剂宜选择安全性好的磷脂、泊洛沙姆等乳化剂。

3. 根据乳化剂的性能选择　乳化剂种类很多，应选择乳化性能强、性质稳定、受外界因素（如酸碱、电解质等）影响小、无毒无刺激性的乳化剂。

4. 根据油相的性质选择　不同油相具有不同的介电常数，形成稳定乳剂所需乳化剂的 HLB 值亦不一样，如制备 O/W 型乳剂时蓖麻油要求乳化剂的 HLB 值为 14，而液状石蜡（轻质）要求为 10.5。因此，应根据油相对乳化剂 HLB 值的要求，选择具有相等或相近 HLB 值的乳化剂。

若单一乳化剂不能满足油相对乳化剂 HLB 值的要求，可考虑将两种或两种以上的乳化剂混合使用，并通过调节它们的配比获得所需的 HLB 值。非离子型表面活性剂的 HLB 值具有加和性，可根据各乳化剂的 HLB 值及用量计算混合乳化剂的 HLB 值。此外，使用混合乳化剂可形成稳定的复合凝聚膜，增加乳剂的黏度，从而提高乳剂的稳定性。例如，用十六烷基硫酸钠与胆固醇的混合乳化剂制备 O/W 型乳剂，比单用十六烷基硫酸钠制成的乳剂稳定；将阿拉伯胶与西黄蓍胶合用，增加水相黏度，可减低乳剂的分层速度。

乳化剂混合使用时还应注意相互间的配伍关系，一般原则是：①阳离子型与阴离子型表面活性剂不能混合使用；②非离子型表面活性剂可与其他乳化剂合用。

（二）相容积比的影响

油、水两相的容积之比简称相容积比（phase volume ratio）。根据经验，最稳定的乳剂分散相浓度一般为 50% 左右，25% 以下时乳滴容易分层，60% 以上时乳滴之间的距离很近，易发生合并或转相。一般分散相浓度控制在 40%~60% 时，乳剂具有较好的稳定性。

（三）辅助乳化剂的影响

辅助乳化剂与乳化剂合用能增加乳剂稳定性，它一般无乳化能力，但能提高乳剂黏度，增加乳化膜的强度，防止乳滴合并，如西黄蓍胶、阿拉伯胶、海藻酸钠、果胶、琼脂、甲基纤维素、羧甲纤维素钠、羟丙纤维素等常用于增加水相黏度，鲸蜡醇、蜂蜡、单硬脂酸甘油酯、硬脂酸、硬脂醇等常用于增加油相黏度；此外，辅助乳化剂还可调节乳化剂的 HLB 值，并能与乳化剂形成复合凝聚膜，如正丁醇、乙二醇、乙醇、丙二醇、甘油、甘露醇、聚甘油酯等常用于增加亚微乳或纳米乳的稳定性。

（四）其他附加剂的影响

1. 防腐剂 乳剂中含大量水分，易被微生物污染而引起变质，一般应加入适量防腐剂。常用的防腐剂有苯甲酸、对羟基苯甲酸酯类、山梨酸等。但要注意某些乳化剂与防腐剂之间可相互作用，此时应酌情增加防腐剂的用量，或改用其他防腐剂。

2. 抗氧剂 乳剂中所用的油或油溶性药物及某些乳化剂（如磷脂）等易发生氧化，应考虑加入抗氧剂。用于水相的抗氧剂可选用亚硫酸盐类、抗坏血酸等；用于油相的抗氧剂可选用维生素 E、没食子酸丙酯、抗坏血酸棕榈酸酯等。

3. 矫味剂 口服乳剂中常考虑加入适量甜味剂与香料，以掩盖不良气味。

五、乳剂的稳定性

乳剂属于热力学不稳定的非均相分散体系，因此制成后，在放置过程中可因多种因素的影响，出现分层、合并、破裂、絮凝、转相、酸败等不稳定的现象。

（一）分层

分层（delamination）又称乳析（creaming），是指乳剂放置过程中出现分散相液滴上浮或下沉的现象。乳剂分层时，由于液滴周围的乳化膜没有被破坏，轻轻振摇即可恢复成乳剂原来的状态，故分层是一个可逆过程。分层的主要原因是分散相与分散介质之间存在密度差。根据 Stoke's 公式，减少分散相与分散介质的密度差，减小液滴的粒径及增加分散介质的黏度，均可减少乳剂分层的速度。此外，分层也与分散相的相容积有关，如分散相浓度为 50% 时，乳剂的分层速度较浓度为 20% 时明显降低。

（二）絮凝

絮凝（flocculation）是指乳剂中分散相液滴由于某些因素的作用使其荷电减少，ζ 电位降低，彼此聚集形成疏松的聚集体，经振摇又能恢复成均匀的乳剂的现象。乳剂中电解质与离子型乳化剂的存在是絮凝的主要原因。絮凝时聚集体中液滴周围仍存在完整的乳化膜，能够保持液滴的完整性，故絮凝现象具有可逆性。絮凝状态中，液滴的移动受到限制并形成网状结构，可使乳剂处于高黏度状态，从而有利于乳剂的稳定。但要注意的是絮凝的出现表明乳剂的稳定性已开始降低，若絮凝状态进一步发生变化也可引起乳剂的合并或破裂。

（三）合并与破裂

合并（coalescence）是指乳剂中分散相液滴周围有乳化膜存在，但膜出现部分破裂导致液滴合并变大的现象。乳剂中液滴大小不均一时，小液滴常填充于大液滴之间，可使液滴易于聚集而引起合并。若增加分散介质的黏度，则可降低液滴的合并速度。

破裂（demulsification）是指液滴合并不断进行，最后发生油水完全分层的现象。乳剂破裂后，由于液滴周围的乳化膜被完全破坏，虽经振摇亦不能恢复成原来乳剂的状态，故破裂是一个不可逆过程。乳剂破裂的原因主要包括：①向乳剂中加入可与乳化剂发生作用的物质，如在含阴离子型乳化剂的乳剂中加入阳离子型化合物或强酸，在含高分子化合物乳化剂的乳剂中加入高浓度的电解质或大量乙醇等有机

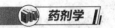

溶剂，均可引起乳化剂性质的变化而导致乳剂的破裂；②温度过高或过低，如温度高于70℃，或降至冰点以下，许多乳剂可能会破裂；③微生物的污染，也可引起乳剂的破裂。

（四）转相

转相（phase inversion）又称为转型（type inversion），是指由于某些条件的变化，使乳剂的类型由O/W型转变成W/O型或发生相反变化的现象。转相通常是由于乳化剂的性质发生改变引起，如在油酸钠（O/W型乳化剂）制成的O/W型乳剂中，加入足量的氯化钙，可使乳剂转变成W/O型乳剂，这是由于油酸钠生成油酸钙（W/O型乳化剂）的缘故。另外，向乳剂中加入相反类型的乳化剂也可使乳剂转相。转相时两种乳化剂的量比称为转相临界点（phase inversion critical point），只有大于临界点才发生转相。

（五）酸败

酸败（rancidification）是指乳剂受光、热、空气及微生物等因素的作用，使其中的油、乳化剂等发生变质的现象。可加入抗氧剂与防腐剂等防止或延缓酸败的发生。

六、乳剂的制备

（一）制备流程与乳化方法

1. 物料准备 根据乳剂处方的要求，选择质量合格的药物原料、油相、乳化剂、纯化水及附加剂，必要时可对某些油或乳化剂进行精制。

2. 药物等的预处理 药物不是乳剂油相本身成分时，应根据药物的溶解性分别采用油相或水等来处理药物。若药物溶于油相，可于乳化前先加于油相液体中；若药物溶于水相，则将药物于乳化前先溶于水相液体中；若药物既不溶于油相也不溶于水相，则可用亲和性大的液相研磨，或将药物用已制好的少量乳剂研磨，再与乳剂混合均匀。其他附加剂亦可根据其溶解性分别溶于油、水相液体中，或用少量适宜溶剂（如水、乙醇等）溶解备用。

3. 乳化与配液 是将油相、水相及乳化剂等混合，通过研磨、搅拌等进行乳化，并加入其他附加剂，配成规定浓度的乳剂的过程。其中，乳化操作是乳剂制备的关键。根据乳化剂、乳化器械及乳剂类型等的不同，可采用不同的方法进行乳化。下面介绍几种常用的方法。

（1）油中乳化剂法 又称干胶法，系先将胶粉（乳化剂）与油研磨混匀，然后加入一定量水研磨乳化成初乳，再逐渐加水稀释至全量。此法适于高分子化合物（如阿拉伯胶与西黄蓍胶等）作乳化剂制备乳剂。制备中，应注意初乳中油、水、胶的比例，若用植物油，其比例应为4:2:1；若为挥发油，其比例为2:2:1；若为液状石蜡，其比例为3:2:1。

（2）水中乳化剂法 又称湿胶法，系先将胶粉（乳化剂）溶于适量水中制成胶浆作为水相，然后将油相分次加入水相中，用力研磨制成初乳，再加水至全量。此法适于高分子化合物作乳化剂制备黏稠树脂类药物的乳剂。湿胶法制备乳剂时，油相、水相及胶的比例与干胶法相同，但形成乳剂不如干胶法容易。

（3）两相交替加入法 系指向乳化剂中每次少量交替地加入水或油，边加边搅拌形成乳剂的方法。此法适合于以高分子化合物或固体粉末乳化剂（尤其是乳化剂用量较多时）制备乳剂。

（4）机械法 系将油相、水相、乳化剂等混合后置于乳化机械中直接乳化成乳剂；或将油与油性成分混合，水及水溶性成分混合，然后分别加热至40~60℃后置于乳化机械中乳化制成乳剂。此法适合于以表面活性剂类乳化剂制备乳剂。由于表面活性剂类乳化剂的乳化力强，且乳化机械可提供强大的能量，故此法制成乳剂很容易，还可不必考虑混合的顺序。

（5）二步乳化法 此法主要用于复乳的制备。第一步是将油、水、乳化剂等混合制成一级乳；第二步是以第一级乳为分散相，与含有乳化剂的水或油混合乳化制成二级乳。如制备O/W/O型复乳，先选择亲水性乳化剂制成O/W型一级乳，然后选择亲油性乳化剂分散于油相中，再将一级乳在搅拌下加于油相中使其充分分散，即得O/W/O型复乳。

（6）新生皂法 植物油中含有油酸、硬脂酸等有机酸，加入氢氧化钠、三乙醇胺、氢氧化钙等，在高温下生成新生皂，以油水混合两相界面产生的新生皂为乳化剂，经搅拌即形成乳剂。本法适用于乳膏剂的制备。

4. 灌封与灭菌　为避免乳剂被微生物污染，乳剂配制后应立即在洁净区进行灌装，密封。若为注射用乳剂，还应在一定的条件下进行灭菌处理。

5. 制备中的常用设备　①搅拌乳化装置：小量可用乳钵，大量可用搅拌机，需高转速时可用组织捣碎机；②均质机：借助强大推力，使两相液体通过细孔而成乳，此方法需在制成初乳后使用；③胶体磨：利用高速旋转的转子和定子之间的缝隙产生的强大剪切力成乳，主要用于细乳（一般需反复研磨几次）及含不溶性固体药物乳剂的制备；④超声乳化器：利用高频振动制备乳剂，黏度大的乳剂不宜采用本法。

6. 制备中应注意的事项　乳剂制备中，除了注意选择适宜的乳化方法外，还应注意温度、乳化时间、乳化次数等因素对乳剂形成与稳定的影响。

（1）温度　乳剂制备时需要外加能量（如加热、研磨、搅拌等），乳剂的黏度愈大，乳化过程所需做的功就越大。升高温度可降低黏度与界面张力，故有利于乳剂的形成。但温度升高的同时也增加了液滴的动能，使液滴聚集甚至破裂，所以乳化温度不宜过高，一般不宜超过 70℃。若乳化过程中需要以油相中的有机酸（如硬脂酸、油酸）与水相中的碱（如氢氧化钠、氢氧化钙、三乙醇胺）相互反应产生新生皂作为乳化剂，则为加速新生皂的形成，也可视具体情况先将油、水两相分别加热至 70℃以上，然后混合搅拌进行乳化。

（2）乳化时间　乳化过程中，开始阶段的搅拌、研磨等可促使乳剂的形成；当液滴形成后继续长时间的搅拌等，则可使液滴之间的碰撞机会增多，导致液滴合并增大，甚至使乳剂破裂。因此，应控制乳化时间，避免乳剂形成后长时间的搅拌或研磨。对于具体品种，可视乳化剂的种类及乳化机械等的不同，凭经验或预试验确定适宜的乳化时间。

（3）乳化次数　乳剂中液滴愈细、愈均匀，其稳定性愈好。因此，为获得均匀而稳定的细乳，可将经搅拌装置初步乳化制得的初乳（粗乳），再通过胶体磨、乳匀机或超声波乳化设备等反复乳化处理。

（二）常用乳化机械或设备

1. 搅拌乳化装置　手工小量制备乳剂可用乳钵；大量制备可用搅拌装置，分低速搅拌装置与高速搅拌装置。低速搅拌装置常用于工业生产乳剂时初产品（粗乳）的制备，高速搅拌装置则可使初乳在很高转速下进一步细小化。工业生产中常在反应罐内使用高速螺旋搅拌桨，其反应罐为带保温的夹层构造，使蒸汽或冷介质通过，可维持生产的恒定温度。

2. 胶体磨　是利用细齿形转子与定子间的可调节狭缝研磨面的研磨作用，将粗乳研磨成液滴均匀细小的乳剂。主要用于细乳（一般需反复研磨几次）及含不溶性固体药物乳剂的制备。

3. 乳匀机　是在很高压力下，将初乳通过匀质器的窄缝，因而产生强大的挤压与剪切作用，使初乳的液滴变成很细小的乳滴。工业生产中常用于静脉乳剂的制备。

4. 超声波乳化设备　由于超声波发生器不同而有不同的乳化器，较常用的是哨笛式乳化器。其乳化方式是将初乳细流在高压喷射状态下，冲击在金属簧片（共振刀）刀刃上，使刀刃激发而产生共振频率振动，液流也受激动而产生上下振动。当此超声波频率足够高时，液体受到激烈振荡，从而将液滴粗大些的初乳乳化成细小的乳剂。这种哨笛式乳化器的频率在 30KHz 左右，分散相的直径可达 2μm，且比较均匀。

知识拓展

高压射流（层流）乳化设备

　　其乳化方式是将初乳通过输液泵，形成初乳的高压射流，应用流体力学和传热学的有关原理，将初乳通过一组结构特殊、复杂的流道，进而产生强大的剪切力，即初乳自身产生切割，使分散相液滴破碎成极细的液滴；同时采用了以水为冷介质的急冻技术，仅数秒钟在管壁使初乳产生层流，使已产生的极细的液滴形成稳定性高的乳剂。

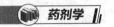

实例解析

实例 2-10：鱼肝油乳

【处方】鱼肝油　　500ml　　　　阿拉伯胶　　125g
　　　　西黄蓍胶　7g　　　　　　杏仁油　　　1ml
　　　　糖精钠　　0.1g　　　　　羟苯乙酯　　0.5g
　　　　蒸馏水加至 1000ml

【制法】将阿拉伯胶与鱼肝油研匀，一次加入蒸馏水 250ml，研磨制成初乳，加糖精钠水溶液、杏仁油、羟苯乙酯醇液，再缓缓加入西黄蓍胶胶浆，加蒸馏水至 1000ml，搅匀，即得。

【解析】本品用于维生素 A、D 缺乏症。①处方中鱼肝油既是药物又是油相，阿拉伯胶为 O/W 型乳化剂，故制成的鱼肝油乳为 O/W 型乳剂；②采用干胶法进行乳化，较易形成乳滴细小的乳剂；③西黄蓍胶胶浆作为辅助乳化剂，可增加水相的黏度，有利于乳剂的稳定；④加入糖精钠与杏仁油，可改善鱼肝油乳的口感；⑤羟苯乙酯为防腐剂，因其水中溶解度较小，故用少量乙醇配成醇溶液加入。

七、乳剂的质量评价

乳剂由于种类较多，给药途径与用途不一，目前尚无统一的质量标准。可根据具体品种的情况，选用下列考察乳剂物理稳定性的方法，对乳剂质量进行一定的评价。

（一）乳剂粒径的测定

乳剂的种类和用途不同，对其粒径的要求亦不相同。另外，乳剂在放置中其粒径的变化情况与其稳定性密切相关。因此，对乳剂的粒径大小进行测定可以评价乳剂的质量。常用的测定方法有显微镜测定法、库尔特计数器（Coulter counter）测定法、激光散射光谱（PCS）法、透射电镜（TEM）法，它们可测定的粒径范围分别为 0.2~100μm、0.6~150μm、0.01~2μm、0.01~20μm。

（二）乳析测定

乳剂放置一定时间后，测定其乳析（分层）的程度，可以评价其稳定性。乳析程度可用乳析容积比表示，即乳析部分乳剂的容积或高度与乳剂总容积或高度之比。乳析容积比越大，说明乳剂越不稳定。乳析容积比常用于筛选处方或比较不同乳剂的稳定性。

（三）加速稳定性试验

为便于在短时间内对乳剂的稳定性或乳剂不同处方的优劣做出评价，常按如下方法进行加速试验。

1. 离心法　取乳剂适量，以 4000r/min 的转速离心 15 分钟若不出现分层，则认为乳剂的质量较稳定；也有将乳剂置于半径为 10cm 的离心机中，以 3750r/min 的转速离心 5 小时，认为其分层情况相当于在室温贮存一年的分层效果。

2. 高-低温循环法　将乳剂于 40℃ 的条件下贮藏 1 周，然后冷至结冰，放置同样时间，如此反复直至出现不稳定现象；或将乳剂在 24 小时内由-5℃ 上升至 40℃，反复 24 次；或从 5℃ 升至 35℃，12 小时为一个循环，共 10 个循环，观察乳剂的稳定情况。

（四）黏度的测定

乳剂处于稳定状态时具有相对稳定的黏度，故通过测定乳剂黏度的变化情况，可以了解乳剂的稳定性。通常乳剂属于非牛顿流体，可采用锥板型旋转黏度计定期测定乳剂的黏度，然后以黏度的对数对时间的对数作图。如黏度不随时间变化，表示乳剂稳定；如黏度成急骤非线性增加，随后下降，提示乳剂不稳定。

（五）乳滴合并速度的测定

乳滴合并速度符合一级动力学规律（$\lg N = -Kt/2.303 + \lg N_0$），因此可通过先测定不同时间（$t$）乳剂的乳滴数（$N$），然后将 $\lg N$ 对 t 进行线性回归，再由直线回归方程中的斜率求出合并速度常数 K。K 值愈大，表明乳滴合并速度愈快，乳剂愈不稳定，故可用 K 值大小来评估乳剂的稳定性。

（六）稳定常数的测定

乳剂离心前后光密度的变化百分率称为稳定常数，用 K_e 表示，其表达式为：$K_e = [(A_0 - A)/A_0] \times 100\%$。具体测定方法为：取乳剂适量置于离心管中，以一定转速离心一定时间，从离心管底部取出少量乳剂，稀释一定倍数，以蒸馏水为对照，用分光光度计在可见光某波长下测定吸光度 A，同法测定原乳剂稀释液吸光度 A_0，按上式计算，即得 K_e。K_e 值愈小，表示乳剂愈稳定。由于 K_e 值能定量地反映乳剂的稳定性，且测定方法简便，故常作为乳剂处方筛选的评价指标。

知识拓展

高-低温循环法评价乳剂的稳定性

将乳剂在 40℃ 条件下贮藏 1 周，然后冷至结冰，放置同样时间，如此反复直至出现不稳定现象；或将乳剂在 24 小时内由 -5℃ 上升至 40℃，反复 24 次；或从 5℃ 升至 35℃，12 小时为一个循环，共 10 个循环，观察乳剂的稳定情况。

第十节　其他液体制剂

PPT

不同给药途径对液体制剂有不同的要求，同一给药途径的液体制剂也包括不同分散体系的制剂，本节介绍按给药途径及用途分类的液体制剂。

一、合剂

合剂（mixtures）系指饮片用水或其他溶剂，采用适宜的方法提取制成的口服液体制剂（单剂量灌装的合剂也称"口服液"）。合剂的溶剂主要是水，少数口服液中含有一定量的乙醇。合剂中的药物可以是化学药物，也可以是中药材的提取物。制备合剂时应根据饮片品种，采用适宜方法提取有效成分，精制、浓缩至规定的相对密度，加入添加剂，分装于单剂量容器（易拉盖瓶）中。含有酊剂、醑剂、流浸膏剂等的合剂在制备过程中应缓慢加入，防止析出沉淀。合剂在生产与贮藏期间均应符合有关规定。饮片应按各品种项下规定的方法提取、纯化、浓缩制成口服液体制剂。根据需要可加入适宜的附加剂，如防腐剂、矫味剂、着色剂、香精等，以水为溶剂的合剂需加入防腐剂，山梨酸与苯甲酸用量不得超过 0.3%，羟苯酯类用量不得超过 0.05%，如加入其他附加剂，其品种与用量应符合国家标准的有关规定，不影响成品的稳定性。口服液目前应用得较多，《中国药典》（2020 年版）收载了小儿消食口服液、小儿柴桂退热口服液等多种口服液。单剂量灌装的合剂应做装量检查，多剂量灌装的合剂，照最低装量检查法《中国药典》（2020 年版）四部通则 0942 检查，应符合规定。合剂除另有规定外，一般应澄清或允许含有极少量的一摇即散的沉淀物。若加蔗糖，除另有规定外，含蔗糖量一般不高于 20%（g/ml）。

二、搽剂

搽剂（liniments）系指原料药物用乙醇、油或适宜的溶剂制成的液体制剂，供无破损皮肤揉搽用。

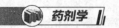

搽剂常用的溶剂有水、乙醇、液状石蜡、甘油或植物油等。乙醇稀释液使用时用力揉搽可增加药物的渗透性。油、液状石蜡多为起保护作用搽剂的分散介质，其润滑作用可使皮肤不干燥并有清除鳞屑痂皮的作用；搽剂可涂于敷料上贴在患处，但不用于破损皮肤。乳状液型搽剂多用肥皂作乳化剂，有润滑、促渗透作用。

三、涂剂与涂膜剂

涂剂（paints）系指含原料药物的水性或油性溶液、乳状液、混悬液，供临用前用消毒纱布或棉球等柔软物料蘸取涂于皮肤或口腔与喉部黏膜的液体制剂。也可为临用前用无菌溶剂制成溶液的无菌冻干制剂，供创伤面涂抹治疗用。涂剂大多为消毒或消炎药物的甘油溶液，甘油可使药物滞留于口腔、喉部的黏膜，其滋润作用对喉头炎、扁桃体炎等起辅助治疗作用。也可用乙醇、植物油等作溶剂。以油为溶剂的应无酸败等变质现象，并应检查折光率。用于烧伤治疗的涂剂如为非无菌制剂的，应在标签上标明"非无菌制剂"。

涂膜剂系指原料药物溶解或分散于含成膜材料的溶剂中，涂搽患处后形成薄膜的外用液体制剂。涂膜剂用时涂布于患处，有机溶剂迅速蒸发，形成薄膜保护患处，并缓慢释放药物起治疗作用。涂膜剂一般用于无渗出液的损害性皮肤病。涂膜剂常用的成膜材料有聚乙烯醇、聚乙烯吡咯烷酮、乙基纤维素和聚乙烯醇缩甲乙醛等；增塑剂有甘油、丙二醇、三乙酸甘油酯等；溶剂一般为乙醇等。涂膜剂应稳定，必要时可加其他附加剂如抑菌剂或抗氧剂，而所加附加剂应对皮肤或黏膜无刺激性。除另有规定外，用于烧伤［除程度较轻的烧伤（Ⅰ°或浅Ⅱ°外）］、严重创伤或临床必须无菌的涂剂，照无菌检查法［《中国药典》（2020年版）四部通则1101］检查，应符合规定。关于涂膜剂更多内容，可参见第七章第二节。

四、洗剂与冲洗剂

洗剂（lotions）系指用于清洗无破损皮肤或腔道用的液体制剂，包括溶液型、乳状液型或混悬型洗剂。冲洗剂系指用于冲洗开放性伤口或腔体的无菌溶液。洗剂具有消毒、消炎、止痒、收敛、保护等局部作用。按分散系统可分为：溶液型、乳浊液型及混悬液型。洗剂一般轻轻涂于皮肤或用纱布蘸取敷于皮肤上应用，分散介质为水或乙醇。混悬型洗剂使用时其中的水分或乙醇在皮肤上蒸发，具有冷却和收缩血管的作用，能减轻急性炎症。混悬型洗剂中常加入甘油和助悬剂，分散介质蒸发后形成保护膜，可以保护皮肤免受刺激，如复方硫黄洗剂、水杨酸洗剂等。

五、鼻用液体制剂

鼻用液体制剂包括滴鼻剂、洗鼻剂、喷雾剂等。滴鼻剂（nasal drops）系指由原料药物与适宜辅料制成的澄明溶液、混悬液或乳状液，供滴入鼻腔用的鼻用液体制剂。主要发挥局部消毒、消炎、收缩血管和麻醉作用。洗鼻剂系指由原料药物制成符合生理pH范围的等渗水溶液，用于清洗鼻腔的鼻用液体制剂，用于伤口或手术前使用者应无菌。鼻用喷雾剂系指由原料药物与适宜辅料制成的澄明溶液、混悬液或乳状液，供喷雾器雾化的鼻用液体制剂。鼻用液体制剂溶剂为水、丙二醇、液状石蜡、植物油，可制成溶液剂、混悬液或乳剂使用。鼻用水溶液易与鼻腔内分泌液混合，分布于鼻腔黏膜表面，但维持时间短，且药物的水溶液不易与鼻黏液混合，穿透性差，且应调节渗透压。油溶液刺激性小，作用持久，但不与鼻腔黏液混合。鼻用制剂应无刺激性，对鼻黏膜及其纤毛不应产生副作用。滴鼻剂pH应为5.5～7.5，与鼻黏液等渗或略高渗，且不影响鼻黏液的正常黏度、纤毛运动及分泌液离子组成。鼻部炎症病变时pH呈碱性，有时高达9，易使细菌繁殖，影响鼻腔内分泌物的溶菌作用以及纤毛的正常运动，所以碱性滴鼻剂不宜经常使用。鼻用溶液剂应澄清，不得有沉淀和异物；鼻用混悬剂若出现沉淀物，经振摇应易分散；鼻用乳状液若出现油相与水相分层，经振摇应易恢复成乳状液。

六、耳用液体制剂

耳用液体制剂包括滴耳剂、洗耳剂、耳用喷雾剂等，耳用液体制剂也可以固态形式包装，另备溶剂，在临用前配成溶液或混悬液。

滴耳剂（ear drops）系指由原料药物与适宜辅料制成的水溶液，或由甘油或其他适宜溶剂制成的澄明溶液、混悬液或乳状液，供滴入外耳道用的液体制剂。滴耳剂有消毒、止痒、收敛、消炎、润滑作用。

洗耳剂系指由原料药物与适宜辅料制成的澄明水溶液，用于清洁外耳道的液体制剂。通常是符合生理 pH 范围的水溶液，用于伤口或手术前使用者应无菌。

耳用喷雾剂系指由原料药物与适宜辅料制成的澄明溶液、混悬液或乳状液，借喷雾器雾化的耳用液体制剂。

滴耳剂的溶剂不应对耳膜产生不利的压迫，可用水、乙醇、甘油、丙二醇、聚乙二醇等。乙醇具有渗透性和杀菌作用，但对内耳有刺激性；甘油作用缓和、药效持久，有吸湿性，但渗透性较差；水亦作用缓和，但渗透性差，因而滴耳剂常用混合溶剂，能取长补短，发挥较好的作用。多剂量包装的水性耳用制剂，可含有适宜浓度的抑菌剂，如制剂本身有足够抑菌性能，可不加抑菌剂。外耳道有炎症时，pH在 7.1~7.8，因此外耳道用滴耳剂最好为弱酸性。用于手术、耳部伤口或耳膜穿孔的滴耳剂应无菌，如氯霉素滴耳液、氧氟沙星滴耳液等。滴耳剂在开启用后使用期最多不超过 4 周。

七、灌肠剂

灌肠剂（enemas）系指灌注于直肠的水性、油性溶液、乳状液和混悬液，以治疗、诊断或营养为目的的液体制剂。根据使用目的不同分为泻下灌肠剂、含药灌肠剂和营养灌肠剂等。大量灌肠剂使用前应将药液热至体温。灌肠剂具有直肠给药的特点，可以避免肝脏的首过效应，避免消化液及消化酶对药物的影响和破坏，也可避免口服给药对胃肠道的刺激性，尤其适用于昏迷、婴幼儿及不能口服或服药困难的患者。灌肠剂除直肠病变影响吸收不能通过直肠途径给药外，几乎所有的药物均可制成灌肠剂，通过直肠给药。大量灌肠剂用前应将药液热至体温。微型灌肠剂是随着某些疾病治疗上需要药物量不大而出现的新剂型，是将药物制成一定浓度的溶液或使用凝胶辅料制成凝胶状制剂供灌入、注入直肠内。微型灌肠剂用量小，通常使用量小于 5ml。目前临床上常用于灌肠的药物有镇静催眠类、解热镇痛类、激素类等。灌肠剂使用方便，医院制剂室都可以制备，近年来受到临床各科的重视和推广应用。

第十一节 液体制剂的包装与贮存

PPT

一、液体制剂的包装

液体制剂的包装影响到产品的质量、运输和贮存。因液体制剂体积大，稳定性较其他剂型差，如果包装不当，在运输和贮存过程中会发生变质，因此要选择适宜的包装，还要考虑包装的密闭性等。包装材料应符合以下要求：不与药物发生作用，不改变药物的理化性质及疗效，尽量减少和防止外界因素的影响，坚固耐用、体轻，外形适宜、美观，便于运输、贮存、携带和使用。

液体制剂的包装材料包括：容器（玻璃瓶、塑料瓶等）、瓶塞（软木塞、橡胶塞、塑料塞）、瓶盖（塑料盖、金属盖）、标签、说明书、纸盒、纸箱、木箱等。

液体制剂包装瓶上应贴有标签。医院液体制剂的药瓶上应贴不同颜色的标签，习惯上内服液体制剂的标签为白底蓝字或黑字，外用液体制剂的标签为白底红字或黄字。医院液体制剂应尽量减小生产批量，缩短存放时间，有利于保证液体制剂的质量。

二、液体制剂的贮存

液体制剂特别是以水为分散介质者，在贮存中容易因水解、氧化或污染微生物，而产生沉淀、变色或腐败，一般都是临时调配。大量生产需采取防止微生物污染的措施，而且需添加防腐剂；一般应密闭，

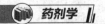
贮藏于阴凉、干燥处。

题库

本章小结

本章重点：液体制剂常用附加剂的基本类型和作用特点；表面活性剂的分类、基本性质和应用；药物溶解度的表示方法、测定方法和增加药物溶解度的方法；混悬剂的物理稳定性；乳化剂的种类及作用特点。

本章难点：胶体溶液剂的性质；乳剂形成机制。

思 考 题

1. 简述表面活性剂的结构特点、分类及应用。

2. 简述牛顿流体、非牛顿流体的特征。

3. 增加药物溶解度的方法主要有哪些？请举例说明。

4. 药物的溶解度及其油水分配系数除用实验的方法进行测定外，是否可以通过其他方式获取？

5. 药物溶解度及其油水分配系数的测定对于药物的剂型开发与吸收代谢方面提供哪些指导意义？

6. 试述影响混悬液稳定性的因素有哪些？增加混悬剂动力学稳定性的方法有哪些？

7. 试述乳化剂的种类及其选择的原则有哪些？乳剂形成与稳定的基本条件是什么？乳剂处方设计的主要内容有哪些？

8. 试述液体药剂生产中的主要问题及其对策？

（胡容峰　彭　灿）

第三章

灭菌制剂与无菌制剂

学习导引

知识要求

1. **掌握** 灭菌制剂与无菌制剂的定义与分类；热原的定义、性质及去除的方法；渗透压调节技术；灭菌及无菌操作技术；注射剂的分类、质量要求及制备方法；注射用无菌粉末的定义、应用优势、质量要求；眼用制剂的定义及质量要求。

2. **熟悉** 灭菌制剂与无菌制剂、注射用水、输液的质量要求；注射用水的制备技术；液体的过滤技术；空气净化技术；注射用无菌粉末的分装技术；冷冻干燥的原理及技术；滴眼剂的间歇减压灌装工艺。

3. **了解** 注射剂的制备流程与质量评价方法；眼膏剂的常用基质；注射剂容器的基本要求与处理办法；生产车间洁净度要求；注射用冻干无菌粉末处方及制备工艺。

能力要求

1. 具备灭菌制剂与无菌制剂典型产品的处方设计与分析能力。

2. 具备发现及处理注射剂、输液、注射用无菌粉末的制备及分装过程中易出现问题的能力。

第一节 概 述

PPT

在制剂的临床应用中，有些采用注入、植入或吸入体内的方式使用，还有些则直接用于手术、创面或黏膜，为保证临床用药安全，这些制剂必须达到制剂工艺稳定，质量可控，除此外，还应在使用前处于无菌状态。这类制剂通常称为灭菌制剂或无菌制剂。

一、灭菌制剂与无菌制剂的定义与类型

（一）灭菌制剂与无菌制剂的定义

1. 灭菌制剂（sterilized preparation） 系指采用某种物理、化学方法杀灭或除去制剂中所有活的微生物的一类药物制剂。目前临床使用的注射剂、眼用制剂等大多数属于这类制剂。

2. 无菌制剂（sterile preparation） 系指在无菌环境中采用无菌操作法或无菌技术制备的不含任何活的微生物的一类药物制剂。对于热稳定性差的药物及蛋白质、核酸和多肽类等生物大分子药物经常采用无菌操作法制备无菌制剂。

（二）灭菌制剂和无菌制剂的类型

1. 根据给药方式、给药部位、临床应用等特点分类

（1）注射剂 用注射针头注入人体的制剂，如小容量注射液、输液、注射用无菌粉末等。

（2）眼用制剂 用于眼部疾病的制剂，如滴眼剂、洗眼剂、眼膏剂、眼用凝胶剂、眼膜剂等。

（3）植入剂　以埋置方式植入人体内给药的制剂，如植入片、植入棒、植入微球、原位凝胶等。

（4）吸入溶液制剂　系指通过特定的装置将药物溶液以气溶胶或蒸汽形式传输至呼吸道和（或）肺部以发挥局部或全身作用的制剂。

（5）局部用外用制剂　用于烧伤、严重创伤或临床必需的无菌制剂，如软膏剂、乳膏剂、喷雾剂、气雾剂、凝胶剂、局部用散剂、涂剂、涂膜剂，以及用于冲洗开放性伤口或腔体的冲洗剂。

（6）手术用制剂　手术过程中需要使用的无菌制剂，如止血海绵和骨蜡等，以及用于手术、耳部伤口或耳膜穿孔的滴耳剂与洗耳剂。

2. 按照生产工艺分类　采用最终灭菌工艺的是最终灭菌制剂；部分或全部工序采用无菌生产工艺的是非最终灭菌制剂。

二、灭菌制剂与无菌制剂的质量要求

按照《中国药典》（2020 年版）规定，灭菌制剂和无菌制剂必须符合下列各项质量要求。

1. 无菌　应不含任何活的微生物，按照四部通则 1101 "无菌检查法" 检查，应符合规定。

2. 无热原　按照四部通则 1143 "细菌内毒素检查法" 或通则 1142 "热原检查法" 检查，应符合规定。

3. 可见异物及不溶性微粒　注射液、注射用无菌制剂、无菌原料药及眼用液体制剂应按照四部通则 0904 "可见异物检查法" 检查，应符合规定。对于静脉注射、静脉滴注、鞘内注射、椎管内注射的溶液型注射液、注射用无菌粉末及注射用浓溶液还应按照四部通则 0903 "不溶性微粒检查法" 检查，均应符合规定。

4. 渗透压　静脉输液、椎管注射用注射液、水溶液型滴眼剂、洗眼剂和眼内注射溶液应按照四部通则 0632 "渗透压摩尔浓度测定法" 测定，并符合规定。

5. 装量及装量差异　灭菌制剂和无菌制剂按各自剂型项下检查法，检查装量或装量差异，应符合规定。本法适用于固体、半固体和液体制剂。除制剂通则中规定检查重（装）量差异的制剂及放射性药品外，按最低装量检查法，应符合规定。

6. pH　一般注射剂要求 pH 在 4~9，眼用制剂要求 pH 在 5~9，脊椎腔注射剂要求 pH 在 5~8，应按照四部通则 0631 "pH 值测定法" 测定，并符合规定。

7. 安全性和稳定性　灭菌及无菌制剂应具有良好的生物相容性，对组织基本无刺激性，具有一定的物理、化学稳定性和生物稳定性以确保产品在贮存期内安全有效。对注射剂，根据四部通则 9301 "注射剂安全性检查法应用指导原则"，其安全性检查除细菌内毒素（或热原）外，还包括异常毒性（四部通则 1141）、降压物质［四部通则 1145，或组胺类物质（四部通则 1146）］、过敏反应（四部通则 1147）、溶血与凝聚（四部通则 1148）等项。

8. 中药注射剂有关物质　中药注射剂有关物质系指中药材经提取、纯化制成注射剂后，残留在注射剂中可能含有并需要控制的物质。应按各品种项下规定，参照四部通则 2400 "注射剂有关物质检查法" 检查，应符合有关规定。

第二节　灭菌制剂与无菌制剂的相关技术

PPT　　微课

为防止微生物污染，保证灭菌制剂与无菌制剂的质量，需要采用一定的技术手段对灭菌制剂与无菌制剂生产制备工艺过程进行严格的控制，目前常采用的技术包括原水的处理及注射用水的制备技术、液体的过滤技术、热原的去除技术、渗透压调节技术、灭菌及无菌操作技术和空气净化技术等。

一、原水的处理及注射用水的制备技术

（一）概述

灭菌制剂与无菌制剂的生产制备离不开水，且不同环节和不同工艺过程对水的质量要求也不同。一般而言，药品生产过程中用到的水，称为制药用水或工艺用水；就我国生产企业而言，工艺用水为自来水、饮用水、纯化水、注射用水。《中国药典》（2020 年版）四部通则 0261 将制药用水分为饮用水、纯化水、注射用水及灭菌注射用水。除饮用水外，其余制药用水均应符合药典质量要求。

1. 饮用水（drinking water）　系指天然水经处理后所得的水。其质量必须符合现行中华人民共和国国家标准《生活饮用水卫生标准》。饮用水通常可作为制药用水的原水、药材净制时的漂洗、制药用具的粗洗用水。除另有规定外，也可作为饮片的提取溶剂。

2. 纯化水（purified water）　为饮用水经蒸馏法、离子交换法、反渗透法或其他适宜的方法制备的制药用水，不含任何附加剂，其质量应符合《中国药典》（2020 年版）二部"纯化水"项下的规定。纯化水可作为配制普通药物制剂用的溶剂或试验用水；可作为中药注射剂、滴眼剂等灭菌制剂所用饮片的提取溶剂；口服、外用制剂配制用溶剂或稀释剂；非灭菌制剂器具的精洗用水。也用作非灭菌制剂所需饮片的提取溶剂。纯化水不得用于注射剂的配制与稀释。

3. 注射用水（water for injection）　系纯化水经蒸馏所得的水，应符合细菌内毒素试验要求。注射用水必须在防止细菌内毒素产生的设计条件下生产、贮藏及分装。其质量应符合《中国药典》（2020 年版）二部"注射用水"项下规定。注射用水可作为配制注射剂、滴眼剂等的溶剂或稀释剂及容器的精洗。

4. 灭菌注射用水（sterile water for injection）　为注射用水按照注射剂生产工艺制备所得，不含任何添加剂。主要用于注射用无菌粉末的溶剂或注射剂的稀释剂。其质量应符合《中国药典》（2020 年版）二部"灭菌注射用水"项下规定。

（二）纯化水的处理技术

1. 预处理　将饮用水经过多介质过滤器、活性炭过滤器、软水器等装置，用于过滤和去除饮用水中的大颗粒、悬浮物、胶体、泥沙、游离氯、色度、微生物、部分重金属等，并降低水的硬度。

2. 电渗析法　电渗析法（electrodialysis method，EM）系依据电场作用下的离子定向迁移及交换膜的选择性透过原理设计的，如图 3-1 所示。当电极接通直流电源后，原水中的离子在电场作用下迁移，阳离子交换膜（如选用磺酸型）只允许阳离子透过，并使其向阴极运动。阴离子交换膜（如选用季铵

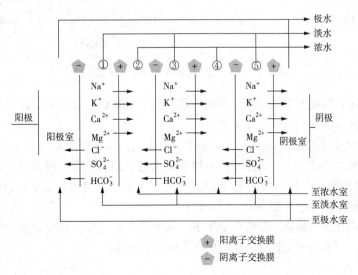

图 3-1　电渗析原理示意图

型）排斥阳离子而只允许阴离子透过，并使其向阳极运动。这样1、3、5隔室中的阴阳离子逐渐减少，称为淡水室，将它们并联起来，就得到淡水。电渗析法主要是除去原水中带电荷的某些离子或杂质，对不带电荷的杂质则无法去除。

电渗析净化不用酸碱处理，是一种制备初级纯水的技术。当原水中含盐量≥3000mg/L时，不能用离子交换法处理，但依然可以用电渗析法，且电渗析法较离子交换法经济。因此该法常与离子交换法联用，以减轻离子交换树脂的负担，提高净化处理原水的效率。该法处理后，水的比电阻较低，一般在50~100kΩ·cm。

3. 反渗透法 当两种不同浓度的水溶液（如纯水和盐溶液）用半透膜隔开时，溶剂分子（水分子）通过半透膜由低浓度向高浓度溶液扩散的现象称为渗透。阻止渗透所需要施加的压力，称为渗透压。若在盐溶液上施加一个大于此渗透压的压力，则盐溶液中的溶剂分子（水分子）将会向纯水一侧渗透，这一过程叫作反渗透（reverse osmotic，RO），其工作原理如图3-2所示。利用这一原理制备纯化水的方法称为反渗透法。反渗透法可以去除水中溶解的盐类，还可以去除细菌、内毒素、胶体和有机大分子等，但很难除去溶解在水中极小分子量的有机物，其制备纯化水的工艺如图3-3所示。

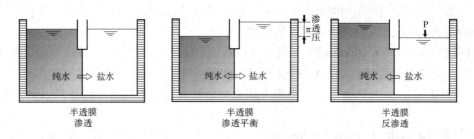

图3-2 反渗透法工作原理示意图

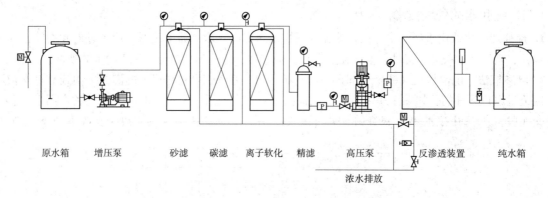

图3-3 反渗透法制备纯化水的工艺流程图

反渗透法是目前国内纯化水制备使用较多的方法，具有耗能低、水质好，设备使用与保养方便等优点，若装置合理，也能达到注射用水的质量要求。

4. 离子交换法 离子交换法（ion-exchange method）系采用离子交换树脂，除去水中存在的阴、阳离子的方法，制得的水称为去离子水。其原理为：当饮用水通过阳离子交换树脂时，水中阳离子被树脂所吸附，树脂上的 H^+ 被置换到水中；经阳离子交换树脂处理的水再通过阴离子交换树脂时，水中的阴离子被树脂吸附，树脂上的 OH^- 被置换到水中。

该法的优点是水质化学纯度高，所需设备简单，成本低，对热原、细菌也有一定的去除作用。缺点是除热原效果不可靠，而且离子交换树脂需定期再生或更换树脂。

知识拓展

电去离子系统简介

电去离子（electrodeionization，EDI）系指一种将电渗析和离子交换相结合的工艺，主要由离子交换树脂、选择性离子交换膜和正、负电极组成。淡水室和浓水室由阴、阳离子交换膜隔开，并在淡水室内填充按一定比例混合的阴、阳离子交换树脂。通电时，在淡水室经历三个过程：①离子交换过程，离子交换树脂对水中的杂质离子进行交换，结合水中的杂质离子；②离子定向迁移，水中电解质在外加电场作用下，通过离子交换树脂，在水中进行选择性迁移，并透过两侧的离子交换膜，随浓水排出，从而去除水中的离子；③树脂再生过程，电场作用下水发生极化产生的 H^+ 和 OH^- 对树脂进行再生。离子交换、离子定向迁移和树脂再生三种过程相伴发生。电去离子集合了电渗析和混合床离子交换的优点，克服了两者的弊端，离子交换介质的连续高水平再生使连续电去离子工艺可以制备高纯水，其工作原理如图3-4所示。

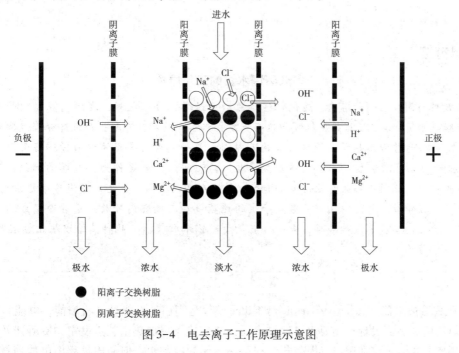

图3-4　电去离子工作原理示意图

（三）注射用水的制备技术

1. 蒸馏法　《中国药典》（2020年版）规定注射用水为纯化水经蒸馏所得的水。蒸馏法（distillation method）可除去水中所有不挥发性微粒（包括悬浮物、胶体、细菌、病毒、热原等杂质）、可溶性小分子无机盐、有机盐，可溶性高分子等。用于蒸馏法的设备有塔式（或亭式）蒸馏水器、多效蒸馏水器及气压式蒸馏水器等，以多效蒸馏水器应用最广。

（1）多效蒸馏水器（multi-effect water distillator）　具有热效率高、耗能低（仅为单效蒸馏水器的1/3）、出水快、纯度高、水质稳定的特点，并有自动控制系统。多效蒸馏水器的组成和工作原理如图3-5所示。在前四组塔内的上半部装有互相串联的盘管，蒸馏时，进料水（去离子水）先进入预热器预热后依次进入各效塔内。

多效蒸馏水器的性能取决于加热蒸汽的压力和效数，但并不是压力越大，效数越多越好，要从设备投资、能源消耗、占地面积、维修能力等因素考虑，一般选用四效以上蒸馏水器较为合理。

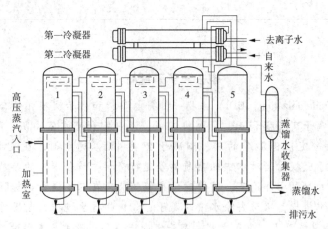

图 3-5　列管式多效蒸馏水器结构示意图

知识链接

多效蒸馏水器的工作原理

以四效塔为例，在一效塔内，纯化水经预热后通过塔顶分水装置，在塔内蒸发列管表面形成均匀的薄膜状水流，被130℃高压蒸汽加热而蒸发，水蒸气被部分冷凝，蒸汽部分经过隔沫装置后进入二效塔，作为热源加热塔内的水；二效塔内的水是一效塔内冷凝的水通过塔底管路泵入，作为二效塔内的水源，二效塔的水再次被加热产生蒸汽，进入三效塔作为三效的加热蒸汽，没有气化的水再次泵入三效塔作为水源，依次进行，最终在四效塔内，产生的蒸汽冷凝后成为蒸馏水，水作为浓缩水被排放。另外，在一效塔内产生的纯蒸汽在二效塔内释放热量后冷凝成蒸馏水，依次在各效塔产生的二次蒸汽被冷凝、冷却后汇集于蒸馏水收集器。此种蒸馏水机出水温度在80℃以上，有利于蒸馏水的保存。

（2）气压式蒸馏水器（vapor compression distillator）　是利用外界能量（机械能、电能）将低温热能转化为高温热能的原理而设计。主要由自动进水器、热交换器、加热室、蒸发室、冷凝器及蒸汽压缩机等组成，利用离心泵将蒸汽加压，以提高蒸汽利用率。无须冷却水，但使用过程中电能消耗较大。故本法适合于供应蒸汽压力较低，工业用水比较短缺的厂家使用。

2. 反渗透法　该法被《美国药典》从19版开始收载，并作为制备注射用水的法定方法之一。其原理前已述及，一般一级反渗透装置能除去90%~95%一价离子，98%~99%二价离子，同时还能除去微生物和病毒，但除去氯离子的能力达不到《中国药典》（2020年版）的要求，因此需要至少二级反渗透系统才能制备注射用水，目前国内仍主要以蒸馏法制备注射用水。

3. 注射用水的收集与保存　《中国药典》（2020年版）规定：为保证注射用水的质量，应减少原水中的细菌内毒素，监控蒸馏法制备注射用水的各生产环节，并防止微生物的污染。应定期清洗与消毒注射用水系统。注射用水的储存方式和静态储存期限应经过验证确保水质符合质量要求，例如可以在80℃以上保温或70℃以上保温循环或4℃以下的状态下存放。

4. 注射用水的检查　在生产过程中一般检查的主要项目有：氯化物、重金属、pH、氨、硝酸盐、亚硝酸盐、总有机碳、易氧化物、不挥发物、细菌内毒素、微生物等。具体检查方法，参见《中国药典》（2020年版）二部"注射用水"项下的规定。

二、液体的过滤技术

液体的过滤（filtration）是利用多孔性介质截留固液混合物中固体物质而达到固-液分离的操作。过滤介质称为滤材；待过滤的液体称为液浆；被截留于过滤介质的固体称为滤饼或滤渣；通过过滤介质的液体称为滤液。

（一）过滤机制与影响因素

1. 过滤机制　根据固体粒子在滤材中被截留的方式不同，将过滤过程分为介质过滤和滤饼过滤。

（1）介质过滤（medium filtration）　系指液-固混合药液通过介质时，固体粒子被介质拦截而达到固-液分离的操作。介质过滤根据截留方式不同分为表面过滤和深层过滤。表面过滤系指固体粒子被截留在介质表面的筛析作用，常用的过滤介质有微孔滤膜、超滤膜和反渗透等；深层过滤系指固体粒子的截留发生在粒子的"内部"。其过滤机制是固体粒子因惯性、重力、扩散、静电力或范德华力等作用，在通过介质内部的不规则孔道时沉积在孔隙内部，形成"架桥"或滤渣层，如图3-6所示。深层过滤必须保证介质层的足够深度，从而使小于介质孔径的粒子通过介质层的概率足够小。砂滤棒、垂熔玻璃漏斗、多孔陶瓷、石棉过滤板等都遵循深层截留的机制。过滤速度与阻力主要由过滤介质所控制。

药液中固体粒子含量少于0.1%时，都属于介质过滤。以收集澄清的滤液为目的注射液的过滤、除菌过滤等多数是介质过滤。

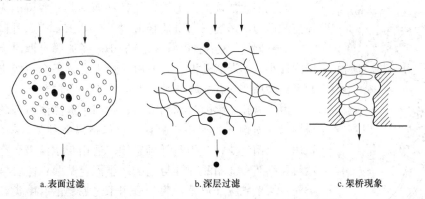

a.表面过滤　　　　　　b.深层过滤　　　　　　c.架桥现象

图3-6　表面过滤、深层过滤和架桥现象示意图

（2）滤饼过滤（cake filtration）　系指被截留的固体粒子聚集在过滤介质表面上形成滤饼，过滤介质只起着支撑滤饼的作用，主要由滤饼产生过滤的拦截作用。在过滤初期，部分固体粒子进入介质层形成深层过滤，部分固体粒子在介质表面形成初始滤饼层，随着过滤过程的继续，滤饼逐渐增厚，其拦截作用更加明显。过滤速度和阻力主要受滤饼的影响。

药液中固体粒子含量在3%~20%时易产生滤饼过滤。滤饼过滤的目标物是滤饼层或滤液，或两者都是，如药物的重结晶、药材浸出液的过滤等都属于滤饼过滤。

2. 过滤的影响因素　将滤渣层的间隙假定为均匀的毛细管束，那么液体的流动遵循 Poiseuille 公式：

$$V = \frac{P\pi r^4 t}{8\eta L} \tag{3-1}$$

式中，V 为单位面积的过滤容量；P 为过滤操作时的压力；r 为滤材中毛细管半径；L 为毛细管长度，即滤层厚度；η 为液体黏度；t 为滤过时间；V/t 即为过滤速度。由式（3-1）可知，影响过滤速度的因素有：操作压力、滤材中毛细管半径、滤液黏度及毛细管长度。

由上可知，增加滤速的方法有：①提高压力差，即增压或减压过滤；②升高待滤液温度以减小黏度；③使用助滤剂（如活性炭、硅藻土、滑石粉等），以减少滤饼厚度或使滤饼疏松。此外，为提高单位时间通过量，可增加过滤的截面积。

（二）过滤器和过滤装置

常用过滤器（filters）主要有如下几种。

1. 砂滤棒过滤器 目前国内常用的砂滤棒过滤器主要有两种。一种是硅藻土滤棒，主要成分为 SiO_2AlO_3，质地疏松，适用于黏度高、浓度较大的滤液的过滤。根据自然滤速分为粗号（$8\sim12\mu m$，滤速 500ml/min 以上）、中号（$5\sim7\mu m$，滤速 $300\sim500ml/min$）、细号（$3\sim4\mu m$，滤速 300ml/min 以下）。另一种是多孔素瓷滤棒，系白陶土烧结而成，质地致密，滤速慢，特别适用于低黏度液体的过滤，孔径在 $1.5\mu m$ 以下者，可用于除菌过滤。砂滤棒易于脱砂，对药液吸附性强，吸留滤液多，难清洗，且有改变药液 pH 现象，适用于大生产中粗滤。

2. 垂熔玻璃过滤器 过滤器系用硬质玻璃细粉烧结而成，有垂熔玻璃漏斗、垂熔玻璃滤球和垂熔玻璃滤棒三种，有 $1\sim6$ 号六种规格。在注射剂生产中垂熔玻璃过滤器常做精滤或滤膜前的预滤。3 号多用于常压过滤，4 号多用于减压或加压过滤，6 号用于除菌过滤。

垂熔玻璃过滤器的特点：①化学性质稳定，除强碱与氢氟酸外几乎不受化学药品的腐蚀。②过滤时无渣脱落，对药物无吸附作用，一般对药液的 pH 无影响。③易于清洗，使用时可在垂熔玻璃漏斗内垫上一绸布或滤纸，可以防污染物堵塞滤孔，也有利于清洗，可提高滤液的质量。垂熔漏斗使用后要用水抽洗，并以 $1\%\sim2\%$ 硝酸钠硫酸液浸泡处理。④可以热压灭菌，操作压力（表压）不得超过 98.06kPa。⑤价格较贵，脆而易破。

3. 微孔滤膜过滤器 以微孔滤膜作为过滤介质的过滤装置称为微孔滤膜过滤器（图 3-7）。微孔滤膜由高分子材料制成，上面分布大量的穿透性微孔。

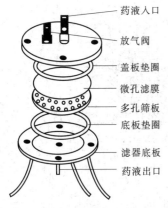

图 3-7 圆盘型微孔滤膜滤器

微孔滤膜的优点：①微孔孔径小而均匀、截留能力强，不受流体流速和压力的影响。②质地轻薄（$0.1\sim0.15mm$），孔隙率大（80% 左右），滤速快。③不会影响药液的 pH。④滤膜过滤时无介质脱落；且吸附性小，不滞留药液。⑤滤膜用后即弃，不会造成交叉污染。主要缺点：易堵塞，有些纤维素类滤膜稳定性不理想。

由于微孔滤膜的过滤精度高，有利于提高注射剂的澄清度，广泛应用于注射剂的生产中。微孔滤膜包括以下种类。①醋酸纤维素膜：适用于无菌过滤；②硝酸纤维素膜：适用于水溶液、空气、酒类除去微粒和细菌；③醋酸纤维与硝酸纤维混合酯膜：性质与硝酸纤维素膜类同；④聚酰胺（尼龙）膜：适用于过滤弱酸、碱类和普通溶剂，如丙酮、二氯甲烷、乙酸乙酯的过滤；⑤聚四氟乙烯膜：用于过滤酸性、碱性、有机溶剂的液体；⑥聚偏氟乙烯膜（PVDF）：过滤精度 $0.22\sim5\mu m$，具有耐氧化性和耐热的性能，适用 pH 为 $1\sim12$；⑦其他：聚砜膜、聚氧乙烯膜、聚乙烯醇缩醛膜、聚丙烯膜等多种滤膜。

4. 超滤膜过滤器 滤膜过滤器是以超滤膜为过滤介质，依靠膜两侧的压力差作为推动力，使溶剂中小分子物质被滤过，大分子物质被截留，从而可以达到分离、纯化、浓缩目的的过滤装置。超滤是一个压力驱动的膜分离过程。超滤膜的典型孔径在 $0.01\sim0.1\mu m$，可用于除去水中的微粒、胶体、细菌、病毒、热原、蛋白质及其他高分子有机物。

5. 其他过滤器 其他过滤装置有板框压滤机、钛滤器和核径迹微孔滤膜等。板框压滤机（图 3-8）是一种在加压下间歇操作的过滤设备，在注射剂生产中，多用于预滤；钛滤器是钛棒过滤器的简称，以钛粉末烧结而成，具有机械强度高、耐高温、耐腐蚀等优点，一般用于粗滤；核径迹微孔滤膜又称为核径迹蚀刻模，简称核孔膜，利用重粒子辐照和径迹蚀刻技术制备而成，是一种新型精密过滤和筛分粒子的理想滤膜。

（三）常见的过滤方式

注射液的过滤通常采用初滤和精滤二级过滤，常见的过滤方式有高位静压过滤、减压过滤和加压过滤三种。

1. 高位静压过滤 此种装置适用于生产量不大、缺乏加压或减压设备的情况，药液通常在楼上配置，通过管道到楼下过滤和灌封，此法压力稳定、滤速稍慢。

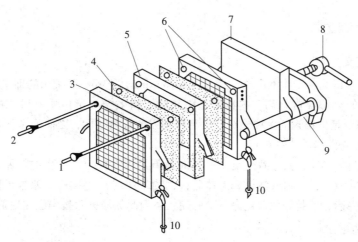

图 3-8　板框式压滤机装置图

1. 滤浆进口；2. 洗水入口；3. 滤板；4. 滤布；5. 滤框；
6. 通道孔；7. 终板；8. 螺旋杆；9. 支持棒；10. 滤液

2. 减压过滤　在过滤介质下部减压的过滤操作，亦称抽滤，常见的减压过滤装置，其特点为从过滤到灌注都在密闭的情况下进行，药液不易被污染。减压过滤的操作压力不够稳定，操作不当，易使滤层松动，影响质量。减压过滤装置如图 3-9 所示。

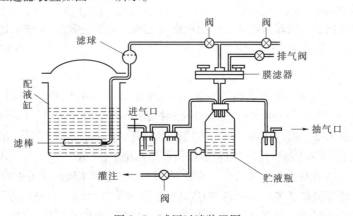

图 3-9　减压过滤装置图

3. 加压过滤　在过滤介质上部加压的过滤操作。如图 3-10 所示的加压过滤系列用离心泵将料液打到过滤器进行过滤，其特点是压力稳定、滤速快、质量好、产量高，多用于药厂大量生产。由于全部装置保持正压，外界空气不易漏入过滤系统，有利于防止污染，适合无菌过滤，但需要耐压设备。

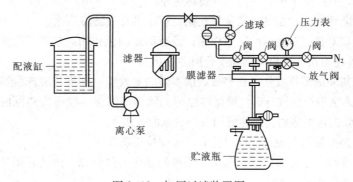

图 3-10　加压过滤装置图

三、热原的去除技术

（一）热原的定义

热原（pyrogen）是微生物产生的一种内毒素（endotoxin），它存在于细菌的细胞膜和固体膜之间，微量即能引起恒温动物的体温异常升高。内毒素是由磷脂、脂多糖和蛋白质所组成的复合物，其中脂多糖（lipopolysaccharide）是内毒素的主要成分，具有特别强的致热活性，因而通常认为热原≈内毒素≈脂多糖。热原的分子量一般为 10^6 的左右。

大多数细菌都能产生热原，其中致热能力最强的是革兰阴性杆菌所产生的热原。真菌甚至病毒也能产生热原。热原反应的症状：注射液注射入人体后，大约半小时产生发冷、寒战、体温升高、恶心呕吐等，严重者甚至出现昏迷、虚脱等危及生命危险的症状。因此热原去除技术在注射剂生产中尤为重要。

（二）热原的性质

1. 耐热性　一般情况下，热原在 60℃加热 1 小时不受影响，100℃也不会分解，120℃加热 4 小时能破坏 98%左右，在 180~200℃干热 2 小时或 250℃干热 45 分钟，650℃干热 1 分钟可彻底破坏。

2. 滤过性　热原体积小，约在 1~5nm 之间，故一般滤器，甚至微孔滤膜也不能截留。

3. 吸附性　多孔性活性炭可吸附热原。

4. 水溶性　热原的磷脂结构上连接有多糖链，所以能溶于水。

5. 不挥发性　热原由磷脂、脂多糖和蛋白质组成，因此不具有挥发性。但在蒸馏时，往往随水蒸气雾滴带入蒸馏水中，应设法阻止。

6. 其他　热原能被强酸、强碱所破坏，也能被强氧化剂，如高锰酸钾或过氧化氢所氧化，超声波及某些表面活性剂（如去氧胆酸钠）也能使之失活。

（三）热原的污染途径

1. 注射用水　这是注射剂污染热原的主要途径，蒸馏水器结构不合理，或操作不当，或注射用水贮藏时间过长都可能会污染热原。故生产中使用新鲜注射用水以防止热原污染，最好随蒸随用。

2. 原辅料　容易滋长微生物的药，如用生物技术制备的药物，右旋糖酐、水解蛋白或抗生素，以及葡萄糖、乳糖等辅料，易在贮藏过程中因包装破损而被污染。

3. 生产过程　生产环境差，操作时间长，装置不密闭等，均增加被热原污染的机会。

4. 容器、用具、管道和装置等　应严格按 GMP 要求认真清洗处理，合格后方能使用。

5. 注射器具　有时注射剂或输液本身不含热原，但仍然发生热原反应，这可能由于注射或输液器具，如输液瓶、乳胶管、针头、针筒等污染所致。为避免污染，目前临床上均采用一次性注射或输液器具。

（四）除去热原的方法

1. 高温法　250℃加热 30 分钟以上，可以破坏热原。

2. 酸碱法　重铬酸钾硫酸清洁液或稀氢氧化钠处理，可有效破坏热原。

3. 吸附法　活性炭对热原有较强的吸附作用，且有助滤脱色作用。常用于药液中除去热原，常用量为 0.1%~0.5%。此外还可用活性炭与白陶土合用除去热原。

4. **蒸馏法**　利用热原的不挥发性，在多效蒸馏水器的蒸发室上部设有隔沫装置，以分离雾滴和上升蒸汽，或采用旋风分离法进行水汽分离，确保热原的去除。蒸馏法一般可使热原的污染水平降低 2.5~3 个对数单位。常用于除去水中热原，如注射用水中热原的去除。

5. 离子交换法　热原带有负电荷，可以被阴离子交换树脂吸附。

6. 凝胶过滤法　又称分子筛过滤法，利用分子量的差异去除热原，国内有用二乙氨基乙基葡聚糖凝胶（分子筛）制备无热原去离子水。

7. 反渗透法　用三醋酸纤维素膜除去热原。是近年发展起来的用于除去药液中热原的新方法。

8. 超滤法　一般用 3~15nm 超滤膜可除去热原。常用于除去药液中热原。

9. 其他 采用二次以上湿热灭菌法，或适当提高灭菌温度和灭菌时间，或用微波处理，也可以破坏热原。

四、渗透压调节技术

用于注射入人体内的注射液在处方设计时应考虑药物溶液的等渗或等张，避免产生刺激性或发生溶血等现象。

（一）等渗溶液与等张溶液

等渗溶液（isosmotic solution）系指渗透压与血浆渗透压相等的溶液。渗透压是溶液的依数性之一，等渗是一个物理化学概念。静脉注射低渗溶液时，水分子穿过细胞膜进入红细胞，使得红细胞胀大而破裂，造成溶血现象（渗透压低于0.45%的氯化钠溶液的渗透压时，将有溶血现象产生）。大量注入低渗溶液，会使人感到头胀、胸闷，严重的可发生麻木、寒战、高热，甚至尿中出现血红蛋白。注入高渗溶液时，红细胞内水分渗出而发生细胞萎缩，但注射速度足够慢，血液可自行调节使渗透压很快恢复正常，所以不至于产生不良影响。对脊髓腔内注射，必须调节至等渗。0.9%的氯化钠溶液和5%的葡萄糖溶液与血浆具有相同的渗透压，称等渗溶液。肌内注射可耐受0.45%~2.7%的氯化钠溶液（相当于0.5~3个等渗度的溶液）。氯化钠和葡萄糖常用为注射剂、输液剂的等渗调节剂。

等张溶液系指与红细胞膜张力相等的溶液，在等张溶液中既不会发生红细胞体积改变，也不会发生溶血，所以等张是一个生物学概念。

许多药物的等渗浓度与等张浓度相似或相近。如0.9%的氯化钠溶液既是等渗溶液又是等张溶液。理想的半透膜只允许溶剂分子出入，不让溶质分子通过，因此，对于真正的半透膜，只要药物溶液的渗透压和细胞内渗透压相等（等渗），就不会引起溶血。但红细胞膜有时不是理想的半透膜，一些药物或附加剂如盐酸普鲁卡因、甘油、尿素等，在等渗条件下，仍能迅速自由的通过细胞膜，导致细胞膜外水分进入细胞，使红细胞长大破裂，引起溶血。这时需要加入适量氯化钠或葡萄糖，将药物调节至等张浓度，即可避免溶血。例如2.6%的甘油溶液与0.9%的氯化钠溶液具有相同的渗透压，但是2.6%的甘油100%溶血，所以是等渗不等张的溶液，而对于含10%甘油、4.6%木糖醇、0.9%氯化钠的复方甘油注射液，实验表明不产生溶血现象，一些药物等渗浓度的溶血情况见表3-1。

表3-1 一些药物水溶液的冰点降低值与氯化钠等渗当量表

药物名称	1%（g/ml）水溶液的冰点下降值（℃）	1g药物的氯化钠等渗当量（E）	等渗浓度溶液的溶血情况		
			浓度	溶血	pH
无水葡萄糖	0.10	0.18	5.05	0	6.0
葡萄糖（含水）	0.09	0.16	5.51	0	5.9
氯化钠	0.58	—	0.9	0	6.7
盐酸乙基吗啡	0.19	0.15	6.18	38	4.7
硫酸阿托品	0.08	0.10	8.85	0	5.0
盐酸可卡因	0.09	0.14	6.33	47	4.4
依地酸钙钠	0.12	0.21	4.5	0	6.1
氢溴酸后马托品	0.096	0.17	5.67	92	5.0
盐酸麻黄碱	0.169	0.30	3.2	96	5.9
青霉素G钾	0.101	0.18	5.48	0	62
碳酸氢钠	0.381	0.65	1.39	0	8.3
盐酸普鲁卡因	0.12	0.21	5.05	91	5.6

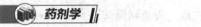

续表

药物名称	1%（g/ml）水溶液的冰点下降值（℃）	1g 药物的氯化钠等渗当量（E）	等渗浓度溶液的溶血情况		
			浓度	溶血	pH
盐酸丁卡因	0.109	0.18			
盐酸吗啡	0.086	0.15			
聚山梨酯80	0.01	0.02			
硝酸毛果芸香碱	0.131	0.23			

因此，等渗溶液不一定等张，等张溶液亦不一定等渗。新产品的试制中，为安全用药，应进行溶血性实验，必要时加入氯化钠、葡萄糖调节成等张溶液。

（二）渗透压的测定与调节方法

1. 渗透压摩尔浓度测定法 静脉输液、营养液、电解质或渗透利尿药（如甘露醇注射液）等制剂，在药品说明书上标明其渗透压摩尔浓度，《中国药典》（2020 年版）中渗透压摩尔浓度的单位是用每千克溶剂中溶质的毫渗透压摩尔浓度来表示，按公式（3-2）计算。

$$毫渗透压摩尔浓度（mOsmo/kg）= \frac{每千克溶剂中溶解的溶质克数}{分子量} \times n \times 1000 \qquad (3-2)$$

式中，n 为一个溶质分子溶解时形成的粒子数。对于理想溶液：葡萄糖 $n=1$，氯化钠或硫酸镁 $n=2$，氯化钙 $n=3$，枸橼酸钠 $n=4$。

在实际应用中，常用体积来表示溶剂单位，可表示为式（3-3）：

$$毫渗透压摩尔浓度（mOsmol/L）= \frac{每升溶剂中溶解的溶质克数}{分子量} \times n \times 1000 \qquad (3-3)$$

正常人体血液的渗透压摩尔浓度范围一般在 285～310mOsmol/kg，血液中阳离子如 Na^+、Ca^{2+}、K^+、Mg^{2+} 等产生 149mOsmol/L，阴离子等量，则总渗透压摩尔浓度 298mOsmol/L。在生理范围及很稀的溶液中，其渗透压摩尔浓度与理想状态下的计算值偏差较小；随着溶液浓度增加，与计算值比较，实际渗透压摩尔浓度降低。对于复杂混合物（如水解蛋白注射液）的理论渗透压摩尔浓度不容易计算，通常采用实际测定值表示。

实例解析

实例 3-1：0.9% 氯化钠注射液 1000ml，其毫渗透压摩尔浓度是多少？

【解析】氯化钠摩尔质量为 58.5，溶解时 $n=2$，1000ml 溶剂中含 9g 氯化钠，氯化钠毫渗透压摩尔浓度 = 0.9%×1000/58.5×2×1000mOsmol/L = 308mOsmol/L。

2. 冰点降低数据法 血浆的冰点为 -0.52℃，根据稀溶液的依数性，任何溶液，只要其冰点降低为 -0.52℃，即与血浆等渗。表 3-1 列出一些药物的 1% 水溶液的冰点降低数据，根据这些数据可以计算该药物配成等渗溶液的浓度。等渗调节剂的用量可用式（3-4）计算。

$$W = \frac{0.52 - a}{b} \qquad (3-4)$$

式中，W 为配制等渗溶液所需加入的等渗调节剂的量，%（g/ml）；a 为药物溶液的冰点下降度，℃；b 为用以调节等渗的等渗调节剂 1% 溶液的冰点下降度，℃。

实例解析

实例 3-2： 用氯化钠配制 100ml 等渗溶液，需要多少氯化钠？

【解析】 从表 3-1 中查得，$b = 0.58$，纯水 $a = 0$，按式（3-4）计算得 $W = 0.9\%$。

还可以按下面的方法计算：1% 氯化钠的冰点降低为 0.58℃，设氯化钠在等渗溶液中的浓度为 X，则 $1\% : X = 0.58 : 0.52$，解之得 $X = 0.9\%$，即配制 100ml 等渗溶液需 0.9g 氯化钠。

实例 3-3： 配制 2% 盐酸普鲁卡因溶液 100ml，需要加多少氯化钠，使其成等渗溶液？

【解析】 由表 3-1 查得，1% 盐酸普鲁卡因溶液的冰点降低为 0.12℃，因此 2% 盐酸普鲁卡因溶液的冰点降低为 $a = 0.12 \times 2 = 0.24$℃，1% 氯化钠的冰点降低为 $b = 0.58$℃，代入式（3-4）得：

$$W = \frac{0.52 - a}{b} = \frac{0.52 - 0.24}{0.58} = 0.48$$

即需在 100ml 2% 的盐酸普鲁卡因溶液中加入 0.48g 氯化钠，可使其成为等渗溶液。

对于成分不明或查不到冰点降低数据的注射液，可通过实验测得冰点降低数据，再依上法进行计算。

3. 氯化钠等渗当量法 氯化钠等渗当量是指与 1g 药物成等渗效应的氯化钠的质量。例如盐酸普鲁卡因的氯化钠等渗当量为 0.21，即 1g 的盐酸普鲁卡因能产生与 0.21g 氯化钠相同的渗透压效应。每 100ml 药物溶液所需等渗调节剂的用量 X 可用式（3-5）计算。

$$X = 0.9 - EW \tag{3-5}$$

式中，E 为欲配药物的氯化钠等渗当量，g；W 为 100ml 溶液中药物含量，%（g/ml）。如果是多组分的复方制剂，可用各成分的氯化钠的等渗量进行加和，即 $EW = E_1W_1 + E_2W_2 + \cdots + E_nW_n$。

实例解析

实例 3-4： 配制 2% 的头孢噻吩钠溶液 100ml，需加入多少氯化钠才能使其等渗？

【解析】 头孢噻吩钠的氯化钠等渗当量为 0.24

$$X = 0.9 - EW = 0.9 - 0.24 \times 2 = 0.42$$

即需加入 0.42g 氯化钠才能使其等渗。

五、灭菌及无菌操作技术

灭菌法（sterilization）和无菌操作法（aseptic processing）是注射剂、输液、滴眼剂等灭菌与无菌制剂质量控制的重要保证，也是制备这些制剂必不可少的操作技术。根据各种制剂或生产环境对微生物的限定要求不同，可采取不同措施，如灭菌、无菌操作、消毒、防腐等。

灭菌（sterilization）系指用适当的物理或化学手段将物品中活的微生物杀灭或除去的过程。

防腐（antisepsis）系指用低温或化学药品防止和抑制微生物的生长和繁殖，亦称抑菌。对微生物的生长与繁殖具有抑制作用的物质称为抑菌剂或防腐剂。

消毒（disinfection）系指用物理或化学方法杀灭病原微生物的手段。对病原微生物具有杀灭或去除作用的物质称为消毒剂。

灭菌与无菌操作的目的是既要杀灭或除去所有活的微生物，又要保证药物制剂在操作过程中的稳定性及临床应用的安全性和有效性，对保证灭菌制剂、无菌制剂产品的质量具有重要意义。

由于灭菌效果会随微生物种类的不同及灭菌方法的不同而发生变化，而细菌芽孢具有较强的抗热能力，因此灭菌效果通常以杀灭芽孢为准。灭菌操作仅能保证微生物存活的概率降低并趋近于零，但并不能保证制剂产品的绝对无菌，因此，灭菌效果常以非无菌概率（probability of a nonsterile unit，PNSU）或无菌保证水平（sterility assurance level，SAL）来表述。通常要求经最终灭菌工艺处理的无菌物品的 PNSU 不得高于 10^{-6}。

制剂、原料、辅料及医疗器械等物品的无菌保证方法分为三大类：即物理灭菌法、化学灭菌法、无菌操作法。

（一）物理灭菌法

物理灭菌法（physical sterilization）系指采用加热、射线和过滤等方法杀灭或除去微生物的技术，亦称物理灭菌技术。

1. 热力灭菌法（heat sterilization） 系采用加热的方法，导致蛋白质变性或凝固，核酸破坏，酶失去活性，致使微生物死亡的灭菌方法。热力灭菌法又可分为干热灭菌法和湿热灭菌法。

（1）湿热灭菌法（moist heat sterilization） 系指将物品置于灭菌设备内利用高压饱和蒸汽、过热水喷淋等手段使微生物菌体中的蛋白质、核酸发生变性而杀灭微生物的方法。该法灭菌能力强，为热力灭菌中最有效、应用最广泛的灭菌方法。药品、容器、培养基、无菌衣、胶塞，以及其他遇高温和潮湿不发生变化或损坏的物品，均可采用本法灭菌。

湿热灭菌法可分为热压灭菌法、流通蒸汽灭菌法、煮沸灭菌法和低温间歇灭菌法。

1）热压灭菌法 系指用高压饱和水蒸气加热杀灭微生物的方法。由于高压饱和水蒸气的潜热大，穿透力强，具有很强的灭菌效果，能杀灭所有细菌繁殖体和芽孢，是灭菌制剂生产中应用最广泛的一种灭菌方法。凡能耐高压蒸汽的药物制剂、玻璃容器、金属容器、瓷器、橡胶塞、膜过滤器等均能采用此法。湿热灭菌条件通常采用 121℃灭菌 30 分钟；121℃灭菌 15 分钟；116℃灭菌 40 分钟。

2）流通蒸汽灭菌法 系指在常压下使用 100℃流通蒸汽加热杀灭微生物的方法。灭菌时间通常为 30~60 分钟。该法不能保证杀灭所有的芽孢，一般可作为不耐热无菌产品的辅助灭菌手段。

3）煮沸灭菌法 系指将待灭菌物品放入沸水中加热灭菌的方法。煮沸时间通常为 30~60 分钟。该法灭菌效果较差，常用于注射器套筒、针头等器皿的消毒。必要时可加入适量的抑菌剂，如三氯叔丁醇、甲酚、氯甲酚等，提高灭菌效果。

4）低温间歇灭菌法 系指将待灭菌的物品置 60~80℃的水或流通蒸汽中加热 1 小时，杀灭其中的细胞繁殖体后，在室温中放置 24 小时，待芽孢发育成繁殖体，再次加热灭菌、放置，反复多次，直至杀灭所有芽孢。该法适合于不耐高温、热敏感物料和制剂的灭菌。其缺点是费时、灭菌效率低，且对芽孢而杀灭效果不理想，必要时加适量的抑菌剂，以提高灭菌效率。

5）影响湿热灭菌的因素 ①微生物的种类及数量：微生物的种类不同，发育阶段不同，其耐热、耐压性能存在很大差异，在不同繁殖期，其耐热、压的次序为芽孢＞繁殖体＞衰老体。微生物数量越少，所需灭菌时间越短。②蒸汽性质：蒸汽可分为饱和蒸汽、湿饱和蒸汽和过热蒸汽。饱和蒸汽热含量高，热穿透力大，灭菌效率高；湿饱和蒸汽因含有水分，热含量较低，热穿透力较差，灭菌效率较低；过热蒸汽温度高于饱和蒸汽，但穿透力弱，灭菌效率低，且易影响药品稳定性。因此，热压灭菌应采用饱和蒸汽。③灭菌温度和时间：一般而言，灭菌温度越高，灭菌时间越长，药品被破坏的可能性越大，因此，在达到有效灭菌的前提下，应尽可能降低灭菌温度，缩短灭菌时间。④液体制剂的介质的 pH 与营养成分：通常，微生物在中性环境中的耐热性最长，在碱性环境中次之，在酸性环境中最不利于其生长和发育，耐热性最差。介质的营养成分愈丰富（如含糖类、蛋白质等），微生物的抗热性愈强，应适当提高灭菌温度和延长灭菌时间。

（2）干热灭菌法（dry heat sterilization） 系指将物品置于干热灭菌柜、隧道灭菌器等设备中，利用干热空气达到杀灭微生物或消除热原物质的方法。适用于耐高温但不宜用湿热灭菌法灭菌的物品灭菌，如玻璃器具、金属制容器、纤维制品、固体试药、液状石蜡等均可采用本法灭菌。

干热空气灭菌法采用的温度一般比湿热灭菌法高。为了确保灭菌效果，《中国药典》（2020 年版）规定干热灭菌温度范围一般为 160～190℃，当用于除热原时，温度范围一般为 170～400℃，无论采用何种灭菌条件，均应保证灭菌后的物品的 PNSU ≤ 10^{-6}。本法的缺点是灭菌温度高，穿透力弱，灭菌时间长，不适用于橡胶、塑料及大部分药品。

2. 过滤除菌法（filtration sterilization） 系利用过滤除去气体或液体中微生物的方法。常用于气体、热不稳定溶液的除菌。药品生产中采用的除菌滤膜孔径一般不超过 0.22μm（更小或相同过滤效力）。繁殖型细菌一般 >1μm，芽孢大小 ≤0.5μm，过滤除菌法利用表面过滤原理，将微生物有效地截留在过滤介质中，能除去微生物，但无法截留热原（热原的大小为 1～5nm）。

过滤除菌并非可靠的灭菌方法，一般仅适用于对热不稳定的药物溶液、气体等物料的灭菌，常配合无菌操作技术。为了保证产品的无菌，过滤后必须对产品进行无菌检查。除菌效率可用除菌后微生物的对数下降值（lg reduction value，LRV）表示。

$$LRV = \lg N_0 - \lg N \tag{3-6}$$

式中，N_0 为原有微生物数；N_t 为灭菌时间为 t 时残存的微生物数。

3. 射线灭菌法（ray sterilization） 系采用辐射、微波和紫外线杀灭微生物的方法。

（1）辐射灭菌法 系指利用电离辐射杀灭微生物的方法。最常用的辐射射线有 ^{60}Co 或 ^{137}Cs 衰变产生的 γ 射线、电子加速器产生的电子束和 X 射线装置产生的 X 射线。能够耐辐射的医疗器械、生产辅助用品、药品包装材料、原料药及成品等均可用本法灭菌。

辐射灭菌的特点是：①不升高灭菌产品的温度，适用于不耐热药物的灭菌；②穿透力强，可用于密封安瓿和整瓶药物的灭菌，甚至穿透包装进行灭菌；③灭菌效率高，可杀灭微生物繁殖体和芽孢；④辐射灭菌不适用于蛋白、多肽、核酸等生物大分子药物的灭菌，还会引起聚乳酸、丙交酯-乙交酯嵌段共聚物、聚乳酸-聚乙二醇等药用高分子材料的降解，在应用时应注意避免。

（2）紫外线灭菌法 系指用紫外线的照射杀灭微生物的方法。用于灭菌的紫外线波长一般为 200～300nm，灭菌力最长的波长为 254nm。紫外线不仅能促使核酸蛋白变性，同时空气受紫外线照射后产生微量臭氧，产生共同杀菌作用。紫外线主要用于空气灭菌、液体灭菌、物料表面灭菌。本法是无菌室灭菌的常用方法，该方法应用于间歇和连续操作过程中，一般每天操作前开启紫外灯 1～2 小时左右，操作时关闭；操作间歇中亦应开启 0.5～1 小时，必要时可在操作过程中开启（应注意对操作人员眼部、皮肤等的保护）。

紫外线灭菌的特点是：①直线传播，可被不同的表面反射或吸收，穿透力微弱，因此适合于物料表面的灭菌，不适用于药液和固体物质深部的灭菌；②易穿透清洁空气及纯净的水，适用于无菌室空气的灭菌、蒸馏水的灭菌；③可被普通玻璃吸收，因此装于普通玻璃容器中的药物不能以此法灭菌。

（3）微波灭菌法 系指用微波照射而产生的热杀灭微生物的方法。微波系指频率在 300MHz 到 300GHz 之间的高频电磁波。微波灭菌具有低温、常压、灭菌速度快（一般为 2～3 分钟）、高效、均匀、保质期长（不破坏药物原有成分，灭菌后的药品存放期可增加 1/3 以上）、节约能源、不污染环境、操作简单、易维护等优点。微波灭菌适用于液体及固态物料的灭菌。

（二）化学灭菌法

化学灭菌法（chemical sterilization）系指用化学药品直接作用于微生物而将其杀死的方法。化学灭菌的目的在于减少微生物的数目，以控制一定的无菌状态，可分为气体灭菌法、气相灭菌法和液相灭菌法。

1. 气体灭菌法 系指用化学灭菌剂形成的气体杀灭微生物的方法。常用的是环氧乙烷，一般与 80%～90% 的惰性气体混合使用，在充有灭菌气体的高压腔室内进行。适用于不耐高温、不耐辐射物品的灭菌，如医用器具、塑料制品和药品包装材料等，干粉类产品不建议采用本法灭菌。采用气体灭菌法时，应注意灭菌气体的可燃可爆性、致畸性和残留毒性。

（1）环氧乙烷灭菌法 该法是采用环氧乙烷灭菌器对封闭在灭菌室内的物品进行熏蒸灭菌。主要特点是穿透力强，杀菌广谱，灭菌彻底，对物品无腐蚀无损害等。

（2）甲醛溶液加热熏蒸灭菌法 该法灭菌较彻底，但所需时间长、操作不便、对操作人员身体的损害大等原因，正逐渐被市场淘汰。

（3）臭氧灭菌法　该法利用臭氧进行灭菌，为《GMP 验证指南》中推荐的消毒方法。该法将臭氧发生器安装在中央空调净化系统送、回风总管道中与被控制的洁净区采用循环形式灭菌。

臭氧灭菌的特点是：①不需增加室内消毒设备；②可以使臭氧迅速扩散到洁净室的每个角落，臭氧浓度分布均匀，因而对空气的浮游菌及设备、建筑物表面的沉降菌落都能消毒；③对空气净化过滤系统滋生的霉菌和杂菌起到了杀灭作用；④灭菌时间短（一般只需 1 小时）、操作简便、效果好。

2. 气相灭菌法　系指通过分布在空气中的灭菌剂杀灭微生物的方法。常用的灭菌剂包括过氧化氢（H_2O_2）、过氧乙酸（CH_3CO_3CH）等，气相灭菌适用于密闭空间的内表面灭菌。

灭菌前灭菌物品应进行清洁。灭菌时应最大限度暴露表面，确保灭菌效果。灭菌后应将灭菌剂残留充分去除或灭活。

3. 液相灭菌法　系指将被灭菌物品完全浸泡于灭菌剂中达到杀灭物品表面微生物的方法。具备灭菌能力的灭菌剂包括：过氧乙酸、氢氧化钠、过氧化氢、次氯酸钠等。此外，还有一些杀菌剂溶液，如 0.1%～0.2% 苯扎溴铵（新洁尔灭）溶液、2% 左右的酚或煤酚皂溶液、75% 乙醇等，常可作为其他灭菌法的辅助措施，适合于皮肤、无菌设备和器具的消毒。灭菌剂种类的选择应考虑灭菌物品的耐受性。灭菌剂浓度、温度、pH、生物负载、灭菌时间、被灭菌物品表面的污染物等是影响灭菌效果的重要因素。

（三）无菌操作法

无菌操作法（aseptic processing）系指在整个过程控制在无菌条件下制备无菌制剂的操作方法。它不是一个灭菌过程，而是保持无菌原料无菌度的方法，适用于一些不耐热药物的注射剂、眼用制剂、海绵剂和创伤制剂的制备，产品一般不再灭菌。因此无菌操作所用的一切用具、材料及环境，均需按照前述的灭菌法灭菌，操作需在无菌操作室或无菌柜内进行。

1. 无菌操作室的灭菌　无菌操作室多采用灭菌和除菌相结合的方式灭菌。

流通空气采用过滤除菌法；静止环境的空气采用汽相灭菌法（如过氧化氢灭菌器）、紫外线灭菌法等方式灭菌。

除上述方法定期进行较彻底的灭菌外，还要对室内的空间、用具、地面、墙壁等用外用灭菌剂（如3% 酚溶液等）喷洒或擦拭。其他用具尽量用热压灭菌法或干热灭菌法灭菌。

2. 无菌操作　无菌操作室、层流洁净工作台和无菌操作柜是无菌操作的主要场所，要求达到 A 级空气净化的条件。用无菌操作法制备注射剂时，大多数需要加入抑菌剂。小量无菌制剂的制备，可采用无菌操作柜（图 3-11）进行无菌操作，使用方便，效果可靠。

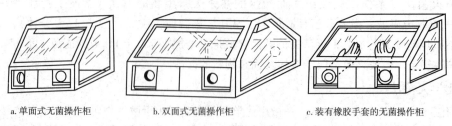

a. 单面式无菌操作柜　　b. 双面式无菌操作柜　　c. 装有橡胶手套的无菌操作柜

图 3-11　无菌操作柜

（四）灭菌设备

生产中最常用的、可靠的灭菌方法是湿热灭菌法，湿热灭菌设备已经规范化生产，本部分主要介绍湿热灭菌设备。

1. 卧式热压灭菌柜　卧式热压灭菌柜是一种大型灭菌柜，全部用坚固的合金制成，带有夹套的灭菌柜内备有带轨道的格车，分为若干格，如图 3-12 所示。

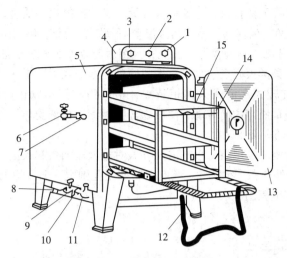

图 3-12　卧式热压灭菌柜

1. 消毒室压力表；2. 温度表；3. 高层压力表；4. 仪表盒；5. 锅身；
6. 总蒸汽阀；7. 里锅放气阀；8. 里锅放水阀；9. 里锅进气阀；10. 外锅放水阀；
11. 外锅放气阀；12. 车架；13. 锅门；14. 药物车；15. 拉手

知识链接

灭菌柜的操作方法

先打开夹套中蒸汽加热10分钟，当夹套内压力升至所需压力时，将带灭菌的药品放置于铁丝篮中，排列于格车架上，推入柜内，关闭柜门，并将门闸旋紧。夹套加热完成后，将加热蒸汽通入柜内，温度上升至规定温度（如116℃）时，开始计时，保持柜内压力维持不变。达到规定灭菌时间，先关蒸汽阀，排气，当蒸汽压力降至"0"时，方可开启柜门，待灭菌物品冷却后取出。

使用注意：①使用饱和蒸汽；②必须排尽柜内空气；③灭菌时间以全部药液温度达到规定温度时开始计时；④灭菌完毕后，必须使柜内压力与大气压相等，稍稍打开柜门10~15分钟后，再全部打开，确保安全生产。

2. 水浴式灭菌柜　采用去离子水为加热介质，对输液瓶内的药液进行热力灭菌。灭菌柜结构如图3-13所示。国内已有多种型号使用，配有电脑控制系统，精确控制灭菌温度和时间，有利于GMP管理。

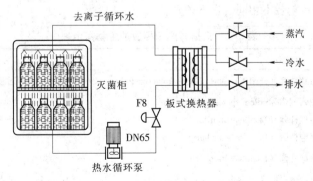

图 3-13　水浴式灭菌柜结构图

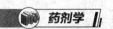

水浴式灭菌柜特点：采用 F_0 监控仪，电脑准确计算，实时监控灭菌质量；采用热循环泵将去离子水垂直喷淋于药瓶，均匀无死角。任何部位瓶内药液温差<0.5℃，受热均匀；温度控制精确，升温、保温、降温过程中，药液温度变化平缓，避免爆瓶、破瓶；灭菌后药瓶表面洁净光亮。

3. 旋转式水浴灭菌柜 该类灭菌柜的基本结构和原理与水浴式灭菌柜一致，并在柜内增加一个旋转内筒和相应的传动机构。旋转式水浴式灭菌柜特点：柜体内转筒可以正向和反向旋转，且可无级调速（4~10r/min）；灭菌时玻璃瓶随内筒转动，使瓶内药液翻滚，药液受热均匀快速，不易产生沉淀，满足脂肪乳和其他混悬型输液的灭菌工艺要求。

4. 平移门安瓿水浴灭菌柜 采用高温水淋浴的方式对输液瓶加热和灭菌，对安瓿针剂、口服液等瓶装液体制剂可同时进行灭菌处理和真空检漏。具有温度控制范围宽，温度均匀，调控可靠等特点。图 3-14 为平移门安瓿水浴灭菌柜流程图。

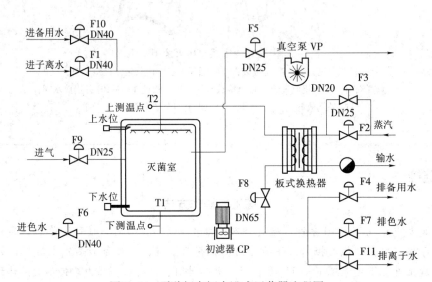

图 3-14　平移门安瓿水浴式灭菌器流程图

（五）灭菌工艺的验证

灭菌工艺的验证是无菌保证的必要条件。灭菌工艺经过验证后，方可交付正式使用。在药品生产过程中，应进行厂房、设施及设备的安装确认、运行确认、性能确认和产品的验证。

1. 生物指示剂 生物指示剂是一种对特定灭菌程序有确定及稳定耐受性的特殊活微生物或制品，可用于灭菌设备的性能确认，特定物品的灭菌工艺研发、建立、验证，生产过程灭菌效果的监控，也可用于隔离系统和无菌洁净室除菌效果的验证评估等。

（1）分类　生物指示剂可分为：载体型生物指示剂、芽孢悬液生物指示剂和自含式生物指示剂。不同灭菌方法使用的生物指示剂各不相同（表 3-2）。

表 3-2　灭菌方法和相应的生物指示剂

灭菌方法	生物指示剂	备注
湿热灭菌法	嗜热脂肪地芽孢杆菌（Geobacillus stearothermophilus）	过度杀灭法常用
	生孢梭菌（Clostridium sporogenes）	
	枯草芽孢杆菌（Bacillus subtilis）	热不稳定物品灭菌常用
	凝结芽孢杆菌（Bacillus coagulans）	
干热灭菌法	萎缩芽孢杆菌（Bacillus astrophaeus）	
	大肠埃希菌内毒素（Escherichia coli endoxin）	细菌内毒素灭活验证用
气体灭菌法	萎缩芽孢杆菌（Bacillus astrophaeus）	环氧乙烷气体灭菌

续表

灭菌方法	生物指示剂	备注
过滤除菌法	缺陷短波单胞菌（Brevundimonas diminuta）	
汽相灭菌法	嗜热脂肪地芽孢杆菌（Geobacillus stearothermophilus） 萎缩芽孢杆菌（Bacillus astrophaeus） 生孢梭菌（Clostridium sporogenes）	
液相灭菌法	萎缩芽孢杆菌（Bacillus astrophaeus） 枯草芽孢杆菌（Bacillus subtilis）	

（2）生物指示剂的耐受性　是指其所含的微生物能够耐受各种灭菌程序的能力。一般用 D 值来表示，生物指示剂的主要质量参数包括总芽孢数、D 值和存活时间、杀灭时间。

2. 灭菌参数

（1）D 值　D 值是指将试验微生物杀灭 90% 所需的灭菌时间或灭菌剂量［《中国药典》（2020 年版）］，为了便于理解，本节中 D 值指的是，一定温度下，杀灭 90% 微生物（下降一个对数单位）时所需的灭菌时间，以分钟表示。

在一定灭菌条件下，不同微生物具有不同的 D 值；同一微生物在不同的灭菌条件下，D 值亦不同（如含嗜热脂肪地芽孢杆菌的 5% 葡萄糖水溶液，121℃ 热压蒸汽灭菌的 D 值为 2.4 分钟，105℃ 的 D 值为 87.8 分钟）。因此，D 值随微生物的种类、环境和灭菌温度的变化而异。相同灭菌条件下，D 值大，说明微生物耐热强。

研究表明，对于加热或辐射灭菌，灭菌时微生物的杀灭速度符合一级过程，即：

$$\frac{dN}{dt} = -kN \tag{3-7}$$

或，

$$\lg N_t = \lg N_0 - \frac{kt}{2.303} \tag{3-8}$$

式中，N_0 为原有微生物数；N_t 为灭菌时间为 t 时残存的微生物数；k 为灭菌速度常数。$\lg N_t$ 对 t 作图得一直线，斜率 $= -k/2.303 = (\lg N_t - \lg N_0)/t$，令斜率的负倒数为 D 值，即：

$$D = \frac{2.303}{k} = \frac{t}{\lg N_0 - \lg N_t} \tag{3-9}$$

由式（3-9）可知，当对数下降值 $LRV = \lg N_0 - \lg N_t = 1$ 时，$D = t$。即 D 的物理意义为，在一定温度下杀灭微生物 90% 或残存率为 10% 时所需的灭菌时间。

（2）Z 值　又称灭菌温度系数，系某种微生物 D 值（灭菌时间）减少一个对数单位，灭菌温度升高的值（℃），通常取 10℃。

灭菌条件不同，其灭菌速率也不同。当灭菌温度升高时，速度常数 k 增大，而 D 值（灭菌时间）随温度的升高而减少，在一定温度范围内（100~138℃）$\lg D$ 与温度 T 之间呈直线关系。

令，

$$Z = \frac{T_2 - T_1}{\lg D_{T_1} - \lg D_{T_2}} \tag{3-10}$$

由式可知，Z 值为降低一个 $\lg D$ 值所需升高的温度数，即灭菌时间减少到原来的 1/10 所需升高的温度，或在相同灭菌时间内，杀灭 90% 的微生物所需提高的温度。如 $Z = 10℃$，意思是灭菌时间减少到原来灭菌时间的 10%，而具有相同的灭菌效果，所需升高的灭菌温度为 10℃。式（3-10）可以改写为：

$$\frac{D_2}{D_1} = 10^{\frac{T_1 - T_2}{Z}} \tag{3-11}$$

设 $Z = 10℃$，$T_1 = 110℃$，则 $D_2 = 0.079 D_1$，即 110℃ 灭菌 1 分钟与 121℃ 灭菌 0.079 分钟，其灭菌效果

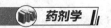

相当。

若 $Z=10℃$，灭菌温度每增加 1 度，则 $D_1=1.259D_2$，即温度每增加 $1℃$，其灭菌速率提高 25.9%。

（3）F 值　在一定灭菌温度（T）下给定的 Z 值所产生的灭菌效果，与在参比温度（T_0）下给定的 Z 值所产生的灭菌效果相同时，所相当的灭菌时间，F 值常用于干热灭菌，其数学表达式如下：

$$F = \Delta t \sum 10^{\frac{T-T_0}{Z}} \tag{3-12}$$

式中，Δt 为被灭菌物料在某温度下的灭菌时间间隔，分钟，一般为 0.5~1.0 分钟；T 为每个时间间隔 Δt 时间内所测得的灭菌物料温度，$℃$；T_0 为参比温度，$℃$；根据式（3-12），F 是指在一定灭菌温度（T）下给定的 Z 值所产生的灭菌效果与在参比温度（T_0）下给定的 Z 值所产生的灭菌效果相同时，其灭菌效果相当于在参比温度下的灭菌时间，F 值常用于干热灭菌。

（4）F_0 值　在湿热灭菌时，在一定灭菌温度（T），Z 值为 $10℃$ 时所产生的灭菌效果与 $T_0=121℃$，Z 值为 $10℃$ 所产生的灭菌效果相同时，所相当的时间（分钟）。以嗜热脂肪地芽孢杆菌作为生物指示菌，该菌在 $121℃$ 时，Z 值为 $10℃$，则：

$$F_0 = \Delta t \sum 10^{\frac{T-121}{10}} \tag{3-13}$$

也就是说，无论温度如何变化，t 分钟内的灭菌效果相当于在 $121℃$ 下灭菌 F_0 时间的效果，即它把所有温度下灭菌时间转换成 $121℃$ 下等效的灭菌时间。因此称 F_0 为标准灭菌时间（分钟）。按式（3-13）定义的 F_0 又叫物理 F_0，体现了灭菌温度与时间对灭菌效果的统一，更为精确和实用。目前 F_0 仅限用于热压灭菌。

灭菌过程中，只需记录灭菌的温度与时间，就可算出 F_0，假设如下数据，Δt 取 1 分钟，即每分钟测量一次温度。

灭菌过程中不同时间对应的温度见表 3-3。

表 3-3　灭菌过程中不同时间对应的温度

时间（分钟）	0	1	2	3	4	5	6	7
温度（℃）	100	102	104	106	108	110	112	114
时间（分钟）	8~38	39	40	41	42	43	44	45
温度（℃）	115	114	112	110	108	104	102	100

按表 3-3 中数据计算，得 $F_0=8.6$，计算过程如下：

$$F_0 = \Delta t \sum 10^{\frac{T-121}{10}} = 1 \times [\, 10^{\frac{100-121}{10}} + 10^{\frac{102-121}{10}} + 10^{\frac{104-121}{10}} + 10^{\frac{106-121}{10}} + 10^{\frac{108-121}{10}} +$$

$$10^{\frac{110-121}{10}} + 10^{\frac{112-121}{10}} + 10^{\frac{114-121}{10}} + 10^{\frac{115-121}{10}} \times 30 + 10^{\frac{114-121}{10}} + 10^{\frac{112-121}{10}} + 10^{\frac{110-121}{10}} +$$

$$10^{\frac{108-121}{10}} + 10^{\frac{104-121}{10}} + 10^{\frac{102-121}{10}} + 10^{\frac{100-121}{10}} \,] = 8.6 (分钟)$$

计算结果说明 45 分钟内一系列温度下的灭菌效果相当于在 $121℃$ 灭菌 8.6 分钟的灭菌效果。

F_0 的计算要求测定灭菌物品内部的实际温度，并将不同温度与时间对灭菌的效果统一在 $121℃$ 湿热灭菌的灭菌效力，它包括了灭菌过程中升温、恒温、冷却三部分热能对微生物的总致死效果。故 F_0 值可作为灭菌过程的比较参数，对于灭菌过程的设计及验证灭菌效果具有重要意义。

将计算机与灭菌器连接，式（3-13）编入计算机程序中，就可自动显示 F_0 值。F_0 值随温度变化而呈指数变化，因此温度即使有很小的差别（如 0.1~1.0℃），将对 F_0 值产生显著影响。

根据式（3-9）可得出 F_0 的计算公式（3-14），即 F_0 值等于 $121℃$ 下 D 值与微生物的对数降低值的乘积。由于 F_0 由微生物的 D 值和初始数及残存数所决定，所以 F_0 又叫生物 F_0。

$$F_0 = D_{121} \times (\lg N_0 - \lg N_t) \tag{3-14}$$

式中，N_t 是灭菌后预期达到的微生物残存数，又叫染菌度概率，一般取 N_t 为 10^{-6}，即原有菌数的百万分之一，或 100 万个制品中只允许有一个制品染菌。此时认为到达了可靠的灭菌效果。比如将含有 200 个嗜热脂肪地芽孢杆菌的 5% 葡萄糖水溶液在 121℃ 热压灭菌时，其 D 值为 2.4 分钟。则 $F_0 = 2.4 \times (\lg 200 - \lg 10^{-6}) = 19.92$（分钟），因此 F_0 值也可认为是相当于 121℃ 热压灭菌时杀死容器中全部微生物所需要的时间。

为了保证 F_0 值的灭菌效果，应主要解决以下两个问题：①根据式（3-14），若 N_0 越大，即被灭菌物中微生物数越多，则灭菌时间越长，故尽可能减少各工序中微生物对药品的污染，分装好的药品应尽快灭菌，以使初始微生物数在最低水平。最好使每个容器的含菌量控制在 10 以下（即 $\lg N_0 \leqslant 1$）。②为了得到可靠的灭菌效果，一般增加 50% 的 F_0 值，如规定 F_0 为 8 分钟，则实际操作应控制 F_0 为 12 分钟。

六、空气净化技术

（一）概述

空气净化技术是能创造洁净空气环境的各种技术的总称。根据不同行业要求和洁净标准，可分为工业洁净和生物洁净。工业洁净是除去空气中的悬浮的尘埃粒子；生物洁净不仅去除空气中的粉尘、还要除去微生物等，保证制剂生产的洁净环境。

洁净区的设计必须符合相应的洁净度要求。我国 2010 年 GMP 修订版将无菌药品生产所需洁净区分为 A、B、C、D 四个级别，并规定了"静态"和"动态"的标准。

A 级为高风险操作区，如：灌装区、放置胶塞桶、敞口安瓿瓶、敞口西林瓶的区域及无菌装配或连接操作的区域，应当用单向流操作台（罩）维持该区的环境状态。

B 级为无菌配制和灌装等高风险操作 A 级洁净区所处的背景区域。

C 级和 D 级为无菌制剂生产过程中重要程度较低操作步骤的洁净区。

以上各级别空气悬浮粒子标准规定和洁净区微生物监控的动态标准见表 3-4、3-5。

表 3-4　洁净室（区）各级别洁净度空气悬浮粒子的标准规定

洁净度级别	悬浮粒子最大允许数/立方米			
	静态①		动态②	
	≥0.5μm	≥5μm	≥0.5μm	≥5μm
A 级	3520	20	3520	20
B 级	3520	29	352000	2900
C 级	352000	2900	3520000	29000
D 级	3520000	29000	不作规定	不作规定

注：①静态指生产操作全部结束、操作人员撤出生产现场，并经过 15~20 分钟自净后，洁净区的状态；②动态指生产设备按预订的工艺模式运行，并有规定数量的操作人员在现场操作。

表 3-5　洁净区微生物监控的动态标准①

级别	浮游菌	沉降菌（φ90mm）	表面微生物	
	cfu/m³	cfu/4h②	接触碟（φ55mm）cfu/碟	5 指手套 cfu/手套
A 级	<1	<1	<1	<1
B 级	10	5	5	5
C 级	100	50	25	—
D 级	200	100	50	—

注：①单个沉降碟的暴露时间可以少于 4 小时，同一位置可使用接触碟连续进行监测并累计数；②表中数据均为平均值。

不同无菌制剂的生产工艺对空气洁净度有不同的要求（表 3-6、3-7）。

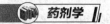

表 3-6　最终灭菌的无菌药品的生产操作环境

洁净度级别	最终灭菌产品
C 级背景下的局部 A 级	高污染风险①的产品灌装（或灌封）
C 级	产品灌装（或灌封）；高污染风险产品②的配制和过滤；眼用制剂、无菌软膏剂、无菌混悬剂等的配制、灌装（或灌封）；直接接触药品的包装材料和器具最终清洗后的处理
D 级	轧盖；灌装前物料的准备；产品配制（指浓配或采用密闭系统的配制）和过滤

注：①此处指产品容易长菌、灌装速度慢、灌装容器为广口瓶、容器需暴露数秒后方可密封等状况；②此处指产品容易长菌、配制后需等待较长时间方可灭菌或不在密闭系统中配制等状况。

表 3-7　非最终灭菌的无菌药品的生产操作环境

洁净度级别	非最终灭菌产品
B 级背景下的局部 A 级	处于未完全密封①状态下产品的操作和转运，如产品灌装（或灌封）、分装、压塞、轧盖等；灌装前无法除菌过滤的药液或产品的配制；直接接触药品的包装材料和器具灭菌后的装配，以及处于未完全封闭状态下的转运和存放；无菌原料药的粉碎、过筛、混合、分装
B 级	处于未完全密封②状态下产品的操作和转运；直接接触药品的包装材料和器具灭菌后处于密闭容器内的转运和存放
C 级	灌装前可除菌过滤的药液或产品的配制；产品的过滤
D 级	直接接触药品的包装材料和器具的最终清洗、装配或包装、灭菌

注：①轧盖前产品视为处于未完全密封状态；②根据已压塞产品的密封性、轧盖设备的设计、铝盖的特性等因素，可选择在 C 级或 D 级背景下的 A 级送风环境中进行。A 级送风环境应当至少符合 A 级区的静态要求。

（二）空气净化技术

1. 空气的过滤　目前主要采用空气过滤器对空气进行净化。过滤器按过滤效率可分为初效过滤器、中效过滤器、高中效过滤器、亚高效过滤器、高效过滤器和超高效过滤器，每种过滤器按照效率级别又分若干种。不同效率级别的参数见表 3-8、3-9。

表 3-8　初效、中效、高中效和亚高效空气过滤器效率

效率级别	代号	迎面风速 m/s	额定风量下的效率①（E）%	
初效 1	C1			50>E≥20
初效 2	C2			E≥50
初效 3	C3	2.5	标准试验尘	50>E≥10
初效 4	C4		计重效率②	E≥50
中效 1	Z1		计数效率③	40>E≥20
中效 2	Z2	2.0	（粒径≥2.0μm）	60>E≥40
中效 3	Z3		计数效率	70>E≥60
高中效	GZ	1.5	（粒径≥0.5μm）	95>E≥70
亚高效	YG	1.0		99.9>E≥95

注：①效率：在额定风量下，空气过滤器去除流通空气中颗粒物的能力，即空气过滤器上、下风侧气流中颗粒物浓度之差与上风侧气流中颗粒物浓度之比；②计重效率：在额定风量下，空气过滤器去除流通空气中标准试验尘质量的效率；③计数效率：在额定风量下，空气过滤器去除流通空气中特定光学粒径或粒径范围的颗粒物数量的效率。

表 3-9 高效和超高效空气过滤器效率

效率级别	效率级别	额定风量下的效率[①] (E)%
高效	35	≥99.95
	40	≥99.99
	45	≥99.995
超高效	50	≥99.999
	55	标准试验尘 计数效率[②] ≥99.9995
	60	≥99.9999
	65	≥99.99995
	70	≥99.99999
	75	≥99.999995

注：①效率：对过滤元件进行试验时，过滤元件过滤掉的气溶胶量与气溶胶量之比。②计数效率：在额定风量下，空气过滤器去除流通空气中特定光学粒径或粒径范围的颗粒物数量的效率。

（1）初效过滤器　初效过滤器主要滤除粒径大于 5μm 的悬浮粉尘，过滤效率可达 20%~80%，通常用于上风侧的新风过滤，除了捕集大粒子外，还防止中、高效过滤器被大粒子堵塞，以延长中、高效过滤器的寿命。因此也叫预过滤器（pre-filter）。滤材一般选用易清洗、易更换的粗、中孔泡沫塑料或 WPC-200 涤纶无纺布。

（2）中效过滤器　中效过滤器主要用于滤除大于 1μm 的尘粒，过滤效率达到 20%~70%，一般置于亚高或高效过滤器之前，用以保护高效过滤器。中效过滤器的外形结构大体与初效过滤器相似，为袋式过滤器，滤材一般为玻璃纤维、WZ-CP-2 无纺布或中、细孔泡沫塑料。

（3）亚高效过滤器　亚高效过滤器主要滤除小于 1μm 的尘埃，过滤效率在 95%~99.9% 之间，置于高效过滤器之前以保护高效过滤器，常采用叠式过滤器，滤材为玻璃纤维。

（4）高效过滤器和超高效过滤器　前者主要滤除小于 0.5μm 的尘埃，对粒径 0.3μm 尘粒的过滤效率在 99.97% 以上；后者主要滤除小于 0.3μm 的微粒、烟雾及微生物等，对 0.1~0.2μm 的微粒过滤效率在 99.999%。二者一般装在通风系统的末端，必须在中效过滤器或在亚高效过滤器的保护下使用。其结构主要是折叠式空气过滤器，滤材用超细玻璃纤维滤纸，特点是效率高、阻力大、不能再生、安装时正反方向不能倒装。

（5）过滤器的组合　在高效空气净化系统中通常采用三级过滤装置：初效过滤→中效过滤→高效过滤。使空气由初效到高效通过，逐步净化。组合的过滤器级别不同，得到不同的净化效果。组合式净化空调系统的基本流程如图 3-15 所示。中效过滤器安装在风机的出口处，以保证中效过滤器以后的净化处于正压。

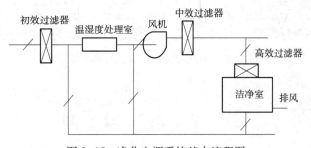

图 3-15　净化空调系统基本流程图

2. 单向流净化　气流的运动形式是同向平行状态，又称层流。各流线间的粒子不易相互扩散，即使气流遇到人、物等发尘部位，尘粒会随平行流迅速流出，从而获得更高的洁净度。单向流分为垂直单向流与水平单向流，常用于 A、B 级的洁净区，如图 3-16 所示。

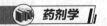

（1）垂直单向流　垂直单向流以高效过滤器为送风口布满顶棚，地板全部做成格栅地板回风口，或采用侧墙下回，使气流自上而下平行流动。多用于灌封点的局部保护和超净工作台。

（2）水平单向流　水平单向流以高效过滤器为送风口布满一侧壁面，对应壁面布满回风格栅，气流以水平方向流动。多用于洁净室的全面控制。

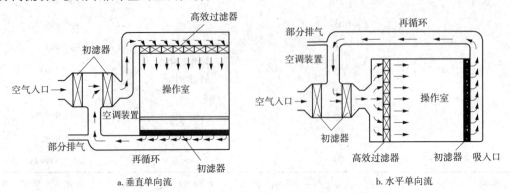

图 3-16　垂直单向流和水平单向流的气流方式示意图

3. 非单向流净化　非单向流流也称乱流，或称紊流。气流具有不规则的运动轨迹。这种流动，送风口只占洁净室断面很小的一部分，送入的洁净空气很快扩散到全室，含尘空气被洁净空气稀释后降低了粉尘的浓度，以达到空气净化的目的。因此，室内洁净度与送回风的布置形式及换气次数有关。一般送风量按室内换气次数 25 次/小时，或 15 次/小时计。乱流洁净室多种送、回风形式，根据洁净等级和生产需要而定。非单向流净化因设备投入及运行成本比较低，在药品生产上广泛应用，但洁净效果差。乱流洁净室送、回风布置形式如图 3-17 所示。

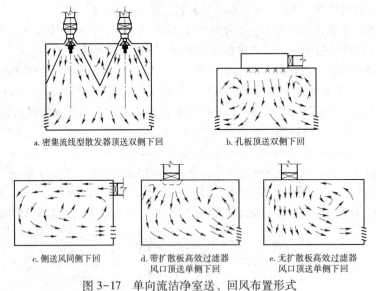

图 3-17　单向流洁净室送、回风布置形式

第三节　注　射　剂

一、概述

注射剂（injections）系指原料药物或与适宜的辅料制成的供注入体内的无菌制剂。注射剂可分为注

射液、注射用无菌粉末与注射用浓溶液等。注射剂是临床应用最广泛的剂型之一，在临床治疗中占有重要地位。

注射液指原料药物或与适宜的辅料制成的供注入体内的无菌液体制剂，包括溶液型、乳状液型及混悬型等，可用于皮下注射、皮内注射、肌内注射、静脉注射、静脉滴注、鞘内注射、椎管内注射等。其中，混悬型注射液不得用于静脉注射或椎管内注射；乳状液型注射液不得用于椎管内注射；中药注射剂一般不宜制成混悬型注射液。此外，供静脉滴注用的大容量注射液也可称为输液。注射用浓溶液系指原料药物与适宜辅料制成的供临用前稀释后注射的无菌浓溶液。本节主要介绍小容量注射液，输液和注射用无菌粉末将分别在第四、第五节进行介绍。

（一）注射剂的特点

1. 药效迅速、作用可靠　注射剂在临床应用时均以液体状态直接注入人体组织、血管或器官内，所以吸收快，作用迅速。特别是静脉注射，药物可直接进入血液循环，更适合于抢救危重患者之用。且注射剂由于不经过胃肠道，不受消化液及食物的影响，故剂量准确、作用可靠，易于控制。

2. 适用于不易口服的药物及不能口服的患者　某些药物不易被胃肠道吸收，或具有刺激性，或易被消化液破坏，这种药物可制成注射剂。如酶、蛋白等生物技术药物，常制成粉针剂。术后禁食、昏迷等状态的患者，或患消化系统疾病的患者均不能口服给药，宜采用注射给药。

3. 可产生长效作用，还可局部定位给药　一些长效注射剂，可在注射部位形成药物储库，缓慢释放药物达数天、数周或数月之久，如注射用醋酸亮丙瑞林每4周注射1次。有的药物局部定位给药，如盐酸普鲁卡因注射液可准确定位，产生局部麻醉作用；消痔灵注射液等可用于痔核注射；当归注射液可以穴位注射发挥特有的疗效。

4. 依从性较差　注射疼痛，使用不便，需专业人员和相应的注射器和设备。

5. 质量要求高，价格昂贵　注射剂质量要求比其他剂型更严格，制造过程复杂，生产成本高。

（二）注射剂的给药途径

注射剂的给药途径根据临床治疗的需要，可以有静脉、脊椎腔、肌内、皮下注射和皮内等多种给药部位。给药部位不同，对制剂的质量要求也不一样。

1. 皮内注射（intracutaneous injection）　注射于表皮与真皮之间，一般注射部位在前臂。一次注射量在0.2ml以下，常用于过敏性试验或疾病诊断，如青霉素皮试液、破伤风皮试液等。

2. 皮下注射（subcutaneous injection）　注射于真皮与肌内之间的松软组织内，注射部位多在上臂外侧，一般用量为1~2ml。皮下注射剂主要是水溶液，但药物吸收速度稍慢。由于人的皮下感觉比肌肉敏感，故具有刺激性的药物及油或水的混悬液，一般不宜作皮下注射。

3. 肌内注射（intramuscular injection）　注射于肌肉组织中，注射部位大都在上臂三角肌。肌内注射较皮下注射刺激小，注射剂量一般为1~5ml。肌内注射除水溶液外，尚可注射油溶液、混悬液及乳浊液。油性注射液在肌肉中吸收缓慢而均匀，可起延效作用，且乳状液有一定的淋巴靶向性。

4. 静脉注射（intravenous injection）　药物直接注入静脉，发挥药效最快，常用于急救、补充体液和供营养之用。根据临床药物治疗需要，静脉注射又分为直接静脉推注和静脉滴注两种类型。静脉推注经常用于需要立即发挥作用的治疗，静脉滴注通常用于常规性治疗，由于静脉滴注时，输入体内的液体量较大，一次治疗需几百毫升至几千毫升，因此又称为"大输液"。

5. 鞘内注射（intrathecal injection）　注入脊椎四周蛛网膜下腔内。由于神经组织比较敏感，且脊髓液循环较慢，故注射剂必须等渗，注入时应缓慢。注入一次剂量不得超过10ml，其pH应控制在5.0~8.0。

6. 动脉内注射（intra-arterial injection）　注入靶区动脉末端，如诊断用动脉造影剂、肝动脉栓塞剂等。

7. 其他　包括心内注射（intracardiac injection）、关节内注射（intra-articular injection）、滑膜腔内注射（intrasynovial injection）、椎管内注射（intraspinal injection）及穴位注射（acupoint injection）等。

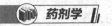

二、注射剂的处方组成

注射剂的处方主要由主药、溶剂和附加剂（包括 pH 调节剂、抗氧剂、络合剂、增溶剂、渗透压调节剂、抑菌剂、助悬剂、局麻剂等）组成。

（一）常用注射用溶剂

1. 注射用水（water for injection） 是最常用的溶媒，配制注射剂时必须用注射用水，有关注射用水的制备和质量要求请参见本章第二节。

2. 注射用油（oil for injection） 为大豆油，《中国药典》（2020 年版）规定供注射用的大豆油，为淡黄色的澄清液体；无臭或几乎无臭；相对密度为 $0.916\sim0.922$；折光率为 $1.472\sim1.476$，照紫外-可见分光光度法测定，以水为空白，在 450nm 波长处的吸光度不得超过 0.045。酸值应不大于 0.1，皂化值应为 $188\sim195$，碘值应为 $126\sim140$。还应检查脂肪酸组成、过氧化值、不皂化物、碱性杂质、重金属、微生物限度等是否符合要求。其他植物油，如花生油、玉米油、橄榄油、棉籽油、蓖麻油及桃仁油等经精制后也可供注射用。

评价注射用油质量的重要指标是碘值、皂化值、酸值。碘值反映油脂中不饱和键的多少，碘值过高，则含不饱和键多，油易氧化酸败。皂化值表示游离脂肪酸和结合成酯的脂肪酸总量，过低表明油脂中脂肪酸分子量较大或含不皂化物（如胆固醇等）杂质较多；过高则脂肪酸分子量较小，亲水性较强，失去油脂的性质。酸值高表明油脂酸败严重，不仅影响药物稳定性，且有刺激作用。

3. 其他注射用溶剂

（1）乙醇（alcohol） 为无色澄清液体；微有特臭；易挥发，易燃烧，燃烧时显淡蓝色火焰；加热至约78℃即沸腾。与水、甘油、挥发油或乙醚等可任意混溶，可供静脉或肌内注射。小鼠静脉注射的 LD_{50} 为 1.97g/kg，皮下注射为 8.28g/kg。采用乙醇为注射溶剂浓度可达 50%。但乙醇浓度超过 10% 时可能会有溶血作用或疼痛感。如氢化可的松注射液、乙酰毛花苷 C 注射液中均含一定量的乙醇。

（2）丙二醇（propylene glycol，PG） 即 1，2-丙二醇，为无色澄清的黏稠液体，无臭，有引湿性。本品与水、乙醇或三氯甲烷能任意混溶，能溶解多种挥发油，相对密度在 25℃ 时应为 $1.035\sim1.037$。其对药物的溶解范围广，广泛用于注射溶剂，供静脉注射或肌内注射。小鼠静脉注射的 LD_{50} 为 $5\sim8g/kg$，腹腔注射为 9.7g/kg，皮下注射为 18.5g/kg。复合注射用溶剂中常用含量为 $10\%\sim60\%$，用作皮下注射或肌内注射时有局部刺激性。其对药物的溶解范围广，广泛用于注射溶剂，供静脉注射或肌内注射。如苯妥英钠注射液中含40%丙二醇。

（3）聚乙二醇（polyethylene glycol，PEG） 为环氧乙烷和水缩聚而成的混合物。可与水、乙醇相混溶，化学性质稳定，用作注射用溶剂为 PEG300、400 两种型号。PEG400 更常用，其相对密度为 $1.110\sim1.140$。运动黏度 [《中国药典》（2020 年版）四部通则 0633 第一法]，40℃时，毛细管内径为 1.2mm 或适合的毛细管内径）应为 $37\sim45mm^2/s$。如噻替派注射液以 PEG400 为注射溶剂。

（4）甘油（glycerin） 即丙三醇，为无色、澄清的黏稠液体；味甜；有引湿性。与水或乙醇能任意混溶，在丙酮中微溶，在三氯甲烷或乙醚中均不溶。相对密度在 25℃ 时不小于 1.257。折光率应为 $1.470\sim1.475$。小鼠皮下注射的 LD_{50} 为 10ml/kg，肌内注射为6ml/kg。由于黏度和刺激性较大，甘油不单独作注射溶剂用。常用浓度为 $1\%\sim50\%$。常与乙醇、丙二醇、水等组成复合溶剂，如普鲁卡因注射液的溶剂为95%乙醇（20%）、甘油（20%）与注射用水（60%）。

（5）二甲基乙酰胺（dimethylacetamide，DMA） 与水、乙醇任意混溶，对药物的溶解范围大，为澄明中性溶液。小鼠腹腔注射的 LD_{50} 为 3.266g/kg，常用浓度 0.01%。但连续使用时，应注意其慢性毒性。如氯霉素用 50%DMA 作溶剂，利血平注射液用 10%DMA、50%PEG 作溶剂。

（二）注射剂的附加剂

配制注射剂时，除主药外，还可根据制备及医疗的需要加入适宜的附加剂（additives for injection）。附加剂主要用于以下几个方面：①增加药物的溶解度或分散度；②增加药物稳定性；③调节渗透压；

④抑菌，抑菌效力应符合《中国药典》（2020 年版）抑菌效力检查法（四部通则 1121）的规定，静脉给药与脑池内、硬膜外、椎管内用的注射液均不得加抑菌剂；⑤调节 pH；⑥减轻疼痛或刺激。所用附加剂应不影响药物疗效，使用浓度不得引起毒性或明显的刺激性；与主药无配伍禁忌，不影响药物的疗效与含量测定。常用的附加剂见表 3-10。

表 3-10　注射剂常用的附加剂

附加剂	浓度范围（%）	附加剂	浓度范围（%）
增溶剂、润湿或乳化剂		**抗氧剂**	
聚氧乙烯蓖麻油	1~65	焦亚硫酸钠	0.1~0.2
聚山梨酯 20（吐温 20）	0.01	亚硫酸氢钠	0.1~0.2
聚山梨酯 40（吐温 40）	0.05	亚硫酸钠	0.1~0.2
聚山梨酯 80（吐温 80）	0.04~4.0	硫代硫酸钠	0.1
聚维酮	0.2~1.0	**金属离子螯合剂**	
脱氧胆酸钠	0.21	依地酸二钠	0.01~0.05
泊洛沙姆 188	0.21	**缓冲剂**	
稳定剂		醋酸，醋酸钠	0.22，0.8
肌酐	0.5~0.8	枸橼酸，枸橼酸钠	0.5，4.0
甘氨酸	1.5~2.25	乳酸	0.1
烟酸胺	1.25~2.5	酒石酸，酒石酸钠	0.65，1.2
辛酸钠	0.4	磷酸氢二钠，磷酸二氢钠	1.7，0.71
助悬剂		碳酸氢钠，碳酸钠	0.005，0.006
羟甲基纤维素	0.05~0.75	**抑菌剂**	
明胶	2.0	苯酚	0.25~0.5
果胶	0.2	甲酚	0.25~0.3
渗透压调节剂		氯甲酚	0.05~0.2
氯化钠	0.5~0.9	苯甲醇	1~3
葡萄糖	4~5	三氯叔丁醇	0.25~0.5
甘油	2.25	硫柳汞	0.01
局麻剂（止痛剂）		硝酸苯汞	0.001~0.002
盐酸普鲁卡因	0.5~2	尼泊金类	0.01~0.25
利多卡因	0.5~1.0	**保护剂**	
填充剂		乳糖	2~5
乳糖	1~8	蔗糖	2~5
甘露醇	1~10	麦芽糖	2~5
甘氨酸	1~10	人血白蛋白	0.2~2

（三）注射用原料药及辅料的要求

由于注射剂质量标准高，除了对杂质和重金属的限量更严格外，还对微生物及热原等有严格的规定。配制注射剂时，处方中所有组分（包括原料药及辅料）必须使用注射用规格，且必须符合《中国药典》（2020 年版）或我国其他的国家药品质量标准的要求。

三、注射剂的制备

注射剂制备的工艺过程包括原辅料的准备、水处理、容器的处理、药液的配制、过滤、灌封、灭菌与检漏、灯检、印字、包装等过程。由于各工艺过程对生产环境要求不同，对注射剂生产区域进行相对明确的划分，最终灭菌注射剂的制备工艺流程和环境区域划分如图 3-18 所示。

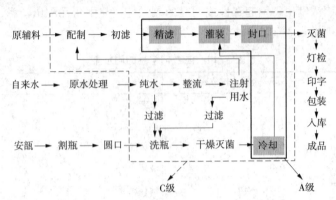

图 3-18　最终灭菌注射剂产品生产工艺流程与操作环境区域划分

（一）水处理

原水（饮用水等）→纯化水→注射用水。纯化水一般用于注射剂容器的初期冲洗；注射用水主要用于注射液的配制和注射剂容器的最后清洗。有关水处理的详细技术原理和工艺路线，参见本章第二节内容。

（二）容器的处理

注射剂容器（container for injection）应具有很强的密闭性和很高的化学惰性。根据组成材料不同分为玻璃容器和塑料容器。包括安瓿、卡式瓶、预填充注射器、塑料安瓿、输液瓶、输液袋等。本部分以安瓿为例，介绍注射剂容器的一般处理过程。

1. 安瓿

（1）分类　安瓿一般分为曲颈易折安瓿和粉末安瓿。有颈安瓿的容积通常为 1、2、5、10、20ml 几种规格。水针剂使用的曲颈易折安瓿，有色环易折安瓿和点刻痕易折安瓿两种。粉末安瓿系供分装注射用粉末或结晶性药物之用。为便于装入药物，其瓶身与颈同粗，在颈与身的连接处吹有沟槽，用时锯开，灌入溶剂溶解后注射。

知识拓展

双室西林瓶

近年来开发出一种可同时盛装药物粉末与溶剂的双室西林瓶（Mix-O-Vial），分为上下两隔室，下隔室装无菌药物粉末，上隔室盛装溶剂，中间用特制的隔膜分开，用时将顶部的塞子压下，隔膜打开，溶剂流入下隔室，将药物溶解后使用，特别适用于一些在溶液中不稳定的药物。

（2）安瓿的检查　为了保证注射剂的质量，安瓿必须符合药用玻璃国家药包材标准（YBB 标准），并且符合《中国药典》（2020 年版）"药包材通用要求指导原则"（四部通则 9621）和"药用玻璃材料和容器指导原则"（四部通则 9622）要求，相关内容可参见第十八章。

（3）安瓿的洗涤　目前国内药厂使用较多的洗涤方法有甩水洗涤法、加压喷射气水洗涤法和超声波洗涤法；此外，还可使用免洗涤安瓿。

1）甩水洗涤法　先用灌水机将安瓿灌满去离子水或蒸馏水，然后用甩水机将水甩出，如此反复三次，以达到清洗的目的。如安瓿需热处理，在安瓿灌满水后，送入灭菌柜中，加热蒸煮，趁热将安瓿内水甩干。甩水洗涤法一般适用于 5ml 以下的安瓿。

2）加压气水喷射式洗涤法 将经过加压的去离子水或蒸馏水与洁净的压缩空气，由针头交替喷入安瓿内，靠洗涤水与压缩空气交替数次强烈冲洗。冲洗的顺序为：气→水→气→水→气，一般 4~8 次。最后一次应采用通过微孔滤膜精滤过的注射用水。加压喷射气水洗涤法是目前认为有效的洗涤方法，特别适用于大安瓿与曲颈安瓿的洗涤。已有洗涤机系采用加压喷射气水洗涤与超声波洗涤相结合的方法。

3）超声波洗涤法 本法是利用超声波发生器发出超声波达到清洗的目的。先将安瓿浸没在清洗液中，在超声波作用下，安瓿与液体接触的界面处于超声振动状态，产生"空化"作用，将安瓿内外表面的污垢冲击剥落，完成粗洗，按气→水→气→水→气的顺序，用纯化水进行冲洗，注射用水进行精洗。

（4）免洗涤安瓿 在严格控制的车间内生产，并采用严密的包装，使用时只需洁净空气吹洗即可。

（5）安瓿的干燥与灭菌 安瓿洗涤后，一般放置于 120~140℃烘箱内干燥。需要无菌操作或低温灭菌的安瓿须 180℃ 干热灭菌 1.5 小时。大生产中多采用由红外线发射装置和安瓿传送装置组成的隧道式烘箱，内部平均温度为 200℃左右，有利于安瓿的烘干、灭菌连续化；采用适当的辐射元件组成的远红外线加热干燥装置，温度可达 250~350℃。在 350℃加热 5 分钟，即可达到灭菌目的。

2. 其他

（1）卡式瓶 为两端开口的管状筒形，瓶口用胶塞和铝盖密封，底部用胶塞密封，装入药后相当于没有针头和推杆的注射器。实施注射时将卡式瓶与针头装入配套的注射器械中，实施注射。

（2）大容量容器 有输液瓶、输液袋等，其他详见第十八章。

（三）药液的配制

1. 投料计算 配制前，应正确计算原料的用量，若在制备过程中（如灭菌后）或在贮存过程中药物含量易发生下降，应酌情增加投料量。含结晶水的药物应注意其换算。投料量可按下式计算：

$$原料（附加剂）用量 = 实际配液量 × 成品含量\%$$
$$实际配液量 = 实际灌注量 + 实际灌注时损耗量$$

2. 配液用具的选择与处理 大量生产时药物的配液操作一般在带有搅拌器的夹层锅中进行，以便通蒸汽加热或通冷水冷却。配制用具的材料有：耐酸碱搪瓷、不锈钢、玻璃、聚乙烯等。配制用具在用前要彻底清洗，并用新鲜注射用水荡洗或灭菌后备用。

3. 配液方法 药物溶液的配制方法有两种。①浓配法：是将全部药物原料加入到部分处方量溶剂中配成浓溶液，加热或冷藏后过滤，然后稀释至所需浓度的方法。此法优点是可滤除溶解度小的一些杂质。②稀配法：是将全部药物原料加入处方量的全部溶剂，一次性配成处方所需浓度的方法。此法适用于优质原料。

操作注意：①尽量减少污染；②调配顺序改变，可能会带来药物不稳定；③活性炭处理后可以增加药液的澄明度；④配制油性注射液，常将注射用油先经 150℃ 干热灭菌 1~2 小时，冷却至适宜温度（一般在主药熔点以上 20~30℃），趁热配制、过滤（一般在 60℃以下），温度不宜过低，否则黏度增大，不易过滤。

（四）注射液的过滤

配制好的注射液在灌装前需要过滤，以除去各种不溶性微粒，在注射剂生产中，一般采用二级过滤（初滤和精滤），初滤多采用砂滤棒或垂熔玻璃过滤器，精滤多采用微孔膜过滤器。过滤装置通常有高位静压过滤、减压过滤和加压过滤。

过滤器的材质、类型、过滤的方式、装置及过滤的原理等均会明显影响过滤的效果，详细参见本章第二节。

（五）注射液的灌封

注射液的灌封包括灌装和封口两步操作，应在同一操作室进行，灌装后应立即封口，以免污染。药液的灌装要求做到剂量准确，药液不沾瓶口。注入容器的量要比标示量稍多，以补偿在给药时由于瓶壁黏附和注射器、针头的吸留而造成的损失，保证用药剂量。《中国药典》（2020 年版）规定的注射剂的增

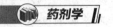

加装量见表3-11。

表3-11 注射液的增加装量通例

标示装量（ml）	0.5	1	2	5	10	20	50
易流动液（ml）	0.10	0.10	0.15	0.30	0.5	0.6	1.0
黏稠液（ml）	0.12	0.15	0.25	0.50	0.7	0.9	1.5

安瓿的封口要严密不漏气，颈端圆整光滑，无尖头和小泡等。封口方法有拉封和顶封两种。拉封封口比较严密，是目前常用的封口方法。工业化生产多采用全自动灌封机，灌装与封口可在同一台设备上完成。目前我国已经在注射剂生产线中使用洗灌封联动机。

灌装药液时还应注意：①剂量准确，灌装时的装量可按《中国药典》（2020年版）四部通则要求适当增加，确保注射给药实际剂量不少于标示量；②药液不沾瓶，活塞中心常设有毛细孔，可防止灌注器针头"挂水"并调节灌装速度，改善灌装速度过快导致的药液飞溅；③通惰性气体，接触空气易变质的药物，灌封时应先通入氮气、二氧化碳等惰性气体。操作时需保证使药液不会溅至瓶颈，又要保证安瓿内的空气除尽，一般采用空安瓿先充惰性气体，灌装药液后再充一次的方式。

在安瓿灌封过程中可能出现剂量不准，封口不严（毛细孔）、出现大头、焦头、瘪头、爆头等问题。焦头为较常出现的问题，主要由安瓿颈部沾有的药液在熔封时炭化而致。灌装时速度过快，溅起药液；针头位置不准确等，都会导致颈部沾药，导致焦头产生。充二氧化碳时容易发生瘪头、爆头。遇到此类常见的问题时，应逐一分析排查，予以解决。

（六）灭菌与检漏

1. 灭菌 注射剂灌封后应尽快灭菌，目前多采用湿热灭菌法，常用的灭菌条件为121℃15分钟或116℃40分钟。但灭菌后是否符合灭菌要求，还应通过试验确认。有关灭菌的相关理论和原理，请参见本章第二节。无菌操作生产的注射剂可以不灭菌。

2. 安瓿检漏 灭菌后应立即进行安瓿的漏气检查。灭菌完毕，可趁热在灭菌锅内加有颜色的冷水，安瓿遇冷内部气体收缩，有颜色水从漏气孔进入而被检出。或者，也可待压力降至常压后稍开锅门，放进冷水淋洗降温，然后关紧锅门并抽气，如安瓿漏气内部气体被抽出。抽气完毕开启有色水阀，使有色液体（0.05%曙红或亚甲蓝）进入锅内直至淹没安瓿为止。开启气阀使锅内压力恢复常压，此时，有色液体即从漏气的毛细孔进入，再将有色液体抽回贮器，开启锅门、用水淋洗安瓿后，清晰可见带色的漏气安瓿，而被检出剔除。深色注射液的检漏，可将安瓿倒置，灭菌时安瓿内气体膨胀，将药液从漏气的细孔挤出，使药液减少或成空安瓿而被剔除。

（七）灯检、印字和包装

1. 灯检 主要是检查注射液中有无微粒、白点、纤维、玻屑等异物，应符合规定。可用目力检查（灯检），也可用光散射全自动可见异物检测仪检查。目力检测法是在一定光照度（1000~4000lx）和不反光的黑色或白色背景下进行的检测操作。

2. 印字 在注射剂瓶的侧面印上注射剂的名称、规格、批号、厂名等。

3. 包装 包装对保证注射剂在运输和贮存过程中的质量具有重要作用。经印字后的安瓿即可放入纸盒内，盒外应贴标签，标明注射剂名称、内装支数、每支装量及主药含量、批号、制造日期与失效日期、制造厂家名称及商标、卫生主管部门批准文号、应用范围、用量、禁忌、贮藏方法等。盒内应附详细说明书，以方便使用者及时参考。

四、注射剂的质量评价

1. 装量及装量差异 注射液照《中国药典》（2020年版）四部通则0102"装量检查法"检查，应符合规定；注射用无菌粉末照《中国药典》（2020年版）四部通则0102"装量差异检查法"检查，应符合规定。

2. 渗透压摩尔浓度 静脉输液及椎管注射用注射液按各品种项下的规定，照渗透压摩尔浓度测定法 [《中国药典》（2020 年版）四部通则 0632] 检查，应符合规定。

3. 可见异物 可见异物系指在灯检条件下目视可观察到的不溶性物质，通常大于 $50\mu m$ 的粒径或长度。《中国药典》（2020 年版）四部通则 0904 规定用灯检法和光散射法进行检查，应符合规定。

4. 不溶性微粒 按不溶性微粒检查法 [《中国药典》（2020 年版）四部通则 0903] 检查，可以采用光阻法和显微计数法，当光阻法测定结果不符合规定或供试品不适于用光阻法测定时，应采用显微计数法进行测定，并以显微计数法的测定结果作为判定依据，结果应符合规定。

5. 无菌 任何注射剂在灭菌操作完成或无菌分装后，每批均应抽取一定数量的样品进行无菌检查，以确保产品的无菌。通过无菌操作制备的成品更应注意无菌检查的结果。按《中国药典》（2020 年版）四部通则 1101 "无菌检查法" 检查，应符合规定。

6. 细菌内毒素或热原检查 《中国药典》（2020 年版）规定静脉用注射剂需进行细菌内毒素或热原检查。热原检查采用家兔法（rabbits test），细菌内毒素检查采用鲎试剂法（limulus lysate test）。

（1）**热原检查** 由于家兔对热原的反应与人体相同，目前各国药典法定的方法仍为家兔法，照《中国药典》（2020 年版）四部通则 1142 检查。

（2）**细菌内毒素检查** 系利用鲎试剂来检测或量化由革兰阴性菌产生的细菌内毒素，以判断供试品中细菌内毒素的限量是否符合规定的一种方法，详见《中国药典》（2020 年版）四部通则 1143 及 9251。鲎试剂法特别适用于一些放射性制剂、肿瘤制剂等，因为这些制剂有细胞毒性而具有一定的生物效应，不适合用家兔进行。但对革兰阴性菌以外的内毒素不够灵敏、故尚不能完全取代家兔的热原试验法。

7. 其他检查 注射剂装量检查应按《中国药典》（2020 年版）四部通则 0102 的规定进行。产品需要进行 pH（四部通则 0631）。此外，视品种不同，有的尚需进行异常毒性（四部通则 1141）、降压物质（四部通则 1145）、组胺类物质（四部通则 1146）、过敏反应（四部通则 1147）及有关物质（四部通则 2400）等检查。

实例解析

实例 3-5 维生素 C 注射液

【处方】
维生素 C	104.0g	亚硫酸氢钠	2.0g
碳酸氢钠	49.0g	依地酸二钠	0.05g
注射用水	加至 1000ml		

【制法】在容器中，加处方量 80% 的注射用水，通入二氧化碳饱和后，加维生素 C 溶解，分次缓慢加入碳酸氢钠，搅拌使完全溶解，加入预先配制好的依地酸二钠溶液和亚硫酸氢钠溶液，搅拌均匀，调节药液 pH6.0~6.2，添加用二氧化碳饱和的注射用水至足量。用垂熔玻璃漏斗与微孔滤膜滤器过滤，溶液中通二氧化碳，并在二氧化碳或氮气流下灌封，最后通 100℃ 流通蒸汽 15 分钟灭菌。

【解析】①维生素 C 分子中有烯二醇式结构，显强酸性。加入碳酸氢钠（或碳酸钠），使部分维生素 C 中和成钠盐，以避免疼痛，同时碳酸氢钠起调节 pH 的作用，可增强本品的稳定性。②影响本品稳定性的因素还有空气中的氧、溶液的 pH 和金属离子，特别是铜离子。因此采取填充惰性气体，调节药液 pH，加抗氧剂及金属离子螯合剂等措施。③本品稳定性与灭菌温度有关。实验证明，用 100℃ 流通蒸汽 30 分钟灭菌，含量减少 3%，而 100℃ 流通蒸汽灭菌 15 分钟含量只减少 2%，故以 100℃ 流通蒸汽 15 分钟灭菌为宜。但目前认为 100℃ 流通蒸汽 15 分钟或 30 分钟均难以杀灭芽孢，不能保证灭菌效果，因此操作过程应尽量在无菌条件下进行，或先进行除菌过滤，以防污染。

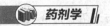
实例解析

实例3-6： 盐酸普鲁卡因注射液

【处方】 盐酸普鲁卡因　　20g　　　　氯化钠　　4.0g

　　　　 0.1mol/L盐酸　　适量　　　　注射用水　加至1000ml

【制法】 取注射用水约800ml，加入氯化钠，搅拌溶解，再加盐酸普鲁卡因使之溶解，加入0.1mol/L的盐酸溶液调节pH，再加注射用水至足量，搅匀，过滤分装于中性玻璃容器中，用流通蒸汽100℃、30分钟灭菌，瓶装者可适当延长灭菌时间（100℃、45分钟）。

【解析】 ①本品为酯类药物，易水解。影响本品稳定性的因素及解决办法参见本书第十一章有关部分。保证本品稳定性的关键是调节pH，本品pH应控制在3.5~5.0。灭菌温度不宜过高，时间不宜过长。②氯化钠用于调节等渗，实验表明还有稳定本品的作用。未加氯化钠的处方，一个月分解1.23%，而加0.85%的氯化钠的处方仅分解0.4%。③为保证产品灭菌效果，操作过程应尽量在无菌条件下进行，或先进行除菌过滤，以防污染。

第四节　输　　液

PPT

一、概述

　　输液（infusions）系指供静脉滴注用的大容量注射液（除另有规定外，一般不小于100ml，生物制品一般不小于50ml）。它是注射剂的一个分支，输液通常包装在玻璃或塑料的输液瓶或袋中，使用时通过输液器调整滴速，持续而稳定地进入静脉。在现代医疗中，它占有十分重要的地位，临床上已形成了独立的输液疗法。由于其用量大而且是直接进入血液，故质量要求高，不得含有防腐剂或抑菌剂，生产工艺等亦与小容量注射液有一定差异。

课堂互动

输液制剂与普通注射剂的区别是什么？有何应用优势？

（一）输液的分类及临床用途

1. 电解质输液（electrolyte infusions） 　用以补充体内水分、电解质，纠正体内酸碱平衡等。如氯化钠注射液、复方氯化钠注射液、乳酸钠注射液等。

2. 营养输液（nutrition infusions） 　用于不能口服吸收营养的患者。主要有糖类、氨基酸、维生素、脂肪乳等。糖类输液中最常用的为葡萄糖注射液。此外，还有果糖，木糖醇等，这些糖类糖尿病患者也能使用，其在无胰岛素存在的情况下也可进行正常代谢，不致引起血糖升高。

3. 胶体输液（colloid infusions） 　用于调节体内渗透压。胶体输液有多糖类、明胶类、高分子聚合物类等，如右旋糖酐、淀粉衍生物、明胶、聚维酮等。

4. 含药输液（drug-containing infusions） 　是指含有治疗药物的输液，如替硝唑输液、苦参碱输液等。

（二）输液的质量要求

输液的质量要求与注射剂基本一致，但由于这类产品的注射量大，直接进入血液循环，故质量要求更高，尤其对无菌、热原及可见异物这三项，要求最为严格，也是当前输液生产中存在的主要质量问题。此外，还应注意以下的质量要求：①输液的 pH 应在保证疗效和制品稳定的基础上，力求接近人体血液的pH，过高或过低都会引起酸碱中毒；②输液的渗透压应为等渗或偏高渗；③输液中不得添加任何抑菌剂，并在贮存过程中质量稳定；④要求不能有引起过敏反应的异性蛋白质及降压物质，输入人体后不会引起血常规的异常变化，不损伤肝、肾功能等。

> **课堂互动**
>
> 输液与普通小容量注射剂有哪些区别？有何应用优势？

（三）输液和小容量注射液的区别

输液和小容量注射液都属于注射剂，但质量要求、处方设计等方面存在许多特殊要求，其区别见表 3-12。

表 3-12　输液和小容量注射液的区别

类别	小容量注射液	输液
剂量	<100ml	≥100ml
给药途径	肌内注射为主，或静脉、脊椎腔、皮下及局部注射	静脉滴注
工艺要求	从配制到灭菌，一般应在 12 小时内完成	从配制到灭菌应在 4 小时内完成
附加剂	可加入适宜抑菌剂、止痛剂和增溶剂	不得加入适宜抑菌剂、止痛剂、增溶剂
不溶性颗粒	除另有规定外，每个供试品容器（份）中含 10μm 以上的微粒不得超过 6000 粒，含 25μm 以上的微粒不得超过 600 粒	除另有规定外，1ml 中含 10μm 以上的微粒不得超过 25 粒，含 25μm 以上的微粒不得超过 3 粒
渗透压	等渗	等渗、高渗或等张

二、输液的制备

（一）输液的生产环境要求

在输液制备工艺过程中，不同环节对环境洁净度要求不同。如输液容器的洗涤、输液的配制要求在洁净度 D 级条件下进行；过滤、灌封和盖胶塞等关键操作，应在 C 级背景下局部 A 级条件下进行。空气洁净级别不同的相邻房间之间的静压差应大于 5Pa，洁净室（区）与室外大气静压差应大于 10Pa，以防止污染和保证输液质量。有关空气净化的技术和要求详见本章第二节。

（二）输液的制备工艺

输液有玻璃容器、塑料瓶及塑料袋等不同包装，其质量应符合国家标准。由于不同容器的生产、清洗、处理等方面均不相同，相应输液制备工艺流程也不同（图 3-19、3-20、3-21）。

（三）输液容器的处理

1. 玻璃瓶　玻璃瓶是传统的输液容器，具有透明、热稳定性好、耐压、瓶体不变形等优点，但存在口部密封性差、易碎不利于运输等缺点。

玻璃瓶在一般情况下，用硫酸重铬酸钾清洗液洗涤效果较好。它既有强力的消灭微生物及热原的作用，还能对瓶壁游离碱起中和作用。碱洗法是用 2% 氢氧化钠溶液（50~60℃）冲洗，也可用 1%~3% 碳

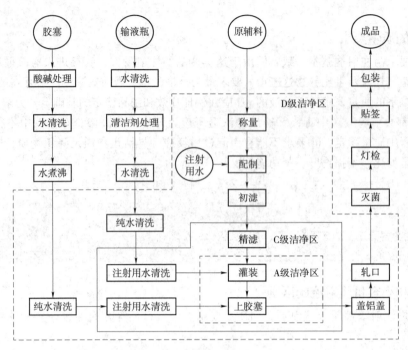

图 3-19 玻璃瓶装输液生产工艺流程

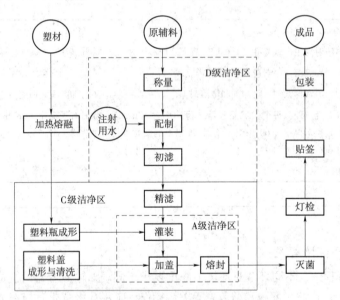

图 3-20 塑料瓶装输液生产工艺流程

酸钠溶液，由于碱对玻璃有腐蚀作用，故碱液与玻璃接触时间不宜过长（数秒钟内）。

2. 塑料瓶 医用聚丙烯塑料瓶，亦称 PP 瓶，现已广泛使用。此种输液瓶耐腐蚀，具有无毒、质轻、耐热性好可以热压灭菌、机械强度高、化学稳定性好等优点。而且还有装入药液后瓶口部密封性好、无脱落物、在生产过程中受污染的概率减少、使用方便、一次性使用等优点。

3. 塑料袋 由于软塑料袋吹塑成型后立即灌装药液，不仅减少污染，而且提高工效。它具有质量轻、运输方便、不易破损、耐压等优点。

4. 橡胶塞 输液所用橡胶塞对输液的质量影响很大，因此对橡胶塞有严格的质量要求：①富有柔韧性，针头刺入和拔出后应立即闭合，能耐受多次穿刺而无碎屑脱落；②具有耐溶性，不会增加药液中的杂质；③可耐受高温灭菌；④有高度的化学稳定性，对药物或附加剂作用应达最低限度；⑤无毒性，无

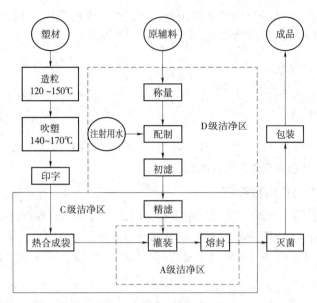

图 3-21　塑料袋装输液生产工艺流程

溶血作用。目前使用的主要为合成丁基橡胶塞，虽然理化性能较天然胶塞有显著改善，但仍不能全部满足上述要求，必须加强对橡胶塞的处理，以减少对药液的污染。

橡胶塞先用酸碱法处理，水洗 pH 呈中性，再用纯水煮沸 30 分钟，用注射用水洗净备用。一些药物可能和橡胶塞发生反应，如头孢菌素类药物，采用涤纶膜将药液和橡胶塞隔离。涤纶膜的特点是对电解质无通透性，理化性能稳定，耐热性好（软化点 230℃以上）并有一定的机械强度，灭菌后不易破碎，但使用涤纶膜增加了多道工序，包括对涤纶膜进行乙醇浸泡、清洗等。

（四）输液的配制

输液的配制必须采用新鲜注射用水及优质注射药物原料，根据原料质量的优劣，可分别采用稀配法和浓配法。

1. 稀配法　原料质量较好，药液浓度不高，配液量不太大时，可采用稀配法。配成所需浓度后再调节 pH 即可，必要时加入 0.1%～0.3%注射剂用活性炭，搅匀，放置约 30 分钟后过滤，此法一般不加热。配制好后，要检查半成品质量。

2. 浓配法　浓配法操作同注射剂，加热溶解可缩短操作时间，减少污染机会。配制输液时，常使用活性炭吸附热原、杂质和色素等杂质，并起到助滤剂作用。

（五）输液的过滤

输液一般先预滤，然后用微孔滤膜精滤。预滤时，滤棒上应吸附一层活性炭，过滤开始，反复进行滤过至滤液澄明合格为止。过滤过程中，不要随便中断，以免冲动滤层，影响过滤质量。

目前工业生产多采用加压三级过滤装置（砂滤棒→G4 滤球→微孔滤膜），并采用双层微孔滤膜，上层为 3μm 微孔膜，下层为 0.8μm 微孔膜，这些装置可大大提高过滤效率和产品质量。

（六）输液的灌封

输液的灌封由药液灌封、盖胶塞和轧铝盖三步连续完成。灌封时药液温度维持 50℃为好。目前生产多采用旋转式自动灌封机、自动翻盖机、自动落盖轧口机一体化完成整个灌封过程，实现联动化机械化生产。

（七）输液的灭菌

灌封后输液应立即灭菌，以减少微生物污染繁殖的机会。输液从配制到灭菌的时间间隔应尽量缩短，以不超过 4 小时为宜。输液常用热压灭菌，要求 $F_0 \geq 8$ 分钟，为了得到可靠的灭菌效果，一般增加 50%

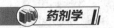

的 F_0（常用 12 分钟）。输液的灭菌方法通常采用热压灭菌法，灭菌条件为 121℃ 15 分钟或 116℃ 40 分钟，塑料袋装输液常采用 109℃ 45 分钟灭菌。

（八）输液的包装

输液的包装同注射剂，参见注射剂包装。

三、输液的质量评价

输液制剂检查项同注射剂，具体参照《中国药典》（2020 年版）四部通则 0102。但由于输液制剂输入患者体内体积较大，应特别注意以下检查项目。

（一）可见异物与不溶性微粒检查

可见异物按《中国药典》（2020 年版）规定方法（四部通则 0904）检查，应符合规定。由于人眼只能检出 $50\mu m$ 以上的粒子，《中国药典》还规定在可见异物检查符合规定后，还应对 $\geq 100ml$ 的输液进行不溶性微粒检查，检查要求及方法可参见《中国药典》（2020 年版）四部通则 0903。

（二）热原与无菌检查

对于输液，须按照《中国药典》（2020 年版）规定方法进行热原检查（四部通则 1142 或 1143）和无菌检查（四部通则 1101）。

（三）含量、pH 及渗透压检查

根据品种按《中国药典》（2020 年版）该制剂项下规定的含量检查方法进行检查。pH 及渗透压分别按《中国药典》（2020 年版）四部通则 0631 和 0632 检查。

四、输液主要存在的问题及解决方法

输液生产中主要存在三个问题，即可见异物与微粒、染菌和热原反应问题。

1. 可见异物与微粒问题 输液中常出现的微粒有炭黑、碳酸钙、氧化锌、纤维素、纸屑、黏土、玻璃屑、细菌和结晶等。

产生微粒的原因及解决办法如下。

（1）原辅料质量 常作为渗透压调节剂的葡萄糖有时含有少量蛋白质、水解不完全的糊精、钙盐等杂质；氯化钠中常含有钙盐、镁盐和硫酸盐等杂质；其他附加剂中含有的杂质可使输液出现乳光、小白点、发浑等现象。因此原辅料的质量必须严格控制，《中国药典》等已经制订了注射用原辅料质量标准。

（2）输液容器与附件质量 输液中发现的小白点主要是钙、镁、铁、硅酸盐等物质，这些物质主要来自橡胶塞和玻璃输液容器。

（3）生产工艺及操作 车间洁净度差，容器及附件洗涤不净，滤器的选择不当，过滤与灌封操作不合要求，工序安排不合理等都会增加可见异物的不合格率。解决的办法为加强工艺过程管理、采用层流净化空气，微孔薄膜过滤和联动化等措施。

（4）医院输液操作及静脉滴注装置的问题 无菌操作不规范、静脉滴注装置不净或不恰当的输液配伍都可引起输液的污染。

2. 染菌问题 有些输液染菌后出现霉团、云雾状、浑浊、产气等现象，也有些即使含菌数很多，但外观上没有任何变化。如果使用这种输液，将引起脓毒症、败血症、内毒素中毒甚至死亡。

输液染菌的原因主要包括生产过程受到严重污染、灭菌不彻底、瓶塞不严、松动、漏气等。在输液的制备过程中染菌越严重，耐热芽孢菌类污染的机会就越多，不仅对灭菌造成很大压力，并且输液多为营养物质，细菌易于滋长繁殖，即使经过了灭菌，但大量的细菌尸体存在，也能引起发热反应。因此，最根本的办法是尽量减少生产过程中的污染，同时还要严格灭菌，严密包装。

3. 热原反应 关于热原的污染途径及防止办法，参阅本章第二节中"热原的去除技术"项下内容，做到既加强对生产过程的控制，又杜绝使用过程的污染。

实例解析

　　实例 3-7：葡萄糖输液

【处方】	规格	5%	10%	25%	50%
	注射用葡萄糖	50g	100g	250g	500g
	1% 盐酸	适量	适量	适量	适量
	注射用水加至	1000ml	1000ml	1000ml	1000ml

　　【制法】 按处方量将葡萄糖投入适量煮沸的注射用水内，使其成 50%～60% 的浓溶液，加盐酸适量，同时加浓溶液量的 0.1%（g/ml）的活性炭，混匀，加热煮沸约 15 分钟，趁热过滤脱炭，滤液加注射用水稀释至所需量，测定 pH 及含量合格后，反复过滤至澄清，即可灌装，封口，116℃、40 分钟热压灭菌。

　　【解析】 ①葡萄糖注射液有时产生云雾状沉淀，一般是由于原料不纯或过滤时漏炭等原因造成。解决办法一般可采用浓配法，滤膜过滤，并加入适量盐酸，中和胶粒上的电荷，加热煮沸使糊精水解，蛋白质凝聚。同时加入活性炭吸附过滤除去。②葡萄糖注射液另一个不稳定的表现为：颜色变黄和 pH 下降。有人认为葡萄糖在酸性液中，首先脱水形成 5-羟甲基呋喃甲醛，再分解为乙酰丙酸和甲酸，同时形成一种有色物质。其反应过程如下：

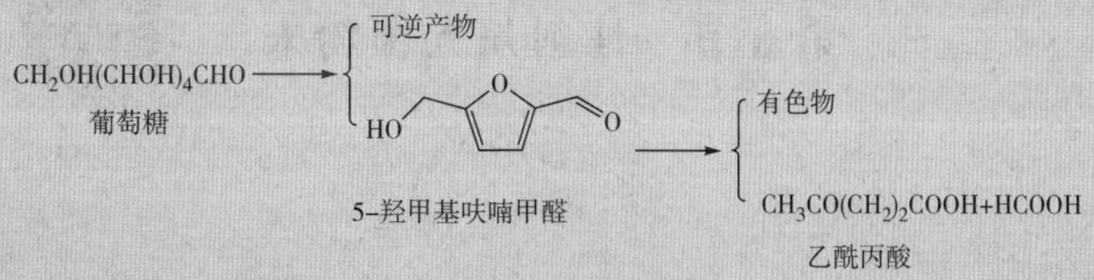

　　虽然 5-羟甲基呋喃甲醛本身无色，但有色物质一般认为是 5-羟甲基呋喃甲醛的聚合物，由于酸性物质的生成，所以灭菌后 pH 下降。影响稳定性的主要因素是灭菌温度和溶液的 pH。因此，为避免溶液变色，一方面要严格控制灭菌温度与时间，同时调节溶液的 pH 在 3.8～4.0 较为稳定。

　　实例 3-8：复方氯化钠输液

【处方】	氯化钠	8.6g	氯化钾	0.3g
	氯化钙	0.33g	注射用水	加至 1000ml

　　【制法】 称取处方量氯化钠、氯化钾溶于适量注射用水（约所需总量 10%）中，加入 0.1%（g/L）活性炭，以浓盐酸调 pH 至 3.5～6.5，煮沸 5～10 分钟，加入氯化钙溶解，停止加热，过滤除炭，加新鲜注射用水至全量，再加入少量活性炭，初滤，精滤，经含量及 pH 测定合格后灌封，116℃、热压灭菌 40 分钟即得。

　　【解析】 ①由上述方法配制的复方氯化钠，由于最后加入氯化钙，可避免与水中的碳酸根离子生成碳酸钙沉淀，因为加入氯化钙以前已煮沸母液，从而充分驱逐了溶在水中的二氧化碳，减少生成沉淀的机会；②制备过程中采用加大活性炭用量，并分 2 次加炭的方法，使杂质吸附更完全，从而提高液体澄明度。

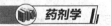

> **知识拓展**
>
> **基于纳米药物递送系统（DDS）的输液给药**
>
> 　　药物递送系统（DDS）经历了数十年的发展。目前，一些纳米 DDS，如脂质体、PLGA 纳米粒及血浆蛋白纳米粒等，已经成功用于临床制剂。这类纳米 DDS 制剂一般通过无菌操作制备为注射剂，给患者应用前再以适宜溶剂稀释，以输液形式完成给药。例如，阿霉素脂质体制剂（Doxil®）是将阿霉素通过主动载药方式包封于粒径为 100 纳米左右的 PEG 修饰脂质体的内水相，制备成 25ml 或 50ml 的液体制剂。临用前以右旋糖酐溶液稀释 Doxil® 至 500ml，再经过静脉滴注 4 小时左右完成给药。
>
> 　　其他基于纳米药物传递系统（DDS）纳米制剂，例如 Onpattro®，Maqibo® 通过类似于 Doxil® 的方式进行给药。
>
> 　　注：Onpattro® 是基于小干扰 RNA 的纳米制剂，用于治疗甲状腺素转运蛋白异常遗传性疾病。Maqibo® 为临床应用前完成水化、载药的长春新碱长循环脂质体制剂。

PPT　　微课

第五节　注射用无菌粉末

一、概述

　　注射用无菌粉末（sterile powder for injection）又称粉针，系指原料药物或与适宜辅料制成的供临用前用无菌溶液配制成注射液的无菌粉末或无菌块状物。注射用无菌粉末适用于在水中不稳定及对湿热敏感的药物，一般采用无菌分装或冷冻干燥法制得。前者是将已经用灭菌溶剂结晶法或喷雾干燥法精制而得的无菌药物粉末在避菌条件下分装而得，常见于抗生素药品，如青霉素；后者是将灌装了药液的安瓿进行冷冻干燥后封口而得，常见于生物制品，如辅酶类、单克隆抗体等。以冷冻干燥法制备的注射用无菌粉末，也可称为注射用冻干制剂。

　　注射用无菌粉末是一种较常用的注射剂型，可用适宜的注射用溶剂配制后注射，也可用静脉输液配制后静脉滴注。

二、注射用无菌粉末的质量要求

　　注射用无菌粉末的质量除应符合《中国药典》（2020 年版）对注射用原料药物的各项规定外，还应符合下列要求：①粉末细度或结晶度应适宜，便于分装；②粉末无异物，配成溶液可见异物检查应合格，或配成混悬液分散性应合格；③无菌、热原符合各自品种项下规定。

　　由于多数情况下，制成粉针的药物稳定性较差，制造过程没有最终灭菌，因而需要严格的无菌操作，特别在灌封或分装等关键工序，应采用层流洁净技术以保证操作环境的洁净度。

三、注射用无菌粉末的分装工艺

　　该工艺将符合注射要求的药物粉末在无菌操作条件下直接分装于已灭菌的洁净小瓶或安瓿中，密封而成。

　　在制订合理的生产工艺之前，首先应对药物的理化性质进行了解，主要测定内容为：①物料的热稳定性，以确定产品最后能否进行灭菌处理；②物料的临界相对湿度，生产中分装室的相对湿度必须控制在临界相对湿度以下，以免吸潮变质；③物料的粉末晶型与松密度等，使之适于分装。

（一）生产工艺

1. 原材料的准备　无菌原料可用灭菌溶剂结晶法或喷雾干燥法制备，必要时需进行粉碎、过筛等操作，在无菌条件下制得符合注射用的无菌粉末。

安瓿或玻璃瓶及胶塞的处理按注射剂的要求进行，但均需进行灭菌处理。安瓿或玻璃瓶于180℃干热灭菌1.5小时，胶塞清洗后以硅油处理，再用125℃干热灭菌2.5小时，灭菌后存放环境应洁净，时间不超过24小时。

2. 分装　分装必须在局部A级的无菌室中按无菌操作法进行，药物的分装及安瓿的封口宜在局部层流下进行。目前分装的机械设备有插管分装机、螺旋自动分装机、真空吸粉分装机等。分装后的小瓶立即加塞并用铝盖密封，安瓿以火焰熔封。

3. 灭菌及异物检查　对于耐热的品种，一般可按照前述条件进行补充灭菌，以确保安全。对于不耐热品种，必须严格无菌操作，不再灭菌。异物检查一般在传送带上目检。

4. 印字包装　按照注射剂要求进行，目前已经实现机械化、自动化过程。

（二）无菌分装工艺中存在的问题及解决办法

1. 装量差异　物料流动性差是其主要原因。物料含水量和吸潮，以及药物的晶态、粒度、比容（单位质量的物质所占有的容积）等均会影响流动性，分装机械设备性能也会影响装量，应根据具体情况分别采取措施。

2. 可见异物问题　由于药物粉末经过一系列处理，污染机会增加，可导致可见异物不符合要求。应严格控制原料质量及其处理方法和生产环境，防止污染。

3. 无菌度问题　由于产品系无菌操作制备，稍有不慎就有可能受到污染，而且微生物在固体粉末中繁殖慢，不易被肉眼所见，危险性大。为解决此问题，一般都采用在定期检验的A级净化条件下分装、严格无菌操作。

4. 吸潮变质　一般是由于胶塞透气性和铝盖松动所致。因此，一方面要进行橡胶塞密封性能的测定，选择性能好的胶塞，另一方面，铝盖压紧后瓶口应烫蜡，以防水气透入。

四、注射用冻干无菌粉末的制备工艺

（一）冷冻干燥技术

冷冻干燥（freeze drying）是将含水物料降温至冰点下冻结成固体后，在真空环境下加热，使物料中水分直接升华除去，从而获得干燥制品的过程。

冻干制剂优点：①冷冻干燥在低温下进行，满足热敏性物质稳定性要求，如蛋白质、酶类；②产品无水，利于提高产品稳定性，利于长期储存；③疏松多孔，加水后溶解迅速、完全；④在冻干过程中产品不易受到污染；⑤剂量准确，外观优良。缺点是冻干过程耗时、耗能，易导致蛋白类药物失活，需添加冻干保护剂、填充剂，成本高，效率低。

1. 冷冻干燥的基本原理　冷冻干燥可以水的三相图说明，如图3-22所示。物质的相变（固、液、气）由温度及压力共同决定。以压力为纵坐标、温度为横坐标表示水的聚集态，即为水的相平衡图，也称为水三相图。由图3-22可以看出，OA、OC、OD三条曲线把相图分成三个区域，即气相、液相、固相。OA曲线为固-液两相平衡共存的状态，这时的水蒸气压强为水的饱和蒸汽压，OC曲线为液-气两相平衡共存的状态，OD曲线为气-固两相平衡共存的状态，C为水的临界点，温度为374℃，压强为22.1MPa，在此点液态水不存在。O点为三条曲线的交点，即三相点，是水的三相平衡共存的状态，温度固定为0.01℃，压力固定为608Pa。真空冷冻干燥是在三相点以下进行的。由图3-22可知，当压力小于P_0（608Pa），温度小于0.01℃时，液相消失，水只存在固态和气态两相，此时继续降低压力或升温均可以使水分升华除去。

冻干时，可将药物溶液由室温（a点）降低至-40℃（b点），在该温度冷冻4小时，将药物溶液彻底冻结为固态；然后抽真空至压力低于13Pa（-40℃冰的蒸气压约为13Pa）时，使冰升华除去，也可以适当升温至-30℃，抽真空至压力低于38Pa（-30℃冰的蒸气压约为38Pa），使冰升华除去。

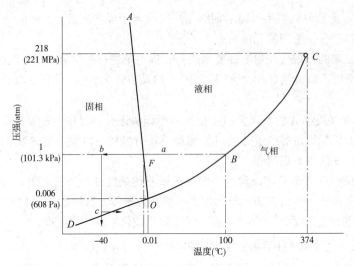

图 3-22　水三相图及冻干原理

2. 冷冻干燥曲线及其分析　在冻干时，制品温度与隔板温度随时间变化所绘制的曲线即为冻干曲线，如图3-23所示。预冻阶段，先将隔板温度降至-50~-40℃，将样品置于隔板进行冷冻，此阶段为降温阶段，隔板温度低于制品温度，一般持续一段时间，约4小时。随后为升华阶段，抽真空，并适当升高隔板温度对样品供热，使冰吸热升华除去，此阶段隔板温度高于样品温度。最后为干燥阶段以除去少量结合水分，板温控制在25℃左右，样品温度与隔板温度一致，即为冻干终点。不同产品，与水结合不同，具有不同结晶状态，对温度敏感程度不同，应采取不同冻干曲线控制。

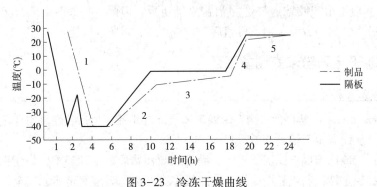

图 3-23　冷冻干燥曲线

1. 降温阶段；2. 第一阶段升温；3. 维持阶段；
4. 第二阶段升温；5. 最后维持阶段

（二）冷冻干燥无菌粉末的制备工艺

1. 制备工艺流程　制备冻干无菌粉末前药液的配制基本与水溶液注射剂相同，其冻干粉末的制备工艺流程如下：

无菌配液→过滤→分装（安瓿或小瓶）→置入冻干仓→预冻→减压升华→加温干燥→封口→冻干品。

2. 制备工艺　由冷冻干燥原理可知，冻干粉末的制备工艺可以分为预冻、减压、升华、干燥等几个过程。此外，药液在冻干前需经过滤、灌装等处理过程。

（1）预冻　预冻是恒压降温过程。药液随温度的下降冻结成固体，温度一般应降至产品共熔点以下10~20℃以保证冷冻完全。若预冻不完全，在减压过程中可能产生沸腾冲瓶的现象，使制品表面不平整。

（2）升华干燥　升华干燥首先是恒温减压过程，然后是在抽气条件下，恒压升温，使固态水升华逸去。升华干燥法分为两种，一种是一次升华法，适用于共熔点为-10～-20℃且溶液黏度不大的药液。它首先将预冻后的制品减压，待真空度达一定数值后，启动加热系统缓缓加热，使制品中的冰升华，升华温度约为-20℃，药液中的水分可基本除尽。另一种是反复冷冻升华法，该法的减压和加热升华过程与一次升华法相同，只是预冻过程须在共熔点与共熔点以下20℃之间反复升降预冻，而不是一次降温完成。通过反复升温降温处理，制品晶体的结构被改变。由致密变为疏松，有利于水分的升华。因此，本法常用于结构较复杂、稠度大及熔点较低的制品，如蜂蜜、蜂王浆等。

（3）再干燥　升华完成后，温度继续升高至0℃或室温，并保持一段时间，可使已升华的水蒸气或残留的水分被抽尽。再干燥可保证冻干制品含水量小于1%，并有防止回潮作用。

（三）冷冻干燥中存在的问题及处理方法

1. 含水量偏高　装入容器的药液过厚，升华干燥过程中供热不足，冷凝器温度偏高或真空度不够均可能导致含水量偏高。可采用旋转冷冻机及其他相应的方法解决。

2. 喷瓶　如果供热太快，受热不均或预冻不完全，则易在升华过程中使制品部分液化，在真空减压条件下产生喷瓶。为防止喷瓶，必须控制预冻温度在共熔点以下10～20℃，同时加热升华，温度不宜超过共熔点。

3. 产品外形不饱满或萎缩　一些黏稠的药液由于结构过于致密，在冻干过程中内部水蒸气逸出不完全，冻干结束后，制品会因潮解而萎缩，遇这种情况通常可在处方中加入适量甘露醇、氯化钠等填充剂，并采取反复预冻法，以改善制品的通气性，产品外观即可得到改善。

4. 生物活性成分失活　生物制剂活性成分多为大分子（如蛋白、核酸等），稳定性低，冻干过程容易破坏多级结构，导致成分失活。为此，制备生物冻干制剂时，常加入冻干保护剂（如蔗糖、乳糖，尤其是海藻糖等低分子糖类二糖），避免成分失活。

实例解析

实例3-9：注射用辅酶A无菌冻干制剂

【处方】

辅酶A	56.1单位	水解明胶	5mg
甘露醇	10mg	葡萄糖酸钙	1mg
半胱氨酸	0.5mg		

【制法】将上述各成分用适量注射用水溶解后，无菌过滤，分装于安瓿中，每支0.5ml，冷冻干燥后封口，漏气检查即得。

【解析】①本品为体内乙酰化反应的辅酶，有利于糖、脂肪及蛋白质的代谢。用于白细胞减少症，原发性血小板减少性紫癜及功能性低热。②本品用于静脉滴注，一次50单位，一日50～100单位，临用前用5%葡萄糖注射液500ml溶解后滴注。肌内注射，一次50单位，一日50～100单位，临用前用生理盐水2ml溶解后注射。③辅酶A为白色或微黄色粉末，有吸湿性，易溶于水，不溶于丙酮、乙醚、乙醇，易被空气、过氧化氢、碘、高锰酸盐等氧化成无活性二硫化物，故在制剂中加入半胱氨酸等，用甘露醇、水解明胶等作为赋形剂。④辅酶A在冻干工艺中易丢失效价，故投料量应酌情增加。

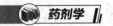

PPT

第六节 眼 用 制 剂

一、概述

眼用制剂（ophthalmic preparations）系指直接用于眼部发挥治疗作用的无菌制剂。眼用制剂可分为眼用液体制剂（可根据用法分为滴眼剂、洗眼剂、眼内注射溶液等）、眼用半固体制剂（可根据基质性质分为眼膏剂、眼用乳膏剂、眼用凝胶剂等）、眼用固体制剂（可根据形态特性分为眼膜剂、眼丸剂、眼内插入剂等）。眼用液体制剂也可以固态形式包装，另备溶剂，在临用前配成溶液或混悬液。

二、药物的眼部吸收途径及影响因素

眼用制剂多数情况下以局部治疗作用为主。当局部滴入吸收太慢时，可将其注射入结膜下或眼角后的眼球囊（特农囊）内，药物可以通过巩膜进入眼内，对睫状体、脉络膜及视网膜发挥作用。若药物注射入眼球后，则能够进入眼后段，对球后神经及其他结构发挥作用。

（一）吸收途径

药物溶液滴入结膜囊内后主要经过角膜和结膜两条途径吸收。

1. 角膜途径 一般认为，滴入眼中的药物首先进入角膜内，通过角膜至前房再进入虹膜；药物经结膜吸收时，通过巩膜可达眼球后部。滴入时应使大部分药物在结膜的下穹窿中，借助毛细血管、扩散或眨眼等进入角膜前的薄膜层，由此渗入角膜，进入房水，经前膜到达巩膜和睫状体，进入局部血管，发挥局部治疗作用。

2. 结膜途径 药物也可经结膜、巩膜到达眼球后部，对睫状体、脉络膜和视网膜发挥作用。结膜内血管丰富，结膜、巩膜渗透性比角膜强，有可能导致药物进入体循环，不利于药物进入房水，并可能引发不良反应。

脂溶性药物一般更易经角膜渗透进入眼内，而亲水性药物、蛋白多肽类主要通过结膜、巩膜吸收，且其渗透性随分子量的增大而下降。此外，若将药物注射于球后，则药物进入眼后段，直接对球后神经及其他结构发挥作用。

（二）影响吸收的因素

1. 药物从眼睑缝隙损失 人正常泪液容量约 $7\mu l$，若不眨眼，可容纳 $30\mu l$ 左右的液体。通常一滴滴眼液约 $50\sim70\mu l$，约 70% 的药液从眼部溢出而造成损失。若眨眼则有 90% 的药液损失，加之泪液对药液的稀释也会造成药液的损失，因而应增加滴药次数，有利于提高药物的利用率。

2. 药物从外周血管消除 药物在进入眼睑和眼结膜的同时也通过外周血管从眼组织消除。眼结膜的血管和淋巴管很多，并且当有外来物引起刺激时，血管扩展，因而透入结膜的药物有很大比例将进入血液，并有可能引起全身性副作用。

3. 药物亲脂性与 pH 角膜上皮层和内皮层均有丰富的类脂物，因而脂溶性药物易渗入，水溶性药物则较易渗入角膜的水性基质层，两相都能溶解的药物容易通过角膜，完全解离的药物难以透过完整的角膜。不同 pH 影响弱酸、弱碱性药物分子型浓度从而影响吸收。而 pH 偏离生理中性过高可刺激泪液分泌，导致药物流失，pH 不宜超出 $5.0\sim9.0$。

4. 刺激性 眼用制剂的刺激性较大时，使结膜的血管和淋巴管扩张，不仅增加药物从外周血管的消除，而且能使泪腺分泌增多。泪液过多将稀释药物浓度，并溢出眼睛或进入鼻腔和口腔，从而影响药物的吸收利用，降低药效。

5. 表面张力 滴眼剂表面张力愈小，愈有利于泪液与滴眼剂的充分混合，也有利于药物与角膜上皮接触，使药物容易渗入。适量的表面活性剂有促进吸收的作用。

6. 黏度　增加黏度可使药物与角膜接触时间延长，有利于药物的吸收。

三、滴眼剂

（一）滴眼剂的定义

滴眼剂（eye drops）系指由原料药与适宜辅料制成的供滴入眼内的无菌液体制剂。可分为溶液、混悬液或乳状液，常用作杀菌、消炎、收敛、缩瞳、麻醉或诊断之用，有的还可作润滑或代替泪液之用。

（二）质量要求

滴眼剂虽然是外用剂型，但质量要求类似注射剂，对pH、渗透压、无菌、可见异物等都有一定要求。

1. pH　pH对滴眼剂有重要影响，由于pH设置不当而引起的刺激性，可增加泪液的分泌，导致药物迅速流失，甚至损伤角膜。正常眼可耐受的pH范围为5.0~9.0。pH6~8时无不适感觉，小于5.0或大于11.4有明显的刺激性。滴眼剂的pH调节应兼顾药物的溶解度、稳定性、刺激性的要求，同时亦应考虑pH对药物吸收及药效的影响。

2. 渗透压　除另有规定外，滴眼剂应与泪液等渗。眼球对渗透压的感觉不如对pH敏感，能适应的渗透压范围相当于0.6%~1.5%的氯化钠溶液，超过2%时会有明显的不适感。低渗溶液应该用合适的调节剂调成等渗，如氯化钠、硼酸、葡萄糖等。

3. 无菌　用于眼外伤或术后的眼用制剂，多采用单剂量包装并不得加入抑菌剂。一般滴眼剂（即用于无眼外伤的滴眼剂）要求无致病菌（不得检出铜绿假单胞菌和金黄色葡萄球菌）。滴眼剂是一种多剂量包装剂型，患者在多次使用时，很易染菌，所以应加适量抑菌剂，使它在被污染后，于下次再用之前恢复无菌，应尽量选用安全风险小、作用迅速（即在1~2小时内达到无菌）的抑菌剂，产品标签应标明抑菌剂种类和示量。

4. 可见异物及粒度　滴眼剂照可见异物检查法［《中国药典》（2020年版）四部通则0904］中滴眼剂项下的方法检查，应符合规定。混悬型滴眼剂还需照《中国药典》（2020年版）四部通则0105中"粒度"项下方法检查，应符合规定。

5. 装量　除另有规定外，每个容器的装量应不超过10ml。

（三）滴眼剂的制备

眼用液体制剂的工艺流程如下：

$$\left.\begin{array}{l}原辅料\longrightarrow配滤\longrightarrow滤液\\瓶（塞）\longrightarrow清洗\longrightarrow灭菌\end{array}\right\}灭菌/无菌操作分装\longrightarrow质检\longrightarrow印字包装$$

此工艺适用于药物性质稳定者，对于不耐热的主药，需采用无菌法操作。而对用于眼部手术或眼外伤的制剂，常制成以安瓿为容器的单剂量包装，并按安瓿生产工艺进行制备，保证完全无菌。洗眼液用输液瓶包装，按输液工艺处理。

1. 容器及附件的处理　滴眼液容器主要有玻璃瓶和塑料瓶两种。

玻璃瓶一般为中性玻璃瓶，配有滴管并封有铝盖，遇光不稳定者可选用棕色瓶。玻璃质量要求与输液瓶相同，可干热灭菌。

塑料瓶有软塑料瓶和硬塑料瓶两种，后者配有带滴管的密封瓶盖，使用方便。塑料瓶包装价廉，不易破碎，轻便，为目前最常用的滴眼剂容器。但应注意塑料可能吸附抑菌剂及药物导致二者浓度降低，塑料中增塑剂等成分也有可能进入药液，塑料瓶透气性能够导致药物氧化，因此塑料瓶应通过试验后方能确定是否选用。塑料瓶洗涤方法与注射剂容器的洗涤方法相同，可用气体灭菌。

橡胶塞、帽有与塑料瓶类似的吸附药物等缺点，但由于接触面积小，常采用饱和吸附的办法加以解决。其处理方法与输液胶塞的处理方法类似。

2. 配制与过滤　滴眼剂要求无菌，小量配制可在无菌操作柜中进行，大量生产按注射剂生产工艺标准及要求进行。药物、附加剂用适量溶剂溶解，必要时加活性炭（0.05%~0.3%）处理，经滤棒、垂熔玻璃滤球或微孔滤膜过滤至澄明，加溶剂至足量，灭菌后做半成品检查。配制眼用混悬剂时，先将微粉化药物灭菌，另取表面活性剂、助悬剂加少量灭菌蒸馏水配成黏稠液，再与主药用乳匀机搅匀，添加无菌蒸馏水至全量即完成配制。

3. 无菌灌装 目前滴眼剂生产上多采用减压灌装。间歇式减压灌装工艺为：将灭菌空瓶口向下排列在一平底盘中，置入真空灌装箱，由管道定量注入药液，密闭箱门，抽气成一定负压，瓶内空气排出，将洁净空气通入，恢复常压，药液灌入瓶中，随即封口，加盖即可。

4. 质量评价 包括主药含量、可见异物、装量、渗透压摩尔浓度及无菌等项目，具体方法见《中国药典》（2020年版）四部通则0105。

5. 印字包装 同注射剂。

实例解析

实例3-10：氯霉素滴眼液

【处方】氯霉素　　0.25g　　　　　氯化钠　　0.9g

羟苯甲酯　0.023g　　　　　羟苯丙酯　0.011g

注射用水　加至100ml

【制法】取羟苯甲酯、丙酯，加注射用水溶解，于60℃时溶入氯霉素和氯化钠，过滤，加蒸馏水至足量，灌装，100℃流通蒸汽灭菌30分钟。

【解析】①本品用于治疗沙眼、急慢性结膜炎、眼睑缘炎、角膜溃烂、睑腺炎、角膜炎等；②氯霉素对热稳定，配液时加热以加速溶解，用100℃流通蒸汽灭菌；③处方中可加硼砂、硼酸作缓冲剂，亦可调节渗透压，同时还能增加氯霉素的溶解度，但此处不如用生理盐水为溶剂稳定和刺激性小。

实例3-11：醋酸可的松滴眼液（混悬液）

【处方】醋酸可的松（微晶）　　5g　　　　聚山梨酯80　　0.8g

硝酸苯汞　　　　　　　0.02g　　　硼酸　　　　　20g

羧甲纤维素钠　　　　　2g　　　　　注射用水　　　加至1000ml

【制法】取硝酸苯汞溶于处方量50%的注射用水中，加热至40~50℃，加入硼酸，聚山梨酯80使溶解，3号垂熔漏斗过滤待用；另将羧甲纤维素钠溶于处方量30%的蒸馏水中，用垫有200目尼龙布的布氏漏斗过滤，加热至80~90℃，加醋酸可的松微晶搅匀，保温30分钟，冷至40~50℃，再与硝酸苯汞等溶液合并，加注射用水至足量，200目尼龙筛过滤两次，分装，封口，100℃流通蒸汽灭菌30分钟。

【解析】①本品用于治疗急性和亚急性虹膜炎、交感性眼炎、小泡性角膜炎、角膜炎等。②醋酸可的松微晶的粒径应在5~20μm，过粗易产生刺激性，降低疗效，甚至会损伤角膜。③羧甲纤维素钠为助悬剂，配液前需精制。本滴眼液中不能加入阳离子型表面活性剂，因与羧甲纤维素钠有配伍禁忌。④为防止结块，灭菌过程中应振摇，或采用旋转无菌设备，灭菌前后均应检查有无结块。⑤硼酸为pH与等渗调节剂，因氯化钠能使羧甲纤维素钠黏度显著下降，促使结块沉降，改用2%的硼酸后，不仅改善降低黏度的缺点，且能减轻药液对眼黏膜的刺激性，本品pH为4.5~7.0。

四、眼膏剂

（一）概述

眼膏剂（eye ointments）指由原料药物与适宜基质均匀混合，制成溶液型或混悬型膏状的无菌眼用半固体制剂。眼膏剂应均匀、细腻，易涂布于眼部，对眼部无刺激性，无细菌，并易涂布于眼部，便于原料药物分散和吸收。除另有规定外，每个容器的装量应不超过5g。

眼膏剂常用的基质，一般为凡士林8份、液状石蜡1份、羊毛脂1份混合而成。根据气温可适当增减液状石蜡的用量。基质中羊毛脂有表面活性作用，具有较强的吸水性和黏附性，使眼膏与泪液容易混合，并易附着于眼黏膜上，可使基质中药物容易穿透眼部黏膜。基质加热熔合后用绢布等适当滤材保温滤过，并用150℃干热灭菌1~2小时，备用。也可将各组分分别灭菌供配制用。用于眼部手术或创伤的眼膏剂应灭菌或无菌操作，且不添加抑菌剂或抗氧剂。

（二）眼膏剂的制备

眼膏剂的制备与一般软膏剂制法（详见第六章第一节有关内容）基本相同，但必须在洁净条件下进行，一般可在净化操作室或净化操作台中配制。所用基质、药物、器械与包装容器等均应严格灭菌，以避免污染微生物导致眼部感染的危险。配制用具经70%乙醇擦洗，或用水洗净后再用干热灭菌法灭菌。包装用软膏管，洗净后用70%乙醇或12%苯酚溶液浸泡，应用时用蒸馏水冲洗干净，烘干即可。也可再用紫外线灯照射进行灭菌。

眼膏配制时，如主药易溶于水而且性质稳定，宜先配成少量水溶液，用适量基质研和吸尽水后，再逐渐递加其余基质制成眼膏剂，灌装于灭菌容器中，严封。

实例解析

实例3-12： 复方碘苷眼膏（复方疱疹净眼膏）

【处方】
碘苷	5.0g	硫酸新霉素	5.0g（500万单位）
无菌注射用水	20ml	黄凡士林	800g
羊毛脂	100g	液体石蜡	100g
眼膏基质加至	1000g		

【制法】取碘苷、硫酸新霉素，置灭菌乳钵中，加灭菌注射用水研成细腻糊状，再分次递加眼膏基质使成全量，研匀，无菌分装，即得。

【解析】①本品为抗病毒药及抗生素类药，用于纯疱疹性角膜炎、牛痘病毒性角膜炎及其他病毒、细菌感染；②复方疱疹净眼膏在结膜囊内保留时间长，药效持久，减少用药次数，夜间使用更适合；③眼膏基质可以减少药物对于眼结膜、角膜刺激性。

五、眼用制剂质量评价

眼用制剂质量评价应按照《中国药典》（2020年版）四部通则0105"眼用制剂"项下相应的规定检查项目进行，检查项包括可见异物（通则0904）、粒度、沉降体积比、金属性异物、装量差异、装量、渗透压（通则0632）、无菌（通则1101）等。

眼膏剂质量评价除按照《中国药典》（2020年版）四部通则0105"眼用制剂"项所规定项目进行检查外，还应参照0109"软膏剂、乳膏剂"相应项目进行检查。

本章小结

本章重点： 灭菌制剂与无菌制剂的含义、特点及分类、给药途径、质量要求；各种灭菌方法及与灭

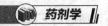

菌工艺的验证；热原的定义、组成、污染热原的途径及去除方法；注射剂等渗调节剂用量的计算；输液的概念、类别、质量检查、生产中存在的问题及解决方法；眼用制剂的质量要求；注射剂典型产品的处方分析；冷冻干燥制剂优势、制备工艺及适用产品。

本章难点：注射剂等渗调节剂用量计算及公式中各符号含义、单位；注射剂典型产品的处方设计与分析；根据药物的理化性质选择合适的注射剂溶剂及附加剂，制订合理的制备工艺；注射剂及输液生产车间洁净度要求与布局；冷冻干燥制剂制备原理、制备常出现的问题及解决办法。

思 考 题

题库

1. 注射剂用水制备时主要采用哪些方法？
2. 常用的灭菌方法有哪些？影响湿热灭菌的因素有哪些？
3. 影响过滤的因素有哪些？
4. 热原的性质和去除方法有哪些？
5. 制备注射剂为什么要考虑等渗和等张？如何调整和计算？
6. 注射剂的附加剂辅料有哪些？使用中有哪些注意事项？
7. 制备注射剂的工艺流程环节有哪些？各主要流程的注意事项是什么？怎样避免注射剂污染？
8. 什么是输液？与小容量注射剂的主要区别有哪些？
9. 输液主要存在的问题是什么？如何解决？
10. 什么是注射用无菌粉末？注射用无菌粉末制剂有何应用优势？
11. 冷冻干燥过程曲线分哪四个阶段？冻干制剂存在的问题是什么？如何解决？
12. 眼用制剂的主要吸收途径有哪些？质量要求如何？

（王 汀 刘喜纲）

第四章

散剂、颗粒剂、胶囊剂与滴丸

学习导引

知识要求

1. **掌握** 粉体的概念及性质；Noyes-Whitney方程及其应用；固体制剂各单元操作的方法；散剂、颗粒剂、硬胶囊、软胶囊及滴丸的概念和特点。

2. **熟悉** 粒子的形态、比表面积、孔隙率、吸湿性等性质的表示方法；固体制剂各单元操作的作用机制；散剂、颗粒剂、胶囊及滴丸的的制备和质量评价。

3. **了解** 粉体学性质的测定方法，粉体学在固体制剂中的应用；固体制剂各单元操作的设备；干燥原理、方法及设备。

能力要求

1. 运用固体制剂各单元操作的知识体系设计固体剂型的制备方案。

2. 能够应用粉体学知识分析和解决固体制剂中出现的常见问题。

第一节 粉体学基础

PPT

一、概述

粉体（powder）是指由无数个细微固体粒子组成的集合体，它是固体物质的一种特殊形式。研究粉体的基本性质及其应用的科学称为粉体学（micromeritics）。粒子（particles）是粉体运动的最小单元，也是组成粉体的基础。通常将小于100μm的粒子叫"粉"，大于100μm的粒子叫"粒"。一般情况下，当粒径小于100μm时，粒子间容易产生相互作用而使其流动性较差；当粒径大于100μm时，粒子的自重大于粒子间相互作用而使其流动性增加。组成粉体的单元粒子可能是单体粒子（一级粒子，primary particle），也可能是多个单体粒子聚结形成的聚结粒子（二级粒子，second particle），如制粒后的颗粒和粉体处理过程中自发形成的团聚物等（图4-1）。

在固体制剂制备过程中，经过粉碎的粉末和经制粒的颗粒、小丸及片剂等的集合体都属于粉体的范畴。粉体的性质如粒度分布、表面状态、比表面积、密度、流动性和吸附性等直接影响药物的性质、固体制剂的制备、质量控制、体内吸收和疗效，因而许多颗粒状制剂的性质和特征与粉体学密切相关。粉体学是药剂学的基础理论，其不仅可阐明粉体固有的物理性质，更重要的是可指导制剂处方设计、制备与大规模生产、质量控制和包装的选择等。

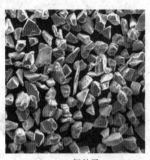 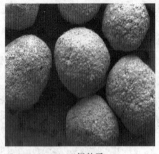

a. 一级粒子　　　　　　　　　　b. 二级粒子

图 4-1　一级粒子和二级粒子的光学照片

二、粉体的粒子性质

（一）粒径与粒度分布

粒子的大小和分布状态是细微固体材料物理性能的一项关键指标，其直接影响粉体的溶解性、吸附性、流动性和孔隙率等性质。因此，研究药物粉体材料的粒子大小对剂型改变、制剂工艺及质量的提高具有重要的意义。

粒径是表示粒子所占据空间大小的尺度，粒度分布表示其均匀性。粉体通常由形状和大小不同的不规则粒子组成，其尺度大小很难严格地用直径或长、宽、高来描述。因此常根据需要，采用不同的方法测定其粒子径。

1. 粒子径的表示方法

（1）三轴径（diameter of the three dimensions）　将一颗粒子放置于每边与其相切的长方体中，测得的长（l）、宽（b）、高（h）称为粒子的三轴径，其用于表示不规则形状粒子的大小（图 4-2a）。由于计算方式不同，三轴径可计算出多种平均径，其计算式和物理意义见表 4-1。

表 4-1　由三轴径计算的各种平均径

计算式	平均径名称	物理意义
$\dfrac{l+b}{2}$	长短平均径 二轴平均径	平面图形上的算术平均
$\dfrac{l+b+h}{3}$	三轴平均径	算数平均
$\dfrac{3}{\dfrac{1}{l}+\dfrac{1}{b}+\dfrac{1}{h}}$	三轴和平均径	与外接长方体比表面积相同的球体直径
$\sqrt{lb}$	二轴几何平均径	平面图形上的几何平均
$\sqrt[3]{lbh}$	三轴几何平均径	与外接长方体体积相同的立方体的一条边
$\sqrt{\dfrac{2lh+2bh+2lb}{6}}$	三轴表面积平均径	与外接长方体表面积相同的立方体的一条边

（2）投影径（projected diameter）　当粒子以最大稳定度（重心最低）置于一平面，通过光学显微镜和电子显微镜观察粒子，根据其投影的几何形态而确定的粒子径（图 4-2）。

1）定方向接线径（Feret diameter）　在一定方向上与粒子投影相切的两条平行线之间的距离（图 4-2b）。

2）定方向等分径（Martin diameter）　在一定方向上将粒子投影面积分为两等份的直径（图 4-2c）。

3）定方向最大径（Krummbein diameter）　在一定方向上粒子投影的最大长度（图 4-2d）。

4）投影面积相当径（Heywood diameter）　与粒子投影面积相等的圆的直径（图 4-2e）。

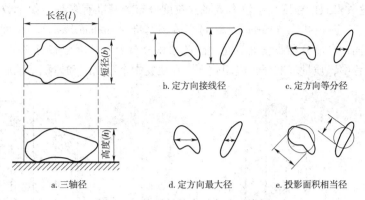

图 4-2　粒子径的表示方法示意图

（3）球相当径（equivalent diameter）　用与粒子的体积或投影面积相同的球体的直径表示被测粒子的直径，该方法测得的粒子径称作球相当径。球相当径分为以下几种。

1）等体积球相当径（equivalent volume diameter）　与被测粒子等体积的球体的直径。用库尔特计数器测得，记作 D_V。

$$粒子的体积 V = \frac{\pi D_v^3}{6} \tag{4-1}$$

2）等表面积球相当径（equivalent surface diameter）　与被测粒子等表面积的球体的直径。采用透过法、吸附法测得比表面积后计算，记作 D_S。本方法求得的粒子径为平均粒径，不能求粒度分布。

$$粒子的表面积 S = \pi D_S^2 \tag{4-2}$$

3）等比表面积球相当径（equivalent specific surface diameter）　与被测粒子等比表面积的球体的直径，记作 D_{SV}。

$$粒子的表面积 D_{SV} = \frac{D_V^3}{D_S^2} \tag{4-3}$$

4）沉降速度相当径（settling velocity diameter）　在适宜液相中与粒子沉降速度相等的球形粒子的直径。用沉降法根据 Stoke's 方程计算得到，又称作 Stoke's 径或有效径（effect diameter），记作 D_{Stk}。

$$D_{stk} = \sqrt{\frac{18\eta}{(\rho_p - \rho_l) \cdot g} \cdot \frac{h}{t}} \tag{4-4}$$

式中，ρ_p、ρ_l 分别为被测粒子与液相的密度；η 为液相的黏度；h 为等速沉降距离；t 为沉降时间；g 为重力加速度。

（4）筛分径（sieving diameter）　又称细孔通过相当径。当粒子通过粗筛网且被截留在细筛网时，粗细筛孔直径的算术或几何平均值称为筛分径，记作 D_A。

$$算术平均径 D_A = \frac{a+b}{2} \tag{4-5}$$

$$几何平均径 D_A = \sqrt{ab} \tag{4-6}$$

式中，a 为粒子通过的粗筛网直径；b 为粒子被截留的细筛网直径。也可用（$-a$，$+b$）表示粒径的范围，即粒径小于 a，大于 b。

2. 粒度分布　粒度分布（particle size distribution）是指不同粒径的粒子群在粉体中的分布情况，是反映粒子大小均匀性的重要指标。若两种粉体的平均粒径相同，但其粒度分布有很大差别，那么其理化性质可能也会有显著差异。

粒度分布常用频率分布与累积分布表示。频率分布（frequency size distribution）表示与各个粒径相对应的粒子群占全体粒子群的百分数（微分型）；累积分布（cumulative size distribution）表示小于（pass）或大于（on）某粒径的粒子占全体粒子群中的百分数（积分型）。频率分布与累积分布可用柱状图或曲

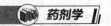

线表示（图4-3），这种形式的粒度分布较为直观。粒度分布的基准有多种，如个数基准（count basis）、质量基准（mass basis）、面积基准（surface basis）、体积基准（volume basis）、长度基准（length basis）等。由于测定基准不同，粒度分布曲线也不同，因此累积分布表示粒度分布时必须注明测定基准。在制药工业的粉体处理过程中，质量基准分布应用较多，在研究中个数基准和体积基准应用较多。

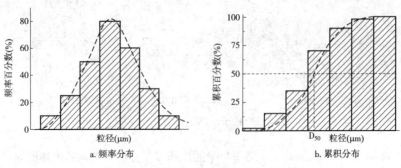

a. 频率分布　　　　　　　　　b. 累积分布

图4-3　用图形表示的粒度分布示意图

用筛分法测定累积分布时，筛下粒径累积的分布叫筛下分布（undersize distribution）；筛上粒径累积的分布叫筛上分布（oversize distribution）。筛上累积分布函数 $F(x)$ 和筛下累积分布函数 $R(x)$ 与频率分布函数 $f(x)$ 之间的关系式如下：

$$f(x) = \frac{\mathrm{d}F(x)}{\mathrm{d}x} = -\frac{\mathrm{d}R(x)}{\mathrm{d}x} \tag{4-7}$$

$$即\ F(x) + R(x) = 1 \tag{4-8}$$

$$\int_0^x f(x)\,\mathrm{d}x = 1 \tag{4-9}$$

3. 平均粒径　由于组成粉体的粒子大小不均，所以不能用某一个粒子的直径代表粉体所有粒子的大小。通常需要测定若干粒子的粒径，然后用这些粒子的平均粒径（mean diameter）来表示粉体的大小。平均粒径的表示方法有多种，见表4-2。在制药行业中最常用的平均粒径是中位径（medium diameter），也称作中值径。在累积分布中累积值为50%所对应的粒径，常用 D_{50} 表示（图4-3b）。

表4-2　常用平均粒径与计算公式

名称	公式
算术平均径 arithmetic mean diameter	$\sum nd / \sum n$
几何平均径 geometric mean diameter	$(d_1^{n_1} \cdot d_2^{n_2} \cdots\cdots d_n^{n_n})^{1/n}$
调和平均径 harmonic mean diameter	$\sum n / \sum (n/d)$
众数径 mode diameter	频数最多的粒子直径
中位径 medium diameter	累积中间值（D_{50}）
长度平均径 surface length mean diameter	$\sum nd^2 / \sum nd$
体面积平均径 volume surface mean diameter	$\sum nd^3 / \sum nd^2$
重量平均径 weight mean diameter	$\sum nd^4 / \sum nd^3$
面积平均径 surface mean diameter	$\left(\sum nd^2 / \sum n\right)^{1/2}$
体积平均径 volume mean diameter	$\left(\sum nd^3 / \sum n\right)^{1/3}$
比表面积径 specific surface diameter	$\phi / \rho S_w$

注：d 为粒子径；n 为粒子数；ϕ 为比表面积形状系数；ρ 为粒子的真密度；S_w 为重量比表面积。

4. 粒径的测定方法 粒径的测定分为群体法和非群体法。群体法是对众多粒子的宏观测量而求得的样品特征，如库尔特计数法、沉降法、比表面积法和吸附法等。该方法测定速度快、统计精度高、动态范围大，但分辨率相对较低。非群体法是通过测量众多单个粒子的特征而得到的样品特征，如显微镜法和筛分法。该方法与群体法相比分辨率高，但速度慢、动态范围小、统计精度差。这两大类测定方法原理不同，粒径的测定范围也不同。表4-3列出了常用的粒径测定方法及其测定范围、特点。

表4-3 常用的粒径测定方法及测定范围、特点

测定方法	范围（μm）	粒子的粒径	分布标准	样品状态
光学显微镜法	0.5~500	定向径或等圆径	数目	湿，干
电子显微镜法	0.002~15	定向径或等圆径	数目	干
筛分法	>45	筛分径	重量	湿，干
库尔特计数法	0.6~800	体积等价径	数目	湿
重力沉降法	1~100	Stoke's径	重量	湿，干
离心沉降法	0.05~50	等价径	重量	湿，干
气体渗透法	0.01~40	比表面积径		湿，干
气体吸附法	0.005~50	比表面积径		湿，干
激光衍射法	0.01~3000	体积等价径		湿
光相关光谱法	0.003~3	体积等价径		湿

（1）显微镜法（microscopic method） 是将一定量粉体置于显微镜下，根据投影像测得粒径，该法主要测定几何学粒径，同时还可以观察粒子的形态。显微镜法测定粒径的下限与其分辨距离有关，分辨率高的光学显微镜常用于测定微米级的粒径，而分辨率低的电子显微镜则可以测定纳米级的粒径。测定时应避免粒子间的重叠，以免产生测定的误差。该方法测定的粒度分布主要以个数、面积为基准。显微镜法在制剂研究上常用于散剂、乳剂、混悬剂、软膏剂及其他粉体粒径的测定。

（2）筛分法（sieving method） 是一种被制药行业广泛采用的、使用最早的测量粒径与粒度分布的方法，常用测定粒径范围在45μm以上的粉体粒子。测定时，将药筛按照从粗到细的筛号顺序，自上而下依次排列，取一定量粉体样品置于最上层的筛子中，振摇一定时间后，称量留在每个筛号上的粉体重量，可算出各筛号上的不同粒径粉体的质量分数，由此获得以重量为基准的筛分粒度分布及平均粒径。该方法简单、快速，但其测定粒径误差较大，载料量、筛分时间和振动强度等因素可改变筛孔的大小而影响测定的准确性。以下情况可以采用筛分法测定粒径和粒度分布：①粉体粒子较大，细粉量少；②测量精度要求不高，需要进一步将试样按粒径分级，用于后续分析研究；③粉体具有较好的流动性和分散性；④组成粉体的粒子性质不同，如密度、光学折射率等。

（3）库尔特计数法（coulter counter method） 是指根据小孔电阻原理测定粒径及粒子数的方法，其基本原理是将粒子体积转变为电压脉冲信号的过程，如图4-4所示。将电解质溶液用隔离壁隔开，隔离壁上有一小孔，小孔内、外各有一个电极，电极间有一定的电压，两电极间的电阻与细孔内电解质体积有关。当粒子从一侧通过小孔流入另一侧时，粒子容积排除孔内电解质而使电阻发生改变，产生与粒子体积成正比的电压脉冲。将此脉冲经电子器放大，并转变为粒子体积的大小，换算成粒径，以测定粒径与粒度分布。脉冲信号的个数表示粒子的个数，信号的大小反映粒子的大小。由于粒子通过小孔的速度非常快（4000个/秒），所以测定可在短时间内完成。本法测得的粒径为等体积球相当径，可以求得以个数为基准的粒度分布或以体积为基准的粒度分布。因为本法在水溶液中测定，所以只适用于测量水不

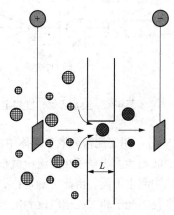

图4-4 库尔特法测定原理

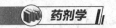

溶性粒子的大小。

（4）沉降法（sedimentation method） 利用粒子在液体介质中的沉降速度与粒子大小的关系测定粒径的方法。Stoke's方程是沉降法测定粒径的理论基础。当介质中混悬的粒子在重力场中恒速沉降时，由式（4-4）可求出粒子的粒径，该方法适用于粒径在$100\mu m$以下的粒子。

常用方法有Andreasen吸管法和沉降天平法，如图4-5所示。Andreasen吸管法的装置包括沉降管和吸管。首先设定一个沉降高度，在此范围内粒子以相同速度沉降，在一定时间间隔取样，测定粒子的沉降量或浓度，测算出以重量为基准的粒度分布。该法测得的粒度分布以重量为基准。

沉降法有齐沉降法和分散沉降法，如图4-5c所示。齐沉降法将粒子群从溶剂的上端同时沉降，而分散沉降法则将粒子群均匀混悬分散于溶剂中再进行沉降。

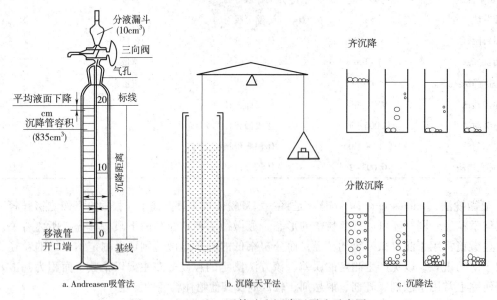

图4-5　Andreasen吸管法和沉降天平法示意图

（5）比表面积法（specific surface area method） 比表面积是粒子的物理参数，是影响粉体性质的重要因素。在粒子为球形的条件下，其比表面积与粒子的粒径成反比，即比表面积随粒径的减小而增大。因此可通过比表面积与粒径的关系求得平均粒径。比表面积法可测定的粒度范围为$100\mu m$以下，通常有气体吸附法和气体透过法。详见本节"粉体粒子的比表面积"部分的内容。

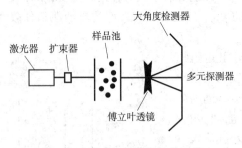

图4-6　激光衍射粒度测定原理

（6）激光衍射法（laser diffraction method） 激光衍射测定粒度是近年发展起来且被广泛应用的新方法，可测定$0.01\sim3000\mu m$范围内的粒子。当粒子通过激光光束时，粒子在与其大小成反比的角度上衍射光线，然后通过分布在不同角度上的光敏检测器来测量衍射光的强度（图4-6）。再通过数学模型计算得到平均粒径和粒度分布。本法具有操作简便、速度快，测定准确等优点，可用于湿式或干式样品的非破坏测定。

（7）光子相关光谱法（photon correlation spectroscopy method） 用于测量分散于液体中粒子的平均粒径。以激光为发射光源，用光子探测器测定粒子散射光强度的波动性。当粒子在溶液中做布朗运动时，不同大小的粒子具有不同的扩散系数，其光散射强度波动性的频率也不同，由此可确定粒子的扩散系数与光波动时间特性的相关函数，计算出与之同等大小的球体半径。光子相关光谱粒度测定仪通常可测定$0.003\sim3\mu m$范围内的粒子。

（二）粉体粒子的比表面积

1. 比表面积的种类 比表面积（specific surface area）是指单位重量或单位体积粉体所具有的表面积，根据计算基准不同分别称作重量比表面积 S_w 和体积比表面积 S_v，单位分别为 cm^2/g 和 cm^2/cm^3。

重量比表面积：

$$S_w = \frac{s}{w} = \frac{\pi d^2 n}{\frac{\pi d^3 \rho n}{6}} = \frac{6}{d\rho} \tag{4-10}$$

体积比表面积：

$$S_v = \frac{s}{V} = \frac{\pi d^2 n}{\frac{\pi d^3}{6} n} = \frac{6}{d} \tag{4-11}$$

式中，s 为粉体粒子的总表面积；w 为粉体的总重量；ρ 为粉体的粒密度；d 为粒径；n 为粒子总个数；V 为粉体粒子的体积。

比表面积不仅是表征粉体中粒子粗细的一种量度，也是表示固体吸附能力的重要参数，其大小与药物的吸附性能、表面能、溶解速度、体内吸收等有关。

2. 比表面积的测定方法 没有空隙、形态规则且表面平滑的粒子的比表面积可通过测定粒径和计算粒子数求得。然而有些粉体的粒子形态不规则，表面粗糙且有裂缝和孔隙，其比表面积既包括粒子外表面的面积，也包括裂缝及孔隙中的表面积，这类粉体常用气体吸附法和气体透过法测定其比表面积。

（1）气体吸附法（gas adsorption method） 粉体可以吸附气体分子，吸附作用强弱不仅与气体的压力有关，也与粉体比表面积大小有关，故可通过测定粉体吸附气体的量来计算其比表面积。其吸附关系可用 BET（Brunauer-Emmett-Teller）方程表示，如式（4-12）。

$$\frac{p}{V(p_0 - p)} = \frac{1}{V_m C} + \frac{C-1}{V_m C} \cdot \frac{p}{p_0} \tag{4-12}$$

式中，V 为在压力 p 下 1g 粉体吸附气体的体积，cm^3/g；V_m 为形成单分子层气体吸附量，cm^3/g；C 为与吸附有关的常数，值为 $\exp\left(\frac{E_1 - E_L}{RT}\right)$，其中 E_1 为第一层吸附热，E_L 为液化热；p_0 为测定温度下吸附气体饱和蒸气压；p 为吸附平衡时气体的压力。

测定方法：在一定实验温度下，测定一系列压力 p 对应的吸附体积 V，然后根据 BET 方程，$p/V(p_0-p)$ 对 p/p_0 作图，可得直线。此直线的斜率 $=(C-1)/V_m C$；截距 $=1/V_m C$。由直线的斜率与截距求得 $V_m = 1/($斜率+截距$)$，将 V_m 代入式（4-12）即可计算出粉体粒子的比表面积 S_w。

$$S_w = A \cdot \frac{V_m}{M/\rho} \cdot N \tag{4-13}$$

式中，M/ρ 为气体克分子体积，在标准状态下为 2.24×10^4 立方厘米/克分子；N 为阿费哥德罗常数（6.02×10^{23}）；A 为吸附在粒子表面上呈单分子膜吸附时紧密排列的单个氮分子的截面积（吸附实验的常用气体为氮气，在氮气沸点-196℃下，氮气的截面积 $A = 1.62 \times 10^{-19} m^2/mol$）

（2）气体透过法（gas permeability method） 当气体透过粉体层时，根据透过前后压力的变化及透过速度与粉体层的比表面积三者之间的关系求出比表面积。粉体层的比表面积 S_w 与气体流量、阻力、黏度等关系可用 Kozeny-Carman 公式表示，如式（4-14）：

$$S_w = \frac{14}{\rho} \sqrt{\frac{A \cdot \Delta P \cdot t}{\eta \cdot L \cdot Q} \frac{\varepsilon^2}{(1-\varepsilon)^2}} \tag{4-14}$$

式中，ρ 为粒子密度；η 为气体的黏度；ε 为粉体层的空隙率；A 为粉体层截面积；ΔP 为粉体层两端气体的压力差；Q 为 t 时间内通过粉体层的气体流量；L 为粉体层的长度。

气体透过法只能测定粒子外部比表面积，而无法测定粒子内部空隙的比表面积（图 4-7），因此不适合多孔性粒子比表面积的测定。

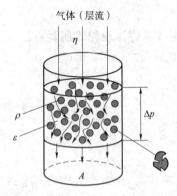

图 4-7　粉体层内气体透过示意图

三、粉体的密度与孔隙率

1. 粉体密度　　是指单位体积粉体的质量，为质量与体积的比值。粉体的质量比较容易测定，但由于粉体粒子间有空隙，而且有的粒子表面粗糙或粒子有裂缝或孔隙，所以粉体的体积具有不同含义。计算粉体密度时，根据粒子的体积的不同含义，其密度可分为真密度、粒密度、堆密度三种。

（1）真密度（true density，ρ_t）　是指粉体质量（W）除以真体积 V_t 而求得的密度，即 $\rho_t = W/V_t$。真体积指不包括粒子内外空隙的体积。常用的测定方法是气体或液体置换法。

由于氦气可以透入固体极其微小的裂隙和孔隙而不被吸附，所以粉体的真体积常用氦气置换法测定。测定时，先在仪器中通入已知重量的氦气，测定样品管的容积；然后将适量的粉体置于样品管中，抽气并加热除去粉体已吸附的气体，再导入一定量的氦气，测定样品管内压力和温度，根据气体定律计算氦气占有的体积，填满空样品管时氦气的体积与放入粉体后的体积的差值即为粉体的真体积。若已知粉体的重量，即计算出其真密度。

如果将粉体用强大的压力压成片，测定片的体积和重量，计算出的密度称为高压密度，这种密度与真密度十分接近。

（2）粒密度（granule density，ρ_g）　是指粉体质量除以颗粒体积 V_g 所求得的密度，即 $\rho_g = W/V_g$。颗粒体积指除去微粒间空隙，但不排除微粒内孔隙的体积。通常粒子之间的空隙较大，粒子内部的孔隙较小。测定粒密度常用液体置换法。由于液体不能进入粒子本身的微小孔隙，所以本方法测得的容积是粒子本身固有的容积与粒子中内部孔隙的容积之和。汞具有较大的表面张力，在常压下能进入微粒间的空隙而不能渗入微粒内存在的细孔（孔径小于 $10\mu m$），因此往往采用汞置换法测定粒密度。

（3）堆密度（bulk density，ρ_b）　又称松密度，是指粉体质量除以该粉体所占容器的体积（松体积 V_b）求得的密度，即 $\rho_b = W/V_b$。填充粉体时，经一定规律振动或轻敲后测得的密度称振实密度 ρ_{bt}（tap density）。

若颗粒致密，无细孔和空洞，则 $\rho_t = \rho_g$；一般情况下，几种密度的大小顺序为 $\rho_t \geq \rho_g > \rho_{bt} \geq \rho_b$。某些药物的真密度和松密度参见表 4-4。

表 4-4　某些药物和辅料的真密度和松密度

药物名称	真密度（g/cm^3）	松密度（g/cm^3）
磺胺噻唑	1.50[a]	0.33
苯巴比妥	1.30[a]	0.34
滑石粉	2.70[a]	0.48
轻质碳酸镁	3.00[b]	0.07
重质碳酸镁	3.00[b]	0.39
轻质碱式碳酸铋	6.90[b]	0.22
重质碱式碳酸铋	6.90[b]	1.01

注：a：用氦气置换法求得的真密度；b：用液体置换法求得的真密度。

2. 空隙率　　空隙率（porosity）常指总孔隙率 $\varepsilon_{总}$，即指空隙体积与粉体总体积的比值，通常用百分率表示。总孔隙率 $\varepsilon_{总}$ 可用式（4-15）表示。

$$\varepsilon_{总} = (V_b - V_t)/V_b = 1 - V_t/V_b = 1 - \rho_b/\rho_t \qquad (4-15)$$

由于粒子内、粒子间都有空隙，因此其相应的空隙率分别称为粒子内空隙率 $\varepsilon_{内}$ 和粒子间空隙率 $\varepsilon_{间}$，表达式如下：

$$\varepsilon_{间} = (V_b - V_g)/V_b = 1 - V_g/V_b = 1 - \rho_b/\rho_g \tag{4-16}$$

$$\varepsilon_{内} = (V_g - V_t)/V_g = 1 - V_t/V_g = 1 - \rho_g/\rho_t \tag{4-17}$$

粉体的空隙率与粒子的形态、大小、表面摩擦系数和排列等有关，对药物制剂的性质有一定影响。如粉体压缩过程中，体积减小的主要原因是其内部空隙减少的缘故。另外，粉体的空隙率对散剂、胶囊剂的吸湿性，片剂的崩解度等也有很大影响。

四、粉体的流动性与填充性

（一）粉体流动性

粉体流动性（powder flowability）即粉体在外力，如重力、摩擦力等的作用下具有改变原来稳定态趋势的一种性质，其与粒子的形状、大小、表面状态、密度、空隙率等有关。在固体制剂制备过程中，由于粉体具有像"液体"一样的流动性，因此其流动性对固体制剂的生产和产品质量有较大的影响，例如散剂的分剂量、胶囊剂的分装、片剂的压片等操作均要求原料有良好的流动性以保证分剂量的准确。粉体的流动性可用休止角、流出速度和压缩指数来衡量。

1. 粉体流动性的评价及测定方法

（1）休止角（angle of repose）　粒子在粉体堆积层的自由斜面上滑动时所受重力和粒子间摩擦力达到平衡而处于静止状态下测得的最大角为休止角。测定时，将粉体堆成尽可能陡的圆锥体形的"堆"，堆的斜边与水平线的夹角即为休止角。休止角不仅可以直接测定，而且可以通过测定粉体层的高度和圆盘半径后计算而得。即 $\tan\theta$＝高度/半径。休止角是检验粉体流动性好坏的最简便方法。休止角越小，说明摩擦力越小，流动性越好。一般认为 $\theta \leqslant 30°$ 时流动性好；若休止角 $>40°$ 则流动性差。在实际生产中，$\theta \leqslant 40°$ 时可以满足生产过程中流动性的需求。

测定休止角的方法有多种，常用的测定方法有注入法（固定漏斗法）、排出法（固定圆锥底法）、倾斜角法等（图4-8），其中排出法测定的结果重现性较好。

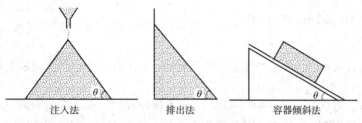

注入法　　　　　排出法　　　　　容器倾斜法

图4-8　休止角的测定方法

（2）流出速度（flow velocity）　将一定量的粉体装入漏斗中，测定粉体从漏斗中全部流出所需的时间。一般而言，流出时间短，粉体的流动性好，单位时间内流出的粉体量波动性小，反之则差。测定装置如图4-9所示。流速的大小与流出孔径成正比关系，孔的直径应是粒径的5~10倍为宜。粉粒的大小对流速也有明显影响，二者呈抛物线关系（图4-10）。粒子太大时，颗粒可阻塞流出孔而阻滞粉体流动。粒子太小时，由于粒子间存在很大的黏着力使之产生整体效应，单个粒子的重力作用消除，因此阻滞粉体流动。若粉体流动性差，可以加入100μm大小的玻璃球助流，测定达到粉体自由流出所需玻璃球的量（w/%），以表示粉体流动性，需加入量越多，粉体流动性越差。

（3）压缩度（compressibility）　将一定量的粉体在无任何振动的条件下装入量筒后测量最初松体积；通过轻敲使粉体处于最紧状态，测量最终的体积；计算最松密度 ρ_0 与最紧密度 ρ_f，再根据式（4-18）计算压缩度 C。

$$C = \frac{\rho_f - \rho_0}{\rho_f} \times 100(\%) \tag{4-18}$$

压缩度是粉体流动性的重要指标，其大小反映粉体的聚结性、松软状态。压缩度越大，粉体的流动性越差。压缩度20%以下时流动性较好，压缩度达到40%~50%时粉体很难从容器中自动流出。

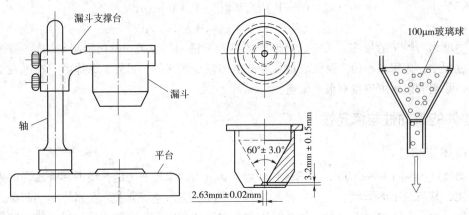

图4-9 流出速度测定装置

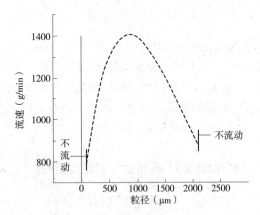

图4-10 粉体流出速度与粒径的关系

2. 影响粉体流动性的因素与改善方法 粉体的流动性受其粒子大小、粒度分布、粒子形态、表面结构、粒子间的摩擦力、静电力、黏附力、孔隙率和堆积密度等性质影响，通过改变这些性质可改善粉体的流动性。

（1）增大粒子大小 由图4-10可知，粒径对粉体流动性有很大影响。当粒径减小时，表面能增大，粉体的黏附性和聚集性增大，流速减小，流动性降低。对粉末进行造粒，可有效降低粒子间的附着力、凝聚力，提高粉体的流动性。

（2）改善粒子形态及表面粗糙度 粒径大致相等但形状不同的粒子具有不同的流速。球形光滑的粒子能减少相互间的接触点数，以降低摩擦力，可显著提高流动性。

（3）密度 在重力流动中，粒子密度大有利于流动。大于0.4g/cm³时，可满足粉体操作中对流动性的要求。

（4）控制含湿量 药物粉体多为有机物质，常具有吸湿作用。在一定范围内，随着粉体吸湿量的增加，粒子间黏着力增大，流动性减小。因此适当干燥有利于减弱粒子间的作用力，增加粉体的流动性。但过分干燥时，药物粉体在流动过程中容易产生静电而发生团聚、黏附，反而降低粉体的流动性。

（5）加入助流剂 在粉体中加入0.5%～2%滑石粉、硬脂酸镁、微粉硅胶等润滑剂，可降低固体粒子表面的吸附力，改善粉体的流动性。适量的润滑剂细粉可通过填平粉体粒子的粗糙面而使其表面光滑，减少阻力，减少静电力等，但过多的润滑剂反而增加阻力。

（二）粉体充填性

充填性（packability）是粉体集合体的基本性质，在片剂、胶囊剂的装填过程中具有重要意义。充填性的常用表示方法如下。①堆比容（specific volume）：粉体单位质量所占的体积，即$v=V/W$；②堆密度（bulk density）：粉体单位体积的质量，即$\rho=W/V$；③空隙率（porosity）：空隙体积与堆体积之比，即$\varepsilon=(V-V_t)/V$；④空隙比（void ratio）：空隙体积与粉体真体积之比，即$\varepsilon=(V-V_t)/V_t$；⑤充填率（packing fraction）：粉体的真体积与堆体积之比，即$g=V_t/V$；⑥配位数（coordination number）：一个粒子周围相邻的其他粒子个数。其中堆密度与空隙率直接反映粉体的充填状态。对于一定粒子大小的物料而言，堆密度大，空隙率小，表示其充填紧密。

在粉体的填充中，粒子的排列方式影响粉体的体积与孔隙率。粒子的排列方式中最简单的模型是大小相等的球形粒子的填充方式。图4-11是著名的Graton-Fraser模型，不同排列方式的参数见表4-5。

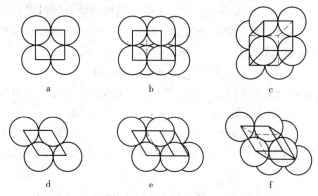

图 4-11 Graton-Fraser 模型

表 4-5 等大球形粒子的规则充填形式参数

填充名称	孔隙率（%）	接触点	排列号码
立方格子形填充	47.64	6	a
斜方格子形填充	39.54	8	b, d
四面契格子形填充	30.19	10	E
棱面格子形填充	25.95	12	e, f

由表 4-5 可以看出，若球形颗粒规则排列，接触点数最小时，空隙率最大；接触点数最大时，空隙率最小。接触点数反映空隙率大小，即填充状态。

由于粉体粒子并非都是球形，因此其填充具有随机性，受诸多因素影响。①粉体在容器壁附近形成特殊的排列结构，即壁效应：一般圆筒形容器直径和粉体粒径之比为 1~50 时，空隙率随比例增大而增加，其充填率则下降。②物料的含水量：粒子表面吸附水，粒子间形成液桥力，粒子间附着力增大，形成二次、三次粒子，导致物料堆积率下降。③粉体粒子形状：一般而言，空隙率随粒子圆形度的降低而增高。在松散堆积时，有棱角的颗粒或表面粗糙度越高的颗粒空隙率较大。④粒子大小：粒度越小，由于粒间的团聚作用，空隙率越大，充填率越小。

五、粉体的吸湿性与润湿性

1. 吸湿性（hygroscopicity） 是指粉体表面吸附水分的特性。粉体置于湿度较大的环境中容易发生吸湿现象，产生潮解、聚集、固结，流动性降低等物理变化，从而导致剂量不准，称取、混合困难等问题。水分的增大还可引起或加速某些化学反应的发生，出现变色、分解等现象，使药物的稳定性降低。因此防止粉体吸湿是药物制剂中一个重要的问题。

药物的吸湿性与空气中的水蒸气分压（p）和粉体表面产生的水蒸气压（p_w）有关。当 p 大于 p_w 时发生吸湿，当两者相等时，粉体的含水量称为吸湿平衡水量。当 p 小于 p_w 时发生风干。因此当空气中的 p 发生变化，粉体的含水量也会随之改变，直到建立新的平衡。常用吸湿平衡曲线表示药物的吸湿特性，即先求出药物在不同湿度下的平衡吸湿量，再以吸湿量对相对湿度作图，即可绘出吸湿平衡曲线。

相对湿度较低时，水溶性药物几乎不吸湿。当相对湿度增大到一定值时，水溶性药物吸湿量急剧增加（图 4-12），此时的相对湿度称为临界相对湿度（critical relative humidity，CRH）。CRH 是水溶性药物的固有特征参数，常用来衡量药物吸湿性大小。CRH 越小则越易吸湿，反之，则不易吸湿。

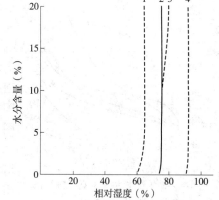

图 4-12 水溶性药物的吸湿平衡曲线（37℃）

1. 尿素；2. 枸橼酸；

3. 酒石酸；4. 对氨基水杨酸钠

一些药物的临界相对湿度见表4-6。当两种或两种以上的水溶性药物或辅料混合后，混合物的CRH值比其中任何一种药物（辅料）的CRH值低，更易于吸湿。根据Elder假说，水溶性药物混合物的CRH约等于各成分CRH的乘积，而与各成分的量无关。

$$CRH_{AB} = CRH_A \times CRH_B \qquad (4-19)$$

式中，CRH_{AB}为A与B物质混合后的CRH；CRH_A和CRH_B分别表示A物质和B物质的CRH。式（4-19）不适用于各成分间发生相互作用的物料。

测定CRH的意义：①评价药物吸湿性。一般CRH愈大，愈不易吸湿；②为生产、贮藏环境提供参考，一般环境的相对湿度应设在CRH以下，以防止药物吸湿；③为选择防湿性辅料提供参考，一般应选择CRH大的辅料。

表4-6　某些水溶性药物的临界相对湿度（37℃）

药物名称	CRH值（%）	药物名称	CRH值（%）
果糖	53.5	蔗糖	84.5
溴化钠（二分子结晶水）	53.7	米格来宁	86
盐酸毛果芸香碱	59	咖啡因	86.3
重酒石酸胆碱	63	硫酸镁	86.6
硫代硫酸钠	65	安乃近	87
尿素	69	苯甲酸钠	88
枸橼酸	70	对氨基水杨酸钠	88
苯甲酸钠咖啡因	71	盐酸硫胺	88
抗坏血酸钠	71	硝酸钾	90.3
酒石酸	74	氨茶碱	92
溴化六烃季铵	75	磺胺米隆	92
氯化钠	75.1	烟酸胺	92.8
盐酸苯海拉明	77	安替匹林	94.8
水杨酸钠	78	葡萄糖醛酸内酯	95
乌洛托品	78	半乳糖	95.5
葡萄糖	82	抗坏血酸	96
氯化钾	82.3	乳糖	96.9
枸橼酸钠	84	烟酸	99.5

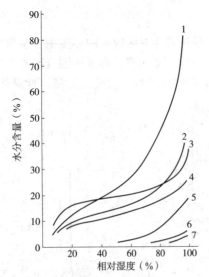

图4-13　水不溶性药物（或辅料）的
吸湿平衡曲线（37℃）

1. 合成硅酸铝；2. 淀粉；3. 硅酸镁；
4. 天然硅酸铝；5. 氧化镁；
6. 白陶土；7. 滑石粉

水不溶性药物的吸湿性在相对湿度变化时，缓慢发生变化，没有临界点（图4-13）。由于平衡水分吸附在固体表面，相当于水分的等温吸附曲线。水不溶性药物混合物的吸湿性具有加和性。

2. 润湿性（wetting）　是固体界面由固-气界面变为固-液界面的现象。粒子的形状、表面化学极性、吸附空气的量和分散介质的极性等均可影响粉体的润湿性，良好的润湿性可使粒子迅速与分散介质接触，有助于粒子分散在介质中。粉体的润湿性对片剂、颗粒剂等固体制剂的崩解性、溶解性等具有重要意义。固体的润湿性常用接触角表示。液滴在固液接触边缘的切线与固体平面间的夹角称为接触角（contact angle）。将不同物质的液滴滴到固体表面时，根据润湿性不同，其接触角也各异，通常可出现图4-14所示的几种情况。

在图4-14中，A点表示气、液、固三相的会合点，由A点出发沿着固-气、固-液和液-气三个界面的切线方向存在着三种相互平衡的界面张力，即$\sigma_{固-气}$、$\sigma_{固-液}$和$\sigma_{液-气}$。A点液面与固液界面的夹角θ称为接触角。液滴与固体之间的润湿性不同，接触角大小不同。当$\theta = 0°$，为完全润湿；$0° < \theta \leqslant 90°$，为易润湿；$180° > \theta > 90°$，为不能润湿；$\theta = 180°$，为完全不润湿。常用于测定接触角的方法有液滴法、毛细管上升法和液高-孔隙率法。

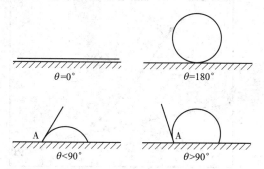

图 4-14　液体在固体表面的状态与接触角的关系

六、粉体的黏附性与黏着性

一般情况下，粉体粒子容易聚在一起或与器壁黏附在一起。黏附性（adhesion）是指不同分子间产生的引力，如由粉体粒子与器壁间的引力发生的黏附；黏着性（cohesion）是指同分子间产生的引力，亦称"团聚"，如粒子与粒子间发生黏附而形成聚集体。粉体粒子产生黏附性与黏着性的主要原因是：①干燥状态下主要由粉体粒子所带电荷产生的静电力与范德华力发挥作用；②润湿状态下主要由粒子表面附着水分的毛细管引力发挥作用；③粒子表面不平滑引起的机械咬合力；④其他作用力，如粉体粒子间表面氢键及其他化学键合作用等。通常粒子粒度越小的粉体越易发生黏附与团聚，因而影响其流动性、充填性、分散性和压缩性。采用造粒增大粒径或加入助流剂等方法可有效防止粉体黏附或团聚。

七、粉体的压缩性质

压缩性（compressibility）表示粉体在压力下体积减小，使颗粒填充状态变密的能力，表明压力对空隙率的影响。成形性（compactibility）表示粉体在给定压力下紧密结合形成一定形状的能力，表明压力对抗张强度的影响。一般对于药物粉末来讲，压缩性和成形性密不可分，因此通常把二者简称为压缩成形性。片剂的制备过程就是将药物粉末或颗粒压缩成形的过程，如果处方设计或操作不当就会产生松片、裂片、黏冲等影响片剂质量的现象。因此，粉体压缩成形理论及各种物料的压缩特性，对于处方筛选与工艺选择具有重要意义。

粉体压缩成形的机理比较复杂，涉及因素很多，其机制尚未完全清楚。目前比较认可的说法有：①压缩后因粒子间距离缩短而产生范德华力、静电力等吸引力；②粒子受压时产生塑性变形，使粒子间接触面积增大；③粒子受压破碎产生具有较大表面自由能的新生表面；④粒子受压变形相互嵌合而产生机械结合力；⑤物料在压缩过程中由于摩擦力而产生热，尤其是颗粒间支撑点处局部温度较高，使熔点较低的物料部分熔融，解除压力后重新固化，在粒子间形成"固体桥"；⑥水溶性成分在粒子的接触点处析出结晶而形成"固体桥"等。

（一）压缩力与体积的变化

粉体在压缩过程中随着压缩力增大其体积逐渐减小，但变化较为复杂。图 4-15 表示粉体相对体积随压缩力（p）变化的关系。相对体积（relative volume, V_R）系指实测体积 V 与真体积 V_S 之比，体积变化的极限值是 $V_R = 1$。

根据体积变化曲线将压缩过程分为四个阶段：①ab 段，粉体层内粒子滑动或重新排列成新的填充结构，粒子形态不变。②bc 段，粒子接触点发生弹性变形，产生临时架桥。③cd 段，粒子发生塑性变形或破碎，空隙率急剧减小、粒子间接触面积增大，增强架桥作用；粒子破碎时产生的新生界面使结合力增强。④de 段，固体晶格的压密过程，此时空隙率有限，体积变化不明显，以塑性变形为主，产生较大的结合力。粉体压缩过程中的四个阶段不存在明显界线，可能同时也可交叉发生，不是所有物料压缩都经过这四个过程，通常颗粒状物料表现明显，粉末状物料则不显著。

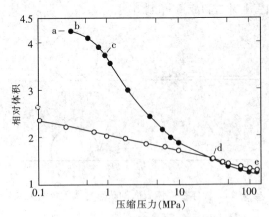

图 4-15　相对体积与压缩力的关系

● 颗粒状物料；○ 粉末状物料

　　粉体粒子在被压缩过程中，主要有三种变形方式（图 4-16）。①弹性变形（elastic deformation）：施加压力时粒子发生变形，解除压力后可恢复原形。该变形伴随于粒子体积的收缩过程，在压片过程中不产生结合力。②塑性变形（plastic deformation）：施加压力时粒子发生变形，即使解除压力粒子也不能恢复原形。粒子的塑性变形不会使其体积发生变化，但在压片过程中粒子间能产生结合力。③脆性变形（brittle deformation）：在压力下粒子被破碎成若干个更小的离散碎片而产生的变形，解除压力后不能恢复原形，也称为破碎变形。粒子破碎时产生的新生界面可增加表面能，从而增强结合力。粉体在压片过程中，物料的性质和工艺参数是决定其以何种方式变形的主要因素。

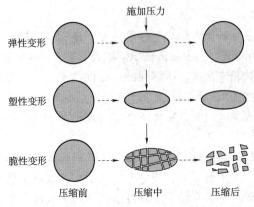

图 4-16　粉体粒子的压缩变形方式

（二）压缩循环图

1. 压缩过程中力的分析　物料在压缩过程中受到的力如图 4-17 所示，若物料为完全流体时在各方向压力的传递大小相同，即 $F_U = F_L = F_R$；然而由于粉体粒子的形状、大小不同，粒子间充满空隙而不连续等原因，所以各方向压力大小不等，各力之间存在如下关系。

（1）径向力 F_R 与轴向力 F_U 的关系。

$$F_R = \frac{v}{1-v} \cdot F_U \tag{4-20}$$

式中，v 为泊松比，通常为 0.4～0.5。

（2）压力传递率（F_L/F_U）　压缩达到最高点时下冲力与上冲力之比。

$$\ln \frac{F_L}{F_U} = -4 \cdot \mu \cdot K \cdot h/D \tag{4-21}$$

式中，μ 为粒子与模壁的摩擦系数，$\mu = F_D/F_R$；K 为径向力与上冲力之比，$K = F_R/F_U$；摩擦力 $F_D = F_U - F_L$。压力传递率越高，片剂内部的压力分布越均匀，最高传递率为 100%。

2. 压缩循环图 在整个压缩过程中，径向力 F_R 与轴向力 F_U 的变化关系可用压缩循环图（图 4-18）表示：OA 段表示弹性变形过程；AB 段表示塑性变形或粒子的破碎过程；B 点为压力解除；BC 段表示弹性恢复阶段，BC 线平行于 OA 线；CD 线平行于 AB 线；OD 段表示残留模壁压力，其大小反映物料的塑性大小。

当物料为完全弹性物质时压缩循环图呈一条直线，即压缩过程与解除压力过程都在这条直线上变化。

（三）压缩功与弹性功

上冲压力与上冲位移曲线如图 4-19 所示。1 段为粉末移动，紧密排列阶段；2 段为压制过程；3 段为解除压力，弹性恢复过程；A 表示最终压缩力。理想的塑性变形物料的压缩曲线应是 OAB 直角三角形，根据压缩曲线可以简便地判断物料的塑性与弹性。若物料的塑性强则曲线 2 的凹陷程度小，曲线 3 接近垂直。如果物质为完全弹性，则压制过程与弹性恢复过程在一条曲线上反复。

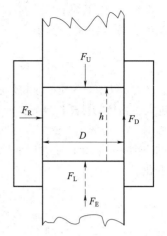

图 4-17 压缩过程中的各种力
F_U-上冲力；F_L-下冲力；
F_R-径向力；F_D-模壁摩擦力（损失力）；
F_E-推出力；h-片剂高度；
D-片剂直径

压缩功（work of compression）也称作输入总功或上冲功，图 4-19 中压缩曲线 OA 下的面积，即 OAB 的面积代表压缩功；其中 CAB 的面积表示弹性恢复所做的功，即弹性功（elastic work），因此用于压缩成形（或塑性变形）所做的功是 OAC 的面积。

有些物料需多次压缩才能完成全部的塑性变形。一般在第二次压缩时压缩功明显小于第一次，反复压缩后压缩功趋于一定，塑性变形功则趋于零，所做的压缩功完全恢复为弹性功。通常塑性好的物质经 1~2 次重复压缩就能完成塑性变形，弹性较强的物质则需重复压缩多次才能完成塑性变形。

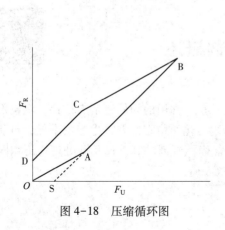

图 4-18 压缩循环图

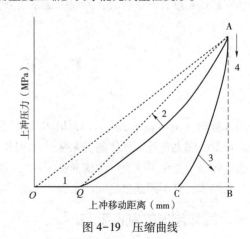

图 4-19 压缩曲线

（四）粉体的压缩方程

粉体受压时，粒子间和粒子内部空隙减小导致其体积和相对密度均发生变化，因此可通过研究粉体粒子的空隙率（或相对密度）与压力的关系来探讨压缩过程中粉体体积的变化。目前，在药学领域中常用于研究粉体压缩成形的数学模型有 Heckel（也称作 Athy-Heckel）方程、川北（Kawakita）方程和 Cooper-Eaton 方程，其中 Heckel 方程广泛用于研究药物粉体在压缩过程中体积减小的机制，其表达式为：

$$\ln \frac{V}{V-V_\infty} = c_{15}P + \ln \frac{V_0}{V_0-V_\infty} \tag{4-22}$$

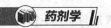

式中，P 为压力；V 为加压后的体积；V_0 为初期体积；V_∞ 为压力无限大时体积；c_{15} 为常数。将体积转换成空隙率，式（4-22）变为：

$$\ln \frac{1}{\varepsilon} = KP + \ln \frac{1}{\varepsilon_0} \tag{4-23}$$

式中，P 为压力；ε 为压缩时粉体层的空隙率；ε_0 为最初空隙率；K 表示塑性变形引起的空隙率的变化，K 值越大，粉体的可塑性越好。

由 Heckel 方程描绘的曲线可知，当压力较大时符合 Heckel 方程的直线关系，可反映粉体由塑性变形产生的空隙率的变化；压力较小时，表现为曲线关系，反映粉体由粒子的重新排列、破碎等引起的空隙率的变化。

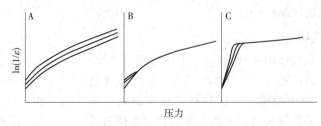

图 4-20　根据 Heckel 方程划分的压缩行为的分类
A. 以塑性形变为主；B. 以颗粒的破碎为主；C. 粒子不发生重新排列，只有塑性变形

根据 Heckel 压缩曲线，将粉体的压缩特性分为三种，如图 4-20 所示。A 型物料，粉体的粒度不同，其初始堆积状态亦不同，压力增加时仍能保持平行变化；其压缩行为初期是粒子重新排列，随后为由塑性变形所引起的致密化过程。压缩成形过程与粒径有关，如氯化钠等。B 型物料，其压缩行为以粒子的破碎为主，初期不同的粒径的粒子被破坏后在某压力以上时压缩曲线按一条直线变化。其压缩成形过程与粒子无关，如乳糖、蔗糖等。C 型物料，压缩过程中不发生粒子的重新排列，只靠塑性变形达到紧密的成形结构，到一定压力后空隙率不发生变化，如乳糖和脂肪酸混合物的压缩过程。压缩曲线的斜率反映塑性变形的程度，斜率越大，片剂的压缩成形性越好。

第二节　固体制剂概述

PPT

固体制剂（solid preparations）是以固体状态存在的剂型总称。常用的固体制剂有散剂、颗粒剂、胶囊剂、片剂、滴丸剂等。固体制剂与液体制剂相比，具有物理、化学稳定性好，生产成本低，包装、运输、携带和服用方便等优点。故成为临床最常用的剂型之一。固体制剂的制备过程前处理经历相同或相似的单元操作，且不同剂型之间联系密切，有其共同点。

一、固体制剂的制备工艺

固体剂型的制备工艺流程如图 4-21 所示。

一般情况下，在固体制剂的制备过程中，常需要对固体物料进行粉碎前的预处理，即将物料先加工成符合粉碎所要求的粒度和干燥程度等，然后再进行粉碎、筛分、混合等单元操作，最终加工成符合质量标准的各种固体制剂。如将物料粉碎、筛分、均匀混合后直接分装即为散剂；将粉状物料混合均匀后制粒、干燥、分装，即为颗粒剂；将混合的粉末或颗粒分装入胶囊中，即为胶囊剂；将粉末或颗粒压缩成片状，即为片剂等。故粉碎与筛分、混合与捏合、制粒及干燥是固体制剂的主要单元操作，对于固体之际来说，物料的混合度、流动性、充填性和可压性等因素对制剂质量影响较大，最终决定了制剂的质量和临床疗效。

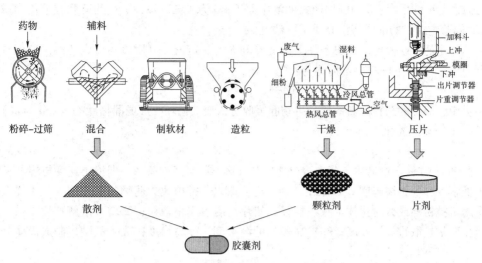

图 4-21　固体制剂的制备工艺流程示意图

二、固体剂型的胃肠道吸收过程

固体制剂的主要给药方式是口服，其口服后，一般需要经过崩解、分散、溶出，药物才能透过胃肠黏膜吸收进入血液循环中发挥其治疗作用。图 4-22 表示固体制剂在体内的吸收过程。固体剂型不同，药物吸收前经历的过程也有差异。片剂和胶囊在胃肠道中要经历崩解、分散和溶出的全过程；颗粒剂主要经历分散和溶出过程；散剂比表面积大，服用后没有崩解和分散过程，药物的溶出、吸收和起效均较快。因此，口服固体制剂吸收快慢的一般顺序是：散剂>颗粒剂>胶囊剂>片剂。

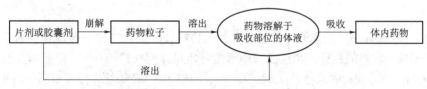

图 4-22　固体制剂在体内的吸收过程

对于一些难溶性药物或溶出速度很慢的药物来说，药物的溶出过程是其吸收的限速过程。药物的溶出速度小，吸收慢，则血药浓度就难以达到有效治疗浓度。多数药物以被动扩散的方式被吸收进入体内，因此制剂中药物的溶出过程是影响这类药物吸收的主要因素。

三、固体制剂中药物的溶出

对多数固体制剂而言，药物的溶出速度直接影响药物的吸收速度。固体制剂在胃肠道首先崩解分散形成小固体粒子，小固体粒子与胃肠液接触后，药物溶解于其中，并在固-液界面之间形成扩散层（图 4-23）。

药物在扩散层中饱和浓度 C_s 与在介质中浓度 C 形成的浓度差（C_s-C）成为药物扩散推动力，使药物不断向介质中扩散。浓度差越大药物的溶解速度越快，其溶出速度（dC/dt）可用 Noyes–Whitney 方程描述（式 4-24）：

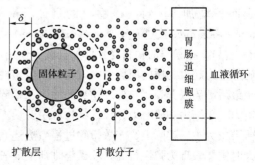

图 4-23　药物溶出原理示意图

$$\frac{dC}{dt} = \frac{DS}{\delta}(C_s - C) \qquad (4-24)$$

式中，D 为药物的扩散系数；S 为固体药物的溶出面积；δ 为扩散层厚度；C_s 为药物在液体介质中的溶解度；C 为 t 时间药物在胃肠液或溶出介质中的浓度。

由于某一特定药物在固定的溶出条件下，其 D 和 δ 为一定值，可用该药特定的溶出速度常数 k 来表达，即：$k=D/\delta$。则式（4-24）可简化为：

$$dC/dt = kS(C_s-C) \tag{4-25}$$

在胃肠道中，溶出的药物不断地透过生物膜吸收进入血液循环，形成漏槽状态（sink state），$C_s \gg C$，忽略 C，则式（4-25）简化为：

$$dC/dt = kSC_s \tag{4-26}$$

Noyes-Whitney 方程定量描述了药物溶出速度与其影响因素间的关系，即溶出速度与溶出速度常数 k、药物的溶出面积 S 和药物溶解度 C_s 成正比。因此可采取以下措施改善药物的溶出速度。①增大药物的溶出面积：采用机械粉碎或微粉化技术减小粒径，使片剂崩解成小颗粒；②增大溶解速度常数：加快搅拌速度，以减少药物扩散边界层厚度；③提高药物的溶解度：提高温度，改变晶型，制成固体分散体或包合物等。

对于难溶性药物或溶出很慢的药物，可采用纳米技术制成纳米晶体药物。纳米技术不仅能增大其在溶出介质中的溶出面积，而且还能提高药物的溶解度，从而提高药物的溶出速度和生物利用度。

PPT

第三节　固体制剂的单元操作

一、粉碎与筛分

（一）粉碎

1. 粉碎　粉碎（crushing）是指借助机械力将大块物料破碎成适宜大小的颗粒或细粉的操作。粉碎操作的主要目的是减小物料的粒径，粒径的减小程度常用粉碎度或粉碎比（n）表示。粉碎度是指粉碎前颗粒的粒径 D_1 与粉碎后颗粒的粒径 D_2 之比，即 $n=D_1/D_2$。固体药物粉碎操作对制剂制备过程的意义在于：①物料颗粒粒径减小，有利于固体各成分的混合均匀；②粒径减小，比表面积增大，促进难溶性药物的溶出速度，提高药物的吸收和生物利用度；③提高固体药物在液体、半固体、气体中的分散度；④调节物料粉末的流动性；⑤促进天然药物中有效成分的提取。粉碎对药品质量影响很大，一方面有利于制剂的制备，另外也可能带来一些不良影响，如晶型转变、热分解、黏附与团聚、堆密度减小、改变粉体的润湿性，以及产生粉尘污染、甚至爆炸等。

2. 粉碎机制和能量消耗　物质的形成依赖于分子间的内聚力。物质因内聚力的不同而显示出不同的硬度和性能。固体物料的粉碎过程就是利用外加机械力，部分地破坏物料分子间的内聚力使其颗粒减小，比表面积增加，达到破碎物料的目的。粉碎过程中外加力有：冲击力（impact force）、压缩力（compression force）、剪切力（cutting force）、弯曲力（bending force）、研磨力（rubbing force）等（图4-24）。被粉碎的物料受到外加机械力作用后，在局部产生很大应力或形变。开始表现为弹性形变，当施加应力超过物质的屈服应力时物料发生塑性形变，当应力超过物料本身的分子间内聚力时可产生裂缝至最后破碎或开裂。被处理物料的性质、粉碎程度不同，应用的外加力也有所不同。脆性物料最适用冲击力、压缩力和研磨力，纤维状物料用剪切方法更有效。粗碎以冲击力和压缩力为主，细碎以剪切力和研磨力为主。实际上，多数粉碎过程为上述几种外力综合作用的结果。一般情况下，同一种物料粒径较大时主要表现为弹性行为，粒径小时则主要表现为塑性行为。因此，大颗粒被粉碎时其粒径受粉碎装置的特性及外力的施加方式的影响较大；细粒粉碎时其粒径受物质本身性质的影响较大。粉碎时，由于被粉碎物料在迅速恢复弹性形变时可将能量转变为热量释放，所以可导致物料温度上升。

固体物料粉碎的过程从能量变化的角度来讲，就是将机械能转变为表面能的过程。粉碎时消耗的能

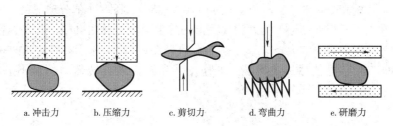

| a. 冲击力 | b. 压缩力 | c. 剪切力 | d. 弯曲力 | e. 研磨力 |

图 4-24　粉碎用外加力

量很大，但其能量利用率非常低，有效粉碎能耗仅占总耗能的 0.1% ～ 1.0%。因此，提高粉碎的有效能量是粉碎操作研究的重点问题之一。在实际生产中，为了使机械能有效地用于粉碎过程中，应随时分离出达到要求的细粉，使粗粉有足够的机会被机械粉碎。

3. 粉碎方法　在制药工业中，根据被粉碎药物的性质、粉碎设备的性能，以及产量和产品粒度的要求可选用不同的粉碎方法。在同一个处方中，由于各种物质的性质不同或要求不同也应采用不同的粉碎方法。常用的粉碎方法有闭塞粉碎与自由粉碎、开路粉碎与循环粉碎、干法粉碎与湿法粉碎、低温粉碎和混合粉碎等。

（1）闭塞粉碎与自由粉碎　闭塞粉碎（packed crushing）是指一批物料经粉碎后，达到粒度要求的粉末不能及时排出，而继续与粗颗粒一起重复粉碎，最终一起出料的粉碎方式。粉碎时粉末成为粉碎过程的缓冲物，耗能大、粉碎效率低，常用于小规模的间歇操作。自由粉碎（free crushing）是指物料经粉碎时，达到粒度要求的粉末能及时排出的粉碎方式。这种粉碎方法效率高，常用于连续操作。

（2）开路粉碎与循环粉碎　开路粉碎（cycle crushing）是指物料连续供给粉碎设备的同时，粉碎的物料被不断地从设备中取出的粉碎方式。这种粉碎方法仅将物料粉碎一次，粒度分布宽，适合于粗粉碎或粒度要求不高的物料粉碎。循环粉碎（open crushing）是指物料粉碎后经过筛分，粗颗粒重新经过粉碎设备再粉碎的粉碎方式。这种粉碎方法耗能小，粒子粒度分布均匀，适合于粒度要求高的物料粉碎。

（3）干法粉碎与湿法粉碎　干法粉碎（dry crushing）是指将物料经过适当的干燥处理，物料中水分降低到一定限度（一般应小于 5%）后再粉碎的粉碎方式。湿法粉碎（wet crushing）是指在物料中加入适量的水或其他液体后再研磨粉碎的粉碎方式（即加液研磨法）。由于液体对物料有一定渗透力和劈裂作用而利于提高粉碎效率，降低能耗；湿法粉碎还可以避免粉碎时尘粉飞扬，减少一些有刺激性或有毒的药物对人体的危害。湿法粉碎通常选用不溶解物料、遇湿不膨胀、不影响药效的液体。

（4）低温粉碎　低温粉碎（cryogenic crushing）是指利用物料在低温状态下脆性增加、韧性与延伸性降低，借用机械拉引应力而破碎的粉碎方式。在常温下难粉碎的物料，含水、含油较少的物料，含有香气及挥发性有效成分的物料，高温下不稳定物料的粉碎或极细粉的粉碎等均可采用低温粉碎。

（5）混合粉碎　混合粉碎（mix crushing）是指将两种或两种以上的物料一起粉碎的操作方式。比如将药物和辅料同时粉碎，辅料粉末可饱和药物粉末的表面能，从而防止聚结。这种方法可以避免黏性物料或热塑性物料单独粉碎时黏壁及物料间聚结等现象的发生；可将粉碎与混合操作同时进行，提高生产效率。

4. 粉碎设备

（1）球磨机（ball mill）　是由不锈钢或陶瓷制成的圆筒及一定数量和大小的钢球或瓷球构成。使用时将物料装入圆筒，密封后，用电动机转动，使筒中的球在一定速度下滚动。转速应控制，使球到达一定的高度后呈抛物线落下而产生撞击作用；同时，圆球在圆筒内存在有滑动和滚动，对物料起研磨作用；在圆球冲击与研磨的共同作用下而将物料粉碎。球磨机在粉碎多种物料时兼有混合的作用。

影响球磨机粉碎效果的因素有：圆筒的转速、球的大小与重量、球与物料的装量，以及粉碎方法等。

1）转速　图 4-25a 表示水平放置球磨机的示意图，图 4-25（b、c、d）分别表示球磨机内球的运动情况。圆筒转速过慢时（图 4-25b），球随罐体上升至一定高度后往下滑落，此时物料的粉碎主要靠研磨作用，对大块物料粉碎效果较差。转速过高时（图 4-25d），球与物料受到的离心力超过其重力而随筒体

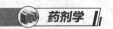

旋转，失去物料与球体的相对运动。当转速适宜时（图4-25c），除一小部分球下落外，大部分球随罐体运行至最高点，并在重力与惯性作用下沿抛物线抛落，产生最大的撞击和研磨作用，粉碎效果最好。因此圆筒的转速对物料的粉碎影响较大。球磨机粉碎时，圆筒的适宜转速为临界转速的 0.5~0.8 倍。临界转速（critical velocity, V_c）是使球体在离心力的作用下随圆筒做旋转运动的最小速度，可用式 4-27 表示。

$$V_c = \sqrt{gr} \tag{4-27}$$

式中，r 为离心半径；g 为重力加速度。

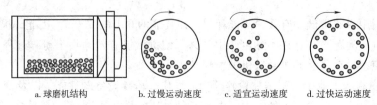

a.球磨机结构　　b.过慢运动速度　　c.适宜运动速度　　d.过快运动速度

图 4-25　球磨机与球的运动状况

2）研磨球体的大小与密度　球应有足够的大小与密度，以使其在下落时，能粉碎药物中最大的药块为准。球体的直径越小、密度越大，粉碎的粒径越小。应根据物料的粉碎度要求选择适宜的球体大小与密度，被粉碎物料的直径以不大于球体直径的 1/4~1/9 为宜。

3）球与物料的装量　球在筒内应占圆柱筒容积的 30%~35%。粉碎的物料占圆柱筒总容积 50% 以下时，球磨机的效率随待粉碎物料装量的增加而增加，但物料的装量太多则效率反而降低。

4）粉碎方法　干法粉碎时，物料的含湿量不超过 2%，可得细粉。湿法粉碎时，一般固体物料占 30%~60%，水占 40%~70%，可得到能通过 200 目筛的极细粉。

球磨机粉碎程度高，应用范围广，适应性强。其结构简单，密闭性好，无粉尘飞扬，常用于毒剧或贵重药物，以及具吸湿性或刺激性强药物的粉碎，结晶性药物、硬而脆药物的细粉碎，无菌粉碎，干法及湿法粉碎等，对于易氧化药物，可在惰性气体条件下密闭粉碎。其缺点是粉碎效率低、粉碎时间较长。

（2）冲击式粉碎机（impact crusher）　是指采用高速旋转的转子上的冲击元件（如棒、叶片和锤头等）对物料进行强烈冲击，从而产生高频强力撞击、剪切、摩擦及气流震颤等多种作用而粉碎物料的设备。冲击式粉碎机应用广泛，适用于脆性、韧性物料，以及中碎、细碎、超细碎等，因此具有"万能粉碎机"之称，其粉碎颗粒的粒径可达 10μm 左右。冲击式粉碎机按照转子上冲击元件结构形式不同分为锤击式（图4-26a）和冲击柱式（图4-26b）等多种类型。

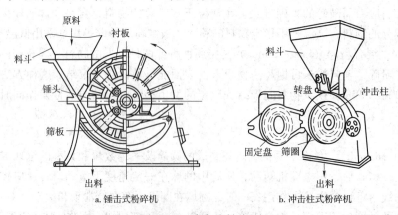

a.锤击式粉碎机　　　　　　b.冲击柱式粉碎机

图 4-26　冲击式粉碎机

锤击式粉碎机由钢壳、高速旋转的钢锤、筛板和鼓风机四部分组成。当物料从加料斗进入到粉碎室时，粉碎室的回旋盘以 60~125m/s 或更高的速度旋转，借离心作用使装于其上的活动钢锤伸直挺立，对物料进行冲击、剪切和摩擦，以及物料被抛向衬板的撞击等作用而被粉碎。达到一定细度的粉末通过筛板分出，并在气流的携带下从粉碎机的出口排出。较粗的颗粒由衬板碰撞反弹仍回到锤头粉碎区继续被粉碎，直至达到要求后排出。粉碎粒度可由锤头的形状、大小、转速及筛网的目数来调节。

冲击柱式粉碎机（也叫转盘式粉碎机）由转盘、冲击柱、筛圈和固定盘等组成。粉碎时，物料自加料斗加入，借抖动装置经入料口由粉碎室的中心进入粉碎室。粉碎室的转盘及室盖面上固定有若干相互交叉排列的冲击柱。转盘上的冲击柱能围绕室盖上的冲击柱旋转，物料自高速旋转的转盘获得离心力而被抛向室壁，因而产生撞击作用。物料在急剧运行中也受到冲击柱间的冲击作用，而且冲击力越来越大，最后粒度适宜的物料达到转盘外壁环状筛板而被分出，粗粒在机内重复粉碎。冲击柱式粉碎机的粉碎程度与转盘上固定的冲击柱的排列方式和转速等有关，其中冲击柱的排列方式是主要影响因素。

（3）流能磨（fluid-energy mills） 又称作气流粉碎机（jet mill），是利用高速弹性流体（如空气、惰性气体）或过热蒸汽的能量，使物料颗粒间及颗粒与室壁间碰撞产生强烈的冲击、碰撞和摩擦作用而粉碎物料的设备。其工作原理如图4-27所示，高压气流通过喷嘴沿切线进入粉碎室时产生超音速气流在机体内高速循环，物料由加料斗经送料器进入机体内高速气流中，在粉碎室发生强烈撞击、冲击、研磨而被粉碎。压缩空气夹带的细粉由出料口进入旋风分离器进行分离，较大颗粒由于离心力的作用沿器壁外侧重新带入粉碎室而被再次粉碎。气流粉碎机常用于物料的微粉碎，因此具有"微粉机"之称。气流粉碎机的粉碎程度与喷嘴的个数和角度、粉碎室的形状、气流的压缩压力，以及进料量等有关。

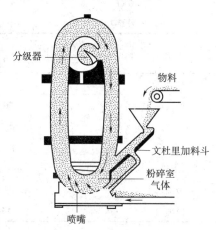

图4-27 气流粉碎机示意图

气流粉碎机广泛用于化工、医药和矿产品等领域的物料精细加工，其具有以下特点：①粉碎时，由于气流在粉碎中膨胀而产生焦耳-汤姆逊冷却效应，故适用于热敏性物料（如抗生素、酶等）和低熔点物料的粉碎；②在粉碎物料的同时粉末就能进行分级，可进行粒度为3~20μm超微粉碎；③气流和设备易于无菌处理，可用于无菌粉末的粉碎；④与其他粉碎设备相比，耗能高，生产成本高。

（二）筛分

由于物料粉末的粒度不同、成分不均匀对其混合度、流动性、填充性都有明显的影响，所以粉碎后的粉末需要进行分级，以获得粒度均匀的粉末。过筛分级法又称作筛分法（sieving method），是指借助筛网孔径大小将不同粒度的物料进行分离的方法。筛分用的药筛按其制作方法分两种，一种为冲眼筛，系在金属板上冲出圆形的筛孔而成，其结构坚固，孔径不易变形，多用于高速旋转粉碎机的筛板及药丸的筛分；另一种为编织筛，是用具有一定机械强度的金属丝（如不锈钢、铜丝、铁丝等），或其他非金属丝（如尼龙丝、绢丝等）编织而成。其中尼龙丝对一般药物较稳定，在生产中应用较多。编织筛的优点是单位面积上的筛孔多、效率高，可用于细粉的筛分。编织筛在使用时筛线易产生位移，使筛孔变形，因此常将金属筛线交叉处压扁固定。

标准药筛用"目"来表示筛孔的大小，"目"是指每英寸（1英寸等于25.4mm）长度内所编织筛孔的数目。如开有30个孔，称30目筛，孔径大小是25.4mm/30再减去筛绳的直径。由于所用筛绳的直径不同，筛孔大小也不同，因此必须注明筛孔尺寸，常用筛孔大小单位为微米（μm）。《中国药典》（2020年版）规定的药筛为国家标准的R40/3系列，药筛分9个号（表4-7），固体粉末分为六级（表4-8）。

表4-7 《中国药典》（2020年版）所用标准药筛

筛号	筛孔内径（平均值）/μm	目号
一号筛	2000 ± 70	10
二号筛	850 ± 29	24

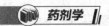

续表

筛号	筛孔内径（平均值）/μm	目号
三号筛	355 ± 13	50
四号筛	250 ± 9.9	65
五号筛	180 ± 7.6	80
六号筛	150 ± 6.6	100
七号筛	125 ± 5.8	120
八号筛	90 ± 4.6	150
九号筛	75 ± 4.1	200

表 4-8 粉末的等级

粉末细度	规定
最粗粉	指能全部通过一号筛，但混有能通过三号筛不超过 20% 的粉末
粗粉	指能全部通过二号筛，但混有能通过四号筛不超过 40% 的粉末
中粉	指能全部通过四号筛，但混有能通过五号筛不超过 60% 的粉末
细粉	指能全部通过五号筛，并含能通过六号筛不少于 95% 的粉末
最细粉	指能全部通过六号筛，并含能通过七号筛不少于 95% 的粉末
极细粉	指能全部通过八号筛，并含能通过九号筛不少于 95% 的粉末

在医药工业中，筛分时先将物料放在筛网面上，再采用不同方式使粒子在筛网面上运动，小于筛孔的粒子漏到筛下，从而达到分级的目的。常用的筛分器械有旋动筛和振荡筛两种（图 4-28）。旋动筛的筛网排列方式为：由大孔径到小孔径从上至下排列，最上面为筛盖，最下为接收器。旋动筛可用马达带动，量少时用手摇动。旋动筛常用于粒度分布的测定或少量毒剧药物、刺激性药物的筛分。振荡筛是利用机械或电磁作用使筛产生振动而将药物或辅料进行分级的设备。在筛网中心加载物料，筛网上的粗料由上部排出口排出，细料由下部的排出口排出。振荡筛具有分离效率高，单位筛面处理能力大，维修费用低，占地面积小，重量轻等优点，而被广泛应用。

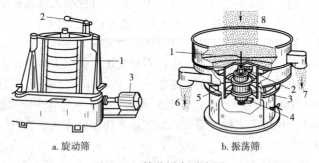

a. 旋动筛　　　　　　　b. 振荡筛

图 4-28 筛分设备示意图
a. 1. 药筛；2. 锤子；3. 电机
b. 1. 筛网；2. 上部重锤；3. 电机；4. 下部重锤；5. 弹簧；6. 细料排出；7. 粗料排出；8. 进料

二、混合与捏合

（一）混合

1. 概述　混合（mixing）是将两种或两种以上的物料充分混匀的操作。混合是固体制剂生产重要的单元操作之一，是保证制剂产品质量和改善产品性能的重要措施。固体的混合不同于互溶液体（或气体）的混合，固体的混合是以固体粒子作为分散单元，需要外加机械作用才能进行。混合操作以组成物成分均匀一致为目的，因此只有各个固体粒子获得的混合作用完全相同时，才有可能实现完全混合。由于固体粒子的形状、粒度和密度等各不相同，加之在混合时亦有物质的离析发生，所以在实际混合过程中固体间的混合不能达到完全混合。

2. 混合机制 固体粒子混合时，由于粒子的形态、表面的粗糙度、粒径和密度的影响，使得粒子在混合时的运动比较复杂，一般有以下三种混合机制。

（1）对流混合（convective mixing） 是指固体粒子群在机械转动的作用下，在设备内形成固体循环流的过程中，粒子群产生较大距离位移的总体混合。其混合效率取决于所用混合器的种类和固体粉末的量。

（2）扩散混合（diffusive mixing） 是指混合容器内固体粒子的无规则运动改变彼此间的相对位置所发生的局部混合。扩散混合是单个固体粒子发生的无规则位移，使其分离程度降低。固体粒子间的粒子形状、填充状态或流动速度不同时，即可发生扩散混合。

（3）剪切混合（shear mixing） 是指由于粒子群内部力的作用，在不同组成的区域间发生剪切作用而产生滑动平面，使不相似层进一步稀释，破坏粒子的聚集态而发生混合；发生在其交界面垂直方向上的剪切力也可降低分离程度而达到混合目的。

上述三种混合方式在实际操作过程中并不独立进行，而是相互联系。一般情况下，混合开始阶段进行得非常快，此时以对流与剪切混合为主，随后扩散混合作用逐渐增加，达到一定混合度后，混合与分离过程呈动态平衡。

3. 混合度的表示方法 混合度（degree of mixing）是表示混合过程中物料混合均匀程度的指标。固体粒子间的混合只能达到宏观的均匀性而不能达到微观的绝对均匀性，因此常常以统计分析的方法表示混合的均匀程度。

（1）标准偏差或方差 多种固体粒子经混合后处于一种随机排列状态，从混合物中抽取若干样品进行测定，分析其中某一组分在各样品中所占的比率（重量百分率或数量百分率），从而计算出该组分在这些样品中所占比率的均方差 σ 或方差 σ^2。σ 或 σ^2 值越小，说明混合越均匀；σ 或 σ^2 为 0 时，为完全混合状态。

$$\sigma = \left[\frac{1}{n-1} \sum_{i=1}^{n} (X_i - \bar{X})^2 \right]^{\frac{1}{2}} \tag{4-28}$$

$$\sigma^2 = \frac{1}{n-1} \sum_{i=1}^{n} (X_i - \bar{X})^2 \tag{4-29}$$

式中，n 为抽样次数；X_i 为某一组分在第 i 次抽样中的比率（重量或数量）；$\bar{X}$ 为样品中某一组分的平均比率（重量或数量）；$\bar{X} = 1/n \sum_{i=1}^{n} X_i$ 以表示某一组分的理论分率。

（2）混合度 混合度能有效反映混合物的均一程度，常以统计学方法的完全混合状态为基准求得。由于从一混合物中取样，只能取得有限数目的粒子，样品中的比率有可能与实际混合物中的比率相差较大，所以由 σ 或 σ^2 得到的结果随机误差较大。因此，常用混合度 M 表示混合状态（式4-30）。一般混合状态下，混合度 M 介于 0~1 之间。

$$M = \frac{\sigma_0^2 - \sigma_t^2}{\sigma_0^2 - \sigma_\infty^2} \tag{4-30}$$

式中，M 为混合度；σ_0^2 为两组分完全分离状态下的方差，即 $\sigma_0^2 = \bar{X}(1-\bar{X})$；$\sigma_\infty^2$ 为两组分完全均匀混合状态下的方差，即 $\sigma_m^2 = \bar{X}(1-\bar{X})/n$，$n$ 为样品中固体粒子的总数；$\sigma_t^2 = \sum_{i=1}^{N} (X_i - \bar{X})/N$ 为混合时间为 t 时的方差，N 为样品数。

完全分离状态时：

$$M_0 = \lim_{t \to 0} \frac{\sigma_0^2 - \sigma_t^2}{\sigma_0^2 - \sigma_\infty^2} = \frac{\sigma_0^2 - \sigma_0^2}{\sigma_0^2 - \sigma_\infty^2} = 0 \tag{4-31}$$

完全混合均匀时：

$$M_\infty = \lim_{t \to \infty} \frac{\sigma_0^2 - \sigma_t^2}{\sigma_0^2 - \sigma_\infty^2} = \frac{\sigma_0^2 - \sigma_\infty^2}{\sigma_0^2 - \sigma_\infty^2} = 1 \qquad (4-32)$$

在混合过程中，于不同时间点测定混合度，可描绘出混合度随时间变化的曲线，即混合曲线（图4-29）。混合曲线可用于研究各种混合操作的控制机制及混合速度等，图4-29中Ⅰ区（混合初期）以对流混合为主；Ⅱ区（中期）以对流混合和剪切混合为主；Ⅲ区（后期）以扩散混合为主，表现出混合与分离同时进行，呈现动态平衡。混合曲线也可求出实验条件下的混合速度，以混合曲线的斜率 $\dfrac{\mathrm{d}M_t}{\mathrm{d}t}$ 表示。式（4-33）为混合速度的计算方程。

$$\frac{\mathrm{d}M_t}{\mathrm{d}t} = A(1 - M_t) \qquad (4-33)$$

式（4-33）积分后得：

$$M_t = 1 - \mathrm{e}^{-At} \qquad (4-34)$$

式中，M_t 为时间 t 时的混合度；A 为混合速度系数，单位为 $\min^{-1}$。由上式可知，混合前物料完全分离时，$M_t = 0$，以后随时间的延长，$M_t \to 1$。

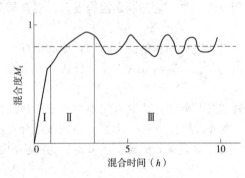

图4-29　物料混合曲线

4. 混合方法与设备　目前常用的混合方法有搅拌混合、研磨混合与过筛混合。搅拌混合简便但不易混匀，多用于初步混合；大量生产中常用混合机搅拌或容器旋转使物料进行整体和局部移动而达到混合目的；研磨混合适用于小量结晶性药物的混合，但不适于具有吸湿性及爆炸性成分的混合；在过筛混合过程中，由于较细、较重的粉末先通过，故在过筛后仍需加以适当的搅拌才能混合均匀。在制药工业生产中，常用的固体混合设备大致分为两大类，即容器旋转型和容器固定型。

（1）容器旋转型混合机　容器旋转型是靠容器本身的旋转作用带动物料上下运动而使物料混合的设备。其形式有水平圆筒型、倾斜圆筒型、V型、双锥型和立方型等（图4-30）。

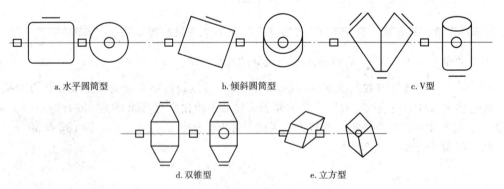

a. 水平圆筒型　　　　b. 倾斜圆筒型　　　　c. V型

d. 双锥型　　　　e. 立方型

图4-30　容器旋转型混合机示意图

1）水平圆筒型混合机　混合机圆筒绕水平轴旋转并带动物料向上运动，物料在重力作用下向下滑落于圆筒内翻动混合。总体混合以对流、剪切混合为主，轴向混合以扩散混合为主。该混合机的混合度较低，但结构简单、成本低。转速一般采用临界转速的70%~90%；最适宜的容积比（物料体积/混合机全容积）约为30%，低于10%或高于50%则混合度均较低。

2）V型混合机　由两个圆筒成V形交叉结合而成（图4-31）。V型圆筒的直径与长度之比为0.8~0.9，两个圆筒的交叉角为80°~81°，对于结团性强的物料减小交叉角可提高混合度。本混合机混合速度快，在旋转混合机中效果最好，在制药工业中应用非常广泛。物料在圆筒内旋转时，被分成两部分，然后再使这两部分物料重新汇合，这样反复循环进行混合，在较短时间内即能混合均匀。V型混合机最适宜转速为临界转速的30%～40%；最适宜容量比为30%。

3）双锥型混合机　在短圆筒两端各连一个锥形圆筒而成，旋转轴与容器中心线垂直（图4-30d）。物料在混合机内的运动状态与混合效果类似于V型混合机。

（2）容器固定型混合机　是物料在容器内靠叶片、螺带或气流的搅拌作用进行混合的设备。

1）搅拌槽型混合机　由混合槽和内装于轴上的螺旋状二重带式搅拌桨组成，混合槽可以绕水平轴转动以便于卸料（图4-32）。物料在搅拌桨的作用下不停地上下、左右、内外的各个方向运动，从而达到均匀混合。混合时以剪切混合为主，混合时间较长。此机除适合混合各种物料外，还可用于片剂、丸剂等造粒前的捏合和混合。

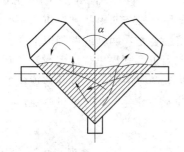

图4-31　V型混合机及其内部物料的运动轨迹

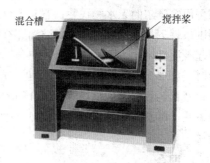

图4-32　搅拌槽型混合机

2）锥型垂直螺旋混合机　由锥形容器和内装的两个螺旋推进器组成（图4-33）。混合时，物料由锥体上部加料口进入，主轴带动左右两个螺旋杆在器内一边自转和一边公转，自转速度约为60r/min，公转速度约为2r/min，产生较高的切变力使物料以双循环方式迅速混合，再从底部卸料，减轻了劳动强度。其混合效率高，操作方便，适合于混合湿润、黏性的固体粉末。此种混合机的特点是：混合速度快，效率高，动力消耗少，装载量大（容量比为60%～70%）。

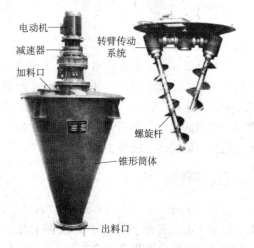

图4-33　锥型垂直螺旋混合机

5. 混合的影响因素　在实际混合操作中常出现离析现象，妨碍物料的有效混合、降低混合程度。影响物料混合的主要因素有物料因素、设备因素和操作因素等。

（1）物料因素　包括粒径、粒子形态、粒子密度和表面粗糙度等，当混合物料各组分的粒径、形态和密度差异较大时，不宜混合均匀，在混合或放置过程中容易发生离析现象。一般情况下，粒径小、密度大的粒子容易在大粒子的缝隙间向下流动而离析，而粒径和密度相同或相似的物料则混合快、均匀、分离慢，混合物稳定。不同形态的粒子对最终混合水平也有所不同，通常圆柱形粒子混合度最高，而球形与粒状粒子的混合度均较低。当粒子形态、密度相同，但粒径不同且大粒径的粒子多于小粒径粒子时，大粒径粒子的表面粗糙度小于小粒径粒子，则使混合物的孔隙率减小，改善充填性，小粒子的运动空间减小，降低离析作用，混合物稳定。

（2）设备因素　混合设备的形状和尺寸、内部插入物（挡板等）、材质和表面情况等均影响混合均匀性，应根据物料的性质选择适合的混合设备。

（3）操作因素　物料的充填容积比、装料方式、混合比、混合时间和混合设备的转速等操作条件直接影响混合的效果，因此混合时应充分考虑这些问题。①混合时间：通常混合时间越长越均匀，但实际

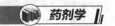

上混合的时间由混合物料的性质、混合的量及使用设备的性能决定。②各组分的混合比例：两种物理状态和粒径大小相似的物料等量混合时，容易混合均匀；若组分比例相差悬殊，则难以混合均匀，此时应采用"等量递增"法进行混合。③混合器械的吸附性：若混合器械表面比较粗糙，将量小的物料先置于其中时，可被器壁吸附造成较大的损失，故应先取少部分量大的物料于混合器械内先行研磨，以饱和器壁的表面能，减少对量小物料的吸附。④各组分的黏附性与带电性：一些物料对混合器械具有黏附性，既影响混合又造成损失，一般应将量大或不易吸附的物料垫底，量少或易吸附者后加入。物料粉末的表面一般不带电，但在混合摩擦时往往产生表面电荷而阻碍粉末的混匀，通常加少量表面活性剂（如硬脂酸镁、十二烷基硫酸钠）或润滑剂消除静电。⑤含液体或易吸湿成分的混合：若处方中含有少量的液体成分，如挥发油、酊剂、流浸膏等，可利用处方中其他固体组分吸收该液体；若含量较大时，可另加适量的吸收剂至不显潮湿；若处方中含有结晶水的药物（硫酸钠或硫酸镁结晶），研磨时能释出水分引起湿润，则可用等摩尔的无水物代替；若某组分的吸湿性很强（如氯化镁、胃蛋白酶等），则可在低于其临界相对湿度条件下，迅速混合并密封防潮；有些药物（如对氨基苯甲酸钠与苯甲酸钠）本身不吸潮，但混合后引起吸湿性增强，则不应混合，应分别包装。⑥形成低共熔混合物：两种或两种以上药物按一定比例混合时，可形成低共熔混合物，其熔点降低，若熔点降至室温附近，则易出现润湿或液化现象。混合物润湿或液化的程度，主要取决于混合物的组成及温度条件。制剂调配中可发生低共熔现象的常见药物有水合氯醛、樟脑、麝香草酚等，以一定比例混合研磨时极易润湿、液化，此时尽量避免形成低共熔物的混合比。

（二）捏合

捏合（kneading）指在固体粉末中加入少量液体（或黏合剂），使液体均匀润湿粉末粒子的内部和表面，以制备均匀的塑性物料的操作，亦称为制软材。捏合作为湿法制粒的前处理具有重要的意义，其目的是：①促进粉末和液体均匀混合，使粉末具有黏性而易于制粒；②防止各成分的分离，保持混匀状态稳定；③促使黏合剂均匀分布于粒子表面，改善物料的压缩成形性。

在捏合过程中，液体的加入量是该操作及湿法制粒的关键。量过多，结合力强，制得颗粒易成条状或者黏在一起，难以制粒；量过少，粒子间结合力弱，不易成粒；只有加入的量适宜时，才能制得颗粒，且松散易于干燥。以前常依赖于操作者的经验感觉，即"手握成团，轻压即散"，目前可通过液体加入量与混合能量的变化来判断润湿程度是否合适。在实际生产中，常采用高速搅拌制粒机或一步制粒机等设备使捏合与制粒同步进行。

三、制粒

制粒（granulation）是指将粉末、块状、熔融液、水溶液等状态的物料中加入适宜的润湿剂或黏合剂，经加工制成具有一定形状与大小颗粒状物体的操作。制粒的目的是减少粉尘；防止药物和辅料混合时组分分离与混合后聚集；提高主药含量的均匀度和物料的流动性；改善颗粒的可压性和胶囊生产的可充填性。按照制粒过程中是否使用液体黏合剂或液体分散介质，制粒方法分为湿法制粒和干法制粒两大类。

（一）湿法制粒

湿法制粒（wet granulation）是将药物和辅料的粉末混合均匀后加入液体黏合剂，使粉末聚结在一起而制备成颗粒的方法。湿法制粒包括挤压制粒、高速搅拌制粒、流化床制粒、喷雾制粒、转动制粒等多种方法。湿法制粒具有外形美观、流动性好、耐磨性较强、压缩成形性好等优点，至今仍被普遍应用。但本法不适用于热敏性、湿敏性及易溶性等物料的制粒。

1. 挤压过筛制粒　挤压过筛制粒是将药物粉末与处方中的辅料混匀后加入适当的黏合剂或润湿剂制成软材，用强制挤压的方式通过具有一定大小规格的筛网或孔板而制粒的方法。具体操作程序为：原、辅料混合→制软材（捏合）→挤压制粒→湿颗粒。

制粒设备有螺旋挤出制粒机、篮式叶片挤出制粒机、环模式辊压挤出制粒机、摇摆挤压式挤出制粒机等（图4-34）。挤压式制粒机的特点：①颗粒的粒度可通过调节筛网孔径大小，制得粒径在0.3～30mm范围的颗粒，粒子以圆柱状、角柱状为主，粒度分布较窄；②颗粒的松软程度可用不同黏合剂及其加入的量进行调节，挤出压力不大时，制得的颗粒松软，适合压片；③制粒程序多、劳动强度大，不适合大批量、连续生产；④制备小粒径颗粒时筛网的寿命较短，需要经常更新。

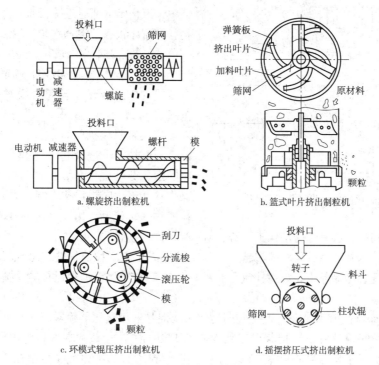

a. 螺旋挤出制粒机　　　　　　b. 篮式叶片挤出制粒机

c. 环模式辊压挤出制粒机　　　　d. 摇摆挤压式挤出制粒机

图4-34　挤出式制粒机

2. 高速搅拌制粒（high speed mixing granulation）　是将药物粉末和辅料加入于高速搅拌制粒机的容器内，搅拌混匀后加入黏合剂调整搅拌制粒的方法。采用的设备是高速搅拌制粒机，主要由容器、搅拌桨、切割刀等组成（图4-35）。制备颗粒时，在搅拌桨的作用下使物料混合、翻动、分散甩向器壁后向上运动，形成较大颗粒；再在切割刀的作用下将大块颗粒绞碎、切割成致密且均匀的小颗粒。

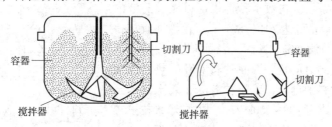

图4-35　高速搅拌制粒机结构示意图

高速搅拌制粒机的特点是：①制得的颗粒粒度均匀、流动性好，能满足高速压片的要求，可提高片剂的质量和压片效率；②在一个容器内进行混合、捏合与制粒过程，具有工序少、操作简单、快速等优点，并可避免粉尘飞扬、防止交叉污染；③黏合剂的用量比传统工艺减少15%～25%；④可制备致密、高强度的适于填充胶囊的颗粒，也可制备用于压片的松软颗粒。

搅拌制粒时影响粒径大小与致密性的主要因素有：①黏合剂的种类、加入量、加入方式；②原料粉末的粒度，粒度越小，越有利于制粒；③搅拌速度；④搅拌器的形状与角度、切割刀的位置等。

3. 流化床制粒（fluidized bed granulation）　系使药物粉末在流化床内自下而上的气流作用下保持悬浮的流化状态，黏合剂液体由上部或下部向流化室内喷入使粉末聚结成颗粒的方法。流化床制粒法可将沸腾混合→喷雾制粒→气体干燥等过程在一台设备内完成，所以也称为一步制粒法。流化床制粒机如图4-36所

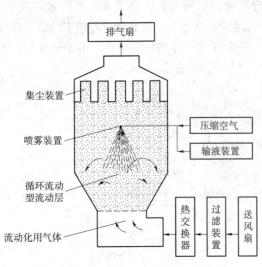

集尘装置

喷雾装置

循环流动型流动层

流动化用气体

图 4-36　流化床制粒机结构示意图

示，流化室底部装有 60~100 目的不锈钢筛板，可支撑物料粉末并将预先净化加热至 60℃左右的热空气均匀分配，流化室里装有喷雾装置，为防止粉尘飞扬，设备顶部装有回收细粉的滤袋。制粒时，将物料装入容器内，流化床下部通过筛板吹入适宜温度的气流，使物料在流化状态下混合均匀，然后开始均匀喷入黏合剂溶液，粉末开始聚结成粒，经过反复的喷雾和干燥，当颗粒的大小符合要求时停止喷雾，形成的颗粒继续在床层内送热风干燥至符合要求，出料送至下一步工序。

流化床制粒机的特点是：①在一台设备内进行混合、制粒、干燥及包衣等操作，工艺简单、操作时间短、劳动强度低，生产过程可连续化与自动化操作；②流化床制粒技术制得颗粒性状好、密度小、粒度均一，流动性好、压缩成形性好；③制粒过程中可减少粉尘飞扬损失，有利于劳动保护，符合 GMP 要求；④能耗较大。

目前，对制粒技术及产品的要求越来越高，为了发挥流化床制粒的优势，出现了一系列以流化床为母体的多功能新型复合型制粒设备如搅拌流化制粒机、转动流化制粒机和搅拌转动流化制粒机等，详见"复合型制粒方法"。

4. 喷雾制粒（spray granulation）　是将药物溶液或混悬液用雾化器喷雾于干燥室内，在热气流的作用下使雾滴中的水分迅速蒸发以直接获得球状干燥细颗粒的方法。该法在数秒钟内即完成药液的浓缩、干燥和制粒过程。如以干燥为目的则称为喷雾干燥；以制粒为目的则称为喷雾制粒。雾化器是喷雾干燥制粒机的关键部件，常用雾化器有压力式雾化器、气流式雾化器和离心式雾化器三种。

喷雾制粒装置如图 4-37 所示。当原料液由料液贮槽进入雾化器后，喷成液滴分散于热气流中，同时空气经加热器加热后沿切线方向进入干燥室与液滴接触，液滴中的水分迅速蒸发，液滴干燥成固体颗粒后落于器底，干品可连续或间歇出料，废气由干燥室下方的出口流入旋风分离器，进一步分离固体颗粒，然后经风机过滤后排出。

喷雾制粒法的特点是：①在数十秒钟内即可完成药液的浓缩与干燥，原料液含水量可达 70%~80%；②由液体直接得到粉状固体颗粒；③热风温度高，雾滴比表面积大，干燥速度非常快，物料在高温区的时间短，因而物料实际受热温度相对低，适合于热敏性物料的制粒；④颗粒粒度在几十微米至数百微米范围，堆密度约为 200~600kg/m^3，中空球状粒子较多，具有良好的溶解性、分散性和流动性；⑤适合连续化大生产；⑥设备成本高、能耗大；⑦黏性较大液料易黏壁而使其应用受到限制。

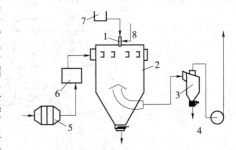

图 4-37　喷雾制粒机结构示意图
1. 雾化器；2. 干燥室；3. 旋风分离器；
4. 风机；5. 加热器；6. 电加热器；
7. 料液贮槽；8. 压缩空气

喷雾制粒技术在制药工业中应用广泛，如抗生素粉针的生产、微囊的制备、注射用微球的制备、固体分散体的制备、中药提取液的干燥等。

5. 转动制粒（rotational granulation）　是在倾斜锅内放入适量物料，锅体转动时带物料上下运动，并均匀喷洒适量黏合剂，使粉末结聚成具有一定强度的颗粒，颗粒受到重力作用沿倾斜面向下滑落而滚圆，反复喷洒黏合剂和药粉，使颗粒长大成所制备球形粒子的方法。这种转动制粒机多用于 2~3mm 以上大小的药（微）丸的制备。由于操作多为凭经验控制，小丸粒度分布较宽，所以在使用中受到一定限制。经典的容器转动制粒机有圆筒旋转造粒机和倾斜转动锅等，如图 4-38 所示。

转动制粒过程分为三个阶段：即母核形成、母核成长和压实。①母核形成阶段：在粉末中喷入少量液体使其润湿，以液体为核心在滚动和搓动作用下使粉末聚集在一起形成大量母核，在中药生产中称为起模；②母核成长阶段：母核在滚动时进一步压实，并在转动过程中将一定量的液体（或水）和药粉均匀喷撒向母核表面，使药粉层积于母核表面，如此反复多次，可得一定大小的药（微）丸，在中药生产中称为泛制；③压实阶段：在此阶段停止加入液体和药粉，在继续转动过程中颗粒内多余的液体被挤出表面或未被充分润湿的表层中，从而颗粒被压实形成具有一定机械强度的微丸。

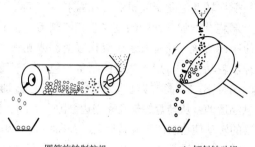

a. 圆筒旋转制粒机　　　　b. 倾斜转动锅

图 4-38　转动制粒机结构示意图

离心转动制粒机是近年来在制药生产上应用较多的一种转动制粒机，其由固定容器、转盘、喷头组成（图 4-39）。在固定容器内，物料在高速旋转的圆盘上受离心力作用而向器壁靠拢并旋转（图 4-39b），从圆盘周边吹出的空气流带动物料向上运动，同时在重力的作用下，向下滑动落入圆盘中心，落下的粒子重新受到圆盘的离心旋转作用，从而使物料不停地做旋转运动，有利于形成球形颗粒（图 4-39c）。黏合剂向物料层斜面上部的表面定量喷雾，在颗粒激烈运动下使颗粒表面被均匀润湿，同时散布的药粉或辅料均匀附着在颗粒表面层层包裹，如此反复操作可得所需大小的球形颗粒。调整在圆盘周边上升的气流温度可对颗粒进行干燥。

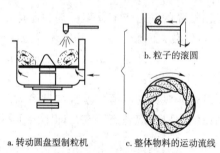

b. 粒子的滚圆

a. 转动圆盘型制粒机　　c. 整体物料的运动流线

图 4-39　离心转动制粒机
（转动圆盘型制粒机）

6. 复合型制粒　利用转动制粒可制得球形颗粒的特点，与流化床制粒相结合开发了转动流化制粒机；与挤出过筛制粒结合开发了挤出滚圆制粒机等新型复合型制粒机。复合型制粒方法就是将搅拌制粒、转动制粒、流化床制粒等各种制粒技术结合在一起，使混合、捏合、制粒、干燥、包衣等多个单元操作在一个设备内进行的制粒方法。图 4-40 表示各种单功能制粒机和复合型制粒机的组合示意图。复合型制粒机综合了各种设备的功能特点，取长补短，功能多，占地面积小，省功省力，这些设备在固体制剂的工业化生产中发挥了举足轻重的作用。

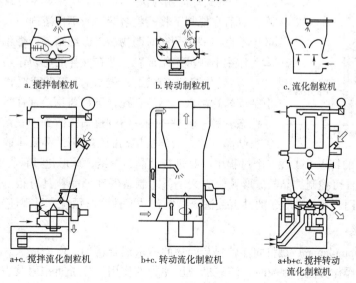

a. 搅拌制粒机　　　　b. 转动制粒机　　　　c. 流化制粒机

a+c. 搅拌流化制粒机　　b+c. 转动流化制粒机　　a+b+c. 搅拌转动流化制粒机

图 4-40　复合型制粒机组合示意图

搅拌转动流化制粒机综合了搅拌、转动、流化制粒的特征，容器的下部设有部分开孔的皿状转盘，其上部装有能独立旋转的搅拌桨和切割刀，上升气流由旋转盘上的通气孔和转盘外周边的间隙进入容器内使床层流化，喷枪安装于流化层上部或侧面，容器顶部设有高压逆洗式圆筒状袋滤器。该装置包含了各种制粒功能，可用于颗粒的制备、包衣、修饰和球形化颗粒的制备等。图4-41表示搅拌转动流化制粒机的四种不同功能的典型示意图。①离心转动：转盘的离心旋转运动可以获得高密度的球形制粒物；②悬浮运动：从转盘的气孔和周边缝隙上升的气流使物料悬浮，使颗粒松软、堆密度小；③旋转运动：由搅拌桨的转动使物料产生旋转运动，并在转盘的离心力和空气流的悬浮等混合作用下使物料产生高浓度的均匀流动状态，可进行精密制粒、包衣、干燥等过程；④整粒作用：吸湿性较强的粉体进行制粒时容易出现结块，可由器壁上安装的切割刀的破碎、分散作用和搅拌的旋转流动相呼应，使颗粒产生较大密度和不定的形状。若制备致密的球形颗粒时，以搅拌制粒、转动制粒为主体，靠机械作用产生粒子的自转、公转等运动；若制备轻质的不规则颗粒时，以流化床制粒为主体，靠流动空气产生物料的悬浮运动。

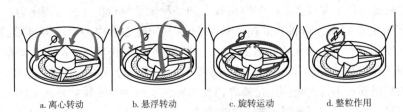

a. 离心转动　　　　b. 悬浮转动　　　　c. 旋转运动　　　　d. 整粒作用

图 4-41　搅拌转动流化制粒机的各种功能示意图

7. 液相中晶析制粒　液相中晶析制粒法是使药物在液相中析出结晶的同时借液体架桥剂和搅拌作用聚结成球形颗粒的方法。该方法是20世纪80年代初兴起的一项制备微丸的新工艺，因其颗粒为球形，也称球形晶析制粒法（spherical crystallization method）。球晶制粒物是纯药物结晶聚结在一起形成的球形颗粒，其流动性、充填性、压缩成形性好，因此可少用或不用辅料进行直接压片。

球晶制粒技术原则上需要三种基本溶剂，即使药物溶解的良溶剂，对药物溶解性差且与良溶剂互溶的不良溶剂和使药物结晶聚结的液体架桥剂。液体架桥剂在溶剂系统中以游离状态存在，即不溶于不良溶剂但与良溶剂互溶，并优先润湿析出结晶并使之聚结成粒。

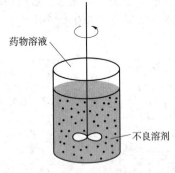

药物溶液

不良溶剂

图 4-42　湿式球晶制粒法示意图

（1）制备方法　常用的两种制备方法为湿式球晶制粒法和乳化溶剂扩散法。

1）湿式球晶制粒法　药物溶解于良溶剂的混合液中制成药物溶液，然后在搅拌下将药物溶液注入不良溶剂中（图4-42），良溶剂扩散于不良溶剂中的同时药物析出微细结晶，微细结晶在液体架桥剂的润湿作用下碰撞聚结成粒，并在搅拌的剪切作用下形成球状晶粒。

2）乳化溶剂扩散法　药物溶解于良溶剂和液体架桥剂的混合液中制成药物溶液，然后在搅拌下将药物溶液注入不良溶剂中，先形成亚稳态乳滴，乳滴中的良溶剂逐渐扩散到不良溶剂中，药物在乳滴中析出结晶，并在液体桥架剂的作用下结晶聚集成球形晶粒。

（2）球晶制粒法的特点　①在一个过程中同时进行结晶、聚结、球形化过程；②通过调节溶剂系统、搅拌速度及温度等条件可控制结晶与球形颗粒的大小；③制备的球形晶粒具有很好的流动性，接近于自由流动的粉体；④利用药物与高分子的共沉淀法，可制备功能性球形颗粒，重现性好。

（二）干法制粒

干法制粒（dry granulation）是将固体辅料与药物的粉末混合均匀、压缩成大片状或板状，然后破碎成大小适宜的颗粒的操作方法。制粒时，依靠机械压缩力的作用、分子间作用及表面液膜作用，使粒子间产生结合力，也可加入干黏合剂，以增加粒子间结合力，保证片剂的硬度或脆碎度，从而使物料细粉从小的粒子增长成大的药物颗粒。

干法制粒有压片法和滚压法两种：①压片法（slugging method）即利用重型压片机将物料粉末压制成直径为 20～25mm 的胚片，然后破碎成一定大小颗粒的方法；②滚压法（roller compaction method）即利用转速相同的二个滚动圆筒之间的缝隙，将药物粉末压成板状物，然后破碎成一定大小颗粒的方法。

干法制粒的特点有：①适用于热敏性物料、遇水易分解的药物，如阿司匹林；②干法制粒方法简单、省工省时，但应注意由于高压引起的晶型转变及活性降低等问题；③避免了乙醇等溶剂制粒的防爆问题；④压制颗粒的溶出速率较慢，不适用于水不溶性或难溶性药物；⑤干法制粒时需要干黏合剂，以保证片剂的硬度或脆碎度合格。

四、干燥

干燥（drying）系利用热能去除湿物料中水分或其他溶剂的操作，利用气流或真空带走气化了的湿分，从而获得干燥物料。干燥的目的在于提高药物的稳定性、便于制剂进一步加工、运输和贮存。在制剂生产中，新鲜药材除水，原辅料除湿，颗粒剂、片剂、水丸等制备过程中均需干燥。干燥过程一般采用热能，因此热敏性物料需要考虑稳定性问题。

干燥后的含水量需要根据药物的性质和工艺来控制，含水量太高，压片时容易造成黏冲，含水量太低不利于成形及压片。如阿司匹林片的干颗粒含水量应低于 0.3%～0.6%，否则药物易水解；四环素片则要求水分控制在 10%～14%，否则影响压片或崩解。由于含结晶水的药物失去过多的结晶水可使颗粒松脆而影响压片及崩解，所以干燥时温度不宜过高，时间不宜过长。颗粒干燥时温度应逐渐升高，否则颗粒表面快速干燥形成的硬膜会影响内部水分的蒸发，易造成颗粒外干内湿的现象。

物料的干燥速度与干燥程度与空气的性质、湿物料中所含水分的性质、干燥设备及干燥时间等均有关。下面首先了解一下空气与水分的一些性质。

（一）湿空气的性质

在我们周围的大气是干空气和水蒸气的混合物，称为湿空气。空气性质对物料的干燥影响很大，并且随着干燥过程的进行而不断发生变化。空气温度可用干球温度和湿球温度表示。

1. 干球温度与湿球温度 干球温度是普通温度计在空气中直接测得的温度，常用 t 表示。湿球温度是在温度计的感温球上包以湿纱布放置在空气中，传热和传质达到平衡时所测得的温度，常用 t_w 表示。湿球温度与空气状态有关，若空气达到饱和时，$t=t_w$；空气未达到饱和时，$t>t_w$；空气湿度越小，t 和 t_w 差值越大。

2. 湿度与相对湿度 空气的湿度（humidity，H）系指单位质量干空气带有的水蒸气的质量。相对湿度（relative humidity，RH）系指一定总压及温度下，湿空气中水蒸气分压 P 与饱和空气中水蒸气分压 P_s 之比的百分数，常用 RH% 表示。空气的相对湿度直接反应空气湿度的饱和程度，能用于干燥的空气必须是不饱和空气，以继续容纳水分。干燥时采用热空气的目的不仅是为了提供水分气化所需的能量，而且是为了降低空气的相对湿度以提高空气的吸湿能力。

（二）湿物料的水分性质

1. 平衡水分与自由水分 可判断物料中水分是否为能通过干燥除去的水分。物料表面所产生的蒸气压与空气中的水蒸气分压相等时物料中所含的水分称为该空气状态下物料的平衡水分（equilibrium water）。平衡水分与物料的种类、空气的状态有关。物料不同，在同一空气状态下的平衡水分不同；同一种物料，在不同的空气状态下的平衡水分亦不同。自由水分（free water）是物料中所含的大于平衡水分的部分，是在干燥过程中可以除去的水分，包括全部非结合水和部分结合水。物料中所含的总水分为自由水分与平衡水分之和，在干燥过程中可以除去的水分只能是自由水分，不能除去平衡水分（图 4-43）。

2. 结合水分和非结合水分 可判断物料中水分干燥的难易

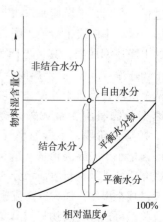

图 4-43 固体物料中所含水分
相互关系示意图

程度。

结合水分（bound water）系指存在于细小毛细管中的水分和渗透到物料细胞中的水分，主要以物理化学方式结合，难以从物料中去除。结合水分取决于物料本身性质，与空气状态无关，在数值上等于 RH＝100% 时物料的平衡水分。非结合水分（nonbound water）系指存在于物料表面或间隙的水分，主要以机械力结合，与物料结合力弱，易于去除。

（三）干燥的基本理论

1. 干燥机制　在对流干燥过程中，湿物料与热空气接触时，热空气将热能传至物料表面，再由表面传至物料内部，这是一个传热过程；与此同时，湿物料得到热量后，其表面水分首先气化，物料内部水分以液态或气态扩散透过物料层而达到表面，并不断向空气主体流中气化，这是一个传质过程。因此物料的干燥是由传热和传质同时进行但方向相反的过程。

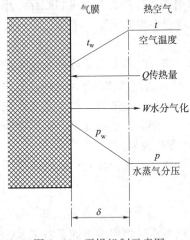

图 4-44　干燥机制示意图

图 4-44 是对流干燥中热空气与湿物料之间的传热和传质示意图。物料表面温度为 t_w，湿物料表面的水蒸气分压为 p_w（物料充分湿润时 p_w 为 t_w 的饱和蒸气压）；紧贴在物料表面有一层气膜，厚度为 δ（类似传热边界层的膜）；气膜以外是热空气主体，其温度为 t，空气中水蒸气分压为 p。因为热空气温度 t 高于物料表面温度 t_w，热能从热空气传递到物料表面，传热的推动力就是温差 $(t-t_w)$。由于热空气以高速流过湿物料的表面，所以热量的传递过程主要以对流的方式进行，对流干燥由此而得名。而物料表面产生的水蒸气压 p_w 大于空气中的水蒸气分压 p，水蒸气必然从物料表面扩散到热空气中，其传质推动力为 (p_w-p)。

因此，干燥过程应是水分从物料内部→物料表面→气相主体的扩散过程。

干燥过程得以进行的必要条件是被干燥物料表面所产生的水蒸气分压大于干燥介质中的水蒸气分压，即 $p_w-p>0$；如果 $p_w-p=0$，表示干燥介质与物料中水蒸气达到平衡，干燥即停止；如果 $p_w-p<0$，物料不仅不能干燥，反而吸潮。

2. 干燥速率与干燥速率曲线　干燥速率是指在单位时间单位干燥面积上被干燥物料中水分的气化量。可用式（4-35）微分形式表示：

$$U=\frac{\mathrm{d}w'}{A\mathrm{d}t} \tag{4-35}$$

式中，U 为干燥速率，$kg/(m^2 \cdot s)$；A 为干燥面积，m^2；w' 为气化水分量，kg；t 为干燥时间，s。

物料干燥过程是被气化的水分连续进行内部扩散和表面气化的过程。所以，干燥速率取决于内部扩散和表面气化速率，可以用干燥速率曲线来说明。图 4-45 为干燥介质状态恒定时典型的干燥速率曲线，其横坐标为物料的湿含量（C），纵坐标为干燥速率（U）。从干燥曲线可以看出，干燥过程明显地分成两个阶段，等速干燥阶段和降速干燥阶段。在等速阶段，干燥速率与物料湿含量无关，物料湿含量大于临界湿含量（C_0）。在降速阶段，干燥速率近似地与物料湿含量成正比，物料湿含量小于临界湿含量（C_0）。在等速干燥阶段干燥速率与干燥介质条件及物料表面水分气化速率有关，可通过提高空

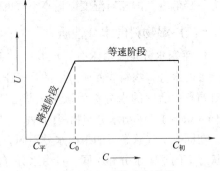

图 4-45　干燥速率曲线

气温度，减小湿度，加大空气流速，加大蒸发表面积等方法加快干燥；降速阶段，干燥速率主要与内部扩散有关，可通过提高物料的温度或改善物料的分散程度等方法提高干燥速率。

3. 影响干燥的因素

（1）物料的性质　这是影响干燥速率的最主要因素。湿物料的形状、大小、料层的厚薄、水分的结

合方式均会影响干燥速率。一般来说，物料呈结晶状、颗粒状、堆积薄者，较粉末状、膏状、堆积厚者干燥速率快。

（2）干燥介质的温度、湿度与流速　适当提高空气的温度，可使物料表面的温度相应提高，加快蒸发速度，有利于干燥，但需注意防止某些热敏性成分被破坏。空气的相对湿度越低，干燥速率越大。降低有限空间的相对湿度亦可提高干燥效率。实际生产中常采用生石灰、硅胶等吸湿剂吸除空间水蒸气，或采用排风、鼓风装置等更新空间气流。空气的流速越大，干燥速率越快。但空气的流速对内部扩散无影响，故对降速干燥阶段几乎无影响。

（3）干燥速度　干燥速度不可过快，否则物料表面的蒸发速度大大超过内部液体扩散到物料表面的速度，致使表面粉粒黏着，甚至熔化结壳，从而阻碍了内部水分的扩散和蒸发，形成假干燥现象。

（4）干燥方法　不同干燥方法对干燥速率影响较大。若采用静态干燥法，易形成上述假干燥现象。动态干燥法颗粒处于跳动、悬浮状态，可增加暴露面积，有利于提高干燥效率，但须及时供给足够的热能，以满足蒸发和降低干燥空间相对湿度的需要。沸腾干燥、喷雾干燥由于采用了流态化技术，且先将气流本身进行干燥或预热，使空间相对湿度降低，温度升高，故干燥效率显著提高。

（5）压力　压力与蒸发量成反比，故减压是改善蒸发，加快干燥的有效措施。真空干燥能降低干燥温度，加快蒸发速度，提高干燥效率，且产品疏松易碎，质量稳定。

（四）干燥方法与设备

在制药工业中，由于物料的性质各不相同，对干燥产品的含水量要求也各有差异，因此采用的干燥方法与设备也是多种多样的。常用的干燥方法有：①按操作方式分为连续式干燥和间隙式干燥；②按操作压力分为常压干燥和减压干燥；③按热量传递方式分为传导干燥、对流干燥、辐射干燥和介电加热干燥等。常用的干燥设备种类很多，有箱式干燥器、流化床干燥器、喷雾干燥器、红外干燥器和微波干燥器等。

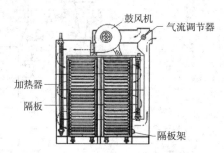

图 4-46　箱式干燥器结构示意图

1. 常压干燥　采用的是静态干燥方法，温度要逐渐升高，以便物料内部水分扩散到物料的表面而蒸发。包括烘干干燥、滚筒式干燥、带式干燥、吸湿干燥等，常见设备结构示意图如图 4-46、4-47 所示。

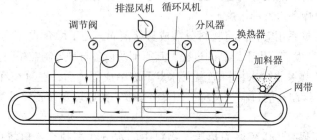

图 4-47　带式干燥机结构示意图

常压干燥适用于大多数物料，但干燥效率低，物料易黏结或色泽不均。

2. 减压干燥　减压干燥又称真空干燥，是在低于常压的条件下间接加热物料，在相应的温度下使物料中湿分气化进行干燥的方法。减压干燥器的结构示意图如图 4-48 所示。

减压干燥的特点与应用：①物料可以在较低的温度下干燥，速度快，减少了药物成分被破坏的可能；②由于减压而处于密封状态，减少了药物被污染和氧化的可能；③干燥的成品呈海绵状、蓬松易于粉碎。适用于热敏性或高温下易氧化物料的干燥。

3. 流化床干燥　流化床干燥又称沸腾干燥，系利用热空气流使湿物料悬浮，似"沸腾状"，热空气在湿物料间通过，在动态下与湿物料进行传质传热，带走水汽而达到干燥的方法。原理类似于流化床制粒。沸腾干燥设备结构示意图如图 4-49 所示。

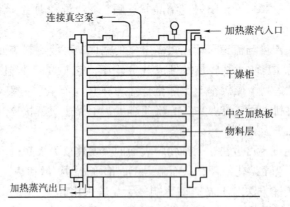

图 4-48　减压干燥器结构示意图

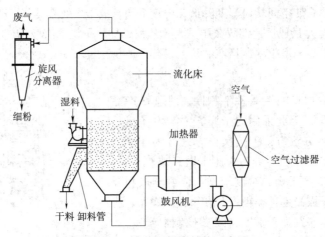

图 4-49　沸腾干燥器结构示意图

沸腾干燥的特点与应用：①药料沸腾干燥时不需翻料，热利用率较高，药料干燥快；②可以自动出料；③存在能耗大、设备清洗困难等问题。适用于大量颗粒状物料的干燥，如硬胶囊内容物、片剂、颗粒剂制备过程中湿粒的干燥和水丸的干燥。

4. 喷雾干燥　喷雾干燥系用雾化器将物料分散成雾状液滴，在干燥介质（热风）作用下进行热交换，使雾状液滴中的水分迅速蒸发，获得干燥品的过程。其原理及设备与喷雾制粒相同，参见本节相关内容。

5. 冷冻干燥　冷冻干燥系将含水物料降温至冰点下冻结成固体后，在真空环境下加热，使物料中水分直接升华，从而获得干燥制品的过程，又称"升华干燥"。其原理及设备参见第二章第五节注射用无菌粉末相关内容。

6. 微波干燥　微波干燥是以电磁波为热源，物料中的水分在高频交变电场中吸收能量后快速转动、碰撞和摩擦，使辐射能转变为热能，温度升高，水分气化，物料被干燥的方法。常用的微波加热干燥的频率为 915MHz 和 2450MHz。微波干燥的设备结构示意图如图 4-50 所示。

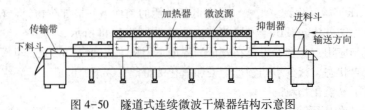

图 4-50　隧道式连续微波干燥器结构示意图

微波干燥的特点及应用：穿透力强，加热效率高，干燥时间短，干燥速度快，产品质量好（不影响产品原有结构和物理化学性质），且具有杀虫和灭菌的作用；但设备投资和运行的成本高。适用于含有一定水分而且对热稳定药物的干燥或灭菌，中药中较多应用于药材、饮片、药物粉末、丸剂等干燥。

7. 红外线干燥 红外线干燥是物料吸收红外线辐射器所产生的电磁波后，增加了物料中分子热运动的能量而引起强烈振动，从而使温度快速升高，水分气化而干燥的方法。通常采用的红外线波长范围为 $0.72\sim1000\mu m$。红外线干燥的设备结构示意图如图 4-51 所示。

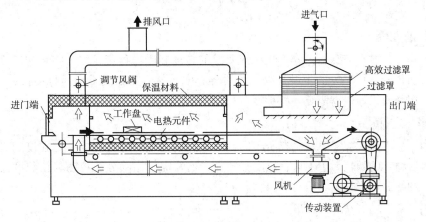

图 4-51 远红外隧道式干燥器结构示意图

红外线干燥的特点：热效率较高，干燥速率快；物料的表面和内部能够同时吸收红外线，使物料受热均匀，成品质量好。适于热敏性物料，尤其适用于低熔点或具有较强吸湿性的物料，以及粉末、颗粒、小丸等物料表层的干燥。

第四节 散 剂

PPT

一、概述

散剂（powders）系指原料药或与适宜的辅料经粉碎、均匀混合制成的干燥粉末状制剂，分为口服用散剂和局部用散剂。口服用散剂一般溶于或分散于水或其他液体中服用，也可直接用水送服。局部用散剂可供皮肤、口腔、咽喉、腔道等处应用，一般撒在局部患处。专供治疗、预防和润滑皮肤的散剂也可称为撒布剂或撒粉。散剂在化学药品中应用不多，但在中药制剂中仍有广泛应用。

散剂具有以下特点：①散剂的粒径小，比表面积大、容易分散、溶出和吸收迅速、起效快。②外用散的覆盖面积大，可同时发挥保护和收敛等作用。③剂量易于控制，便于婴幼儿和老人服用。④制备工艺简单，易于贮存、运输，携带比较方便。但应注意，由于散剂分散度大，易使其吸湿性、气味、刺激性及化学活性等不良影响相应增加，某些挥发性成分易散失，对光、热、湿不稳定的药物一般不宜制成散剂。

散剂可根据组成、剂量、组成成分性质以及用途进行分类。①按组成分类，可分为单方散剂和复方散剂。②按剂量分类，可分为分剂量散和不分剂量散。分剂量散是指每包作为一次剂量；不分剂量散是以多次服用量发出，由患者按医嘱自行使用。通常外用散剂多为不分剂量散，内服散剂则两者均有，但毒性药物散剂必须分剂量。③按组成成分性质分类，可分为中药散剂、浸膏散剂、低共熔组分散剂、泡腾散剂以及毒性药物散剂等。④按用途分类，可分为溶液散、煮散、内服散、外用散、眼用散等。

二、散剂的制备

散剂的制备工艺一般按如图 4-52 所示流程进行。

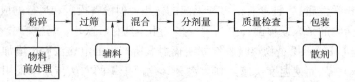

图 4-52　散剂的制备工艺流程图

（一）物料前处理

固体物料粉碎前，通常需要加工成符合粉碎要求的粒度和干燥程度，称为物料的前处理。一般情况下，化学药物、辅料要进行充分的干燥，以便于粉碎；中药材则需根据不同药材的性质进行适当处理，如清洗、干燥、切割或粗碎等以便进一步粉碎。

（二）粉碎与过筛

根据散剂的用途不同其粒径要求也有所不同，因此药物和辅料需粉碎成一定粒度的细粉后，才能制备成散剂。粉碎后物料的颗粒大小不均、粒度分布大，通常需采用筛分法将物料按粒度要求进行分离和收集。有关粉碎和筛分可详见本章第三节内容。

（三）混合

将粉碎筛分后的药物和辅料充分混匀，使各组分在散剂中均匀一致，以保证剂量准确和用药安全，对含有毒性药物的散剂具有更重要的意义。因此混合均匀是保证散剂质量的关键。混合方法及设备等内容详见本章第三节内容。下面仅对散剂制备过程中经常遇到的问题及解决办法加以说明。

1. 各组分比例较大　通常两种物理状态和粒度相似的物料等量混合时较易混合均匀，若二者比例相差悬殊则很难混合均匀，此时应采用"等量递增"混合法（也称配研法）进行混合，即将量大的物料先研细，然后取出一部分与量小的物料等量混合研匀，如此倍量增加混合直至全部混匀，再过筛混合即成。毒性药物或药理作用很强的药物，其剂量小，常加一定比例的稀释剂制成稀释散或倍散，以便临时配方。常用的有五倍散、十倍散，亦有百倍、千倍散。常用的稀释剂有乳糖、蔗糖、淀粉、糊精、碳酸钙、白陶土等惰性物质，其中以乳糖为最佳。

2. 各组分的粒径或密度相差较大　这种情况混匀难度较大或者混匀后也易离析。混合时应先将密度小的、粒径大的组分放入混合器中，再放入密度大、粒径小的组分。但是粒径小于 $30\mu m$ 时，密度的差异不成为离析的主要原因。

3. 物料具有黏附性或带电性　这种物料易黏附在器壁上，影响混匀过程，造成剂量损失。此时可将量大或不易黏附的物料垫底，然后再加入易吸附的成分。对混合时易摩擦起电的物料，可选择加入少量表面活性剂或润滑剂以防止静电产生，如硬脂酸镁、十二烷基硫酸钠等。

4. 含易吸湿或液体成分　可用处方中其他固体成分或吸收剂来吸附液体成分，常用吸收剂如磷酸钙、葡萄糖、白陶土及多孔性微粉硅胶。

5. 形成低共熔混合物　低共熔物在某一特定比例时产生，易出现润湿或液化现象。形成低共熔物可能对药物的药理作用产生影响，因此应尽量避免形成低共熔物的组分比例混合，也可将各成分分装，在服用时混合。易发生低共熔现象的药物有水合氯醛、樟脑等。

（四）分剂量

将混合均匀的散剂按剂量要求分装的操作，称为分剂量。常用方法有目测法、重量法、容量法三种。目前国内散剂的自动分量机、定量分包机等都是采用容量法分剂量，其效率较高，符合装量差异限度的要求。药粉的流动性、吸湿性、密度差等均能影响分剂量的准确性，分剂量时应注意及时检查并加以调整。

三、散剂的质量评价

按照《中国药典》（2020 年版）四部制剂通则 0115 的规定，散剂的质量评价项目主要如下。

1. 粒度　除另有规定外，取局部用散剂约 10g，精密称定，照粒度和粒度分布测定法（四部通则

0982 单筛分法）测定，化学药散剂通过七号筛（中药通过六号筛）的粉末重量，不得少于 95%。

2. 外观均匀度 取供试品适量，置光滑纸上，平铺约 5cm²，将其表面压平，在明亮处观察，应色泽均匀，无花纹与色斑。

3. 干燥失重 除另有规定外，取供试样品，按照干燥失重测定法（四部通则 0831）测定，在 105℃干燥至恒重，减失重量不得超过 2.0%。

4. 装量差异 除另有规定外，取供试品 10 袋（瓶），分别精密称定每袋（瓶）内容物的重量，求出内容物的装量与平均装量。每袋（瓶）装量与平均装量相比较〔凡有标示装量的散剂，每袋（瓶）装量应与标示装量相比较〕，按表中的规定，超出装量差异限度的散剂不得多于 2 袋（瓶），并不得有 1 袋（瓶）超出装量差异限度的 1 倍。散剂的装量差异限度见表 4-9。

表 4-9 散剂装量差异限度要求

平均装量或标示装量	装量差异限度（中药、化学药）	装量差异限度（生物制品）
0.1g 及 0.1g 以下	±15%	±15%
0.1g 以上至 0.5g	±10%	±10%
0.5g 以上至 1.5g	±8%	±7.5%
1.5g 以上至 6.0g	±7%	±5%
6.0g 以上	±5%	±3%

凡规定检查含量均匀度的化学药和生物制品散剂，一般不再进行装量差异的检查。

除另有规定外，多剂量包装的散剂，照最低装量检查法（四部通则 0942）检查，应符合规定。

此外，还应作微生物限度或无菌（创面用散剂）检查，并应符合规定。

实例解析

实例 4-1：痱子粉

【处方】
氧化锌	60g	硼酸	85g
麝香草酚	6g	薄荷脑	6g
薄荷油	6ml	樟脑	6g
水杨酸	11g	升华硫	40g
淀粉	100g	滑石粉	加至 1000g

【制法】先将麝香草酚、樟脑、薄荷脑研磨形成低共熔物，与薄荷油混匀，另将升华硫、水杨酸、淀粉、硼酸、氧化锌、滑石粉等共置球磨机内混合粉碎成细粉，过 100~120 目筛。将此细粉置混合筒内时（附有喷雾设备的混合机），喷入含有薄荷油的上述低共熔物，混匀、过筛、分装即得。

【解析】①处方中麝香草酚、薄荷脑、樟脑、含量较低，与薄荷油制成混合液，采用喷雾方式易与其他药物混匀；②滑石粉、氧化锌和淀粉等用前要灭菌；③本品为外用散剂，具有吸湿、止痒、消炎作用。用于治疗痱子和汗疹。

四、散剂的包装贮存

散剂的比表面积较大，故其吸湿性或风化性较明显。散剂吸湿后可引起其物理化学性质发生变化及微生物污染，影响散剂的质量和用药安全，所以防潮是保证散剂质量的重要措施。应选择不透气、不透湿性包装材料，采取密封包装与密闭贮藏。对于水溶性药物散剂，要确保环境相对湿度低于药物临界相对湿度；对于非水溶性药物来说，无特定的临界相对湿度，混合物料的吸湿量具有加和性，注意环境空气状态对平衡水量的影响。

PPT

第五节 颗 粒 剂

一、概述

（一）颗粒剂概念及特点

颗粒剂（granules）是指原料药物和适宜的辅料混合制成具有一定粒度的干燥颗粒状制剂。颗粒剂主要用于口服，既可以直接吞服，也可以冲水饮服。

颗粒剂是目前临床上使用较为广泛的剂型之一，与散剂相比具有以下优点：①飞散性、附着性、聚集性、吸湿性等较小，更易分剂量；②多种成分混合后用黏合剂制成颗粒，可防止各种成分之间因密度不同而产生离析现象；③必要时可对其包衣，使其具有防潮性、缓释性或肠溶性。

（二）颗粒剂分类

按其溶解状态，颗粒剂可分为可溶性颗粒（通称为颗粒）、混悬性颗粒、泡腾性颗粒、肠溶性颗粒，根据释放特性不同还有缓释颗粒等。

二、颗粒剂的制备

颗粒剂的制备关键在于制粒，根据物料性质可选择湿法或干法制粒，目前以湿法制粒为主，其制备工艺如图 4-53 所示。

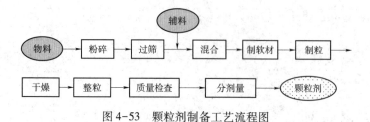

图 4-53 颗粒剂制备工艺流程图

原辅料的前处理，药物与辅料的粉碎、过筛、混合等前处理操作与散剂的制备相同，颗粒制备的具体操作如下。

1. 制软材 将药物与适当的稀释剂（如淀粉、蔗糖等）、必要时还要加入崩解剂（如干淀粉、纤维素衍生物等）混匀后，加入适量的黏合剂（或润湿剂）混合制备软材。制软材是湿法制粒的关键环节，选择适宜的黏合剂和用量对制备软材非常重要。

2. 制湿颗粒 颗粒剂的制备常采用挤出制粒法。将上述软材用机械挤压法通过筛网。现代造粒技术可以不经过制软材，直接把黏合剂喷雾到混合物料中，进行制粒，方便、快速，可减少物料与操作者的接触等，如流化床制粒、喷雾制粒、高速搅拌制粒等。

3. 干燥 湿颗粒制成后应立即干燥，可防止颗粒结块或受压变形。

4. 整粒与分级 为防止干燥后的颗粒发生粘连、结块，常采用筛分法进行整粒和分级。使粘连、结块的颗粒分开，获得均匀的颗粒。

5. 质量检查与分剂量 将制得的颗粒进行含量检查与粒度测定等，按剂量要求分装。颗粒剂分剂量一般采用自动颗粒分装机进行分装。

三、颗粒剂的质量评价

按照《中国药典》（2020 年版）四部制剂通则 0104 的规定，颗粒剂的质量评价项目主要如下。

1. 粒度 除另有规定外，照粒度和粒度分布测定法（四部通则 0982 第二法双筛分法）测定，不能通过一号筛与能通过五号筛的总和不得超过 15%。

2. 干燥失重 除另有规定外，化学药品和生物制品颗粒剂按照干燥失重测定法（四部通则 0831）测定，于 105℃ 干燥（含糖颗粒应在 80℃ 减压干燥）至恒重，减失重量不得过 2.0%。

3. 溶化性 除另有规定外，颗粒剂照下述方法检查，溶化性应符合规定。含中药原粉的颗粒剂不进行溶化性检查。

可溶颗粒检查法 供试品 10g（中药单剂量包装取 1 袋），加热水 200ml，搅拌 5 分钟，立即观察，可溶性颗粒应全部溶化或轻微浑浊。

泡腾颗粒检查法 取供试品 3 袋，将内容物分别转移至盛有 200ml 水的烧杯中，水温 15~25℃，应迅速产生气体而呈泡腾状，5 分钟内颗粒均应完全分散或溶解在水中。

颗粒剂按上述方法检查，均不得有异物，中药颗粒还不得有焦屑。

混悬颗粒及已规定检查溶出度或释放度的颗粒剂可不进行溶化性检查。

4. 装量差异 单剂量包装的颗粒剂可以按照下述方法检查，并符合规定。

检查法：取供试品 10 袋（瓶），除去包装，分别精密称定每袋（瓶）内容物的重量，求出内容物的装量与平均装量。每袋（瓶）装量与平均装量［凡无含量测定的颗粒剂或有标示装量的颗粒剂，每袋（瓶）装量应与标示装量比较］，每袋装量与平均装量（凡无含量测定的散剂，每袋装量应与标示装量比较），超出装量差异限度的颗粒剂不得多于 2 袋（瓶），并不得有 1 袋（瓶）超出装量差异限度 1 倍(表 4-10)。

表 4-10 颗粒剂装量差异限度

平均装量或标示装量	装量差异限度
1.0g 或 1.0g 以下	±10%
1.0g 以上至 1.5g	±8%
1.5g 以上至 6.0g	±7%
6.0g 以上	±5%

凡规定检查含量均匀度的颗粒剂，一般不再进行装量差异的检查。

5. 装量 多剂量包装的颗粒剂，按《中国药典》（2020 年版）四部通则 0942 最低装量检查法检查，应符合规定。

6. 微生物限度 按《中国药典》（2020 年版）规定的微生物限度检查法检查，应符合规定。

实例解析

实例 4-2：复方维生素 B 颗粒

【处方】

维生素 B₁	1.20g	维生素 B₂	0.24g
维生素 B₆	0.36g	烟酰胺	1.20g
混旋泛酸钙	0.24g	苯甲酸钠	4.0g
枸橼酸	2.0g	橙皮酊	20ml
蔗糖	986g		

【制法】 将维生素 B₂（核黄素）加蔗糖粉混合粉碎三次，过 80 目筛；将维生素 B₆（盐酸吡多辛）、混旋泛酸钙、橙皮酊、枸橼酸、苯甲酸钠溶于纯化水中作润湿剂；另将维生素 B₁（盐酸硫胺）、烟酰胺与上述被蔗糖稀释的维生素 B₂ 混合均匀。制湿颗粒，60~65℃ 干燥，整粒，分级即得。

【解析】 ①处方中维生素 B₂ 带黄色，需先与辅料充分混合；加入枸橼酸使颗粒呈弱酸性，以增加主药的稳定性；本品中维生素 B₂ 等对光敏感，操作室应尽量避光；②本品用于营养不良、厌食、脚气病及因缺乏维生素 B 所致的各种疾病的辅助治疗。

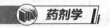

实例解析

实例4-3：布洛芬泡腾颗粒剂

【处方】
布洛芬	60g	交联羧甲纤维素钠	3g
聚维酮	1g	糖精钠	2.5g
微晶纤维素	15g	蔗糖细粉	350g
苹果酸	165g	碳酸氢钠	50g
无水碳酸钠	15g	橘型香料	14g
十二烷基硫酸钠	0.3g		

【制法】将布洛芬、微晶纤维素、交联羧甲纤维素钠、苹果酸和蔗糖细粉过16目筛后，置混合器内与糖精钠混合。混合物用聚维酮异丙醇液制粒，干燥，过30目筛整粒后与剩余处方成分混匀。混合前，碳酸氢钠过30目筛，无水碳酸钠、十二烷基硫酸钠和橘型香料过60目筛。制成的混合物装于不透水的袋中，每袋含布洛芬600mg。

【解析】①处方中微晶纤维素和交联羧甲纤维素钠为不溶性亲水聚合物，可改善布洛芬的混悬性；十二烷基硫酸钠可加快药物的溶出。②本品有消炎、解热、镇痛作用，用于类风湿和风湿性关节炎。

四、颗粒剂的包装贮存

颗粒剂的包装应选用不易透气、不透湿的包装材料，如复合铝塑袋、铝箔袋或不透气的塑料瓶等。颗粒剂的贮存与注意事项与散剂基本相同。

PPT

第六节 胶 囊 剂

一、概述

（一）胶囊剂概念及特点

胶囊剂（capsules）系指将原料药物或与适宜辅料充填于空心胶囊或密封于软质囊材中而制成的固体制剂。囊材主要成分为明胶、甘油、水及其他材料，如色素、表面活性剂、矫味剂、防腐剂等。主要供口服用。胶囊剂有如下特点。

1. 能掩盖药物不良嗅味，提高药物稳定性 因药物装在胶囊壳中与外界隔离，避开了水分、空气、光线的影响，对具不良臭味或不稳定的药物有一定程度上的遮蔽、保护与稳定作用。

2. 药物的生物利用度较高 胶囊剂中的药物是以粉末或颗粒状态直接填装于囊壳中，制备时不受压力等因素的影响，所以在胃肠道中迅速分散、溶出和吸收，其生物利用度高于丸剂、片剂等剂型。

3. 可弥补其他固体剂型的不足 可使液体药物固体化，含油量高的药物或液态药物难以制成丸剂、片剂等，但可制成胶囊剂。

4. 可延缓释药或定位释药 将药物按需要包衣，制成缓释颗粒装入胶囊中，达到缓释延效作用；或者按照药物发挥作用的部位进行包衣，如制成肠溶胶囊，让药物在肠道定位释放。

5. 其他 还可在胶囊体上印字，便于识别；色泽鲜艳；服用方便；生产工艺简单。

胶囊剂虽有较多优点，但由于胶囊囊材的主要材料是水溶性明胶，所以下列药物不适宜制成胶囊剂：

①可使胶囊壁溶解的药物溶液，如药物的水溶液或乙醇溶液；②易溶性的或者小剂量的刺激性药物，在体内溶化后，局部药物浓度较高，会刺激胃肠道黏膜；③容易风化的药物，水分气化会使囊材变软；④吸湿性强的药物，药物吸水可使胶囊壁干燥以致脆裂。

（二）胶囊剂的分类

胶囊剂按硬度可分为硬胶囊剂、软胶囊剂（胶丸）；依据溶解和释放特性可分为肠溶胶囊、缓释胶囊与控释胶囊等。

1. 硬胶囊剂（hard capsules） 是指采用适宜的制剂技术，将原料药物或加适宜辅料制成的均匀粉末、颗粒、小片、小丸、半固体或液体等，充填于空心胶囊中的胶囊剂。

2. 软胶囊剂（soft capsules） 是将一定量的液体原料药物直接密封，或将固体原料药物溶解或分散在适宜的辅料中制成溶液、混悬液、乳状液或半固体，密封于软质囊材中的胶囊剂。可用滴制法或压制法制备。软质囊材一般由明胶、甘油或其他适宜的药用辅料单独或混合制成。

3. 肠溶胶囊（enteric capsules） 系指用肠溶材料包衣的颗粒或小丸充填于胶囊而制成的硬胶囊，或用适宜的肠溶材料制备而得的硬胶囊或软胶囊。肠溶胶囊不溶于胃液，但能在肠液中崩解而释放活性成分。

4. 缓释胶囊（sustained release capsules） 系指在规定的释放介质中缓慢地非恒速释放药物的胶囊剂。

5. 控释胶囊（controlled release capsules） 系指在规定的释放介质中缓慢地恒速释放药物的胶囊剂。

二、胶囊剂的制备

（一）硬胶囊剂的制备

硬胶囊剂的生产工艺流程一般包括空胶囊的制备、内容物的制备、填充与胶囊帽的套合等（图 4-54）。

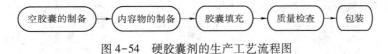

图 4-54 硬胶囊剂的生产工艺流程图

1. 空胶囊的制备

（1）空胶囊的主要材料 明胶是空胶囊的主要材料，是由骨、皮中含有的胶原经部分水解而制得。由酸法水解得到的明胶称为 A 型明胶，等电点 pH 7～9；由碱法水解制得的明胶称为 B 型明胶，等电点 pH 4.7～5.2。以骨骼为原料制得的骨明胶，质地坚硬，性脆且透明度差；以猪皮为原料制得的明胶富有可塑性，透明度好，生产中常将两者混合使用。

冻力强度和黏度是影响空胶囊质量的主要参数。冻力强度指的是明胶溶液冷却凝成胶冻后的硬度，可反映明胶的坚固度或拉力。明胶的质量越纯，分子量越大，水解产物越少，冻力强度越高。明胶的相对分子量越大，黏度也越大。因此制得的空胶囊有较坚固的拉力与弹性。明胶的黏度过小，干燥时因壳薄而易破损；黏度过大，空胶囊易厚薄不均，表面不光滑。

由于明胶的性质并不完全符合空胶囊的要求，为了改善空胶囊的性能，常加入适量的增塑剂、遮光剂和防腐剂等。如加入羧甲纤维素钠、羟丙纤维素、山梨醇或甘油等可增加其韧性和可塑性；加入琼脂可增加胶液的冻力强度；加入十二烷基硫酸钠能增加光泽度；加入适量羟苯酯类防腐剂可以防止霉变；加入二氧化钛可以增加其避光性能。此外，还可以加入芳香矫味剂和食用色素等。以上组分，需要根据具体情况进行选择。

（2）空胶囊的制备工艺 空胶囊是由囊体和囊帽两节套合而成，主要制备工艺如下：溶胶→蘸胶制坯→干燥→拔壳→切割→整理。操作环境的温度应为 10～25℃，相对湿度为 35%～45%，空气净化度达到 C 级。

（3）空胶囊的规格与质量要求 空胶囊的规格与质量均有明确规定，共分 8 种规格，分别是 000、

00、0、1、2、3、4、5 号，其号数愈大，容积愈小。常用规格是 0~5 号。胶囊填充药物多用体积来控制其剂量，而药物的密度、结晶、粒度不同，所占的体积不同。可先测定待填充物的堆密度，计算出体积，然后按药物剂量所占的体积来选用适宜大小的空胶囊。

空胶囊在使用前应做外观、干燥失重、脆碎度、崩解时限、炽灼残渣和微生物限度等项目的检查。空胶囊宜置密封容器，在阴凉、干燥、避光处保存。

2. 内容物的制备　可根据下列制剂技术制备不同形式内容物充填于空心胶囊中。

（1）将药物加适宜的辅料如稀释剂、助流剂、崩解剂等制成均匀粉末、颗粒或小片，也可直接将药物粉末填充胶囊。

（2）将普通小丸、速释小丸、缓控释小丸或肠溶小丸单独或混合后填充，必要时加入适量空白小丸作填充剂。

（3）将药物制成包合物、固体分散体、微囊或微球。

3. 填充与胶囊帽的套合　硬胶囊剂的生产现已普遍采用全自动胶囊填充机进行，将药物和辅料混匀，放入饲料器中用充填机进行充填。充填过程一般包括以下步骤：空心胶囊的定向排列→囊帽与囊体的分离→充填→囊帽与囊体套合→成品排出。可按内容物状态和流动性选择适宜充填方式，以确保生产操作和分装重量差异符合药典要求。如图 4-55 所示，a 型是自由流入物料，要求物料具有良好的流动性；b、c 型为螺旋钻压进物料，柱塞上下往复式充填，对物料的要求不高，不易分层即可；d 型为预制后充填，即在填充管内，先将药粉压成单位剂量，再充填于胶囊中，适用于聚集性强的针状结晶或易吸湿的物料。目前适用于各种类型的药物制备胶囊，常采用抽真空的方法，将药粉吸入单位剂量管中，再充填于胶囊中。

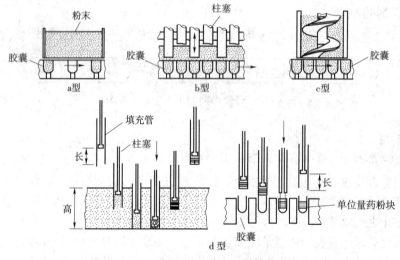

图 4-55　硬胶囊填充机类型

小量试制可用胶囊填充板充填药物，操作时，先将囊体摆在胶囊填充板上，调节填充板高度使囊体上口与板面相平，将内容物撒在填充版上并均匀填满囊体，调低填充板以露出囊体，扣上囊帽，使囊体与囊帽完全封合，取下胶囊。充填好的胶囊可用洁净的纱布包起，轻轻搓滚，以拭去胶囊外面黏附的药粉。如在纱布上喷少量的液状石蜡，搓滚后可使胶囊光亮。此充填法效率较低且重量差异较大。

内容物充填后，进行胶囊帽的套合。目前广泛采用锁口式胶囊，密闭性良好，无须封口；采用非锁口式胶囊时需封口。封口常采用不同浓度的明胶溶液，在囊体和囊帽套合处封上明胶液，烘干即可。也可采用点封、黏封或声封等方式。

充填好的胶囊可使用胶囊抛光机，清除吸附在胶囊外壁上的细粉、使胶囊光洁。充填完毕，取样进行含量测定、崩解时限、装量差异等项目的检查，合格后包装。

（二）软胶囊剂的制备

1. 软胶囊成形的影响因素

（1）囊壁组成 软胶囊的常用囊壳基质为明胶和增塑剂，通常明胶：增塑剂：水＝1：（0.4~0.6）：1，增塑剂所占比例较硬胶囊剂高。若增塑剂用量过低或过高，则囊壁就会过硬或过软，因此制备时必须严格控制明胶与增塑剂的比例。常用的增塑剂为甘油、山梨醇等。

（2）填充物与附加剂 软胶囊中可填装油类及不能溶解明胶的液体药物或药物溶液。具体要求如下：①液体药物中含水量不可超过5%；②液体药物中如果含有挥发性、小分子有机化合物，乙醇、酮、酸及酯等，均能软化或溶解囊壁；③液态药物pH需保持在2.5~7.5，否则易使明胶水解或变性，导致泄漏或影响崩解和溶出，可选择适宜缓冲液调整pH；④O/W型乳剂的内容物接触囊壁后因失水而使乳剂破裂，同时易使囊壁变软；⑤醛类可使明胶变性。

2. 制备方法

（1）滴制法 用滴制法制成的软胶囊剂称为无缝软胶囊。滴制法由具双层滴头的滴丸机完成，其结构主要由贮液槽、定量控制器、滴头、冷却器等主要部分组成。将明胶液与药液通过滴丸机的喷头按不同速度喷出使胶液包住药液而滴入冷却液中（不相溶的液状石蜡），由于表面张力作用骤然冷却而收缩成球形，并逐渐冷却凝固成软胶囊剂（图4-56），收集置不锈钢筛网中，用纱布拭去液状石蜡，再用石油醚、乙醇先后各洗涤两次以除尽液状石蜡，烘干，检查剔除废品。包装即得成品软胶囊剂。

（2）压制法 用压制法制成的软胶囊剂称为有缝软胶囊。压制法是将明胶、甘油和水等溶解后的胶液制成厚薄均匀的胶板（或胶带），再将药液置于两个胶片之间，用钢板模或旋转模压制成软胶囊剂的方法（图4-57）。连续生产软胶囊剂时多采用旋转冲模轧丸机进行压制。

三、胶囊剂的质量评价

按照《中国药典》（2020年版）四部通则0103的规定，胶囊剂的评价主要包括以下方面。

1. 外观 胶囊剂应整洁，不得有黏结、变形、渗漏或囊壳破裂等现象，并应无异臭。

2. 水分 中药硬胶囊剂应进行水分检查。取供试品内容物，照水分测定法（四部通则0832）测定。除另有规定外，不得过9.0%。

硬胶囊内容物为液体或半固体者不检查水分。

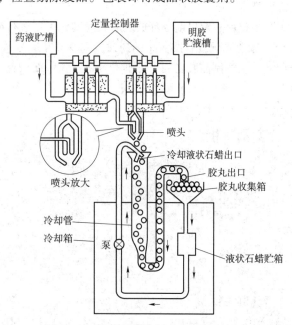

图4-56 软胶囊剂滴制法的制备流程图

3. 装量差异 除另有规定外，取供试品20粒，分别精密称定重量后，倾出内容物（不得损失囊壳），硬胶囊用小刷或其他适宜的用具拭净，软胶囊用乙醚等易挥发溶剂洗净，置通风处使溶剂自然挥尽，再分别精密称定囊壳重量，求出每粒内容物的装量与平均装量。每粒装量与平均装量相比较，超出装量差异限度的不得多于2粒，并不得有1粒超出限度的1倍，胶囊剂的装量差异限度见表4-11。

表4-11 胶囊剂装量差异限度

平均装量	装量差异限度
0.30g以下	±10%
0.30g或0.30g以上	±7.5%（中药±10%）

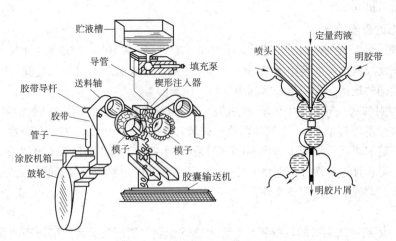

图 4-57　模压法制备软胶囊剂的工作示意图

凡规定检查含量均匀度的胶囊剂，一般不再进行装量差异的检查。

4. 崩解时限　除另有规定外，照《中国药典》（2020 年版）四部通则 0921 崩解时限检查法检查，均应符合规定。

凡规定检查溶出度或释放度的胶囊剂，可不进行崩解时限检查。

5. 微生物限度　按《中国药典》（2020 年版）规定的微生物限度检查法检查，应符合规定。规定检查杂菌的生物制品胶囊剂，可不进行微生物限度检查。

实例解析

实例 4-4：速效感冒胶囊（硬胶囊剂）

【处方】

对乙酰氨基酚	300g	维生素 C	100g
胆汁粉	100g	咖啡因	3g
扑尔敏	3g	10% 淀粉浆	适量
食用香精	适量		
共制成硬胶囊剂	1000 粒		

【制法】取上述各药物，分别粉碎，过 80 目筛；将 10% 淀粉浆分为 A、B、C 三份，A 加入食用胭脂红少量制成红糊，B 加入食用橘黄少量（最大用量为万分之一）制成黄糊，C 不加色素为白糊；将对乙酰氨基酚分为三份，1 份与扑尔敏混匀后加入红糊，1 份与胆汁粉、维生素 C 混匀后加入黄糊，1 份与咖啡因混匀后加入白糊，分别制成软材后，过 14 目尼龙筛制粒，于 70℃ 干燥至含水量在 3% 以下；将上述三种颜色的颗粒混合均匀后，填入空胶囊中，即得。

【解析】①本品为一种复方制剂，所含成分的性质、数量各不相同，为防止混合不均匀和填充不均匀，首先制得流动性良好的颗粒，均匀混合后再进行填充；另外，加入食用色素可使颗粒呈现不同的颜色，若选用透明胶囊壳，外观比较美观。②本品主要用于治疗伤风、头痛、流鼻涕、打喷嚏的感冒症状。

实例解析

实例 4-5：维生素 AD 胶丸（软胶囊剂）

【处方】	维生素 A	3000 单位	维生素 D	300 单位
	明胶	100 份	甘油	55~66 份
	水	120 份	鱼肝油或精炼食用植物油	适量
	共制	1000 粒		

【制法】取维生素 A 与维生素 D，加鱼肝油或精炼食用植物油（在 0℃ 左右脱去固体脂肪），溶解，并调整浓度至每丸含维生素 A 应为标示量的 90.0%~120.0%，含维生素 D 应为标示量的 85.0% 以上作为药液待用；另取甘油及水加热至 70~80℃，加入明胶，搅拌溶化，保温 1~2 小时，除去上浮的泡沫，滤过（维持温度），加入滴丸机滴制，以液状石蜡为冷却液，收集冷凝的胶丸，用纱布拭去黏附的冷却液，在室温下吹冷风 4 小时，放于 25~35℃ 烘 4 小时，再经石油醚洗涤两次（每次 3~5 分钟），除去胶丸外层液状石蜡，再用 95% 的乙醇洗涤一次，最后在 30~35℃ 条件下烘干，筛选，质检，包装，即得。

【解析】①在制备胶液的"保温 1~2 小时"过程中，可采取适当的抽真空的方法以便尽快除去胶液中的气泡及泡沫；②本品主要用于防治夜盲、角膜软化、眼干燥、表皮角化及佝偻病和软骨病等，亦用于增长体力，促进发育。长期大量服用可引起慢性中毒，一般剂量，一次 1 丸，一日 3~4 次。

四、胶囊剂的包装贮存

胶囊剂易受温度、湿度的影响，在温度较高，相对湿度大于 60% 的环境中，胶囊易变软、发黏和膨胀，容易滋生微生物。过分干燥的贮存环境可使胶囊壳失水而脆裂，因此，必须选择适宜的包装容器与贮存条件。

胶囊剂的包装通常采用密封性能良好的玻璃瓶、透湿系数小的塑料瓶、泡罩式和窄条式包装。

除另有规定外，胶囊剂应密封贮存。其存放的环境温度不高于 30℃，湿度应适宜，防止受潮、发霉、变质。

PPT

第七节　滴　丸　剂

一、概述

滴丸剂（guttate pills）系指原料药物与适宜的基质加热熔融混匀，滴入不相混溶、互不作用的冷凝介质中制成的球型或类球形制剂。滴丸剂主要供口服用，亦可供外用。

1997 年，复方丹参滴丸获美国食品药品监督管理局（FDA）临床研究预审通过，1998 年 9 月其临床研究方案已正式获 FDA 批准，同意在国内直接进入 II 期和 III 期临床研究。以此为标志，滴丸剂的研究和开发进入了突破性阶段，带动了国内制药界对滴丸剂的关注和滴丸剂的发展。

滴丸剂具有如下特点。

（1）用固体分散技术制备的滴丸，药物在基质中高度分散，溶出速度快、吸收迅速，生物利用度高。

由于该剂型提高了药物的生物利用度，药物的剂量可相应降低，进而减少不良反应，如灰黄霉素滴丸只需其微粉化片剂剂量的一半。

（2）药物分散在基质中，可减少药物对胃肠的刺激性，掩盖药物的不良气味。

（3）液体药物可制成固体滴丸，便于携带、贮藏和服用。

（4）生产设备简单、操作方便、自动化程度高、劳动强度低、效率高且成本低，生产过程中无粉尘飞扬，有利于劳动保护。

（5）工艺条件易于控制，药物耗损少，剂量准确。受热时间短，易挥发和氧化的药物溶于基质后，可增加药物稳定性。

（6）发展了耳、眼等五官科用药的新剂型。用于腔内局部治疗的滴丸可速效、长效、便于携带、不阻塞腔道且避免滴入液易流失。

（7）由于目前可供选择的基质和冷凝液少，使药物在选择制成滴丸剂时受到限制，且一般仅适用于小剂量的药物。

二、滴丸剂的制备

（一）基质和冷凝液的选择

滴丸剂中除药物以外的赋形剂一般称为基质。用于冷却滴出的液滴，使之收缩冷凝成为滴丸的液体称为冷凝液。基质和冷凝液与滴丸的形成、溶出速度及其稳定性等密切相关。

1. 基质 滴丸剂基质一般应具备以下条件：①与药物不发生化学反应，不影响药物的疗效与含量检测；②熔点较低，在 $60\sim160℃$ 条件下能熔化成液体，遇骤冷又能冷凝为固体，与药物混合后仍能保持以上特性；③对人体无害。滴丸剂基质分为水溶性与非水溶性基质两大类。

（1）水溶性基质 包括聚乙二醇类（PEG4000、PEG6000）、泊洛沙姆、硬脂酸聚烃氧（40）酯、硬脂酸钠及甘油明胶等。

（2）脂溶性基质 包括硬脂酸、单硬脂酸甘油酯、氢化植物油、虫蜡等。

选择基质时应根据"相似相溶"的原理，尽可能选用与药物极性或溶解度相近的基质。但在实际应用中，亦有采用水溶性与非水溶性基质的混合物作为滴丸的基质，如国内常用 PEG6000 与适量硬脂酸混合，可得到较好的滴丸。

2. 冷凝液 用于冷却滴出液的溶液称为冷凝液，其选择的依据是主药和基质的性质。在处方设计中，应选择与主药、基质均不相溶的溶液作为冷凝液，并要求冷凝液不与药物和基质发生化学反应，对人体无任何不良反应，有一定的相对密度，能使滴丸缓缓下沉（滴丸密度大于冷凝液）或缓缓上升（滴丸密度小于冷凝液）。

（1）水溶性基质的冷凝液 常用液状石蜡、液状石蜡与煤油的混合物、煤油与植物油的混合物及甲基硅油等。

（2）脂溶性基质的冷凝液 常用水、不同浓度的乙醇、不同浓度的无机酸或其盐溶液等。

（二）滴丸剂的制备方法

1. 工艺流程 滴丸剂的制备一般采用滴制法。主要是指将药物均匀分散在熔融的基质中，再滴入不相混溶的冷凝液里收缩成丸的方法。滴丸的制备工艺过程主要有化料（混悬、熔融等）、滴制、滴丸后处理、包衣等过程。其一般制备工艺流程如图 4-58 所示。

2. 设备 制备滴丸剂的主要设备有滴瓶和滴嘴、冷凝柱及恒温箱三个部分。实验室常用设备如图 4-59 所示。滴制时，先将保温箱调至适宜的温度，并将已熔融的药物和基质的混合物加到贮液瓶中，然后开启吹气管，并关闭吸气管（图 4-59 中的旋塞 1、2），吹气使混合液经虹吸管流入滴瓶中，立即关闭吹气管，同时打开吸气管，吸气以提高虹吸管中的液面，并使滴瓶的液面达到合适的高度，关闭吸气管，同时调节滴管口的旋塞，使混合液以一定的速度（一般要求每分钟滴制92~95粒为宜）滴入已经预先冷却到适当温度的冷凝液中冷凝，收集，沥净或擦净冷凝液，干燥，检验合格，包装。若联合使用 2 个贮液瓶，即可实现连续滴制。

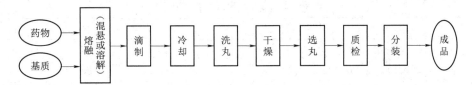

图 4-58　滴丸剂的制备工艺流程图

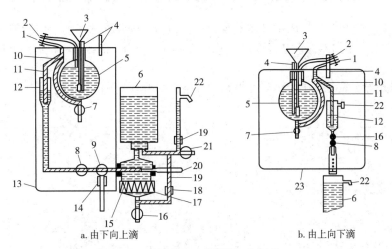

a. 由下向上滴　　　　　　　　　　b. 由上向下滴

图 4-59　滴丸剂的设备示意图

1. 旋塞；2. 旋塞；3. 加料漏斗；4. 温度计；5. 贮液瓶；6. 冷凝柱；7. 旋塞；8. 旋塞；

9. 旋塞；10. 启口连接；11. 虹吸管；12. 滴瓶；13. 保热保温箱；14. 橡皮管连接；15. 保温瓶；

16. 旋塞；17. 玻形电炉；18. 橡皮管夹；19. 橡皮管连接；20. 导电温度计；21. 旋塞；22. 溢出口；23. 保温箱

3. 滴丸剂质量的影响因素

（1）冷凝液的温度　当冷凝剂温度过高时，滴丸容易发生粘连，且呈扁形；当冷凝剂温度过低时，可以改善粘连状况，但滴丸表面容易出现小气孔。

（2）药物在基质中的分散程度　滴制时，滴丸成形率的高低与药物在基质中分散的均匀性密切相关。药物与基质的比例决定药物能否均匀分散于基质中，与其相互融合，因此在滴制前要选择合适的药物基质比例。

（3）滴制速度　滴速太快，滴丸之间来不及冷却分开，彼此粘连；滴速太慢，滴丸聚集于滴口，质量变大，使重量差异变大。

（4）料液温度　料液温度过低，滴制操作时滴速不好控制，滴头易堵塞，滴丸易出现拖尾，圆整度不好；药液温度过高，发生焦糊现象，滴丸质量降低，且高温使滴丸表面严重皱折，圆整度降低。

（5）滴距　是指滴口与冷凝剂液面的距离，滴距过大，滴丸易被跌散而出现细粒；滴距太小，液滴在冷凝液中冷缩不够，成形不好，圆整度差，易出现不规则的异形丸，丸重差异增加。

除此之外还应选择适宜基质，确定合适的滴管内外口径，滴制过程中保证恒温，滴制液液压恒定，及时冷凝等。

三、滴丸剂的质量评价

按照《中国药典》（2020 年版）四部通则 0108 的规定，滴丸剂的质量评价项目主要如下。

1. 重量差异　除另有规定外，取供试品 20 丸，精密称定总重量，求得平均丸重后，再分别精密称定各丸的重量。每丸重量与平均丸重相比较，按表 4-12 中的规定，超出重量差异限度的丸剂不得多于 2 丸，并不得有 1 丸超出限度 1 倍。

包糖衣丸剂应在包衣前检查丸芯的重量差异，符合规定后方可包衣。包糖衣后不再检查丸芯的重量差异，薄膜衣丸应在包薄膜衣后检查重量差异。

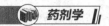

表 4-12　滴丸剂重量差异的限度

平均丸重	重量差异限度
0.03g 及 0.03g 以下	±15%
0.03g 以上至 0.10g	±12%
0.1g 以上至 0.30g	±10%
0.30g 以上	±7.5%

2. 溶散时限　除另有规定外，取供试品 6 丸，选择适当孔径筛网的吊篮，照崩解时限检查法（通则 0921）片剂项下的方法（不加挡板）进行检查。滴丸应在 30 分钟内全部溶散，包衣滴丸应在 1 小时内全部溶散。

3. 其他　装量差异、装量及微生物限度检查均应符合要求。

实例解析

实例 4-6：复方左炔诺孕酮滴丸

【处方】

（1）糖衣滴丸		（2）白色糖衣丸	
左炔诺孕酮	150mg	左炔诺孕酮丸芯	1000 个
炔雌醇	300mg	滑石粉	5g
聚乙二醇 6000	14600mg	50% 阿拉伯胶溶液	20ml
硬脂酸	730mg	70% 糖浆	21ml
制成	1000 丸	6% 丙烯酸树脂溶液	3ml
制成	1000 丸		

【制法】按处方称取左炔诺孕酮（过 100 目筛）、炔雌醇（过 100 目筛）、PEG6000 及硬脂酸，混匀，边搅拌边加热（85~100℃）待全部熔化后，用 120 目筛抽滤，搅拌滤液，且在 70~80℃ 保温条件下控速滴入液状石蜡冷凝液中，使之冷凝成丸，过滤收集，吸附丸上的液状石蜡，检查重量差异限度，合格后于 25~40℃ 包糖衣（包糖衣前必须除尽滴丸表面的液状石蜡，以免丸芯与糖衣之间黏合不良而"脱皮"；调节吸附剂滑石粉的用量，可提高糖衣层的硬度），干燥 8 小时以上，检查溶散时限及含量等，合格后包装即得。贮藏条件为遮光、密封。

【解析】本品适用于女性口服避孕。相比左炔诺孕酮的口服片剂和胶囊剂，本品起效更为迅速，药物吸收也更为完全，且能够避免无恶心、呕吐等副作用。

实例 4-7：枸橼酸喷托维林滴丸（本品为白色滴丸）

【处方】

枸橼酸喷托维林	25g
甘油	6.0g
硬脂酸	5.2g
制成	1000 丸

【制法】按处方称取枸橼酸喷托维林、甘油和硬脂酸，混合后，在水浴上加热熔融，趁热过 100 目筛，滤入贮瓶，在 85℃ 左右保温下控速（92~95 粒/分）制丸，用冰盐水冷却的液状石蜡作为冷凝液，冷凝，收集滴丸，沥净，毛边纸吸去黏附的液状石蜡，检验，包装即得。

【解析】本品适用于各种原因引起的干咳。处方中甘油及硬脂酸在加热条件下可部分生成硬脂酸甘油酯，具有一定的表面活性，有利于甘油与硬脂酸融合。三者在本处方中共同作为滴丸基质。

四、滴丸剂的包装贮存

滴丸剂的包装材料应根据药物性质来确定。常用玻璃瓶、塑料瓶或瓷瓶等包装。除另有规定外，滴丸剂应密封并置阴凉干燥处贮存，防止受潮、发霉、虫蛀、变质。

知识链接

滴丸"老化"的现象及解决办法

滴丸存在"老化"现象，在贮存过程中，滴丸基质处于高能态的药物晶型和分散性能可能发生改变，导致滴丸硬度增大、溶散时间延长、溶出度降低、结晶析出等"老化"现象。产生的原因及解决措施如下：①药物浓度过高：可通过适当降低药物浓度改善；②基质选择不当：可进一步优化基质种类和用量解决；③工艺因素：可优化工艺条件和参数。另外，可添加适宜稳定性，改善包装和贮存条件也可有效改善"老化"现象。

本章小结

本章重点：粉体的性质；Noyes-Whitney 方程及其应用；固体制剂的单元操作（粉碎、筛分、混合、制粒和干燥）常用的方法和影响因素；散剂、颗粒剂、胶囊剂和滴丸剂的概念和特点。

本章难点：粉体粒子比表面积的测定方法；粉体的压缩性质；混合度的表示方法；Noyes-Whitney 方程的应用；粉碎机制；湿法制粒时黏合剂的选择与用量；临界相对湿度的概念及其应用；软胶囊的制备等。

思 考 题

题库

1. 试述粉体学的性质对于固体制剂处方设计、制备工艺优化的指导作用。
2. 根据 Noyes-Whitney 方程，改善药物溶出速度的措施有哪些？
3. 影响粉体流动性的因素与改善方法有哪些？
4. 请比较水溶性药物和水不溶性药物的吸湿性。
5. 粉碎操作对制剂过程的意义？
6. 简述湿法制粒的工艺过程。
7. 简述散剂的概念、制备方法和特点。
8. 颗粒剂有哪些特点？
9. 简述胶囊剂的种类及特点？哪些药物不适宜制成胶囊剂，请说明理由。
10. 滴丸剂具有哪些特点？

（张平平　郑　琴）

第五章

片 剂

学习导引

知识要求

1. **掌握** 片剂的定义、特点和分类；片剂常用辅料的分类、特点和应用；湿法制粒压片法的制备工艺；片剂的质量评价；片剂的处方组成与设计。

2. **熟悉** 片剂的干法制粒压片、粉末直接压片和半干式颗粒压片制备工艺；片剂制备过程中可能产生的问题及解决方法；片剂的崩解机制及影响因素；片剂的糖包衣工艺及材料和薄膜包衣工艺及材料；包衣技术及包衣目的。

3. **了解** 单冲压片机和包衣锅的基本构造和使用方法。

能力要求

1. 能够使用相应的设备，制备合格的片剂。

2. 能够解决片剂制备过程中出现的问题。

第一节 概 述

PPT

微课

一、片剂的定义

片剂（tablets）系指药物与适宜辅料混匀压制而成的圆形或异形的片状固体制剂。其形状以圆片状为主，还有椭圆形、三角形、方形、菱形等异形片状，是现代药物制剂中品种最多、产量最大、使用最广泛的剂型之一。

自 1843 年压片机被研制出以来，片剂作为一种药物剂型得到蓬勃发展。近年来，随着科学技术的不断发展，片剂的生产技术、辅料和加工设备也得到了很大的发展，开发了多种新型辅料与高效压片机等，实现了连续化规模生产，提高了片剂的质量，推动了片剂品种的多样化。一大批新型片剂如控释（长效）片、肠溶片、分散片、泡腾片、咀嚼片和含片、口崩片、舌下片等相继问世，满足了不同的临床医疗需要。目前在世界各国药典收载的制剂中均以片剂为最多。

二、片剂的特点

1. 片剂的优点 ①含量均匀，剂量准确：片剂以片数作为剂量单位，容易计量；②质量稳定：片剂密度高、体积小，受外界水分、空气、光线等因素的影响较少，并且可通过包衣提高其稳定性；③携带、运输、服用方便：片剂为圆片状或异形片状的固体制剂，轻巧易携带；④生产成本低：生产的机械化、自动化程度较高、产量大；⑤临床用途广泛：可以制成不同类型的片剂，满足不同临床医疗的需要，如口腔疾病（含片、口腔贴片）、肠道疾病（肠溶片）、阴道疾病（阴道片）等。

2. 片剂的缺点 ①昏迷患者及婴幼儿不易吞服；②含挥发性成分的片剂，久贮含量易降低；③片剂经口服后须经崩解和溶出才能被吸收，易出现生物利用度低等问题，对辅料要求较高。

三、片剂的分类

片剂以口服普通片为主，还有分散片、含片、舌下片、口腔贴片、泡腾片、阴道片等，中药还有浸膏片、半浸膏片和全粉片等。片剂归纳起来可分为三大类，即口服用片剂、口腔用片剂和其他应用途径的片剂。

1. 口服片剂

（1）普通压制片（compressed tablets） 是指药物与辅料混合、压制而成的未包衣的普通片剂，如卡托普利片。

（2）包衣片（coated tablets） 是指在普通压制片的表面包上衣膜的片剂。根据包衣材料的不同可分为以下几种。

1）糖衣片（sugar coated tablets） 是指以蔗糖为主要包衣材料的片剂，主要保护药物或掩盖其不良气味，如土霉素片（糖衣片）、牛黄解毒片（糖衣片）。

2）薄膜衣片（film coated tablets） 指用高分子成膜材料如羟丙甲纤维素等进行包衣的片剂，其作用与糖包衣类同，如复方丹参片（薄膜衣片）等。

3）肠溶衣片（enteric coated tablets） 又叫肠溶片，系指用肠溶性包衣材料进行包衣的片剂。肠溶片在胃液中不溶，而在肠液中溶解，可防止药物对胃的刺激或药物在胃内分解失效，如吲哚美辛肠溶片。

（3）泡腾片（effervescent tablets） 是指含有碳酸氢钠和有机酸，遇水可产生气体而呈泡腾状的片剂。该片剂中的药物应是易溶性的。常用的有机酸有酒石酸、枸橼酸、富马酸等，使用时将片剂放入水中饮用，适用于老人、儿童及吞咽困难的患者，如维生素 C 泡腾片。

（4）咀嚼片（chewable tablets） 是指于口腔中咀嚼或吮服使片剂溶化后吞服，在胃肠道中发挥作用或经胃肠道吸收发挥全身作用的片剂。咀嚼片硬度应适宜，常用蔗糖、甘露醇、山梨醇等作为填充剂、黏合剂，以薄荷、食用香料等作矫味剂。对于崩解困难的药物制成咀嚼片有利于吸收，如碳酸钙咀嚼片。

（5）分散片（dispersible tablets） 是指在水中能迅速崩解并均匀分散的片剂。分散片中的药物应是难溶性的。可含于口中吮服或吞服，也可加水分散后口服，如罗红霉素分散片。

（6）缓释片（sustained release tablets） 是指在规定的释放介质中缓慢地非恒速释放药物的片剂。具有服药次数少、治疗作用时间长等优点，如布洛芬缓释片、茶碱缓释片。

（7）控释片（controlled release tablets） 是指在规定的释放介质中缓慢地恒速释放药物的片剂。具有血药浓度平稳、服药次数少、治疗作用时间长等优点，如硝苯地平控释片、酒石酸美托洛尔控释片。

（8）多层片（multilayer tablets） 是指由两层或多层构成的片剂。每层含有不同的药物和辅料，可以避免复方制剂中不同药物之间的配伍变化，或者将速释层与缓释层组合达到控释的效果，如维 U 铝镁双层片、马来酸曲美布汀多层片。

2. 口腔用片剂

（1）含片（troches） 又称口含片，是指含于口腔中缓慢溶化产生局部或全身作用的片剂。含片中的药物一般应是易溶，主要起局部消炎、杀菌、收敛、止痛或局部麻醉等作用，常用于口腔及咽喉疾病的治疗，如板蓝根含片、复方草珊瑚含片等。

（2）舌下片（sublingual tablets） 是指置于舌下能迅速溶化，药物经舌下黏膜吸收发挥全身作用的片剂。制成舌下片的药物应易于直接吸收，舌下片可避免肝脏对药物的首过作用，适用于急症的治疗，如硝酸甘油舌下片可用于心绞痛的治疗。

（3）口腔贴片（buccal tablets）是指粘贴于口腔，经黏膜吸收后起局部或全身作用的片剂。口腔贴片可在口腔内缓慢释放药物，常用于口腔及咽喉疾病的治疗，如替硝唑口腔贴片等。

（4）口腔崩解片（orally disintegrating tablets） 又称口崩片，是指在口腔内不需要水即能迅速崩解或

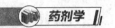

溶解的片剂。一般适合于小剂量药物，常加入山梨醇、甘露醇、赤藓糖等辅料调整口味。此类药物服药时不用水送服，吞咽后发挥全身作用，特别适合于老人、儿童或吞咽困难的患者，如琥乙红霉素口腔崩解片。

3. 其他应用途径的片剂

（1）可溶片（solution tablets） 是指临用前能溶解于水的非包衣片或薄膜包衣片剂。可溶片应溶解于水，可供口服、外用和含漱等，一般用于消毒、洗涤伤口、漱口等，如复方硼砂漱口片等。

（2）阴道片（vaginal tablets）与阴道泡腾片（vaginal effervescent tablets） 是指置于阴道内使用的片剂。阴道片在阴道内应易溶化、溶散或融化、崩解并释放药物，主要起局部消炎、杀菌及收敛等作用，也适于性激素类药物。如克霉唑阴道片、盐酸环丙沙星阴道泡腾片、雌二醇阴道片等。

（3）植入片（implant tablets） 是指植入（埋入）体内慢慢溶解并吸收，产生持久药效（长达数月至数年）的片剂。适用于剂量小并需长期应用的药物，如激素类避孕药物醋酸去氧皮质酮皮下植入片。

PPT

第二节　片剂的常用辅料

通常片剂是由药物和辅料（excipients）两部分组成。辅料是指在片剂处方中除药物以外的所有附加物的总称，亦称为赋形剂（vehicle）。不同的辅料具有不同功能，如稀释剂、黏合剂、崩解剂、润滑剂分别发挥稀释、黏合、崩解、润滑的作用。根据需要还可加入着色剂和矫味剂等，以提高患者的依从性。

片剂的辅料应具备如下特点：①化学稳定性高，不与主药发生物理化学反应；②无生理活性，对人体无毒、无害、无不良反应；③不影响主药的含量测定和疗效。

根据各种辅料所起的作用不同，可将辅料分为以下类型。

一、稀释剂

稀释剂（diluents）指用来增加片剂的体积或重量的辅料，又称为填充剂（fillers）。片剂重量一般不小于100mg，直径多在6mm以上。如果片剂中的主药含量较少，不加入适当的填充剂，将无法成形。稀释剂还可改善药物的压缩成形性，提高片剂含量均匀度。片剂中主药含量在100mg以上也需加入稀释剂，以减少片剂的重量差异，有利于制剂的成形。

1. 淀粉（starch） 是葡萄糖分子聚合而成的直链或支链高聚物。根据结构可分为直链淀粉和支链淀粉；根据原料不同有玉米淀粉、马铃薯淀粉、小麦淀粉、木薯淀粉等，其中玉米淀粉最常用。玉米淀粉为白色或类白色粉末，无臭、无味，在水或乙醇中均不溶解，粒径在5~30μm，含水量在10%~14%。淀粉的流动性与压缩成形性较差，但性质稳定，可与大多数药物配伍，常与可压性较好的蔗糖、糊精等混合使用，是制备片剂应用最多的辅料。

2. 糊精（dextrin） 系由淀粉或部分水解的淀粉，在干燥状态下经加热改性而制得的聚合物。本品为白色或类白色的无定形粉末，无臭、味微甜。在沸水中易溶，在乙醇或乙醚中不溶，其水溶液具有较强黏性。糊精具有较强的聚集、结块趋势，作为片剂的稀释剂，应控制其用量以防止片剂表面出现水印、麻点，以及崩解或溶出迟缓，常与蔗糖、淀粉配合使用。

3. 蔗糖（sucrose） 是由1分子葡萄糖和1分子果糖脱水缩合形成，由甘蔗或甜菜的根提取制得。本品为无色结晶或白色结晶性粉末，无臭、味甜，易溶于水、微溶于乙醇。蔗糖黏合力强，可增加片剂的硬度，使片剂的表面光滑、美观；但其吸湿性较强，长期贮存会使片剂的硬度过大，导致崩解或溶出困难。除可溶片及含片外，一般不单独使用，常与糊精、淀粉配合使用。

4. 乳糖（lactose） 是由1分子葡萄糖和1分子半乳糖缩合形成，由牛乳中提取制得，常用一水 α-乳糖。一水 α-乳糖为白色或类白色结晶性粉末，无臭、味微甜（甜度是蔗糖的15%），溶于水而不溶于乙醇。乳糖性质稳定，可与大多数药物配伍；吸湿性小，压缩成形性较好，添加乳糖的药片光洁美观，一般用于湿法制粒。由喷雾干燥法制得的球形乳糖，流动性、可压性良好，可用于粉末直接压片。乳糖在国外应用较广泛，但价格较贵。

5. 预胶化淀粉（pregelatinized starch） 是由淀粉部分或全部胶化而成的改性淀粉，目前应用的是部分预胶化淀粉。本品为白色粉末状，无臭、无味，在冷水中可溶 10% ~ 20%，不溶于乙醇。预胶化淀粉是一种多功能辅料，具有良好的流动性、可压性、润滑性、干黏合性和较好的崩解作用，常用于粉末直接压片。

6. 微晶纤维素（microcrystalline cellulose，MCC） 是由纯棉纤维经水解制得，由多孔微粒组成。本品为白色或类白色粉末，无臭、无味，干燥失重不得超过 5%。部分微晶纤维素根据粒径和含水量不同分为若干规格，如 HP101、HP102、HP201、HP202、HP301、HP302 等。微晶纤维素有"干黏合剂"之称，具有较强的结合力与良好的可压性，可用于粉末直接压片。片剂中含微晶纤维素 20% 以上时崩解效果较好。

7. 糖醇类 糖醇类主要包括甘露醇（mannitol）和山梨醇（sorbitol），二者互为同分异构体。本品为白色结晶性粉末或颗粒，无臭、味甜，甜度约为蔗糖的一半；溶解时吸热，有凉爽感，常用于咀嚼片、口腔溶解片等。本类辅料价格较贵，常与蔗糖合用。赤藓糖（erithritol）是新开发的辅料，甜度为蔗糖的80%，溶解速度快，有较强的凉爽感，是制备口腔速溶片的最佳辅料。

8. 无机盐类 硫酸钙、磷酸氢钙、碳酸钙、二水硫酸钙等无机钙盐类也可作为稀释剂。其中二水硫酸钙无臭、无味，微溶于水，性质稳定，可与多种药物配伍，无引湿性，对油类有极强的吸收能力，因此常用作片剂的稀释剂和挥发油的吸收剂。二水硫酸钙制成的片剂外观光洁，硬度、崩解度良好，对药物无吸附作用。但应注意硫酸钙可干扰四环素类等药物的含量测定。

二、润湿剂与黏合剂

（一）润湿剂

润湿剂（moistening agents）是指本身没有黏性，但能通过润湿物料诱发待制粒物料黏性的液体。常用于片剂制粒的润湿剂有蒸馏水和乙醇。

1. 蒸馏水（distilled water） 来源丰富，价格低廉，适用于对水稳定的药物，是首选的润湿剂。但处方中水溶性成分较多时，有湿润不均匀、结块、干燥后颗粒发硬等现象，因此宜采用适当浓度的乙醇-水溶液或低浓度的淀粉浆进行制粒。遇水敏感的药物不应使用本品。

2. 乙醇（ethanol） 用于遇水黏性太大的药物或遇水易分解的药物。中药浸膏的制粒常用乙醇-水溶液作润湿剂，随着乙醇浓度的增大，颗粒的黏性降低，常用浓度为 30% ~ 70%。

（二）黏合剂

黏合剂（binders）是指依靠本身的黏性给予无黏性或黏性不足的物料适宜黏性的辅料，利于物料聚结成粒，主要用于片剂制粒。常用黏合剂如下。

1. 淀粉浆 是淀粉在水中受热后糊化而得，常用的是玉米淀粉浆，其糊化温度是 73℃。淀粉浆可通过煮浆法和冲浆法制得。①煮浆法：将淀粉混悬于全量水中，边加热边搅拌，直至糊化；②冲浆法：将淀粉混悬于少量（1~1.5 倍）水中，根据浓度要求冲入一定量的沸水，不断搅拌糊化而成。淀粉浆的浓度和用量应根据物料性质进行调节，常用含量为 5% ~ 30%，10% 最为常用。淀粉浆黏合性良好，价廉易得，是制粒中首选的黏合剂。

2. 纤维素衍生物 是由天然纤维素制得的各种衍生物。

（1）甲基纤维素（methylcellulose，MC） 即甲基醚纤维素，为白色或类白色的纤维状或颗粒状粉末，无臭、无味。本品在冷水中溶胀可形成黏稠的胶体溶液，在热水和乙醇中几乎不溶。甲基纤维素制备黏合剂时，先分散于热水中，冷却后得到澄明的胶状溶液；或用乙醇润湿后加入水中分散，溶解。注意不能将甲基纤维素直接放入冷水中溶解，以防其结块。

（2）乙基纤维素（ethylcellulose，EC） 即乙基醚纤维素，为白色颗粒状或粉末，无臭、无味，不溶于水，溶于乙醇等有机溶剂。本品的乙醇溶液可作为水敏感药物的黏合剂。乙基纤维素黏性较强，在胃

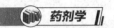

肠液中均不溶解，会对片剂的崩解及药物的释放产生阻滞作用，常用于缓释、控释制剂的制备。

（3）羧甲纤维素钠（carboxymethylcellulose sodium，CMC-Na）　是纤维素的羧甲基醚化物的钠盐，为白色至微黄色纤维状或颗粒状粉末，无臭、无味。CMC-Na 于水中先溶胀后溶解，在初步膨化和溶胀后加热至 60~70℃可大大加速其溶解过程；CMC-Na 不溶于乙醇、三氯甲烷等有机溶剂。不同规格的羧甲纤维素钠具有不同的黏度，常用于可压性较差的药物。本品有吸湿性，在高湿条件下可以吸收大量的水，应注意是否造成片剂硬度过大或崩解超限。

（4）羟丙纤维素（hydroxypropylcellulose，HPC）　即 2-羟丙基醚纤维素，是纤维素的羟丙基醚化物，为白色或类白色粉末，无臭、无味，在冷水中溶解成透明胶状溶液，加热至 50℃发生胶化或溶胀现象，可溶于甲醇、乙醇、丙二醇和异丙醇中。本品黏度规格较多，是优良的黏合剂，既可用于湿法制粒，也可作粉末直接压片的干黏合剂，高黏度的羟丙纤维素还可用于凝胶骨架的缓释片剂。

（5）羟丙甲纤维素（hydroxypropylmethylcellulose，HPMC）　即 2-羟丙基醚甲基纤维素，为白色或类白色纤维状或颗粒状粉末，无臭、无味，溶于冷水，不溶于热水与乙醇，可溶于水和乙醇的混合液。本品制备水溶液时，先加入到总体积的 20%~30% 热水中充分分散、水化，然后降温、搅拌加冷水至总体积使其溶解。本品除主要作为湿法制粒黏合剂外，还可作为分散剂、增稠剂、薄膜衣，以及缓释、控释材料等。

3. 聚维酮（povidone，PVP）　是乙烯吡咯烷酮的聚合物，为白色至乳白色粉末，无臭或稍有特臭、无味，可溶于水和乙醇，可根据药物的性质选用不同浓度的水溶液或乙醇溶液作为溶剂。本品分子量不同，黏度不同，根据分子量分为多种规格，如 PVPK30、K60、K90 等，最常用的是 PVPK30（平均分子量 3.8 万）。PVP 常用于溶液片、泡腾片、咀嚼片等的制粒，缺点是吸湿性强，含水量不得超过 5%。

4. 聚乙二醇（polyethylene glycol，PEG）　是环氧乙烷与水聚合而成的混合物，据分子量不同有多种规格，常用作黏合剂的型号为 PEG4000 和 PEG6000，两者均为白色或近白色蜡状固体薄片或颗粒状粉末，略有特臭，易溶于水和乙醇，可根据药物的性质选用水溶液或乙醇溶液，制得的颗粒压缩成形性好。

5. 明胶（gelatin）　是动物胶原蛋白的水解产物，为微黄色至黄色、透明或半透明的薄片或颗粒状粉末，无臭、无味，在乙醇中不溶，在酸和碱中溶解。本品在水中膨胀软化，能吸收其自身质量 5~10 倍的水；在热水中可溶，冷却会形成胶冻或凝胶，制粒时明胶溶液应保持较高温度。明胶适用于在水中不需崩解或需延长作用时间的含片，以及松散且不易制粒的药物等，缺点是制粒干燥后颗粒硬度较大。

6. 其他黏合剂　海藻酸钠溶液、蔗糖溶液、阿拉伯胶等也可用作片剂的黏合剂。

片剂制粒时主要根据物料的性质及实践经验选择黏合剂的种类、浓度及用量，并根据片剂的硬度、崩解度、药物的溶出度等进行筛选优化。常用黏合剂的浓度与溶剂见表 5-1。

表 5-1　常用于湿法制粒的黏合剂及其参考浓度

黏合剂	溶剂中质量浓度（%，W/V）	制粒用溶剂
淀粉	5~10	水
预胶化淀粉	2~10	水
明胶	2~10	水
蔗糖、葡萄糖	~50	水
聚维酮	2~20	水或乙醇
甲基纤维素	2~10	水
羟丙纤维素	2~10	水或乙醇
羧甲纤维素钠（低黏度）	2~10	水
乙基纤维素	2~10	乙醇
聚乙二醇（4000、6000）	10~50	水或乙醇
聚乙烯醇	5~20	水

三、崩解剂

崩解剂（disintegrants）是促使片剂在胃肠液中迅速碎裂成细小颗粒的物料，具有很强的吸水膨胀性，能够消除因黏合剂或高度压缩而产生的结合力，使片剂裂碎成小颗粒。片剂经高压压制而得，结合力强，如不含崩解剂，则崩解缓慢，影响疗效。因此除了含片、咀嚼片、舌下片和控释片等有特殊要求的片剂外，一般都需要加入崩解剂。

1. 崩解剂的作用机制　片剂的崩解经历润湿、吸水膨胀、破碎过程。崩解剂的作用机制有如下几种。

（1）毛细管作用　崩解剂在片剂中形成易于润湿的毛细管通道，当片剂置于水中时，水能迅速地通过毛细管进入片剂内部，使整个片剂润湿而促使崩解。

（2）膨胀作用　崩解剂自身具有很强的吸水膨胀性，从而促使片剂崩解。膨胀率是指崩解剂的体积膨胀能力。

$$膨胀率=(膨胀后体积-膨胀前体积)/膨胀前体积×100\% \qquad (5-1)$$

（3）润湿热　物料在水中溶解时产生润湿热，导致片剂内部残存的空气膨胀，促使片剂崩解。

（4）产气作用　借助化学反应产生气体，促使片剂膨胀、崩解。主要用于需要迅速崩解或快速溶解的片剂，如泡腾片等。

2. 常用的崩解剂

（1）干淀粉（dry starch）　是由淀粉在100~105℃下干燥1小时制得，含水量在8%以下。本品的吸水性较强且有一定的膨胀性，膨胀率为186%左右，崩解作用较好，适用于水不溶性或微溶性药物的片剂，是一种经典的崩解剂。易溶性药物遇水溶解，堵塞毛细管，不易使水分通过毛细管渗入片剂的内部，因此对易溶性药物的崩解作用较差。

（2）羧甲淀粉钠（sodium carboxymethyl starch，CMS-Na）　是淀粉羧甲基醚的钠盐，为白色或类白色粉末，无臭。本品具有良好的流动性及压缩成形性，且吸水膨胀作用非常显著，吸水后可膨胀至原体积的300倍，属于"超级崩解剂"。CMS-Na既适用于不溶性药物，也适用于水溶性药物；既可用于粉末直接压片法也可用于湿法制粒压片法。

（3）交联羧甲纤维素钠（croscarmellose sodium，CCMC-Na）　是交联化的纤维素羧甲基醚的钠盐，为白色或类白色粉末，无臭。本品能吸收数倍于自身重量的水而膨胀且不溶化，膨胀率为300%~700%，属于"超级崩解剂"。CCMC-Na与羧甲淀粉钠合用时，崩解作用增强，但与干淀粉合用时崩解效果降低。

（4）低取代羟丙纤维素（low-substituted hydroxypropylcellulose，L-HPC）是由纤维素经环氧丙烷醚化制得，为白色或黄白色的粉末或颗粒，无臭、无味。本品表面积和孔隙率很大，具有快速大量吸水的能力，膨胀率在500%~700%，属于"超级崩解剂"。L-HPC既可作为湿法制粒的崩解剂，也可用作直接压片的崩解剂。

（5）交联聚维酮（crospovidone，PVPP）　又称交联聚乙烯吡咯烷酮，是乙烯基吡咯烷酮的高分子量交联物，为白色粉末。在水中表现出优异的吸水能力和毛细管活性，崩解性能十分优越，亦属于"超级崩解剂"。

（6）泡腾崩解剂（effervescent disintegrants）　是由碳酸氢钠与有机酸组成的混合物，专用于泡腾片的特殊崩解剂。最常用的是碳酸氢钠与枸橼酸混合物，遇水时两种物质反应生成二氧化碳气体，使片剂迅速崩解。泡腾片应妥善包装，避免受潮造成崩解剂失效。常用崩解剂的用量见表5-2。

表5-2　常用崩解剂及用量

传统崩解剂	用量（%，W/W）	最新崩解剂	用量（%，W/W）
干淀粉（玉米，马铃薯）	5~20	羧甲淀粉钠	1~8
微晶纤维素	5~20	交联羧甲纤维素钠	5~10
海藻酸	5~10	交联聚维酮	0.5~5
海藻酸钠	2~5	羧甲纤维素钙	1~8
泡腾酸-碱系统	3~20	低取代羟丙纤维素	2~5

3. 崩解剂的加入方法　崩解剂有内加法、外加法和内外加法三种加入方法。①内加法：制粒前将崩解剂加入物料中混合，片剂的崩解将发生在颗粒内部；②外加法：制粒之后，将崩解剂加入压片前的干颗粒中，片剂的崩解将发生在颗粒之间；③内外加法：将崩解剂一部分内加，一部分外加，使片剂的崩

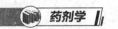

解既发生在颗粒内部又发生在颗粒之间，达到良好的崩解效果。在使用相同量时，崩解速率是外加法>内外加法>内加法，但溶出速率是内外加法>内加法>外加法。

四、润滑剂

润滑剂（lubricants）是助流剂、抗黏剂和润滑剂（狭义）的总称，是一个广义的概念。

1. 润滑剂的分类

（1）助流剂（glidants）　是降低颗粒之间摩擦力从而改善粉体流动性的物质，可以减少片剂的重量差异。

（2）抗黏剂（antiadherents）　是防止压片时物料黏附于冲头与模孔壁表面的物质，可以保证压片的顺利进行，并使片剂表面光洁。

（3）润滑剂（狭义）　狭义概念的润滑剂是指降低物料与模孔壁之间摩擦力的物质，可以保证压片时压力分布均匀、从模孔推片顺利、防止裂片等。

理想的润滑剂应该兼具上述三种作用，在实际应用中应根据需要，选择适宜的润滑剂。

2. 润滑剂的作用机制　润滑剂的作用机制比较复杂，主要有以下几种：①改善粒子表面的粗糙度，减少摩擦力；②改善粒子表面的静电分布；③改善气体的选择性吸附，减弱粒子间的范德华力等。润滑剂的作用主要是改善颗粒的表面特性，因此需要粒径小、表面积大的润滑剂。

3. 常用的润滑剂

（1）硬脂酸镁（magnesium stearate）　为白色疏水性粉末，微有特臭，触摸有滑腻感，易与颗粒混匀附着于颗粒表面，减少颗粒与冲模之间的摩擦力，可使片面光洁美观，是优良的润滑剂和抗黏剂。常用量为 0.1%～1%，由于其疏水性用量过大会使片剂崩解（或溶出）迟缓或产生裂片。因呈碱性反应，可降低某些抗生素及多数有机碱盐类药物的稳定性，此外，镁离子会影响阿司匹林的稳定性，故上述药物不宜与硬脂酸镁同用。

（2）滑石粉（talc）　是经过纯化的含水硅酸镁，为白色或灰白色结晶性粉末。本品触感柔软，可附着于颗粒表面填平凹陷，降低颗粒表面的粗糙度，从而减少颗粒间的摩擦力，改善颗粒流动性，是优良的助流剂和抗黏剂。常用量为 0.1%～3%，超过 5% 会导致流动性变差。本品不溶于水，但具有亲水性，对片剂的崩解作用影响不大，常与硬脂酸镁合用。

（3）微粉硅胶（aerosil）　又称轻质无水硅酸，为白色粉末，触摸有细腻感，不溶于水及酸，亲水性强。本品比表面积大，为优良的助流剂和润滑剂，可用于粉末直接压片。常用量为 0.1%～0.3%。

（4）氢化植物油（hydrogenated vegetable oil）　是植物油经精制、脱色、催化氢化和除臭制得，为白色或淡黄色的块状物或粉末，是良好的润滑剂。本品不溶于水和乙醇，溶于液状石蜡、石油醚等。常将其溶于轻质液状石蜡中，然后将此溶液喷于干颗粒上均匀分布。常用量为 1%～6%（W/W），常与滑石粉合用。

（5）十二烷基硫酸钠（sodium lauryl sulfate）　是阴离子型表面活性剂，为白色至微黄色结晶或粉末，有脂肪臭味，触摸有光滑感。本品在水中易溶，在乙醚中几乎不溶，是良好水溶性润滑剂，不仅能增强片剂的强度，而且能促进片剂的崩解和药物的溶出。

（6）聚乙二醇类（PEG）　是良好的水溶性润滑剂，用其制得的片剂的崩解与溶出不受影响且溶出后得到澄明的溶液，常用的有 PEG4000 和 PEG6000。当可溶性片剂中不溶性残渣发生溶解困难时，为提高其水溶性往往也使用此类高分子聚合物。

五、其他辅料

在片剂中可加入着色剂、芳香剂和矫味剂等辅料以改善外观和口味。片剂所用色素必须是药用级或食用级，色素不应与药物发生反应，且干燥后颜色不能发生迁移。芳香剂和矫味剂常用于口含片及咀嚼片中，所用芳香剂应先溶解于乙醇中，然后均匀喷洒于已经干燥的颗粒上，矫味剂一般不另加，可在稀释剂选择时一并考虑。

PPT

第三节 片剂的制备

一、片剂的制备工艺

为了制得外观光洁、均匀的片剂，用于压片的物料（颗粒或粉末）需要具备三大要素：良好的压缩成形性、流动性和润滑性。良好的流动性可使物料顺利地流入并充填于压片机的模孔中，避免片剂重量差异超限；良好的压缩成形性可使物料容易压缩成具有一定形状的片剂，防止裂片、松片等不良现象；良好的润滑性可有效避免黏冲，获得完整、光洁的片剂。

制粒是改善物料流动性和压缩成形性的有效方法之一，因此制粒压片法是广泛应用的片剂制备方法，其基本单元操作有：粉碎、过筛、混合、制粒、干燥、整粒、混合、压片等。随着优良辅料和先进压片机的出现，粉末直接压片法（不需制粒）等片剂的制备工艺逐渐出现。根据压片的工艺路线不同，把片剂的制备工艺分为两大类或四小类。①制粒压片法：包括湿法制粒压片法和干法制粒压片法；②直接压片法：包括粉末直接压片法和半干式颗粒（空白颗粒）压片法。如图 5-1 所示。

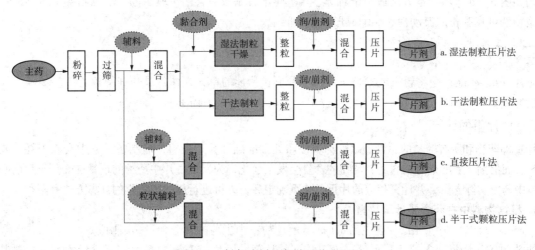

图 5-1 制备片剂的各种工艺流程图

（一）湿法制粒压片法

湿法制粒压片法是将物料经湿法制粒（wet granulation）制得的湿颗粒干燥后进行压片的方法，其制备工艺如图 5-1a 所示。湿法制粒在整粒前的工艺与颗粒剂的湿法制粒方法完全相同，但对颗粒的质量要求更高，即要求颗粒具有良好的流动性和压缩成形性。

虽然湿法制粒压片法与其他制备工艺相比程序最多，但目前在医药工业生产中仍旧应用的最多。这是因为湿法制粒制得的颗粒具有流动性好、压缩成形性好、颗粒美观、耐磨性较强等优点，但此法不适用于热敏性、湿敏性和易溶性物料等。

目前，通过流化床制粒机、高速搅拌制粒机等设备制粒，可不经过制软材步骤，直接在混合操作的基础上加入黏合剂制粒，此法重现性好，效率高，保证了颗粒质量。

（二）干法制粒压片法

干法制粒压片法是将物料经干法制粒（dry granulation）制得的颗粒加润滑剂后进行压片的方法，其工艺流程如图 5-1b 所示。干法制粒分为滚压法和压片法。滚压法是将药物和辅料均匀混合后，通过滚压机，将药物粉末滚压成所需硬度的板状物，再粉碎成颗粒的方法。压片法是将药物与辅料均匀混合后，

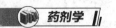

利用重型压片机压成直径约为 20~25mm 大片，再粉碎成适宜大小的颗粒的方法。

干法制粒压片法常用于热敏性药物和遇水易分解的药物，制粒时需加入干黏合剂，以保证片剂的硬度或脆碎度合格，常用的干黏合剂有：微晶纤维素、羟丙甲纤维素、甲基纤维素等。干法制粒应注意由于较高压力引起的晶型转变及活性降低等问题。

（三）粉末直接压片法

粉末直接压片法（direct compression method）是指不经过制粒过程，把药物和辅料混合均匀后直接进行压片的方法，工艺流程如图 5-1c 所示。本方法省去了制粒的步骤，具有工序少、工艺简单、省时节能的优点，特别适用于对湿、热不稳定的药物的压片。由于存在粉末的流动性差、片重差异大、容易造成裂片等问题，粉末直接压片法未能获得广泛的应用。随着可用于粉末直接压片的优良药用辅料的研发与高效旋转压片机的研制成功，采用粉末直接压片法所制片剂的品种不断增多，有些国家高达 60% 以上。

可用于粉末直接压片的优良辅料有：可压性淀粉、喷雾干燥乳糖、各种型号的微晶纤维素、微粉硅胶、磷酸氢钙二水合物、低取代羟丙纤维素、交联聚乙烯吡咯烷酮、交联羧甲纤维素钠等。这些辅料可以满足粉状物料的流动性和压缩成形性。

（四）半干式颗粒压片法

半干式颗粒压片法是将药物和预先制好的辅料颗粒（空白颗粒）混合均匀后进行压片的方法，其制备工艺如图 5-1d 所示。本方法适用于对湿、热敏感不宜制粒、含药量较少的片剂的制备，辅料颗粒的优良压缩特性可克服粉末流动性、压缩成形性差的问题。

二、压片

压片（tableting）是将粉末或颗粒压缩成各种形状片剂的单元操作，是片剂制备的特色步骤。片剂的形状由冲模的形状所决定，物料在压缩过程中产生足够的内聚力而紧密结合在一起。

（一）片重的计算

片重即药物和所有辅料的总量。尽管物料按照处方准确计算后投料，但制备过程中会有损耗，或加入黏合剂、润滑剂、崩解剂等辅料后，药物的含量会发生变化，为保证每片中药物的剂量准确，压片前必须测定粉粒中药物实际含量，并计算相应的片重。片重确定后，方可进行压片。片重的计算方法有两种。

1. 根据物料中主药含量计算片重

$$片重 = 每片含主药量（标示量）/粉粒中主药的百分含量（实测值） \qquad (5-2)$$

如欲制备每片药物含量（标示量）为 100mg 的片剂，压片前实测物料中主药含量为 50%，则片重 = 100/0.5 = 200mg，若片剂的重量差异限度为 ±5.0%，则本品的片重范围为 190~210mg。

2. 根据干颗粒总重计算片重　对于成分复杂、没有准确含量测定方法的中药片剂，可按干颗粒总重计算片重。

$$片重 = （干颗粒重 + 压片前加入的辅料量）/预定的压片数 \qquad (5-3)$$

（二）压片机

压片机按结构分为单冲压片机和旋转压片机，按压缩次数分为一次压制压片机和二次压制压片机，按片层分为单层压片机和双层压片机等。

1. 单冲压片机（single punch tabletting machine）　外形如图 5-2 所示，基本结构如图 5-3 所示，主要由加料部件（加料斗、饲粉器）、压缩部件（上冲、下冲、模圈）和调节装置（片重调节器、出片调节器、压力调节器）三部分组成。其中加料部件负责将物料填充到模孔，并把下冲顶出的片剂推出。压缩部件是直接实施压片的部分，决定了片剂的形状、大小和硬度。片重调节器通过调节下冲在模圈内下降的深度来调节模孔的容积，从而调节片重，下冲位置愈低，模孔中容纳的物料愈多，片重愈大，反之则越小；出片调节器用以调节下冲推片时抬起的高度，使之与模圈的上缘相平，把压成的片剂顺利地顶出模孔；压力调节器用以调节上冲下降的高度，从而调节了上下冲间的距离，上下冲距离越近，压力越大，反之则越小。

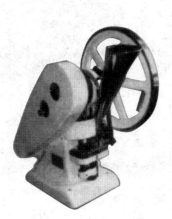

图 5-2 单冲压片机

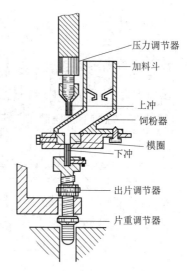

图 5-3 单冲压片机主要结构示意图

单冲压片机的压片过程如图 5-4 所示。①上冲抬起，饲粉器移动到模孔上进行饲粉；②下冲下降到适当深度（片重调节器调节装填量），饲粉器在模孔上摆动，物料填满模孔；③饲粉器从模孔上移开，使模孔中的物料与模孔的上缘相平；④上冲下降至适当高度（压力调节器调节施加压力）压缩成片，此时下冲不移动；⑤上冲抬起，下冲随之抬起至与模孔上缘相平，将药片从模孔中推出；⑥饲粉器再次移到模孔上将片剂推出，同时进行第二次饲粉，如此反复操作。

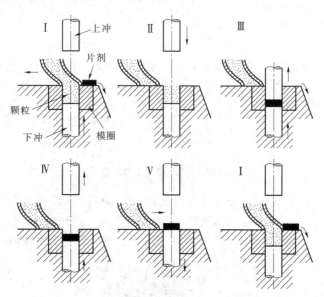

图 5-4 单冲压片机的压片过程示意图

单冲压片机的产量大约为 80~100 片/分，最大填充深度 11mm，最大压片厚度 6mm，最大压片直径 12mm，最大压力 15kN，常用于小批量的生产和实验室试制。

2. 旋转压片机（rotating tabletting machine） 又称多冲旋转压片机，是目前实际生产中广泛使用的压片机，主要由动力部分、传动部分和工作部分组成，其结构与工作原理如图 5-5 所示。工作部分包括：加料斗、饲粉器、机台、上下压轮、片重调节器、压力调节器、吸尘器、保护装置等。

机台分为三层，机台的上层装有若干上冲，在中层对应的位量装有模圈，下层的对应位置配有下冲。机台绕轴转动，上层的上冲和下层的下冲随机台转动，并分别沿着上冲轨道和下冲轨道有规律地上、下运动。机台中层固定位置装有饲粉器（饲粉器两侧分别为刮粉器和推片器），物料从加料斗中不断地流入

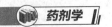

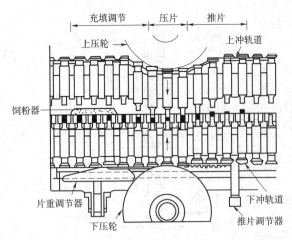

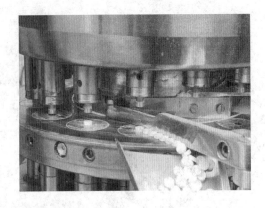

图 5-5 旋转压片机的压片过程示意图

饲粉器中并由此流入模孔；片重调节器装于下冲轨道上，调节下冲经过刮粉器时的高度，从而调节模孔的容积；压力调节器调节下压轮的位置，当下压轮升高时，上下压轮间的距离缩短，上下冲头间的距离缩短，压力加大，反之压力减小。

旋转压片机的工作原理与单冲压片机相似，其压片过程如图 5-5 所示。旋转压片机由上、下冲同时加压，压力分布均匀，不易出现裂片，具有片重差异小、生产效率高等优点。

旋转压片机有多种型号，按冲数分有 9 冲、16 冲、19 冲、27 冲、33 冲、55 冲、75 冲等。按流程分有单流程和双流程两种，单流程仅有一套压轮（上、下压轮各一个），旋转一周每个模孔只压出一个药片；双流程有两套压轮装于对称位置，转动一周，每副冲可压出两个药片，产量较高。目前产量最大的压片机可达 80 万片/时。最新的全自动高速旋转压片机其设备全封闭、无粉尘、保养自动化、生产率高，除可将片重差异控制在一定范围，也能自动鉴别并剔除缺角、松片和裂片等不合格片剂。

知识链接

异形片的冲头和冲模

片剂的形状由冲头和模圈决定，多数为扁平圆形，近年来各种异形片冲头和模圈的出现丰富了片剂的形状，如图 5-6 所示，有椭圆形、长圆形、三角形、方形、菱形等。另外，随着新型特制压片机的发展，出现了包芯片、双层、三层等特殊片剂，可满足控释、稳定复方制剂等特殊要求。

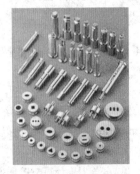

图 5-6 各种异形片的冲头和冲模

三、片剂成形的影响因素

片剂的压缩成形是一个复杂过程，压缩过程中物料的体积变小，粒子间距离减小，结合力增加，最后形成片剂。压片时结合力的产生，不仅受物料本身性质的影响，还受压缩条件的影响。

1. 药物的压缩特性 多数药物压缩过程中会产生一定的塑性变形和弹性变形（即黏弹性），塑性变形可产生结合力，而弹性变形不产生结合力。若药物的压缩成形性较差，可通过辅料进行调节。

2. 药物的熔点及结晶形态 药物的熔点较低易形成"固体桥"，有利于增大片剂的硬度，熔点过低易发生黏冲。立方晶系的结晶表面积大、对称性好，易于压缩成形；针状或鳞片状结晶易形成层状排列，容易发生裂片；树枝状结晶易发生变形而且相互嵌接，压缩成形性好，但流动性极差。

3. 黏合剂和润滑剂 黏合剂可增加颗粒间的结合力，用量越大、结合力越大。黏合剂过量可造成片剂硬度过大，导致崩解、溶出困难。润滑剂覆盖在颗粒的表面，一般对片剂的成形性影响不大，但用量过大时会影响颗粒间的结合力，造成片剂的硬度降低。

4. 水分 适量的水分在压缩时被挤到物料的表面形成薄膜，起润滑作用，使颗粒易于互相靠近并结合成形。另外，水分中含有可溶性成分，失水后可发生重结晶，在相邻颗粒间架起"固体桥"，使片剂的硬度增大。但含水量过大会造成黏冲现象。

5. 压力 一般情况下，压力愈大，颗粒间的距离愈小，结合力愈强，片剂硬度也愈大；但压力超过一定范围后，反而破坏结合力，易出现裂片。延长加压时间或减小压缩速度，可增加片剂结合力。

四、片剂制备过程中易出现的问题及解决方法

1. 裂片 裂片（laminating）是指压成的片剂从模内推出时，发生开裂的现象。如果发生开裂的位置在药片的上部，称为顶裂（capping）；如果发生在药片中间，则称腰裂（laminating），如图5-7所示。

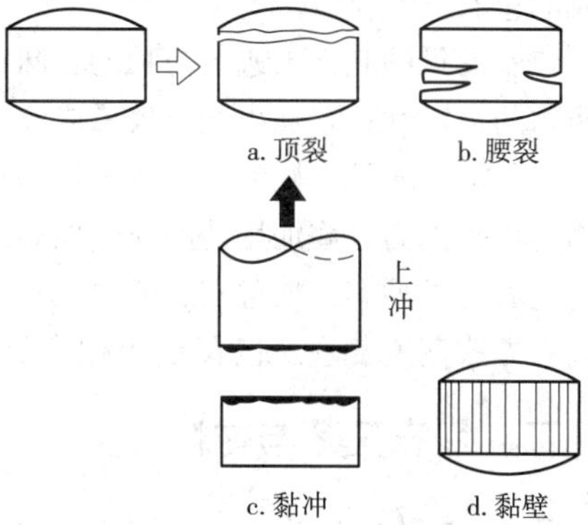

裂片产生的处方因素有：①物料中细粉太多，压缩时空气来不及排出而结合力弱，压力解除后，空气体积膨胀导致裂片；②塑性差的物料，如易脆碎、易弹性变形的物料，结合力弱，容易裂片。

图5-7 片剂的不良现象

裂片产生的工艺因素有：①单冲压片机压片时，压力分布不均匀，比旋转压片机易出现裂片；②快速压片时塑性变形不充分，比慢速压片易裂片；③一次压缩比多次压缩易出现裂片；④凸面片剂比平面片剂易裂片等。

解决裂片的主要措施有：①选用塑性大、弹性小的辅料；②选用适宜的制粒方法；③选用适宜的压片机和操作参数等。

2. 黏冲和黏壁 黏冲（sticking）是片剂的表面被冲头黏去，造成片面粗糙不平或有凹痕的现象；若片剂的侧边粗糙或有缺痕，则称为黏壁，如图5-7所示。黏冲或黏壁的主要原因有：物料易吸湿；颗粒没有完全干燥；润滑剂用量不足或选用不当；细粉过多、混合不均；冲头或冲模表面锈蚀、不光滑或刻字等。应根据具体情况，查找原因并予以解决。

3. 松片 松片（loosing）是片剂硬度不够，稍加触动即散碎或放置不久即变松散的现象。松片的主要原因及解决办法如下。①原料与辅料性质：原料与辅料具有较强的弹性，可在处方中增加塑形辅料或更换黏合剂或加大其用量；②含水量的影响：含结晶水的药物在干燥过程中失水过多，使颗粒松脆，故制粒过程中应控制颗粒含水量；③压缩条件不当：主要是压缩压力不足等，可根据具体情况进行调节。

4. 片重差异超限 是指片剂的重量差异超出药典规定的范围。产生的主要原因是：物料的流动性差、细粉太多或粒度的大小相差悬殊；加料斗内的物料时多时少、冲头与模孔吻合性不好等，应针对性地解决。

5. 崩解迟缓 又称崩解时间超限，是指片剂的崩解时间超过了药典规定。崩解迟缓的主要原因是：

①崩解剂的选择、加入方法或用量不当导致物料的吸水膨胀性差；②黏合剂黏性过强或用量过多，或润滑剂疏水性过强或用量过多，或物料塑性强导致片剂内部的结合力过大；③压力过大或片剂硬度过大导致片剂内部的孔隙结构小，影响水分渗入；④可溶性成分溶解堵住毛细孔，影响水分渗入等。应根据具体情况，查找原因并予以解决。

6. 溶出超限 又称溶出度不合格，是指片剂在规定的时间内未能溶出规定量的药物。溶出超限的主要原因是：药物的溶解度差、颗粒过硬、片剂不崩解等。

7. 药物含量不均匀 所有造成片剂重量差异超限的因素，都可造成药物的含量不均匀。另外药物混合不均匀，干燥时可溶性成分在颗粒间的迁移也会造成药物含量不均匀。采用流化（床）干燥，有利于提高片剂的含量均匀度。

PPT

第四节　片剂的包衣

一、概述

包衣（coating）是指在片剂（常称为片芯或素片）的外表面均匀包上衣膜的技术，也可用于微丸或颗粒的包衣。

包衣的目的有：①遮盖药物的苦味或不良气味，增加患者的依从性；②避光、防潮、隔离空气，提高药物的稳定性；③隔离配伍禁忌成分，防止药物的配伍变化；④控制药物的释放部位及释放速度，如胃溶、肠溶、缓释、控释、长效等目的；⑤改善片剂的外观，提高美观度；⑥采用不同颜色包衣，增加药物的识别能力，增加用药的安全性等。

包衣的类型有：糖包衣、薄膜包衣、压制包衣等，其中薄膜包衣又分为胃溶型和肠溶型。目前前两种包衣方式使用普遍。包衣的影响因素较多，批次差异经常发生。

二、包衣工艺与材料

（一）糖包衣

糖包衣是以蔗糖为主要包衣材料的包衣方法，其生产工艺流程如图 5-8 所示。糖包衣的各包衣程序根据目的不同，所采用的材料也不同。就一般而言，包糖衣主要分为如下几个步骤。

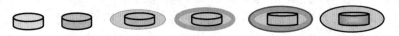

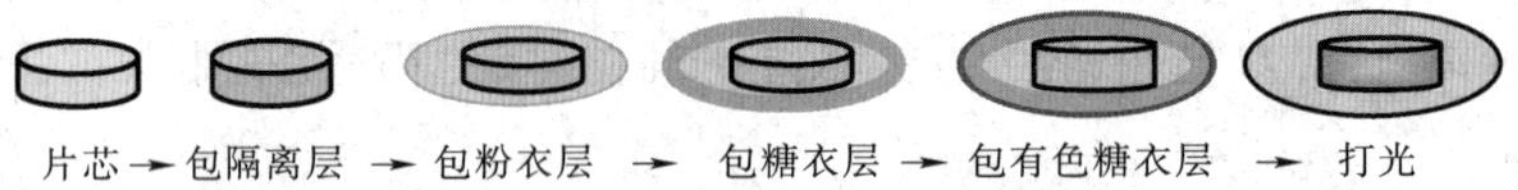

片芯 → 包隔离层 → 包粉衣层 → 包糖衣层 → 包有色糖衣层 → 打光

图 5-8　糖包衣的工艺流程图

1. 包隔离层 首先在片芯上包裹不透水的隔离层，以防止在包衣过程中糖浆中的水分浸入片芯。隔离层的材料有：玉米朊乙醇溶液、虫胶乙醇溶液、邻苯二甲酸醋酸纤维素（CAP）乙醇溶液等，其中玉米朊乙醇（10%）溶液最常用。包隔离层采用低温干燥法，一般包 3~5 层，每层干燥时间约 30 分钟。

2. 包粉衣层 在隔离层的外面包上一层较厚的粉衣层，以消除片剂的棱角。粉衣层的主要材料是糖浆和滑石粉。包粉衣层采用间隔法喷撒糖浆和滑石粉，低温干燥，重复操作直至片剂的棱角消失，可使片芯增重 30%~50%。

3. 包糖衣层 粉衣层的片剂表面比较粗糙、疏松，因此应在包糖衣层使其表面光滑平整、细腻坚实。一般操作是加入稍稀的糖浆，逐次减少用量，低温缓慢干燥，约需包制 10~15 层。

4. 包有色糖衣层 与包糖衣层的工序基本相同，区别在于在糖浆中添加了食用色素，目的是为了片剂的美观和便于识别。一般约需包制 8~15 层。

5. 打光 目的是为了增加片剂的光泽和表面的疏水性，常用川蜡，用前需精制。

（二）薄膜包衣

薄膜包衣是指在片芯外包一层高分子聚合物，形成薄膜。薄膜包衣工艺有水分散体包衣法和有机溶剂包衣法，其基本生产工艺流程如图5-9所示。薄膜包衣操作过程如下：将片芯放入包衣锅内旋转，同时均匀喷入薄膜衣溶液，使片芯表面均匀湿润，吹入热风使溶剂蒸发，多次重复上述操作。薄膜衣溶液的用量逐次减少，在室温或略高于室温下，自然放置6~8小时使衣膜固化，完全除尽残余的有机溶剂，低温干燥，即得。

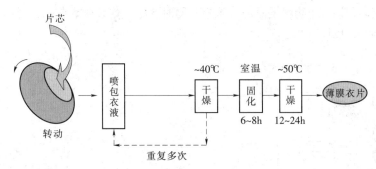

图5-9 薄膜包衣的工艺流程图

薄膜包衣材料通常由高分子成膜材料、增塑剂、释放速度调节剂、遮光剂、固体物料、色料和溶剂等组成。

1. 高分子材料 高分子成膜材料按包衣层的作用分为普通型、水不溶型（缓释型）和肠溶型三大类。

（1）普通型包衣材料 主要用于改善吸潮现象、防止粉尘污染等，可在水或胃液中溶解的材料。常用材料有纤维素衍生物，如甲基纤维素（MC）、CMC-Na、羟乙纤维素（HEC）、羟丙纤维素（HPC）、羟丙甲纤维素（HPMC）等。目前最常用的是羟丙甲纤维素。此外，还有聚维酮、丙烯酸树脂类、聚乙烯乙醛二乙胺酯等。

（2）缓释型包衣材料 用于调节药物释放速度，缓释型材料在整个生理pH范围内不溶。甲基丙烯酸酯共聚物（亦称丙烯酸树脂如EuRS、EuRL系列）具有溶胀性，对水及水溶性物质具有通透性，因此可作为调节释放速率的包衣材料。乙基纤维素（EC）与醋酸纤维素（CA）通常与HPMC或PEG混合使用，产生致孔作用，使药物溶液容易扩散。

（3）肠溶型包衣材料 用于控制药物在肠道释放，肠溶型材料需具有耐酸性，在胃液中不溶但可在pH较高的水或肠液中溶解。常用材料有聚乙烯醇酞酸酯（PVAP）、醋酸纤维素酞酸酯（CAP）、羟丙甲纤维素酞酸酯（HPMCP）、醋酸纤维素苯三酸酯（CAT）、丙烯酸树脂（EuS100、EuL100）等。

2. 增塑剂 指能增加成膜材料可塑性的物料。常用的增塑剂多为无定形聚合物，相对分子质量较大，与成膜材料有较强亲和力，可降低成膜材料的玻璃化转变温度，增加衣膜的柔韧性。常用的水溶性增塑剂如用于纤维素类衣材的有甘油、丙二醇、聚乙二醇等；水不溶性增塑剂如用于脂肪族非极性衣材的有液状石蜡、玉米油、蓖麻油、精制椰子油、甘油单醋酸酯、甘油三醋酸酯、二丁基癸二酸酯和邻苯二甲酸二丁酯（二乙酯）等。

3. 释放速度调节剂 又称致孔剂或溶出速度促进剂，为水溶性物质，一旦遇水可迅速溶解，形成多孔膜作为扩散屏障。可通过改变释放速度调节剂的加入量调节药物的释放速度。常用水溶性致孔剂有蔗糖、氯化钠、表面活性剂及聚乙二醇等。

4. 固体物料、色素及避光剂 聚合物的黏性过大时，在包衣过程中需加入固体粉末以防止颗粒或片剂的粘连。如聚丙烯酸酯中加入滑石粉、硬脂酸镁，乙基纤维素中加入胶态二氧化硅等。色素主要是为了便于鉴别和美观，也有遮光作用。遮光剂是为了提高片芯内药物对光的稳定性，一般选用散射率、折射率较大的无机染料，应用较多的是二氧化钛（钛白粉）。

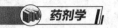
三、包衣方法与设备

包衣方法主要分为锅包衣法、转动包衣法、流化包衣法（亦称沸腾包衣法）和压制包衣法（亦称干法包衣）。包衣装置大体分为锅包衣装置、转动包衣装置、流化包衣装置、压制包衣装置四大类。

（一）锅包衣装置

1. 倾斜包衣锅　为传统的包衣锅（图5-10），使用历史悠久。将物料（片芯）置于包衣锅内，随着锅的转动方向滚动，上升到一定高度后在重力作用下滚落下来，并做滚转运动，由人工间歇地向锅内喷洒包衣液，将包衣液均匀涂布于物料表面进行包衣，同时热空气连续吹入包衣锅进行干燥。倾斜包衣锅空气交换效率低，干燥速度慢。

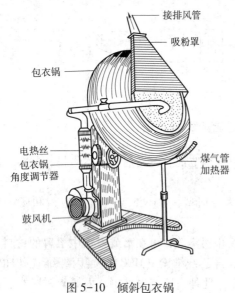

图5-10　倾斜包衣锅

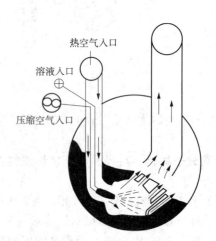

图5-11　埋管包衣锅

2. 埋管包衣锅　在倾斜包衣锅的基础上进行了部分改进，如图5-11所示，系在普通包衣锅的底部装有通入包衣液、压缩空气和热空气的埋管。此装置在物料层内插进喷头和空气入口，使包衣液在物料层内进行喷洒，热空气通过物料层，可防止喷液及粉尘的飞散，并能加快物料的运动速度和干燥速度。

倾斜锅包衣锅和埋管包衣锅常用于片剂的糖包衣、薄膜包衣及肠溶包衣等。

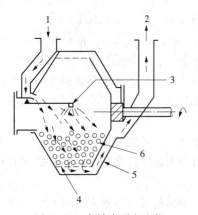

图5-12　高效水平包衣锅

1.供气；2.排气；3.自动喷雾器；
4.多孔板；5.空气夹套；6.药片

3. 高效水平包衣锅　是为改善倾斜包衣锅干燥能力差的缺点开发的新型包衣锅（图5-12），目前已成为片剂包衣装置的主流，可用于糖包衣、薄膜包衣等。

加入锅内的物料（片芯）随转筒滚动，被带动上升到一定高度后受重力作用在物料层斜面上边旋转边滑下。锅壁上安装有带动物料向上运动的挡板，喷雾器安装于物料层斜面上部，向物料层表面喷洒包衣溶液，干燥空气从空气入口进入，透过物料层从锅的夹层排出。

高效水平包衣锅密闭、安全、卫生，物料层的运动比较稳定，适合易磨损的脆弱粒子。此外空气透过物料层，大大提高了干燥速度。

（二）转动包衣装置

转动包衣装置主要用于微丸的包衣，结构和工作原理如图5-13所示。其工作原理是将物料加于旋转圆盘上，物料受到离心力与旋转力的作用及圆盘外缘上升气流的作用在圆盘上方做圆周旋转上升运动，形成麻绳样旋涡状环流；喷雾装置将包衣液或黏合剂向粒子层定量喷雾，粉末加料器撒布粉末，圆盘外周部吹出空气进行干燥，反复进行，形成多层包衣。

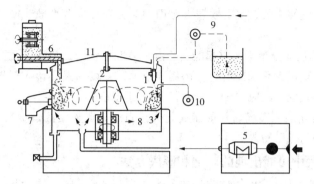

图 5-13 转动包衣锅

1. 喷嘴；2. 转子；3. 进气；4. 粒子层；5. 热交换器；6. 粉末加料器；
7. 出料斗；8. 气室；9. 计量泵；10. 湿分计；11. 容器盖

转动包衣装置可以减少粉末飞扬、减少颗粒间粘连，但易磨损颗粒，且干燥能力相对较低。

（三）流化包衣装置

流化包衣装置有流化型、喷流型、流化转动型三种，如图 5-14 所示，其中流化型为基本型。

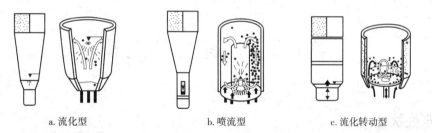

a. 流化型   b. 喷流型   c. 流化转动型

图 5-14 流化包衣装置

流化包衣装置的喷雾装置设在流化层上部，优点是干燥能力强，包衣时间短；缺点是大颗粒运动较难，小颗粒包衣则易产生粘连。

喷流型包衣装置的喷雾装置设在底部，喷雾区域粒子浓度低，速度大，不易粘连，适合小粒子的包衣，但容积效率较低。

流化转动型包衣装置在底部设有转动盘，包衣液由底部以切线方向喷入，优点是粒子运动激烈，不易粘连，干燥能力强，包衣时间短。缺点是易磨损脆弱粒子，设备价格高。

（四）压制包衣装置

一般采用两台压片机以特制的传动器连接起来，配套使用联合压制包衣。压制包衣装置的包衣过程，是一台压片机专门压制片芯，然后有传动器将压成的片芯输送至包衣转台的膜孔中，此膜孔内已填入包衣材料作为底层，随着转台的转动，片芯的上面又被加入约等量的包衣材料，然后进行第二次压制，使片芯压入包衣材料中间而形成压制的包衣片剂。本法可避免水分和高温对药物的不良反应，生产流程短、自动化程度高，但对压片机械的精度要求较高，目前国内尚未广泛使用。

四、包衣过程中常见问题及解决办法

（一）包糖衣过程中可能出现的问题和解决办法

1. 糖浆粘锅或不粘锅   糖浆粘锅的现象可能是由于加入过多糖浆，黏性过大、搅拌不均，应控制糖

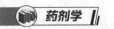

浆加入量且锅温不宜过低；糖浆不粘锅的原因是锅壁上蜡未除尽或包衣锅角度太小，应洗净锅壁或再涂一层热糖浆，撒一层滑石粉，或将包衣锅角度调大。

2. 糖衣层龟裂 包衣处方不当时糖衣片常因气温及湿度变化而出现糖衣层龟裂的现象。造成此种现象的原因可能与衣层的透湿性有关；或者衣层太脆而缺乏韧性；或者是糖浆或滑石粉用量不当等，应根据具体原因进行处理。

3. 色泽不均 是片面色素分布不均引起的。若由水溶性色素的迁移造成的，应选用不溶性色素；若因片面粗糙，有色糖浆用量过少且未搅匀则应选用浅色糖浆并增加混合包衣层数；若因温度太高，干燥过快、糖浆在片面上析出过快，则应"勤加少上"并控制温度等。

4. 打光困难 由于片子表面粗糙、片面湿度过大或过干、蜡粉受潮造成的。应针对原因予以解决，如控制温度、湿度或使用干燥蜡粉等。

（二）包薄膜衣过程中可能出现的问题和解决办法

1. 起泡 薄膜衣下有气泡，表明衣层与片芯表面黏着力不足，应增加片芯表面粗糙度或调整包衣液的配方使其与片芯间黏着力增大，或降低干燥温度延长干燥时间等。

2. 黏片 原因是包衣液喷量速率超过干燥速率或喷量过多，片面湿度过高等。应减少包衣液喷量或降低包衣液喷量速率，提高热风温度等。

3. 包衣片表面粗糙 多由喷浆不当、包衣液在片剂表面分布不均等造成，可调整喷浆方式和降低干燥速率等。

4. 色斑 原因是包衣液不均匀或固状物质粒度过大。包衣液应充分搅拌均匀。

第五节 片剂的质量评价

PPT

一、外观性状

片剂表面应色泽均匀、完整光洁，无杂斑，无异物，有适宜的耐磨性，并在有效期内保持不变。

二、重量差异

重量差异是指按规定精密称定的每片重量并计算与平均片重的差异程度。重量差异应符合规定，《中国药典》对片剂重量差异限度的要求见表5-3。具体的检查方法参见《中国药典》（2020年版）四部通则0101片剂中重量差异检查法的规定。

表5-3 《中国药典》（2020年版）规定的片剂重量差异限度

平均片重或标示片重	重量差异限度
0.30g 以下	±7.5%
0.30g 及 0.30g 以上	±5.0%

糖衣片应在包衣前检查片芯的重量差异，符合规定后方可包衣，包糖衣后不再检查重量差异。薄膜衣片应在包衣后检查重量差异，并符合规定。另外，凡规定检查含量均匀度的片剂，一般不再进行重量差异检查。

三、硬度和脆碎度

硬度在《中国药典》中没有明确规定，只提出适宜的硬度。一般采用孟山都（Monsanto）硬度计测量片剂的硬度，普通片剂的硬度应在5kg以上，抗张强度在1.5~3.0MPa之间。

脆碎度指片剂受到震动或摩擦之后引起的破碎程度，反映片剂的抗磨损震动能力，是片剂质量检查的重要项目。脆碎度常用罗许（Roche）脆碎仪测定，在《中国药典》（2020年版）四部通则0923中有明确的标准和测定方法，片剂脆碎度应小于1%。

四、崩解时限

崩解时限是指口服固体制剂在规定条件下全部崩解溶散或成碎粒，除不溶性的包衣材料或破碎的胶囊壳外，全部通过筛网所需时间的限度。不同片剂的崩解时限要求见表5-4。

表5-4 《中国药典》（2020年版）规定的片剂的崩解时限

片剂	普通片	浸膏片糖衣片	分散片可溶片	舌下片泡腾片	化药薄膜衣片	中药薄膜衣片	肠溶衣片	结肠定位肠溶片
崩解时限（min）	15	60	3	5	30	60	先在盐酸溶液（9→1000）中：2小时内无裂缝、崩解或软化现象；再在磷酸盐缓冲液（pH6.8）中进行检查：1小时内应全部崩解	先在盐酸溶液（9→1000）及pH6.8以下的磷酸盐缓冲液中：无裂缝、崩解或软化现象；在pH7.5～8.0的磷酸盐缓冲液中：1小时内应全部崩解

崩解度检查采用"吊篮法"即应用升降式崩解仪进行检查，详细检查方法见《中国药典》（2020年版）四部通则0921崩解时限检查法的规定。

凡规定检查溶出度、释放度、融变时限或分散均匀性的片剂及一些特殊片剂（如咀嚼片、缓释与控释片、口含片）等，不再进行崩解时限的检查。

五、溶出度与释放度

溶出度系指活性药物从片剂、胶囊剂或颗粒剂等普通制剂中，在规定条件下溶出的速度和程度。对于难溶性药物，片剂崩解时限合格不能保证药物快速而完全溶解，《中国药典》规定一些药物应进行溶出度检查。释放度系指药物从缓释制剂、控释制剂、肠溶制剂及透皮贴剂等制剂中，在规定条件下溶出的速度和程度。缓释片、控释片应进行释放度检查。肠溶片、分散片、口腔贴片一般应进行溶出度或释放度检查。

溶出度和释放度的测定方法有：第一法（篮法）、第二法（桨法）、第三法（小杯法）、第四法（桨碟法）、第五法（转筒法）、第六法（流池法）、第七法（往复筒法）。其具体测定方法和标准见《中国药典》（2020年版）四部通则0931溶出度与释放度测定法的规定。

六、含量均匀度

含量均匀度指小剂量或单剂量的制剂，每片含量偏离标示量的程度。对于每片标示量小于25mg或主药含量小于片重25%者，应进行含量均匀度检查。含量均匀度的检查方法及其判断标准见《中国药典》（2020年版）四部通则0941项下的规定。

七、其他

阴道泡腾片应进行发泡量检查，分散片应进行分散均匀性检查，详细检查法见《中国药典》（2020年版）四部通则0101中相关规定。

PPT

第六节 片剂的包装与贮存

对制剂进行适宜的包装与贮存可使制剂应用于临床时依然保持药物的稳定性和治疗活性。片剂的包

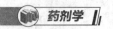

装与贮存应当具备密封、防潮和方便使用等特点。

一、片剂的包装

片剂的包装一般有多剂量和单剂量两种形式。

1. 多剂量包装 是指几十片甚至几百片包装在一个容器中。包装容器有玻璃瓶、塑料瓶、软性薄膜袋、纸塑复合膜袋、金属箔复合膜袋等。

玻璃瓶优点是密封性好，不透水和空气，不易变质，价格低廉，有色玻璃具有一定避光作用，缺点是易破损且重量较大；塑料瓶优点是不易破碎、质地轻，外观精美等，但密封隔离性能不如玻璃制品，且高温环境下易变形；软性薄膜袋、纸塑复合膜袋、金属箔复合膜袋等的优点是透明、柔软、质地轻、韧性好。

2. 单剂量包装 是指片剂单个包装，使每个药片均处于单独密封状态，主要分为泡罩式包装和窄条式包装两种形式。单剂量包装可杜绝药品在使用中产生交叉污染，保护药物，方便患者应用。

二、片剂的贮存

一般应将包装好的片剂放在阴凉（≤20℃）、通风、干燥处贮藏。对光敏感的片剂，应避光保存。受潮后易分解变质的片剂，应在包装容器内放置干燥剂（如干燥硅胶）。

第七节 片剂典型处方举例

PPT

通过片剂典型处方可以深刻了解片剂的处方和制备过程，理解片剂中各种辅料的作用，有利于掌握片剂的处方设计与制备方法。

一、化学性质稳定、易压缩成形药物的片剂

实例解析

实例5-1：复方磺胺嘧啶片（双嘧啶片）

【处方】

磺胺嘧啶	400g	甲氧苄啶	80g
淀粉	25g	淀粉浆（8%～10%）	适量
硬脂酸镁	适量	制成	1000片

【制法】取磺胺嘧啶、甲氧苄啶与淀粉混匀，用8%～10%淀粉浆作黏合剂，制成软材，过12～14目筛制粒，70～80℃干燥，整粒，加硬脂酸镁混匀后压片。

【解析】①本品为抗菌抗炎药。处方组成中甲氧苄啶为抗菌增效剂，与磺胺嘧啶联合应用，对常见致病菌的敏感性以痢疾杆菌增效最为显著，大肠埃希菌次之，金黄色葡萄球菌则稍差。淀粉主要作为填充剂，同时也兼有内加崩解剂的作用；淀粉浆为黏合剂；硬脂酸镁为润滑剂。②复方磺胺嘧啶片服后崩解时限较长，必要时颗粒外加干淀粉作崩解剂和用十二烷基硫酸钠（0.3%）作辅助崩解剂。

二、化学性质不稳定的药物的片剂

实例解析

实例 5-2：复方乙酰水杨酸片

【处方】

乙酰水杨酸	268g	对乙酰氨基酚	136g
咖啡因	33.4g	淀粉	266g
滑石粉	25g（5%）	淀粉浆（15%～17%）	85g
酒石酸	2.7g	轻质液状石蜡	2.5g
制成	1000 片		

【制法】 将咖啡因、对乙酰氨基酚与 1/3 量的淀粉混匀，加含有酒石酸的淀粉浆（15%～17%）制软材，过 14 目或 16 目尼龙筛制湿颗粒，于 70℃干燥，用 12 目尼龙筛整粒，然后在此颗粒中加入阿司匹林混合均匀，再加入剩余的淀粉（预先在 100～105℃干燥）及吸附有液状石蜡的滑石粉，均匀混合后，再过 12 目尼龙筛，颗粒经含量测定合格后，压片，即得。

【解析】 处方中阿司匹林、对乙酰氨基酚和咖啡因为主药。①阿司匹林遇水易水解成水杨酸和醋酸，对胃黏膜有较强刺激性，长期服用会导致胃溃疡。加入酒石酸（约相当于乙酰水杨酸量的 1%）于淀粉浆中，有效地减少阿司匹林在湿法制粒过程中的水解；制备过程中，环境湿度亦不宜过高，以免阿司匹林发生水解。②阿司匹林的水解受金属离子的催化，在制备时应尽量使用非金属器材，如采用尼龙筛网制粒，采用 5% 的滑石粉作为润滑剂，而不可使用硬脂酸镁。③处方中 3 种主药直接混合易产生低共熔现象，因此采用分别制粒的方法，并且避免阿司匹林与水（淀粉浆）直接接触，保证了制剂的稳定性。④阿司匹林的可压性极差，因此采用较高浓度的淀粉浆（15%～17%）作为黏合剂；阿司匹林的润湿性较差，可加入适宜的表面活性剂，以改善润湿性，促进崩解和溶出。⑤液状石蜡为滑石粉的 10%，使滑石粉易于黏附在颗粒的表面上，在压片振动时不易脱落。⑥淀粉的剩余部分作为崩解剂而加入，但要注意混合均匀。⑦为了将阿司匹林与咖啡因等颗粒更好地混合均匀，可先将阿司匹林干法制粒，然后再与咖啡因颗粒进行混合。

三、小剂量药物的片剂

实例解析

实例 5-3：美洛昔康片

【处方】

美洛昔康	7.5g	微晶纤维素	210g
乳糖	205g	交联聚维酮	22.5g
硬脂酸镁	4.5g	制成	1000 片

【制法】 将美洛昔康和上述辅料分别粉碎，然后过 100 目筛，按等量递加法混合均匀，粉末直接压片即可。

【解析】 ①美洛昔康是一种昔康（oxicam）类非甾体抗炎药，可抑制环氧酶的活性，从而阻断前列腺素的合成。主要用于缓解骨关节炎、类风湿关节炎及关节强硬性脊椎炎的症状。②美洛昔康不溶于水，溶解度与 pH 有关，pH 为 4 时最低，随着 pH 升高而增大，pH 大于 8 时，可得到 10～20mg/ml 的临床有效浓度。研究发现，将其制成环糊精包合物，可显著提高其在酸性条件下的溶解度。

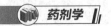

四、中药片剂

实例5-4： 当归浸膏片

【处方】	当归浸膏	262g	淀粉	40g
	轻质氧化镁	60g	滑石粉	80g
	硬脂酸镁	7g		
	制成	1000片		

【制法】取浸膏加热（不用直火）至60~70℃，搅拌使熔化，将轻质氧化镁、部分滑石粉（60g）及淀粉依次加入混匀，铺于烘盘上，于60℃以下干燥至含水量3%以下。然后将烘干的片（块）状物粉碎成14目以下颗粒，最后加入硬脂酸镁、滑石粉（20g）混匀，过12目筛整粒，压片、质检、包糖衣。

【解析】①当归浸膏中含有较多糖类物质，有较强的吸湿性，加入适量滑石粉（60g）克服操作上的困难；②当归浸膏中含有挥发油成分，加入轻质氧化镁吸收后有利于压片；③本品易黏冲，可加入适量的滑石粉（20g）克服，并控制在相对湿度70%以下压片。

本章小结

本章重点：片剂的定义、特点与分类；片剂常用辅料的分类、特点和应用；制粒压片和直接压片的工艺过程；片剂成形的影响因素及压片中可能产生的问题及解决方法；片剂包衣的材料及其特点，片剂的质量评价等。

本章难点：片剂的处方设计；片剂制备中可能产生的问题及解决方法。

思 考 题

题库

1. 片剂的概念和特点是什么？片剂可分为哪几类？
2. 片剂常用的辅料有哪些？哪些辅料可用于粉末直接压片？
3. 简述片剂的崩解机制及在片剂制备过程中的加入方法。
4. 片剂有哪些制备方法？简述其优缺点及适用范围。
5. 简述湿法制粒压片法的工艺过程。
6. 片剂制备过程中常出现哪些问题？分析产生的主要原因，并简述解决方法。
7. 片剂包衣的目的有哪些？常用的包衣材料及其应用特点？
8. 片剂的质量检查项目有哪些？素片、薄膜衣、糖衣和肠溶衣的崩解度有何要求？
9. 测定药物溶出度的常用方法有哪些？哪些药物必须测定溶出度？
10. 试分析复方乙酰水杨酸片的处方，简述其制备过程及操作注意事项。

（钟志容）

第六章

软膏剂与凝胶剂

第一节 软膏剂

PPT

微课

一、概述

软膏剂（ointmemts）系指药物与油脂性或水溶性基质混合制成的均匀半固体外用制剂。乳膏剂（creams）系指药物溶解或分散于乳剂型基质中形成的均匀半固体外用制剂。广义的软膏剂概念包含乳膏剂。软膏剂的基质分为油脂性基质、水溶性基质和乳剂型基质。其中乳剂型基质又分为水包油（O/W）型基质和油包水（W/O）型基质。药物在上述基质中的分散状态可为溶液或者混悬状态。

软膏剂具有润滑皮肤，保护创面，局部治疗等作用，如抗感染、消毒、止痒、止痛和局麻等，在临床中为外科和皮肤科常用剂型之一。某些软膏剂还能通过皮肤吸收进入体循环，用于全身疾病的治疗，如吲哚美辛乳膏和硝酸异山梨酯乳膏。

软膏剂一般要求为：①外观应均匀、细腻，涂于皮肤或黏膜上应无粗糙感，混悬型软膏剂中不溶性固体药物应预先用适宜的方法粉碎成细粉，确保粒度符合规定；②应具有适当的黏稠度，易涂布于皮肤或黏膜上，且不融化，黏稠度随季节变化应小；③性质稳定，应无酸败、异臭、变色、变硬及油水分离或分层现象；④安全性好，无刺激性，不引起皮肤过敏及其他不良反应；⑤用于烧伤或严重创伤的软膏剂应无菌。

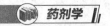

课堂互动

临床上有哪些药物是以软膏剂形式使用的？

知识链接

糊　　剂

糊剂（pasters）系指大量的原料药物固体粉末（一般25%以上）均匀地分散在适宜的基质中所组成的半固体外用制剂。糊剂比一般软膏含药量高，稠度大，可分为含水凝胶性糊剂和脂肪糊剂。糊剂吸水能力强，不妨碍皮肤正常的排泄，适用于多量渗出的皮肤病。慢性皮肤病如亚急性皮炎、湿疹等轻度渗出性病变也可应用。

二、软膏剂的基质与附加剂

软膏剂由药物、基质和附加剂组成。基质（bases）作为软膏剂的主要组成部分，不仅是软膏剂的赋形剂和药物的载体，而且对药物的释放与吸收具有重要的影响。

理想的软膏剂基质要求是：①性质稳定，与药物或附加剂不发生配伍变化；②无刺激性和过敏性，无生理活性，不妨碍皮肤正常的生理功能；③稠度适宜，润滑，易于涂布；④具有一定的吸水性，能吸收伤口分泌物；⑤易于洗除，不污染衣物；⑥具有良好的释药性能。实际上，很难有一种基质能完全符合以上要求。在实际应用时，应根据药物性质、治疗目的及软膏剂特点和要求来选用基质，必要时采用混合基质或添加附加剂等方法来确保制剂的质量并满足治疗需要。

（一）油脂性基质

油脂性基质主要包括烃类、类脂类、油脂类及二甲硅油等疏水性物质。此类基质无刺激性，涂于皮肤后能形成封闭性油膜而促进皮肤水合作用，对表皮增厚、角化、皲裂等具有润滑、保湿、保护作用。能与多数药物配伍，不易被微生物污染，主要用于遇水不稳定的药物制备软膏剂。但此类基质油腻性大、不易洗除、不易与分泌物混合，因此不适用于有渗出液的皮肤损伤。

1. 烃类　系指石油分馏得到的多种烃的混合物，其中大部分属于饱和烃。

（1）凡士林　凡士林（vaselin）又称"软石蜡"，是由液态烃和固态烃组成的半固体混合物，熔程为38~60℃。有黄、白两种，后者经漂白而成。凡士林性质稳定，无刺激性，具有适宜的黏稠性与涂展性，可单独作软膏基质。但其疏水性强，仅能吸收约5%的水，通常加入适量羊毛脂、胆固醇或某些高级脂肪醇以改善其吸水性能。特别适合用作抗生素等遇水不稳定性药物的基质。

（2）石蜡与液状石蜡　石蜡（paraffin）为固体饱和烃混合物，熔程为50~65℃。用于调节软膏剂的稠度，与其他基质熔合后不会单独析出。液状石蜡（liquid paraffin）为液体饱和烃混合物，在制备软膏的过程中常用于药物粉末的加液研磨，以利于药物与基质的混合。液状石蜡能与多数脂肪油或挥发油混合，用于调节凡士林或其他类型基质的稠度。

2. 类脂类　系指由高级脂肪酸与高级脂肪醇化合形成的酯及其混合物，其物理性质与脂肪类似，但化学性质稳定，具有一定的表面活性和吸水性，多与其他油脂性基质合用。

（1）羊毛脂　羊毛脂（lanolin）一般是指无水羊毛脂，是羊毛上的脂肪性物质的混合物，为淡黄色、黏稠、微具特臭的膏状物，主要成分是胆固醇类的棕榈酸酯及游离的胆固醇类和其他高级脂肪醇，熔程为36~42℃。羊毛脂具有良好的吸水性，能吸收其自身重量2倍的水形成W/O型乳剂型基质。含30%水分的羊毛脂又称含水羊毛脂，黏稠度适宜，便于取用。羊毛脂常与凡士林合用（如 1 : 9），以增加凡士林的吸水性与药物的渗透性，同时凡士林还可改善羊毛脂的黏稠性。

（2）蜂蜡与鲸蜡　蜂蜡（beeswax）有黄、白之分，后者为前者精制而得。蜂蜡主要成分是棕榈酸蜂蜡醇酯，熔程为 62~67℃。鲸蜡（spermaceti）为白色蜡状物，主要成分是棕榈酸鲸蜡醇酯，熔程为 42~50℃。两者都含有少量游离的高级脂肪醇而具有一定的表面活性作用，属于弱的 W/O 型辅助乳化剂，在 O/W 型乳剂型基质中起增加稳定性与调节稠度的作用。

3. 油脂类　油脂类系指从动、植物中得到的高级脂肪酸甘油酯及其混合物，因含有不饱和双键结构，易氧化酸败，可加入抗氧剂改善。动物来源的脂肪油现在较少应用。常用的植物油有麻油、花生油和棉籽油，常与熔点较高的蜡类制成稠度适宜的基质，如单软膏就是花生油与蜂蜡以 2 : 1 熔合而成。此外，由于动、植物油易氧化且吸水量有限，因此在皮肤用局部制剂中应用较少。

4. 二甲硅油　二甲硅油（dimethicone）简称硅油，是一系列不同分子量的聚二甲基硅氧烷的总称。本品为无色或淡黄色的透明油状液体，无臭，无味，黏度随分子量的增加而增大。本品化学性质稳定，疏水性强，对皮肤无刺激性和过敏性，且易于涂布，不污染衣物。硅油优良的疏水性和较小的表面张力使其具有良好的润滑作用，常在乳膏中作润滑剂，也常与其他油脂性基质合用制成防护性软膏以保护皮肤免受水溶性刺激物（如酸、碱）的刺激。本品对眼有刺激性，不宜用作眼膏剂基质。

实例解析

实例 6-1：含油脂性基质的复方苯甲酸软膏

【处方】

苯甲酸	120g	液状石蜡	100g
水杨酸	60g	石蜡	适量
羊毛脂	100g	凡士林	加至 1000g

【制法】 将羊毛脂、凡士林、石蜡加热熔化，用细布滤过，温度降至 60℃ 以下。将苯甲酸和水杨酸细粉加液状石蜡研磨成糊状，加入上述油溶液中，继续搅拌至冷凝，即得。

【解析】 本品采用油脂性基质，加适量羊毛脂增加药物在皮肤内的渗透。将药物与液状石蜡研磨处理再加入基质，使软膏更加细腻，涂于皮肤无异物感。本品曾用名为怀氏软膏，用于治疗慢性手、足癣及股癣。忌用于湿疹、疱疹性或糜烂性急性炎症期。本品忌与铁盐和重金属盐配伍。

（二）水溶性基质

水溶性基质主要由天然或合成的水溶性高分子物质溶解于水中而制成。此类基质无油腻性，易涂展，能吸收组织渗出液，多用于湿润或糜烂的创面，也常用作腔道黏膜或防油保护性软膏的基质。该类基质的缺点是吸水性较强，润滑、软化性差，久用可引起皮肤干燥，对炎症组织稍有刺激性。

常用的水溶性基质是聚乙二醇（polyethylene glycol，PEG）类高分子化合物。PEG 常用的平均分子量为 300~6000，其中，700 以下是液体，PEG1000、1500 及 1540 是半固体，PEG2000~6000 是固体。取不同分子量的 PEG 以适当比例混合可制成稠度适宜的基质。

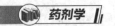

实例解析

实例 6-2：含水溶性基质的莫匹罗星软膏

【处方】 莫匹罗星　　　2g
　　　　 PEG400　　　　60g
　　　　 PEG3350　　　40g

【制法】 将两种聚乙二醇混合后，在60℃水浴中加热至熔融，再加入莫匹罗星，搅拌使药物溶解，均匀混合，冷却至室温，即得莫匹罗星软膏。

【解析】 若需较硬基质，则可取等量的两种聚乙二醇混合后制备。本品主要用于预防和治疗革兰阳性菌引起的皮肤细菌感染，例如脓疱病、毛囊炎等原发性皮肤感染及湿疹合并感染、溃疡合并感染、创伤合并感染等继发性皮肤感染疾病。

（三）乳剂型基质

乳剂型基质是油相与水相借助乳化剂的作用在一定温度下混合乳化，最后在室温下形成的半固体基质。乳剂型基质的特点是：油腻性小或无油腻性，稠度适宜，容易涂布；能与水或油混合，易于清洗；有利于药物与皮肤的接触，但不妨碍皮肤分泌与水分蒸发，对皮肤正常生理影响较小。

乳剂型基质可分 W/O 型与 O/W 型两类。W/O 型乳剂基质与冷霜类护肤品类似，较油脂性基质容易涂布，能吸收部分水分，油腻性小。O/W 型乳剂型基质与雪花膏类护肤品类似，含水量高，油腻性小，易于涂布和洗除。但 O/W 型乳剂型基质外相含大量水分，在贮存过程中可能霉变，常需加入防腐剂。同时水分也易蒸发失散而使软膏变硬，故需加入甘油、丙二醇、山梨醇等作保湿剂，一般用量为 5%～20%。遇水不稳定的药物如金霉素、四环素等不宜制成乳膏剂。值得注意的是，O/W 型基质制成的软膏在应用于分泌物较多的皮肤病如湿疹时，所吸收的分泌物可重新透入皮肤（反向吸收）而使炎症恶化，故需正确选择适应证。通常乳剂型基质适用于亚急性、慢性、无渗出液的皮肤损伤和皮肤瘙痒症，忌用于糜烂、溃疡、水疱及脓疱症。

乳剂型基质常用的油相多数为固体，主要有：硬脂酸、石蜡、蜂蜡、高级脂肪醇等，有时为调节稠度加入液状石蜡、凡士林或植物油等。

乳剂型基质的类型取决于乳化剂的类型和作用，其常用的乳化剂可分为如下几类。

1. 肥皂类　常以高级脂肪酸（如硬脂酸或油酸）等与碱反应生成的盐类作乳化剂形成乳剂型基质。一般采用新生皂法制备。

（1）一价皂　为一价金属钠、钾、铵的氢氧化物或硼酸盐或三乙醇胺等与脂肪酸反应生成的新生皂，为 O/W 型乳剂型基质，HLB 值一般在 15～18。一价皂的乳化能力与脂肪酸的碳原子数有关，最常用的是碳原子数为 18 的硬脂酸，其用量约为基质总量的 10%～25%，其中一部分与碱反应形成新生皂，未皂化部分作为油相被乳化分散成乳粒，可增加基质的稠度。

（2）多价皂　为高级脂肪酸与钙、镁、铝等金属的对应碱或可溶性盐反应生成的，为 W/O 型乳剂型基质，HLB 值小于 6，稳定性高。

不同类型新生皂对基质性质影响较大。钠皂形成的基质较硬；钾皂形成的基质较软，有软肥皂之称；有机胺皂形成的基质较为细腻、光泽度好，因此常与前两者合用或单用。新生皂作乳化剂形成的基质不宜与酸、碱性药物配伍。

实例解析

实例 6-3：含有机胺皂乳剂型基质的环吡酮胺乳膏

【处方】

环吡酮胺	12g	液状石蜡	60g
硬脂酸	70g	蜂蜡	10g
三乙醇胺	12g	甘油	80g
白凡士林	65g	羟苯乙酯	1g
纯化水加至 1000g			

【制法】制备水相：将处方量的甘油、三乙醇胺和纯化水投入水相罐中，于80℃搅拌30分钟，备用；制备油相：将处方量的硬脂酸、白凡士林、蜂蜡、液状石蜡加入油相罐中，于80℃搅拌30分钟，备用；制备乳膏：将上述水相、油相转入乳化罐中，在乳化罐内真空度为0.04MPa的条件下搅拌30分钟（转速30r/min），然后均质（均质时搅拌速度为3000r/min）20分钟使其充分乳化，将温度降至55℃时，加入环吡酮胺（环吡酮胺过100目筛）继续均质（乳化）30分钟，降温至33℃，灌封即得。

【解析】三乙醇胺与部分硬脂酸发生新生皂反应生成有机胺皂，HLB值为12，作为O/W型乳化剂。未皂化的硬脂酸作为油相被乳化成分散相，增加基质的稠度。本品涂于皮肤上，在水分蒸发后留有一层硬脂酸膜可起保护作用。单独采用硬脂酸作为油相制成的基质不显油腻但润滑作用较小，因此常加入适量的油脂性基质，如凡士林、液状石蜡等加以调节。羊毛脂可增加油相的吸水性。羟苯乙酯为防腐剂。环吡酮胺乳膏主要用于浅部皮肤真菌感染，如体癣、股癣、手癣、足癣等。

2. 脂肪醇硫酸酯类　常用十二烷基硫酸钠（sodium lauryl sulfate，SLS），为O/W型乳化剂，常用量为0.5%~2%，其水溶液呈中性，对皮肤刺激小。常与W/O型辅助乳化剂合用以增加基质稳定性。本品作为阴离子型表面活性剂，与阳离子表面活性剂及阳离子药物会发生配伍变化，形成沉淀并破坏基质。本品作为乳化剂适宜的pH为6~7，不应小于4或大于8。

实例解析

实例 6-4：含十二烷基硫酸钠的乳剂型基质

【处方】

十八醇	200g	白凡士林	250g
十二烷基硫酸钠	10g	丙二醇	100g
羟苯乙酯	1g	蒸馏水加至	1000g

【制法】取处方量十八醇和白凡士林，在水浴上加热至75℃使其熔化（作为油相），保温；另将处方量十二烷基硫酸钠、丙二醇、羟苯乙酯溶于水中，加热至与油相同一温度（作为水相）；搅拌下将水相缓慢加入油相中，搅拌至冷凝，得O/W型乳剂型基质。

【解析】本处方中十二烷基硫酸钠为主要乳化剂。十八醇既是油相，又起辅助乳化及稳定的作用，并可调节基质的稠度。白凡士林为油相，在皮肤上形成油膜，防止水分蒸发，并具润滑作用。丙二醇为保湿剂，羟苯乙酯为防腐剂。

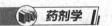

3. 高级脂肪醇类 常用的有十六醇（cetyl alcohol）亦称鲸蜡醇，十八醇（stearyl alcohol）亦称硬脂醇，前者熔程 45~50℃，后者熔程 56~60℃，均不溶于水。两者具有一定的吸水能力，属于 W/O 型辅助乳化剂，可增加 O/W 型乳剂型基质的稳定性。本品也用于增加基质的稠度。

4. 多元醇酯类 常用单硬脂酸甘油酯（glyceryl monosterate），为甘油与十八酸或硬酰氯反应生成，不溶于水，其乳化作用由甘油基上剩余的二个羟基的亲水性和硬脂酸基团上碳链的亲脂性所致。本品属于 W/O 型辅助乳化剂，一般用作 O/W 型乳剂型基质的稳定剂。本品还可调节基质的稠度，制得的乳剂型基质细腻光亮。本品用量一般约为 3%~15%。

5. 脂肪酸山梨坦与聚山梨酯类 两者均为非离子型表面活性剂，对黏膜与皮肤的刺激性小，并能与酸性药物或电解质配伍。脂肪酸山梨坦即司盘类，HLB 值在 4.3~8.6 之间，为 W/O 型乳化剂；聚山梨酯即吐温类，HLB 值在 10.5~16.7 之间，为 O/W 型乳化剂。两者均可单独使用制成乳剂型基质，也可按不同比例混合使用，调节成适宜的 HLB 值，增加基质的稳定性。聚山梨酯类由于聚氧乙烯基的存在易与羟苯酯类、季铵盐类、苯甲酸类等防腐剂络合而使之部分失活，可酌情增加防腐剂的用量予以克服。

实例解析

实例 6-5：含脂肪酸山梨坦类和聚山梨酯类的乳剂型基质

【处方】

单硬脂酸甘油酯	120g	液状石蜡	250g
石蜡	50g	油酸山梨坦	20g
聚山梨酯 80	10g	蜂蜡	50g
白凡士林	50g	羟苯乙酯	1g
蒸馏水加至	1000g		

【制法】取处方量单硬脂酸甘油酯、液状石蜡、石蜡、油酸山梨坦、蜂蜡、白凡士林，在水浴上加热至 75℃ 使其熔化（作为油相），保温；另将处方量聚山梨酯 80、羟苯乙酯溶于水中，加热至与油相同一温度（作为水相）；搅拌下将水相缓慢加入油相中，搅拌至冷凝，得 O/W 型乳剂型基质。

【解析】处方中油酸山梨坦为主要乳化剂，形成 W/O 型乳剂型基质，聚山梨酯 80 用以调节适宜的 HLB 值，起稳定作用；蜂蜡、石蜡用以调节基质稠度；单硬脂酸甘油酯的用量大，除作辅助乳化剂增加基质稳定性外，还可调节基质稠度，使制得的乳膏细腻光亮。

6. 聚氧乙烯醚类 常用的有平平加 O 和乳化剂 OP，前者为脂肪醇聚氧乙烯醚类，后者为烷基酚聚氧乙烯醚类，均是非离子型表面活性剂，HLB 值分别为 15.9 和 14.5，属 O/W 型乳化剂。两者单独使用不能制成稳定的乳剂型基质，常与其他乳化剂或辅助乳化剂配合使用。两者均不宜与含酚羟基的药物配伍，以免形成络合物，破坏基质稳定性。

（四）附加剂

软膏剂基质根据需要可加入保湿剂、防腐剂、抗氧剂及透皮吸收促进剂等。

三、软膏剂的制备

软膏剂的制备方法有熔合法、研和法和乳化法三种。

1. 熔合法 该法适用于处方中基质熔点较高，常温下不能均匀混合或含固体药物量较多的软膏的制备。制备时先将熔点较高的基质如蜂蜡（62~67℃）、石蜡（48~58℃）、硬脂酸（55~60℃）等熔融，再依熔点高低顺序逐一加入其余基质，如有杂质趁热用纱布或筛网过滤。待全部基质熔化后，再加入药物（能溶者），搅拌均匀冷却即可。挥发性药物应待基质温度降低后再加入，以避免挥发损失。不溶于基质的药物，可将其粉碎成细粉后筛入熔融或软化的基质中，使软膏细腻均匀。大规模生产时用蒸汽加热夹层锅进行熔合法制备软膏剂。

2. 研和法　该法适用于通过研磨即可使基质与药物均匀混合，或药物不宜受热的软膏剂制备。制备时将药物研细过筛后，先用少量基质研匀，然后等量递加其余基质至全量，研匀即得。不溶于基质的药物，亦可用适量液状石蜡或植物油研磨后加入，最终制成的软膏涂于皮肤上应无颗粒感。小量制备可用软膏板或乳钵制备，大量生产可用滚筒研磨机、电动研钵进行。

3. 乳化法　该法适用于乳膏剂的制备。将处方中的油脂性和油溶性成分一起加热至80℃左右形成油溶液（油相），另将水溶性组分溶于水中并一起加热至80℃或略高于该温度形成水溶液（水相），然后将油、水两相混合，不断搅拌直至乳化完全并冷却即得。乳化工艺采用转相法可使制得的乳膏细腻、均匀、稳定。如制备 O/W 型乳膏时，水相在搅拌下缓缓加入油相中，开始时形成 W/O 型乳状液，随着水相量增大，乳状液黏度继续增加，当水相量达到相转变限度时，乳状液黏度降低进而转变成 O/W 型乳状液，使油相分散的更加均匀细腻。药物若溶解于基质某组分，可于乳化前加入；水相和油相中均不溶的药物，可待基质形成后均匀分散于其中。机械化大生产中一般在真空乳化罐中进行，将两相同时加入，并借助机械外力使其乳化完全。

四、软膏剂的质量评价

软膏剂的质量评价主要包括主药含量测定、物理性质、稳定性等的检测，以及软膏剂释药、渗透和吸收等项目的评定。

1. 主药含量测定　采用适宜的溶剂从基质中将药物溶解提取，再进行含量测定，测定方法必须考虑和排除基质对药物测定的干扰和影响，测定方法的回收率应符合要求。

2. 物理性质的检测

（1）熔程　一般软膏以接近凡士林的熔点和熔程为宜，可采用《中国药典》（2020 年版）四部通则0612 方法测定或用显微熔点仪测定。

（2）黏度和稠度　软膏剂应具有适宜的黏稠度。对于牛顿流体（如液状石蜡、二甲硅油等）测定黏度即可。测定黏度的仪器有旋转黏度计和落球黏度计。大多数软膏基质属于非牛顿流体，应采用锥入度测定法测定稠度。此法适用于软膏及其常用基质材料等半固体物质，以控制其软硬度和稠度等性质，避免影响软膏的涂布延展性。锥入度系指在 25℃下，将一定质量的锥体由锥入度仪向下释放，测定锥体释放 5 秒内刺入供试品的深度。

（3）酸碱度　油脂性基质精制时需用酸碱处理，因此药典规定进行酸碱度检查，以免产生刺激。一般软膏的酸碱度以接近中性为宜。对于乳剂型基质，O/W 型乳剂基质的 pH 不大于 8.3，W/O 型乳剂基质的 pH 不大于 8.5。

（4）外观性状　软膏剂应均匀、细腻，具有适当的黏稠度，易涂布于皮肤和黏膜上，不融化，黏稠度随季节变化应很小。应无酸败、异臭、变色、变硬等变质现象。乳膏剂不得有油水分离及胀气现象。

3. 稳定性　由于基质易受环境温度影响，软膏剂稳定性实验须进行性状、均匀性、含量、粒度、有关物质检查，乳膏剂还需考察分层情况。软膏剂稳定性考察主要有耐热、耐寒试验、离心试验和加速试验法。①耐热、耐寒试验：软膏分别于 55℃放置 6 小时与 -15℃放置 24 小时，应无油水分离现象；②离心试验：软膏于离心管中以 3000r/min 转速，离心 30 分钟，不得有分层；③加速试验：将软膏装入包装容器中，分别置于 39℃±1℃、25℃±3℃、5℃±1℃中至少贮存一个月，定时检查外观、色泽、均匀性、稠度，测定酸碱度、有关物质及主药含量。

4. 药物释放、穿透及吸收的测定

（1）释放度检查法　释放度检查的方法有很多，如表玻片法、渗析池法、圆盘法等。这些方法不能完全反映药物吸收的情况，但可作为企业内控标准。

（2）体外试验法　包括离体皮肤法、半透膜扩散法、凝胶扩散法和微生物扩散法等，其中离体皮肤

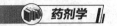

法与实际情况较接近。

1）离体皮肤法　是将人或动物的皮肤固定在扩散池中间，将软膏涂于皮肤的角质层面，于不同时间测定皮肤另一侧的接收液中药物浓度，计算软膏对皮肤的渗透速率，以此筛选软膏剂基质处方。

2）半透膜扩散法　与离体皮肤法类似，即将半透膜替代皮肤置于扩散池中进行实验，也可将软膏填于玻璃管中进行。

3）凝胶扩散法　常用此法进行软膏剂释药试验。以含有指示剂的琼脂凝胶为扩散介质，软膏置于凝胶表面密切接触，于不同时间测定药物自乳膏中释放后在凝胶中扩散而与指示剂反应的呈色区高度，即扩散距离。以不同时间测定的呈色区高度的平方为纵坐标，时间为横坐标作图，所拟合直线的斜率即为扩散系数。扩散系数越大，释药越快，以此比较不同软膏基质的释药能力。

4）微生物扩散法　此法适用于抑菌药物软膏。将对药物敏感的细菌接种于琼脂平板培养基上，在培养基中填入一定量软膏，通过测定抑菌圈大小来评价药物释放。

（3）体内试验法　体内试验法通常将软膏涂于人或动物的皮肤上，经过一定时间测定体液与组织器官中的药物浓度或生理反应，来计算药物透过皮肤的速度或被吸收量等。

5. 其他检查项目　《中国药典》（2020 年版）四部通则 0109 规定软膏剂应做装量检查和微生物限度检查；用于烧伤［除程度较轻的烧伤（Ⅰ°或浅Ⅱ°外）］或严重创伤的软膏剂，需进行无菌检查；混悬型软膏应进行粒度检查。

五、软膏剂的包装与贮存

1. 包装　一般采用软膏管包装，常用有锡管、铝管等金属管或塑料管等，其优点是使用方便、密闭性好，不易污染。金属管如锡管、铝管一般内涂环氧树脂隔离层，避免软膏成分与金属发生作用。塑料管性质稳定，不与药物和基质发生相互作用，但因有透湿性，长期贮存软膏可能失水变硬。

软膏剂用于烧伤治疗如为非无菌制剂的，应在标签上标明"非无菌制剂"；产品说明书中应注明"本品为非无菌制剂"，同时在适应证下应明确"用于程度较轻的烧伤（Ⅰ度或浅Ⅱ度）"；注意事项下规定"应遵医嘱使用"。

2. 贮存　软膏剂一般在常温下避光、密闭条件贮存，温度不宜过高或过低，避免基质分层或药物降解而影响均匀性和疗效。

第二节　凝　胶　剂

PPT

一、概述

凝胶剂（gels）系指原料药物与能形成凝胶的辅料制成的具凝胶特性的稠厚液体或半固体制剂。其中凝胶基质呈乳状液型的凝胶剂又称为乳胶剂；凝胶基质仅由高分子材料如西黄蓍胶制成的凝胶剂也可称为胶浆剂。凝胶基质按分散系统可分为单相凝胶和双相凝胶。单相凝胶可分为水性凝胶与油性凝胶。水性凝胶基质一般由水、甘油或丙二醇与纤维素衍生物、卡波姆和海藻酸盐、西黄蓍胶、明胶、淀粉等构成。油性凝胶基质由液状石蜡与聚氧乙烯、脂肪油、胶体硅、铝皂、锌皂等构成。双相凝胶，也称混悬型凝胶剂，是由分散的药物（如氢氧化铝）小粒子以网状结构存在于液体中，属两相分散系统。混悬型凝胶剂可有触变性，静止时形成半固体，而搅拌或振摇时成为液体而便于服用。

凝胶剂主要用作皮肤外用制剂，此外还常用于腔道给药，如鼻腔、阴道和直肠等。少数凝胶剂应用于全身给药，如雌二醇凝胶剂。临床上应用得较多的是水性凝胶基质。

二、水性凝胶基质

形成水性凝胶基质的辅料主要是高分子材料，可分为天然高分子、半合成高分子和合成高分子聚合物三类。①天然高分子聚合物：淀粉、西黄蓍胶、果胶、海藻酸盐、阿拉伯胶、琼脂和明胶等；②半合成高分子聚合物：主要是纤维素衍生物类如羧甲纤维素、甲基纤维素等；③合成高分子聚合物：卡波姆、聚丙烯酸钠等。凝胶剂基质可根据需要加入保湿剂、防腐剂、抗氧剂、乳化剂、增稠剂和透皮促进剂等。

1. 卡波姆　卡波姆（carbomer）系丙烯酸与丙烯基蔗糖交联的高分子聚合物。按黏度不同可分为934、940 和 941 等规格。本品为白色疏松粉末状物质，引湿性强，易吸湿结块。由于其分子结构中存在大量的羧酸基团，具亲水性，卡波姆可在水中迅速溶胀但不溶解。其水分散液呈酸性，1% 水分散液的 pH 为 2.5~3.0，黏度较低。当用碱逐渐中和时，卡波姆与碱生成树脂盐使其溶解度增大，黏度也逐渐上升，形成水凝胶。一般情况下，中和 1g 卡波姆约消耗氢氧化钠 0.4g 或三乙醇胺 1.35g。本品在 pH 6~11 间形成凝胶的黏稠度最大，亦最稳定，当 pH<6 或 pH>12 时，黏度降低。强电解质可使卡波姆凝胶的黏性下降，碱土金属离子和阳离子聚合物可与卡波姆结合成不溶性盐，强酸也可使卡波姆凝胶失去黏性，在配伍时应避免上述情况。此外，卡波姆凝胶暴露于阳光下会迅速失去黏性。卡波姆凝胶易霉变，常以 0.1% 氯甲酚或 0.1% 硫柳汞作防腐剂。

卡波姆水溶液除具有良好的黏合性和凝胶性外，还具有良好的乳化性、增稠性、助悬性和成膜性。本品制成的基质无毒、释药快、对皮肤和黏膜无刺激性、无油腻感、涂用舒适，特别适用于治疗脂溢性皮肤病。

实例解析

实例 6-6：双氯芬酸二乙胺乳胶剂

【处方】

双氯芬酸二乙胺	1.2g	聚山梨酯 80	1.2g
卡波姆 940	1.0g	羟苯乙酯	1.0g
异丙醇	12g	三乙醇胺	1.5g
丙二醇	8g	纯化水	加至 100g

【制法】取处方量的卡波姆 940、丙二醇混合，加适量纯化水搅匀，使卡波姆 940 充分分散；另取三乙醇胺 1.5g 溶于纯化水，逐渐加入上述溶液中搅匀；再将处方量的双氯芬酸二乙胺、聚山梨酯 80、羟苯乙酯加入 12g 异丙醇中，加热搅拌溶解，逐渐加入到上述凝胶基质中，搅匀，慢慢冷却至室温即得。

【解析】本品中和剂采用三乙醇胺；丙二醇和羟苯乙酯分别为保湿剂和防腐剂；异丙醇为透皮促进剂和增溶剂；聚山梨酯 80 为乳化剂。双氯芬酸二乙胺为非甾体抗炎镇痛药，用于缓解肌肉、软组织和关节的轻至中度疼痛。

2. 纤维素衍生物　常用的纤维素衍生物是羧甲纤维素钠（CMC-Na）和甲基纤维素（MC），两者常用的浓度为 2%~6%。CMC-Na 在冷、热水中均能溶解；MC 能溶于冷水，不溶于热水。二者 1% 水溶液的 pH 约 6~8。MC 在 pH 2~12 中均稳定，CMC-Na 在 pH 小于 5 或大于 10 时黏度显著下降。本类基质涂布于皮肤时有较强黏附性，较易失水，干燥后有不适感，宜加入 10%~15% 的甘油作保湿剂。制成的基质中需加入防腐剂，常用 0.2%~0.5% 的羟苯乙酯。CMC-Na 属于阴离子型化合物，与重金属盐或阳离子型药物配伍会形成不溶性沉淀。

三、凝胶剂的质量评价与包装贮存

按照《中国药典》（2020 年版）四部通则 0114 规定，凝胶剂应进行装量检查和微生物限度检查，结果应符合规定。凝胶剂一般应检查 pH。混悬型凝胶剂应检查粒度，不得检出大于 180μm 的粒子。用于烧

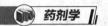

伤［除程度较轻的烧伤（Ⅰ°或浅Ⅱ°）外］或严重创伤的凝胶剂，需进行无菌检查。

凝胶剂所用内包装材料不应与药物或基质发生理化作用。

凝胶剂的贮存应符合下列要求：①混悬型凝胶剂中胶粒应分散均匀，不应下沉结块，应在标签上注明"用前摇匀"；②凝胶剂应均匀、细腻、在常温时保持胶状、不干涸或液化；③凝胶剂应避光、密闭贮存，并应防冻。

本章小结

本章重点：软膏剂、乳膏剂和凝胶剂的概念；软膏剂基质的分类及特点；常见乳化剂的分类及特点；软膏剂的制备方法；水性凝胶基质的分类及特点。

本章难点：综合应用有关知识进行软膏剂的制备和处方分析。

题库

思 考 题

1. 简述软膏剂与乳膏剂的概念区别和联系。
2. 简述油脂性基质、水溶性基质和乳剂型基质的特点及临床应用。
3. 不溶性药物如何加入基质中，加入前应如何处理？
4. 软膏剂的制备方法有哪些？分别适用于何种类型的基质或者药物？
5. 简述卡波姆形成凝胶基质的原理。
6. 简述水性凝胶基质与水溶性软膏基质的异同点。

（苏　瑾）

第七章

膜剂、涂膜剂和贴膏剂

学习导引

知识要求

1. **掌握** 膜剂、涂膜剂、凝胶贴膏和橡胶贴膏的概念、特点；膜剂和涂膜剂的成膜材料。
2. **熟悉** 膜剂、涂膜剂、凝胶贴膏的处方组成、常用制备方法和质量评价。
3. **了解** 橡胶贴膏的基质组成、制备和质量评价。

能力要求

能够灵活应用膜剂、涂膜剂、凝胶贴膏和橡胶贴膏的相关知识。

第一节 膜 剂

PPT

一、概述

膜剂（films）系指原料药物与适宜的成膜材料经加工制成的膜状制剂。膜剂可供口服或黏膜使用，如口服、口含、舌下给药，也可用于眼结膜囊内、鼻腔和阴道内给药；外用可用于皮肤和黏膜创伤、烧伤或炎症表面的覆盖。膜剂主要用于局部治疗，一些膜剂亦可发挥全身治疗的作用。膜剂按结构特点，可分为单层膜、多层膜（复合膜）与夹心膜等，其大小、形状和厚度可根据用药部位的特点和含药量而定，一般厚度约为 0.05~0.2mm。

膜剂具有以下优点：①药物在成膜材料中分布均匀，含量准确，质量稳定；②重量轻，体积小，便于携带、运输和贮存；③使用方便，适合多种给药途径；④制备工艺简单，易于掌握；⑤生产时没有粉尘飞扬，利于劳动保护；⑥采用不同成膜材料，可制成不同释药速度的膜剂，如速释膜剂、缓释或控释膜剂；⑦多层复方膜剂可避免药物间的配伍禁忌。膜剂的缺点是载药量少，仅适用于小剂量药物，应用品种受到一定限制。

知识链接

口腔速溶膜

口腔速溶膜（orally fast dissloving films）系指原料药物分散在成膜材料中制得，能在口腔内迅速溶解的膜剂。该制剂通常制成邮票大小和厚度，置于舌头上快速崩解并溶解于唾液中被吸收，

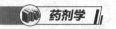

服用无需用水，尤其适合儿童、老人及吞咽困难的患者。口腔速溶膜具有避免首过效应，患者使用方便、依从性好，以及制备工艺简单等优点。口腔速溶膜的组成一般是药物1%~25%，水溶性成膜材料40%~50%，增塑剂2%~20%，以及甜味剂、填充剂和着色剂等。制备方法主要有溶剂浇铸法和热熔挤压法。2010年FDA批准了第一个口腔速溶膜剂——昂丹司琼，该药主要用于抑制由化疗和放疗引起的恶心与呕吐。

二、成膜材料

成膜材料是膜剂中药物的载体，对膜剂的成型、质量及药效产生重要影响。理想的成膜材料应满足以下条件：①无毒、无刺激性、性质稳定。②与原料药物兼容性良好，不降低主药药效。③成膜、脱膜性能好，成膜后有足够的强度和柔韧性。④用于口服、腔道、眼用膜剂的成膜材料应具有良好的水溶性或能逐渐降解；外用膜剂的成膜材料应能迅速、完全释放药物。⑤来源丰富、价格便宜。

常用的成膜材料包括天然及合成的高分子材料。

（一）天然高分子化合物

天然高分子材料有明胶、阿拉伯胶、琼脂、淀粉、糊精、海藻酸及其盐、壳聚糖等。此类成膜材料多数可降解或溶解，但成膜性能较差，故常与其他成膜材料合用。

（二）合成高分子化合物

合成高分子材料常用的有聚乙烯醇、丙烯酸树脂类、纤维素类高分子材料。此类成膜材料成膜性能良好。

1. 聚乙烯醇（polyvinyl alcohol，PVA） 是由聚醋酸乙烯酯经醇解反应制得，为白色至微黄色粉末或半透明状颗粒。PVA的规格和性质因其聚合度和醇解度不同而异。目前，国内常用的PVA型号有05-88和17-88，其中"05"和"17"分别表示平均聚合度为500~600和1700~1800，"88"表示醇解度为88%±2%。两种成膜材料均能溶于水，PVA05-88聚合度小，水溶性大，柔韧性差；PVA17-88聚合度大，水溶性小，柔韧性好，所以两者以适当比例（如1∶3）混合使用能制得性能优良的膜剂。经验证明，成膜材料中在膜抗拉强度、柔韧性、吸湿性和水溶性等方面，均以PVA为最好。

2. 乙烯-醋酸乙烯共聚物（ethylene-vinyl acetate copolymer，EVA） 是乙烯和醋酸乙烯共聚而成的水不溶性高分子聚合物，为透明无色粉末或颗粒。EVA性能与其分子量及醋酸乙烯含量相关。随分子量增加，EVA玻璃化温度和机械强度均相应增加。在分子量相同时，随醋酸乙烯比例增加，材料溶解性、柔韧性和透明度也相应增加。EVA无毒，无臭，无刺激性，对人体组织有良好的相容性，不溶于水，但能溶于二氯甲烷、三氯甲烷等有机溶剂。本品成膜性能良好，膜柔软，强度大，常用于制备控释膜剂。

3. 其他 羟丙甲纤维素（hydroxypropyl methylcellulose，HPMC）、羟丙纤维素（hydroxypropyl cellulose，HPC）、聚维酮（poly vinyl pyrrolidone，PVP）、甲基丙烯酸酯-丙烯酸酯共聚物、甲基纤维素（methylcellulose，MC）等。特别是HPMC、HPC的成模性、韧性等性质优良，在膜剂的研究与开发中应用广泛。

三、膜剂的制备

（一）膜剂的一般组成

膜剂中除主药和成膜材料外，还可添加增塑剂、表面活性剂、填充剂、着色剂、脱膜剂等附加剂。

主药	0～70%（*W/W*）
成膜材料	30%～100%
增塑剂（甘油、山梨醇、丙二醇等）	0～20%
表面活性剂（聚山梨酯80、十二烷基硫酸钠等）	1%～2%
填充剂（$CaCO_3$、SiO_2、淀粉等）	0～20%
着色剂（色素、TiO_2等）	0～2%
脱膜剂（液状石蜡等）	适量

（二）膜剂的制备方法

1. 匀浆制膜法 又称涂膜法、流涎法，常用于PVA、HPMC等成膜材料制备膜剂。将成膜材料溶解或分散于适当溶剂中，过滤，将药物及附加剂加入，充分搅拌混合形成药浆，必要时放置一段时间以除去气泡。原料药物如为水溶性，应与成膜材料制成具有一定黏度的溶液；如为不溶性原料药物，应粉碎成极细粉或预先制成微晶，并与成膜材料等混合均匀。小量制备时将浆液倾于平板玻璃上用推杆涂成宽厚一致的涂层，大量生产可用涂膜机涂膜。烘干后根据测定的主药含量计算单剂量的面积，剪成单剂量小格。

2. 热塑制膜法 将药物细粉和成膜材料（如EVA颗粒）混合，用橡皮滚筒混炼，热压成膜；或将热熔性成膜材料在热熔状态下加入药物细粉，使其溶解或均匀混合，加热挤出，冷却成膜，又称热熔挤出法。

3. 复合制膜法 以不溶性的成膜材料（如EVA）为外膜，分别制成具有凹穴的底外膜带和上外膜带；另以水溶性的成膜材料（如PVA）或海藻酸钠用匀浆法制成含药的内膜带，剪切后置于下外膜带的凹穴中，覆盖上外膜带，热封即得。此法适用于缓释膜剂的制备，如眼用毛果芸香碱膜剂（缓释1周）即用此法制成。

实例解析

实例7-1：复方替硝唑口腔膜

【处方】

替硝唑	0.2g	PVA17-88	3.0g
氧氟沙星	0.5g	羧甲纤维素钠	1.5g
甘油	2.5g	糖精钠	0.05g
纯化水加至100g			

【制法】 先将PVA17-88、羧甲纤维素钠分别加适量纯化水浸泡过夜，溶解，两者混合均匀。将替硝唑溶于15ml热纯化水中，氧氟沙星加适量稀醋酸溶解，两药分别加入上述高分子溶液中，再加入甘油、糖精钠，最后补足纯化水至足量。放置，待气泡除尽后，涂膜，干燥分格。每格含替硝唑0.5mg，氧氟沙星1.25mg。

【解析】 单用PVA17-88成膜性虽好，但水溶性及柔软性差，加入羧甲纤维素钠和甘油后则可增加膜的可塑性。PVA17-88与羧甲纤维素钠在水中浸泡时间必须充分，水温不宜超过40℃，以保证充分溶胀、溶解。膜剂制备过程中须保温静置，使膜料中空气充分逸尽，否则易成气泡膜。本品黏附于患处用于治疗牙周病。

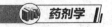

四、膜剂的质量评价

膜剂除要求主药含量合格外，还应符合下列质量评价：①膜剂外观应完整光洁，厚度一致，色泽均匀，无明显气泡。多剂量的膜剂，分格压痕应均匀清晰，并能按压痕撕开。②按《中国药典》（2020年版）四部通则0125规定，膜剂应进行重量差异检查（凡进行含量均匀度检查的膜剂，一般不再进行重量差异检查）和微生物限度检查，检查结果应符合规定。③膜剂所用的包装材料应无毒性、能够防止污染、方便使用，并不能与原料药物或成膜材料发生理化作用。④膜剂宜密封贮存，防止受潮、发霉和变质。

第二节　涂　膜　剂

PPT

一、概述

涂膜剂（paints）系指原料药物溶解或分散于含成膜材料的溶剂中，涂搽患处后形成薄膜的外用液体制剂。用时涂布于患处，有机溶剂迅速挥发，形成薄膜保护患处，并缓慢释放药物起治疗作用。涂膜剂一般用于无渗出液的损害性皮肤病，对某些皮肤病有较好的防治作用，如过敏性皮炎、牛皮癣、神经性皮炎等。

涂膜剂的特点：①制备工艺简单，不用背衬材料，无须特殊设备；②使用方便，使用时涂于患处，能迅速干燥，形成药膜保护创面，耐磨性能良好，有一定的抗撕裂强度；③膜的形成减少了皮肤表面水分的蒸发，使角质层水化，皮肤渗透性增加，促进药物吸收，更好地发挥治疗作用；④不同性质、规格成膜材料的组合，可以同时兼容水溶性和脂溶性药物，并且可以制备出不同成膜性能、脱模性能、抗拉强度、柔韧性和黏着性的膜；⑤成膜大小可以根据患者要求自行控制；⑥不易脱落、容易洗脱、不污染衣物、患者依从性好。

二、涂膜剂的制备

（一）成膜材料

涂膜剂一般由药物、成膜材料、增塑剂、溶剂等组成。

1. 成膜材料　涂膜剂的成膜材料与膜剂相似，但要求在皮肤温度下能迅速成膜，常用的成膜材料有PVA、PVP、聚乙烯醇缩丁醛、壳聚糖、乙基纤维素（ethyl cellulose，EC）、聚乙烯醇缩甲乙醛、羧甲纤维素等。

2. 增塑剂　常用的增塑剂有甘油、丙二醇、三乙酸甘油酯等。

3. 溶剂　一般为乙醇、丙酮或两者混合液等。

根据需要，还可加入其他附加剂，如抑菌剂、抗氧剂、保湿剂和渗透促进剂等。

（二）涂膜剂的制备

涂膜剂一般采用溶解法制备：先将成膜材料溶解，如药物溶于溶剂，则将药物及附加剂直接加入成膜材料液中溶解，混匀即得。如药物不溶于溶剂，应先将药物粉碎成极细粉，加入成膜材料溶液中混合均匀；如为中药饮片，应先以适宜的方法提取，制成提取液，再加入成膜材料液中，混匀。涂膜剂因含有大量有机溶剂，生产过程应注意避热、防火。

实例解析

实例 7-2：复方联苯苄唑涂膜剂

【处方】
联苯苄唑	10g	聚乙烯醇 124	40g
间苯二酚	60g	甘油	100g
纯化水	400ml	乙醇加至	1000ml

【制法】取聚乙烯醇 124 加入纯化水和甘油中充分溶胀；另取联苯苄唑与间苯二酚分别溶于适量乙醇中，将上述 3 种溶液混合，添加乙醇至 1000ml，搅匀，即得。将产品分装于 60ml 棕色玻璃瓶中。

【解析】采用聚乙烯醇 124 作为成膜材料，涂布成膜后所含药物能均匀地分布并缓慢释放，使药物作用持久而疗效显著。联苯苄唑具有广谱抗真菌作用，间苯二酚能溶解角质层，且具杀菌及防腐、止痒作用；两者合理配伍，药理作用增强，制成涂膜剂治疗手足癣，具有很好的疗效。

三、涂膜剂的质量评价

涂膜剂除要求主药含量合格外，应进行下列质量评价：①按《中国药典》（2020 年版）四部通则 0119 规定，涂膜剂应进行装量检查和微生物限度检查，结果应符合规定；②涂膜剂用于程度较轻的烧伤治疗，如为非无菌制剂的，应在标签上标明"非无菌制剂"；用于烧伤［除程度较轻的烧伤（Ⅰ°或浅Ⅱ°）外］、严重创伤或临床必须无菌的涂膜剂，照无菌检查法（通则 1101）检查，应符合规定；③除另有规定外，涂膜剂应避光、密闭贮存，在启用后最多可使用 4 周。

第三节 贴 膏 剂

PPT

贴膏剂（adhesive plaster）系指将原料药物与适宜的基质制成膏状物、涂布于背衬材料上供皮肤贴敷，可产生全身性或局部作用的一种薄片状柔性制剂。包括凝胶贴膏（原巴布膏剂或凝胶膏剂）和橡胶贴膏（原橡胶膏剂）。

一、凝胶贴膏

（一）概述

凝胶贴膏系指原料药物与适宜的亲水性基质混匀后涂布于背衬材料上制成的贴膏剂。

凝胶贴膏剂具有以下优点：①载药量大，尤其适用于中药浸膏；②含水量高、保湿性强，促进皮肤的水合作用强，有利于药物透皮吸收；③采用透皮吸收控制技术，使血药浓度平稳，药效持久；④穴位经络吸收，可疏通经络脏腑，发挥全身作用；⑤无致敏性、刺激性；⑥使用方便、不污染衣物、不拔汗毛，可反复揭贴；⑦生产过程无污染、无须防爆措施，生产成本低廉。

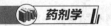

知识链接

凝胶贴膏的名称演变

凝胶贴膏起源于日本早期的泥罨剂，一般是将麦片等谷物与水、乳、蜡等混合，再掺入药物制成泥状物，装入至密闭的容器中，使用时涂布在纱布上，贴于患处，称为泥状巴布剂（ploutice）。20世纪70年代，随着医药化工业的发展和新型高分子材料的应用，日本发展了以水溶性高分子聚合物为凝胶基质的定型巴布剂（cataplasma），解决了早期巴布剂内聚力不强，黏弹性不够，保湿性差等难题，并于20世纪80年代成功地打入欧美市场，同期被引入我国，始称"巴布剂"。2000年版和2005年版《中国药典》一部收载为巴布膏剂，2010年版《中国药典》一部改称为凝胶膏剂，2015年版《中国药典》四部更名为凝胶贴膏，2020年版《中国药典》四部中继续使用凝胶贴膏的名称。

（二）基质组成

凝胶贴膏分为三层，即背衬层、凝胶基质层（含有活性物质的支撑层）和盖衬层。常用的背衬材料有无纺布、棉布等；常用的盖衬材料有防黏纸、铝箔-聚乙烯复合膜、塑料薄膜、硬质纱布等。凝胶基质层是药物的载体和赋形层，也是决定凝胶贴膏质量的关键因素。按照基质的成型方式不同，主要分为非交联型和交联型基质两类。

1. 非交联型基质　非交联型基质以动植物胶为主，内聚力不强，容易受湿热环境的影响。

2. 交联型基质　交联型基质通过交联剂与水溶性聚合物螯合固化，形成三维网络结构而成型。这种结构提高了基质的内聚强度，避免膏体剥落、冷流等现象，从而解决了非交联型膏体残留和污染衣物等问题。目前大部分凝胶贴膏都采用交联型基质。

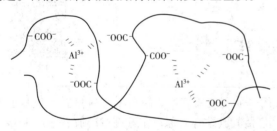

图7-1　交联骨架中羧基与 Al^{3+} 的交联作用

（每个 Al^{3+} 可与3个 $ROOH^-$ 作用）

交联型凝胶贴膏的基质组成通常有交联骨架、交联剂、交联调节剂、增黏剂、填充剂、保湿剂以及其他附加剂组成。目前交联骨架大多数采用部分中和的聚丙烯酸，交联剂通常为碱性铝化合物。在交联时，通过作为交联调节剂的有机酸将微溶性铝化合物中的 Al^{3+} 离子缓慢释放出，与交联骨架中被中和的羧基基团交联后形成凝胶骨架，如图7-1所示。

（1）交联骨架　绝大多数交联型凝胶基质以部分中和的聚丙烯酸作为交联骨架，根据中和的程度来划分其型号，主要有 NP-600、NP-700 与 NP-800，三者聚丙烯酸/聚丙烯酸钠的比例分别为 30∶70，50∶50，65∶35，基本性质见表7-1。

表7-1　不同型号部分中和的聚丙烯酸的基本性质

	NP 600	NP 700	NP 800
pH（0.2%水溶液）	7.2	6.5	5.9
黏度（0.2%水溶液，mPa·s）	500~600	500~650	约600
聚丙烯酸（%）	30	50	65
聚丙烯酸钠（%）	70	50	35

（2）交联剂　交联剂是凝胶基质成型的关键成分。理论上来说，Ca^{2+}，Al^{3+}，Mg^{2+} 等高价金属离子均

具有交联作用，但目前最常用的交联剂是甘羟铝、氢氧化铝等微溶性铝化合物。

（3）交联调节剂 常用的交联调节剂包括酒石酸、枸橼酸、乳酸、乙二胺四乙酸（EDTA）等。当交联剂微溶于水或不溶于水时，体系中游离的金属离子较少或不存在，此时，交联剂与交联骨架不发生反应，凝胶基质不成型。在交联调节剂提供的质子环境下，金属离子缓慢释放，并与交联骨架结合，发生固化。因此交联调节剂是调节凝胶基质交联速度和交联程度的关键物质。为了更好地控制交联速度，有时还加入 EDTA。

（4）增黏剂 交联骨架材料本身具有一定的黏性，但对皮肤的黏附力还不理想，通常还需另外添加适当的增黏剂。常用增黏剂有卡波姆、羧甲纤维素钠、聚乙烯醇、甲基纤维素、明胶、西黄蓍胶等。

（5）保湿剂 保湿剂可延缓凝胶基质的失水，促进皮肤水合作用，有利于药物透皮吸收。常用的保湿剂有甘油、丙二醇、聚乙二醇及它们的混合物。

（6）填充剂 填充剂主要影响膏体的成型性、黏附性及内聚力，可改善水溶性高分子材料因吸水膨胀而产生的过黏现象。常用的填充剂有高岭土、微粉硅胶、碳酸钙、氧化锌及二氧化钛等。

（7）其他附加剂 凝胶贴膏的含水量通常可达到 40%～60%，容易滋生细菌，因此基质中需添加适量的抑菌剂。为了促进药物经皮吸收，可添加透皮促进剂。此外，基质中还可添加适量的表面活性剂、软化剂等。

（三）凝胶贴膏的制备

凝胶贴膏的制备主要包括基质成型工艺和制剂成型工艺，基本制备工艺流程如图 7-2 所示。

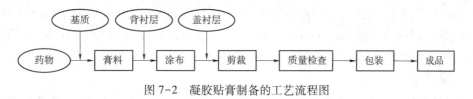

图 7-2 凝胶贴膏制备的工艺流程图

实例解析

实例 7-3：凝胶贴膏基质的处方和制备

【处方】
NP700	5g	甘羟铝	0.2g
聚维酮 K-90	2g	酒石酸	0.2g
高岭土	1g	甘油	30g
羟苯乙酯	0.1g	EDTA	0.05g
纯化水	61.45g		

【制法】将甘羟铝、高岭土、NP700 加入盛甘油的烧杯中，搅拌均匀；另取聚维酮 K-90、酒石酸、EDTA 和羟苯乙酯加入纯化水中，搅拌使溶解，然后加入上述混合物中，搅拌均匀至适宜黏度时，涂布在无纺布上，盖上聚乙烯薄膜即可。

【解析】本品凝胶贴膏基质的交联骨架采用部分中和的聚丙烯酸 NP-700，其聚丙烯酸/聚丙烯酸钠比例为 50：50。甘羟铝在酒石酸提供的酸性环境下逐渐释放 Al^{3+}，与 NP-700 结构中被中和的羧酸基团交联形成骨架。EDTA 可与多余的 Al^{3+} 形成可逆性的络合物，防止局部交联过快、膏体弹性过高而影响涂布性能。聚维酮 K-90 作为增黏剂用以提高膏体黏性，高岭土作为填充剂用以提高膏体内聚力。甘油和羟苯乙酯分别为保湿剂和防腐剂。

（四）凝胶贴膏的质量评价

1. 外观 膏料应涂布均匀，膏面应光洁、色泽一致，无脱膏、失黏现象；背衬面应平整、洁净、无漏膏现象。

2. 赋形性 取凝胶贴膏供试品 1 片，置 37℃、相对湿度 64% 的恒温恒湿箱中 30 分钟，取出，用夹子将供试品固定在一平整钢板上，钢板与水平面的倾斜角为 60°，放置 24 小时，膏面应无流淌现象。

3. 黏附力 除另有规定外，照《中国药典》（2020 年版）四部通则 0952 黏附力测定法第一法（初黏力的测定），采用斜坡滚球法测定，即将一不锈钢球从置于倾斜板上的供试品黏性面滚过，根据供试品黏性面能够黏住的最大球号钢球，评价其初黏性的大小。

4. 含膏量 取供试品 1 片，除去盖衬，精密称定，置烧杯中，加适量水，加热煮沸至背衬与膏体分离后，将背衬取出，用水洗涤至背衬无残留膏体，晾干，在 105℃ 干燥 30 分钟，移至干燥器中，冷却 30 分钟，精密称定，减失重量即为膏重，按标示面积换算成 $100cm^2$ 的含膏量，应符合规定。

5. 含量均匀度 照含量均匀度检查法《中国药典》（2020 年版）四部通则 0941 测定，应符合规定。

6. 其他 应进行微生物限度检查，结果应符合规定。

二、橡胶贴膏

（一）概述

橡胶贴膏系指原料药物与橡胶等基质混匀后涂布于背衬材料上制成的贴膏剂。可分为不含药者（如橡皮膏及胶布）和含药者（如复方水杨酸甲酯薄荷醇贴膏、曲安奈德新霉素贴膏、伤湿止痛膏等）。

橡胶贴膏可直接贴于皮肤应用，不污染皮肤或衣物，基质化学惰性。但膏层较薄，载药量较小，维持时间较短，且有刺激性、过敏性、易老化等缺点。

（二）基质组成

橡胶贴膏由背衬层、膏料层（支撑层）、膏面覆盖层（盖衬层）组成。背衬材料常用漂白细布、无纺布等；盖衬材料常用防粘纸、塑料薄膜、铝箔-聚乙烯复合膜、硬质纱布等。膏料层由基质和药物组成，为橡胶贴膏的主要部分。其中基质主要由以下成分组成。

1. 橡胶 主要有生橡胶、热可塑性橡胶，为基质主要原料，具有良好的黏性、弹性，不透气、不透水。

2. 增黏剂 常用松香，因松香中的松香酸可加速橡胶膏体的老化，能够增加膏体的黏性。国外多采用具有抗氧化、耐光、耐老化和抗过敏等性能的马来酸甘油松香酯、氢化松香甘油酯等新型材料。

3. 软化剂 可使生橡胶软化，增加可塑性及成品的柔软性、耐寒性和黏性。常用的有凡士林、羊毛脂、液状石蜡、植物油等。

4. 填充剂 常用氧化锌，能与松香酸生成松香酸盐，可增加膏料黏性及膏料与背衬材料间的黏着性，并能降低松香酸对皮肤的刺激性，具有缓和的收敛作用。锌钡白（俗称立德粉），常用作热压法制备橡胶贴膏的填充剂，其特点是遮盖力强，胶料硬度大。

（三）橡胶贴膏的制备

橡胶贴膏常用的制备方法有溶剂法和热压法。

1. 溶剂法 常用的溶剂为汽油、正己烷，基本制备工艺流程如图 7-3 所示。

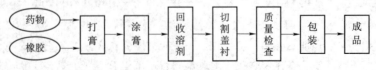

图 7-3 溶剂法制备橡胶贴膏的工艺流程

（1）药料处理 中药饮片用适当的有机溶剂和方法提取、滤过、浓缩后备用，能溶于橡胶基质中的药物如薄荷脑、冰片、樟脑等可直接加入，化学药物则粉碎成细粉或溶于溶剂中。

（2）制涂料 取洗净、干燥、切成大小适宜条块的生橡胶，在炼胶机中塑炼成网状薄片，摊开放冷，消除静电后，浸于适量汽油中浸泡18~24小时，至完全溶胀成凝胶状后移入打膏机中搅拌3~4小时后，依次加入凡士林、羊毛脂、松香、氧化锌等制成基质，再加入药物浸膏或细粉，继续搅拌成均匀胶浆，经滤胶机压过筛网后的膏浆即为涂料或膏料。

（3）涂膏 将涂料置于装好背衬材料的涂膏机上涂膏。

（4）回收溶剂 涂布了涂料的胶布，以一定的速度经过具有加热与溶剂回收功能的封闭装置，进行干燥后卷于滚筒上。

（5）切割盖衬与包装 将膏布在切割机上切成一定宽度，再移至纱布卷筒装置上，使膏面上覆盖一层硬质纱布或塑料薄膜，最后切割成小块后包装。

实例解析

实例7-4：冰樟桉氟轻松贴膏

【处方】
醋酸氟轻松	0.25g	冰片	28.5g
樟脑	26.1g	水杨酸甲酯	11.9g
桉叶油	19.0g	丙酮	适量
橡胶基质	适量	辅料	适量
全量	1000g		

【制法】取醋酸氟轻松加丙酮适量使溶解，与冰片、樟脑、水杨酸甲酯及桉叶油混匀后加入由橡胶270g、氧化锌300g、松香250g、凡士林50g、羊毛脂40g制成的基质中，制成涂料，进行涂膏，切段，盖衬，切成小块，即得。

【解析】本品为淡黄色的片状橡胶贴膏，气芳香。用于治疗神经性皮炎、结节痒疹、银屑病、慢性湿疹等瘙痒性皮肤病。醋酸氟轻松为合成的含氟强效糖皮质激素，外用可使真皮毛细血管收缩，抑制表皮细胞的增殖或再生，抑制结缔组织内纤维细胞的新生，稳定细胞内溶酶体膜，具有较强的抗炎及抗过敏作用。冰片、樟脑具有消肿，止痛作用。水杨酸甲酯可刺激局部改善循环，止痛作用。桉叶油轻微消毒防腐作用。另外冰片、樟脑、水杨酸甲酯和桉叶油有促透皮作用。

2. 热压法 将大块橡胶由切胶机切成1~2cm厚的薄片后，投入到温度设定为70℃的捏合机中搅拌一定时间，加入凡士林、羊毛脂、松香、氧化锌等，共同混合搅拌一定时间制成橡胶基质后，捏合机停止加热，通冷却水冷却后，再加入其他药物与橡胶基质搅拌、混和均匀，制成橡胶膏剂的涂料；将混炼好的涂料通过捏合机下方装有过滤网的螺杆挤出机出料，胶料直接送到涂胶机前车涂料板上，进行涂膏、切割、盖衬、打孔、切成小块后包装即得。该法在制膏工艺中不用汽油，无须回收装置，生产安全、减少污染，可降低生产成本。

（四）橡胶贴膏的质量评价

1. 外观 膏料应涂布均匀，膏面应光洁、色泽一致，应无脱膏、失黏现象；背衬面应平整、洁净、无漏膏现象。

2. 含膏量 取橡胶贴膏供试品2片（每片面积大于35cm^{2}的应切取35cm^2），除去盖衬精密称定，置于有盖玻璃容器中，加适量有机溶剂（如三氯甲烷、乙醚等）浸渍，并时时振摇，待背衬与膏料分离后，将背衬取出，用上述溶剂洗涤至背衬无残附膏料，挥去溶剂，在105℃干燥30分钟，移至干燥器中，冷却30分钟，精密称定，减失重量即为膏重，按标示面积换算成100cm^{2}的含膏量，应符合各品种项下的规定。

3. 黏附力　照贴膏剂《中国药典》（2020 年版）四部通则 0952 黏附力测定法第二法（持黏力的测定）测定，即将供试品黏性面粘贴于试验板表面，垂直放置，沿供试品的长度方向悬挂一规定质量的砝码，记录供试品滑移直至脱落的时间或在一定时间内位移的距离，均应符合规定。

4. 耐热性　除另有规定外，取橡胶贴膏供试品 2 片，除去盖衬，在 60℃ 加热 2 小时，放冷后，膏背面应无渗油现象；膏面应有光泽，用手指触试应仍有黏性。

5. 微生物限度　除另有规定外，橡胶贴膏照非无菌产品微生物限度检查，每 10cm² 不得检出金黄色葡萄球菌和铜绿假单胞菌。

本章小结

本章重点：膜剂的特点、成膜材料及处方组成；涂膜剂的特点和处方组成；凝胶贴膏的特点和基质的处方组成；橡胶贴膏的特点、基质的处方组成和制备方法。

本章难点：凝胶贴膏的成型原理及其质量检查。

思 考 题

题库

1. 试述膜剂的剂型优点与常见成膜材料。
2. 试述可通过哪些方法调整膜剂的成膜性能。
3. 简述涂膜剂的概念及其应用特点。
4. 简述贴膏剂的分类及各自特点。
5. 简述交联凝胶贴膏基质的成型原理。
6. 简述交联凝胶贴膏的基质组成。

（袁子民）

第八章

栓　剂

第一节　概　述

PPT

一、栓剂的定义与分类

（一）栓剂的定义

栓剂（suppositories）是指原料药物与适宜基质制成供腔道给药的固体制剂。栓剂在常温下为固体，放入人体腔道后，应能融化、软化或溶化，并与分泌液混合，逐渐释放药物产生局部或全身作用。

知识链接

栓剂的发展概况

作为腔道给药的剂型之一，栓剂又称"坐药"或"塞药"，具有悠久的历史。经典医籍如《伤寒杂病论》《肘后备急方》《本草纲目》中均收载栓剂制备与应用；国外的《伊伯氏纸本草》中也有栓剂的记录。早期栓剂是作为口服给药的替代剂型，以克服药物对胃肠道可能产生的刺激性，避免口服剂型可能发生的肝脏首过效应。目前，栓剂在新基质、新品种和生产机械化及包装等方面均有较大发展。

（二）栓剂的分类

1. 按给药途径分类　栓剂因施用腔道的不同，分为直肠栓、阴道栓（可分为普通栓和膨胀栓）和尿道栓等。直肠栓为鱼雷形、圆锥形或圆柱形等，以鱼雷形较常用，纳入肛门后由于括约肌的收缩容易进入直肠，成人所用直肠栓重量约2g，儿童用重约1g；阴道栓为鸭嘴形、球形或卵形等，重量约为2~5g，以鸭嘴形较常用；尿道栓一般为棒状。常见的栓剂外形如图8-1所示。

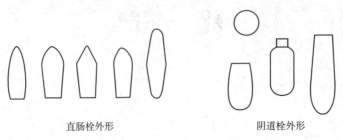

　　　　　直肠栓外形　　　　　　　　　　　　阴道栓外形

图8-1　栓剂的外形示意图

2. 按制备工艺和释药特点分类　除用传统工艺制备的普通栓剂外，为适应临床疾病的治疗或符合不同释药速度的要求，还可按照特殊制备工艺制备成双层栓、中空栓、微囊栓、渗透泵栓、缓释栓及泡腾栓等。

（1）阴道膨胀栓　系指含药基质中插入具有吸水膨胀功能的内芯后制成的栓剂；膨胀内芯系以脱脂棉或粘胶纤维等经加工、灭菌制成。

（2）双层栓　此类栓剂由两层组成，与普通栓剂相比，能根据药物的性质与作用特点，更好地实现药物之间的配伍变化及满足治疗不同临床疾病的需求。

一般有两种类型，一种是内外两层栓剂，内外两层含有不同的药物，可先后释放药物达到特定的治疗目的；另外一种是上下两层，将两种或两种以上性质不同的药物分别分散于脂溶性基质或水溶性基质中，制成含上下两层的栓剂，以便于药物的吸收或避免药物可能发生的配伍禁忌。用空白基质和含药基质制成上下两层，利用上层空白基质阻止药物的向上扩散，以减少药物自直肠上静脉吸收，此法不仅可以提高栓剂的生物利用度，还可以减少药物的副作用。将一种药物分别分散到释药速率不同的基质中，制成上下两层，使栓剂在使用的同时具有速释和缓释的作用。

（3）中空栓　中空栓剂的外壳为空白或含药基质，中间可以填充固体或液体药物。小剂量制备时，可在普通栓模上方插入一个不锈钢管，固定，沿边缘注入熔融的基质，待基质凝固后，拔出钢管，在栓壳的中空部分注入药物，最后用相应的基质封好尾部，即得。也有将基质熔融后加入普通栓剂的模具中，等部分基质凝固后翻转栓模使中心没有凝固的基质流出，形成空腔，再加入药物融封尾部。中空栓剂中的药物可在外壳基质熔融破裂后迅速释放，使药物在体内的达峰时间短，较快发挥治疗作用，提高生物利用度。

（4）微囊栓　是将药物先制成微囊，然后再将其与基质混合而制成的栓剂。微囊栓剂具有血药浓度稳定，维持时间长的优点，其对药物的控释效果取决于微囊所用的囊材和制备方法等。

（5）渗透泵栓　渗透泵栓剂是利用渗透压原理制成的，由可透过水分也可透过药物的微孔膜、渗透压活性物质、可透过水分但不能透过药物的半透膜及药物组成。将其纳入体内后，水分进入栓剂而产生渗透压，在渗透压的作用下药物透过半透膜上的小孔释放出来，渗透泵栓剂的特点是能在一定的时间内维持恒定的血药浓度。

（6）缓释栓　缓释栓剂是利用具有可塑性的不溶性高分子材料制成，由于此类骨架材料在体内不溶解，故对药物的溶出和释放起物理屏障作用，而达到缓释的目的。其中凝胶缓释栓剂利用具有亲水黏附性和生物学惰性的乙烯氧化物为药物载体制成，待其吸收水分后体积膨胀，柔软而有弹性，可避免栓剂纳入体腔后所产生的异物感。此外，由于凝胶对生物黏膜具有特殊的黏附力从而可延长药物的滞留和释放时间，可促进药物的吸收，提高药物的生物利用度。

（7）泡腾栓 基质中加入有机酸（如枸橼酸等）和弱碱（如碳酸氢钠等），遇到体液后产生泡腾作用，有利于药物的分散，多用于阴道栓。

3. 按作用性质分类 可分为全身或局部作用的栓剂，作为直肠和阴道给药的安全优良剂型，直肠给药可以发挥润滑、收敛、杀虫、局麻、抗菌、止痛、止痒等局部治疗作用，也可使药物经过吸收后发挥镇痛、镇静、兴奋、扩张血管等全身治疗作用；阴道给药主要起局部治疗作用。

二、栓剂的特点

作为具有一定大小和形状的固体制剂，栓剂可用于软膏剂所不易给药的腔道中，将药物释放分散到腔道黏膜表面，被吸收后发挥治疗作用；制备栓剂所用到的基质还可缓和药物的刺激性。

栓剂具有以下特点：①直肠吸收比口服吸收更有规律，可以减少消化系统对药物吸收的干扰；②药物从直肠吸收，有 50%~70% 的药物不经肝脏直接进入体循环，避免了肝首过效应的影响，也减少药物对肝脏的毒副作用；③药物不受胃肠道 pH 或酶的破坏而避免失去活性；④可以避免某些药物对胃肠道的刺激，如阿司匹林对胃肠道有较强的刺激作用，服药后易引起恶心、呕吐等副反应，改用栓剂后则无消化道刺激症状；⑤适用于不愿或不能口服给药的患者，如婴儿、儿童及伴有呕吐者。

但栓剂同时存在使用不如口服方便、生产成本较高、生产效率低等缺点。

三、直肠的解剖生理与药物的吸收

（一）直肠的解剖生理

栓剂经肛门进入人体后与消化道末端的直肠相接触。解剖学上直肠长约 12~15cm，最大直径 5~6cm，健康人的直肠温度为 36.2~37.6℃。直肠无蠕动作用，直肠内容物的压力因其部位不同而有差异。直肠黏膜为类脂膜结构，上面分布较少数量的水性微孔，分子量大于 300 的极性分子较难透过。直肠黏膜表面无绒毛，褶皱少，与胃、小肠相比其有效吸收面积小，药物吸收比较缓慢，故直肠不是药物吸收的主要部位。但由于直肠与肛门部位血管分布的特殊性，有些药物在直肠有较多吸收。

（二）药物的吸收途径与影响因素

1. 药物直肠吸收途径 药物经直肠黏膜吸收主要有以下途径：①通过直肠上静脉经肝门静脉进入肝脏，在肝脏代谢后再转运至全身；②通过直肠中、下静脉及肛管静脉，经髂内静脉绕过肝脏进入下腔大静脉而进入体循环，如图 8-2 所示；③经直肠淋巴系统吸收，可能是大分子药物吸收的重要途径。

2. 影响药物直肠吸收的因素 直肠黏膜属于类脂质屏障，药物从直肠中的吸收主要是被动扩散过程，药物的直肠吸收主要与下列因素有关。

（1）生理因素 由药物直肠吸收的途径可知，直肠的血流分布会影响药物吸收。在直肠的三条静脉中，直肠上静脉

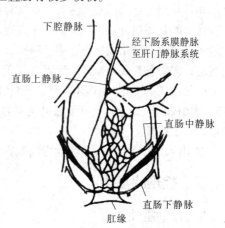

图 8-2 直肠给药的吸收途径

由肝门静脉通向肝脏，中、下直肠静脉通向体循环，因此药物的直肠吸收与给药部位有关，栓剂纳入直肠的深度越小（距离肛门口约 2cm 处），药物在吸收时不经肝脏的量亦愈多，一般为总量的 50%~70%。栓剂距肛门口 4cm 处给药的生物利用度远低于距肛门口 2cm 处给药的生物利用度，当栓剂距肛门口 6cm 处给药时，大部分药物经直肠上静脉进入肝门静脉。

直肠中所含液体量为 2~3ml，直肠液 pH 约为 7~8，几乎无缓冲能力，酶活性较低。药物进入直肠后的 pH 是由被溶解药物的性质所决定，通过改变直肠部位的 pH，增大未解离药物所占的比例，有可能促进药物的吸收。

直肠内容物、直肠保留时间（排便、腹泻）、结肠梗死及组织脱水等均可以影响药物的扩散及与吸收

表面的接触，从而影响药物的吸收。

（2）药物的理化性质　对直肠吸收的影响因素包括药物的溶解度、粒度、脂溶性与解离常数（pK_a）等参数。脂溶性和pK_a是影响药物吸收的主要因素。具有一定溶解度与脂溶性的非解离型药物易透过直肠黏膜吸收进入血液，而酸、碱性药物的吸收与解离状态有关，解离型的药物吸收较差。通常pK_a大于4.3的弱酸性药物，pK_a小于8.5的弱碱性药物，可被直肠黏膜迅速吸收。以混悬、分散状态存在于栓剂中的药物，其粒径越小，越易溶解吸收。

（3）基质的影响　由于基质种类和性质的不同，对药物的释放速度和吸收的影响亦不同。一般而言，栓剂中药物吸收的限速过程是基质中药物释放到体液的速度，而不是药物在体液中的溶解速度。对于发挥全身治疗作用的栓剂，要求药物从基质中迅速释放、分散和吸收。为加快药物的释放与吸收，全身作用的栓剂一般应选择与药物溶解性能相反的基质，以减少药物与基质的亲和力，使药物容易从基质中溶出或释放，从而加快吸收。如药物是脂溶性的，可以选择水溶性基质；如药物是水溶性的，则选择脂溶性的基质以利于药物的释放。

（4）附加剂及其他因素的影响　栓剂基质中加入的吸收促进剂，可增加药物吸收。但一些表面活性剂类的吸收促进剂，用量过多时，也可能抑制药物的吸收。另外，一些不同释药特点的新型栓剂对药物的吸收也有一定的影响。

第二节　栓剂的基质及附加剂

PPT

一、栓剂基质的要求

栓剂的基质不仅作为药物的载体和赋形剂，而且还影响药物疗效的发挥。因此，基质的选择对制备栓剂非常重要，理想的基质应与主药具有良好的相容性、稳定的理化性质及最佳的释药行为。

优良的基质应符合下列要求：①在室温下有适宜的硬度与韧性，纳入腔道时不发生变形或碎裂，在体温下易软化、融化或溶解，熔点和凝点差距小；②与药物混合后不发生反应，不妨碍主药的作用与含量测定；③对黏膜无刺激性，无毒性，无过敏性，其释药速度应符合治疗要求；④性质稳定，贮藏中不发生理化性质的变化，不影响药物生物利用度，油脂性基质还要求其酸价在0.2以下，皂化值约为200~245，碘值低于7；⑤具有润湿或乳化能力，水值较高，能混入较多的水；⑥适用于冷压法及热熔法制备栓剂，易于脱模。

常用的栓剂基质可以分为油脂性基质和水溶性基质。基质的选择应考虑药物的性质与用药目的。

二、栓剂的基质

（一）油脂性基质

由油脂性基质制成的栓剂进入体腔后，应能在体温下软化、融化，同时要求在贮存过程、使用前维持固体形状，故熔点是油脂性基质的重要参数之一，单独使用时，基质的熔点应高于室温且与体温接近。

1. 可可豆脂　来源于梧桐科植物可可树，是从其种仁中得到的一种固体脂肪，主要是硬脂酸、棕榈酸、亚油酸、油酸或月桂酸等各种脂肪酸的三酸甘油酯，所含脂肪酸的比例不同，熔点及释放药物速度等也不同。可可豆脂为白色或淡黄色蜡状固体，具有良好的可塑性，熔点为30~35℃，加热至25℃时开始软化，在体温下能迅速熔化，10~20℃时易粉碎成粉末。可可豆脂是适宜的栓剂基质，可与大多数药物配合使用，但有些药物如挥发油、樟脑、薄荷脑等可显著降低其熔点。

知识链接

可可豆脂的同质多晶性

可可豆脂具有同质多晶的性质（为 α，β，β′，γ 四种晶型），其中以 β 型最稳定，熔点为 34℃，而 α 和 γ 两种晶型不稳定，熔点分别为 22℃和 18℃。当温度超过 36℃，长时间加热会产生低熔点的不稳定晶型，在迅速冷却时往往难以成型，这是因为可可豆脂由 β 稳定型部分转变为不稳定的异构体使熔点降低引起。通常应缓慢加热待基质熔化 2/3 时，停止加热，利用余热使剩余基质全部熔化，以避免受热时间过长导致晶型转变。

可可豆脂存在同质多晶型，软化点低，化学不稳定及吸水性差等缺点，产量少，价格较贵，现多以合成或半合成油脂性基质代替。

2. 半合成或全合成脂肪酸酯 半合成脂肪酸酯为椰子或棕榈种仁等天然植物油经水解、分馏所得的 $C_{12}\sim C_{18}$ 游离脂肪酸，经部分氢化再与甘油酯化而得的单酯、双酯及三酯的混合物。由于所含有的不饱和键较少，其化学性质稳定，不易酸败，成形性能良好，具有适宜的熔点，为代替天然油脂较理想的栓剂基质。全合成脂肪酸脂有硬脂酸丙二醇酯等。

（1）半合成椰油酯 由椰子油、硬脂酸与甘油经酯化而成，为乳白色或黄白色蜡状固体，具有油脂臭，熔点为 33～41℃，在水中不溶，吸水能力大于 20%。抗热能力较强，刺激性小，但遇氧化剂、酸、碱会分别发生氧化和水解。

（2）半合成棕榈酸酯 由棕榈油中分离得到的棕榈油酸加硬脂酸与甘油酯化而成。为乳白色固体，抗热能力强，酸值和碘值较低，对直肠和阴道黏膜均无不良影响。

（3）混合脂肪酸甘油酯（硬脂） 又称半合成山苍子油脂，由山苍子油水解分离得到月桂酸，加硬脂酸与甘油经酯化而得到的油脂，也可以直接用化学品合成，称为混合脂肪酸甘油酯。其理化性质与可可豆脂相似，为白色或类白色的蜡状固体；具有油脂臭，在水和乙醇中几乎不溶。按产品的熔点分为 34 型（33～35℃）、36 型（35～37℃）、38 型（37～39℃）与 40 型（39～41℃），其中在栓剂制备中常用 38 型。

（4）硬脂酸丙二醇酯 由硬脂酸与丙二醇经酯化形成单酯与双酯的混合物，为乳白色或微黄色蜡状固体，稍有脂肪的臭味，水中不溶，遇热水可膨胀，熔点 35～37℃，对腔道黏膜无明显刺激性。

3. 氢化植物油 由植物油部分或全部氢化得到的白色半固体或固体脂肪，如氢化棉籽油（40.5～41℃）、部分氢化棉籽油（35～39℃）、氢化椰子油（34～37℃）、氢化花生油（30～45℃）等。此类基质性质稳定，无毒性及刺激性，不易酸败，价廉，但释药能力较差，加入适量表面活性剂可以改善。

（二）水溶性基质

1. 甘油明胶 由甘油、明胶和水按一定比例（通常为 70：20：10）在水浴上加热融合，蒸去大部分水，冷却后凝固而制成。本品具有弹性、不易折断，在体温下不融化，纳入腔道时能软化并缓慢溶于分泌液中，作用缓和持久，能延长药物的疗效，常作为阴道栓剂的基质。其溶解速度随甘油、明胶、水三者的比例改变而变化，甘油和水的含量越高越易溶解。甘油具有保湿作用，能防止栓剂干燥变硬。

因明胶是胶原的水解产物，凡能与蛋白质发生配伍变化的药物，如重金属盐、鞣酸等，不能用此类基质。以本品为基质的栓剂贮存时应注意避免霉菌等微生物污染，可加入适量防腐剂改善。

2. 聚乙二醇 本类基质具有不同聚合度、分子量及物理性状。分子量 200～600 为透明无色液体，分子量 1000～2000 为软蜡状固体，4000～6000 为固体。通常将两种或两种以上的不同分子量的聚乙二醇加热熔融，制成硬度适宜的栓剂。

由于聚乙二醇吸湿性强对黏膜有刺激性，加入约 20% 的水可以减轻刺激。聚乙二醇基质不宜与鞣酸、

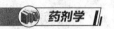

银盐、奎宁、苯佐卡因、阿司匹林、磺胺类药物配伍。

3. 硬脂酸聚氧乙烯酯 为一系列硬脂酸发生聚氧乙烯基化得到的衍生物，栓剂中常用的品种为硬脂酸聚氧乙烯（40）酯。其为类白色或淡黄色、无臭或类似脂肪臭味的蜡状固体，熔点为 39~45℃，皂化值为 25~35，酸值≤2。本品为非离子型表面活性剂，可溶于水，对腔道黏膜无明显毒性和刺激性，但水杨酸盐、酚类、碘盐、银盐及鞣酸能使该类基质变色或沉淀。

4. 泊洛沙姆 系聚氧乙烯与聚氧丙烯形成的嵌段共聚物，为非离子型表面活性剂。根据分子量及共聚比例不同，物态呈液体、半固体或蜡状固体；作为栓剂基质常用的品种是泊洛沙姆 188 和泊洛沙姆 407，为白色至微黄色蜡状固体，熔点为 46~52℃，易溶于水和乙醇，能促进药物吸收并具有缓释作用。

三、栓剂的附加剂

在栓剂制备过程中，为促进药物吸收、增加栓剂的稳定性、便于成形与识别，除选择适宜的基质外，还可添加一些附加剂，常见的附加剂如下。

1. 吸收促进剂 起全身治疗作用的栓剂，可利用吸收促进剂增强直肠黏膜对药物的吸收。常用的吸收促进剂如下。①表面活性剂：能提高药物的亲水性，对直肠黏膜壁表面的水性黏液层有胶溶、洗涤作用，产生孔隙而增加药物的穿透性；表面活性剂还有助于水相与油脂性基质的乳化。②氮酮：为透皮吸收促进剂，能与直肠黏膜发生作用，改变生物膜的通透性，能增加药物的亲水性，使药物向分泌液中转移，因而有助于药物的释放、吸收。③其他：一些非甾体类抗炎药、脂肪酸、吩噻嗪类、脂肪醇和脂肪酸酯类、苯甲酸钠、水杨酸钠、尿素、环糊精类衍生物等也可作为药物的吸收促进剂。

2. 抗氧剂 当主药易氧化时，应加入抗氧剂以防止药物氧化失活，常用丁羟基茴香醚（BHA）、二丁基羟基甲苯（2，6-二叔丁基对甲酚，BHT）、维生素 C、没食子酸酯类等。

3. 防腐剂 当栓剂中含有植物浸膏或水性液体时，可加入防腐剂防止微生物的滋生与污染。使用防腐剂时应注意其溶解度、有效浓度、配伍禁忌及对直肠的刺激性和毒性。

4. 硬化剂 若制备的栓剂在贮存或使用时过软，可加入适量的白蜡、鲸蜡醇、硬脂酸、巴西棕榈蜡等硬化剂以调节其硬度。

5. 增稠剂 当药物与基质混合时因机械搅拌情况不良或生理需要时，栓剂中可加适量增稠剂，常用的有氢化蓖麻油、单硬脂酸甘油酯及硬脂酸铝等。

6. 着色剂 根据处方可以选择水溶性或脂溶性着色剂，加入水溶性着色剂时要考虑其对栓剂 pH 和乳化剂乳化效率的影响，还需要注意控制脂肪的水解和栓剂的颜色迁移现象。

第三节 栓剂的制备

PPT

一、栓剂的置换价

1. 基质用量的确定 制备栓剂所用模型的容量（体积）是固定的，用同一模型所制得栓剂的容积是相同的，但因基质或药物的密度不同而具有不同的重量。而一般栓模容纳重量是指以可可豆脂为代表的基质的重量，加入药物会占有一定体积，特别是不溶于基质的药物，为保持栓剂原有体积，需要引入置换价（displacement value，DV）的概念。

作为计算栓剂基质用量的参数，置换价系指药物的重量与同体积基质的重量比值。在栓剂的生产中测定置换价对保证投料的准确性有重要意义。置换价 DV 的计算公式如下。

$$DV = W/[G-(M-W)] \tag{8-1}$$

式中，G 为纯基质栓的平均重量；M 为含药栓的平均重量；W 为含药栓中每粒平均含药量；$M-W$ 为含药栓中基质的重量；$G-(M-W)$ 为纯基质栓与含药栓中基质的重量差值，即与药物同体积基质的重量。

2. 置换价的测定方法 取基质制备空白栓，称定平均重量 G，另取基质与药物混合制成含药栓，称得含药栓平均重量为 M，每粒栓剂的平均含药量为 W。将这些数据代入式（8-1），即可求得某一药物对某一基质的置换价。

用测定的置换价可以方便地计算该种栓剂所需要基质的重量 X：

$$X = (G-W/DV) \cdot n \tag{8-2}$$

式中，X 为需要基质的重量；n 为拟制备栓剂的枚数。

二、栓剂的制备方法

栓剂一般采用搓捏法、冷压法和热熔法。搓捏法适宜于脂肪性基质小量制备；冷压法适宜于大量生产脂肪性基质栓剂；热熔法适宜于脂肪性基质和水溶性基质栓剂的制备。

（一）药物与基质的混合方法

1. 油溶性药物 如苯酚、樟脑、冰片等，可直接加入基质使之溶解，但加入的量较大能降低基质的熔点或使栓剂过软，可加适量石蜡、蜂蜡调整硬度。

2. 水溶性药物 如生物碱盐、浸膏等，可加少量的水制成浓溶液，用适量羊毛脂吸收后再与基质混合。

3. 不溶性药物 如果药物不溶于油脂、水或甘油，可先将药物制成细粉或最细粉，再与基质混合均匀。

（二）栓剂的制备方法

1. 冷压法 也称挤压成型法，即先将药物与基质研磨成细粉，混合均匀，用手工搓捏或置于制栓机内通过模压成形。冷压法可以避免加热对主药或基质稳定性的影响，制备较简单，但效率不高，目前生产上已较少采用。

2. 热熔法 也称模制成形法，是常用的生产栓剂的方法，油脂性及水溶性基质的栓剂均可用此法制备。将计算量的基质在水浴上加热熔化，注意勿使温度过高，然后根据药物的性质，以不同方式加入药物并与基质混合均匀，将混合物灌注于冷却并涂有润滑剂的栓模中，加入量至稍溢出模口为宜，放冷待完全凝固后，削去溢出部分，开启栓模推出栓剂，包装即得，栓剂的模具如图 8-3 所示。热熔法应用广泛，工厂生产一般采用全自动栓剂灌封机组完成。

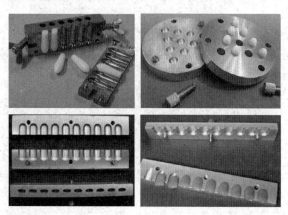

图 8-3 栓剂模具

在热熔法制备栓剂的过程中应避免基质受热时间过长或温度过高以影响其稳定性，一般在基质熔融 2/3 时即应停止加热，适当搅拌利用余热使剩余的基质熔化。熔融的混合物在注模时温度在 40℃ 左右为宜，或待混合物由澄清变为混浊时应迅速注模，并一次注完，以免不溶性主药或其他与基质密度不等的组分在模孔内沉降。

（三）栓剂润滑剂的选择

栓剂模孔所用的润滑剂通常分为两类。

1. 油脂性基质的栓剂 应选择水溶性润滑剂，如常用软肥皂：甘油：95%乙醇按1：1：5混合制成的溶液作为润滑剂。

2. 水溶性基质的栓剂 宜采用油溶性润滑剂，如液状石蜡、植物油等油类物质。

有的基质本身因具有一定的润滑性，如可可豆脂和聚乙二醇类，也可不用润滑剂。

实例解析

实例8-1：盐酸曲马多栓

【处方】

盐酸曲马多	100g
混合脂肪酸甘油酯（36型）	900g
共制	1000粒

【制法】取混合脂肪酸甘油酯加热搅拌保温罐中，于55~60℃下至基质完全融化后，加入盐酸曲马多细粉（过100目筛），保温搅拌15分钟，转入胶体磨中研磨混合3次，再将所得的均质液转移至加热搅拌保温罐中，继续保温搅拌30分钟，经全自动栓剂灌封机组灌装、冷冻、封切，即得。

【解析】本品为白色或类白色栓，采用直肠给药，主要用于中度至重度疼痛。本品规格为0.1g，生产中应根据实测的含量确定粒重。制备中采用胶体磨使药物在基质中分散均匀。盐酸曲马多为水溶性药物，采用油脂性基质的混合脂肪酸甘油酯利于药物从基质中快速释放，发挥全身作用。

实例8-2：复方甲硝唑栓

【处方】

甲硝唑	4g	己烯雌酚	0.01g
氢化可的松	0.05g	硼酸	0.25g
甘油	64g	明胶	18g
蒸馏水	加至100g		
制成	20粒		

【制法】取处方量的明胶置已称重的蒸发皿中（可连同玻璃棒一起称量），加入相当于明胶量1.5~2.0倍的蒸馏水浸泡约30分钟，使明胶膨胀变软，再加入甘油，在水浴上加热使明胶溶解，继续加热并轻轻搅拌直至内容物重量达约100g。

另将甲硝唑、己烯雌酚、氢化可的松、硼酸等药物研成细粉混匀，在搅拌下加至上述甘油明胶溶液中，搅匀，趁热注入已涂有润滑剂液状石蜡的栓模内，冷却凝固削去溢出部分，脱模即得。

【解析】①甘油明胶多用作阴道栓剂基质，具有弹性，在体温时不熔融，能缓慢溶于腔道的体液中释放药物；须注意控制含水量，水量过多栓剂太软，水量过少导致栓剂变硬。②明胶需先用水浸泡使之充分溶胀变软，再加热时才容易溶解，否则无限溶胀时间延长，且含有一些未溶解的明胶小块或颗粒。注意不要剧烈搅拌，以免胶液中产生不易消除的气泡带入成品中，影响质量。③处方中甲硝唑为抗菌药物，己烯雌酚为非甾体类雌激素，氢化可的松具有抗炎作用，硼酸保持阴道酸性环境，可用于治疗老年性阴道炎，滴虫性阴道炎等。

PPT

第四节 栓剂的质量评价

栓剂中的原料药物与基质应混合均匀，其外形应完整光滑，放入腔道后应无刺激性，应能融化、软化或溶化，并与分泌液混合，逐渐释放出药物，产生局部或全身作用；并应有适宜的硬度，以免在包装或贮存时变形。除另有规定外，栓剂应进行以下相应检查。

一、融变时限

按《中国药典》（2020 年版）四部通则 0922 融变时限检查法项下操作进行。除另有规定外，脂肪性基质的栓剂 3 粒均应在 30 分钟内全部融化、软化或触压时无硬心；水溶性基质的栓剂 3 粒均应在 60 分钟内全部溶解。如有 1 粒不符合规定，应另取 3 粒复试，均应符合规定。

二、重量差异

按《中国药典》（2020 年版）四部通则 0107 栓剂重量差异项下操作进行。取供试品 10 粒，精密称定总重量，求得平均粒重后，再分别精密称定每粒的重量。每粒重量与平均粒重相比较（有标示粒重的中药栓剂，每粒重量应与标示粒重比较），按表 8-1 中的规定，超出重量差异限度的栓剂不得多于 1 粒，并不得超过限度 1 倍。凡规定检查含量均匀度的栓剂，一般不再进行重量差异检查。

表 8-1 栓剂的重量差异限度

平均粒重或标示粒重	重量差异限度（%）
1.0g 及 1.0g 以下	±10 %
1.0g 以上至 3.0g	±7.5 %
3.0g 以上	±5 %

三、膨胀值

除另有规定外，阴道膨胀栓应检查膨胀值，并符合规定。检查法：取本品 3 粒，用游标卡尺测其尾部棉条直径，滚动约 90°再测一次，每粒测两次，求出每粒测定的 2 次平均值（R_i）；将上述 3 粒栓用于融变时限测定结束后，立即取出剩余棉条，待水断滴，均轻置于玻璃板上，用游标卡尺测定每个棉条的两端及中间三个部位，滚动约 90°后再测三个部位，每个棉条共获得六个数据，求出测定的 6 次平均值（r_i），计算每粒的膨胀值（P_i，$P_i = r_i / R_i$），三粒栓的膨胀值均应大于 1.5。

四、微生物限度

除另有规定外，照非无菌产品微生物限度检查，应符合规定。

此外，可根据处方筛选和质量评价的需要，测定药物从栓剂中的溶出速度、栓剂的体内吸收行为、栓剂的黏膜刺激性，并结合稳定性试验，将栓剂在室温（25℃±2℃）或 6℃下贮存，定期检查性状、含量、融变时限和有关物质，评价其稳定性。

第五节 栓剂的包装与贮存

PPT

栓剂的变色、破碎或挤压、黏着或熔化、变形等，往往与包装不善有关。栓剂制成后一般置于密闭的、互不接触的容器中，贮存于阴凉干燥处。栓剂所用内包装材料应无毒性，并不得与原料药物或基质发生理化作用，常用的具体品种包括铝箔、复合铝箔、聚氯乙烯/聚乙烯复合膜、塑料等。

　　栓剂小量生产时多用手工包装，此法生产效率低，外观不一致且不美观，新型的包装机可以克服这些缺点。目前生产上采用全自动制栓机，集填充、成型、包装等操作于一体，不仅大大提高栓剂的生产效率，也保证了栓剂质量符合要求。

　　温度对成品栓剂有直接的影响。除另有规定外，栓剂应在30℃以下密闭贮存，防止因受热、受潮而变形、发霉、变质。环境湿度对栓剂贮存也很重要，高湿时栓剂易吸潮，干燥时往往使之失水而变脆。

本章小结

本章重点：栓剂的概念及特点，栓剂的基质，栓剂的制备方法，栓剂置换价的计算。

本章难点：栓剂的作用及特点；影响药物直肠吸收的因素。

思 考 题

题库

1. 简述栓剂的概念、分类及特点。

2. 简述栓剂基质的种类及制备栓剂过程中润滑剂应如何选择。

3. 栓剂的制备方法有哪些？如何根据基质选择合适的制备方法？

4. 简述热熔法制备栓剂的工艺流程及注意事项。

5. 栓剂的直肠吸收途径有哪些？

6. 以可可豆脂制成栓剂重量为3g，将某药物1.5g与可可豆脂混合注入栓模中制成栓剂，测得含药栓重量为3.7g，若以此药物在该栓模中制备栓剂20粒，每粒栓剂中含药1.0g，问需要可可豆脂多少克？

（袁子民）

第九章

气雾剂、喷雾剂与粉雾剂

学习导引

知识要求

1. **掌握** 气雾剂、喷雾剂与粉雾剂的定义、特点、组成。
2. **熟悉** 气雾剂、喷雾剂、粉雾剂的区别。
3. **了解** 气雾剂、喷雾剂与粉雾剂的给药装置及质量评价。

能力要求

1. 能够明确界定气雾剂、喷雾剂和吸入粉雾剂的不同。
2. 能够正确选择抛射剂并进行处方设计。

第一节 概　述

PPT　　　微课

气雾剂、喷雾剂与粉雾剂均含有一种或一种以上药物，添加适宜的附加剂，密闭于特殊的给药装置中，借助外力将药物由容器中喷出。药物以雾化方式通过皮肤、口腔、鼻腔、阴道、呼吸道等多种途径给药，可以发挥局部或全身治疗作用。其中，鼻黏膜及肺部给药因其用药剂量小，副作用少，起效快，给药方便及生物利用度高等优点得到了广泛的关注。

近年来，随着医药界对肺功能、肺疾病及吸入治疗的深入了解，肺部给药新剂型的开发成为药剂学研究的热点。应用于局部疾病治疗的药物如支气管扩张剂等，治疗全身疾病的药物如抗生素、抗肿瘤药、抗病毒药及蛋白多肽等。目前蛋白多肽类药物的肺部给药研究日益增多。新技术与新剂型在气雾剂、喷雾剂、粉雾剂中的应用越来越多，新型吸入给药装置使气雾剂应用简单方便，患者更易于接受；新型微粒给药系统如脂质体、纳米粒、微球等的应用，使药物在肺部的停留时间延长，兼具靶向及缓释作用。

一、药物肺部吸收的特点

呼吸道由口、鼻、咽喉、气管、支气管、次级支气管、终末细支气管、呼吸细支气管、肺泡管、肺泡囊及肺泡组成。肺是开放性器官，与气道构成人类持续与外界进行气体交换的主要场所。肺泡是人体进行气-血交换的场所，也是药物的主要吸收部位。气雾剂、喷雾剂及粉雾剂均可通过肺部给药，与其他给药途径相比，肺吸入给药吸收速度很快，主要原因如下。①具有巨大吸收表面积：人的肺部约有3亿~4亿个肺泡囊，总表面积可达70~100m²，为体表面积的25倍；②上皮屏障较薄及膜通透性高：肺泡囊壁由单层上皮细胞构成，厚度只有0.5~1μm；③吸收部位血流丰富：肺泡表面覆盖着致密的毛细血管网（毛细血管总表面积约为90m²，且血流量大），肺泡表面到毛细血管距离仅约1μm，药物吸收迅速。另外，药物直接进入血液循环，能避免肝脏的首过效应。

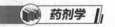

二、药物在肺部沉积、吸收的影响因素

1. 呼吸的气流　呼吸的气流是影响药物沉积的重要因素，而药物的分布还与呼吸量及呼吸频率有关。药物的沉积率与呼吸频率成反比，与呼吸量成正比，通常深而长的呼吸可获得较大的沉积率。正常人每次吸气量中约有 $200cm^3$ 气体存在于咽、气管及支气管之间，未进行气体交换即被呼出，此部位气流常呈湍流状态，易使较大的药粒沉积。而空气进入支气管以下部位时，气流速度逐渐减慢，多呈层流状态，易使气体中所含药物细粒沉积。

2. 微粒的大小　药物喷出到达肺部要经过气管、支气管、肺泡管和肺泡，首先在肺部沉积，然后溶出发挥局部或全身治疗作用。粒子在气道内的沉积机制包括惯性碰撞、沉降及扩散，而粒子大小是影响药物能否深入肺泡囊的主要因素，通常吸入气雾剂粒子最适宜的空气动力学直径在 $0.5～5\mu m$ 之间。如果微粒较粗（$>10\mu m$）大部分落在上呼吸道黏膜上，因而吸收少而慢，微粒太细（$<0.5\mu m$），则进入肺泡囊后大部分由呼气排出，肺部的沉积率低。《中国药典》（2020 年版）四部通则 0111 规定：吸入气雾剂的雾粒或药物微粒的细度应控制在 $10\mu m$ 以下，大多数应小于 $5\mu m$。

3. 药物的性质　药物在肺部吸收是被动扩散过程，药物的分子量、脂溶性、吸湿性等皆影响药物的吸收。①分子量大小是影响肺部吸收的因素之一。小分子药物吸收快，大分子药物吸收相对较慢，分子量小于 1000 时，分子量对吸收速率的影响不明显。小分子化合物易通过肺泡囊表面细胞壁的小孔，因而吸收快，而分子量大的糖、酶、高分子化合物等，难以由肺泡囊吸收；但有一些药物（分子量大于 $25000～30000$）可先被肺泡中的巨噬细胞吞噬进入淋巴系统，再进入血液循环，因而肺部有可能成为一些水溶性大分子药物较好的给药部位。②脂溶性药物经肺泡上皮细胞的脂质双分子膜扩散吸收，少部分由小孔吸收，故油水分配系数大的药物，吸收速度快。可的松、氢化可的松和地塞米松等脂溶性药物易被吸收，吸收半衰期为 $1.0～1.7$ 分钟。水溶性化合物主要通过细胞旁路吸收，吸收较脂溶性药物慢，如季铵盐类化合物、马尿酸盐和甘露醇的吸收半衰期为 $40～70$ 分钟。③药物的吸湿性也影响粉末吸入剂的吸收。对于吸湿性强的药物，药物微粒通过湿度很高的呼吸道时会聚集增大和沉积，影响粒子进入肺泡，妨碍药物吸收。另外，药物的溶解性也影响药物的吸收。吸入的药物最好能溶解于呼吸道的分泌液中，否则成为异物，会对呼吸道产生刺激。

4. 其他因素　影响药物肺部吸收的其他因素如制剂的处方组成、吸入装置的构造等，这些因素会影响药物雾滴或粒子的大小和性质、粒子的喷射速度等，从而影响药物的吸收。气雾粒子喷出的初速度对药物粒子的停留部位影响很大。气雾粒子以一定的初速度进入气流层，当气流在呼吸道改变方向时，气雾剂粒子有可能仍依惯性沿原方向继续运动而产生碰撞被黏膜截留。初速度愈大，在咽喉部截留愈多，从而影响药物在肺部的吸收。因此，应选择适宜的抛射剂种类和用量、加入适宜的附加剂及设计合理的给药装置，以满足气雾剂的给药需要。通过制剂新技术将药物制成如脂质体、微球或固体脂质纳米粒等用于吸入给药，可使药物在肺部的滞留时间延长或延缓药物释放，提高药物的生物利用度。

第二节　气　雾　剂

PPT

一、概述

气雾剂（aerosols）系指原料药物或原料药物和附加剂与适宜的抛射剂共同装封于具有特制阀门系统的耐压容器中，使用时借助抛射剂的压力将内容物呈雾状物喷至腔道黏膜或皮肤的制剂。内容物喷出后呈泡沫状或半固体状，则称之为泡沫剂或凝胶剂/乳膏剂。气雾剂可在呼吸道、皮肤或其他腔道起局部或全身治疗作用。

气雾剂概念最早源于 1862 年 Lynde 提出的用气体的饱和溶液制备加压的包装，直至 1931 年，Rotheim 用液化气体制备了具有现代意义的气雾剂的原形。1947 年杀虫用气雾剂上市。20 世纪 50 年代气雾剂用于皮肤病、创伤、烧伤和局部感染等，1955 年被用于呼吸道给药，至此气雾剂作为一种新型给药系统迅速发展起来，应用范围及产品越来越多。通过气雾剂给药的药物多集中在抗生素、抗组胺药、支气管扩张药、心血管系统用药、解痉药、治疗烧伤用药等。但目前气雾剂的发展受到抛射剂种类和性质的限制，随着喷雾剂及粉雾剂装置的不断完善，气雾剂将有可能被喷雾剂与粉雾剂所取代。

（一）气雾剂的特点

1. 气雾剂的主要优点

（1）具有速效和定位作用，如治疗哮喘的气雾剂可使药物粒子直接进入肺部，吸入两分钟即能显效。

（2）药物密闭于容器内能保持药物清洁无菌，且由于容器不透明，避光且不与空气中的氧或水分直接接触，增加了药物的稳定性。

（3）使用方便，一揿（吸）即可，有助于提高患者的依从性。

（4）药物可避免胃肠道的破坏和肝脏首过效应，提高生物利用度。

（5）具有定量阀门，剂量控制准确。

（6）外用气雾剂对创面的机械性刺激小。

2. 气雾剂的缺点

（1）因气雾剂需要耐压容器、阀门系统和特殊的生产设备，生产成本高。

（2）抛射剂有高度挥发性因而具有制冷效应，多次使用可引起不适与刺激。

（3）气雾剂具有一定内压，遇热或受撞击后易发生爆炸，抛射剂的渗漏可导致其失效。

（4）吸入气雾剂给药时存在手揿与呼吸的协调问题，直接影响到达有效部位的药量，尤其对儿童或老年患者影响显著。

知识链接

定量吸入气雾剂的使用方法

肺部给药有两种治疗目的，一是肺部本身疾病的治疗如支气管哮喘、慢性阻塞性肺病（COPD）等；另一个目的是通过肺部药物的吸收，达到全身治疗的作用。吸入给药用药剂量小，疗效好，副作用少，是目前支气管哮喘等呼吸系统疾病治疗的最主要给药途径。

作为吸入治疗给药方式之一的定量吸入气雾剂（MDI）使用技术较难掌握，尤其对小儿和老年患者难以控制呼吸与手动配合同步，吸入治疗的效果与吸入装置及正确的使用方法有关，因此需要进行用药指导，使患者能够更加熟练地掌握吸入气雾剂使用方法。

正确使用 MDI 的步骤为：①移开喷口的盖，并且用力摇匀；②轻轻地呼气直到不再有空气可以从肺内呼出，然后立即将喷口放进口内，闭上嘴唇含着喷口；③吸气的同时按下药罐将药物释放；④继续深吸气；⑤屏气 10 秒钟，或在没有不适的感觉下尽量屏气时间长些，缓慢呼气。

使用气雾剂要注意正确掌握它的吸入方法，保证药物吸入到气道内才能发挥疗效。这一方法的关键点是要掌握好按压与吸气同步，以及吸入药物后要尽可能长时间屏气。另外，吸入药物后要用清水漱口，以防药物产生并发症。

（二）气雾剂的分类

1. 按分散系统分类　按照药物在耐压容器中存在的状态，可分为溶液型、混悬型和乳剂型气雾剂。

（1）溶液型气雾剂　系指固体或液体药物溶解在抛射剂中，形成均匀溶液，使用时抛射剂挥发，药物以固体或液体微粒状态达到相应部位发挥作用。

（2）混悬型气雾剂　固体药物以微粒状态分散在抛射剂中形成混悬液，喷出后抛射剂挥发，药物以固体微粒状态达到作用部位。

（3）乳剂型气雾剂　药物水溶液和抛射剂按一定比例混合可形成 O/W 型或 W/O 型乳剂。O/W 型乳剂以泡沫状态喷出。W/O 型乳剂以液流形式喷出。

2. 按处方组成分类

（1）二相气雾剂　一般指溶液型气雾剂，由气相与液相组成。抛射剂所产生的蒸气成为气相，而药物与抛射剂所形成的均相溶液为液相。

（2）三相气雾剂　一般指混悬型气雾剂与乳剂型气雾剂，由气相、液相、固相或液相组成。在气-液-固中，气相是抛射剂所产生的蒸气，液相是抛射剂，固相是不溶性药物颗粒；在气-液-液中，两种不互溶性液体形成两相，即 O/W 型或 W/O 型。

3. 按给药途径分类

（1）吸入气雾剂　系指含药溶液、混悬液或乳液，与合适抛射剂或液化混合抛射剂共同装封于具有定量阀门系统和一定压力的耐压容器中，使用时借助抛射剂的压力，将内容物呈雾状喷出，用于肺部吸入的气雾剂。

（2）非吸入气雾剂　一般系指皮肤和黏膜用气雾剂。皮肤用气雾剂主要起保护创面、清洁消毒、局部麻醉及止血等作用；阴道黏膜用的气雾剂，常用 O/W 型泡沫气雾剂。主要用于治疗微生物、寄生虫等引起的阴道炎，也可用于节制生育；鼻用气雾剂系指鼻吸入沉积于鼻腔的制剂，多用于蛋白类药物给药。

4. 按给药定量与否分类

（1）定量气雾剂　每次启闭只能喷出一定量的药物，主要用于肺部、口腔和鼻腔。采用定量阀门系统的吸入气雾剂称为定量吸入气雾剂（metered dose inhaler，MDI）。

（2）非定量气雾剂　没有采用定量装置，给药剂量不如定量气雾剂精确，主要是用于局部治疗的皮肤、黏膜和直肠给药。

二、气雾剂的组成

气雾剂是由抛射剂、药物与附加剂、耐压容器和阀门系统所组成。抛射剂与药物（必要时加附加剂）一同灌封于耐压容器内，容器内产生压力（抛射剂气体），打开阀门时，药物、抛射剂一起喷出而形成气雾给药。雾滴中的抛射剂进一步气化，雾滴变得更细。雾滴的大小取决于抛射剂的类型、用量、阀门和揿钮的类型及药液的黏度等。

（一）抛射剂

抛射剂（propellents）是喷射药物的动力，同时兼作为药物的溶剂或稀释剂。抛射剂在常压下沸点低于室温，由于抛射剂的蒸气压高，需装入耐压容器内，由阀门系统控制。当阀门开启时，压力突然降低，抛射剂急剧气化，克服了液体之间的吸引力，将药物分散成微粒，以雾状达到作用或吸收部位。喷射能力受抛射剂种类和用量的影响，应根据气雾剂用药目的和要求加以合理的选择。理想抛射剂的要求是：①在常温下的蒸气压大于大气压；②无毒、无致敏反应和刺激性；③性质稳定，惰性，不与药物、容器等发生反应；④不易燃、不易爆炸；⑤无色、无臭、无味；⑥价廉易得。但一种抛射剂不可能同时满足以上各个要求，根据气雾剂所需压力，可将两种或几种抛射剂以适宜比例混合使用。

抛射剂一般可分为液化气体和压缩气体两类，液化气体包括氟碳化合物和碳氢化合物。氟碳化合物是药用气雾剂中使用最广的一类抛射剂。如氟氯烷烃类（chlorofluorocarbons，CFCs）又称氟利昂（Freon）最为常用，具有以下优点：沸点低，常温下蒸气压略高于大气压，易控制；性质稳定，不易燃烧，液化后密度大，无味，基本无臭，毒性较小，不溶于水，可作脂溶性药物的溶剂。常用氟利昂有 F_{11}（CCl_3F），F_{12}（CCl_2F_2）和 F_{114}（$CClF_2-CClF_2$），将这些不同性质的氟利昂，以不同比例混合可得到不同性质的抛射剂，以满足气雾剂制备的需要。

氟利昂的性质作为抛射剂比较理想，但由于其对大气臭氧层的破坏，国际有关组织已经要求停用，我国药品监督管理部门已规定从 2010 年全面禁止氟利昂作为抛射剂用于药用吸入气雾剂之中。国内外药物工作者正在寻找氟利昂的代用品。1994 年 FDA 注册的四氟乙烷（HFA-134a）、七氟丙烷（HFA-227）及二甲醚（DME）作为新型抛射剂，其性状与低沸点氟利昂类似。因此，本章介绍新型抛射剂及其他类型的抛射剂。

1. 氢氟烷烃类（hydrofluoroalkane，HFA） 为饱和烷烃，极性小，无毒，在常温下是无色无臭的气体，具有较高蒸气压，不易燃易爆，一般条件下化学性质稳定，几乎不与任何物质产生化学反应，室温及正常压力下可以按任何比例与空气混合。HFA 结构中不含氯原子，故不破坏大气臭氧层。与 CFCs 相比，HFA 的温室效应也更小。HFA 作为抛射剂在人体内残留少，毒性小。HFA 作为一种新型的抛射剂，对许多化合物有良好的溶解性，国际药用气雾剂协会于 1994 和 1995 年组织和完成了四氟乙烷与七氟丙烷的安全性评价，1995 年以四氟乙烷作为抛射剂的第一个药用吸入气雾剂（HFA-MDIs）硫酸沙丁胺醇气雾剂在欧洲上市。表 9-1 列出了氢氟烷烃与氟氯烷烃性质的比较。

表 9-1 氢氟烷烃与氟氯烷烃性质比较

名称	三氯一氟甲烷	二氯二氟甲烷	二氯四氟乙烷	四氟乙烷	七氟丙烷
代码	F_{11}	F_{12}	F_{114}	HFA-134a	HFA-227
分子式	$CFCl_3$	CF_2Cl_2	CF_2ClCF_2Cl	CF_3CFH_2	CF_3CHFCF_3
蒸气压（psig, 25℃）	15.3	94.5	31.0	96.6	65.7
沸点（℃）	-24	-30	4	-26.5	-17.3
液态密度（g/ml）	1.49	1.33	1.47	1.22	1.41
水中溶解度（ppm）	130（30℃）	120（30℃）	110（30℃）	2200（25℃）	610（25℃）
臭氧破坏作用*	1	1	0.7	0	0
温室效应*	1	3	3.9	0.22	0.7
大气生命周期（年）	75	111	7200	15.5	33

注：psi 为每平方英寸磅，$1Pa = 1.45×10^{-4} psi$；*为以三氯一氟甲烷为参照。

2. 二甲醚（dimethyl ether，DME） 是乙醇的同分异构体，常温常压下二甲醚为无色、具有轻微醚香味的气体或压缩液体。二甲醚作为抛射剂具有以下优点：①常温下二甲醚性质稳定，不易自动氧化；②无腐蚀性，无致癌性，低毒性；③压力适宜，易于液化；④对极性和非极性物质的高度溶解性，使二甲醚在气雾剂的配方中兼有溶剂的作用；⑤水溶性好，可以改变和简化气雾剂的配方，尤其适用于水溶性气雾剂；⑥二甲醚属可燃性气体，FDA 目前尚未批准其用于定量吸入气雾剂，但其与不燃性物质混合能够获得不燃性，这一独特的性质使二甲醚得到更广泛和安全的应用。二甲醚具有稳定的化学性质、优良的物理性能及低毒性而使其成为制备性能优越气雾制的抛射剂，目前主要用于外用药用气雾剂。

3. 碳氢化合物 烷烃类抛射剂的主要品种有丙烷、正丁烷和异丁烷。此类抛射剂稳定，无臭氧层破坏及温室效应等环境问题，毒性不大，密度低，沸点较低，具有较好的溶解性、来源广泛，价格低廉，但易燃、易爆，不易单独应用，常与其他抛射剂合用。

4. 压缩气体 主要有二氧化碳、氮气和一氧化氮等，均为惰性气体，无毒，价廉，化学性质稳定，不与药物发生反应，不燃烧，基本不会污染环境，但常温下不易使其液化，压力随罐内气体量的变化而变化，剂量不准确。压缩气体作为抛射剂多用于非药用气雾剂的抛射剂或喷雾剂。

（二）药物与附加剂

1. 药物 液体、固体药物根据临床需要均可制备气雾剂，目前临床上应用较多的主要是呼吸道系统用药如支气管扩张剂、糖皮质激素类、心血管系统用药，解痉药及烧伤用药等，近年来多肽类药物的气雾剂研究也逐渐增多。

2. 附加剂 为保证制备质量稳定的气雾剂应加入适宜的附加剂如潜溶剂、润湿剂、乳化剂、稳定剂，必要时还添加矫味剂、防腐剂等。吸入型气雾剂中所有的附加剂应对呼吸道黏膜和纤毛无刺激性、无毒性；非吸入型气雾剂中的附加剂应对皮肤或黏膜无刺激性。气雾剂中可加入抗氧剂以增加药物的稳定性；加入防腐剂时要注意其本身的药理作用。溶液型气雾剂可加入乙醇、丙二醇等作潜溶剂；混悬型气雾剂应先将药物微粉化，为使药物分散混悬于抛射剂中，可加固体润湿剂如滑石粉、胶体二氧化硅等，也可加入适量的稳定剂如油酸、月桂醇等；而乳剂型气雾剂若药物不溶于水或在水中不稳定时，可将药物溶于甘油、丙二醇类溶剂中，加入适当的乳化剂。

（三）耐压容器

气雾剂的容器应能耐受气雾剂所需的压力，各组成部件均不得与原料药物或附加剂发生理化作用，其尺寸精度与溶胀性必须符合要求，且应轻便、价廉。耐压容器有金属容器、玻璃容器和塑料容器。

1. 玻璃容器 化学性质稳定，耐腐蚀及抗渗漏性强，易于加工成形，价廉易得。但玻璃容器耐压和耐撞击性差，需在玻璃容器外面裹一层搪塑防护层，以弥补这种缺点。过去玻璃容器应用较为普遍，主要应用于承装压力和容积（15~30ml）均不大的气雾剂，目前已较少使用。

2. 金属容器 包括铝、不锈钢、马口铁、镀锌铁等容器，耐压性强，易于工业化生产，但成本高，且对药液不稳定，需内涂聚乙烯或环氧树脂等。

3. 塑料容器 多由热塑性好的聚丁烯对苯二甲酸树脂和乙缩醛共聚树脂制成。质地轻、牢固耐压，具有良好的抗撞击性和抗腐蚀性。但塑料本身通透性较高，添加剂可能会影响药物的稳定性。

（四）阀门系统

气雾剂的阀门系统，是控制药物和抛射剂从容器喷出的主要部件，其中设有供吸入用的定量阀门，或供腔道或皮肤等外用的泡沫阀门系统。阀门系统直接影响到制剂的质量。阀门材料必须对内容物为惰性，加工应精密。目前定量型吸入气雾剂阀门系统使用广泛，其结构与组成部件如图9-1所示。

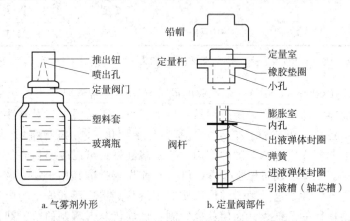

图9-1 气雾剂的定量阀门系统装置外形及部件图

1. 封帽 通常为铝制品，将阀门固封在容器上，必要时涂上环氧树脂等。

2. 阀杆（轴芯） 常用尼龙或不锈钢材料制成。顶端与推动钮相接，其上端有内孔和膨胀塞，其下端还有一段细槽或缺口以供药液进入定量杯。

（1）**内孔（出药孔）** 是阀门沟通容器内外的极细小孔，其大小影响气雾剂喷射雾滴的粗细。内孔位于阀杆之旁，平常被弹性封圈封在定量杯之外，使容器内外不相通。当揿下推动钮时内孔进入定量杯与药液相通，药液即通过它进入膨胀室，然后从喷嘴喷出。

（2）**膨胀室** 在阀杆内，位于内孔之上，药液进入此室时，部分抛射剂因减压气化而骤然膨胀，以致药液雾化、喷出，进一步形成微细雾滴。

3. 橡胶封圈　有弹性，通常由丁腈橡胶制成。分进液封圈和出液封圈两种。进液封圈紧套于阀杆下端，在弹簧之下，它的作用是托住弹簧，同时随着阀杆的上下移动而使进液槽打开或关闭，且封着定量杯下端，使杯内药液不致倒流。出液弹性封圈，紧套于阀杆上端，位于内孔之下，弹簧之上，它的作用是随着阀杆的上下移动而使内孔打开或关闭，同时封着定量杯的上端，使杯内药液不致溢出。

4. 弹簧　由不锈钢制成，套于阀杆，位于定量杯内，供推动钮上升的弹力。

5. 定量杯（室）　由塑料或金属制成，其容量一般为 0.05~0.2ml。它决定了剂量的大小。由上下封圈控制药液不外逸，使喷出剂量准确。

6. 浸入管　由塑料制成，图 9-2 为设有浸入管的定量阀门启闭示意图，浸入管的作用是将容器内药液向上输送到阀门系统的通道，向上的动力是容器的内压。

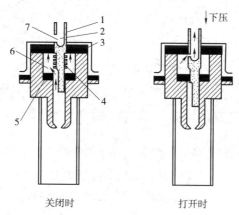

关闭时　　　　　打开时

图 9-2　有浸入管的定量阀门启闭示意图
1. 阀杆；2. 膨胀室；3. 出液弹体封圈；4. 弹簧；
5. 进液弹体封圈；6. 定量室；7. 内孔

不采用浸入管的吸入气雾剂，使用时应将容器倒置，如图 9-3 所示。使药液通过阀杆的引液槽进入定量室。按下揿钮，阀杆在揿钮的压力下顶入，弹簧受压，内孔进入出液橡胶封圈以内，定量室内的药液由内孔进入膨胀室，部分气化后自喷嘴喷出。同时引液槽全部进入瓶内，进液封圈封闭了药液进入定量室的通道。揿钮压力除去后，在弹簧作用下，阀杆恢复原位，药液再进入定量室，再次使用时，重复这一过程。

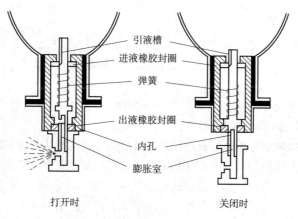

引液槽
进液橡胶封圈
弹簧
出液橡胶封圈
内孔
膨胀室

打开时　　　　　关闭时

图 9-3　气雾剂阀门启闭示意图

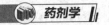

加压定量气雾吸入器

加压定量气雾吸入器（pressurized metered-dose inhalers，pMDI）是目前临床应用最广的一种吸入给药装置，一般由耐压容器、定量阀门和驱动装置三部分组成（图9-4）。每次手压驱动，计量活瓣供应25~100μl溶液，喷出过程中利用抛射剂瞬间急剧气化迅速喷射而将药物切割成微粒并分散在空气中形成气溶胶，然后由患者吸入呼吸道和肺内。具有小巧便携、作用快捷、使用方便、无需维护、价格便宜、可多剂量给药等优点。但药物在口咽部大量沉积，蛋白、多肽类药物与抛射剂接触容易变性，使其在应用上受到了一定的限制。

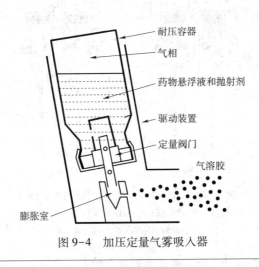

耐压容器
气相
药物悬浮液和抛射剂
驱动装置
定量阀门
气溶胶
膨胀室

图9-4　加压定量气雾吸入器

7. 推动钮　常由塑料制成，装在阀杆的顶端，推动阀杆用以开启和关闭气雾剂阀门，上有喷嘴，控制药液喷出方向。不同类型的气雾剂，选用不同类型喷嘴的推动钮。

三、气雾剂的制备

（一）气雾剂的处方类型

气雾剂的处方设计除选择适宜的抛射剂外，应根据药物的理化性质、临床用药的要求选择适宜的附加剂如无机物、防冻剂、抗氧化剂、防腐剂等其他成分，制备成一定类型的气雾剂以满足临床用药的要求。

1. 溶液型气雾剂　能溶解于抛射剂及潜溶剂中的药物可直接制成溶液型气雾剂，是应用最多的一类气雾剂。一般来说，只有较少的药物能满足条件，为配制澄明溶液的需要，常在抛射剂中加入适量乙醇或丙二醇作潜溶剂，使药物和抛射剂混溶成均相溶液，喷射后药物成为极细的雾滴，主要用于吸入治疗。局部应用的气雾剂还可加入防腐剂。HFA-MDI中可加入适量的水以增加溶解度，加入有机酸（如枸橼酸）或无机酸可提高药物的化学稳定性。研发溶液型气雾剂需要考虑潜溶剂对药物稳定性的影响、各种附加剂的安全性、雾滴的大小是否符合要求等。局部用气雾剂，抛射剂用量一般在50%~90%之间，液滴较大；若为吸入气雾剂，抛射剂用量可达99.5%，液滴在5~10μm或更小。

2. 混悬型气雾剂　在抛射剂及潜溶剂中均不溶解的固体药物可制成此类气雾剂，处方设计要注意提高分散系统的稳定性。为使混悬型气雾剂分散均匀，增加稳定性，常需加入表面活性剂作为润湿剂、分散剂和助悬剂。混悬型气雾剂制备主要存在药物微粒聚集、结块、变大导致阀门系统阻塞等问题，处方设计除考虑药物的高度分散性和稳定性外，还需主要控制以下几个环节：①药物的粒度极小，最好控制在 5μm 以下，不得超过 10μm；②水分含量要极低，应在 0.03% 以下，通常控制在 0.005% 以下，以免遇水药物微粒聚结；③在不影响生理活性的前提下，选用的抛射剂对药物的溶解度越小越好，以免在储存过程中药物微晶变粗；④调节抛射剂和（或）混悬药物粒子的密度，尽量使二者相等；⑤添加适当的表面活性剂、助悬剂以增加药物的稳定性。吸入给药抛射剂用量为99%，腔道给药为 30%~45%。

3. 乳剂型气雾剂　在抛射剂及潜溶剂中均不溶解的液体药物可制成此类气雾剂。此类气雾剂在容器内为乳剂，一般抛射剂为内相，药物为外相，常加入甘油作泡沫稳定剂，使产生的泡沫持久。乳化剂可以降低药物的表面张力，有利于其均匀分散，因此乳化剂的选择很重要。判断乳化性能好坏的指标为：在振摇时，应完全乳化成很细的乳滴，外观白色，较稠厚，至少 1~2 分钟内不分离，并能保证抛射剂与药液同时喷出。一般吸入型气雾剂常用聚山梨酯类、卵磷脂衍生物等作为乳化剂，局部用气雾剂，可选用肉豆蔻异丙酯或聚山梨酯类等作为乳化剂。此类气雾剂 O/W 型乳剂气雾剂比较常用。抛射剂用量多为8%~10%，用量较多时可达 25%。

（二）气雾剂的制备工艺

气雾剂的生产应在清洁、避菌环境下进行，要求环境、用具和整个操作过程都应避免微生物污染。气雾剂的制备流程如图 9-5 所示。

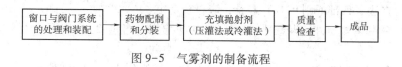

图 9-5　气雾剂的制备流程

1. 玻璃容器、阀门系统的处理与装配

（1）玻瓶容器　先将玻瓶洗净烘干，预热至 120~130℃，趁热浸入塑料黏浆中，使瓶颈以下黏附一层塑料液，倒置，在 150~170℃烘干 15 分钟，备用。对塑料涂层的要求是：能均匀地紧密包裹玻瓶，万一爆瓶不致玻片飞溅，外表平整、美观。

（2）阀门系统的处理与装配　将阀门的各种零件分别处理：①橡胶制品可在 75% 乙醇中浸泡 24 小时，以除去色泽并消毒，干燥备用；②塑料、尼龙零件洗净再浸在 95% 乙醇中备用；③不锈钢弹簧在1%~3% 碱液中煮沸 10~30 分钟，用水洗涤数次，然后用蒸馏水洗 2~3 次，直至无油腻为止，浸泡在95% 乙醇中备用。最后将上述已处理好的零件，按照阀门的结构装配。

2. 药物的配制与分装　按处方组成及所要求的气雾剂类型进行配制。将配制好的药物分散系统，定量分装在已准备好的容器内，安装阀门，轧紧封帽。

3. 抛射剂的填充

（1）压灌法　将配好的药液在室温下灌入容器内，装上阀门并轧紧，通过压装机压入定量的抛射剂（最好先将容器内空气抽去）。液化抛射剂经砂棒滤过后进入压装机。操作压力低于 41.19kPa 时，充填无法进行，以 68.65~105.975kPa 为宜。压力偏低时可将抛射剂钢瓶用热水或红外线等加热，使达到工作压力。压灌法设备简单，不需要低温操作，抛射剂损耗较少，但生产速度较慢，且在使用过程中压力变化幅度较大。目前我国多用此法生产，而国外气雾剂的生产主要采用高速旋转压装抛射剂的工艺，产品质量稳定，生产效率提高。

（2）冷灌法　先将冷却的药液（-20℃左右）灌入容器中，随后加入已冷却的抛射剂（低于沸点至少 5℃），也可两者同时进入。立即将阀门装上并轧紧，操作必须迅速完成，以减少抛射剂损失。冷灌法速度快，对阀门无影响，成品压力较稳定。但需制冷设备和低温操作，抛射剂损失较多。含水处方不宜用此法。

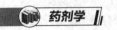

四、气雾剂的质量评价

《中国药典》（2020年版）四部通则0113规定了气雾剂在生产与贮藏期间应符合的要求，除另有规定外气雾剂应进行以下相应检查。吸入气雾剂除符合气雾剂项下要求外，还应符合吸入制剂（四部通则0111）项下的要求；鼻用气雾剂除符合气雾剂项下要求外，还应符合吸入制剂（四部通则0111）项下的要求。

1. 每罐总揿次与每揿主药含量　定量气雾剂按照《中国药典》（2020年版）四部吸入制剂（四部通则0111）相关项下方法检查，每罐总揿次应符合规定。每揿主药含量应为每揿主药含量标示量的80%～120%。

2. 递送剂量均一性和每揿喷量　除另有规定外，定量气雾剂应按照吸入制剂（四部通则0111）相关项下方法检查，递送剂量均一性应符合规定。凡进行每揿递送剂量均一性检查的气雾剂，不再进行每揿喷量检查。

3. 微细粒子剂量　对于吸入气雾剂，照吸入制剂微细粒子空气动力学特性测定法检查，详见《中国药典》（2020年版）四部通则0951，按规定的装置与方法，依法测定，计算微细粒子剂量。除另有规定外，微细药物粒子百分比应不少于每吸主药含量标示量的15%。

4. 喷射速率、喷出总量和装量检查　对于非定量气雾剂，按照四部通则0113的规定进行，每罐的平均喷射速率（g/s）均应符合各品种项下的规定；每罐喷出总量均不得少于其标示装量的85%。非定量气雾剂照最低装量检查法（四部通则0942）检查，应符合规定。

5. 粒度检查　除另有规定外，混悬型气雾剂应作粒度检查，检查25个视野，计数，应符合各品种项下规定。

6. 无菌检查　除另有规定外，用于烧伤（除程度较轻的烧伤Ⅰ°或浅Ⅱ°外）、严重创伤或临床必须无菌的气雾剂，照无菌检查法（四部通则1101）检查，应符合规定。

7. 微生物限度　除另有规定外，按照微生物限度检查法检查，应符合规定。

五、气雾剂举例

实例解析

实例9-1：沙丁胺醇气雾剂

【处方】
沙丁胺醇	26.4g	油酸	适量
F_{11}	适量	F_{12}	适量
制成	1000瓶		

【制法】取沙丁胺醇微粉与油酸混合均匀成糊状，按量加入F_{11}，用混合器混合，使沙丁胺醇微粉充分分散制成混悬液，分剂量灌装，封接剂量阀门系统，再分别压入F_{12}即得。按要求检查各项指标，放置28天，再进行检测，合格后包装。每瓶净重20g，200揿。

【解析】本品为混悬型气雾剂，油酸为稳定剂，可防止药物凝聚与结晶增长、增加阀门系统的润滑与封闭性能。沙丁胺醇为β_2受体激动剂，主要用于支气管哮喘急性发作的治疗。哮喘急性发作时用于控制症状，每次吸入100～200μg，即1～2揿，可间隔4～8小时重复应用，但24小时内最多不宜超过8揿，不良反应有肌颤、心慌等。

实例解析

实例9-2：大蒜油气雾剂

【处方】

大蒜油	10ml	聚山梨酯80	30g
油酸山梨坦	35g	甘油	250ml
十二烷基磺酸钠	20g	F_{12}	962.5ml
蒸馏水加至	1400ml		

【制法】聚山梨酯80、油酸山梨酯及十二烷基磺酸钠作乳化剂，将油水两相液体混合成乳剂，分装成175瓶，每瓶压入F_{12} 5.5g，密封而得。

【解析】本品为三相乳剂型气雾剂，喷射后产生大量泡沫。甘油用于调节黏度，利于泡沫的稳定。药物有抗真菌作用，用于治疗真菌性阴道炎。

第三节　喷　雾　剂

PPT

一、概述

喷雾剂系指原料药物或与适宜辅料填充于特制的装置中，使用时借助手动泵的压力、高压气体、超声振动或其他方法将内容物呈雾状释出，直接喷至腔道黏膜及皮肤等的制剂。喷雾剂按内容物组成分为溶液型、乳状液型或混悬型。按用药途径可分为吸入喷雾剂、鼻用喷雾剂及用于皮肤、黏膜的喷雾剂。按给药定量与否，喷雾剂还可分为定量喷雾剂和非定量喷雾剂。

相比于气雾剂，喷雾剂具有以下特点：①避免了抛射剂的使用，提高了药物的稳定性，安全可靠；②无须加压包装，设备较简单、制备方便，成本低；③雾滴粒径较大，一般以局部用药为主，多用于舌下、鼻腔黏膜及体表的喷雾，也可通过肺部、鼻黏膜等给药方式进行全身治疗。

喷雾剂在生产与贮藏期间应符合下列有关规定。

（1）喷雾剂应在相关品种要求的环境下配制，如一定的洁净监督、灭菌条件和低温环境等。

（2）配制喷雾剂时，可根据需要添加适宜的附加剂如助溶剂、抑菌剂、抗氧剂、表面活性剂等。加入的附加剂应对呼吸道黏膜、纤毛或皮肤等无毒性、无刺激性。

（3）喷雾剂装置中各组成部件均应采用无毒、无刺激性、性质稳定、与原料药物不发生相互作用的材料制备。

（4）溶液型喷雾剂药液应澄清；乳状液型喷雾剂的液滴在液体介质中应均匀分散；混悬型喷雾剂应将原料药物细粉和附加剂充分混匀、研细，制成稳定的混悬液；经雾化器雾化后供吸入用的雾滴（粒）大小应控制在$10\mu m$以下，其中大多数在$5\mu m$以下。

（5）除另有规定外，喷雾剂应避光密封贮存。

喷雾剂用于烧伤治疗如为非无菌制剂的，应在标签上标明"非无菌制剂"；产品说明书中应注明"本品为非无菌制剂"，同时在适应证下应明确"用于程度较轻的烧伤（Ⅰ°或浅Ⅱ°）"；注意事项下规定"应遵医嘱使用"。

二、喷雾装置

（一）普通喷雾装置

喷雾装置主要由起喷射药物作用的喷射装置和盛装药物溶液的容器两部分组成。

目前常用的喷雾剂装置以电子或机械制成的喷射用阀门系统（手动泵）给药，该系统与气雾剂相似，主要由泵杆、支持体、密封垫、固定杯、弹簧、活塞、泵体、弹簧帽、活动垫或舌状垫及浸入管等基本元件组成，但喷雾剂阀杆的内孔一般有三个且较大，便于物质的流动（图9-6）。该装置具有以下优点：①使用简便；②无须预压，很小的触动力即可达到喷雾所需压力；③使用范围广。手动泵产生的压力远远小于气雾剂中抛射剂所产生的压力。在一定压力下，雾滴的大小与液体所受的压力、喷雾孔径、液体黏度等因素有关。该装置中各组成部件均应采用无毒、无刺激性、性质稳定、与药物不发生相互作用的材料制造。目前常用的材料为聚丙烯、聚乙烯、不锈钢弹簧及钢珠。

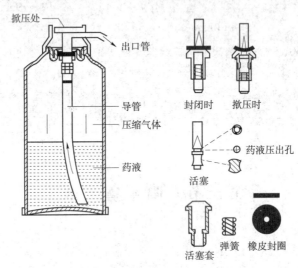

图9-6　喷雾剂及阀门系统示意图

以喷雾装置作为雾化动力的喷雾剂，常用的容器有以下几种。①塑料瓶：一般由白色不透明的塑料制成，质轻、强度高，易携带；②玻璃瓶：棕色玻璃，强度低；③安瓿：对于不稳定的药物可以封装于特制的安瓿中，使用前打开安瓿，装上安瓿泵，即可进行喷雾给药。以压缩气体为动力的喷雾剂，容器内压力较高（一般在61.8~686.5kPa）以保证所有内容物都喷出，因而对容器的耐压性要求较高，一般选用不锈钢或内壁涂有聚乙烯树脂、环氧树脂双层复合防护膜的马口铁等金属容器。

（二）新型喷雾装置

世界各大医药公司从20世纪90年代就开始积极研制开发新型喷雾装置，与传统给药装置相比，新型喷雾装置治疗时患者平静呼吸即可，避免患者吸气与喷射给药不协同的问题，大大提高了雾化效率，药液不含刺激物，但雾化吸入有动力要求（气泵或氧气），治疗费用相对较高，使用时携带不方便。下面介绍新型的三种喷雾装置：喷射式雾化器（jet nebulizer）、超声波雾化器（ultrasonic nebulizer）和便携式电池驱动雾化器。

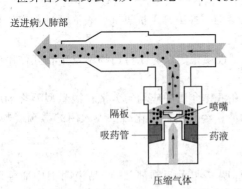

图9-7　喷射式雾化器结构示意图

1. 喷射式雾化器　是目前临床上常用的雾化吸入器，如图9-7所示，基本原理为高速运动的压缩空气或氧气气流作动力，通过狭窄开口后突然减压，在局部产生负压将药液吸出并形成雾粒。由药杯、与T形管相连的口器或面罩、与压缩泵相连的塑料管道等构成，常用的气流量为6~8L/min，雾化时间为5~15分钟，气雾微粒直径2~4μm，肺内沉积率约为10%。喷射式雾化器分为常规持续气流雾化器和呼吸同步雾化器，前者雾化过程是连续的，呼气时喷出的药物进入空气造成药物的浪费，而后者仅在吸气时释放出药雾，节省药物。智能型喷射雾化装置采用适应性气溶胶输送技术，由一个手持的雾化与专用的压缩机连接而成。其应用软件监控系统可对药物的雾化递送及呼吸道沉降部位的呼吸参数如吸入流量、呼吸频率及吸气时间等进行检测。根据检测结果调整给药方案和剂量，如由于咳嗽等原因引起的暂时呼吸中断时，喷雾装置暂停给药，直至患者恢复正常呼吸后开始工作，减少药物浪费，确保给予患者精确剂量。该装置的缺点是价格昂贵，体积大不便携带，给药后需严格消毒等。

2. 超声波雾化器　目前临床上所用的超声雾化器多数是通过高频声波在储药池的顶层气液交界面产生雾粒，频率越快颗粒越小。此类雾化器的缺点是雾量较大，粒径大小不一，对高分子药物有破坏作用，因而近年来临床上较少使用。一种新型的喷雾器，可用于混悬剂，利用一种陶瓷材质的网（网孔大小在 $3\sim4\mu m$ 之间）和双孔振荡器（图9-8），在较低的电力作用下产生超声震动，使药物混悬液通过网孔，产生非常细小的液态气溶胶。该雾化器具有雾化效果好，体积小、重量轻、便于携带、药液滞留体积小（仅 0.3ml）及降解小等优点。动力来源简单，仅需 4 节普通电池即可。

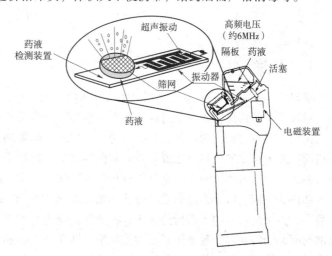

图 9-8　一种新型超声雾化器原理示意图

3. 便携式电池驱动雾化器　是将药物制剂与给药系统结合为一体的手持式多剂量吸入器。该类喷雾器中装有一个单相气动系统，与特定的药物溶液相匹配使用，一次能喷出 $15\mu l$ 的药物溶液。使用时将装置的下半部旋转 $180°$，压紧弹簧，药物溶液因而由贮药管进入定量室。按压剂量按钮，开启弹簧启动装置。弹簧恢复，定量室压力增强，迫使溶液通过喷嘴喷出。该装置具有体积小、干电池为动力、可随身携带、高效肺部沉积、不含抛射剂、无呼吸道刺激及环保等优点。

另外，还有高频振荡结合正压雾化治疗（如 HR-50 型振动加压式喘息治疗仪）适用于中重度急症患者。

三、喷雾剂的质量评价

《中国药典》（2020 年版）四部通则 0112 喷雾剂的质量评价内容与气雾剂相似，应检查每瓶总喷次、每喷喷量、每喷主药含量、递送剂量均一性、微细粒子剂量、装量、装量差异、无菌及微生物限度等。

四、喷雾剂举例

实例解析

实例 9-3：莫米松喷雾剂

【处方】
莫米松糠酸酯	3g	聚山梨酯80	适量
水（含防腐剂和增稠剂适量）	适量		
共制	1000 瓶		

【制法】将莫米松糠酸酯用适当方法制成细粉，加入表面活性剂混合均匀，再加入到含防腐剂和增稠剂的水溶液中，分散均匀，分装于喷雾剂装置中即可。

【解析】本品为混悬型气雾剂，用前充分摇匀。使用时每次每侧鼻孔2揿，每日1次，或遵医嘱根据病情增减剂量。处方中聚山梨酯80与增稠剂有利于气雾剂的稳定。莫米松糠酸酯为糖皮质激素类药物，主要用于治疗季节性鼻炎等疾病发挥抗非特异性炎症作用，对过敏性鼻炎发作也有预防作用。

PPT

第四节　粉　雾　剂

一、概述

粉雾剂（powder aerosols）是指一种或一种以上的药物粉末，装填于特殊的给药装置，以干粉形式将药物喷雾于给药部位，发挥全身或局部作用的一种给药系统。

按用途可分为吸入粉雾剂、非吸入粉雾剂和外用粉雾剂。吸入粉雾剂（powder aerosols for inhalation）系指固体微粉化原料药物单独或与合适载体混合后，以胶囊、泡囊或多剂量贮库形式，采用特制的干粉吸入装置，由患者主动吸入雾化药物至肺部的制剂，亦称干粉吸入剂（dry powder inhalers，DPIs）。根据吸入部位的不同，可分为经鼻吸入粉雾剂和经口吸入粉雾剂。非吸入粉雾剂是指药物或与载体以胶囊、泡囊形式，采用特制的干粉给药装置，将雾化药物喷至腔道黏膜的制剂。外用粉雾剂是指药物与适宜的附加剂灌装于特制的干粉给药器具中，使用时借助外力将药物喷至皮肤或黏膜的制剂。粉雾剂作为新型药物制剂，使用方便，不含抛射剂，稳定性好，干扰因素少。吸入粉雾剂是粉雾剂中最受关注的，将有可能代替气雾剂，本节着重介绍吸入粉雾剂。

与气雾剂、喷雾剂比较，吸入粉雾剂具有以下特点：①不含抛射剂，无环保问题及毒副作用，吸入的动力为患者呼吸的气流，但对药物的微粉化技术及给药装置要求较高。②给药剂量大药物呈干粉状，稳定性好，适用于蛋白、多肽类药物；③药物以胶囊、泡囊形式给药，剂量准确。④不含防腐剂及有机溶媒，对呼吸道黏膜无刺激性。⑤吸入的动力为患者呼吸的气流，尤其适合于老年人和儿童，但对药物的微粉化技术及给药装置要求较高。

吸入粉雾剂由药物与附加剂组成。①药物：药物的微粉化是粉雾剂制备成功的关键。《中国药典》（2020 年版）四部通则 0111 规定吸入粉雾剂的药物粒度大小应控制在 $10\mu m$ 以下，大多数应小于 $5\mu m$。采用的分散方法有球磨机粉碎、气流粉碎、喷雾干燥、超临界粉碎、控制结晶、水溶胶等。②附加剂：主要为载体、润滑剂、稳定剂等。因药物微粉化后具有较高的表面自由能，粉粒容易聚集成团，粉末的电性及吸湿性也影响其分散性，为得到具有更好流动性及分散性的粉末，使剂量更加准确，常加入适宜的载体使药物附着其上，或者也可加入少量润滑剂、助流剂以及抗静电剂。常用载体有乳糖、甘露醇、阿拉伯胶、木糖醇、葡聚糖等。载体能够阻止药粉聚集，改善药粉的流动性，提高机械填充时剂量的准确度，当药物剂量较小时起到稀释剂的作用。

二、吸入粉雾剂的给药装置

吸入粉雾剂由粉末吸入装置和供吸入的干粉组成。吸入装置对于吸入粉雾剂的疗效起到十分关键的作用。吸入粉雾剂的装置开发不断创新，装置实现了由以患者呼吸为动力的单剂量给药系统向依靠动力驱动体系的多剂量给药系统的转变。吸入粉雾剂装置一般有以下三种类型：胶囊型、泡囊型和贮库型。

1. 胶囊型给药装置　胶囊型给药装置是将药物干粉装入硬胶囊中，使用时载药胶囊被小针刺破，患者用力吸入，药物从胶囊中吸进给药室，并在气流的作用下经口吸入肺部。胶囊型吸入粉雾剂给药装置（粉末雾化器）如图 9-9 所示。

粉末雾化器（也称吸纳器）的结构主要由雾化器的主体、扇叶推进器和口吸器三部分组成。在主体外套有能上下移动的套筒，套筒内上端装有不锈钢针；口吸器的中心也装有不锈钢针，作为扇叶推进器的轴心及胶囊一端的致孔针。使用步骤如下。①雾化器主体与口吸器卸开，先将扇叶套于口吸器的不锈钢针上，再将装有极细粉的胶囊的深色盖端插入扇叶的中孔中，然后将三部分组成整体，并旋转主体使与口吸器连接并试验其牢固性。②推动套筒，使两端的不锈钢针刺入胶囊；再提起套筒，使胶囊两端的不锈钢针脱开，扇叶内胶囊的两端已致孔，并能随扇叶自由转动，即可供患者应用。③将口吸器夹于中、拇指间，在接嘴吸用前先呼气。然后接口于唇齿间，深吸并屏气 2~3 秒钟后再呼气（当患者在吸嘴端吸气时，空气由另一端进入，经过胶囊将粉末带出，并由推进器扇叶，扇动气流，将粉末分散成气溶胶后吸入患者呼吸道起治疗作用）。④反复操作 3~4 次，使胶囊内粉末充分吸入，以提高治疗效果。⑤最后应清洁粉末雾化器，并保持干燥状态。

胶囊型单剂量的干粉吸入器，具有简单可靠、便于携带、装置的内阻力低、可清洗和直观的特点；当每剂活性药物小于 5mg 时，为保证胶囊填充的准确性，必须加入附加剂；但此类装置采用单剂量给药而且防潮性能差，药物的防湿作用取决于储存的胶囊质量；每次使用前必须塞入一个明胶胶囊，这对于急性哮喘、视力较差、手抖或关节炎患者难以使用。这类装置需要经常清理。

2. 泡囊型给药装置 泡囊型给药装置包括碟式吸纳器、圆盘状吸纳器等新型装置。

（1）碟式吸纳器 使用较广泛，设计精美，使用方便，药碟由 4 个或 8 个含药的泡囊组成。刺针刺破泡囊后，由吸嘴吸入药物，转轮可自动转向下一个泡囊。属于低阻力型干粉吸入装置，增加吸气流速并不能提高吸入量。

（2）圆盘状吸纳器 药盘也由 4 个或 8 个泡囊组成，足够供应一位患者一天的用量，能够满足多剂量给药的需要（图 9-10）。使用时先刺破泡罩铝箔，干粉粒子随吸入气流进入肺内，一般肺部沉积量为10%。患者无须重新安装装置便可吸入多个剂量，防湿作用优于胶囊型给药装置，但使用中途仍需更换药物转盘。另一种新型的多剂量干粉吸入装置称为准纳器（图 9-11），药物置于盘状输送带的泡罩内，通过转盘输送，使用时装置的位置并不影响药物的吸入。口器上有一个保护性的外部封盖，当操作杆滑回后，口器打开，一个泡罩刺破。此装置结构简单，装置内阻力较低，吸气时的吸入流速为 30L/min，可用于 4 岁以上儿童，一般肺沉积率为 12%~17%。

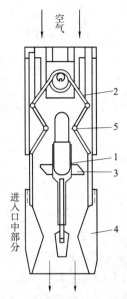

空气

进入口中部分

图 9-9 胶囊型粉末雾化器
机构示意图

1. 药物胶囊；2. 弹簧杆；3. 扇叶推进器；
4. 口吸器；5. 不锈钢弹簧节

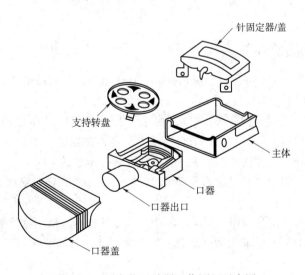

针固定器/盖

支持转盘

主体

口器

口器出口

口器盖

图 9-10 圆盘状吸纳器工作原理示意图

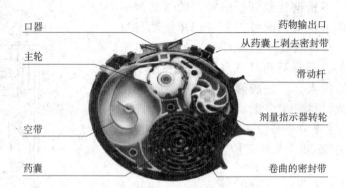

图 9-11　准纳器内部结构图

3. 贮库型给药装置　贮库型给药装置的结构如图 9-12 所示，其可通过激光打孔的转盘来精确定量，口器部分的内部结构采用独特的双螺旋通道，气流在局部产生湍流，有利于药物颗粒的分散，增加小粒子的输出量和肺部沉积量。装置属中阻力性，当吸入气流为 60L/min 时，肺部沉积药量可达 20% 以上，适用于 5 岁以上儿童。由于贮库药池位于装置的上端，使用时必须垂直旋转。

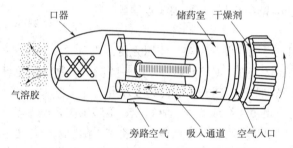

图 9-12　贮库型给药装置工作原理示意图

吸入粉雾剂量给药装置除按照结构分类外，还可以按照发展的时代演变划分：第一代干粉吸入装置是以患者呼吸为动力的单剂量给药系统；第二代干粉吸入装置采用多剂量设计，主要有两大类，即贮库型多剂量给药装置和单元型多剂量给药装置；第三代干粉吸入装置为主动式或助力式的给药装置，利用外在的压缩空气、马达驱动或电压来分散和传递药物，而无须借助呼吸气流，其药物传递的准确性和重现性得到了加强。

三、吸入粉雾剂的质量评价

吸入粉雾剂在生产贮藏期间应符合《中国药典》（2020 年版）四部通则 0111 中有关规定。除另有规定外，吸入粉雾剂应进行以下相应检查。

1. 递送剂量均一性　参照《中国药典》（2020 年版）四部通则 0111 方法检查，应符合规定。

2. 微细粒子剂量　按照吸入制剂微细粒子空气动力学特性测定法，参照《中国药典》（2020 年版）四部通则 0951，微细药物粒子百分比应不少于每吸主药含量标示量的 10%。

3. 多剂量吸入粉雾剂总吸次　在设定的气流下，将吸入剂撤空，记录吸次，不得低于标示的总吸次（该检查可与递送剂量均一性测定结合）。

4. 微生物限度　除另有规定外，照非无菌产品微生物限度检查：微生物计数法（四部通则 1105）和控制菌检查法（四部通则 1106）及非无菌药品微生物限度标准（四部通则 1107）检查，应符合规定。

四、吸入粉雾剂举例

实例解析

实例9-4：色甘酸钠吸入粉雾剂

【处方】　色甘酸钠　　　　　20g　　　　　　　乳糖　　　　　20g
　　　　　共制　　　　　　　1000 粒

【制法】　将微粉化的色甘酸钠与乳糖 25mg 充分混合均匀，分装到空心胶囊中，每粒含色甘酸钠 20mg。

【解析】　本品用于预防各种类型哮喘的发作，采用胶囊型给药装置，供患者吸入使用。色甘酸钠在肠道的吸收仅为 1% 左右，制成粉雾剂，其生物利用度可提高到 8%～10%，吸入 10～20 分钟达到血药浓度峰值。处方中的乳糖为载体。

本章小结

　　本章重点：气雾剂、喷雾剂、粉雾剂的基本概念及各自的特点、分类、组成、应用及三种剂型的区别；肺部吸收特点与影响因素；抛射剂的特点、分类及填充方法；耐压容器的种类、特点；阀门系统的构成及工作原理；气雾剂的处方设计及制备工艺；喷雾剂及粉雾剂给药装置的特殊性能、处方设计及质量评价。

　　本章难点：气雾剂的制备工艺包括处方设计的主要问题、附加剂的添加原则、制备工艺流程及抛射剂填充方法。气雾剂的质量评价，《中国药典》对气雾剂的要求及规定的检查指标。

思 考 题

题库

1. 简述气雾剂的分类、特点及组成，不同种类气雾剂喷出形式有何不同？
2. 试述气雾剂肺部吸收的机制与影响吸收的因素。
3. 简述吸入气雾剂的检查项目和要求。
4. 简述气雾剂按分散系统分类和按相的组成分类的联系和区别。
5. 喷雾剂的装置有几种？各有何特点？在临床上有哪些主要应用？
6. 吸入粉雾剂有哪些优点？不同的粉雾剂装置有哪些不同点？

（李囡囡）

第十章

中 药 制 剂

第一节 概 述

PPT

课堂互动

什么是中药制剂？其有何特点？

一、中药制剂的定义

中药（traditional Chinese medicine）是指在中医药理论指导下用于预防、治疗疾病及保健的动物药、植物药及矿物药。中药制剂（pharmaceutical preparations of traditional Chinese medicine）系指依据《中华人民共和国药典》《中华人民共和国卫生部药品标准》《制剂规范》等规定，按照相应的处方，将中药加工、提取、精制后制成具有一定规格标准，可以直接用于预防、诊断和治疗疾病的药品。天然药物（natural medicine）系指经过现代医药理论体系证明的自然界中存在的具有药理活性的天然物质。天然药物制剂（pharmaceutical preparations of natural medicine）系指将有药理活性的天然产物加工成具有一定规格，可直接用于临床的药品。中药饮片（herbal slice）系指中药材经过炮制后可直接用于中医临床或制剂生产使用的处方药品。中成药（Chinese traditional patent medicine）系指以中药为原料，在中医药理论指导下，按照经国家药品监督管理部门批准的处方和制法大量生产，具特有名称并标明功能主治、用法用量和规格的药品。

二、中药制剂的特点

1. 中药制剂的优点 ①药效持久，性和力缓，尤其适于慢性疾病的治疗；②中药饮片成分多样，性质各异，疗效为其综合作用的结果；③中药在治疗疑难杂症、骨科疾病及滋补强壮等方面有独特的优势；④中药制剂原料多为天然物质，毒副作用较小。

2. 中药制剂的缺点 ①由于成分复杂、作用机制不清，给剂型选择、制备工艺筛选、稳定性考察和质量标准制订都增加了难度；②现有质量标准相对较低，仅测定一种或几种有效成分的含量，多数饮片只进行定性研究，不能客观、全面地反映制剂内在质量，最后导致临床疗效的不稳定；③中药制剂通常剂量较大，导致辅料的选择和现代制剂工艺的应用受限，生产技术及剂型滞后；④饮片因产地、采收季节、炮制加工、储存条件等差异，质量较难统一和稳定，影响制剂投料、质量控制及临床疗效。

三、中药剂型的选择原则

剂型不同，药物的释放、吸收有差异，进而影响药物疗效的发挥。因此剂型的选择是中药制剂研究与生产的主要内容之一，通常按下述基本原则选择剂型。

1. 根据防治疾病需要选择 病有缓急，证有表里，须因病施治，对症下药。此外，为了适应给药人群的特点，也须有不同的剂型。慢性患者选用丸剂、缓控释制剂等。急症患者则选用起效迅速的注射剂、气雾剂等。

2. 根据药物本身性质选择 中药有效成分的理化性质和药动学特性在很大程度上影响着剂型的选择。

3. 安全、有效、稳定、使用方便 根据便于服用、携带、生产、运输、贮藏等的要求来选择适当的剂型。

第二节 中药制剂的前处理

PPT

制备中药制剂的原料药物系指用于制剂制备的活性物质，如饮片、植物油脂、提取物、有效成分或有效部位。有效成分系指从植物、动物、矿物等物质中提取得到的具有生物活性，发挥主要药效的物质，一般指化学上的单体化合物，可以用分子式和结构式表示，并具有一定的理化性质。有效部位系指从植物、动物、矿物等物质中提取的一类或数类有效成分的混合物，其含量应占总提取物的50%以上。

一、药材的前处理

中药材须经前处理才能用于后续的提取，药材的前处理包括药材的品质检查、炮制、粉碎等。

1. 药材的品质检查 ①药材鉴定主要进行来源及品种鉴定，以防同名异物或同物异名造成的药效差异；②药材检查包括有效成分鉴别及含量、含水量测定等内容，以保证投料量及制剂质量的稳定性。

2. 药材的炮制 炮制系指将药材净制、切制、炮炙处理制成一定规格饮片的操作。药材炮制一方面保证用药安全有效，另一方面满足了调配制剂的需要。

3. 药材的粉碎 根据药材性质、提取工艺及制剂需要，粉碎成适宜粒度。可参见第四章的相关内容。

二、浸提

中药所含成分十分复杂，按作用可分为有效成分、辅助成分、无效成分和组织物质。浸提过程系指利用适当的溶剂和方法，从中药中将有效成分或有效部位转移至提取溶剂的过程，又称浸出或提取。浸提应尽可能多地获取有效成分，最大限度地减少无效成分和有害物质。

微课
微课

（一）浸提过程及影响浸出的主要因素

矿物药和树脂类药材无细胞结构，其成分可直接溶解或分散悬浮于溶剂中。动植物药材经粉碎后，对破碎的细胞来说，其所含成分可被溶出、胶溶或洗脱下来；若细胞结构完好，细胞内的成分浸

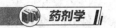

出，需经过一个浸提过程。中药的浸提过程一般可分为浸润、渗透、解吸、溶解、扩散等几个相互联系的阶段。

1. 浸提过程

（1）浸润、渗透阶段　溶剂与饮片接触后，首先附着于药材表面使之湿润，并进一步借助液体静压力和毛细管的作用，渗透进入组织细胞内。溶剂对饮片的润湿和渗透作用是药物浸出的首要条件。溶剂能否使饮片表面润湿，与溶剂和药材性质有关，如果药材与溶剂之间的附着力大于溶剂分子之间的内聚力，则药材易被润湿。如植物性药材由于含有较多带极性基团的物质（如蛋白质、果胶、糖类、纤维素等），易被水或乙醇等极性溶剂润湿。溶剂进入药材内部的速度，除与药材所含各种成分的性质有关外，还受药材的质地、粒度和浸提压力等因素的影响。一般来讲，质地疏松、小颗粒的药材在加压条件下，溶剂渗透速度快。此外，在浸提溶剂中加入表面活性剂，由于其具有降低表面张力的作用，有助于浸润和渗透。

（2）解吸、溶解阶段　药材中所含成分之间或所含成分与细胞壁之间存在着亲和力，药材成分被细胞组织吸附，当溶剂渗透入药材时，必须首先要解除这种吸附，这一过程称为解吸。解吸后的成分遵循"相似相溶"规律溶解于溶剂中，完成溶解过程。浸提的溶剂中加入适量的表面活性剂、酸、碱或采取加热提取均有助于解吸与溶解。

（3）扩散阶段　当浸提溶剂溶解大量药物成分后，细胞内溶液浓度显著增高，在细胞内外形成浓度差和渗透压差，促使细胞外侧纯溶剂或稀溶液向细胞内渗透，细胞内高浓度溶液中的成分不断地向周围低浓度方向扩散，至细胞内外浓度相等、渗透压平衡时，扩散终止。因此，浓度差是渗透或扩散的推动力。物质的扩散速度可用 Fick's 第一扩散公式来描述：

$$\frac{\mathrm{d}M}{\mathrm{d}t} = -DF\frac{\mathrm{d}c}{\mathrm{d}x} \tag{10-1}$$

式中，$\frac{\mathrm{d}M}{\mathrm{d}t}$ 为扩散速度；F 为扩散面积，即浸出药材的表面积，与粒度、表面状态有关；$\frac{\mathrm{d}c}{\mathrm{d}x}$ 为物质在 x 扩散方向上的浓度梯度；D 为扩散系数，负号表示扩散方向和浓度梯度方向相反，或表示扩散是沿浓度下降的方向进行。

扩散系数 D 值可用下式表示：

$$D = \frac{RT}{N} \times \frac{1}{6\pi r\eta} \tag{10-2}$$

式中，R 为摩尔气体常数；T 为绝对温度；N 为阿佛伽德罗常数；r 为扩散物的分子半径；η 为黏度。

由式（10-1）和式（10-2）可知，扩散速度（$\mathrm{d}M/\mathrm{d}t$）与扩散面积（F）、浓度梯度（$\mathrm{d}c/\mathrm{d}x$）、温度（T）成正比，与扩散物质分子半径（r）、液体黏度（η）成反比，其中最为重要的是保持最大的浓度梯度。

2. 影响浸出的主要因素

（1）浸出溶剂　溶剂的性质和用量对有效成分提取率有较大影响，应根据有效成分性质选择适宜的提取溶剂，也可应用浸提辅助剂，包括酸、碱和表面活性剂等。

浸出溶剂中水价廉易得，浸出范围广，缺点是选择性差，容易浸出大量无效成分，给制剂带来不良影响，如霉变、水解、不易储存等。乙醇和水以不同比例混合作溶剂有利于不同有效成分的浸出，所提取成分的性质与乙醇浓度有关，因而具有一定的选择性。

加大溶剂量，可延长药物成分扩散达到平衡的时间，有利于药物成分的充分扩散，但溶剂量过大会给后续工艺操作带来不便，如蒸发、浓缩，回收乙醇等有机溶剂等。

（2）药材性质　主要与药材中所含成分的情况和药材的粉碎粒度有关。

有效成分多为小分子物质，小分子成分由于分子半径小，运动速度快，具有较大的扩散系数，与大分子成分相比更容易浸出，多存在于最初部分的浸出液中。此外，药材中药物成分的浸出速度与其溶解特性有关，符合"相似相溶"规律。

药材经粉碎后，粒度变小，扩散面积增大，浸出速度加快。但过度粉碎会使大量细胞破坏，浸出杂质增多，同时过细粉末吸附作用增强，使扩散速度减小。此外，过细粉末还会给浸提操作带来困难，如用渗漉法浸提时空隙太小，溶剂流动阻力大，易造成堵塞等。

（3）浸提温度　适宜的浸提温度有利于浸出，同时可以杀死中药材中的微生物。温度过高则使药材中热敏性成分或挥发性成分破坏或散失，并浸提出大量无效成分，影响制剂质量和稳定性。

（4）浸提时间　浸提时间应适当。时间过短，药材成分浸出不完全；但当扩散达到平衡后，延长浸提时间则不起作用。时间过长，会导致大量无效或杂质类成分的浸出，且某些有效成分被分解破坏，以水为浸提溶剂还会产生霉变等。

（5）浓度差　浓度差是浸提过程中渗透和扩散阶段的推动力，浓度差越大，浸出速率越快。可通过更换新溶剂、加强搅拌、采用渗漉法、循环式或罐组式动态提取法等增大浓度差。

（6）浸提压力　提高浸提压力能够促进质地坚硬药材的浸润、渗透及部分细胞壁破裂，从而有利于成分的浸出。但当药材组织中已充满溶剂之后，加大压力对扩散速度没有影响。

（7）提取方法　不同的提取方法提取效率不同。近年来推广的一些提取新技术可提高浸提效果，缩短浸提时间，如超声波提取法、电磁场或电磁振动下浸提、逆流浸提、脉冲浸提等。

（二）浸提方法及设备

中药提取方法的选择应根据处方药味的理化性质、溶剂性质、剂型要求和生产实际等综合考虑。常用的提取方法包括煎煮法、浸渍法、渗滤法、回流法、水蒸气蒸馏法、超临界流体提取法等。

1. 煎煮法（decoction）　是指用水作溶剂，将药材加热煮沸一定时间，提取有效成分的一种常用方法。

（1）工艺流程　煎煮法的工艺流程如图10-1所示。

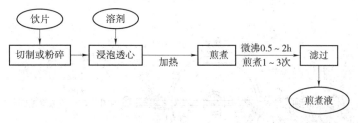

图10-1　煎煮法工艺流程图

（2）应用特点　①使用广泛，适用于极性较大的水溶性成分及对湿、热较稳定的药物成分的提取；②通过加热能杀酶保苷，杀死微生物；③煎煮法提取成分复杂，杂质较多，需进一步精制。

（3）常用设备　有敞口倾斜式夹层锅、多功能中药提取罐（图10-2）、球形煎煮罐（图10-3）等。其中多功能中药提取罐在生产中应用较多，一般能够进行常压常温、加压高温或减压低温提取，具有高效、省时、便利、安全的特点，无论水提、醇提、提油、蒸制、回收药渣中溶剂等均能适用，有利于流水线生产。球形煎煮罐能够不断地转动而发挥搅拌作用，主要应用于阿胶制备过程中驴皮的煎煮。

2. 浸渍法（maceration）　系指在一定的温度下，用适量的溶剂将中药饮片浸泡一定的时间，以浸提中药成分的一种方法。浸渍法按浸提的温度和浸渍次数可分为：冷浸渍法、热浸渍法、重浸渍法。

（1）工艺流程　冷浸渍法及热浸渍法的工艺流程如图10-4所示。

（2）应用特点　①浸渍法适于黏性、无组织结构、新鲜及易膨胀药材，冷浸法尤其适于对热不稳定药材，不适于贵重、毒性药材及制备高浓度的制剂；②浸渍的溶剂通常为不同浓度的乙醇，用量一般较大，浸渍过程应密闭，防止溶剂挥发；③用量一般较大，且呈静止状态，溶剂的利用率较低，药材成分常常浸出不完全；④可通过加强搅拌或采用重浸渍法，提高浸出效果。

（3）常用设备　浸渍法所用的主要设备为浸渍器和压榨器，前者可用不锈钢罐、搪瓷罐及陶瓷罐等用于中药浸渍的盛器，也可使用多功能中药提取罐，后者用于挤压药渣中残留的浸出液。也可使用多功能中药提取罐。

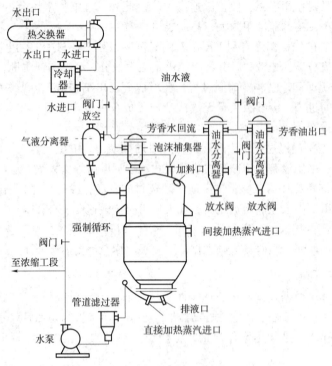

图 10-2　多功能中药提取罐结构示意图

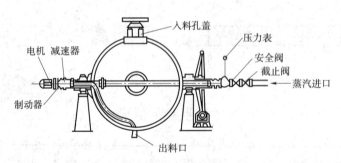

图 10-3　球形煎煮罐结构示意图

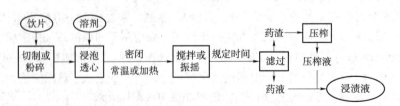

图 10-4　冷浸法及热浸法工艺流程图

3. 渗漉法（percolation）　系指将中药粗粉置渗漉容器（图 10-5，图 10-6）内，溶剂连续地从渗漉容器上部加入，渗漉液不断地从其下部流出，从而浸出有效成分的一种方法，包括单渗漉法、重渗漉法、加压渗漉法等。

（1）**工艺流程**　单渗漉法工艺流程如图 10-7 所示。

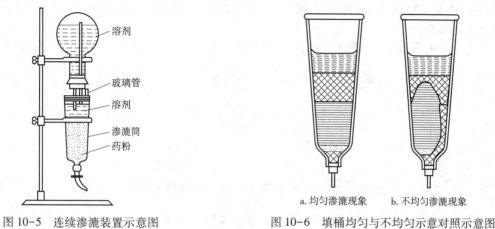

图 10-5 连续渗漉装置示意图   图 10-6 填桶均匀与不均匀示意对照示意图

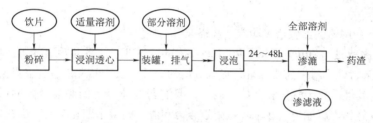

图 10-7 单渗漉法工艺流程图

（2）应用特点 ①属于动态浸提，溶剂利用率高，有效成分浸出较完全。②适用于药效成分遇热易破坏或挥发的药材、贵细药材、毒性药材及制备高浓度制剂，也可用于有效成分含量较低的药材的浸提。但对新鲜的及易膨胀的药材、无组织结构的药材则不宜选用。③可不经滤过处理直接收集渗漉液。④渗漉过程所需时间较长，不宜用水作溶剂，通常选用不同浓度的乙醇，需防止溶剂的挥发损失。

（3）常用设备 渗漉法的常用设备为渗漉筒。

4. 回流法（circumfluence） 系指用乙醇等挥发性有机溶剂浸提中药成分，加热时挥发性溶剂馏出后，经冷凝又流回浸出器中浸提中药，如此循环直至有效成分回流浸提完全的方法。包括回流热浸法和回流冷浸法。

（1）工艺流程 回流提取法工艺流程如图 10-8 所示。

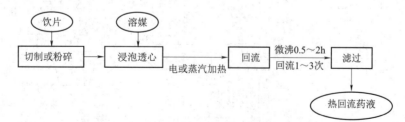

图 10-8 回流法工艺流程图

（2）应用特点 ①回流热浸法溶剂只能循环使用，不能更新，为提高浸提效率，通常需更换新溶剂2~3次，溶剂用量较多；②回流法由于连续加热，浸提液在蒸发锅中受热时间较长，故不适用于受热易被破坏的药材成分的浸提；③回流冷浸法溶剂既可循环使用，又能不断更新，故溶剂用量较回流热浸法和渗漉法的溶剂用量少，且浸提较完全。

（3）常用设备 目前常使用多功能提取罐和循环回流冷浸装置。

5. 水蒸气蒸馏法（vapor distillation） 系指将含有挥发性成分的中药与水共蒸馏，使挥发性成分随水蒸气一并馏出，经冷凝后分离挥发性成分的一种浸出方法，包括共水蒸馏法（水中蒸馏）、通水蒸气蒸馏法及水上蒸馏法。

（1）工艺流程 水蒸气蒸馏法工艺流程如图 10-9 所示。

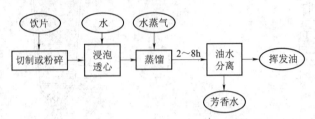

图 10-9 水蒸气蒸馏法工艺流程示意图

（2）应用特点 适用于能随水蒸气蒸馏而不被破坏，与水不发生反应、不溶或难溶于水中的挥发性成分的提取和分离，如金银花注射剂中金银花挥发性成分及乳腺康注射剂中莪术油的提取均采用水蒸气蒸馏法。

（3）常用设备 常用的设备包括多功能中药提取罐、挥发油提取罐。

6. 超临界流体提取法（supercritical fluid extraction，SFE） 系指利用超临界流体（supercritical fluid，SCF）的强溶解特性，对中药成分进行提取分离的一种方法。SCF 是超过临界温度和临界压力的非凝缩性高密度流体，其性质介于气体和液体之间，既具有与气体接近的黏度及高的扩散系数，又具有与液体相近的密度和良好的溶解能力。在临界点附近压力和温度的微小变化都会引起流体密度的很大变化，SCF 的密度不同，溶解和穿透能力也不同，可有选择地溶解目标成分，而不溶解其他成分，从而达到分离纯化所需成分的目的。

（1）工艺流程 超临界流体提取法工艺流程如图 10-10 所示。

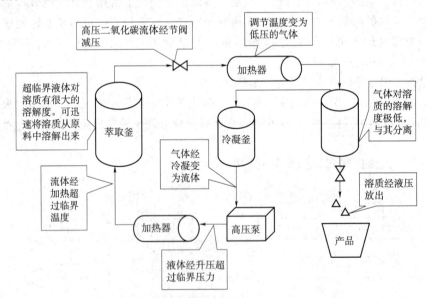

图 10-10 超临界流体萃取工艺流程图

（2）应用特点 ①提取温度低，适于热敏性药物。②提取速度快，效率高，萃取分离可一次完成。③整个萃取过程密闭，排除了药物氧化和见光分解的可能性。④安全性高，提取的产品中没有溶媒残留。⑤适于脂溶性大、分子量较小的药物萃取；对极性较大、相对分子质量较大的物质提取可以通过加入夹带剂，或升高压力等措施加以改善。⑥超临界流体中二氧化碳因临界条件容易实现（临界温度 31.1℃，临界压力 7.38MPa），无毒，无腐蚀性，价廉，可循环使用，应用广。⑦萃取产物多为多组分混合物，要得到纯度高的化合物单体，须进行精制。⑧一次性投资大，属高压技术。

（3）常用设备 超临界流体提取法的设备包括萃取釜、分离釜、精流柱、高压泵、储罐、温度和压力控制系统等，如图10-11所示。

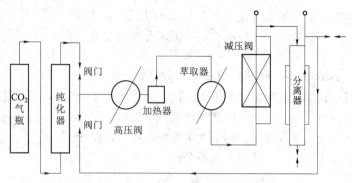

图10-11 超临界流体萃取设备结构示意图

7. 超声波提取法（ultrasound-assisted extraction，UAE） 系指利用超声波产生的强烈振动、空化、热效应等特殊作用，加速中药中所含成分的释放、扩散和溶解，显著提高提取效率的一种提取方法。

（1）工艺流程 超声波提取法工艺流程如图10-12所示。

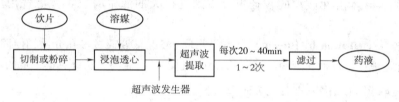

图10-12 超声提取工艺流程图

（2）应用特点 ①提取时间短，提取效率高；②无须加热，避免了因加热时间过长对中药中有效成分造成的破坏，不改变所提取成分的化学结构；③节约能源，减少提取溶剂的使用量；④设备简单、操作方便。

（3）常用设备 超声提取设备如图10-13所示。

8. 微波提取法（microwave extraction） 即微波辅助萃取（microwave-assisted extraction，MAE）系指利用微波对中药与适当溶剂的混合物进行辐照处理，利用微波强烈的热效应提取中药成分的一种方法。

（1）工艺流程 微波提取法工艺流程如图10-14所示。

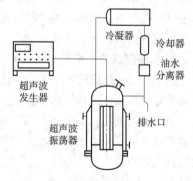

图10-13 超声提取罐结构示意图

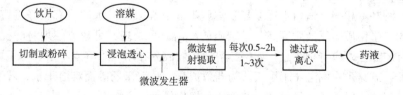

图10-14 微波辅助提取工艺流程图

（2）应用特点 微波提取具有提取时间短、溶剂用量小、提取效率高、工艺简单、操作方便，适用范围广，生产成本低等优点；但此法电能消耗大，在中药产业化中的应用还处于起步阶段。

（3）常用设备 微波辅助提取器的结构如图10-15所示。

三、分离与纯化

（一）中药提取物的分离原理与方法

将固体-液体非均相体系用适当方法分开的过程称为固-液分离（separation）。中药提取物的分离方法一般有三类：沉降分离法、离心分离法和滤过分离法。

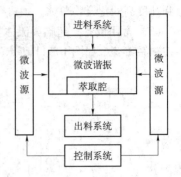

图 10-15　微波辅助提取器
结构示意图

1. 沉降分离法（separation by sedimentation）　系指固体物与液体介质密度相差悬殊，固体物靠自身重量自然下沉，用虹吸法吸取上层澄清液，使固体与液体分离的一种方法。中药浸出液经一定时间的静置冷藏后，固体即与液体分层界限明显，利于上清液的虹吸。沉降分离法分离不够完全，经常还需进一步滤过或离心分离，但可去除大量杂质，利于进一步分离操作。适用于料液中固体微粒多而质重的水提液或水提醇沉（醇提水沉）液的粗分离，对固体物含量少，粒子细而轻的浸出液不适用。

2. 离心分离法（separation by centrifuge）　系指利用混合液中不同成分的密度差异，借助离心机高速旋转产生的离心力使浸出液中的固体与液体，或两种密度不同且不相混溶的液体混合物分开的方法。用沉降分离法和一般的滤过分离难以进行或不易分开时，可考虑进行离心分离。在制剂生产中遇到含水量较高、含不溶性微粒的粒径很小或黏度很大的滤浆时也可考虑选用离心分离法进行分离。

3. 滤过分离法（separation by filtering）　系指将固-液混悬液通过多孔介质，使固体粒子被介质截留，液体经介质孔道流出，从而实现固液分离的方法。过滤的机制与方法详见第三章的相关内容。

（二）中药提取物的纯化原理与方法

纯化（purification）系采用适当的方法和设备除去中药提取液中杂质的操作。常用的纯化方法有：水提醇沉法、醇提水沉法、大孔树脂吸附法、超滤法、盐析法、酸碱法、澄清剂法、透析法、萃取法等，其中以水提醇沉法应用尤为广泛。超滤法、澄清剂法、大孔树脂吸附法愈来愈受到重视，已在中药提取液的精制方面得到较多的研究和应用。

1. 水提醇沉法　系指先以水为溶剂提取中药有效成分，再用不同浓度的乙醇沉淀去除提取液中杂质的方法。广泛用于中药水提液的纯化，以降低制剂的服用量，或增加制剂的稳定性和澄清度，也可用于制备具有生理活性的多糖和糖蛋白。

该法是依据药材成分在水和不同浓度的乙醇中的溶解性差异（有效成分既溶于水又溶于乙醇，而杂质溶于水不溶于一定浓度的乙醇）而实现纯化。一般料液中含乙醇量达到 50%～60% 时，可去除淀粉等杂质，当含醇量达 75% 以上时，除鞣质、水溶性色素等少数无效成分外，其余大部分杂质均可沉淀而去除。

2. 醇提水沉法　系指先以适宜浓度的乙醇提取中药成分，再用水除去提取液中杂质的方法。其原理及操作与水提醇沉法基本相同。适用于提取药效物质为醇溶性或在醇水中均有较好溶解性的药材，可避免药材中大量淀粉、蛋白质、黏液质等高分子杂质的浸出；水处理又可较方便地将醇提液中的树脂、油脂、色素等杂质沉淀除去。应特别注意，如果醇溶性药效成分在水中难溶或不溶，则不可采用水沉处理，如厚朴中的厚朴酚、五味子中的五味子甲素均为药效成分，易溶于乙醇而难溶于水，若采用醇提水沉法，沉淀物中厚朴酚、五味子甲素的含量很高，有效成分损失较大。

3. 酸碱法　系指利用中药成分的溶解度与酸碱度有关的性质，在溶液中加入适量酸或碱，调节 pH 至一定范围，使单体成分溶解或析出，以达到分离目的的方法。该法适用于多数生物碱、有机酸、苷类、蒽醌等化合物的分离。也可用调节浸出液的酸碱度来达到去除杂质的目的，如在浓缩液中加新配制的石灰乳至呈碱性，可使大量的鞣质、蛋白质、黏液质等成分沉淀除去。

4. 大孔树脂吸附法　吸附是利用大孔树脂的多孔结构和选择性吸附功能，将浸出液中有效成分或有效部位吸附截留于树脂，再用适宜溶剂进行洗脱回收，除去杂质的一种方法。该法具有高度富集药效成分、减小杂质、降低产品吸潮性、有效去除重金属、安全性好、再生产简单等优点。

5. 盐析法　系指在浸出液中加入大量的无机盐，使某种成分溶解度降低沉淀析出，而与其他成分分离的一种方法。适用于蛋白质的分离纯化，且不致使其变性。此外，也常用于提高药材蒸馏液中挥发油的含量及蒸馏液中微量挥发油的分离。

6. 澄清剂法　系指利用澄清剂具有可降解某些高分子杂质，降低药液黏度，或能吸附、包合固体微粒等特性来加速药液中悬浮粒子的沉降，经滤过除去沉淀物而获得澄清药液的一种方法。它能较好地保留药液中的有效成分（包括多糖等高分子有效成分）除去杂质，操作简单，澄清剂用量小，能耗低。澄清剂法在中药制剂的制备中，主要用于除去药液中粒度较大及有沉淀趋势的悬浮颗粒，以获得澄清的药液。

7. 透析法　系指利用小分子物质在溶液中可通过半透膜，而大分子物质不能通过的性质，以达到分离的方法。可用于除去浸出液中的鞣质、蛋白质、树脂等高分子杂质，也常用于某些具有生物活性的植物多糖的纯化。

四、浓缩

浓缩（concentration）系指采用适当的方法，使溶液中部分溶剂气化或被分离移除，以提高药液浓度的过程。中药提取液经浓缩减少体积，以便于制剂的制备。蒸发是浓缩药液的重要手段，还可以用反渗透法、超滤法等。

（一）影响浓缩效率的因素

蒸发浓缩是在沸腾状态下进行的，浓缩过程包括传质过程和传热过程。沸腾蒸发的效率常以蒸发器的生产强度表示，即单位时间、单位传热面积上所蒸发的溶剂或水量，可用式（10-3）表示：

$$U = \frac{W}{A} = \frac{K \cdot \Delta t_m}{r'} \tag{10-3}$$

式中，U 为蒸发器的生产强度 $[kg/(m^2 \cdot h)]$；W 为蒸发量（kg/h）；A 为蒸发器的传热面积（m^2）；K 为蒸发器传热总系数 $[kJ/(m^2 \cdot h \cdot ℃)]$；$\Delta t_m$ 为加热蒸气的饱和温度与溶液沸点之差（℃）；r' 为蒸气二次的气化潜能（kJ/kg）。

由式（10-3）可以看出，生产强度与传热温度差及传热系数成正比，与蒸汽二次的气化潜能成反比。

1. 传热温度差（Δt_m）的影响　蒸发量与 Δt_m 成正比，提高 Δt_m 有利于浓缩。提高传热温度差的途径有：①提高加热蒸汽的压力；②减压浓缩降低溶液沸点。

在采取措施提高传热温差的同时，应注意对热敏性物质的影响、热能的有效利用、药液厚度带来的静压强影响，以及随着沸点的降低、蒸发时间的延长，药液浓度和黏度增加而降低蒸发效率的问题。

2. 传热系数（K）的影响　增大传热系数是提高蒸发器效率的主要途径。

$$K = \frac{1}{\dfrac{1}{\alpha_0} + \dfrac{1}{\alpha_i} + R_W + R_S} \tag{10-4}$$

式中，α_0 为管间蒸气冷凝传热膜系数 $[kJ/(m^2 \cdot h \cdot ℃)]$；$\alpha_i$ 为管内料液沸腾传热膜系数 $[kJ/(m^2 \cdot h \cdot ℃)]$；$R_W$ 为管壁热阻 $\{1/[kJ/(m^2 \cdot h \cdot ℃)]\}$；$R_S$ 为管内垢层热阻，$\{1/[kJ/(m^2 \cdot h \cdot ℃)]\}$。

由式（10-4）可知，增大 K 的主要途径是减少各部分的热阻。通常管壁热阻（RW）很小，可略去不计；在一般情况下，蒸汽冷凝的热阻在总热阻中占的比例不大，但操作中应注意对不凝性气体的排除，否则，其热阻也会增大。管内料液侧的垢层热阻（RS），在许多情况下是影响 K 的重要因素，尤其是处理易结垢或结晶的料液时，往往很快就在传热面上形成垢层，致使传热速率降低。为了减少垢层热阻（RS），除了要加强搅拌和定期除垢外，还可改进设备结构。

（二）浓缩方法与设备

根据中药提取液的性质与蒸发浓缩的要求，选择适宜的蒸发浓缩方法与设备。

1. 常压蒸发　常压蒸发系指料液在一个大气压下进行蒸发的方法，又称常压浓缩。常压浓缩蒸发温度高、速度慢、时间长，药物成分易破坏，适用于非热敏性药物的浓缩。以水为溶剂的提取液多采用敞口倾倒式夹层蒸发锅；若是以乙醇等有机溶剂为提取液，则采用蒸馏装置。

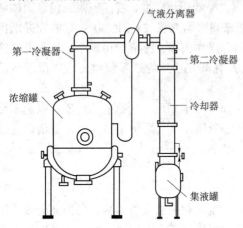

图 10-16　减压蒸馏装置结构示意图

2. 减压蒸发　减压蒸发是通过降低蒸发器内部的压力形成一定的真空度，使药物溶液沸点降低而进行蒸发的方法，又称减压浓缩。减压蒸发具有如下优点：①能防止或减少热敏性物质的分解，增大传热温度差，蒸发效率提高；②能不断地排除溶剂蒸气，有利于蒸发顺利进行；③对热源的要求降低，可利用低压蒸汽或废气加热；④能回收乙醇等有机溶剂。减压蒸发的缺点是药液沸点降低，会引起黏度增加，传热系数降低，蒸发浓缩所需要的能量增大。

在浓缩过程中如需回收乙醇等有机溶剂，可采用减压蒸馏装置（图 10-16），水提液的浓缩多用真空浓缩罐（图 10-17）。

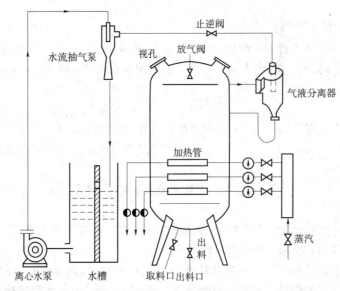

图 10-17　真空浓缩罐结构示意图

3. 薄膜蒸发　薄膜蒸发系指使料液在蒸发时形成薄膜、增加气化表面而进行蒸发的方法，又称薄膜浓缩。薄膜蒸发的进行方式有两种：①使液膜快速流过加热面进行蒸发；②使药液剧烈地沸腾产生大量泡沫，以泡沫的内外表面为蒸发面进行蒸发。后者目前使用较多。薄膜蒸发的优点是：①速度快，受热时间短。②不受料液静压和过高温度影响，成分不易被破坏。③可在常压或减压下连续操作；能将溶剂回收重复利用。

薄膜浓缩常用的设备有升膜式蒸发器（图 10-18）、降膜式蒸发器（图 10-19）、刮板式薄膜蒸发器（图 10-20）和离心式薄膜蒸发器等（图 10-21）。

4. 多效蒸发　多效蒸发系指将第一效蒸发器气化所产生的二次蒸汽引入第二效蒸发器作为加热蒸汽，以此类推，依次接入多个串联，则称为多效浓缩。由于二次蒸汽的反复利用，多效浓缩器是节能型浓缩器，中药生产中应用较多的是二效或三效浓缩。

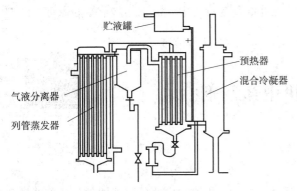

图 10-18 升膜式蒸发器结构示意图

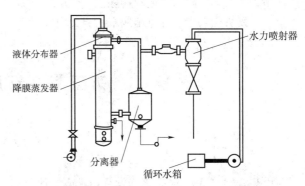

图 10-19 降膜式蒸发器结构示意图

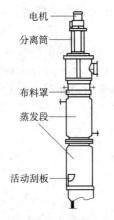

图 10-20 刮板式薄膜蒸发器结构示意图

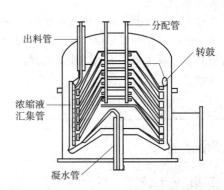

图 10-21 离心式薄膜蒸发器结构示意图

多效蒸发设备为两个或多个减压蒸发器并联形成的浓缩设备，图 10-22 为减压三效蒸发器结构示意图。

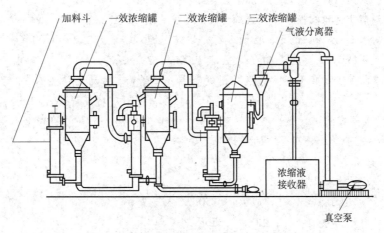

图 10-22 减压多效蒸发装置结构示意图

五、干燥

干燥（drying）系指利用热能除去含湿的固体物质或膏状物中所含的水分或其他溶剂，获得相对干燥

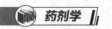

物品的工艺操作。干燥的目的在于提高药物的稳定性、便于制剂进一步加工、运输和贮存。在中药制剂生产中，新鲜药材除水，原辅料除湿，颗粒剂、片剂、水丸等制备过程中均需干燥。干燥的原理、影响因素、干燥方法和设备详见第四章的相关内容。

PPT

第三节　常用中药制剂

一、合剂

中药合剂（mixtures）系指饮片用水或其他溶剂，采用适宜方法提取制成的口服液体制剂。单剂量灌装者也称口服液（oral liquid）。合剂是在汤剂的基础上发展起来的，保留了汤剂吸收快、作用迅速的特点。与汤剂相比，合剂经浓缩工艺，服用量减少，且加入矫味剂，口感好，便于服用、携带和贮藏，适合工业化生产；成品中多加入适宜的防腐剂，并经过灭菌处理，密封包装，质量稳定。但合剂组方固定，不能随症加减。

饮片应按各品种项下规定的方法提取、纯化、浓缩制成口服液体制剂，根据需要可加入适宜的附加剂。制备口服液时，可根据需要采用膜分离技术、大孔树脂吸附分离技术及其他技术对饮片浸提液进一步分离精制，以减少服用剂量、提高澄清度。合剂作为液体制剂，其常用附加剂、制备工艺及质量要求等内容可参见第二章有关内容。

实例解析

实例 10-1：四物合剂

【处方】　当归　　250g　　　　川芎　　250g
　　　　　白芍　　250g　　　　熟地黄　250g

【制法】以上四味，当归和川芎冷浸 0.5 小时，用水蒸气蒸馏，收集蒸馏液约 250ml，蒸馏后的水溶液另器保存，药渣与白芍、熟地黄加水煎煮三次，第一次 1 小时，第二、三次各 1.5 小时，合并煎液，滤过，滤液与上述水溶液合并，浓缩至相对密度为 1.18～1.22（65℃）的清膏，加入乙醇，使含醇量达 55%，静置 24 小时，滤过，回收乙醇，浓缩至相对密度为 1.26～1.30（60℃）的稠膏，加入上述蒸馏液、苯甲酸钠 3g 及蔗糖 35g，加水至 1000ml，滤过，灌封，灭菌，即得。

【解析】①本品为棕红色至棕褐色液体，气芳香，味微苦、微甜，功能养血调经，用于血虚所致的面色萎黄、头晕眼花、心悸气短及月经不调；②本品相对密度不低于 1.06，pH 应为 4.0～6.0；③采用水蒸气蒸馏法可浸提当归与川芎中的挥发性有效成分，药渣再与余药共煎后加乙醇沉淀，可除去醇不溶性杂质，提高合剂的澄清度。

实例 10-2：九味羌活口服液

【处方】　羌活　　150g　　　　防风　　150g
　　　　　苍术　　150g　　　　细辛　　50g
　　　　　川芎　　100g　　　　白芷　　100g
　　　　　黄芩　　100g　　　　甘草　　100g
　　　　　地黄　　100g

【制法】 以上九味，白芷粉碎成粗粉，用70%乙醇作溶剂，浸渍24小时后进行渗滤，收集渗滤液，备用；羌活、防风、苍术、细辛、川芎蒸馏提取挥发油，蒸馏后的水溶液另器收集；药渣与其余黄芩等三味加水煎煮3次，每次1小时，合并煎液，滤过，滤液与上述蒸馏后的水溶液合并，浓缩至约900ml，加等量乙醇使沉淀，取上清液与滤液合并，回收乙醇，浓缩至相对密度为1.10~1.20（70℃），加水稀释至800ml，备用。另取100g蔗糖，制成单糖浆，备用。将挥发油加入2ml聚山梨酯80中，再加入少量药液，混匀，然后加入药液、单糖浆及山梨酸2g，混匀，加水至1000ml，混匀，分装，灭菌，即得。

【解析】 ①本品为棕红色至棕褐色液体，气芳香，味苦、辛、微甜，功能疏风解表，散寒除湿，用于外感风寒挟湿所致的感冒，症见恶寒、发热、无汗、头重而痛、肢体酸痛；②本品每支装10ml，相对密度应不低于1.07，pH应为4.0~6.0；③方中羌活、防风、苍术、细辛、川芎采用双提法，可使挥发油和水溶性成分均被提出，配液时以聚山梨酯80作增溶剂，使挥发油在药液中分散均匀。

二、煎膏剂

煎膏剂系指饮片用水煎煮，取煎煮液浓缩，加炼蜜或糖（或转化糖）制成的半流体制剂，也称膏滋。煎膏剂药效以滋补为主，兼有缓慢的治疗作用（如调经、止咳等），具有药物浓度高、体积小、味甜可口便于服用，易于贮存的优点，不适于热敏性药物及含挥发性成分的中药。煎膏剂的制备方法如下：饮片按各品种项下规定的方法煎煮，滤过，滤液浓缩至规定的相对密度，得清膏，清膏按规定量加入炼蜜或糖收膏；若需加饮片细粉，待冷却后加入，搅拌混匀。除另有规定外，加炼蜜或糖的量，一般不超过清膏量的3倍。煎膏剂应无焦臭、异味，无糖的结晶析出，应密封，置阴凉处贮存。

实例解析

实例10-3：养阴清肺膏

【处方】

地黄	100g	麦冬	60g
玄参	80g	川贝母	40g
白芍	40g	牡丹皮	40g
薄荷	25g	甘草	20g

【制法】 以上八味，川贝母用70%乙醇作溶剂，浸渍18小时后，以每分钟1~3ml的速度缓缓渗滤，待可溶性成分完全滤出，收集滤液，回收乙醇；牡丹皮与薄荷分别用水蒸气蒸馏，收集蒸馏液，分取挥发性成分另器保存；药渣与其余地黄等五味加水煎煮2次，每次2小时，合并煎液，静置，滤过，滤液与川贝母提取液合并，浓缩至适量，加炼蜜500g，混匀，滤过，滤液浓缩至规定的相对密度，放冷，加入牡丹皮与薄荷的挥发性成分，混匀，即得。

【解析】 ①本品为棕褐色稠厚的半流体，气香、味甜，有清凉感，相对密度≥1.37，功能养阴润燥，清肺利咽，用于阴虚肺燥、咽喉干痛、干咳少痰或痰中带血等症；②川贝母中含有的主要成分为生物碱类，因此工艺中采用70%乙醇渗滤法浸提；③牡丹皮有效成分为丹皮酚，薄荷中含有挥发油，二者均具有挥发性，可以通过水蒸气蒸馏法提取，故工艺中采用双提法。

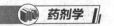

三、酒剂

酒剂系指饮片用蒸馏酒提取制成的澄清液体制剂，多内服，也可外用。可加适量糖或蜂蜜矫味或着色。

酒剂可用浸渍、渗漉、热回流等方法制备，配制后的酒剂须静置澄清，滤过后分装于洁净的容器中。酒剂应检查乙醇含量、甲醇含量及总固体含量等；应密封，置阴凉处贮存，在贮存期间允许有少量摇之易散的沉淀。由于酒辛甘大热，易于发散，可促使药物吸收，提高药物疗效，而且能行血通络散寒，故常用于风寒湿痹等证。临床上以祛风活血、止痛散瘀效果尤佳。同时因含乙醇量高，故久贮不变质。但小儿、孕妇、心脏病及高血压患者不宜服用。

实例解析

实例 10-4：舒筋活络酒

【处方】

木瓜	45g	桑寄生	75g
玉竹	240g	续断	30g
川牛膝	90g	当归	45g
川芎	60g	红花	45g
独活	30g	羌活	30g
防风	60g	白术	90g
蚕砂	60g	红曲	180g
甘草	30g		

【制法】以上十五味，除红曲外，其余木瓜等十四味粉碎成粗粉，然后加入红曲；另取红糖555g，溶解于白酒11100g中，用红糖酒作溶剂，浸渍48小时后，以每分钟1～3ml的速度缓缓渗漉，收集漉液，静置，滤过，即得。

【解析】①本品为棕红色的澄清液体，含乙醇量为50%～57%，气香，味微甜，略苦，功能祛风除湿，舒筋活络，用于风寒湿痹，筋骨疼痛，四肢麻木；②将处方中药物粉碎成粗粉是便于有效成分浸出；③加红糖可矫味；④红曲为天然色素，不仅起着色作用，而且味甘性温，入肝、脾大肠经，具活血化瘀，健脾消食之功。

四、流浸膏剂与浸膏剂

流浸膏剂（fluid extracts）、浸膏剂（extracts）系指饮片用适宜的溶剂提取，蒸去部分或全部溶剂，调整至规定浓度而成的制剂。除另有规定外，流浸膏剂每1ml相当于饮片1g；浸膏剂分为稠膏和干膏两种，每1g相当于饮片或天然药物2～5g。流浸膏剂用渗漉法制备，也可用浸膏剂稀释制成，常用不同浓度的乙醇为溶剂，少数以水为溶剂者应酌加20%～25%的乙醇作防腐剂；浸膏剂用煎煮法、回流法或渗漉法制备，全部提取液应低温浓缩至稠膏状，加稀释剂或继续浓缩至规定的量。流浸膏剂、浸膏剂很少作为成品服用，常用于制备其他制剂。

实例解析

实例 10-5：甘草浸膏

本品为甘草经加工制成的浸膏。

【制法】取甘草，润透，切片，加水煎煮 3 次，每次 2 小时，合并煎液，放置过夜使沉淀，取上清液浓缩至稠膏状，取出适量，测定甘草酸含量，调节使符合规定，即得；或干燥，使成细粉，即得。

【解析】本品为棕褐色的固体，有微弱的特殊臭气和持久的特殊甜味，为缓和药，常与化痰止咳药配伍应用，能减轻对咽部黏膜的刺激，并有缓解胃肠平滑肌痉挛和去氧皮质酮样作用，用于支气管炎、咽喉炎、支气管哮喘、慢性肾上腺皮质功能减退症。

实例 10-6：甘草流浸膏

本品为甘草浸膏经加工制成的流浸膏。

【制法】取甘草浸膏 300～400g，加水适量，不断搅拌，并加热使溶解，滤过，在滤液中缓缓加入 85% 乙醇，随加随搅拌，直至溶液中含乙醇量达 65% 左右，静置过夜，小心取出上清液，遗留沉淀再加 65% 的乙醇，充分搅拌，静置过夜，取出上清液，沉淀再用 65% 乙醇提取一次，合并 3 次提取液，滤过，回收乙醇，测定甘草酸含量后，加水与乙醇适量，使甘草酸和乙醇量均符合规定，加浓氨试液适量调节 pH，静置使澄清，取出上清液，滤过，即得。

【解析】①本品为棕色或红褐色的液体，味甜、略苦、涩。②本品 pH 为 7.5～8.5；乙醇含量为 20%～25%（作为防腐剂）。③本品系采用甘草浸膏为原料进行生产，由于甘草浸膏中甘草酸含量幅度较大（20%～30%），因此制备甘草流浸膏时所用甘草浸膏的用量不能固定，大致在 300～400g；应制得的甘草流浸膏的体积根据所得的甘草酸的含量进行折算。④制备工艺中加乙醇使含乙醇量达 65%，是为了除去浸膏中的淀粉、蛋白质等杂质，以防止成品在放置过程中析出沉淀。⑤本品连续服用较大剂量时，可出现水肿、高血压等作用，停药后症状可逐渐消失。

五、中药丸剂

（一）概述

中药丸剂系指中药制剂原料药物与适宜的辅料制成的球形或类球形固体制剂，包括蜜丸、水丸、水蜜丸、浓缩丸、糊丸、蜡丸、滴丸和微丸等。中药丸剂是我国应用最广泛的传统剂型之一。

中药丸剂具有以下特点：①不同类型的丸剂，释药与作用速度不同，可根据需要选用，传统的中药丸剂溶散缓慢，药效缓和且持久，适用于慢性病治疗或病后调和气血；新型水溶性基质滴丸奏效迅速，可用于急救。②可缓和药物的毒副作用。③可减缓挥发性成分的挥发或掩盖药物的不良臭味。④传统丸剂服用量大，小儿吞服困难，易污染微生物而霉变。

（二）制备方法

1. 泛制法　系指在适宜转动的适宜设备中，交替加入药粉与赋形剂，使药粉润湿、翻滚、黏结成粒、逐渐增大并压实的一种制丸方法。泛制法用于水丸、水蜜丸、糊丸、浓缩丸、微丸等的制备。

2. 塑制法　系指饮片细粉加适宜黏合剂，混合均匀，制成软硬适宜、可塑性较大的丸块，再依次制丸条、分粒、搓圆而成的一种制丸方法。塑制法用于蜜丸、水蜜丸、水丸、浓缩丸、糊丸、蜡丸、微丸的制备。

3. 滴制法　系指中药提取物或有效成分与熔点较低的脂肪性或水溶性基质加热熔融混匀，滴入与之

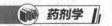

不相混溶的液体冷凝介质中，冷凝成丸的一种制丸方法。滴制法用于滴丸剂的制备。

4. 其他　如包衣锅滚动制丸法、挤出滚圆法、离心造丸法、流化制丸法、液体介质中制丸法等微丸制备技术。

（三）种类

1. 中药传统丸剂　传统丸剂的常用品种、含义及特点见表10-1。

表 10-1　传统丸剂的含义及特点

常用品种	含义	特点
水丸	系指饮片细粉以水（或根据制法用黄酒、醋、稀药汁、糖液、含5%以下炼蜜的水溶液等）为黏合剂制成的丸剂	①制备时可根据药物性质、气味等分层泛入，掩盖不良气味，防止其芳香成分挥发；②体积小，表面致密光滑，便于吞服，不易吸潮，有利于保管贮存；③因赋形剂为水溶性的，服后较易溶散、吸收，显效较快
蜜丸	系指饮片细粉以炼蜜为黏合剂制成的丸剂，其中每丸重量在0.5g（含0.5g）以上的称大蜜丸，每丸重量在0.5g以下的称小蜜丸	①蜂蜜营养丰富，具有滋补、镇咳、缓下、润燥、解毒、矫味等作用，因此蜜丸在临床上多用于镇咳祛痰药，补中益气药等；②炼蜜按程度可分为嫩蜜、中蜜和老蜜，黏性强，有较强可塑性，表面光滑；③含有大量还原糖，能防止药物氧化变质；④用蜜量较大，易吸潮、霉变；⑤溶散慢，作用持久
水蜜丸	系指饮片细粉以炼蜜和水为黏合剂制成的丸剂	丸粒小、光滑圆整、易于吞服，节省蜂蜜，易于保存
浓缩丸	系指饮片或部分饮片提取浓缩后，与适宜的辅料或其余饮片细粉，以水、炼蜜或炼蜜和水为黏合剂制成的丸剂。根据所用黏合剂的不同，分为浓缩水丸、浓缩蜜丸和浓缩水蜜丸等	①既符合中医用药特点又适于机械化生产；②体积小、服用量小，方便携带与运输，节省赋形剂
糊丸	系指饮片细粉以米粉、米糊或面糊等为黏合剂制成的丸剂	干燥后质坚硬，在胃内崩解迟缓，药物缓慢释放，可延长药效，常用于含毒性或刺激性较强的药物处方
蜡丸	系指饮片细粉以蜂蜡为黏合剂制成的丸剂	①在体内不溶散，缓慢释放药物，可延长药效，可防止药物中毒或对胃起强烈的刺激；②通过调节用蜡量，使丸药在胃中不溶而在肠中溶散；③可减轻含毒性或刺激性强的药物的毒性和刺激性

2. 中药微丸剂　中药微丸剂是以中药制剂原料药物加适宜的黏合剂或其他辅料制成直径小于2.5mm的球形或类球形的一类制剂。我国古代就有中药微丸制剂，如"六神丸""喉炎丸"等。随着制丸技术的发展，以及小丸在释药系统中的优势，微丸制剂在研发和应用上越来越受到重视。

中药微丸剂具有如下特点：①小丸外形圆整，流动性好，易于分剂量、填充胶囊；②丸粒表面积小，可包衣，能够降低药物的吸湿性，提高稳定性，掩盖不良气味；③在消化道中转运不受食物输送节律的影响，易进入小肠，吸收重现性好；④比表面积大，药物溶出快，生物利用度高；⑤采用不同辅料，可将药物制成速释、缓释或控释小丸，将不同释药速度的小丸组合可以获得理想的释药速度。

中药微丸的常用制备方法有包衣锅滚动制丸法、挤出滚圆法、离心造丸法、流化制丸法、液中制丸法等，可详见相关章节。

实例解析

实例 10-7：葛根芩连微丸

【处方】葛根　　1000g　　　黄芩　　375g

　　　　黄连　　375g　　　炙甘草　250g

【制法】以上四味，取黄芩、黄连，分别用50%的乙醇作溶剂，浸渍24小时后渗漉，收集渗漉液，回收乙醇，并适当浓缩；葛根加水先煎30分钟，再加入黄芩、黄连药渣及炙甘草。继续煎煮2次，每次1.5小时，合并煎煮液，滤过，滤液浓缩至适量，加入上述浓缩液，继续浓缩至稠膏，减压低温干燥，粉碎成细粉，乙醇为润湿剂，泛微丸，得300g，过筛，于60℃以下干燥，即得。

【解析】①黄芩、黄连主要有效成分为生物碱类，选用50%乙醇渗漉浸提；方中四味药均含水溶性药效成分，故采用水煎煮提取；为保证主药葛根中的有效成分提取充分，葛根先下，可避免炙甘草、黄芩、黄连煎煮时间过长，无效成分溶出过多。②泛丸时物料均为中药提取物，黏性大，采用乙醇泛丸为宜。

3. 中药滴丸剂 中药滴丸剂系指中药制剂原料药物与适宜固体基质加热熔融混匀后滴入冷凝剂中制得的球形或类球形制剂。中药滴丸剂符合现代中药的发展方向，品种不断增多。目前已上市的中药滴丸剂如复方丹参滴丸、苏冰滴丸、速效救心丸、柴胡滴丸等。有关滴丸剂的内容可参见第四章第七节。

实例解析

实例10-8：复方丹参滴丸

【处方】丹参   90g   三七   17.6g
        冰片   1g

【制法】以上三味，冰片研细；丹参、三七加水煎煮，煎液滤过，滤液浓缩，加入乙醇，静置使沉淀，取上清液，回收乙醇，浓缩成稠膏，备用。取聚乙二醇适量，加热使熔融，加入上述稠膏和冰片细粉，混匀，滴入冷却的液状石蜡中，制成滴丸，或包薄膜衣，即得。

【解析】①丹参、三七采用水提法，可将丹参中水溶性的酚酸类成分和三七中皂苷提取出来，但出膏量较大，故用乙醇沉淀，以除去蛋白质、淀粉和多糖等杂质，减少服用量；②冰片研细，易分散在熔融混匀的聚乙二醇和丹参、三七提取物中，成品采用包薄膜衣，可防止冰片的升华和保证外观的美观，冰片的升华作用会导致滴丸形成花斑，应注意贮存温度；③将丹参、三七提取物及冰片分散到聚乙二醇中制成滴丸，药物的分散度和溶出速度提高，临床可产生速效作用。

六、中药片剂

（一）概述

中药片剂系指中药制剂原料药物与适宜的辅料制成的圆形或异形的片状固体制剂。

微课

中药片剂按原料特性可分成四种类型。①全浸膏片：系指将药材用适宜的溶剂和方法提取制得浸膏，以全量浸膏制成的片剂，如通塞脉片、穿心莲片等。②半浸膏片：系指将部分药材细粉与稠浸膏混合制成的片剂，如牛黄解毒片、银翘解毒片等，此类型在中药片剂中应用最多。③全粉片：系指将处方中全部药材粉碎成细粉为原料，加适宜的辅料制成的片剂，如参茸片、安胃片等。④提纯片：系指将处方中药材经过提取，得到单体或有效部位，以此提纯物细粉为原料，加适宜的辅料制成的片剂，如北豆根片、正青风痛宁片等。

（二）制备方法

中药片剂的制法可分为制粒压片法和直接压片法两大类，目前以制粒压片法应用最多。制粒压片法又可分为湿法制粒压片法和干法制粒压片法，直接压片法可分为粉末直接压片法和半干式颗粒（空白颗粒）压片法。湿法制粒压片法适用于不能直接压片，且遇湿、热稳定的药物，一般生产流程如图 10-23 所示。

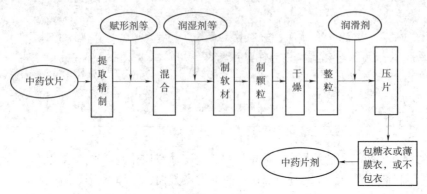

图 10-23　中药片剂制备的一般工艺流程图

实例解析

实例 10-9：牛黄解毒片

【处方】

人工牛黄	5g	雄黄	50g
石膏	200g	大黄	200g
黄芩	150g	桔梗	100g
冰片	25g	甘草	50g

【制法】以上八味，雄黄水飞成极细粉；大黄粉碎成细粉；人工牛黄、冰片研细；其余黄芩等四味加水煎煮 2 次，每次 2 小时，滤过，合并滤液，滤液浓缩成稠膏或干燥成干浸膏，加入大黄、雄黄粉末，制粒，干燥，再加入人工牛黄、冰片粉末，混匀，压制成 1000 片（大片）或 1500 片（小片），或包糖衣或薄膜衣，即得。

【解析】①方中黄芩、石膏、桔梗、甘草采用共同水煎，药液浓缩成膏，其有效成分黄芩苷、桔梗皂苷、甘草皂苷皆能被提出，石膏药理研究证明其水煎液具有解热作用。四味药合煎既保证其清热解毒的功效，又缩小了体积。②大黄以原药材粉于制粒前加入，可保留其泻下成分结合态的蒽醌，保证其泄热通便的作用。③冰片、牛黄为贵重药，用量少，冰片具有挥发性，故以细粉（也可用倍他环糊精包合冰片后压片）加于干颗粒中，混匀压片，以保证此二味药在片剂中的含量，有利于发挥疗效。

（三）中药片剂生产中易出现的问题

1. 松片　药材含纤维、角质类、动物类或矿石类药量多，易引起松片，可加入干燥黏合剂，或选用黏性较强的黏合剂或适当增加其用量重新制粒；药材含挥发油、脂肪油等成分较多引起的松片，若油为有效成分，可选用适宜的吸收剂吸收，也可制成包合物或微囊解决，若为无效成分，可用压榨法或脱脂法去除。

2. 裂片　中药原料含油类或纤维素成分较多时易引起裂片，可分别加入吸收剂或蔗糖克服。

3. 黏冲　中药浸膏片含吸湿性成分较多，易产生黏冲，可通过控制环境温湿度，用乙醇为润湿剂制粒，或选用抗湿性好的辅料予以解决。

4. 崩解超限　贮存温度较高或引湿后，含胶、糖或浸膏的药片崩解时间会延长，应控制贮存条件。

5. 花斑　中药浸膏制成的颗粒过硬，浸膏与润滑剂等其他辅料颜色不同，挥发油吸收不充分，易造成花斑。可通过用浸膏粉制粒，润滑剂细筛后再与颗粒混匀，或将挥发油制成包合物或微囊后使用予以解决。

6. 吸潮　中药片剂，尤其是浸膏片，易吸潮，以致黏结、霉变，可通过在干浸膏中加入适宜的辅料或部分中药细粉，用水提醇沉法除去部分水溶性杂质，片剂包衣，改进包装或包装中放干燥剂等加以解决。

七、中药注射剂

（一）概述

中药注射剂系指中药制剂原料药物与适宜的辅料制成的供注入体内的无菌制剂，可分为注射液、注射用无菌粉末与注射用浓溶液等。中药注射剂因药材品种、来源、炮制加工等不同，所含成分的多样性和提取制备方法的不同，以及质控技术的不完善等原因，较难保证质量的统一和稳定，为中药注射剂研发和生产造成了一定的障碍。此外，中药各活性成分在体内的过程较为复杂，难以对药物在体内的代谢、排泄、相互作用等进行全面了解，带来其临床应用的安全隐患。

（二）制备方法

除另有规定外，制备中药注射剂的饮片等原料药物应严格按各品种项下规定的方法提取、纯化、制成半成品、成品，并应进行相应的质量控制，再按一般注射剂的制备工艺与方法进行操作，即得。一般工艺流程如图 10-24 所示。

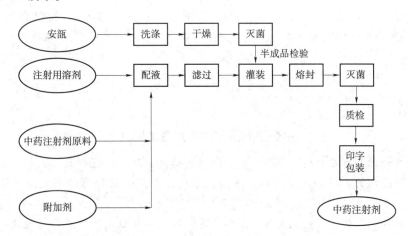

图 10-24　中药注射剂制备的工艺流程图

（三）中药注射剂的质量控制

中药注射剂的质量应符合一般注射剂的标准，但由于中药的来源、产地、采收季节、炮制加工、贮存条件等方面的差异，加上中药本身成分的多样性和提取制备方法的不同，均给中药注射剂有效成分含量的测定、杂质的控制、质量稳定性的保证等工作增加了难度。因此，中药注射剂的质量控制，除了应进行一般注射剂的质量检查外，还要根据制剂本身的特点，制订有关控制质量的检查项目和检查方法。

1993 年卫生部制定发布的《中药注射剂研制指导原则》试行本，1999 年国家食品药品监督管理局制定的《中药注射剂研究的技术要求》，2000 年国家食品药品监督管理局颁布的《中药注射剂指纹图谱研究的技术要求》（暂行）、《中国药典》（2020 年版）四部通则 0102，都对中药注射剂的质量控制提出了具体要求。中药注射剂指纹图谱的建立有利于对中药注射剂的质量管理，确保中药注射剂的质量稳定、可控。

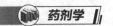

知识链接

中药指纹图谱

中药指纹图谱是中药化学成分指纹图谱的简称，一般是指中药（包括中药原料、中药提取物和中药制剂等）经适当处理后，采用一定的分析手段，得到的能够包含该中药特征信息、标示该中药特性，并反映其内在质量的稳定的光谱图或色谱图。可以是光谱图或色谱图，以图谱之间的整体相似性作为辨认和判断指标。

指纹图谱是以各种波谱、色谱技术为依托的一种质量控制模式。理想的中药指纹图谱应具有整体性、特征性、模糊性、稳定性，能基本反映中药化学成分及其含量的分布，是一种实现对中药多组分、多指标分析的有效方法。

（四）中药注射剂存在的质量问题及解决办法

1. 可见异物与不溶性微粒　中药注射剂在灭菌后或在贮藏过程中产生浑浊或沉淀，出现可见异物或不溶性颗粒。可采取在提取过程中尽可能去除杂质，调节药液的 pH，在注射剂灌封前对药液进行热处理冷藏，合理选用注射剂的附加剂，应用超滤技术等措施加以解决。

2. 刺激性　中药注射剂的刺激性是限制其广泛使用的重要原因之一。可通过消除有效成分本身的刺激性，去除杂质，调整 pH，调整药液渗透压予以解决。

3. 疗效　中药的质量、组方配伍、用药剂量，特别是提取与纯化方法，都将影响中药注射剂的疗效。可通过控制原料质量，调整剂量优化工艺，提高有效成分的溶解度等措施予以解决。

知识拓展

中药注射剂临床使用基本原则

（1）选用中药注射剂应严格掌握适应证，合理选择给药途径。能口服给药的，不选用注射给药；能肌内注射给药的，不选用静脉注射或滴注给药；必须选用静脉注射或滴注给药的应加强监测。

（2）辨证施药，严格掌握功能主治，严格按照药品说明书规定的功能主治使用，禁止超功能主治用药。

（3）严格掌握用法用量及疗程。按照药品说明书推荐剂量、调配要求、给药速度、疗程使用药品。不超剂量、过快滴注和长期连续用药。

（4）严禁混合配伍，谨慎联合用药。中药注射剂应单独使用，禁忌与其他药品混合配伍使用。如确需联合使用其他药品时，应谨慎考虑与中药注射剂的间隔时间及药物相互作用等问题。

（5）用药前应仔细询问过敏史，对过敏体质者应慎用。

（6）对老人、儿童、肝肾功能异常患者等特殊人群和初次使用中药注射剂的患者应慎重使用，加强监测。对长期使用的在每疗程间要有一定的时间间隔。

（7）加强用药监护。用药过程中，应密切观察用药反应，特别是开始 30 分钟。发现异常，立即停药，采用积极救治措施，救治患者。

实例解析

实例 10-10：参麦注射液

【处方】红参　　　100g　　　　　麦冬　　　200g
　　　　注射用水加至1000ml

【制法】以上两味，用80%乙醇600ml，置水浴上回流提取两次，每次2小时，滤过药渣用80%乙醇200ml分次洗涤，合并上述滤液和洗涤液，冷藏，静置12小时，滤过，于滤液中按体积加入1%活性炭，搅拌1小时，滤过，滤液减压回收乙醇至无醇味，添加注射用水至约1000ml，于100℃灭菌30分钟，加10%氢氧化钠溶液调节pH至7.5，冷藏48小时以上，滤过，滤液加聚山梨酯80适量，并调pH至7.5，加注射用水至1000ml，滤过，灌封，100℃流通蒸汽灭菌即得。

【解析】①本品以醇提水沉法制备，若采用大孔树脂吸附处理，可有效提高提取物中人参皂苷的含量；②制备过程中，吸附杂质和脱色，所用活性炭应选用针用规格，为保证吸附完全，也可用水浴适当加热；③药液中含有聚山梨酯80，灭菌后应注意及时振摇，防止产生起昙现象而影响注射剂澄明度。

实例 10-11：注射用双黄连（冻干）

【处方】金银花　　　250g　　　　　连翘　　　500g
　　　　黄芩　　　250g

【制法】以上三味，黄芩加水煎煮2次，每次1小时，滤过，合并滤液，用2mol/L盐酸溶液调节pH至1.0~2.0，在80℃保温30分钟，静置12小时，滤过，沉淀加8倍量水，搅拌，用10%氢氧化钠溶液调节pH至7.0，加入等量乙醇，搅拌使沉淀溶解，滤过，滤液用2mol/L盐酸溶液调节pH至2.0，在60℃保温30分钟，静置12小时，滤过，沉淀用乙醇洗至pH4.0，加10倍量水，搅拌，用10%氢氧化钠溶液调节pH至7.0，每1000ml溶液中加入5g活性炭，充分搅拌，在50℃保温30分钟，加入等量乙醇，搅拌均匀，滤过，滤液用2mol/L盐酸溶液调节pH至2.0，在60℃保温30分钟，静置12小时，滤过，沉淀用少量乙醇洗涤，于60℃下干燥，备用；金银花、连翘分别用水温浸30分钟后煎煮二次，每次1小时，滤过，合并滤液，浓缩至相对密度为1.20~1.25（70℃），冷却至40℃，缓缓加入乙醇使含醇量达75%，充分搅拌，静置12小时以上，滤取上清液，回收乙醇至无醇味，加入4倍量水，静置12小时以上，滤取上清液，浓缩至相对密度为1.10~1.15（70℃），冷却至40℃，加乙醇使含醇量达85%，静置12小时以上，滤取上清液，回收乙醇至无醇味，备用。取黄芩提取物，加入适量的水，加热，用10%氢氧化钠溶液调节pH至7.0使溶解，加入上述金银花提取物和连翘提取物，加水至1000ml，加入活性炭5g，调节pH至7.0，加热至沸并保持微沸15分钟，冷却，滤过，加注射用水至1000ml，灭菌，冷藏，滤过，浓缩，冷冻干燥，制成粉末，分装；或取黄芩提取物，加入适量的水，加热，用10%氢氧化钠溶液调节pH至7.0使溶解，加入上述金银花提取物和连翘提取物及适量的注射用水，每1000ml溶液中加入5g活性炭，调节pH至7.0，加热至沸并保持微沸15分钟，冷却，滤过，灭菌，滤过，灌装，冷冻干燥，压盖，即得。

【解析】①配制注射剂所用金银花提取物、连翘提取物均以水提醇沉法制得；②配制注射剂所用黄芩苷粉末，用水煎法提取，并经酸碱法精制得到；③用高效液相色谱法测定成品中绿原酸和黄芩苷的含量，作为质量控制指标。

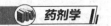

八、其他中药剂型

1. 酊剂　酊剂系指将原料药物用规定浓度的乙醇提取或溶解而制成的澄清液体制剂，也可用流浸膏稀释制成，供口服或外用。除另有规定外，每 100ml 相当于原饮片 20g；含有毒剧药品的中药酊剂，每 100ml 应相当于原饮片 10g；其有效成分明确者，应根据其半成品的含量加以调整，使符合各酊剂项下的规定。

2. 贴膏剂　中药贴膏剂系指将中药制剂原料药物与适宜的基质制成膏状物、涂布于背衬材料上供皮肤贴敷、可产生全身性或局部作用的一种薄片状制剂，如麝香跌打风湿膏。

3. 颗粒剂　中药颗粒剂系指中药制剂原料药物与适宜的辅料混合制成具有一定粒度的干燥颗粒状制剂，有可溶性颗粒剂、混悬型颗粒剂、泡腾型颗粒剂等。

4. 胶囊剂　中药胶囊剂系指中药制剂原料药物与适宜的辅料充填于空心胶囊或密闭于软质囊材中制成的固体制剂。

5. 软膏剂与乳膏剂　中药软膏剂系指中药制剂原料药物与油脂性或水溶性基质混合制成的均匀的半固体外用制剂。中药乳膏剂系指提取物或饮片细粉溶解或分散于乳状液型基质中形成的均匀半固体制剂。

6. 栓剂　中药栓剂系指中药制剂原料药物与适宜基质制成的供腔道给药的固体制剂，如小儿退热栓、妇科用中药栓剂等。

7. 膜剂　中药膜剂系指中药制剂原料药物与适宜的成膜材料经加工制成的膜状制剂。

8. 气雾剂　中药气雾剂系指中药制剂原料药物与适宜的抛射剂，或中药提取物或药材细粉与附加剂、适宜的抛射剂共同封装于具有特质阀门系统的耐压容器，使用时借助抛射剂的压力将内容物呈雾状物喷至腔道黏膜或皮肤的制剂。

本章小结

本章重点：中药制剂前处理特点、影响因素及应用；中药制剂的定义、特点及制法。
本章难点：理解中药剂型的选择原则及中药剂型对药效的影响。

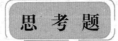

题库

1. 试述中药制剂的特点。
2. 简述浸提过程及影响因素。
3. 浸提时药材不宜粉碎的过细，为什么？
4. 常用的分离与纯化方法有哪些？各有何特点？
5. 什么是水提醇沉法？并简述其原理。
6. 中药丸剂是如何分类的？并简述其特点。
7. 试述中药片剂生产中常见的问题及解决办法。
8. 试述中药注射剂存在的质量问题及解决办法。

（毕肖林）

第十一章

药物制剂的稳定性

学习导引

知识要求

1. **掌握** 影响药物制剂稳定性的因素及解决方法。
2. **熟悉** 药物稳定性的化学动力学基础、特点、试验方法。
3. **了解** 药物制剂稳定性的重点考察项目。

能力要求

1. 能够灵活运用相关知识提高药物制剂的稳定性。
2. 能够应用化学动力学的理论和稳定性试验方法来预测药物的有效期。

第一节 概　述

PPT

　　原料药物和药物制剂的稳定性（stability）是指在一定期限内（即有效期），原料药物和药物制剂保持与生产前相同的质量和特性。药物制剂的基本要求是安全、有效、稳定。药物制剂的稳定性（stability）系指其在体外的稳定性，包括化学稳定性、物理稳定性和生物学稳定性。

　　药物制剂的化学稳定性是指制剂中的药效成分在所标示的范围内，其化学特性和效价保持相对稳定的性质；药物制剂的物理稳定性是指其物理特性，如外观、臭味、均一性、崩解、溶出、混悬、乳化等没有出现明显变化；药物制剂的生物学稳定性主要是指制剂能够保持无菌或微生物学检查不超标的性质，广义的生物学稳定性还包括药物的药效学变化、毒理学变化等。

　　药物制剂稳定性发生改变，不仅造成药物含量下降，药效降低，其降解物也可能产生毒性或刺激性等副作用，导致安全性问题，极大影响药品质量。

　　药物制剂的稳定性研究，是通过对原料药物和制剂在不同温度、湿度、光照等条件下稳定性的研究，考察原料药物和制剂性质随时间变化的规律，为药品的研发、生产、包装、贮存、运输、使用和确定有效期提供科学依据，保证临床用药的安全有效。药物稳定性研究是药品质量控制研究的主要内容之一，具有阶段性的特点，贯穿于药品研究与开发全过程，一般始于药品临床前研究，在药品临床试验期间和上市后还应继续进行稳定性研究。我国规定，新药申请必须呈报稳定性研究相关资料。

课堂互动

影响药物及其制剂稳定性的因素有哪些？

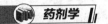

PPT　　　微课

第二节　药物制剂的化学稳定性

一、药物稳定性的化学动力学基础

自 20 世纪 50 年代初期 Higuchi 等就开始应用化学动力学的原理来评价药物的稳定性。化学动力学是研究化学反应的速度及其影响因素的科学。药物降解的速度与药物的性质、浓度、温度、离子强度、溶剂等因素有关。

（一）反应速率与反应级数

研究药物降解的速度，首先遇到的问题是浓度对反应速度的影响。药物的降解速度 $\dfrac{dC}{dt}$ 与浓度的关系用下式表示。

$$-\frac{dC}{dt} = kC^n \tag{11-1}$$

式中，k 为反应速度常数；C 为反应物的浓度；n 为反应级数，$n = 0$ 为零级反应；$n = 1$ 为一级反应；$n = 2$ 为二级反应，以此类推。反应级数是用来阐明反应物浓度对反应速度影响的大小。在药物制剂的降解反应中，多数药物及其制剂可按零级、一级或伪一级反应处理。

1. 零级反应　零级反应速度与反应物浓度无关，但受其他因素的影响，如反应物的溶解度或某些光化反应中光照强度等。零级反应的速率方程为：

$$-\frac{dC}{dt} = k \tag{11-2}$$

积分得：

$$C = C_0 - k_0 t \tag{11-3}$$

式中，C_0 为 $t = 0$ 时反应物浓度，单位为 mol/L；C 为 t 时反应物的浓度，单位为 mol/L；k_0 为零级速率常数，单位为 mol/（L·s）。C 与 t 呈线性关系，直线的斜率为 $-k_0$，截距为 C_0。

2. 一级反应　一级反应速率与反应物浓度的一次方成正比，其速率方程为：

$$-\frac{dC}{dt} = kC \tag{11-4}$$

积分后得浓度与时间关系：

$$\lg C = -\frac{kt}{2.303} + \lg C_0 \tag{11-5}$$

式中，k 为一级速率常数，单位为 1/时间，如 1/s、1/min 或 1/h、1/d 等。以 $\lg C$ 与 t 作图呈直线，直线的斜率为 $-k/2.303$，截距为 $\lg C_0$。

通常将药物降解一半所需的时间称为半衰期（half life），记作 $t_{1/2}$。药物降解 10% 所需的时间，称十分之一衰期，记作 $t_{0.9}$，通常定义为有效期。

恒温时，一级反应的 $t_{1/2}$ 与反应物浓度无关。

$$t_{1/2} = \frac{0.693}{k} \tag{11-6}$$

恒温时，$t_{0.9}$ 也与反应物浓度无关。

$$t_{0.9} = \frac{0.1054}{k} \tag{11-7}$$

反应速率与两种反应物浓度的乘积成正比的反应，称为二级反应。若其中一种反应物的浓度大大超过另一种反应物，或保持其中一种反应物浓度恒定不变，则此反应表现出一级反应的特征，称为伪一级反应。例如酯的水解，在酸或碱的催化下，可按伪一级反应处理。

（二）温度对反应速率的影响

1. 阿仑尼乌斯方程 大多数反应中，温度对反应速率的影响比浓度更为显著，温度升高时，绝大多数化学反应速率增大。阿仑尼乌斯（Arrhenius）根据大量的实验数据，提出了著名的阿仑尼乌斯方程，即速率常数与温度之间的关系式：

$$k = Ae^{-E/RT} \tag{11-8}$$

式中，A 为频率因子；E 为活化能；R 为气体常数；T 为绝对温度。式（11-8）取对数形式为：

$$\lg k = \frac{-E}{2.303RT} + \lg A \tag{11-9}$$

$$或 \lg \frac{k_2}{k_1} = \frac{-E}{2.303R}\left(\frac{1}{T_2} - \frac{1}{T_1}\right) \tag{11-10}$$

阿仑尼乌斯方程定量描述了温度与反应速度之间的关系，是预测药物制剂稳定性的主要理论依据。一般说来，温度升高，导致参加反应的活化分子分数明显增加，从而使反应的速率加快。对于不同的反应，温度升高，其中活化能越大的反应，其反应速率增大得越多。

2. 药物稳定性的预测 在药剂学中阿仑尼乌斯方程可用于制剂有效期的预测。根据阿仑尼乌斯方程，以 $\lg k$ 对 $1/T$ 作图得一直线，此图称阿仑尼乌斯图，直线斜率为 $-E/2.303R$，由此可计算出活化能 E，若将直线外推至室温，就可求出室温时（25℃）的速度常数（k_{25}）。由 k_{25} 及反应级数可求出分解 10% 所需的时间（即 $t_{0.9}$）或室温贮藏若干时间以后残余的药物浓度。

实验时，首先设计试验温度与取样时间，然后将样品放入各种不同温度的恒温水浴中，定时取样测定其浓度（或含量），求出各温度下不同时间药物的浓度变化。以药物浓度或浓度的其他函数对时间作图，以判断反应级数。若以 $\lg C$ 对 t 作图得一直线，则为一级反应。再由直线斜率求出各温度下的速度常数，然后按前述方法求出活化能和 $t_{0.9}$。化学动力学参数（如反应级数、k、E、$t_{1/2}$）的计算，有图解法和统计学方法，后一种方法比较准确、合理，故近年来在稳定性的研究中广泛应用。

二、药物的化学降解途径

药物由于化学结构的不同，其降解途径也不尽相同。水解和氧化是药物降解的两个主要途径。其他降解途径如异构化、聚合、脱羧等反应，在某些药物中也有发生。有时一种药物还可能同时具有两种或两种以上的降解途径。

（一）水解

水解是药物降解的主要途径之一，属于这类降解的药物主要有酯类（包括内酯）、酰胺类（包括内酰胺）等。

1. 酯类药物 含有酯键的药物在水溶液中或者吸收水分后很容易水解，生成相应的酸和醇。在 H^+ 或 OH^- 或广义酸碱的催化下，水解反应速度加快。一般而言，OH^- 的催化作用大于 H^+，这是因为在碱性溶液中，生成的酸进一步与 OH^- 反应，使反应进行完全。在酸碱催化下，酯类药物的水解常用一级或伪一级反应处理。酯类水解产生酸性物质，往往使溶液的 pH 下降，有些酯类药物灭菌后 pH 下降，提示有水解可能。

例如，盐酸普鲁卡因可水解生成对氨基苯甲酸与二乙胺基乙醇，降解产物无明显的麻醉作用。在碱性条件下水解加速，偏酸性条件下较为稳定，在 pH3.4~3.6 时最稳定。

$$NH_2\text{—}\underset{}{\bigcirc}\text{—}COOCH_2CH_2N(C_2H_5)_2 \cdot HCl + H_2O \longrightarrow$$

$$NH_2\text{—}\underset{}{\bigcirc}\text{—}COOH + HOCH_2CH_2N(C_2H_5)_2 \cdot HCl$$

阿司匹林片吸收水分后也可发生水解反应，产生的水杨酸对胃肠道有刺激性。其他化学结构中具有酯键的药物还有盐酸丁卡因、盐酸可卡因、溴丙胺太林、硫酸阿托品、氢溴酸后马托品等。

含有内酯结构的药物如硝酸毛果芸香碱、华法林钠等，在碱性条件下易水解开环，造成药物失效。

2. 酰胺类药物　酰胺类药物与酯类药物相似，但一般情况下较酯类稳定。酰胺类药物水解以后生成酸与胺，有内酰胺结构的药物，水解后易开环失效。属于这类的药物有氯霉素、青霉素类、头孢菌素类、巴比妥类、利多卡因、对乙酰氨基酚等。

氯霉素的水解反应式如下。在 pH7 以下，主要是酰胺水解，生成氯霉素二醇物与二氯乙酸。在pH2~7 范围内，pH 对水解速度影响不大。在 pH6 最稳定，在 pH2 以下 8 以上水解作用加速，而且在pH>8 还有脱氯的水解作用。氯霉素水溶液于 120℃加热时，氯霉素二醇物可能进一步发生分解生成对硝基苯甲醇。

青霉素类药物分子中存在着不稳定的 β-内酰胺环，在 H^+ 或 OH^- 影响下，很易裂环失效。如氨苄西林在中性和酸性溶液中的水解产物为 α-氨苄青霉酰胺酸，其水溶液在 pH5.8 时最稳定，而在 pH6.6 时，$t_{1/2}$ 仅为 39 天。故本品只宜制成固体剂型（注射用无菌粉末）。临用前可用 0.9%氯化钠注射液溶解后进行输液，10%葡萄糖注射液对本品有一定的影响，最好不配合使用，若两者配合使用，也不宜超过 1 小时。乳酸钠注射液对本品水解具有显著的催化作用，二者不能配合使用。

3. 其他药物　如阿糖胞苷在酸性溶液中，脱氨水解为阿糖脲苷。在碱性溶液中，嘧啶环破裂，水解速度加快。另外，如维生素 B、地西泮、碘苷等药物的降解，也主要是水解作用。

（二）氧化

氧化也是药物降解的主要途径之一，属于这类降解途径的药物常含有不饱和键、酚羟基、烯醇键、芳胺基、吡唑酮环、噻嗪环等结构。药物的氧化通常是自氧化过程，即在大气中氧的影响下自动进行缓慢的氧化过程。有些药物可以直接与大气中的氧发生反应，但多数情况是药物在催化剂、光或热等影响下发生氧化反应。药物的氧化过程与化学结构有关，如含有不饱和键、酚类、烯醇类、芳胺类、吡唑酮类、噻嗪类药物较易氧化。药物氧化后，不仅效价损失，而且可能发生颜色变化或产生沉淀，严重影响药品的质量。

1. 酚类药物　具有酚羟基的药物易发生水解，如肾上腺素、左旋多巴、吗啡、阿扑吗啡、水杨酸钠等。肾上腺素氧化后先生成肾上腺素红，最后变成棕红色聚合物或黑色物质。左旋多巴氧化后生成有色物质，最后产物为黑色物质。

2. 烯醇类药物　具有烯醇基的药物极易氧化，氧化过程较为复杂。如维生素 C，在有氧条件下，先氧化成去氢抗坏血酸，然后水解为 2,3-二酮古罗糖酸，此化合物进一步氧化为草酸与 L-丁糖酸。在无氧条件下，发生脱水反应和水解反应，生成呋喃甲醛和二氧化碳。

3. 其他类药物　芳胺类（如磺胺嘧啶钠）、吡唑酮类（如氨基比林、安乃近）、噻嗪类（如盐酸氯丙嗪、盐酸异丙嗪）等药物都易氧化。含有碳碳双键的药物也易氧化，如维生素 A 或 D，其氧化是典型的游离基链式反应。有些药物氧化过程极为复杂，常生成有色物质。

（三）光降解

光降解是指药物分子受辐射（光线）作用使分子活化而产生分解的反应。易发生光降解的物质称为光敏感物质。一般而言，可吸收波长小于 280nm 光线的药物在日光照射下可能发生降解，当药物可以吸收波长大于 400nm 的光线，日光和灯光都可能引起该药物的降解。

光降解最典型的例子是硝普钠，其溶液避光放置，至少可贮存 1 年，而在灯光下其半衰期仅为 4 小时。由于氧化反应可通过光照引发，因此光降解常伴随氧化反应，但光降解不仅限于氧化反应。药物结构与光敏感性可能有一定的关系，如酚类和分子中有双键的药物，一般对光敏感。常见光敏性药物有氯丙嗪、异丙嗪、维生素 B$_2$、氢化可的松、泼尼松、叶酸、维生素 A、维生素 B、辅酶 Q10、硝苯地平等。有些药物光降解后会产生光毒性，多数是由于生成了纯态氧，具有光毒性的药物有呋塞米、乙酰唑胺、氯噻酮等。

（四）其他反应

1. 异构化反应　异构化分一般为光学异构和几何异构两种。药物异构化后，通常其药理活性降低甚至失去活性。

光学异构化可分为外消旋化作用和差向异构作用。例如，左旋肾上腺素具有药理活性，外消旋化后，药理活性降低 50%。左旋肾上腺素水溶液在 pH<4 时，外消旋化速度加快。肾上腺素也是易氧化药物，故还要从含量、色泽、pH 等方面全面考察其质量。左旋莨菪碱也可能发生外消旋化。

差向异构指具有多个不对称碳原子的基团发生异构化的现象。四环素在酸性条件下，在 4 位碳原子上发生差向异构化，形成无活性且具有一定毒性的差向四环素。毛果芸香碱在碱性条件下，发生差向异构化，生成活性较低的异毛果芸香碱。麦角新碱差向异构化后生成活性较低的麦角袂春宁。

有些药物的几何异构体间的生理活性有差异。维生素 A 的活性形式是全反式。若发生几何异构化，在 2，6 位形成顺式异构体，导致其药理活性降低。

2. 聚合反应　是指两个或多个分子结合在一起形成复杂分子的过程。氨苄西林浓的水溶液在贮存过程中会发生聚合反应，形成二聚物，亦可继续反应形成高聚物。这类聚合物能诱发氨苄西林产生过敏反应。

3. 脱羧反应　在光、热、酸、碱等条件下，一些羧基化合物可失去羧基释放 CO$_2$，称为脱羧反应。例如，对氨基水杨酸钠在光、热、水分存在的条件下较易发生脱羧反应生成间氨基酚，后者还可进一步氧化变色。又如，普鲁卡因水解产物对氨基苯甲酸，也可缓慢脱羧生成苯胺，苯胺在光线影响下氧化生成有色物质，这就是盐酸普鲁卡因注射液变黄的原因。

4. 脱水反应　糖类如葡萄糖和乳糖可发生分子内脱水生成 5-羟甲基糠醛，红霉素在酸催化下可发生脱水反应。前列腺素 E$_1$ 和前列腺素 E$_2$ 发生脱水反应后可继续发生异构化反应。

三、影响制剂中药物降解的因素及增加稳定性的方法

影响药物制剂化学稳定性的因素很多，主要可以分为处方因素与外界因素两个方面。

（一）处方因素及增加稳定性的方法

药物制剂的组成复杂，除主药外，还根据需要加入大量的辅料，处方的组成对制剂稳定性影响很大。例如，制剂的 pH、广义酸碱、溶剂、离子强度、表面活性剂、赋形剂，以及其他附加剂等处方因素均可影响药物的稳定性。特别在液体制剂中，处方因素影响更为显著。

1. pH 的影响

（1）对水解反应的影响　许多酯类、酰胺类药物易受 H$^+$ 或 OH$^-$ 催化水解，这种催化作用也叫专属酸碱催化（specific acid-base catalysis）或特殊酸碱催化，此类药物的水解速度主要由溶液的 pH 决定。pH 对反应速度的影响可用下式表示：

$$k = k_0 + k_{H^·} \cdot [H^+] + k_{OH^-} \cdot [OH^-] \tag{11-11}$$

式中，k_0、$k_{H^·}$ 和 k_{OH^-} 表示参与反应的水分子、H$^+$ 和 OH$^-$ 的催化速度常数。在 pH 很低时主要是酸催化，则上式可表示为：

$$\lg k = \lg k_{H^·} - pH \tag{11-12}$$

以 $\lg k$ 对 pH 作图得一直线，斜率为 -1。在 pH 较高时，主要是碱催化，设 k_w 为水的离子积，即 $k_w = [H^+][OH^-]$，则：

$$\lg k = \lg k_{OH^-} + \lg k_w + pH \tag{11-13}$$

以 $\lg k$ 对 pH 作图得一直线，斜率为 1，在此范围内主要由 OH$^-$ 催化。

根据上述动力学方程可以得到反应速度常数 k 与 pH 关系的图形，称为 pH-速度图，pH-速度图有各

种形状，一种是 V 形图，如图 11-1 所示。

药物水解的典型 V 形图并不多见。硫酸阿托品、青霉素 G 在一定 pH 范围内的 pH-速度图与 V 形相似。某些药物如阿司匹林水解的 pH-速度图呈 S 形，盐酸普鲁卡因 pH-速度图有一部分呈 S 形，如图 11-2 所示。

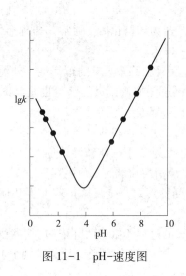

图 11-1 pH-速度图

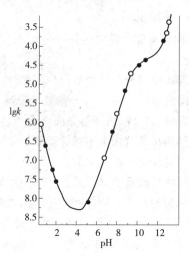

图 11-2 普鲁卡因 pH-速度图

pH-速度图中曲线最低点对应的横坐标即为最稳定 pH，以 pH_m 表示。

确定最稳定的 pH 是溶液型制剂处方设计中首先要解决的问题。pH_m 可以通过下式计算：

$$pH_m = \frac{1}{2}pk_w - \frac{1}{2}lg\frac{k_{H^-}}{k_{H^+}} \tag{11-14}$$

pH_m 可以通过以下实验求得：在保持处方中其他组分不变的条件下，配制一系列不同 pH 的溶液，在较高温度下（如 60℃）下进行恒温加速实验。求出各种 pH 溶液的速度常数 k，然后以 lgk 对 pH 作图，曲线最低点对应的 pH 即为 pH_m。在较高恒温下所得到的 pH_m 一般可适用于室温，不会产生很大误差。

（2）对氧化反应的影响 氧化还原反应的难易程度取决于氧化-还原电位。药物的氧化反应一般也受 H^+ 或 OH^- 的催化，这种催化作用可通过氧化-还原电位看出，其中以弱酸性药物最为典型，如吗啡在 pH4 以下较为稳定，在 pH5.5~7.0 时，其反应速率迅速增加。还有一些药物的氧化-还原电位也受 pH 的影响，如醌和氢醌的氧化还原反应。根据 Nernst 方程：

$$E = E_0 + \frac{0.0592}{n}lg\frac{[H^+][Q]}{[HQ]} \tag{11-15}$$

由式（11-15）可以看出：氢离子浓度增加，药物的还原型不易被氧化，故还原型药物在低 pH 时（如 pH3~4）比较稳定。

（3）pH 的调节 pH 的调节要同时考虑药物的稳定性、溶解度和药效三个方面。如大部分生物碱在偏酸性溶液中比较稳定，故其注射剂常调节在偏酸范围内。但将它们制成滴眼剂时，就应调节在偏中性范围内，以减少其对眼的刺激，从而提高疗效。

除液体制剂外，pH 敏感药物的固体剂型和半固体剂型，也应考虑其处方中所含组分的酸碱性对药物稳定性的影响。一些药物最稳定的 pH 见表 11-1。

表 11-1 一些药物的最稳定 pH

药物	pH_m	药物	pH_m
盐酸丁卡因	3.8	非奈西林	6
盐酸可卡因	3.5~4.0	毛果芸香碱	5.12
溴甲胺太林	3.38	氯氮？？	2.0~3.5
溴化内胺太林	3.3	克林霉素	4.0

续表

药物	pH$_m$	药物	pH$_m$
三磷腺苷	3.3	地西泮	5.0
羟苯甲酯	9.0	氢氯噻嗪	2.5
羟苯乙酯	4.0	维生素 B$_1$	2.0
羟苯丙酯	4.0~5.0	吗啡	4.0
乙酰水杨酸	4.0~5.0	维生素 C	6.0~6.5
头孢噻吩钠	2.5	对乙酰氨基酚	5.0~7.0
甲氧苯青霉素	3.0~8.0		

2. 广义酸碱催化的影响 按照 Brönsted-Lowry 酸碱理论，给出质子的物质叫广义的酸，接受质子的物质叫广义的碱。受广义酸碱催化的反应称为广义酸碱催化（general acid-base catalysis）或一般酸碱催化。液体制剂处方中，为了保持制剂的 pH 稳定，往往需要加入缓冲剂。常用的缓冲剂如醋酸盐、磷酸盐、枸橼酸盐、硼酸盐均为广义的酸碱，这些酸碱会对某些药物的水解产生催化作用，称为广义的酸碱催化。如醋酸盐、磷酸盐缓冲溶液对青霉素 G 钾盐、非萘西林有催化作用。

为了观察缓冲对药物的催化作用，可用增加缓冲剂的浓度但保持盐与酸的比例不变（pH 恒定）的方法，配制一系列的缓冲溶液，然后观察药物在这一系列缓冲溶液中的分解情况。如果分解速度随缓冲剂浓度的增加而增加，则可确定该缓冲剂对药物有广义的酸碱催化作用。一般缓冲剂的浓度越大，催化速度越快。为减少广义酸碱的催化作用，药物制剂处方设计时可选择对药物水解没有催化作用的缓冲系统，或者降低缓冲剂的浓度。

3. 溶剂的影响 溶剂作为化学反应的介质，其极性对药物的水解反应影响很大，可用介电常数来说明这种影响。溶剂的介电常数与反应速度常数的关系如下：

$$\lg k = \lg k_\infty - \frac{k' Z_A Z_B}{\varepsilon} \tag{11-16}$$

式中，k 为速度常数；ε 为介电常数；k_∞ 为溶剂 ε 趋向 ∞ 时的速度常数；Z_A、Z_B 为离子或药物所带的电荷；对于给定系统，在一定温度下，k' 是常数。

此式表示溶剂介电常数对药物稳定性的影响，适用于离子与带电荷药物之间的反应。以 $\lg k$ 对 $1/\varepsilon$ 作图得一直线。如果药物离子与进攻的离子的电荷相同，如 OH$^-$ 催化水解苯巴比妥阴离子，则 $\lg k$ 对 $1/\varepsilon$ 作图可得一条斜率为负值的直线。此时采用介电常数低的溶剂如乙醇、甘油、丙二醇等可降低药物水解的速度。如苯巴比妥钠注射液采用 60% 丙二醇作溶剂，使溶剂极性降低，延缓药物的水解，提高注射液稳定性。反之，若药物离子与进攻离子的电荷相反，采取介电常数低的溶剂，就不能达到稳定药物制剂的目的。

4. 离子强度的影响 制剂处方中往往需要加入一些无机盐，如加入电解质使药物溶液与血浆等渗，加入抗氧剂防止药物氧化，加入缓冲剂调节药物溶液 pH 等。这些盐的加入会增大药物溶液的离子强度，影响药物的降解速度，这种影响可用下式说明：

$$\lg k = \lg k_0 + 1.02 Z_A Z_B \sqrt{\mu} \tag{11-17}$$

式中，k 为降解速度常数；k_0 为溶液无限稀释（$\mu = 0$）时的速度常数；μ 为离子强度；Z_A、Z_B 为溶液中药物和离子所带的电荷。以 $\lg k$ 对 $\sqrt{\mu}$ 作图可得一直线，其斜率为 $1.02 Z_A Z_B$，外推到 $\mu = 0$ 可求得 k_0，如图 11-3 所示。

根据式（11-17），相同电荷离子之间的反应，如药物离子带负电，受 OH$^-$ 催化，则 $\lg k$ 对 $\sqrt{\mu}$ 作图斜率为正值，表明加入电解质使降解反应速度增大。而带相反电荷的离子之间反应，如药物离子带负电，受 H$^+$ 催化，则 $\lg k$ 对 $\sqrt{\mu}$ 作图斜率为负值，表明离子强度增加，降解反应速度降低。如果药物是中性分子，则离子强度增加对降解反应速度没有影响。

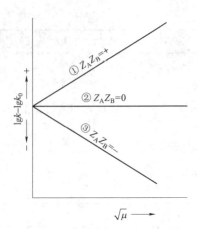

图 11-3　离子强度对降解
反应速度的影响

5. 表面活性剂的影响　在溶液中加入表面活性剂可能影响药物稳定性。一些容易水解的药物，加入表面活性剂可使稳定性增加，如苯佐卡因溶液加入 5% 月桂硫酸钠，30℃时的 $t_{0.9}$ 由原来的 64 分钟增加到 1150 分钟。这是因为表面活性剂在溶液中形成了胶束，苯佐卡因增溶于胶束内，此时胶束在药物周围形成所谓"屏障"，阻碍 OH^- 进入胶束，而减少其对酯键的进攻，因而增加苯佐卡因的稳定性。但要注意，表面活性剂有时也会使某些药物降解速度加快，如聚山梨酯 80 可使维生素 D 稳定性降低。故需通过实验，正确选用表面活性剂。

6. 处方中辅料的影响　制剂处方中辅料对药物稳定性会有一定影响。如氢化可的松软膏中若用聚乙二醇作基质，可促进药物的降解，有效期只有 6 个月。栓剂基质聚乙二醇也可使阿司匹林分解，产生水杨酸和乙酰聚乙二醇。维生素 U 片采用蔗糖和淀粉为赋形剂，则药品变色，若改用磷酸氢钙，再辅以其他措施，药品稳定性会有所提高。片剂润滑剂如硬脂酸钙、硬脂酸镁可能与阿司匹林反应形成相应的乙酰水杨酸钙及乙酰水杨酸镁，提高了系统的 pH，使阿司匹林溶解度增加，分解速度加快，对阿司匹林的稳定性产生影响。因此生产阿司匹林片时不应使用硬脂酸钙、硬脂酸镁这类润滑剂，而须用影响较小的滑石粉或硬脂酸。

（二）外界因素及增加稳定性的方法

外界因素包括温度、光线、空气中的氧、金属离子、湿度和水分、包装材料等。这些因素都可能影响药物的稳定性，所以制定制剂产品的生产工艺条件和包装设计时，需要对这些因素给予充分的考虑。温度对各种降解途径（如水解、氧化等）均有较大影响，而光线、空气中的氧、金属离子对易氧化药物影响较大，湿度、水分主要影响固体药物制剂的稳定性，此外包装材料是各种制剂都必须考虑的问题。

1. 温度的影响　温度是外界环境中影响制剂稳定性的重要因素之一，对水解、氧化等反应影响较大，而对光解反应影响较小。一般来说，温度升高，药物降解的速度加快。温度对降解速度的影响可以用 Van't Hoff 近似规则和 Arrhenius 经验公式来说明。根据 Van't Hoff 近似规则，温度每升高 10℃，反应速度约增加 2~4 倍。上述规则是一条经验规则，可以粗略估计温度对反应速度的影响。Arrhenius 经验公式，是预测药物制剂稳定性的主要理论依据。

药物制剂在制备过程中应特别注意一些需要升高温度的工艺如加热溶解、高温灭菌及加热干燥等，特别是生物制品对热非常敏感。此时可以通过降低温度、缩短受热时间，采用冷冻干燥、无菌操作等工艺，避免或减少温度对药物稳定性的不良影响。必要时可以低温贮存，以保证产品安全、有效。一些药物在冷冻的条件下可发生双分子反应导致药物降解，如羟苯乙酯、丙酯的降解反应在 -4~-14℃ 间加速，因此应注意不同药物的生产及贮存条件。

2. 光线的影响　光是一种辐射能，光线波长越短，能量越大，故紫外线更易激发化学反应，加速药物的降解。光降解的速度与系统的温度无关。药物的光敏感性与其化学结构有一定的关系，如酚类和分子中有双键的药物，一般对光敏感。光线对药物稳定性的影响体现在两方面，即波长和强度。药物往往在一定波长下易于降解，而在此波长下，药物的降解速度往往随光强度的增加而增加。如硝苯地平在 420nm 下有最大降解速度；硝普钠的降解速度随光强度增加而加快，其他常见的光敏药物还包括氯丙嗪、异丙嗪、核黄素、氢化可的松、泼尼松、叶酸、维生素 A、维生素 B、辅酶 Q_{10}、硝苯地平等。

对光敏感的药物制剂，在制备过程中要避光操作，同时要选择适宜的包装。这类药物制剂宜采用棕色玻璃瓶包装或容器内衬垫黑纸，避光贮存。另外，还可以在包衣材料中加入遮光剂提高稳定性。

3. 空气（氧）的影响　空气中的氧气常常是药物制剂不稳定的重要原因，尤其是对于一些易氧化的药物，氧气会加速药物的氧化降解。空气中的氧气主要通过两种途径进入制剂：一方面氧气在水中有一定的溶解度；另一方面在药物容器空间的空气中也存在着一定量的氧气。

对于易氧化的药品，除去氧气是防止氧化的根本措施。例如，注射液生产中在配液时使用新制的注射用水，在溶液中和容器空间通入惰性气体如二氧化碳或氮气，以置换其中的氧气。对于固体药物，也可采取真空包装等。

另一重要抗氧措施是加入抗氧剂及其协同剂。一些抗氧剂本身为强还原剂，它首先被氧化而保护主药免遭氧化，在此过程中抗氧剂逐渐被消耗（如亚硫酸盐类）。另一些抗氧剂是链反应的阻化剂，能与游离基结合，中断链反应的进行，在此过程中其本身不被消耗。协同剂（synergists）能显著增强抗氧剂的效果，如枸橼酸、酒石酸、磷酸等。

抗氧剂可分为水溶性和油溶性两大类。水溶性抗氧剂如焦亚硫酸钠、亚硫酸氢钠常用于偏酸性溶液，亚硫酸钠用于偏碱性溶液，硫代硫酸钠在偏酸性溶液中可析出硫的沉淀，故只可用于碱性溶液中。油溶性抗氧剂常用的有叔丁基对羟基茴香醚（BHA）、二丁甲苯酚（BHT）、维生素 E 等，用于油溶性维生素类（如维生素 A、D）制剂有较好效果。

使用抗氧剂或其协同剂时，应注意其是否与主药和其他辅料发生相互作用。如亚硫酸氢钠与肾上腺素在水溶液中可形成无光学与生理活性的磺酸盐化合物，因此不能作为肾上腺素的抗氧剂；一些辅料如甘露醇、酚类、醛类等可降低一些氧化剂的活性。此外，抗氧剂及其氧化产物均应无毒，不影响药物的质量。

4. 金属离子的影响　处方中加入的或原辅料中带入的金属离子，特别是重金属离子对药物的稳定性有较大的影响。微量金属离子对自动氧化反应有显著的催化作用，主要是缩短氧化作用的诱导期，增加游离基生成的速度。如 0.0002mol/L 的铜离子能使维生素 C 氧化速度增大 1 万倍。铜、铁、钴、镍、锌、铅等离子都有促进氧化的作用。

要避免金属离子的影响，应选用纯度较高的原辅料，操作过程中避免使用金属器具，还可加入金属离子螯合剂，如依地酸盐或枸橼酸、酒石酸、二巯乙基甘氨酸等附加剂。有时螯合剂与亚硫酸盐类抗氧剂联合应用效果更佳。添加的金属离子螯合剂应是生理惰性无毒。

5. 湿度和水分的影响　空气中湿度与物料中含水量对固体药物制剂的稳定性影响很大。水是化学反应的介质，固体药物吸收水分后，在表面会形成一层液膜，降解反应就在液膜中进行。无论是水解反应还是氧化反应，微量的水分均能加速药物的降解。如阿司匹林、青霉素 G 钠盐、氨苄西林钠、对氨基水杨酸钠、硫酸亚铁等的降解。这些药物含水量必须特别注意，一般水分含量在 1% 左右比较稳定，水分含量越高降解越快。降解反应的速度与环境相对湿度成正比。所以对一些化学稳定性差、易水解的药物，应该在处方中避免使用吸湿性辅料，在加工中尽量不使用水，必要时应控制加工环节的环境相对湿度。

6. 包装材料的影响　药品包装在保证药品质量方面具有重要作用。包装材料的选用及包装设计在排除受热、光、湿度及空气等因素干扰的同时，也要考虑包装材料与药物制剂的相互作用，消除包装材料对制剂稳定性的影响。常用的包装材料有玻璃、塑料、橡胶及一些金属。

玻璃的理化性能稳定，不易与药物相互作用，气体不能透过，目前应用较多。可根据需要选择不同材质的玻璃。如普通的钠钙玻璃能释放碱性物质或脱落不溶性玻璃碎片，一般不能用作注射液的容器。棕色玻璃能阻挡波长小于 470nm 的光线透过，故光敏感的药物可用棕色玻璃瓶包装。

塑料为聚氯乙烯、聚苯乙烯、聚乙烯、聚丙烯、聚酯等高分子材料的总称。药用包装塑料应选用无毒塑料。塑料容器存在如下缺点。①透气性和透湿性：外界环境中和包装内部的空气和水分可以透过塑料进行交换；②溶解性：塑料中的物质，如增塑剂、染料可以溶解到药物制剂中；③吸附性：药液中的成分可被塑料吸附。目前，高密度聚乙烯由于其具备刚性、表面硬度、拉伸强度大，熔点、软化点高，水蒸气与气体透过速度低等优点，常用于片剂、胶囊剂的包装材料。

橡胶是制作瓶塞、垫圈和滴头的常用材料，也存在穿透性、溶解及吸附等问题。采用聚四氟乙烯涂层，可以防止橡胶的吸附作用，也可以防止橡胶中的成分溶入药液中。

金属材料的阻隔性好，能耐受高温和低温被广泛用作固体制剂的包装材料，如锡和铝等。为防止金属腐蚀或者发生化学反应，往往在金属表面涂布一层塑料薄膜，使其具有良好的防湿、遮光、隔绝空气的效果。

鉴于包装材料与药物制剂稳定性关系较大。因此，在产品试制、包装设计过程中要进行"装样试

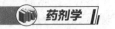
验"，在一定贮存条件下进行加速试验，对各种不同包装材料进行认真的选择，确定合适的包装材料。

（三）药物制剂稳定化的其他方法

1. 制成固体制剂 在水溶液中不稳定的药物，制成固体制剂可提高其稳定性。如注射用无菌粉针剂，是目前青霉素类、头孢菌素抗生素的主要剂型。口服给药的药物制成片剂、胶囊剂、颗粒剂等，可提高药物稳定性。

2. 制成微囊或包合物 某些药物制成微囊可增加药物的稳定性。如维生素 A、维生素 C、硫酸亚铁制成微囊后，稳定性有很大提高。包合物也可以提高药物的稳定性，如见光易分解的维生素 A 制成 β-环糊精包合物后，稳定性明显提高。

3. 采用粉末直接压片或包衣 对一些遇湿热不稳定的药物，可以采用粉末直接压片或干法制粒。对光、湿、热敏感的药物，包衣是解决片剂稳定性的常规方法之一，如氯丙嗪、异丙嗪、对氨基水杨酸钠等，做成包衣片后其稳定性均得到显著的改善。

4. 制成稳定衍生物 对稳定性不好的药物进行结构改造，如制成难溶性盐、酯类、酰胺类或高熔点衍生物，可增加其稳定性。一般而言，药物的水溶性越低，稳定性越好。例如青霉素 G 钾盐，可制成溶解度小的普鲁卡因青霉素 G，使其稳定性提高。

第三节　药物制剂的物理稳定性

PPT

微课

一、药物制剂的物理稳定性及影响因素

药物制剂的物理稳定性是指制剂在贮存过程中的物理变化，药物和辅料可能存在的物理状态有无定形、各种晶型、水合物和溶剂化物等。药物和辅料往往随时间变化由热力学不稳定态或亚稳定态转变为稳定态。药物及其制剂的物理稳定性主要表现在外观性状、均匀性和有效性三个方面。影响制剂物理稳定性的因素可归结为药物、辅料、制剂处方及外界环境等几个方面。不同剂型引起物理变化的因素不同，因涉及的剂型较多，本节只做简要介绍。

（一）药物的无定形与晶型转变

同一药物具有两种或两种以上的空间排列和晶胞参数，形成多种晶型的现象称为多晶型。药物的多晶型变化会改变药物的性质、性能和质量。一般不同晶型的晶格能不同，从而导致药物具有不同的熔点、溶出速度、溶解度、吸湿性、稳定性乃至生物活性与有效性。多晶型药物经过研磨、高温、高冷、骤冷等特殊处理，可引起晶型错位、边界变形并发生完全无序、晶型破坏的现象，称为无定型。同一药物既能形成不同的晶型，也能成为无定型，两者的物理性质差别很大，在一定条件下可以发生互变。一般来说，药物的无定形较结晶型具有更高的溶解度，因此许多难溶性药物可考虑制成无定形。然而，无定形药物的能级高，随着时间的变化释放能量逐步转化为热力学稳定的低能态结晶型，从而导致药物的溶解度下降，进而影响临床药效。

在药物制剂的制备过程中，由于温度、湿度、压力等外界条件发生变化，具有不同晶型的药物，可能会发生晶型转变。在药物制剂的贮存过程中无定形辅料也可能转变为结晶态，如冷冻干燥的无定形蔗糖，当温度超过其玻璃转化温度（T_g）时开始结晶。添加具有高 T_g 和低吸湿性的辅料（如右旋糖酐），可提高制剂的 T_g 及抑制结晶。

（二）蒸发

某些药物和辅料在室温下具有较高的蒸气压，容易导致药物蒸发损失。如硝酸甘油舌下片，在贮存过程中药物含量极易发生显著下降，在其处方中添加聚乙二醇、聚乙烯吡咯烷酮和微晶纤维素，可降低硝酸甘油的蒸气压，同时采用合适的包装材料和容器，提高其稳定性。

二、不同剂型的物理稳定性及影响因素

药物制剂的物理变化根据剂型不同具有不同的表现形式。

1. 溶液剂和糖浆剂　影响溶液剂稳定性的主要因素有温度、溶液的 pH 和包装材料等。溶液剂在贮存过程中可能会发生溶剂挥发导致主药或辅料产生沉淀、pH 变化、包装材料对主药产生吸附导致其含量下降等。糖浆剂在放置过程中，会由于糖的质量和药物的变质产生浑浊或沉淀。

2. 混悬剂　混悬剂保持适当的絮凝状态，有利于混悬剂的稳定。当混悬剂粒子发生晶型转变、晶体生长，或 ζ 电位、温度、分散介质及制备工艺等发生改变时，会导致发生聚结、沉降等现象。

3. 乳剂　乳剂的不稳定现象主要表现为分层、絮凝、转相、合并与破裂、酸败等。

4. 片剂　片剂在贮存期间，外观、硬度、脆碎度、崩解时限、溶出度等物理性质可能会发生变化。这些性质的变化主要与片剂贮存的温度、湿度等因素有关。片剂含水量发生变化也会影响片剂的硬度及其他性质。

5. 栓剂　栓剂在贮存过程中，由于油脂性基质发生相变、结晶或酯基转移等作用使栓剂硬化，导致融变时间延长。

6. 微粒递药载体　聚合物骨架型微球等药物递送系统中，药物释放速度在贮存过程中可能会发生变化，主要受聚合物骨架材料的玻璃转化温度和晶型的影响。脂质体在贮存过程中可能会发生药物泄漏，主要是因为脂膜成分的氧化或水解等化学降解增加了脂质体膜的渗透性，从而导致了泄漏。

第四节　药物与药物制剂稳定性试验方法

PPT

一、原料药及药物制剂稳定性试验内容

稳定性试验的目的是考察原料药物或药物制剂在温度、湿度、光线的影响下随时间变化的规律，为药品的生产、包装、贮存、运输条件的设定提供科学依据，同时通过试验建立药品的有效期。

稳定性试验的基本要求如下。

（1）稳定性试验包括影响因素试验、加速试验与长期试验。影响因素试验用 1 批原料药物或 1 批制剂进行；如果试验结果不明确，则应加试 2 个批次样品。生物制品应直接使用 3 个批次。加速试验与长期试验要求用 3 批供试品进行。

（2）原料药物供试品应是一定规模生产的。供试品量相当于制剂稳定性试验所要求的批量，原料药物合成工艺路线、方法、步骤应与大生产一致。药物制剂供试品应是放大试验的产品，其处方与工艺应与大生产一致。每批放大试验的规模，至少是中试规模。大体积包装的制剂，如静脉输液等，每批放大规模的数量通常应为各项试验所需总量的 10 倍。特殊品种、特殊剂型所需数量，根据情况另定。

（3）加速试验与长期试验所用供试品的包装应与拟上市产品一致。

（4）研究药物的稳定性，要采用专属性强、准确、精密、灵敏的药物分析方法与有关物质（含降解产物及其他变化所生成的产物）的检查方法，并对方法进行验证，以保证药物稳定性试验结果的可靠性。在稳定性试验中，应重视降解产物的检查。

（5）若放大试验比规模生产的数量要小，故申报者应承诺在获得批准后，从放大试验转入规模生产时，对最初通过生产验证的 3 批规模生产的产品仍需进行加速试验与长期稳定性试验。

（6）对包装在有通透性容器内的药物制剂应当考虑药物的湿敏感性或可能的溶剂损失。

（7）制剂质量的"显著变化"通常定义为：①含量与初始值相差 5%；或采用生物或免疫法测定时效价不符合规定。②降解产物超过标准限度要求。③外观、物理常数、功能试验（如颜色、相分离、再分散性、黏结、硬度、每揿剂量）等不符合标准要求。④pH 不符合规定。⑤12 个制剂单位的溶出度不

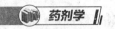

符合标准的规定。

（一）影响因素试验

此项试验是在比加速试验更激烈的条件下进行。其目的是探讨药物的固有稳定性、了解影响其稳定性的因素及可能的降解途径与降解产物，为制剂生产工艺、包装、贮存条件和建立降解产物分析方法提供科学依据。将供试品置适宜的开口容器中（如称量瓶或培养皿），分散放置，厚度不超过 3mm（疏松原料药可略厚）。当试验结果发现降解产物有明显的变化，应考虑其潜在的危害性，必要时应对降解产物进行定性或定量分析。

1. 高温试验 试验供试品开口置适宜的恒温设备中，设置温度一般高于加速试验温度 10℃以上，考察时间点应基于原料药本身的稳定性及影响因素试验条件下稳定性的变化趋势设置。通常可设定为 0 天、5 天、10 天、30 天等取样，按稳定性重点考察项目进行检测。若供试品质量有明显变化，则适当降低温度试验。

2. 高湿试验 试验供试品开口置恒湿密闭容器中，在 25℃分别于相对湿度 90%±5% 条件下放置 10 天，于第 5 天和第 10 天取样，按稳定性重点考察项目要求检测，同时准确称量试验前后供试品的重量，以考察供试品的吸湿潮解性能。若吸湿增重 5% 以上，则在相对湿度 75%±5% 条件下，同法进行试验；若吸湿增重 5% 以下，其他考察项目符合要求，则不再进行此项试验。恒湿条件可在密闭容器，如干燥器下部放置饱和盐溶液，根据不同相对湿度的要求，可以选择 NaCl 饱和溶液（相对湿度 75%±1%，15.5～60℃），KNO_3 饱和溶液（相对湿度 92.5%，25℃）。

3. 强光照射试验 试品开口放在光照箱或其他适宜的光照装置内，可选择输出相似于 D65/ID65 发射标准的光源，或同时暴露于冷白荧光灯和近紫外灯下，在照度为 4500lx±500lx 的条件下，且光源总照度应不低于 $1.2×10^6$lux·hr、近紫外灯能量不低于 200W·hr/m^2，于适宜时间取样，按稳定性重点考察项目进行检测，特别要注意供试品的外观变化。

关于光照装置，建议采用定型设备"可调光照箱"，也可用光栅，在箱中安装相应光源使达到规定照度。箱中供试品台高度可以调节，箱上方安装抽风机以排除可能产生的热量，箱上配有照度计，可随时监测箱内照度，光照箱应不受自然光的干扰，并保持照度恒定，同时防止尘埃进入光照箱内。

以上为影响因素稳定性研究的一般要求。根据药品的性质必要时可以设计其他试验，原料药在溶液或混悬液状态时，或在较宽 pH 范围探讨 pH 与氧及其他条件，应考察对药物稳定性的影响，并研究分解产物的分析方法。创新药物应对分解产物的性质进行必要的分析。冷冻保存的原料药物，应验证其在多次反复冻融条件下产品质量的变化情况。在加速或长期放置条件下已证明某些降解产物并不形成，则可不必再做降解产物检查。

知识链接

低温和冻融试验

对于易发生相分离、黏度减小、沉淀和聚集的药品需通过低温或冻融试验来验证其运输或使用过程中的稳定性，作为影响因素试验的一部分。

具体方法如下。

（1）低温试验应包括 3 次循环，每次循环应在 -2～-8℃ 条件下 2 天，然后在 40℃ 加速条件下 2 天，取样检测。

（2）冻融试验应包括 3 次循环，每次循环应在 -10～-20℃ 条件下 2 天，然后在 40℃ 加速条件下 2 天，取样检测。

（二）加速试验

此项试验是在加速条件下进行。其目的是通过加速药物的化学或物理变化，探讨药物的稳定性，为制剂设计、包装、运输、贮存提供必要的资料。供试品在温度 40℃±2℃、相对湿度 75%±5% 的条件下放置 6 个月。所用设备应能控制温度±2℃、相对湿度±5%，并能对真实温度与湿度进行监测。在至少包括初始和末次等的 3 个时间点（如 0、3、6 个月）取样，按稳定性重点考察项目检测。如在 25℃±2℃、相对湿度 60%±5% 条件下进行长期试验，当加速试验 6 个月中任何时间点的质量发生了显著变化，则应进行中间条件试验。中间条件为 30℃±2℃、相对湿度 65%±5%，建议的考察时间为 12 个月，应包括所有的稳定性重点考察项目，检测至少包括初始和末次等的 4 个时间点（如 0、6、9、12 个月）。

对温度特别敏感的药物，预计只能在冰箱中（5℃±3℃）保存，此种药物的加速试验，可在温度 25℃±2℃、相对湿度 60%±5% 的条件下进行，时间为 6 个月。

对拟冷冻贮藏的药物，应对一批样品在 5℃±3℃ 或 25℃±2℃ 条件下放置适当的时间进行试验，以了解短期偏离标签贮藏条件（如运输或搬运时）对药物的影响。

乳剂、混悬剂、软膏剂、乳膏剂、糊剂、凝胶剂、眼膏剂、栓剂、气雾剂、泡腾片及泡腾颗粒宜直接采用温度 30℃±2℃、相对湿度 65%±5% 的条件下进行试验，其他要求与上述相同。

对于包装在半透性容器中的药物制剂，例如低密度聚乙烯制备的输液袋、塑料安瓿、眼用制剂容器等，则应在温度 40℃±2℃、相对湿度 25%±5% 的条件（可用 $CH_3COOK \cdot 1.5H_2O$ 饱和溶液）进行试验。

（三）长期试验

长期试验是在接近药物实际贮存条件下进行，目的是考察药品在运输、保存、使用过程中的稳定性，能直接地反映药品稳定性特征，是确定有效期和贮存条件的最终依据。供试品在温度 25℃±2℃、相对湿度 60%±5% 的条件下放置 12 个月，或在温度 30℃±2℃、相对湿度 65%±5% 的条件下放置 12 个月。至于上述两种条件选择哪一种由研究者确定。每 3 个月取样一次，分别于 0 个月、3 个月、6 个月、9 个月、12 个月取样，按稳定性重点考察项目进行检测。12 个月以后，仍需继续考察的，分别于 18 个月、24 个月、36 个月取样进行检测。将结果与 0 个月比较以确定药品的有效期。由于实测数据的分散性一般应按 95% 可信限进行统计分析，得出合理的有效期。如 3 批统计分析结果差别较小，则取其平均值为有效期限。若差别较大，则取其最短的为有效期。数据表明很稳定的药品，不作统计分析。

对温度特别敏感的药品，长期试验可在温度 5℃±3℃ 的条件下放置 12 个月，按上述时间要求进行检测，12 个月以后，仍需按规定继续考察，制订在低温贮存条件下的有效期。

对拟冷冻贮藏的制剂，长期试验可在温度 -20℃±5℃ 的条件下至少放置 12 个月，货架期应根据长期试验放置条件下实际时间的数据而定。

对于包装在半透性容器中的药物制剂，则应在温度 25℃±2℃、相对湿度 40%±5%，或 30℃±2℃、相对湿度 35%±5% 的条件下进行试验，至于上述两种条件选择哪一种由研究者确定。

对于所有制剂，应充分考虑运输路线、交通工具、距离、时间、条件（温度、湿度、振动情况等）、产品包装（外包装、内包装等）、产品放置和温度监控情况（监控器的数量、位置等）等对产品质量的影响。

此外，有些药物制剂还应考察临用时配制和使用过程中的稳定性。例如，应对配制或稀释后使用、在特殊环境（如高原低压、海洋高盐雾等环境）使用的制剂开展相应的稳定性研究，同时还应对药物的配伍稳定性进行研究，为说明书/标签上的配制、贮藏条件和配制或稀释后的使用期限提供依据。

（四）稳定性重点考察项目

原料药及药物制剂稳定性重点考察项目见表 11-2。

表 11-2 原料药及药物制剂稳定性重点考察项目

剂型	稳定性重点考察项目
原料药	性状、熔点、含量、有关物质、吸湿性，以及根据品种性质选定的考察项目

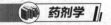

剂型	稳定性重点考察项目
片剂	性状、含量、有关物质、崩解时限或溶出度或释放度
胶囊剂	性状、含量、有关物质、崩解时限或溶出度或释放度、水分，软胶囊要检查内容物有无沉淀
注射剂	性状、含量、pH、可见异物、不溶性微粒、有关物质，应考察无菌
栓剂	性状、含量、融变时限、有关物质
软膏剂	性状、均匀性、含量、粒度、有关物质
乳膏剂	性状、均匀性、含量、粒度、有关物质、分层现象
糊剂	性状、均匀性、含量、粒度、有关物质
凝胶剂	性状、均匀性、含量、有关物质、粒度，乳胶剂应检查分层现象
眼用制剂	如为溶液，应考察性状、可见异物、含量、pH、有关物质；如为混悬液，还应考察粒度、再分散性；洗眼剂还应考察无菌；眼丸剂应考察粒度与无菌
丸剂	性状、含量、有关物质、溶散时限
糖浆剂	性状、含量、澄清度、相对密度、有关物质、pH
口服溶液	性状、含量、澄清度、有关物质
口服乳剂	性状、含量、分层现象、有关物质
口服混悬剂	性状、含量、沉降体积比、有关物质、再分散性
散剂	性状、含量、粒度、有关物质、外观均匀度
气雾剂（非定量）	不同放置方位（正、倒、水平）有关物质、揿射速率、揿出总量、泄漏率
气雾剂（定量）	不同放置方位（正、倒、水平）有关物质、递送剂量均一性、泄漏率
喷雾剂	不同放置方位（正、水平）有关物质、每喷主药含量、递送剂量均一性（混悬型和乳液型定量鼻用喷雾剂）
吸入气雾剂	不同放置方位（正、倒、水平）有关物质、微细粒子剂量、递送剂量均一性、泄漏率
吸入喷雾剂	不同放置方位（正、水平）有关物质、微细粒子剂量、递送剂量均一性、pH、应考察无菌
吸入粉雾剂	有关物质、微细粒子剂量、递送剂量均一性、水分
吸入液体制剂	有关物质、微细粒子剂量、递送速率及递送总量、pH、含量、应考察无菌
颗粒剂	性状、含量、粒度、有关物质、熔化性或溶出度或释放度
贴剂（透皮贴剂）	性状、含量、有关物质、释放度、黏附力
冲洗剂、洗剂、灌肠剂	性状、含量、有关物质、分层现象（乳状型）、分散性（混悬型），冲洗剂应考察无菌
搽剂、涂剂、涂膜剂	性状、含量、有关物质、分层现象（乳状剂）、分散性（混悬剂）、涂膜剂还应考察成膜性
耳用制剂	性状、含量、有关物质、耳用散剂、喷雾剂与半固体制剂分别按相关剂型要求检查
鼻用制剂	性状、pH、含量、有关物质、鼻用散剂、喷雾剂与半固体制剂分别按相关剂型要求检查

注：有关物质（含降解产物及其他变化所生成的产物）应说明其生成产物的数目及量的变化，如有可能应说明有关物质中何者为原料中的中间体，何者为降解产物，稳定性试验重点考察降解产物。

二、药物有效期的研究方法与统计方法

按国家药品监督管理部门发布的《药品说明书和标签管理规定》，药品的包装标签上必须标明有效期，其表达方式为以年月顺序表示。药物有效期的确定是基于药物长期稳定性试验的结果。

1. 经典恒温法 经典恒温法的理论依据是 Arrhenius 指数定律，其对数形式为：

$$\lg k = -\frac{E}{2.303RT} + \lg A \tag{11-18}$$

以 $\lg k$ 对 $1/T$ 作图得一直线，直线斜率为 $-E/(2.303R)$，由此可计算出活化能 E。若将直线外推至室温，就可求出室温时的速度常数 k_{25}。由 k_{25} 可求出药物分解 10% 所需的时间 $t_{0.9}$（即有效期）或室温贮

藏若干时间以后残余的药物的浓度（或含量）。

实验时，将样品放入各种不同温度的恒温水浴中，定时取样测定其浓度（或含量），求出各温度下不同时间的药物浓度。以药物浓度或浓度的其他函数对时间作图，以判断反应级数。若以 lg$C$ 对 t 作图得一直线，则为一级反应。再由直线斜率求出各温度的速度常数，然后按前述方法求出活化能和 $t_{0.9}$。

$$t_{0.9} = \frac{0.1054}{k_{25}} \tag{11-19}$$

实例解析

实例：某药物制剂，在 40℃、50℃、60℃、70℃ 四个温度下进行加速实验，测得各个时间点的浓度，确定为一级反应，用线性回归法求出各温度的速度常数，结果见下表。计算该药物制剂分解反应的活化能 E 及分解 10% 所需的时间（即 $t_{0.9}$）是多少？

T/℃	$1/T \times 10^3$	$k \times 10^5 / h^{-1}$	lg$k$
40	3.192	2.66	-4.575
50	3.094	7.94	-4.100
60	3.001	22.38	-3.650
70	2.913	56.50	-3.248

解析：根据 Arrhenius 指数定律：$\lg k = -\dfrac{E}{2.303RT} + \lg A$，将 lg$k$ 对 $1/T$ 进行一元线性回归，得回归方程：

$$\lg k = -4765.98/T + 10.64$$
$$E = -(-4765.98) \times 2.303 \times 8.319$$
$$= 91309.78(\text{J/mol}) = 91.31(\text{kJ/mol})$$

室温 25℃ 的反应速度常数为：$k_{25} = 4.43 \times 10^{-6} h^{-1}$

有效期为：$t_{0.9} = \dfrac{0.1054}{k_{25}} = \dfrac{0.1054}{4.43 \times 10^{-6}} = 23792.33h = 2.72$ 年

2. 活化能估算法 一般反应的活化能在 41.8~83.6kJ/mol 之间，以此为上下限，根据药物在某些温度下的反应速度常数 k，估算产品在室温下降解 10% 所对应的最长和最短时间，这种根据活化能的值来估算制剂有效期的方法，称为活化能估算法。

3. 温度系数法 即 Q_{10} 法，根据 Van't Hoff 方程，温度每升高 10℃，化学反应速度增加 2~4 倍，该值又称为温度系数，在温度变化不大时温度系数 r 可以看作是常数，r 值可经试验测得。其计算公式为：

$$\frac{k_2}{k_1} = r^{0.1(T_2-T_1)} \tag{11-20}$$

式中，k_1 为温度 T_1 时的速度常数；k_2 为温度 T_2 时的速度常数；r 为温度系数。本法中，将温度系数 r 称为 Q_{10}，所以又称为 Q_{10} 法。

4. 线性变温法 又称为非恒温法，具有耗时少，样品检测量少等优点。线性变温法根据温度与时间的函数关系分为若干不同方法，其中 Okusa 线性变温法比较简单易行。其温度与时间的关系为：

$$\frac{1}{T_0} - \frac{1}{T_1} = 2.303a\lg(1+bt) \tag{11-21}$$

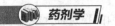

式中，T_0为初始绝对温度；T_1为t时间的绝对温度；b是由a确定的常数，$a=1/$（$2.303T_0$）。

除了上述试验方法外，还有初均速法、自由变温法、台阶变温法等，可参阅相关文献。

三、固体制剂稳定性试验的特殊要求

固体制剂一般较液体制剂稳定，但药物在固体状态时发生化学反应的反应机制一般比溶液状态复杂，影响反应速度的因素也较多，使试验条件不易控制。固体药物制剂稳定性具有如下特点。①一般属于多相体系的反应，常常在不同的物相间发生几种类型的反应如氧化、水解等；②固体药物降解速度一般较缓慢，需要较长时间和精确的分析方法；③降解反应一般始于固体表面，反应过程中，内部分子受到已反应的外部分子保护，造成表里变化不一，增加了固体制剂的不均匀性，实验测定结果重现性不如液体制剂；④固体制剂中加入的辅料也可能影响药物稳定性，从而使研究固体制剂的稳定性更趋复杂；⑤药物的固体剂型在降解过程中常出现平衡现象。

根据固体药物稳定性的特点，在进行固体制剂稳定性试验时，有一些特殊要求，须引起实验者的注意。①由于水分对固体制剂稳定性影响较大，每个样品必须测定水分，加速试验过程中也要测定水分；②供试品必须置于密封容器中，但为了考察材料的影响，可以用开口容器与密封容器同时进行，以便比较；③测定含量和水分的供试品，都要分别单次包装；④固体剂型要使供试品含量尽量均匀，以避免测定结果的分散性；⑤药物颗粒的大小对结果也有影响，故供试品要用一定规格的筛子过筛，并测定其粒度，必要时可用气体吸附法测定药物颗粒的比表面积；⑥实验温度不宜过高，以60℃以下为宜。

四、新药开发过程中药物制剂稳定性研究

在新药的研究与开发过程中，药物制剂稳定性的研究是重要的组成部分之一，新药申报资料项目中需要报送稳定性研究的试验资料应包括以下内容：①原料药的稳定性试验；②药物制剂处方与工艺研究中的稳定性试验；③包装材料稳定性与选择；④药物制剂的加速试验与长期试验；⑤药物制剂产品上市后的稳定性考察；⑥药物制剂处方或生产工艺、包装材料改变后的稳定性研究。

本章小结

本章重点： 药物的化学降解途径；影响制剂中药物降解的因素及增加稳定性的方法；药物的物理稳定性及影响因素；不同剂型的物理稳定性及影响因素；稳定性试验内容；药物有效期的计算方法。

本章难点： 药物稳定性的化学动力学基础、药物有效期的研究与统计方法。

思 考 题

题库

1. 哪些处方因素对药物稳定性有影响？
2. 外界因素对药物稳定性有何影响？
3. 固体制剂的稳定性有何特点？
4. 什么是反应速度常数、半衰期、有效期？与稳定性有何关系？
5. 药物降解途径有哪些？举例说明。
6. 如何增加药物制剂的稳定性？
7. 对易氧化和易水解的药物分别可采取哪些稳定化措施？
8. 如何预测和计算药物的有效期？

（王晨平）

第十二章

药物制剂的设计

第一节　制剂设计的基础

PPT

一种药物可以有多种剂型。新药研发时必须确定药物合适的剂型，若剂型选择不当，就难以发挥药物的最佳治疗效果。

我国新药注册和审批程序日趋规范，对于新产品的制剂设计依据有明确要求，对于改变剂型的药物，也要求所采用的新剂型能够提高药品的质量和安全性，且与原剂型相比具有明显的临床应用优势，即使用方便，患者乐于接受。

一、制剂的设计的基本原则

（一）安全性

药物制剂的设计首先要考虑用药安全性（safety）。药物产品的毒副作用，除来自药物本身外，制剂设计不当也可导致产品毒副作用增加。理想的制剂设计应在保证疗效的基础上使用最低的剂量，最大限度避免毒副作用。

药物的毒副作用涉及多方面因素。治疗指数（therapeutic index）较小的药物需要通过制剂的设计减少血药浓度的峰谷波动，降低毒副作用的发生概率。如茶碱为临床常用的平喘药，其治疗指数范围较窄，过高引起中毒，过低无效，通过制备茶碱缓释或控释片，得到平稳的血药浓度，在保证其治疗作用的同时提高了安全性。注射剂中药物或辅料引起的过敏性和刺激性等副作用限制了药物的临床应用。如紫杉醇注射液是有效的抗肿瘤药物，由于其溶解性较差，需要聚氧乙烯蓖麻油作为增溶剂，后者存在严重过敏反应，限制了紫杉醇临床应用的人群范围和使用剂量。通过制剂设计制备白蛋白结合型紫杉醇，利用人血白蛋白的分散、稳定和运载作用，避免过敏反应发生的同时也增加了紫杉醇的用药剂量，提高其治疗效果。

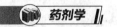

（二）有效性

药物制剂的有效性（effectiveness）是剂型与制剂设计的核心与基础，药物在体内的作用效果，往往受其剂型和给药途径的影响，提高药物的有效性，主要是选择适宜的剂型与给药途径。

治疗心绞痛药物硝酸甘油有多种制剂，舌下片的起效时间很快，只需要 2~5 分钟，但药效持续时间只有 10~30 分钟，透皮贴剂起效慢，需要 30~60 分钟，但药效的持续可达 24 小时以上。药物制备聚乙二醇（polyethylene glycol，PEG）修饰剂型，可以避免被单核-巨噬细胞吞噬，延长药物的血浆半衰期，如 PEG 修饰的粒细胞集落刺激因子，临床应用疗效显著提高。改变给药途径也是提高药物疗效的有效手段。一些多肽蛋白类药物，口服给药由于胃肠道的蛋白酶和强酸导致药物变性而失去疗效，只能通过注射、透皮或黏膜及腔道等给药途径来保证疗效。不同的制剂常常适用于不同的用药目的，作用效果也有所不同。硫酸镁散剂口服给药可以发挥刺激肠蠕动、通便等下泻功效，而制备成注射液给药则发挥抗惊厥作用。所以应从药物本身的特点和治疗目的出发，设计最优的起效时间和药效持续周期，并采用制剂手段优化药物体内的作用时间和效果。

（三）稳定性

稳定性（stability）是药物有效性和安全性的前提和保障。制剂产品不稳定，产生降解，不仅影响疗效，还可能产生毒副作用。因此，应充分考虑药物制剂的生产、使用、运输及贮存过程中的各种可能造成其不稳定条件或因素，如高温、高湿、高剪切力及剧烈震荡等。

对于易水解药物的液体制剂，通常使用替代液体如甘油、丙二醇和乙醇来取代水或减少处方中的水含量；在某些注射剂中，脱水的植物油可用作药物的溶剂以降低水解破坏的可能性；还可以将药物混悬在非水介质中而不是溶解在水性溶剂中以降低药物的水解。某些不稳定的抗生素类药物，将其制备成干粉制剂可保持制剂在正常的使用周期内的稳定性。

（四）可控性

药品的质量是决定其有效性与安全性的重要保证，因此制剂设计中需要重视制剂质量的可控性。可控性（controllability）是指制定的药品质量标准能够准确及时地监测到药品质量的改变，体现在制剂质量的可预知性与重现性，重现性是指质量的稳定性，即不同批次生产的制剂均应达到质量标准的要求，不应有大的变异。"质量源于设计"，就是在剂型选择、处方筛选、工艺设计和标准制定的过程中，充分考虑药物制剂的质量可控性。

（五）依从性

依从性（compliance）是指患者和医护人员对所用药品的接受程度。药物制剂的设计除达到上述安全、有效、稳定目的外，还要求使用方便，依从性好。患者是否乐于接受，往往对其治疗效果有很大的影响。

影响依从性的因素主要包括用药方法、给药频率，此外还有制剂的外观、大小、臭味等方面的影响。在处方设计时应尽量避免在用药中可能带来的不适或痛苦。口服给药是最便捷的给药途径，故口服有效的药物应优先考虑。药物设计为缓释、控释制剂，能够减少服用次数，提高患者的依从性。对于儿童使用的药物制剂，掩盖药物不良气味，也是制剂设计的重要内容。此外，还应尽可能降低药物制剂成本，以满足广大患者的需要。

二、给药途径及剂型的确定

给药途径和剂型的确定在药物制剂的开发研究、工业生产以及临床应用中均有重要作用。在进行剂型设计时，应根据疾病的预防与治疗的临床需要、原料药及药用辅料的理化性质和生物学性质，合理设计药物给药途径和剂型，最大限度的发挥药效，降低不良反应，提高临床使用的依从性。

（一）临床治疗的需要

药物制剂的设计需要参考其临床用药需求。不同的疾病适宜的给药途径和剂型也会不同。例如，针对全身作用的药物，且患者可以自行用药，一般应考虑研制口服制剂；如果针对的疾病常见症状是恶心呕吐，就应该避免口服，而采用注射、经皮或者栓剂给药的形式；如果患者用药时神志不清、不能自主吞咽或者是急救用药，应考虑开发为注射制剂；如果急症患者要求药效迅速，应选用注射剂、气雾剂、舌下片或滴丸等速效剂型；慢性病患者则常选用片剂、缓控释制剂等。

此外，还应针对用药人群选择给药途径或剂型。儿童口服给药，液体制剂一般优于固体制剂，也可以直肠给药。对于吞咽有困难的患者，可设计为口腔崩解片。老年人用药通常适于设计为给药频率低，易于服用的剂型。

（二）药物的理化性质

药物的物理化学性质是影响其在体内作用的重要因素。在设计药物剂型时，需对处方中药物的理化性质有充分的了解。这些性质包括药物的物理状态、水溶性、脂溶性与解离度、溶出速率、分子量、多晶型、化学稳定性及药物在胃肠中的稳定性等。一般而言，水溶性好且稳定的药物可以根据临床需要设计成各种剂型。水难溶性药物要考虑增加药物的溶解和溶出的因素，可设计为混悬剂或滴丸等口服剂型。油溶性药物要考虑到成型因素，可设计为软胶囊、微囊片等固态化剂型。

（三）药物的生物学性质

易被胃肠道破坏、对胃肠道有刺激性、生物利用度低的药物等一般不设计为口服剂型，或者通过相关制剂手段设计成适当剂型以避免此类问题，如阿司匹林制成肠溶阿司匹林片以减少对胃黏膜的刺激。半衰期短且需长期服用的药物可以制备为缓控释制剂。处方中各成分间若存在配伍变化，可制备为多层片等。

表 12-1 列举了一些常用药物的生物利用度，在一定程度上可以看出其生物利用度与剂型选择之间的关系。从表 12-1 中可以看出，生物利用度（绝对生物利用度）在 0.6 以上，一般设计为口服剂型，生物利用度在 0.3 以下，一般设计为注射剂型。

表 12-1　一些药物的生物利用度

药物名	设计给药途径	生物利用度（吸收分数）	临床用药途径	半衰期（h）
对乙酰氨基酚	口服	0.63	口服	2.5
阿司匹林	口服	1.0	口服	0.25
可待因	口服	0.53	口服、皮下	3.3
吗啡	肌注	1.0	皮下	2.28
	口服	0.4	口服	
地西泮	口服	1.0	口服	32.9
利多卡因	口服	0.35	静滴、局麻	1.7
奎尼丁	口服	0.7~0.8	口服	6.33
	肌注	0.88	肌注	
苯妥英钠	口服	0.98	口服	16.8
心得安	口服	0.3	口服、静滴	3.1
羟氨苄青霉素	口服	1.0	口服	1.0
氨苄青霉素	口服	0.385	口服、静滴、肌注	1.0
羧苄青霉素	口服	0.5	肌注、静注	0.75
	肌注	0.65		
氯林可霉素	口服	0.9	口服	2.4
庆大霉素	口服	0.02	口服，仅限胃肠疾病	2.0
	肌注	1.0	肌注、静滴	

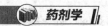

续表

药物名	设计给药途径	生物利用度（吸收分数）	临床用药途径	半衰期（h）
林可霉素	口服	0.3	口服、肌注、静滴	4.6
头孢菌素Ⅳ	口服	0.9	口服	0.9
苯唑青霉素	口服	0.67	肌注、静滴、口服	6
青霉素 G	口服	0.3	肌注、静滴	0.7
去甲替林	口服	0.5	口服	23.1
苯海拉明	口服	0.51	口服	5.16
哌乙啶	口服	0.4	口服	
肼苯哒嗪	口服	0.3	口服、静滴、肌注	2~4
甲基多巴	口服	0.5	口服	
地高辛	口服	0.5~0.75	口服、静滴	41
	肌注	0.8		
双氢氯噻嗪	口服	0.6, 0.8	口服	2~5
磺胺异噁唑	口服	1.0	口服	5.9
LHRH 激动剂	鼻腔	0.01~0.05	皮下注射、肌注	
生长素释放因子	鼻腔	<0.01	皮下注射	
胰岛素	口服	<0.01	皮下注射	
干扰素	口服	<0.01	皮下注射	
环孢素	口服	0.34	口服、静注	
卡托普利	口服	>0.5	口服	

此外，剂型的设计还应考虑服用、携带、生产、运输、贮藏等方面要求。

三、质量源于设计

近年来，国际上药品质量管理的理念也在不断发生变化，从"药品质量是通过检验来控制的"到"药品质量是通过生产过程控制来实现的"，进而又到"药品质量是通过良好的设计而生产出来的"，即"质量源于设计"（Quality by Design，QbD）理念。这就意味着药品从研发开始就要考虑最终产品的质量。在配方设计、工艺路线确定、工艺参数选择、物料控制等各个方面都要进行深入研究，积累翔实的数据，并依此确定最佳的产品配方和生产工艺。

根据这种理念上的改变，就要求药品质量监管的控制点要逐渐前移，从过去单纯依赖终产品检验，到对生产过程的控制，再到产品的设计和研究阶段的控制，简单讲，就是从源头上强化注册监管，确保药品质量和安全。

（一）检验控制质量

检验控制质量是指在生产工艺固定的前提下，按其质量标准进行检验，合格后放行出厂。劣势主要体现在两个方面：其一，检验仅是一种事后的行为。一旦产品检验不合格，虽说可以避免劣质产品流入市场，但会给企业造成较大的损失；其二，每批药品的数量较大，检验时只能按比例抽取一定数量的样品，当药品的质量不均一时，受检样品的质量并不能完全反映整批药品的质量。

（二）生产控制质量

生产控制质量是将药品质量控制的支撑点前移，结合生产环节来综合控制药品的质量。这一模式的关键是首先要保证药品的生产严格按照经过验证的工艺进行，然后再通过终产品的质量检验，能较好地控制药品的质量。这一模式抓住了影响药品质量的关键环节，综合控制药品的质量，比单纯依靠终产品检验的"检验控制质量"模式有了较大的进步。但是，"生产控制质量"模式并不能解决所有的问题，其不足之处在于，如果药品的研发阶段，该药品的生产工艺并没有经过充分的优化、筛选、验证，那么即使严格按照工艺生产，仍不能保证所生产药品的质量。

（三）设计控制质量

设计控制质量是将药品质量控制的支撑点更进一步前移至药品的设计与研发阶段，消除因药品及其生产工艺设计不合理而可能对产品质量带来的不利影响。根据这一模式，在药品的设计与研发阶段，首先要进行全面的考虑，综合确定目标药品，然后通过充分的优化、筛选、验证，确定合理可行的生产工艺，最后再根据"生产控制质量"模式的要求进行生产与检验，从而比较全面地控制药品的质量。

这三种模式的演变与我们对药品质量影响因素的认识逐渐深入是分不开的，是符合药品的研发规律的。

四、制剂设计的其他考虑因素

制剂设计的其他考虑因素还包括成本、知识产权及节能环保等。制剂设计中常常需要考虑知识产权的因素，除了有效避免对已有专利保护的侵权外，还应考虑通过制剂设计来加强对产品知识产权的保护。比如，发现已知化合物的新的盐型或者晶型，且有助于提高药物的安全性或有效性，可申请专利进行保护。此外，发明新辅料、新的药物载体结构及新的制剂工艺等，也可通过专利申请获得知识产权的保护。

近年来，全球性绿色辅料和环保工艺的倡导也是影响药物的制剂设计的较大因素。气雾剂中曾经广泛使用的抛射剂氟利昂，是造成温室效应的原因之一，世界各国都已禁止使用氟利昂作为抛射剂。因此，气雾制的设计中应考虑以烷烃、氢氟烷烃和二甲醚等替代物作为抛射剂。

PPT

第二节　药物制剂处方前研究

处方前研究（preformulation）为设计剂型和优化制剂的处方工艺提供依据。处方前研究工作的主要内容是通过查阅文献或进行实验研究，获得相关的各种资料，包括药物的物理性状、熔点等药物固有的理化性质，药物稳定性，药物与辅料的相容性，药物的生物学特征及药物的药理、毒副作用与刺激性等。

一、药物的理化性质测定

（一）溶解度

溶解度（solubility）是药物的一个重要的理化性质，药物须具有一定的水溶性才能被机体吸收并产生治疗作用。相对不溶的化合物通常表现出吸收不完全或不稳定。如果药物的溶解度低于期望值，需要考虑增加其溶解度。实现的方法包括将药物经化学修饰成盐或酯、采用制剂新手段等。

测定药物的溶解度通常采用平衡溶解法，即在一种溶剂中加入过量的药物，经恒温下较长时间的振摇达到平衡。溶液中的药物含量经分析测出，即可得到药物在该温度下的饱和溶解度或平衡溶解度。同时还应进行药物在各种 pH 条件下的溶解度试验，求 pH-溶解度图。

（二）药物的多晶型

同一化合物的晶体在固态时具有两种或两种以上的空间排列和晶胞参数，称为多晶型现象（polymorphism）。药物普遍存在多晶型现象。据统计，至少有 1/3 的有机化合物存在多晶型。同种药物由于晶型结构不同，密度、溶解度等理化性质不同，进而影响药物的体内溶出、吸收。

除了多晶型，化合物也可以是非晶型或无定形。药物分子从晶体中逃逸出所需要的能量要比从无定形粉末中更大。所以，化合物的无定形总是比相应晶型的溶解度大。

药物的生产、贮存过程中，许多因素可使晶型发生转变，引起生物利用度的降低，甚至造成医疗事

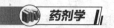

故。例如：①粉碎过程中由于机械作用引起温度升高，可使药物由稳定晶型转变为非晶型，或使亚稳定型变为稳定型或非晶型；②制粒过程中用水和含醇水溶液作为黏合剂进行制粒，可导致药物的晶型发生转变；③由于多晶型药物在高温下也会发生晶型的转变，因此干燥过程也会对药物晶型产生影响。因此对药物晶型的研究，通常采用多种方法以保证分析结果的可靠性。最广泛使用的方法有热显微分析、热分析、红外光谱和 X 射线衍射分析。

1. 热显微分析法　熔点的不同已成为判别一种药物是否存在多晶型的依据之一。热台偏光显微镜是测定多晶型熔点的常用方法之一。如阿折地平具有两种晶型，α 型熔点为 129.1℃，β 型熔点为 199.0℃。

2. 热分析法　热分析在药物多晶型的研究中是常规手段之一。热分析包括热重分析（TGA）、差热分析（DTA）与差示扫描量热分析（DSC）。差热分析可测出药物晶型上的差异，不同的晶型其吸热峰不同。

（三）药物的解离常数

药物的解离程度对药物的处方设计和药动学参数有重要的影响。在许多情况下，解离程度主要取决于含药介质的 pH。在处方中，经常需要将介质调整到一定的 pH，使药物达到一定的离子化水平，以满足所需的溶解度和稳定性。在药动学方面，药物离子化程度是影响药物吸收、分布和消除的重要因素。解离常数（pK_a）系指弱电解质药物在溶液中解离的程度，即反映解离达到平衡时的离子与未电离的分子浓度的比值，常通过电位滴定法测定。

如测定弱酸性化合物的 pK_a，可用碱滴定，将结果以被中和的酸的分数（X）对 pH 作图；同时滴定水，得到两条曲线。将两条曲线上每一点的差值作图，得到校正曲线。pK_a 即为 50% 的酸被中和时所对应的 pH。如图 12-1 所示，水的曲线表示滴定水所需的碱量，酸的曲线为药物的滴定曲线，两者差值的曲线为校正曲线，即纵坐标相同时，酸的曲线和水的曲线对应的横坐标值之间的差值，如图中 b 点等于 c 减去 a 的值。

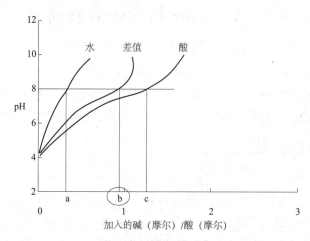

图 12-1　用滴定法测定某酸性化合物的 pK_a

（四）药物的油水分配系数

分配系数（partition coefficient，P）是指药物在两个不相混溶的溶剂中溶解并达到平衡时浓度的比值。油水分配系数表示药物分配在油相和水相中的比例。药物在体内的溶解、吸收、分布、转运与药物的水溶性和脂溶性有关。一般油水分配系数大的药物更易穿透细胞膜转运和吸收，但若脂溶性太大反而吸收下降。药物在油/水两相均以单体存在时，则分配系数可表示为：

$$P = C_O / C_W \tag{12-1}$$

式中，C_O 为药物在油相中的浓度；C_W 为药物在水相中的浓度。

因为正辛醇的溶解度参数与生物膜整体溶解度参数很相近，处方研究中常使用正辛醇/水分配系数，采用摇瓶法测定。用正辛醇饱和的水和水饱和的正辛醇按照 1∶1 混合后，加入过量药物，在恒温下振摇至平衡，测定两相中药物浓度 C_0 和 C_w。

若药物脂溶性太大，水相中浓度很低，将使结果出现误差，此时可改变油相与水相的用量比。例如从 1 : 1 可降至 1 : 4 或 1 : 9，从而提高药物在水相中的溶解量。

当药物分子在水中有结合的倾向时，分配系数 P 与药物浓度有关。对于离子化药物，可用下列公式计算：

$$P = 正辛醇中药物浓度/[1-\alpha]水中的药物浓度 \tag{12-2}$$

式中，α 为离子化程度。

此外，还有 HPLC 法、薄层色谱法和纸层色谱法，可以根据情况使用。

（五）药物的固有溶出速率

药物在生物学活性上的改变是由药物到达器官的速率引起的。在许多情况下，药物的固有溶出速率（intrinsic dissolution rate），或者说药物在吸收部位的液体中溶解所需的时间，是吸收的限速步骤。

化合物的溶出速率可通过两种方法测定：恒定表面积法和颗粒溶出法。

1. 恒定表面积法　利用已知面积的压制薄圆片进行测定。先将药物压入已知表面模孔中，将特制冲头密封，然后连于搅拌杆上，调节转速，定时取样分析，就能得出药物的溶出速率。这种方法排除了表面积和表面电荷对溶出的影响，由此获得的溶出速率称为固有溶出速率，它代表一个固体化合物在特定的实验条件下和特定的溶剂中的溶出特性，用每分钟每平方厘米溶出的毫克数表示（mg/min/cm²）。

2. 颗粒溶出法　称取一定量的经筛分所得某一组分的颗粒样品，加入恒温并恒定搅速的溶出介质中，定时取样分析。这一方法常用于研究颗粒大小、表面积和辅料对药物的影响。

（六）粒径

药物的某些理化性质受粒径（particle size）及粒径分布的影响，包括溶出速率、生物利用度、含量均匀度、臭味、质地、颜色和稳定性。此外，流动性、沉降速率等重要因素也与粒径有关。粒径还可能影响某些药物的口服吸收曲线，如灰黄霉素、呋喃妥因、螺内酯和普鲁卡因青霉素。在固体制剂中良好的含量均匀度也在很大程度上取决于粒径大小和活性成分在整个处方中的均匀分布。粒径的测定方法包括筛分法、显微镜法、光散射法和沉降法等。

（七）吸湿性

药物从周围环境中吸收水分的性质称为吸湿性（hygroscopicity）。吸湿程度一般取决于药物的性质与周围空气的相对湿度（relative humidity，RH）。空气的相对湿度越大，露置于空气中的物料越易吸湿。但药物的水溶性不同，有不同的吸湿规律。

药物的吸湿性可以通过测定药物的平衡吸湿曲线来加以评价。具体方法为：将药物置于已知相对湿度的环境中（贮于具有饱和盐溶液的干燥器中）进行吸湿性实验，在一定的时间间隔后，将药物取出称重，测定吸水量。通常，在 25℃、RH80% 下放置 24 小时，吸水量小于 2% 大于 0.2% 时，称为微吸湿；大于 2% 小于 15% 为一般吸湿；大于 15% 为极易吸湿。

二、药物稳定性和辅料配伍研究

（一）药物的稳定性

处方前的一个重要工作就是对影响药物稳定性的因素进行考察。药物本身稳定性的研究，对处方组成、制备工艺、辅料的选用和包装的设计起重要指导作用。

药物的稳定性主要有化学稳定性、物理稳定性和生物稳定性。化学稳定性是指与化学变化有关的稳定性，主要的化学变化有水解、氧化、光解等，其中水解是最常见的一种降解反应。物理稳定性是指与物理变化有关的稳定性，主要的物理变化有固体制剂的溶出与释放、晶型，溶液的澄明度、色泽，混悬液的沉降、粒度，以及乳剂的分层、破裂等变化。生物稳定性是指与微生物学有关的稳定性，如细菌、霉菌等微生物使药物腐败、霉变甚至分解而引起稳定性的改变，如中药汤剂的变质、蜜丸或水丸的霉变。

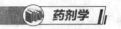

稳定性的研究方法见十一章。

（二）药物的辅料配伍研究

在制剂设计过程中，大多数制剂处方均需使用各种辅料。药物的稳定性不仅与药物自身的稳定性有关，也与药用辅料的稳定性及其与药物之间的相互作用有关。因此，在处方前研究中，还必须进行药物与辅料的配伍（compatibility of adjuvant）研究，在每一个处方中，添加的药用辅料必须具备良好的药物相容性。

1. 固体制剂的配伍研究 固体制剂常用的辅料有填充剂、黏合剂、润滑剂与崩解剂等，缓控释制剂还需要加入释放阻滞剂，因此首先要考察这些辅料对固体状态药物的物理稳定性及化学稳定性的影响。

常用热分析法来研究预测药物与辅料之间的相互作用。将药物和多种辅料以 50∶50 的比例混合后进行 DSC 扫描，如果出现新的吸热或放热峰，或者原有的峰形或峰位发生变化，则表明药物和某些辅料之间可能存在相互作用，需要进行进一步的研究。

根据《化学药物制剂研究基本技术指导原则》考察固体制剂中药物与辅料相容性方法如下。将主药与用量大的辅料按（1∶5）或主药与用量较少的辅料按（20∶1）比例混合封存在小瓶中，取一定量，按照药物稳定性指导原则中影响因素的实验方法，分别在强光（4500lx±500lx）、高温（60℃）、高湿（相对湿度 90%±5%）的条件下放置 10 天，用 HPLC 或适宜的方法检查含量及有关物质放置前后有无变化，同时观察性状、外观（颜色）的变化。必要时，可用原料药和辅料分别做平行对照实验，以判别是原料药本身的变化还是辅料的影响。

2. 液体制剂的配伍研究 注射剂的配伍研究，一般是将药物置于不同 pH 的缓冲液中，考察 pH 与降解反应速率之间的关系，以便选择最稳定的 pH 和缓冲液体系。通常还需要在含有重金属（同时加入或不加入螯合剂）、抗氧剂（在含氧或氮的环境中）等条件下进行药物降解研究，以考察这些辅料在氧化、光照及重金属存在时对药物稳定性的影响。

口服液体制剂的配伍研究需要考察药物与乙醇、甘油、糖浆、防腐剂和缓冲液等常用辅料的配伍情况。

三、药物的生物药剂学与药代动力学研究

由于药物在体内的吸收、分布、代谢、排泄特性是决定其体内药效的重要因素，所以在制剂的设计之初就必须对药物的生物药剂学性质加以考察，并根据考察的结果，合理地设计给药途径、给药频次、给药剂量。通常采用动物实验推测这些生物药剂学参数，但近年来随着体外组织培养技术的成熟，常常也可采用体外细胞模型，如 Caco-2 单细胞层模型预测化合物口服吸收的透过性，或用体外肝细胞模型预测化合物的代谢特性等。

（一）药物的吸收

药物给药后在作用部位达到有效浓度以前必须通过若干屏障。这些屏障主要是一系列的生物膜，如胃肠道上皮细胞、肺、血管和脑的生物膜。机体的生物膜主要分为三类：①由多层细胞组成，如皮肤；②由单层细胞组成，如肠道上皮；③厚度小于一个细胞，如单细胞膜。大多数情况下，药物在到达作用部位以前必须通过一种类型以上的生物膜。例如：口服给药的药物通过胃肠道上皮细胞进入体循环，再分布到各组织器官，最终进入各个细胞。

尽管生物膜的化学组成各不相同，但它们通常可以被看作是中间嵌有蛋白质的脂质双分子层。药物跨膜转运的途径通常可分为以下两种：被动扩散（passive diffusion）、特殊转运（specialized transport）机制。

研究药物在小肠内转运的实验方法主要有：在体（in situ）法，体内（in vivo）动物模型法或体外（in vitro）转运模型法。近年来，人体小肠吸收细胞培养模型已用于研究药物在小肠上皮细胞的转运。对被动扩散和载体介导转运进行研究，可以揭示药物转运吸收的机制和速度。

此外，还有一个简单而粗略的方法是根据候选化合物的结构来估算口服吸收的效率。由于肠壁可

以看成一个亲脂的生物膜，因此要求化合物具有一定的亲脂性，但同时该化合物又必须在水溶液中有一定的溶解度才能溶出并通过生物膜进入血液循环。很多研究据此开展了口服吸收效率的结构与功能相关性研究。其中最典型最著名的是所谓 Lipin-sky 五原则，即候选化合物可形成的氢键数要小于 5，分子量要小于 500，lg$P$ 也要小于 5 时，药物口服吸收的效率才较好。这些预测模型由于完全没有考虑药物口服吸收的生理过程，所以其结果是相当粗糙的。在此基础上，有研究者加入了一系列影响口服吸收的生理因素，包括胃排空时间、肠道传输时间、pH 的作用、脂质分子的作用等，建立了一系列胃肠道生理模型。

（二）生物利用度与生物等效性

生物利用度（bioavailability，BA）是指制剂中药物被吸收进入体循环的速度与程度。生物等效性（bioequivalence，BE）是指不同制剂、不同药物产品或同种药物产品不同批号间的生物利用度的比较。

1. 生物利用度　从剂型设计和疗效发挥的角度来看，对制剂中药物生物利用度的研究是必需的。研究药物的生物利用度，就是要研究药物吸收进入体循环，药物及其代谢产物在相应的生物系统如血液和尿液中随时间变化的药物动力学特征。药物的生物利用度可以用给药后相应的组织系统如血浆中药物浓度-时间曲线来描述。生物利用度数据可用来确定处方或剂型中药物吸收的量或比例、药物的吸收速度、药物在体液或者组织中存在的时间、血药浓度与临床有效性和毒性之间的关系。

口服给药后，在特定的时间间隔抽取血样并分析药物含量，在坐标纸上描绘得到的数据点，连接成一条血药浓度曲线称为药-时曲线，如图 12-2 所示。纵坐标表示全血（或血清、血浆）中的药物浓度，横坐标表示给药后的取样时间。通过计算曲线中的几个重要参数：达峰浓度（C_{max}）、达峰时间（T_{max}）和药-时曲线下面积（AUC），可以比较不同制剂给药后的情况。

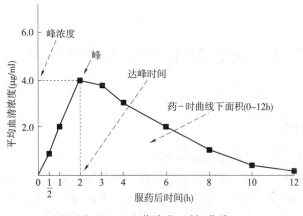

图 12-2　血药浓度-时间曲线

2. 生物等效性　美国 FDA 定义的药剂学等效、药剂学替代品和生物等效品如下。

（1）药剂学等效　是指含等量相同活性药物成分的药品，即有相同疗效的相同盐或酯的形式，剂型相同但不一定要包含相同的非活性成分，具有相同的外观和其他相应的特性，如规格、质量和纯度，包括效价和含量均匀度、崩解时间和溶出速度。

（2）药剂学替代品　是指含有相同疗效的成分或它的前体药物，不需要相同剂量、相同剂型、相同的盐或酯的形式。每种样品有同样的或者各自的外观和其他相应的特性如规格、质量和纯度、包括效价和含量均匀度、崩解时间和溶出速度。

（3）生物等效品　是指相同的试验条件下，单次或多次给予相同剂量的药物，其吸收速度和程度没有显著性差异的药剂学等效品或药剂学替代品。

此外，治疗等效品亦是指对同一个体以相同给药方案给药后，可以得到相同疗效的药剂学等效品。

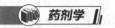

四、药物的药理、药效、毒理特性

创新药物的处方前研究，必然要进行药理、药效和毒理学研究，研究的结果对剂型的设计选择具有重要意义。

在药理、药效和毒理学研究时，应根据药物理化性质选择给药途径。水溶性药物以生理盐水溶解，可用于各种给药途径；在生理盐水中不溶、用酸或碱调节 pH 到 4~9 就可溶解的药物，经 pH 调节溶解后也可用于各种给药途径。

难溶性药物可采用以下方法：用非水溶媒如乙醇、丙二醇、二甲基亚砜溶解，可用于腹腔注射、皮下注射或口服；加增溶剂如聚山梨酯 80 等增溶，可用于腹腔、皮下注射与口服；用 2%~3% 的淀粉或 0.5% 的羧甲纤维素钠助悬形成混悬液，可用于腹腔注射、皮下注射或口服给药；用注射用油制成油溶液，可用于皮下或肌内注射。

新药研发中的毒理学评价（安全性评价）需要在符合 GLP 要求的实验室完成。主要包括急性毒性试验、长期毒性试验、一般（安全）药理学试验、致畸致癌致突变试验及毒代动力学实验等。对于局部用药的制剂还必须进行刺激性试验，对于全身用药的大输液和注射剂，除进行刺激性试验外，还要进行过敏试验、溶血试验。

药物制剂的药理学与毒理学研究根据不同情况有不同要求。创新的药物制剂，一般与原料药一起需要进行药理学、药效学、药代动力学、毒理学等全部研究工作；改变给药途径的药物制剂，需要进行药代动力学试验，根据试验结果决定是否需要进行长毒、急毒试验；改变已上市药物的酸根、碱基不改变药理作用的药物制剂，要求进行与原药比较的药理、药效、药代、毒性试验；改变剂型但不改变给药途径的药物制剂，如缓控释制剂要进行动物药代实验。

PPT

第三节　药物制剂的处方工艺优化设计

一、药物制剂处方设计

在了解药物的理化性质、确定给药途径和剂型后，进一步的工作是进行处方设计和制剂工艺优化。处方设计是根据药物的理化性质、稳定性实验结果和药物吸收特点等情况结合所选剂型特点，选择适合此剂型的辅料，考察制剂各项评价指标，采用实验设计优化方法初步确定处方。工艺的设计则包括对工艺的类型及工艺过程中具体的工艺参数的选择。在进行处方及工艺优化前，需要确定主要评价指标，忽略一般的评价指标或将它们留待优化后解决，以简化设计。为保证制剂工业化生产，必须进行工艺放大研究，必要时对处方及工艺需进行适当的调整。

药品包装材料的选择主要侧重于药品内包装材料的考察。

二、常用的优化设计方法

制剂处方与工艺的优化方法有比较法、正交设计、均匀设计、人工智能网络与单纯形优化法等多种。优化药物制剂的处方时，首先需要明确药品质量的关键指标。关键质量指标包括一系列体外质量检测指标，如纯度、均匀度、溶出速率等，有时也包括体内检测指标，如药代动力学参数甚至治疗效果等。

（一）单因素试验

在进行制剂处方与工艺优化之前，首先应通过单因素试验确定影响药物关键质量指标的重要因素，确定制剂处方大致组成后再采用处方组合优化试验对制剂处方组成进行确定。单因素试验就是固定系统中的其他因素，对其中的一个因素进行考察的实验方法。

（二）处方组合优化试验

在基于 QbD 理念的制剂处方和工艺研究中，在很多情况下影响药物成品质量的各种处方和工艺因素是相互关联的，需要全面系统地进行分析和评价。因此，需要在单因素试验的基础上，全面考察多变量体系中各个因素之间的相互作用及其影响效力，尽可能以最少的实验获得最全面准确的信息。因此，选择合理的实验优化设计方法十分重要。

1. 正交设计法　正交设计法（orthogonal design）适用于各个因素的影响力是相互独立的情况下，可以用正交设计法设计实验参数，并用普通的统计分析方法分析实验结果，推断各因素的最佳水平或最优方案。

实例解析

实例：饱和水溶液法制备 L-01 包合物的正交试验设计。

在单因素试验考察的基础上，本试验共设计了三个水平的包合物配比，L-01 与 β-CD 的摩尔比分别为 1:1、1.5:1 和 2:1，分别在 20℃、60℃、40℃，搅拌包合 3 小时、4 小时、5 小时，搅拌转数分别为 200、300、400r/min，以包合物的收率、含量作为考察指标，采用四因素三水平 $L_9(3^4)$ 实验方法进行正交试验，因素水平见表 12-2，正交试验结果见表 12-3。

表 12-2　正交因素-水平设计表

水平	A	B（℃）	C（h）	D（r/min）
1	1:1	20	3	200
2	1:1.5	60	4	300
3	1:2	40	5	400

A：L-01:β-CD（摩尔比）；B：包合温度；C：包合时间；D：搅拌速度。

表 12-3　饱和水溶液法正交试验表及结果

No.	A	B	C	D	收率（%）	含量（%）
1	1	1	1	1	50.80	10.82
2	1	2	2	2	76.76	15.83
3	1	3	3	3	48.20	13.05
4	2	1	2	3	38.21	8.83
5	2	2	3	1	40.54	10.00
6	2	3	1	2	35.52	7.69
7	3	1	3	2	36.25	7.72
8	3	2	1	3	39.51	9.19
9	3	3	2	1	35.53	8.57
$G=$					401.32	90.3
$G^2=$					161057.74	8154.09
$CT=G^2/9=$					17895.30	906.01

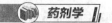
No.	A	B	C	D	收率（%）	含量（%）
收率（%）						
K_1			175.76	125.26	125.83	126.87
K_2			114.27	156.81	150.50	148.53
K_3			111.29	119.25	124.99	125.92
K_1			58.60	41.75	41.94	42.29
K_2			38.09	52.27	50.20	49.51
K_3			37.10	39.75	41.67	41.97
R			21.50	12.52	8.53	7.54
K_1^2			30891.6	15690.1	15833.2	16096.0
K_2^2			13057.6	24589.4	22650.3	22061.2
K_3^2			12385.5	14220.6	15622.5	15855.8
$Q=(K_1^2+K_2^2+K_3^2)/3$			18778.2	18166.7	18035.3	18004.3
$S=Q-CT$			882.9	271.4	140.0	109.05
含量（%）						
K_1			39.70	27.37	27.70	29.39
K_2			26.52	35.02	33.23	31.24
K_3			25.48	29.31	30.77	31.07
K_1			13.23	9.12	9.23	9.80
K_2			8.84	11.67	11.08	10.41
K_3			8.49	9.77	10.26	10.36
R			4.74	2.66	1.75	0.61
K_1^2			1576.09	749.1	767.3	863.8
K_2^2			703.31	1226.4	1104.2	975.9
K_3^2			649.2	859.1	946.8	965.3
$Q=(K_1^2+K_2^2+K_3^2)/3$			976.2	944.8	939.43	935.01
$S=Q-CT$			70.19	38.85	34.42	29.00

解析：

（1）包合物收率　根据表中正交试验结果，由极差 R 的大小确定主次因素。影响包合物收率的因素由大到小顺序为 A>B>C>D，由极差 R 的大小可知 L-01 与 β-CD 的投料摩尔比和包合温度是影响包合物收率的主要因素，包合时间和搅拌速度是次要因素；最佳组合为 $A_1B_2C_2D_2$。

（2）包合物含量　根据表中正交试验结果，影响包合物含量的因素，由大到小顺序为 A>B>C>D，由极差 R 的大小可知 L-01 与 β-CD 的投料摩尔比是影响包合物收率的主要因素，包合温度和包合时间是影响包合物收率的次要因素；搅拌速度对包合物的收率影响较小；最佳水平组合为 $A_1B_2C_2D_2$。

综合考虑含量和收率，结果是相同的，即：

A 因素选择水平 1，即 L-01 与 β-CD 的投料摩尔比为 1∶1；

B 因素选择水平 2，即搅拌温度为 60℃；

C 因素选择水平 2，即包合时间为 4h；

D 因素选择水平 2，即搅拌转速为 300r/min。

2. 析因设计法 析因设计法（factorial design）又称析因实验，是一种多因素的交叉分组试验方法。可用于广泛筛选和评价多变量系统中各个因素的影响力，也是检验各因素之间交互作用的一种有效手段。通过析因实验获得的各因素在多种组合下的实验结果（效应）的分析，可以找出多变量系统中的关键参数及其交互作用等，为处方和工艺的优化提供方向。

3. 星点设计法 星点设计法（central composite design，CCD）是一种可用于多因素响应面分析（response surface method）的实验设计方法，是在析因设计的基础上加上星点和中心点的设计。应用响应面分析，可以更准确细致地拟合各因素的影响力及相互作用关系，从而找到最优条件的组合。

本章小结

本章重点：药物制剂设计的基本原则；药物给药途径及制剂类型的确定；制剂设计的处方前研究；处方优化设计的方法等。

本章难点：药物制剂设计的处方前研究及处方优化设计。

思 考 题

题库

1. 药物制剂设计的基本原则有哪些？

2. 药物给药途径及制剂类型的确定依据是什么？

3. 如何理解"质量源于设计"？

4. 制剂设计的处方前研究需要关注药物的哪些性质？

5. 处方优化设计的方法主要有哪些？

（苏　瑾）

第十三章

药物制剂新技术

第一节 固体分散技术

PPT

微课

一、概述

固体分散技术是指将药物以分子、胶态、无定形或微晶状态均匀分散于固态载体材料中制成固体分散体（solid dispersion，SD）的技术。固体分散体是指将药物高度分散在适宜载体材料中形成的一种固态物质。研究固体分散体的意义是将药物高度分散，形成分子、胶体、微晶或无定形的状态，以调节药物的溶出速率，改善药物的生物利用度。

固体分散体具有以下优点。①使药物高度分散，延缓或控制药物的释放：若采用亲水性载体材料将难溶性药物制成固体分散体，可增加药物分散度、减小粒径、增加药物溶出速率，提高难溶性药物的口服生物利用度，如将尼莫地平以熔融法制成聚乙二醇分散体后，药物的溶出较原料药明显提高；若采用不溶性或肠溶性高分子材料为载体制成固体分散体，可用于制备具缓释或肠溶特性的制剂，如茶碱以乙基纤维素为载体用溶剂蒸发法制成固体分散体后压片，体外释药时间明显延长。②增加药物的化学稳定性：通过载体材料对药物分子的包蔽作用，可减缓药物在生产、贮存过程中的水解和氧化。③液体药物固体化：将油性药物与适宜载体材料制成固体分散体后可进一步制成固体剂型，有利于液体药物的广泛应用。④掩盖药物的不良嗅味，降低药物刺激性。

虽然固体分散技术在提高难溶性药物的口服吸收方面潜力巨大，但存在如下问题。①老化现象：固体分散体的高度分散性使其具有较大的表面自由能，属热力学不稳定性体系。在贮存期间，药物分子可能自发聚集成晶核，或微晶逐渐生长变成大的晶粒，或晶型由亚稳定型转化成稳定型，这个过程称为老化（aging）。老化与药物浓度、贮存条件及载体材料的性质有关。为保持固体分散体的稳定性，应选择适宜的载药量及载体材料，并在贮存中避免高温、高湿环境。②载药量小：固体分散体药物含量一般在 5%~20%，否则难以高度分散。为了阻止或减慢固体分散体的老化，通常采用较高比例的载体量，以减缓药物的凝聚。液体药物在固体分散体中所占比例不宜超过 10%，否则不易固化成坚脆物，难以进一步粉碎。③工业生产难：固体分散体常需要在高温或大量使用有机溶媒的情况下生产，其操作过程复杂，影响质量的关键环节较多。尽管已有多种产业化生产的制备技术，如滴丸剂的制备技术、热熔挤出技术等，但都存在一些问题，有待于进一步改进以提高生产效率和产品质量。

固体分散体作为固体制剂的一种中间体，可以根据需要进一步制成片剂、胶囊剂、滴丸剂、微丸剂、软膏剂等多种剂型。目前已有灰黄霉素、伊曲康唑、庚苯吡酮、依曲韦林、沙奎那伟、他克莫司等多个品种上市。

二、载体材料

固体分散体所用载体材料的特性决定了药物的溶出速率。载体材料除应具有无毒、无刺激性，稳定性好、不与主药发生化学反应、不影响主药的化学稳定性和含量测定，价廉易得等条件外，还应满足以下要求。①具有较高的玻璃化温度（glass transition temperature，T_g），减慢药物分子的运动，减缓老化，改善固体分散体的稳定性；②具有低吸水性，以免降低 T_g；③采用熔融法制备固体分散体的载体应有适宜的熔点，且应对热稳定；④采用溶剂法制备固体分散体的载体在常用溶剂中应有较好的溶解性；⑤制备固态溶液时载体的溶解度参数与药物相近。

知识链接

玻璃化温度

玻璃化温度（T_g），又称玻璃化转变温度，是一个重要的材料特性参数，在 T_g 附近，材料的特性会发生急剧变化。对高分子材料而言，T_g 是其无定形部分从冻结状态到部分可运动状态的转变点。当高分子材料温度低于 T_g 时，其分子链热运动被限制，材料为刚性固体、呈玻璃态，质硬而脆；当材料温度高于 T_g 时，分子链解冻，聚合物表现为高弹态，在较小应力下即可迅速发生较大形变。

目前常用载体材料可分为水溶性、难溶性和肠溶性三大类。载体材料可单独应用，也可联合应用，以达到预期的速释或缓释效果。

（一）水溶性载体材料

1. 聚乙二醇类（polyethylene glycol，PEG） 聚乙二醇类载体为结晶性聚合物，生物相容性高，具有良好的水溶性，且溶于多种有机溶剂，熔点低，可采用熔融法或溶剂法制备固体分散体，其中以 PEG4000 和 PEG6000 最为常用。油类药物宜使用分子量较高的 PEG 作载体，如单独使用 PEG6000 制成的固体分散体性质较软，高温时易发黏，可联合应用 PEG20000，以改善其性能。适量的表面活性剂可增加难溶性药物在 PEG 中的溶解或分散。PEG 类是采用滴制法制备固体分散体滴丸剂的主要材料，制丸时可以加入硬脂酸调节其熔点。

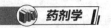

PEG 与 PEO

PEG（聚乙二醇）和 PEO（聚氧乙烯）的结构通式均为 $HO(CH_2CH_2O)_nH$，其中 n 代表氧乙烯基的平均数。按《中国药典》（2020年版）记载，PEG 为环氧乙烷和水缩聚而成的混合物，有 PEG300（供注射用）、PEG400、PEG400（供注射用）、PEG600、PEG1000、PEG1500、PEG4000 和 PEG6000 共 8 个品种；PEO 为环氧乙烷（或称氧化乙烯）在高温高压下，并在引发剂和催化剂存在下聚合制得的非离子均聚物，分子量较 PEG 更大，$n = 2000 \sim 200000$。

2. 聚维酮类（povidone）　全称聚乙烯基吡咯烷酮（polyvinylpyrrilidone，PVP），为无定形高分子材料，生物相容性高、可溶于水和多种有机溶剂，依据聚合度的不同可分为 PVPK15、PVPK30、PVPK60 及 PVPK90 等几种规格，K 值越大，分子量越高。PVP 对热稳定，但加热到 150℃以上会变色分解，因此宜采用溶剂法制备固体分散体。成品有强吸湿性，贮存过程中易吸湿而析出药物结晶。用共沉淀法制备 PVP 固体分散体时，PVP 的黏性、氢键作用或络合作用可抑制药物晶核的形成及生长，使药物形成具有较高能量的非结晶性无定形物。在药物-PVP 共沉淀物中，分子沿着 PVP 链以氢键形式与 PVP 结合，PVP 形成氢键的能力与其分子量大小有关，PVP 的分子量越小，越易形成氢键，形成的共沉淀物溶出速率越高。

3. 表面活性剂类（surfactants）　载体材料易溶于水和有机溶剂，熔点低，可采用熔融法或溶剂法制备固体分散体。常用含聚氧乙烯基的非离子型表面活性剂，如泊洛沙姆 188、聚山梨酯 80、聚乙二醇甘油酯等。表面活性剂的增溶和乳化性质可阻滞药物聚集和结晶变大，通常与其他类载体合用，以增加药物的润湿性或溶解性，提高药物溶出速率。但合用时，需注意表面活性剂的加入可能降低其他高分子载体的玻璃化温度。

4. 有机酸类（organic acids）　常用有机酸类载体有枸橼酸、富马酸、酒石酸、琥珀酸、胆酸等。该类材料相对分子量较小，易溶于水，但抑制药物结晶能力较弱，不适用于对酸敏感的药物，常用熔融法制备固体分散体。

5. 糖类与醇类　糖类（saccharides）材料有果糖、半乳糖、右旋糖酐和蔗糖等，常配合 PEG 类作联合载体，可避免 PEG 溶解时形成富含药物的表面层妨碍基质进一步溶蚀。醇类材料有山梨醇、木糖醇、甘露醇等。此类材料分子结构中含多羟基，可同药物以氢键结合形成固体分散体，其特点是水溶性好，毒性小，适用于小剂量、高熔点的药物。

6. 其他　除上述载体材料外，水溶性聚合物，如聚乙烯醇（polyvinyl alcohol，PVA）、聚维酮-聚乙烯醇共聚物（PVP-PVA）；纤维素类，如羟丙纤维素（hydroxy propyl cellulose，HPC）、羟丙甲纤维素（hydroxy propyl methlyl cellulose，HPMC）等，对增加药物的溶出速率均有显著作用。另外，尿素、倍他环糊精等也可用作固体分散体的载体材料。

（二）难溶性载体材料

1. 乙基纤维素（ethylcellulose，EC）　不溶于水，溶于乙醇、丙酮、二氯甲烷等多种有机溶剂，略溶于乙酸乙酯。EC 分子中的羟基能与药物形成氢键，有较大的黏性，作为固体分散体载体材料，具有载药量大、稳定性好、不易老化等特点，广泛应用于固体分散体。制备固体分散体时多采用乙醇为溶剂，以溶剂法制备。此外，制备时常加入 PEG、PVP 等水溶性物质作为致孔剂，调节释药速率，可制成零级释放的固体分散体。

2. 聚丙烯酸树脂类　通常为含季胺基的渗透型聚丙烯酸树脂，如 Eudragit RL 和 Eudragit RS（或国产聚丙烯酸树脂Ⅳ号）。本类材料在胃肠液中不溶，不被机体吸收，对人体无害，是制备缓释型固体分散体的优质载体。可用溶剂法制备，加入 PVP、PEG 等可增加药物的穿透性，调节药物的释放速率。

3. 脂质类　常用的有胆固醇、β-谷甾醇、棕榈酸甘油酯、胆固醇硬脂酸酯、巴西棕榈蜡及蓖麻油酯等。常采用熔融法制备。用脂质类载体制成的固体分散体具有明显的缓释特征，脂质含量越高，释药速率越慢。加入 PVP、糖类、表面活性剂等水溶性材料，以改善载体的润湿性，调节药物的释放速率。

（三）肠溶性载体材料

1. 纤维素类　常用的有醋酸纤维素酞酸酯（CAP）、羟丙甲纤维素邻苯二甲酸酯（HPMCP）和羧甲乙纤维素（CMEC）等，均能溶于肠液中，而不溶于胃液。这类高分子材料，具有一定的黏度，也可起到一定的缓释、控释作用。

2. 聚丙烯酸树脂类　常用 Eudragit L 和 Eudragit S（或国产聚丙烯酸树脂Ⅱ号和聚丙烯酸树脂Ⅲ号），前者在 pH6 以上介质中溶解，后者在 pH7 以上介质中溶解。两者可联合使用。

三、固体分散体的类型

固体分散体除按载体材料和药物的溶出特征分为速释型、缓释型和肠溶型外；还可以根据制备方法和药物的分散状态，分为简单低共熔混合物、固体溶液、玻璃溶液或玻璃混悬液、共沉淀物等类型。

（一）简单低共熔混合物

简单低共熔混合物指药物与载体材料混合的比例符合低共熔混合物的比例，共熔后可以全部融合，熔融体冷却至低共熔温度时，药物与载体同时生成晶核，两者的分子向各自的晶核扩散而长大，但又相互抑制增长，并以微晶的形式析出形成低共熔混合物（eutectic mixture），为物理混合物。在水性介质中，当水溶性的载体溶解后释放出药物微晶，由于微晶具有较大的比表面积，因而可提高药物的溶出度，改善生物利用度。

（二）固体溶液

药物以分子状态分散于载体材料中形成的均相体系称为固体溶液（solid solution）。在固体溶液中，药物以分子形式存在，其溶出速率由载体的溶出速率决定，通过选择合适的载体，可显著提高药物的溶出速率。按照药物在载体中的互溶情况可分为完全互溶和部分互溶两类。当药物-载体分子之间的相互作用力大于药物-药物和载体-载体分子之间的作用力时，两者可以任意比例完全互溶，称之为连续型。如果药物与载体之间有限互溶时，又称为非连续型。如以水杨酸和 PEG6000 制备的固体分散体，当PEG6000 含量较多时，少量水杨酸可溶于其中形成 α 固态溶液；当水杨酸含量较多时，少量 PEG6000 可溶于其中形成 β 固态溶液，这两种固态溶液在 42℃ 以下又可形成低共熔混合物。

按药物在载体中的分散状态，固体溶液可分为置换型和填充型两类。当药物与载体的晶格与形状相似且溶质与溶剂的分子大小差异小于 15% 时，形成置换型固体溶液。而当溶质的分子直径小于溶剂分子的 59%，且分子体积小于溶剂分子体积的 20% 时，溶质可填充于溶剂分子的空隙中形成填充型固态溶液。以上各种类型的固态溶液，其药物均以分子状态高度分散在载体材料中，药物的溶出速率大于低共熔混合物。

（三）玻璃溶液

无定形固体溶液中，药物分子不规则地分散在无定形载体材料中。如果将药物溶于熔融的透明状无定形载体中，骤然冷却，可得到质脆透明的固体分散体，称为玻璃溶液（glass solution）。这种固体分散体加热时逐渐软化，熔融后黏度增大，无确定熔点。常用多羟基化合物作载体，常用的载体有：枸橼酸、PVP、蔗糖、葡萄糖、木糖醇等。这些载体易与药物产生氢键作用，能抑制其析出结晶。由于玻璃态溶液中晶格能很小，其溶出速率大于低共熔混合物，甚至大于固态溶液型固体分散体。

（四）共沉淀物

共沉淀物（coprecipitate），也称共蒸发物，是药物与载体以适当的比例混合，溶解于适当有机溶剂后，除去溶剂共沉淀而得的一种无定形固体分散体。常用载体材料如枸橼酸、PVP、纤维素衍生物等。在这种聚

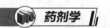

合物中，载体链状无定形网络可容纳相当数量的药物分子，药物分子受到控制，阻滞药物的析出。

知识链接

不同类型固体分散体的形成与共存

同一药物选用不同载体材料，可制成不同类型的固体分散体。例如联苯双酯与不同载体材料形成的固体分散体，经 X 射线衍射分析证实，联苯双酯与尿素形成的是简单低共熔混合物，为联苯双酯微晶分散的固体分散体。联苯双酯-PVP 固体分散体，其联苯双酯的晶体衍射峰消失，形成无定形粉末的共沉淀物。联苯双酯-PEG6000 固体分散体中，药物的特征衍射峰为两者物理混合物峰高的一半，说明一部分联苯双酯以分子状态分散，另一部分以微晶状态分散。

四、固体分散体的速释与缓释原理

（一）速释原理

1. 药物的高度分散性　根据 Noyes-Whitney 方程，药物的溶出速率正比于药物的比表面积。药物在固体分散体中以分子状态、无定形态或微晶状态高度分散，载体材料可阻止已分散的药物再聚集。当水溶性载体遇水性介质溶解后，高度分散的药物由于粒径减小，比表面积大，溶出迅速，从而增加难溶性药物的溶出速率和吸收速率，这是固体分散体中药物速释的主要原因。

药物分散状态不同，溶出速率也不同。药物溶出速率大小顺序通常为：分子状态>无定形态>微晶态。药物在载体中的分散状态与载体的种类、药物的性质、药物的相对含量及制备方法有关。如倍他米松-PEG6000 固体分散体，当倍他米松含量<3%（W/W）时为分子状态分散，4%~30% 时以微晶分散，30%~70% 时药物逐渐成无定形态，70% 以上药物转变成均匀的无定形态。药物分散于载体中可能以一种分散状态存在，也可能以两种或多种状态存在。

2. 载体材料对药物溶出的促进作用

（1）增溶作用　表面活性剂类载体材料，如聚山梨酯 80、泊洛沙姆、硬脂酸聚烃氧（40）酯等，在溶解过程中形成胶束而对药物增溶，促进了药物的溶解和溶出。

（2）对药物高度分散性的稳定作用　高度分散的药物（分子、晶粒等）被固体分散体载体材料包围，阻止了药物之间相互聚集，故保证了药物的分散性。载体材料的相对用量与药物分散性相关，药物量与载体量比值越小，药物分散程度越高。如磺胺异噁唑与 PVP 按 1:4 质量比制成的固体分散体，药物分散性好，溶出快，但如果按 10:1 的质量比制成分散体，PVP 量太少，不足以包围药物形成高分散状态，药物溶出较差。

（3）抑晶作用　药物和载体材料在溶剂蒸发过程中，由于氢键作用、络合作用或黏性增大作用，使药物晶核的形成和生长受到抑制，药物以无定形态分散于载体中得共沉淀物，有利于药物的溶出。如药物与 PVP 以氢键作用形成共沉淀物。药物与 PVP 也可形成络合物，如磺胺异噁唑与 PVP 可按 1:4 质量比发生络合作用，可形成稳定的络合共沉淀物。

（4）润湿作用　以水溶性载体如 PVP、PEG 制成的固体分散体中，药物分子或微粒被包含在载体材料中，使疏水性药物或亲水性较弱的难溶性药物表面亲水性增加而易被润湿，从而有利于药物的溶出。

（二）缓释原理

固体分散体中的难溶性载体材料形成网状骨架结构，药物虽高度分散于骨架内，但药物必须首先通过载体材料的网状骨架才能溶出和扩散，故释放缓慢。

若制剂为载体控释体系，即药物先于载体材料溶解，药物在进入溶出介质之前就以分子状态分散，则药物的理化性质、粒径大小及熔融温度等对制备都没有显著的影响，而载体的分子量大小和表面活性剂的加入等因素将会影响载体的溶解，进而影响药物释放速率；若制剂为药物控释体系，即载体材料先于药物溶解，药物以微粒形式进入溶出介质，药物自身的性质则非常重要，例如冷却快慢会影响药物的晶型、粒径，从而影响释放速率。因此，根据载体的特性，选择合适的载体与药物配伍，并利用恰当的制备技术如微丸包衣技术，可以使药物释放达到速释、缓释或两者兼有的不同效果，也为固体分散技术应用于缓控释制剂的研究提供了理论依据。

五、固体分散体的制备方法

固体分散体的制备方法有很多，可根据药物的性质和载体材料的结构、性质、熔点及溶解性能等进行选择。通常采用以下几种方法制备固体分散体。

（一）熔融法

熔融法（melting method，fusion method）是将药物与载体材料加热至熔融，混匀；或将载体材料加热熔融后再加入药物混匀，然后在剧烈搅拌下冷却成固体或将熔融物倾倒在不锈钢板上成薄层，不锈钢板可置于冰浴或干冰上也可在另一面吹冷空气，使之骤冷固化；也可将熔融物浸入液氮中进行迅速冷却。骤冷可使晶核迅速形成但不长大，从而达到高度分散的状态。将此固体置于干燥器中，在一定温度下放置一段时间后变成易脆物。本法操作简单、经济，适用于对热稳定的药物固体分散体的制备，载体材料通常熔点低，例如 PEG 类、枸橼酸、糖类等。采用熔融法制备固体分散体可直接制成滴丸，即将熔融物滴入冷凝液中使之迅速收缩、凝固成丸。

热熔挤出（hot-melt extrusion，HME）技术是在传统熔融法基础上的进一步改进。将药物与适当比例的载体材料混合后，置于热熔挤出机内，利用双螺旋的强力混合、剪切和挤出形成一定形状的产品。热熔挤出过程不需加溶剂，而是借助机械力降低药物的粒度，或使药物与载体材料以氢键相结合形成固体分散体（多为无定形态）。该技术不需有机溶剂，制备温度可低于药物熔点和载体材料的软化点，操作步骤少且可连续操作，特别适用于工业化生产，已成为国外制备固体分散体的主导技术之一，在诸多上市产品中得到应用，例如维奈托克、利托那韦、伊曲康唑等。

（二）溶剂蒸发法

溶剂蒸发法（solvent evaporation method）也称共沉淀法（co-precipitation method）或溶剂法。该法是将药物和载体共同溶于有机溶剂中，或分别溶于有机溶剂后混合均匀，蒸去溶剂后使药物与载体材料同时析出，二次干燥去除残余溶剂后可得共沉淀分散体。若采用喷雾或冷冻干燥法除尽溶剂，又称为溶剂-喷雾干燥或溶剂-冷冻干燥法。溶剂-喷雾干燥法适于大规模生产，效率高，干燥快，过程温度低，适用于热敏药物，所得固体分散体结构疏松，溶出速度快，超过 1/3 的上市固体分散体均通过喷雾干燥法制备。常用溶剂有 $C_1 \sim C_4$ 的低级醇及其混合物。溶剂-冷冻干燥法适于对热不稳定的药物，骤冷可使药物、载体迅速玻璃化，防止药物与载体出现相分离，制得的固体分散体稳定性、分散性均优于喷雾干燥法，但工艺耗时、耗能，成本高。

溶剂蒸发法常使用既溶于水又可溶于有机溶剂的载体材料，例如 PVP、MC、半乳糖、甘露醇。常用的有机溶剂有三氯甲烷、无水乙醇、95% 乙醇、丙酮等。溶剂法可以避免高热，适用于热不稳定或易挥发的药物，但存在残留溶剂问题。利用超临界流体技术可克服溶剂残留的问题，但需考虑药物在超临界 CO_2 中的溶解情况。

（三）溶剂-熔融法

溶剂-熔融法（solvent evaporation-fusion method）是将药物溶于少量溶剂中，再将此溶液直接加入已熔融的载体中混合均匀，蒸去溶剂后按熔融法固化冷却处理而得。凡适用于熔融法的载体材料均可用于本法。该方法中药物溶液在固体分散体中所占的量一般不超过 10%（W/W），否则难以形成脆而易碎的

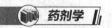

固体；制备过程中应充分搅拌均匀，以防止药物析出结晶。本法具有去除溶剂迅速，药物受热时间短，产品稳定等优点，适用于鱼肝油及维生素 A、D、E 等液态药物或热稳定性差的药物，但要求药物的剂量应较小（50mg 以下）。

（四）研磨法

研磨法（grinding method）又称机械分散法，是指将药物与载体材料混合后，不加任何溶剂，强力持久研磨，借助机械力降低药物的粒度或使载体材料与药物以氢键结合，形成固体分散体的方法。研磨时间的长短因药物而异。该方法需用较大比例的载体材料，适用于对热不稳定或挥发性药物。载体材料多用 PVP、微晶纤维素及乳糖等。

（五）其他制备方法

1. 静电纺丝（electrospinning）/电喷雾（electron spray）　此类技术是利用喷射器和收集器间的高压电场将药物和载体的混合溶液从喷射器中喷出并在飞行过程拉伸或雾化，同时，溶剂在喷射过程中挥发，最终以纤维或微粒的形式附着于收集器上。

2. 3D 打印（3D printing）　2015 年 FDA 就已批准 3D 打印技术用于药品生产。3D 打印可以通过熔融沉积的方式将高分子载体加热至熔融后从喷嘴尖端挤压出来，与药物共同沉积后冷却、逐层累积、最终形成一个三维结构。相对于传统热熔挤出技术，通过 3D 打印制备固体分散体的成本更低，还可在制备过程中使药剂直接成型、无须后续再加工。

六、固体分散体的验证

制得的固体分散体必须对其进行物相鉴定，以确定药物在载体材料中的分散状态。一方面由于药物的溶出速率、吸收与其分散状态密切相关，另一方面由于固体分散体在贮存过程中容易出现老化等问题而造成物相变化，因此有必要借助于物相鉴定了解分散状态的变化。目前较常用的物相验证方法有：红外光谱法、拉曼光谱法、显微分析法、热分析法、X-射线衍射法、核磁共振波谱法及溶出速率测定法等。为得到确切结论，应综合分析多种鉴别方法的结果。

1. 溶出速率测定法　药物制成固体分散体后，溶出速率会改变，通过测定药物的溶出速率可判定固体分散体是否形成。例如，非诺贝特-PVP 固体分散体与非诺贝特原料药及物理混合物相比，在各个时间点的溶出百分率显著提高，明显优于物理混合物；吡拉西坦-EC 缓释固体分散体药物溶出速率随 EC 用量增加而减小。但本方法不能用于判别药物在载体中的分散状态，需与其他方法所得结果提供帮助。

2. 显微分析法　显微分析包括透射电子显微镜（transmission electron microscope，TEM）、扫描电子显微镜（scanning electron microscope，SEM）和原子力显微镜（atomic force microscopy，AFM），虽然原理不同，但这些显微镜都可用来观察固体分散体的微观形貌，可从结晶的大小、形状及粒度分布等方面来判断固体分散体的形成与否。

3. 红外光谱法　傅立叶变换红外光谱（fourier transform infrared spectroscopy，FTIR）可用来确定固体分散体中是否有复合物形成或其他相互作用。药物与高分子载体间的相互作用可产生红外吸收峰位移或峰强度改变。如果药物与载体材料之间存在氢键效应，其共价键长延伸，键能也随之降低，红外光谱所呈现的特征频率会减弱和（或）位移；如果是伸缩振动峰，氢键可使共价键（例如羰基）的键长延伸，键能降低、波数发生蓝移。

4. 拉曼光谱法　拉曼光谱（Raman spectroscopy）属于散射光谱，能够提供分子结构的信息，可用来对分子的化学官能团进行鉴定。拉曼谱线的数目、拉曼位移和谱线强度等参量可提供被散射分子及晶体结构的有关信息，常与红外光谱合用，以提供更多的分子结构信息，用于确定药物与载体材料形成固体分散体前后的内部结构变化。

知识链接

银杏内酯固体分散体的表征

将银杏内酯与PVPK30以适当配比，运用溶剂法制备固体分散体，采用差示扫描量热法、X-射线衍射法及扫描电镜法进行物相表征。

差示扫描量热分析如图13-1表示。图中显示银杏内酯在129℃、317℃有2个明显吸热峰，PVPK30与银杏内酯的物理混合物在两处的吸热峰仍然存在，而在固体分散体中，银杏内酯的特征吸热峰消失，提示药物与载体可能形成了无定形非晶体的固体分散体。

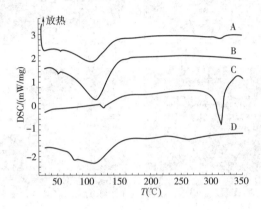

图 13-1 银杏内酯、PVPK30、物理混合物、固体分散体的 DSC 图
A. 银杏内酯；B. 银杏内酯与PVPK30物理混合物；C. PVPK30；D. 银杏内酯-PVPK30固体分散体

X-射线衍射如图13-2表示。银杏内酯在$0 \sim 40\theta$处有多个强的结晶特征衍射峰；物理混合物的谱线中仍存在银杏内酯的特征衍射峰，而固体分散体的谱线中这些特征峰基本消失，说明银杏内酯以非晶体状态分散在固体分散体中。

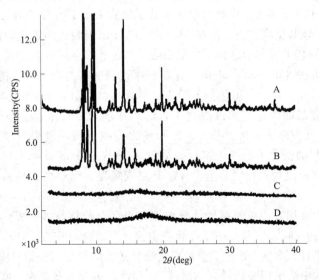

图 13-2 银杏内酯、PVPK30、物理混合物、固体分散体的 X-射线衍射图
A. 银杏内酯；B. 银杏内酯与PVPK30物理混合物；C. PVPK30；D. 银杏内酯-PVPK30固体分散体

扫描电镜如图 13-3 表示。银杏内酯在放大 500 倍时可清晰地看到大小不一的块状晶体，PVPK30 表现为大颗粒状，物理混合物中可以观察到银杏内酯和 PVPK30 的单独特征，而银杏内酯-PVPK30 固体分散体中银杏内酯的结晶消失，说明在固体分散体中银杏内酯以非结晶无定形态分散于载体中。

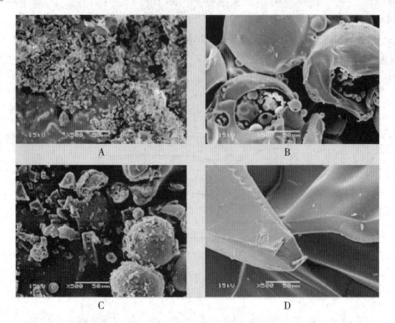

图 13-3　银杏内酯、PVPK30、物理混合物、固体分散体的扫描电镜图

A. 银杏内酯；B. 银杏内酯与 PVPK30 物理混合物；C. PVPK30；D. 银杏内酯-PVPK30 固体分散体

5. 核磁共振波谱法　核磁共振波谱法（nuclear magnetic resonance spectroscopy，NMR）主要通过观察核磁共振图谱上共振峰的位移或消失等现象，确定药物和载体是否存在分子间或分子内的相互作用，常用核磁共振氢谱（^{1}H-NMR）。例如，醋酸棉酚核磁共振谱在 δ15.2 有分子内氢键产生的尖峰信号，与 PVP 形成固体分散体后，该共振峰消失，而在 δ4.2 和 δ16.2 出现两个钝型化学位移峰，用重水交换后，两峰消失。表明醋酸棉酚-PVP 固体分散体中醋酸棉酚与 PVP 形成了分子间氢键。

6. 热分析法　热分析法（thermal analysis）是在程序控温下，测量物质的物理性质随温度变化的函数关系的方法，主要包括以下几种：①热重分析法（thermogravimetric analysis，TG 或 TGA）：是指在程序控制温度下测量待测样品的质量与温度变化关系的一种热分析技术；②差示热分析法（differential thermal analysis，DTA）：又称差热分析，是使试样和参比物在相同环境中程序升温或降温，测量两者的温度差随温度（时间）的变化关系；③差示扫描量热法（differential scanning calorimeter，DSC）：又称差动分析，是使试样和参比物在相同环境中程序升温或降温，测量两者的温度差保持为零所必须补偿的热量。

三者之中以 DSC 最为常用，用以测试固体分散体是否存在药物晶体的吸热峰，或测量吸热峰面积（即熔变）与与物理混合物比较，以考察药物在载体中的分散状态及程度。DSC 的谱图以温度 T 为横坐标，热流率 dH/dT 为纵坐标，曲线中出现的热量变化峰与样品的转变温度相对应。固体分散体中若有药物晶体存在，则 DSC 曲线中会出现吸热峰（熔融峰），药物晶体存在量越多，吸热峰总面积越大，如无晶体存在，吸热峰消失。通过计算固体分散体中药物的熔融焓与等量药物晶体的熔融焓，可计算出药物在固体分散体中的结晶度。

7. X-射线衍射法　X-射线衍射法（X-ray diffraction，XRD）主要用来了解药物在固体分散体中的分散性质。若固体分散体中有药物晶体存在，经 X-射线衍射可在衍射图上呈现药物晶体衍射特征峰，若药物以无定形存在，则药物晶体的特征峰消失，若药物以低共熔状态存在，则会出现药物的晶体衍射特征峰，但峰强度可能减小。

第二节 包 合 技 术

PPT　微课

一、概述

包合技术是指将药物与包合材料相互作用形成包合物的制剂技术。包合物（inclusion compound）是指一种分子被全部或部分包藏于另一种分子的空穴结构内形成的特殊复合物。包合物由主分子（host molecule）和客分子（guest molecule）组成，主分子即包合材料，《中国药典》（2020 年版）四部称"包合剂"，它具有提供一定的空穴结构，可以提供一定的空穴结构以将药物包裹在内，被包合在主分子空穴中的小分子药物称为客分子，通常按 1∶1 比例形成分子囊，亦称"分子胶囊"。包合物的形成主要取决于主分子与客分子的立体结构和两者的极性，其稳定性依赖于两种分子间的相互作用力，如范德华力（包括色散力、诱导力和取向力）、氢键、疏水键与电荷迁移力等。

包合物的主要特点有：①增加药物溶解度；②提高药物的稳定性；③防止挥发性成分逸散，掩盖药物的不良臭味；④减少药物的刺激性，降低药物的毒副作用；⑤使液体药物固体化；⑥调节药物释放速度，提高药物生物利用度。

二、包合材料

包合材料通常可用环糊精、胆酸、淀粉、纤维素、蛋白质等，其中以环糊精及其衍生物在药物制剂中最为常用。

（一）环糊精

环糊精（cyclodextrin，CD）是淀粉经环状糊精葡萄糖基转移酶作用后形成的产物，为水溶性的白色或类白色无定形或结晶性粉末。环糊精是由 6~12 个 D-葡萄糖分子以 α-1,4-糖苷键连接的环状低聚糖化合物，构成中空圆筒形。环糊精有多种同系物，常见的有 α、β、γ 三种类型，分别由 6、7、8 个葡萄糖分子构成，《中国药典》（2020 年版）四部记载为阿尔法环糊精（alpha cyclodextrin）、倍他环糊精（beta cyclodextrin）、伽马环糊精（gamma cyclodextrin）。在这三种环糊精中，以 β-CD 最为常用，它由 7 个葡萄糖分子以 α-1,4-糖苷键连接而成，为白色结晶性粉末，熔点在 255~265℃。β-CD 的环状结构及几何图形尺寸如图 13-4 所

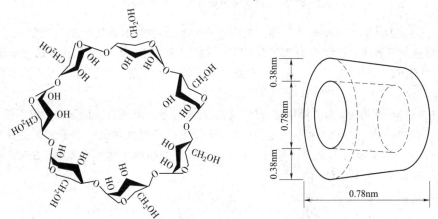

图 13-4　β-环糊精的环状结构及几何图形尺寸

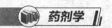

示。经 X-射线衍射和核磁共振证实，环糊精分子构型呈上宽下窄两端开口的中空环筒状，其葡萄糖分子的 C-1 为椅式结构。由于葡萄糖分子中的伯羟基位于环筒窄边处，仲羟基（2，3 位）位于宽边处，因此，环糊精的外部和两端开口处呈亲水性，6 位上的亚甲基与葡萄糖苷结合的氧原子则排列在空穴的内部而呈疏水性。环糊精的空穴直径大小因类型而异。

环糊精可将一些大小和形状合适的药物分子包合于环状结构中，形成超微囊状化合物。环糊精对碱、热和机械作用都相当稳定，但对酸不稳定，常发生水解反应生成线性低聚糖，其开环速率随分子中空腔尺寸增大而增大，即 α-CD<β-CD<γ-CD。

α、β、γ 三种类型环糊精的有关性质见表 13-1。

表 13-1　三种环糊精的基本性质

项目	α-环糊精	β-环糊精	γ-环糊精
葡萄糖单体数	6	7	8
分子量	973	1135	1297
腔内直径（nm）	0.45~0.53	0.7~0.8	0.85~1.0
外周直径（nm）	1.46	1.54	1.75
空穴深度（nm）	0.7~0.8	0.7~0.8	0.7~0.8
结晶形状（水中）	针状	棱柱状	棱柱状
溶解度（20℃）（g/L）	145	18.5	232
比旋度 $[\alpha]_D^{25}$	+150.5°	+162.5°	+177.4°
熔点（℃）	250~260	255~265	240~245
碘显色	青色	黄褐色	紫褐色

表 13-1 中，α、β、γ 三种类型环糊精的基本物理性质有明显的不同，所构成包合物的状态与环糊精的种类及药物的结构、性质和分子量大小有关。将前列腺素用三种环糊精包合后形成的包合物结构具有显著差异，如图 13-5 所示。

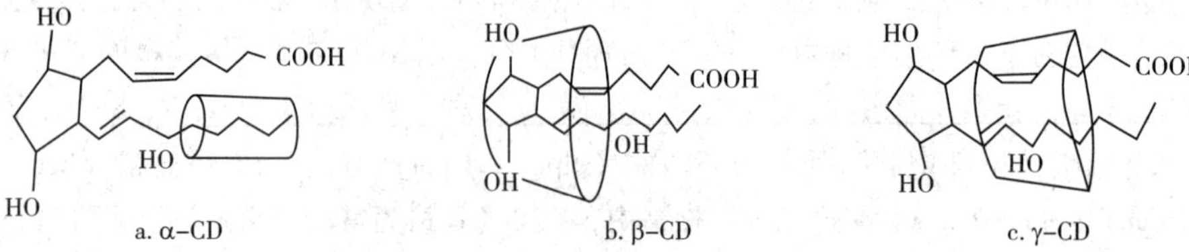

a. α-CD　　　　　b. β-CD　　　　　c. γ-CD
图 13-5　三种环糊精包合前列腺素示意图

可根据溶解度的差异将三种环糊精分离，其中 β-CD 在水中的溶解度最小，最易从水中析出结晶，其溶解性随水温的升高而增大，温度为 25℃、40℃、60℃、80℃ 和 100℃ 时，其溶解度分别为 18.5g/L、37g/L、80g/L、183g/L、256g/L。25℃ 下，在乙醇、异丙醇、乙二醇、丙二醇、丙三醇和丙酮中的溶解度分别为 1g/L、7g/L、104g/L、20g/L、43g/L 和 5g/L。

环糊精分子可被 α-淀粉酶，如人唾液淀粉酶和胰淀粉酶降解，形成直链低聚糖，但不被葡萄糖淀粉酶降解，亦可被大多数结肠细菌生物降解。安全性评价证明，β-CD 毒性很低。给予大鼠每日口服 0.1g/kg、0.4g/kg、1.6g/kg 剂量，6 个月未见明显毒性。用放射性标记的动物代谢实验表明，β-CD 口服后可作为碳水化合物被人体吸收，无蓄积作用。

（二）环糊精衍生物

β-CD 虽具有合适尺寸的空穴结构，但水溶性较低，对其进行结构修饰可进一步改善 β-CD 的理化性质。将甲基、乙基、羟丙基、羟乙基、葡糖基等基团通过与分子中的羟基进行烷基化反应引入到 β-CD

分子中（取代羟基上的 H），可以破坏 β-CD 分子内的氢键形成，使其理化性质显著改变。

1. 水溶性环糊精衍生物　常用的 β-CD 衍生物有羟乙基、羟丙基、甲基及支链衍生物等。β-CD 衍生物能包合多种药物，增加溶解度，降低毒性和刺激性。羟乙基-β-环糊精（HE-β-CD）为无定形固体，极易溶于水，有较强的吸湿性，无表面活性。羟丙基 β-环糊精（HP-β-CD），为白色或类白色的无定形或结晶性粉末，极易溶于水和丙二醇，易溶于甲醇和乙醇；HP-β-CD 为 β-CD 与 1，2-环氧丙烷的醚化物，2、3、6 位羟基均可参与反应，因此多为随机取代产物，通过控制条件可得以 2 位取代为主的产物；2HP-β-CD 水中溶解度大，为难溶性药物理想的增溶剂，能增加多种药物的溶解度。甲基-β-环糊精分为 2，6-二甲基-β-环糊精（DM-β-CD）和 2，3，6-三甲基-β-环糊精（TM-β-CD），能溶于水和有机溶剂，这两种甲基化衍生物在水中的溶解度大于 β-环糊精，形成包合物后可以提高药物的溶出速率。环糊精甲基化使分子内羟基受阻还可以提高药物的稳定性。磺丁基-β-环糊精钠（SBE-β-CD）为倍他环糊精的磺化改性钠盐，已被美国药典收录；SBE-β-CD 是阴离子型环糊精衍生物，水溶性高，具有很好的包合性能，可用于注射剂。支链环糊精衍生物包括葡糖基倍他环糊精（G1-β-CD）、二葡糖基倍他环糊精（2G1-β-CD）和麦芽糖基倍他环糊精（G2-β-CD）等，在水中的溶解度均高于倍他环糊精，随浓度增加，溶解度增大。支链环糊精主要用于难溶性药物包合物的制备，以获得水溶性较大的产物，包合后可减少药物的刺激性，提高溶解度促进药物的吸收，降低溶血作用，可作为注射用的包合材料，如雌二醇-葡糖基倍他 CD 包合物可制成注射剂。

2. 疏水性环糊精衍生物　主要品种为乙基倍他环糊精（E-β-CD）。利用乙基取代倍他环糊精中的羟基，取代程度越高，产物在水中的溶解度越低。乙基倍他环糊精微溶于水，比 β-CD 的吸湿性小，具有表面活性，在酸性条件下比 β-CD 稳定，制成包合物后可实现药物的缓释。

三、包合方法

（一）包合物制备工艺流程

包合物的制备流程可分为包合前预处理、包合过程和包合后处理三部分。包合前预处理多以不同溶剂对主、客体进行预处理，涉及溶剂种类、用量、浓度对包合效果的影响研究；包合过程是将客分子或其溶液与环糊精水溶液进行搅拌或振摇，以促使包合过程充分进行；包合过程完成后，为消除尚未包合客分子对包合物收率、含量测定等的影响，多以有机溶剂进行洗脱，然后采用适宜的干燥方法对包合物进行干燥。包合方法对包合物的形成有较大影响。

（二）包合物制备方法

1. 饱和水溶液法　亦称重结晶法或共沉淀法，系先将环糊精制成饱和水溶液，然后按一定的比例加入客分子药物（若药物难溶于水，可先溶于少量乙醇、丙酮或异丙醇等有机溶剂中），在一定温度下搅拌一定时间，用适当的方法（如冷藏、浓缩、加沉淀剂等）使包合物析出，过滤、洗涤、干燥，即得环糊精包合物。

采用此法包合时，搅拌时间约为 2~4 小时；包合温度在 30~60℃较适宜。一般认为提高包合温度可增加包合效率，但温度过高也会影响药物的稳定性。

2. 研磨法　取环糊精加入 2~5 倍量水混合，研匀，加入药物（难溶性药物可先溶于适宜的有机溶剂中），充分研磨成糊状物，经低温干燥后，用适宜的溶剂洗涤，再干燥，即得包合物。此法操作简单，工业生产时可采用胶体磨进行研磨，可大大缩短研磨时间，但加水量应适当增加，以便浆液可循环流动。

3. 超声波法　将药物加入到环糊精饱和水溶液中，混合后用超声波在适宜强度下超声一定的时间以替代搅拌，其余操作同饱和水溶液法。

4. 冷冻干燥法　先将药物与包合材料在适宜的溶剂中包合，然后用冷冻干燥法除去溶剂，即得。该法适用于制成包合物后易溶于水且在干燥过程中易分解、变色的药物。

5. 喷雾干燥法　先将药物与包合材料在适宜的溶剂（如乙醇或丙酮）中包合，然后用喷雾干燥法除

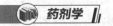

去溶剂，即得。该法适用于难溶性、疏水性药物包合物的制备。

实例解析

实例 13-1：盐酸小檗碱 β-环糊精包合物的制备

【**处方**】　盐酸小檗碱　　0.8g　　　　β-环糊精　　　4g

　　　　　　无水乙醇　　　5ml　　　　　蒸馏水　　　　50ml

【**制法**】　称取 β-环糊精 4g 置于具塞锥形瓶中，加蒸馏水 50ml，在 60℃ 条件下制成溶液，保温备用。将盐酸小檗碱 0.8g 加入到上述 β-环糊精饱和水溶液中，搅拌溶解后，继续保温搅拌至出现混浊继而有黄色沉淀析出，在室温下继续搅拌 1 小时，冰水浴冷却 1 小时，待沉淀析出完全后，抽滤至干，用 5ml 无水乙醇分 3 次洗涤，抽滤，置干燥器中 50℃ 干燥，即得，称重。

【**解析**】　①本法为采用饱和水溶液法制备 β-环糊精包合物；②盐酸小檗碱为小檗科植物提取得到的黄色固体，能溶于热水，味道极苦，有抗菌作用。将其制备成包合物后可掩盖苦味，改善口感。

（三）包合作用的影响因素

1. 主、客分子的结构和性质　客分子的大小和形状应与主分子的空穴相适应才能形成稳定的包合物。若客分子太小，不能充满主分子的空穴，包合力弱，容易自由进出空穴而脱落，包合不稳定；若客分子太大，嵌入空穴内困难，只有侧链包合，则性质不稳定。其次，客分子的极性和缔合作用对包合物的形成也会产生影响。由于环糊精空穴内为疏水区，疏水性或非解离型药物易取代空穴内已被包合的水分子，与疏水性空穴相互作用形成包合物，此种包合物的形成可降低体系能量，稳定性较高；极性药物可嵌在空穴口的亲水区，与环糊精的羟基形成氢键结合。自身可缔合的药物，往往先发生解缔合，然后再进入环糊精空穴内。主分子上取代基的存在也会影响包合物的形成，既可能存在位阻效应阻碍客分子的进入，又可能提升主-客分子间的相互作用。

2. 主、客分子的比例　在包合物形成的过程中，主分子所提供的空穴数通常不能完全被客分子占据，即包合物主客分子的比例为非化学计量关系，它与客分子的性质有关。通常成分单一的客分子与 CD 形成包合物时，其最佳主-客分子摩尔比多为 1∶1 或 2∶1，如吲哚美辛、酮洛芬等包合物。

3. 包合方法及工艺参数　同一药物采用不同的包合方法制备包合物，其包合率不同，如制备胆酸-HP-β-CD 包合物，分别采取饱和溶液法、研磨法、超声法，得到的包合率分别为 39.3%、61.4%、69.9%。另外，包合温度、分散力大小、搅拌速率、溶剂、添加剂及时间、干燥方法等均可能影响包合物的形成。

四、包合物的验证

药物与包合材料是否形成包合物，可根据药物的结构和性质，采用物相鉴别方法进行验证。

1. 显微分析法　含药包合物和不含药包合物及原料药通常由于晶格排列发生变化而导致形状有所不同。采用扫描电镜、原子力显微镜、透射电镜等可直接观察它们微观结构的差别。

2. 薄层色谱法　通过观察色谱展开后斑点是否存在，斑点的位置及比移值（R_f 值）来判断包合物的形成。在相同的色谱条件下，由于被包合物的药物其物理性质发生改变，导致薄层色谱斑点位置的位移，甚至无展开斑点。

3. 相溶解度法　因难溶性药物包合后溶解度增大，通过测定药物在不同浓度的 CD 溶液中的溶解度，以药物溶解度为纵坐标，环糊精溶解度为横坐标，绘制相溶解度曲线，可从曲线判断包合物是否形成，并得到包合物的溶解度数据和包合常数 K。

4. X-射线衍射法　可用 X-射线衍射法比较结晶型药物粉末包合前、后衍射峰的变化情况验证包合物是否形成。如萘普生与 β-CD 的物理混合物的衍射峰与两物质单独衍射谱重叠，而萘普生 β-CD 包合物不显示衍射峰，表明包合物为无定形状态。因此，结晶度高的结晶型药物表现出较强的特征衍射峰，经环糊精包合后，结晶程度下降或消失，在 X-射线衍射图谱上药物的特征衍射峰会减弱或消失。

5. 热分析法　DTA 和 DSC 也可比较药物在形成包合物前后结晶度的变化。药物包合于环糊精后，药物的结晶程度减弱或消失，因此在热分析图谱上无法检测到药物结晶的熔融峰，通过比较原料药物与环糊精包合物的图谱以验证包合物是否形成，如图 13-6 所示。

6. 红外光谱法　药物分子结构决定了红外区吸收特征，可根据红外吸收峰的位移，吸收峰降低或消失等情况来判断包合物形成与否。通常来说，由于药物分子进入环糊精空穴，药物分子间相互作用（常为氢键）被阻隔，氢键供体/受体基团的峰强度及波数都可能发生变化。但客分子的谱带变化可能会被环糊精覆盖，常需结合其他方法以保证结果的准确性。

7. 核磁共振波谱法　根据核磁共振（NMR）波谱上原子的化学位移大小可推断包合物的形成。由于环糊精筒状结构的屏蔽作用，空腔内基团通常会产生微弱的化学位移变化，同时，环糊精腔内的 H_3、H_5 也可能受到客分子的影响进而化学位移发生改变。因此，通过 NMR 可以初步推断包合物的空间

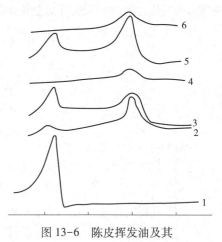

图 13-6　陈皮挥发油及其
包合物 DTA 曲线图

1. 陈皮挥发油；2. β-CD；3. 物理混合物（1∶8）；
4. 包合物（1∶8）；5. 物理混合物（1∶4）；
6. 包合物（1∶4）

构型。应用二维核磁技术并配合分子模拟可精确推断包合物微观结构。例如，隐丹参酮-β-CD 包合物中二维核磁谱图显示隐丹参酮 A 环上的 H_1、H_3 化学位移向低场移动，但其他 H 的化学位移基本不变；此外，A 环上的 H_{3a}、H_{3b} 与 β-CD 的 H_5 存在相关作用，结果表明，该隐丹参酮的 A 环部分被包合进 β-CD 的空腔中，而且它是由 β-CD 腔径较小的一端进入空腔之中。

8. 紫外分光光度法　主要根据紫外吸收峰位置和强度是否变化来判断包合物形成与否。如生姜挥发油及生姜挥发油与 β-CD 的物理混合物在 237nm 波长处有最大吸收峰，但将生姜挥发油与 β-CD 制成包合物后则此波长下的吸收峰消失，而表现出与 β-CD 的类似的峰形，证实了包合物的形成。

9. 荧光光谱法　荧光光谱法是比较药物与包合物的荧光光谱，从曲线和吸收峰的位置和强度来判断包合物是否形成。

10. 圆二光谱法　平面偏振光通过光学活性物质时，除了圆偏振光发生旋转外，还有偏振光被吸收的现象，导致左右旋转圆偏振光能量不同，此现象称为圆二色性。由于左右旋转圆偏振光的振幅不同，合成后沿椭圆轨迹运动，成为椭圆偏振光。以旋光度或椭圆率为纵坐标，波长为横坐标作图，若得具有峰尖和峰谷的曲线，称 Cotton 效应，曲线称为 Cotton 效应曲线，即圆二色谱（circular dichroism spectroscopy），从曲线形状可判断包合物形成与否。

第三节　脂质体技术

PPT

一、概述

脂质体（liposomes）系指药物被类脂双分子层包封成的超微球形载体制剂。其主要载体材料为磷脂和胆固醇，形成类似生物膜的结构，如图 13-7 所示。脂质体技术是指借助脂质体的形成原理、性质和特

点，研究其构建或制备方法及实现药物递送等技术的总称。1965 年，英国学者 Bangham 等发现磷脂分散在水中可自发形成球形闭合多层囊泡，后来的学者将其称为脂质体。1971 年，Rahman 等人将脂质体作为药物载体，随后脂质体技术迅速发展。1988 年，首个脂质体制剂益康唑脂质体凝胶上市。脂质体有单室与多室之分。小单室脂质体的粒径一般为 20~80nm，大单室脂质体的粒径在 $0.1~1\mu m$，多室脂质体的粒径在 $1~5\mu m$。通常小单室脂质体也可称为纳米脂质体。前体脂质体系指脂质体的前体形式，磷脂通常以薄膜形式吸附在骨架粒子表面形成粉末或以分子状态分散在适宜溶剂中形成溶液，应用前与稀释剂水合即可分散重组成脂质体。

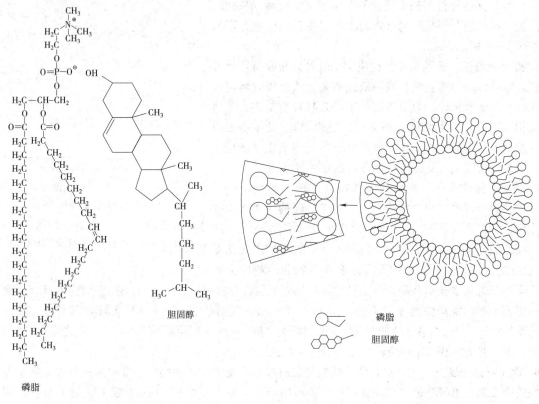

图 13-7　脂质体结构示意图

（一）脂质体的特点

1. 靶向性　将药物包封在脂质体中应用可呈现三种不同的靶向性。①被动靶向性：载药脂质体进入体内可被巨噬细胞作为异物识别、吞噬，能够在肝、脾、淋巴等单核-巨噬细胞丰富的系统集中分布，临床可应用脂质体治疗肝脏肿瘤及肝寄生虫、利什曼等疾病；定向浓集于淋巴系统的性质也称为淋巴系统趋向性。②主动靶向性：脂质体可经过抗体、激素、糖残基和配体等修饰而具有主动靶向性，进而可使药物选择性地进行分布，将药物输送至特定的器官、组织、细胞或亚细胞器等部位。③物理化学靶向性：在脂质体中还可包载磁性物质或掺入某些特殊脂质，使脂质体可响应磁场、pH、温度等变化，在相应的靶向部位积聚，发挥治疗作用。

2. 长效性　药物包封于脂质体中，可减少药物在体内的肾排泄和代谢，降低药物的消除速率，延长药物在体内的滞留时间，达到缓释作用。

3. 降低药物毒性　药物被包封于脂质体后，主要被单核-吞噬细胞系统的巨噬细胞所摄取，在肝、脾和骨髓等单核-巨噬细胞较丰富的器官浓集，而在心、肾等部位累积的药量明显减低，可显著降低药物的毒副作用。

4. 生物相容性　脂质体采用的载体材料与生物膜的构成相类似，结构特点也与生物膜相近，具有良好的细胞亲和力和组织相容性。可吸附在目的细胞周围，使药物充分向细胞内渗透，发挥相应的作用。

5. 提高药物的稳定性　脂质体的双分子层膜对所包封的药物具有保护作用，可增加药物体的内外稳定性。

知识链接

基于药物递送功能的脂质体

（1）长循环脂质体　采用 PEG 等修饰形成的脂质体，静脉注射后可避免被机体快速清除实现长循环。

（2）热敏脂质体　采用相变温度稍高于体温的脂质成分制备的脂质体，给药后局部加热可促进药物快速定点释放。

（3）pH 敏感脂质体　某些特殊材料形成的脂质体，在一定 pH 条件下可导致脂质膜通透性改变、甚至解体，使药物快速释放。

（4）磁性脂质体　包载磁性物质（如四氧化三铁）的脂质体，在外加磁场的作用下可浓集于特定部位。

（5）免疫脂质体　将抗体或抗体片段通过化学键连接到脂质体表面，借助抗体与靶细胞表面抗原的识别能力特异性地作用于靶细胞。

（6）配体修饰脂质体　表面连接细胞受体特异性配体的脂质体，借助器官和组织上特定的受体可与其特异性配体专一性结合的特点，将药物输送到靶部位。

（二）脂质体的理化性质

1. 相变温度　脂质体膜的物理性质与环境温度有密切关系，当温度升高到一定限度时，脂质体双分子层中磷脂酰基侧链可从有序排列变为无序排列，整个磷脂分子在单分子层的面运动加剧，磷脂膜由近于静止的凝胶态（gel phase）变化为二维平面流动的液晶态（liquid crystalline phase）。发生这种转变时，脂质体直径增大、双分子层厚度减小、膜通透性增加。此时温度称为相变温度（phase transition temperature，T_c）。不同磷脂分子具有各自特定的相变温度，其大小取决于分子结构中极性基团的性质、酰基链的长度和不饱和度。一般酰基链越短或链的不饱和度越高，相变温度越低。磷脂膜的相变温度可借助差示扫描量热法（DSC）、电子自旋共振光谱法（ESR）等测定。在相变温度，处于液晶态和凝胶态的磷脂分子聚集体可能同时存在，磷脂出现相分离现象，膜通透性最高，导致内容物快速泄漏。

2. 膜的通透性　脂质体膜具有半透性。磷脂分子相变温度高时、膜通透性低，凝胶态膜通透性远小于液晶态。不同分子扩散跨膜速率取决于分子体积大小、油水分配系数、极性表面积、荷电状态等，差别较大。电中性的小分子（MW<100），如水和尿素能很快跨膜；在水和有机溶剂中溶解度均较好的小分子（MW<1000），较易透过磷脂膜。高分子化合物（如蛋白、肽类）、离子、荷电分子及多羟基极性较大的分子（如葡萄糖），跨膜通透性极低。此外，在体系达到及超过相变温度时，脂质体膜对于各种分子通透性均增加。

3. 膜的流动性　膜流动性是磷脂分子热运动的表现。凝胶态膜流动性较小，液晶态较凝胶态膜流动性大。温度升高时膜的流动性增加，通透性增大，被包裹的药物释放或泄漏加快，因而膜的流动性直接影响脂质体的稳定性。胆固醇具有调节膜流动性的作用，磷脂/胆固醇摩尔比为 1:1 时，脂质体膜相变消失。磷脂膜中加入胆固醇，低于相变温度时，可使膜分子排列有序性降低，膜流动性、通透性增加；高于相变温度时，可使膜分子排列有序性增加，膜流动性、通透性降低。因此，胆固醇也被称为流动性缓冲剂（fluidity buffer）。

4. 脂质体荷电性　脂质体的荷电性取决于制备脂质体的磷脂的荷电性。①中性脂质体，即不荷电脂质体，表面 ζ 电位为 0（ζ=0），如采用 PC（磷脂酰胆碱）制备的脂质体；②阳离子脂质体，即荷正电脂质体（ζ>0），带正电荷的脂质材料制备的脂质体，能够有效运载基因药物，如 DNA 片段、siRNA 等；③阴离子脂质体，即荷负电脂质体（ζ<0），带负电荷的脂质材料制备的脂质体，一般用于运载荷正电的药物，通过静电吸引提高包封率。含酸性脂质材料，如磷脂酸（PA）和磷脂酰丝氨酸（PS）等制备的脂质体荷负电；含碱基（胺基）脂质材料，例如十八胺等脂质体荷正电，不含离子的脂质体显电中性。脂质体表面电荷与其包封率、稳定性、靶器官分布及对靶细胞的作用有关。

（三）脂质体入胞机制

脂质体在体内与细胞的作用过程包括吸附、交换、内吞、融合、渗漏和扩散等。

1. 吸附　吸附是脂质体作用的开始，是普通物理吸附。脂质体与细胞构成相似，在适当条件下，脂质体可通过静电等作用非特异性吸附到细胞表面，或通过配体与细胞表面受体特异性结合而发生吸附，实现定位释药。

2. 脂质交换　脂质体膜的脂类可与细胞膜中的脂类发生交换。脂质交换为分子热运动的结果，也可以通过细胞表面特异性蛋白介导。脂质交换使脂质体膜通透性增加，药物释放加快，可提高病灶部位药物浓度，有利于发挥疗效。

3. 融合　脂质体膜与细胞膜可以相结合而融为一体，将内容物直接传递到细胞内，可经溶酶体消化释放药物。

4. 渗漏　普通脂质体进入机体容易结合调理素、血浆蛋白等，可能导致结构改变，从而泄漏药物。加入适量胆固醇可有效减少脂质体渗漏。

5. 磷脂酶消化　脂质体易被体内磷脂酶消化，肿瘤组织中磷脂酶的水平明显高于正常组织，所以脂质体在肿瘤组织中更容易释放药物。

6. 内吞/吞噬　内吞是脂质体的主要入胞机制。脂质体被单核吞噬细胞系统作为异物吞噬，形成吞噬体（endosomes），再与溶酶体（lysosomes）融合形成次级溶酶体，随后被溶解、消化，释放药物，同时也可能导致药物失活。磷脂被水解成脂肪酸，重新循环再掺入到宿主的质膜中。此外，细胞内吞作用与脂质体粒径、表面理化性质有关。通过内吞，脂质体能特异地将药物浓集于靶细胞内。

二、脂质体制备材料

脂质体的膜材料主要为磷脂，可以根据药物及制剂特征选用其他类脂成分作为膜材或辅助成分。胆固醇具有改变膜相变温度、增加脂质体稳定性、防止药物泄漏等作用，是制备脂质体常用的辅助成分。此外，为制备荷电脂质体，常使用中性磷脂混合荷电类脂材料。常用脂质体膜材料如下。

1. 中性磷脂　磷脂酰胆碱（phosphatidylcholine，PC）是制备脂质体最常用的中性磷脂，也是细胞膜主要磷脂成分。天然磷脂酰胆碱可从蛋黄和大豆中提取，由含有不同长度、不同饱和度脂肪链的多种磷脂酰胆碱组成。合成磷脂酰胆碱成分单一，价格昂贵，如二棕榈酰磷脂酰胆碱（dipalmitoyl phosphatidyl-choline，DPPC）、二硬脂酰磷脂酰胆碱（distearoyl phosphatidylcholine，DSPC）、二油酰磷脂酰胆碱（dio-leoyl phosphatidylcholine，DOPC，图 13-8）。此外，磷脂酰乙醇胺（phosphatidylethanolamine，PE）、鞘磷脂（sphingomyelin，SM）也为常用中性磷脂，被用于已上市的长春新碱脂质体制剂。

2. 荷负电磷脂　荷负电磷脂又称酸性磷脂，常用的有磷脂酸（phosphatidic acid，PA）、磷脂酰甘油（phosphatidyl glycerol，PG）、磷脂酰肌醇（phosphatidylinositol，PI）、二硬脂酰磷脂酰丝氨酸（distearoyl phosphatidylserine，DSPS，图 13-8）等。在荷负电磷脂中，有三种作用力共同调节双分子层膜头部基团的相互作用：空间位阻、氢键和静电荷。

由荷负电磷脂组成的膜能与阳离子发生非常强烈的结合，尤其是二价阳离子，如钙和镁。由于荷负电磷脂与阳离子结合可降低其头部基团的静电荷，使双分子层排列紧密，从而升高了相变温度。在适当环境温度下加入阳离子能引起相变。由酸性和中性脂质组成的膜，加入阳离子可能引起相分离。

3. 荷正电脂质　荷正电脂质一般为含氮链烃衍生物。常用的有脂肪胺，如硬脂胺（stearylamine）；脂肪胺衍生物，如 1,2-二油酰基-3-三甲氨基-丙烷（1,2-dioleoyl-3-trimethylammonium-propane，DOTAP，图 13-8），双十八烷基二甲基溴化铵（dimethyldioctadecylammonium bromide，DDAB），十八烯氧

基-N,N,N-三甲基丙胺（1,2-di-O-octadecenyl-3-trimethylammonium propane，DOTMA，图13-8）；胆固醇衍生物，如3β-[N-(N',N'-二甲基胺乙烷）胺基甲酰基]胆固醇盐酸盐（3β-[N-(N',N'-dimethyl-aminoethane)-carbamoyl]cholesterol hydrocholoride，DC-CHO，图13-8）等。

4. 胆固醇 胆固醇（cholesterol，CHO）为一种生物合成甾醇化合物，是生物膜的重要成分之一。胆固醇属于中性脂质，具有两亲性，其亲油性远大于亲水性，分子结构如图13-8所示。胆固醇本身不能形成脂质双分子层结构，但作为两性分子能以平行于磷脂分子的方式嵌入磷脂膜，形成羟基基团朝向亲水面、甾环及脂肪链朝向双分子层中心的膜结构。胆固醇能够发挥调节膜流动性、降低膜通透性等重要作用。

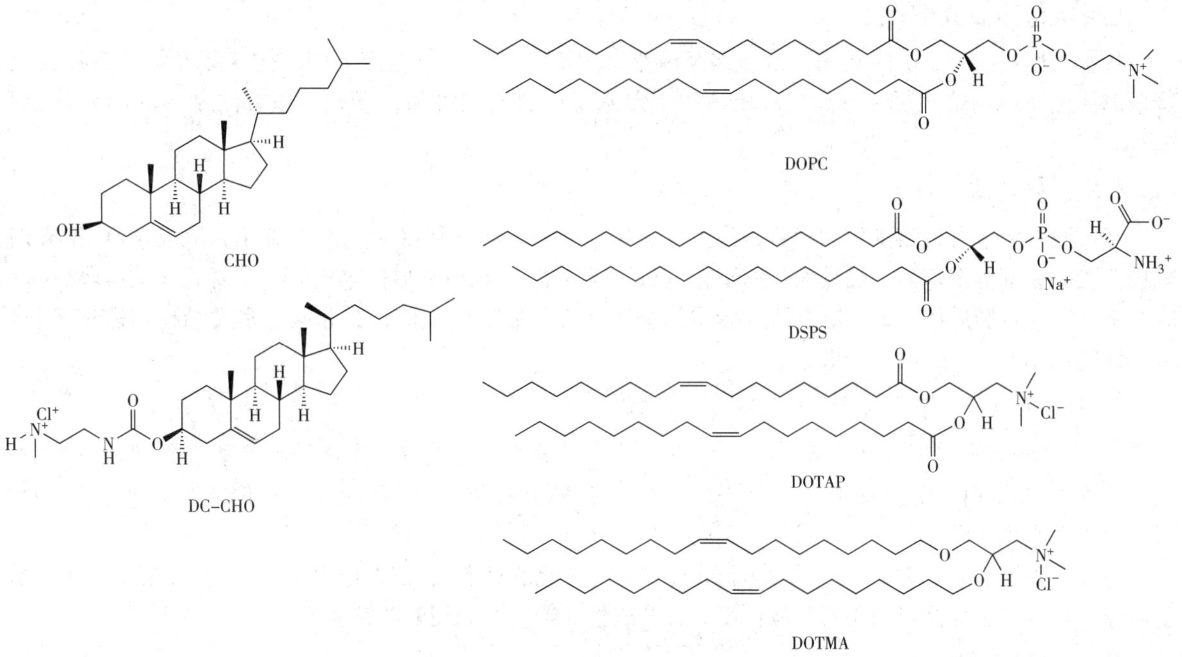

图13-8 脂质体制备常用材料的分子结构

三、脂质体的制备方法

脂质体由磷脂等两性分子水化后分散于水溶液中通过分子自发排列形成，制备过程主要涉及磷脂分散与极性基团水化，制备时应将温度控制在相变温度以上。脂质成分选择主要依据脂质体的应用目的，非饱和磷脂，如天然大豆或蛋黄卵磷脂相变温度较低，制备条件相对缓和；而饱和磷脂，如氢化豆磷脂相变温度较高，制备时需考虑药物是否为温度敏感成分。胆固醇能够提高脂质体体内、外稳定性，尤其是加入约50%（W/W）比例的胆固醇可显著增加脂质体在生物体内的稳定性。此外，磷脂易被氧化，制备及储存过程应当适当避光、杜绝氧气，也可加入适量抗氧化剂，如α-生育酚等。制备脂质体常用以下方法。

（一）薄膜分散法

薄膜分散法（film dispersion method）是Bangham最早报道的脂质体制备方法，因为简单易行，目前仍最为常用。将磷脂等膜材溶于适量的三氯甲烷或其他有机溶剂中（脂溶性药物，可共溶在有机溶剂中），在旋转减压下除去溶剂，使脂质成分在器壁形成薄膜，加入缓冲液（若包封的是水溶性药物将其溶于缓冲液，并在此环节一起加入），通过旋转、涡旋或振摇进行水化，形成粒径分布宽的脂质体。可继续采用超声波分散、高压均质、高速剪切、过膜挤压等方法得到粒径小且分布均匀的脂质体。该方法的包封率较低，尤其对水溶性药物（<10%）。

（二）逆相蒸发法

将磷脂等膜材溶于有机溶剂，如三氯甲烷、乙醚等，加入待包封药物的水溶液 [水溶液：有机溶

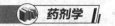

剂=1：(3~6)〕进行短时超声，直到形成稳定 W/O 型乳剂，减压蒸发除去有机溶剂，达到胶态后滴加缓冲液，旋转使器壁上的凝胶脱落，继续减压蒸发，即可形成脂质体混悬液。该法对于水溶性药物的包封率较高，可达 60%。

（三）注入法

将脂质材料溶于乙醚或乙醇中（脂溶性药物可共溶在有机溶媒中），然后用注射器将其缓缓注入搅拌下的缓冲溶液中（水溶性药物将其溶于缓冲液），通过搅拌、减压抽滤等方法去除有机溶剂，即形成脂质体。该方法制备的脂质体粒径较大，不适合静脉注射，可通过高压匀质机减小粒径。

（四）超声波分散法

将水溶性药物溶于磷酸盐缓冲液，加至磷脂、胆固醇共溶的有机溶剂中，搅拌蒸发除去有机溶剂，剩余液体经超声波处理后，分离出脂质体，再混悬于磷酸盐缓冲液，即得。该方法制备的脂质体粒径较小。

（五）复乳法

脂质膜材溶于有机溶剂作为油相，将少量水相与油相混合进行（第 1 次）乳化，形成 W/O 型乳剂，减压蒸发除去部分溶剂后，加较大量的水相进行（第 2 次）乳化，形成 W/O/W 型复乳，减压蒸发除去有机溶剂，即得脂质体。该方法制备的脂质体结构与常规脂质体不同，为非同心多囊结构，适用于包封水溶性药物，具有一定的缓释效果。

（六）pH 梯度法

pH 梯度法又称"主动载药法"。由于弱酸、弱碱性药物在不同 pH 条件下解离状态不同，通过调节脂质体内外水相 pH，使膜两侧形成 pH 梯度，由于弱酸弱碱药物在不同 pH 下存在的状态不同，其以分子形式跨入磷脂膜，而后以离子形式包封于内水相。该方法制备的脂质体药物包封率高，可达 90% 以上。

另外，采用与 pH 梯度法类似载药原理的方法还有硫酸铵梯度法和醋酸钙梯度法，如图 13-9 所示。弱碱性药物制备脂质体可采用硫酸铵梯度法，弱酸性药物则可采用醋酸钙梯度法。

（七）冷冻干燥法

将类脂溶于有机溶剂中，然后再高度分散到水性介质中，形成脂质体混悬液。根据药物的溶解特征，可加至缓冲液或有机溶剂中。通过选择适宜的冻干保护剂，将该液体冷冻干燥，形成冻干粉末。该方法的产品稳定好，常和其他方法配合使用以增加脂质体的稳定性。

（八）前体脂质体法

将类脂高度分散于水溶性材料（如蔗糖、山梨醇）中，水化即可形成脂质体。该方法对水溶性药物包封率较低，更适合包封脂溶性药物。由于前体脂质体被水化前为粉末，因此稳定性好，便于贮存。

四、脂质体与游离药物的分离

脂质体中被包封的药物只占总量的一部分，对于未包封的药物，常用如下方法进行分离。

1. 透析法　是将脂质体装入透析袋，置于不断搅拌的等渗溶液中，多次更换透析液，即可除去游离药物。适用于小分子药物的分离，透析时间较长。

2. 柱色谱分离法　也称为凝胶过滤法，常用葡聚糖凝胶柱（如 Sephadex G-50）。当被分离物质流动通过凝胶多孔颗粒时，药物分子及小粒径脂质体渗入小孔程度高，而粒径较大的脂质体渗入小孔程度较低，从凝胶柱上依次洗脱出大粒径脂质体、小粒径脂质体和游离药物。

3. 离心法　可将沉淀于外水相的药物除去，也可通过沉淀脂质体的方式将溶解于外水相的药物除去，后者一般需要超速离心才能完成。

4. 鱼精蛋白凝聚法　可用于多种脂质体与游离药物的分离，如电中性或带负电荷的脂质体。鱼精蛋白（10mg/ml 溶液）与脂质体结合可形成密度较大的微粒，采用一般转速离心即可以沉淀脂质体。

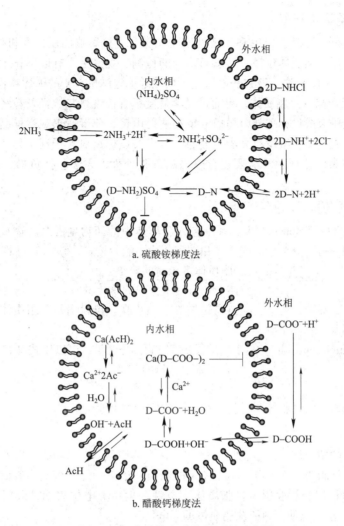

图 13-9 脂质体主动载药原理示意图

5. 微型柱离心法 微型柱离心法（mini-column centrifugation）将脂质体加入装载葡聚糖凝胶的微型柱中，通过离心、快速洗脱，分离出脂质体。

五、脂质体灭菌

由于脂质体制剂稳定性较低，一般无法采用热压灭菌，通常可用以下方法获得无菌制剂。

1. 滤过除菌 该法是获得无菌脂质体的常用方法，适用于粒径小于 $0.22\mu m$ 的脂质体。挤压通过 $0.2\mu m$ 聚碳酸酯膜可将脂质体粒径控制、除菌一步完成，不过挤出过程可能导致脂质体及内容物损失。

2. 射线灭菌 一般用 ^{60}Co 射线灭菌，这种方法适于工业生产，但过强照射能够破坏脂质体及不稳定成分。

3. 无菌操作 是目前实验室及工业制备无菌脂质体的常用方法。制备时需将脂质体的脂质成分、缓冲液、药物和水溶液，分别通过过滤除菌或热压灭菌，所用的容器及仪器管道经过高温或化学灭菌，最后在无菌环境下制备脂质体。

六、脂质体的质量评价

首先，脂质体必须符合制剂一般要求，例如，注射制剂必须无菌、无热原，具有合适的渗透压和 pH 范围。此外，对于脂质体制剂，以下理化参数及指标必须进行表征与检测。

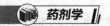

（一）形态、粒径及其分布

脂质体粒径大小和分布与其包封率和稳定性密切相关，直接影响脂质体在机体组织的分布和代谢，影响到脂质体的载药效果。脂质体粒径、形态与结构的检测、观察主要有以下技术方法。①动态光散射（dynamic light scattering，DLS）法：该方法能快速、便捷地测定纳米粒子的平均粒径及分布；②光学显微镜法：对于大粒径（微米范围）脂质体，可通过光学显微镜直接观察其粒径及粒径分布；③电子显微镜法：电子显微镜依据电子束成像原理分为扫描电镜和透射电镜，前者适于观察样品微粒形貌，后者适于观察样品微粒结构；二者均能检测微粒大小及分布，但需要以标尺对粒子逐个估算，因此比较耗时、耗力。电子显微镜用于观察液体样品时需要进行适当的固化处理，方法包括负染、冰冻蚀刻及低温电镜技术。

（二）包封率与载药量

包封率（encapsulation efficiency，EE）系指包入脂质体中的药物量占总药物量的百分比，一般采用重量包封率。测定包封率需要分离载药脂质体和游离药物，然后按式（13-1）计算：

$$包封率 = \frac{脂质体中包封的药量}{脂质体中包封与未包封的总药量} \times 100\% \tag{13-1}$$

包封率高可以节省原料药，避免去除游离药物等繁琐步骤。包封率是在脂质体的制备过程中很重要的考察参数。

载药量（loading efficiency，LE）系指脂质体中药物的百分含量，可以用式（13-2）计算：

$$载药量 = \frac{脂质体中包封的药量}{载药脂质体的总重量} \times 100\% \tag{13-2}$$

载药量大可以节约昂贵的磷脂等膜材料，利于脂质体药物工业化生产。

（三）表面荷电性

采用荷电膜材制备的脂质体一般也荷电。例如，含有磷脂酸（PA）或磷脂酰丝氨酸（PS）的脂质体荷负电，含有十八胺的脂质体荷正电，不含离子的脂质体显电中性。脂质体表面电性对其包封率、稳定性、体内分布及靶向作用有显著影响。脂质体荷电性一般用 ζ 电位表示，采用电泳光散射（electrophoretic light scattering）法可以便捷地检测脂质体的 ζ 电位。

（四）突释效应

脂质体中药物释放特性显著影响治疗效果。脂质体释药特性可根据给药途径、给药部位设计适当释放介质，进行体外检测。在体外释放试验时，表面吸附的药物会快速释放，称为突释效应。开始 0.5 小时内的释放量要求低于 40%。

（五）稳定性

1. 药物泄漏　脂质体中药物的渗漏率表示脂质体在贮存期间包封率的变化情况，是衡量脂质体稳定性的重要指标，可用式（13-3）计算：

$$渗漏率 = \frac{贮存后渗漏到介质中的药量}{贮存前包封的药量} \times 100\% \tag{13-3}$$

对于易泄漏药物脂质体制剂可以采用冻干等技术制备无水产品提高稳定性。

2. 脂质体聚集与沉淀　中性脂质体储存过程容易发生聚集、融合，形成大多层脂质体，或形成磷脂块沉淀，同时泄漏药物。减小粒径、适当荷电、PEG 化或加入冻干保护剂制备成冻干产品，能够有效提高稳定性。

3. 磷脂水解与氧化

（1）水解　磷脂分子甘油酰基受到酸、碱催化，容易水解脱去一条酰基链，形成单链溶血磷脂。制备脂质体时，溶液 pH 应避开强酸、强碱范围。水解形成的溶血磷脂可以采用高效液相色谱或薄层扫描色谱进行检测。

（2）氧化　含有不饱和碳链的磷脂易于发生氧化反应，产生过氧化物、醛类、溶血磷脂等有害产物。

采用不饱和磷脂（如蛋黄磷脂，豆磷脂）制备脂质体制剂时，应采取措施避免氧化。例如，加入抗氧化剂（如维生素 E 等）、加入络合剂消除金属离子催化、填充惰性气体等。

氧化指数是检测双键偶合的指标。氧化偶合后的磷脂在 233nm 波长处具有紫外吸收峰，有别于未氧化的磷脂。将磷脂溶于无水乙醇，配制成一定浓度的澄明溶液，分别测定其在波长 233nm 及 215nm 的吸光度，计算二者比值，即 A_{233}/A_{215}，作为氧化指数。该值低于 0.2，一般表示磷脂未被明显氧化。

磷脂氧化所产生的丙二醛（MDA）具有较强的溶血、细胞毒性，在酸性条件下可与硫巴比妥酸（TBA）反应，生成具有红色发色团产物（TBA-pigment），在 532nm 波长处有特征吸收，吸光度的大小即反映磷脂的氧化程度，也可以此对磷脂氧化反应进行定量检测。

（六）有机溶剂残留检查

脂质体制备过程中引入有机溶剂时，应按《中国药典》（2020 年版）四部通则 0861 残留溶剂测定法测定，凡未规定限度者，可参考 ICH，否则应制定有机溶剂残留量的测定方法与限度。

七、类脂囊泡

类脂囊泡（niosomes）又称非离子表面活性剂囊泡（nonionic surfactant vesicles），是由非离子型表面活性剂与胆固醇形成的封闭双分子层膜结构的类球形载体。类脂囊泡在结构组成和物理性质方面与脂质体相似，但稳定性高于脂质体。作为药物载体，类脂囊泡主要经涉及透皮给药系统、口服药物载体、抗肿瘤药物功能化载体、诊断与造影等领域，具有广阔的应用前景。

类脂囊泡的结构及有关性质与脂质体非常相似，分类方法基本与脂质体一致，按结构类脂囊泡可分为单层类脂囊泡（unilamellar vesicles）、多层类脂囊泡（multilamellar vesicles）和多囊类脂囊泡（multive-siculars）。

（一）类脂囊泡制备材料

类脂囊泡的主要制备材料为非离子型表面活性剂。形成类脂囊泡的表面活性剂，疏水性烷基链的长度一般为 $C_{12} \sim C_{18}$，有时需要加入胆固醇作为稳定剂，通过胆固醇的空间排斥作用阻止囊泡的聚集。

常用的非离子型表面活性剂主要包括脂肪酸山梨坦类（Span，司盘）、聚氧乙烯脂肪酸脂类（Myrij，卖泽）、聚氧乙烯脂肪醇醚类（Brij，苄泽）、泊洛沙姆（Pluronic，普朗尼克）等。

胆固醇在类脂囊泡中，多用于调节双分子膜的流动性。硬脂酰胺（SA）和二鲸蜡醇磷酸酯（DCP）分别作为正负电荷诱导剂加入使囊泡表面带有电荷，电荷斥力的存在可以阻止囊泡的聚集和融合，保持囊泡的完整性。

（二）类脂囊泡形成条件

1. HLB 值 表面活性剂在水中的浓度超过 CMC 时，会自发形成胶束。与胶束的形成相类似，当非离子型表面活性剂的浓度超过 CMC 后，表面活性剂的疏水段受到水分子的排斥而聚集，形成以疏水段为夹心，以亲水段为内外层的双分子层膜，从而在水中自发形成具有亲水腔的类脂囊泡。非离子型表面活性剂的一个重要参数是亲水亲油平衡值（HLB 值），该值可以较好地预测分子能否形成类脂囊泡。非离子型表面活性剂分子必须受到较强疏水作用力，才能自排形成类脂囊泡，因此 HLB 值较小，尤其为 4~8 时，易形成囊泡。

2. 临界聚集参数 临界聚集参数（critical packing parameter，CPP）即用无量纲的数值描述两亲性分子在聚集时是形成胶束还是囊泡结构。临界聚集参数定义为：

$$CPP = \frac{V}{I_c + \alpha_0} \tag{13-4}$$

式中，V 为脂肪链的体积；I_c 为脂肪链在无约束条件下的伸长长度；α_0 为亲水性基团的截面积。CPP 小于 0.5 时，易形成胶束；CPP 介于 0.5 和 1 之间时，易形成类脂囊泡；CPP 大于 1 时，易形成反相胶束。

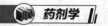

（三）类脂囊泡的制备与质量评价

类脂囊泡的制备方法与脂质体类似，只是在辅料中用非离子表面活性剂代替了磷脂。类脂囊泡的质量评价方法也参照脂质体的评价方法。

知识拓展

脂质载体新进展

（1）传质体（transfersome） 由磷脂、胆固醇和称为边缘活化剂的表面活性剂组成。边缘活化剂使类质膜具有高度的变形能力。

（2）醇质体（ethosome） 由磷脂、20%~50%的乙醇和水组成，是一种乙醇含量很高的脂质体。乙醇提高了质膜的流动性，使其易变形。

（3）脂质立方液晶纳米粒（cubosome） 两亲性脂质在水中自发组装形成的含连续水区和脂质区的闭合脂质双层"蜂窝状"结构。

第四节 纳米技术

PPT　　微课

纳术技术在药剂学领域的应用改变了药物在制剂中的存在状态，制备出纳米聚合物胶束、纳米粒、固体脂质纳米粒、纳米乳等药物载体。这些药物载体具有提高药物溶解度和生物利用度、增强药物靶向性、改善药物稳定性及使药物释放具有可控性等优点。通过选择纳米药物载体的粒径、改变载体的表面电荷、优化载体表面的亲水/亲油性或对载体进行表面修饰，可以得到疗效更好的药物新剂型。

一、聚合物胶束

（一）概述

聚合物胶束（polymeric micelles）亦称高分子胶束，系指由两亲性嵌段高分子载体辅料在水中自组装包埋难溶性药物形成的粒径小于500nm的胶束溶液，结构如图13-10所示。由于疏水作用、静电作用和氢键作用，两亲性大分子疏水区相互吸引缔合在一起，形成致密的内核，而亲水区伸入水相形成外壳。聚合物胶束除了用于提高药物的溶解性能以外，还可作为药物的载体，具有提高药物稳定性、增强药效、延缓释药、降低毒性和提高靶向性等作用。

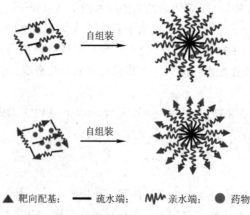

▲ 靶向配基；—— 疏水端；〰 亲水端；● 药物

图13-10　载药聚合物胶束的结构示意图

根据形成聚合物胶束的材料及制备方法不同，聚合物胶束可分为以下四类。

1. 接枝聚合物胶束　形成胶束的材料是两亲性接枝聚合物。将两亲性接枝聚合物分散在水中可自组装形成具有核壳结构的胶束，胶束外壳由亲水支架链组成，内核则由疏水骨架链构成。

2. 嵌段聚合物胶束　形成胶束的材料是两亲性嵌段聚合物。在水中疏水基团凝聚成内核并被亲水链构成的外壳所包围。这种聚合物胶束具有相对较窄的粒径分布。为了进一步提高胶束对特定组织或器官的靶向效率，可以在亲水链如 PEG 的末端修饰叶酸、转铁蛋白等靶向分子，如图 13-10 所示，使胶束兼具主动和被动靶向性。

3. 聚电解质胶束　形成胶束的材料是嵌段聚电解质及带相反电荷的聚电解质聚合物。聚电解质是带有可电离基团的长链高分子，这类高分子在极性溶剂中会发生电离，使高分子链带电荷。例如，在中性条件下将聚氧乙烯-聚门冬氨酸共聚物（PEO-Pasp）和聚氧乙烯-聚赖氨酸共聚物（PEO-Plys）的水溶液混合，荷正电的聚赖氨酸（Plys）嵌段与荷负电的聚门冬氨酸（Pasp）嵌段通过静电作用聚集成聚离子复合物胶束的内核，外壳由亲水的聚氧乙烯（PEO）组成。

4. 非共价键胶束　对于存在氢键或离子键相互作用的聚合物 A 和 B，如溶解 B 的溶剂是 A 溶液的沉淀剂，则当 A 溶液滴加到 B 溶液中时，A 的分子链将皱缩、聚集。在 B 分子链的稳定作用下，A 并不形成沉淀，而是形成稳定分散的胶束，其中 A 为内核，B 为外壳，如图 13-11 所示。

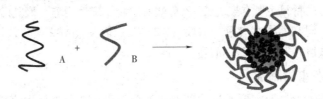

图 13-11　非共价键胶束示意图

（二）形成机制及形态

两亲性聚合物溶解于水达到一定浓度后，由于两亲性聚合物与水之间的相互作用，以及两亲性聚合物之间的相互作用，在体系自由能降低的驱动下，两亲性聚合物疏水嵌段自发聚集，形成疏水段向内、亲水段向外的聚合物分子缔合体，即聚合物胶束。聚合物胶束具有独特的核-壳结构，这种特殊的结构决定了聚合物胶束可以作为不同性质药物的递送载体。形成胶束的最低聚合物浓度称为临界聚集浓度（critical aggregation concentration，CAC）。CAC 值越低的两亲性聚合物，形成的胶束越稳定，抗稀释作用越强。由于两亲性聚合物的 CAC 远低于表面活性剂的 CMC，加之两亲性聚合物疏水核芯稳定，所以聚合物胶束具有很强的抗稀释作用。两亲性聚合物的结构不同，其 CAC 值不同。此外，随着温度升高，两亲性聚合物的溶解度增大，CAC 值也随之增大。在离子型两亲性聚合物溶液中加入强电解质，CAC 值降低。

当两亲性聚合物的浓度稍大于 CAC 时，聚合物胶束形成并呈球形；随着聚合物浓度的增加，聚合物胶束变为棒状、六角束状；聚合物浓度进一步增大时，成为平行排列的板层状，如图 13-12 所示。

（三）载体材料

能形成聚合物胶束的载体材料通常为两亲性共聚物。这些聚合物的亲水链和疏水链的长度适当，在水中自行组装，疏水段组成胶束的疏水核芯，而亲水段在胶束外形成亲水栅栏壳，使胶束具有球形核-壳结构。构成两亲性聚合物亲水部分的材料主要是聚乙二醇（polyethylene glycol，PEG）。PEG 价格适中，毒性低，可减少单核-吞噬细胞系统（mononuclear phagocyte system，MPS）对胶束的非特异性摄取，能够对胶束的体内转运起到有效的保护作用。除 PEG 外，聚乙烯吡咯烷酮（polyvinylpyrrolidone，PVP）也是一种常用的亲水部分材料，是 PEG 的主要替代品。近年研究发现，壳聚糖及其衍生物也可作为胶束的亲水性材料，壳聚糖及其衍生物具有良好的生物相容性、生物黏附性、生物可降解性和吸收促进作用。构

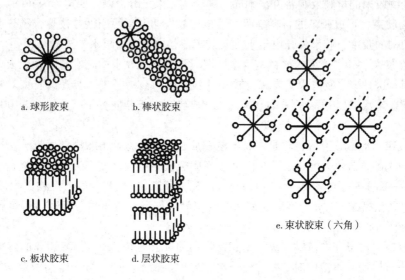

a. 球形胶束　　b. 棒状胶束

c. 板状胶束　　d. 层状胶束

e. 束状胶束（六角）

图 13-12　聚合物胶束的形态示意图

成两亲性聚合物疏水部分的材料主要有聚乳酸-乙醇酸共聚物、聚己内酯、聚乳酸、聚氨基酸、短链磷脂等。疏水部分的材料可以同 PEG 构成各种二嵌段（AB）或三嵌段（ABA）两亲性聚合物。亲水/疏水比例固定时，三嵌段比二嵌段共聚物的 CAC 值高。

（四）载药聚合物胶束的制备

1. 物理方法　药物和聚合物只需要通过物理方法处理，疏水性药物就可直接被包裹于胶束内核中，此方法操作简单，载药范围广。

（1）空白胶束载药法　是指将两亲性聚合物先制备成空白胶束溶液，再将药物用合适的溶剂溶解，加入到空白胶束溶液中，平衡一段时间后药物进入胶束中，最后分离胶束，冷冻干燥即得。

（2）透析法　将两亲性聚合物溶解在二甲亚砜（DMSO）、N,N-二甲基甲酰胺（DMF）或 N,N-二甲基乙酰胺（DMAC）中，溶解后加入难溶性药物，搅拌过夜，再将混合液转移至透析袋中，用水透析，最后将透析袋内液体冷冻干燥即得。聚合物中疏水链越长，制得的胶束粒径越大，对疏水性药物的增溶效果越好。透析法是实验室制备载药聚合物胶束的常用方法，但不适用于大生产。

（3）乳化-溶剂挥发法　将难溶药物溶于有机溶剂中，同时将两亲性聚合物制成澄清的胶束水溶液，在剧烈搅拌下将含有药物的有机溶液加入胶束溶液中，形成 O/W 型乳状液，搅拌使有机溶剂挥干，除去游离的药物后，冷冻干燥即得。此法所制得胶束的载药量比透析法略高。

（4）自组装溶剂挥发法　将两亲性聚合物与药物共同溶解于同一有机溶剂中，将其逐渐加到水中搅拌形成胶束后，加热除去有机溶剂，最后分离胶束，冷冻干燥即得。这种方法适合于大生产，但要求选用 HLB 值较高的聚合物胶束材料。

（5）冻干法　将药物和两亲性聚合物溶于可用于冻干的有机溶剂（一般是叔丁醇）中，再与水混合，冻干后得到的聚合物胶束再分散于等渗的水性介质中。此法可以应用于大生产，但仅限可溶于叔丁醇的两亲性嵌段聚合物和药物。

（6）超临界法　将药物溶于超临界二氧化碳后，注入两亲嵌段聚合物的水溶液中，经充分搅拌，释压放出二氧化碳，制得聚合物胶束。

2. 化学结合法　药物与两亲性聚合物的疏水链官能团在一定条件下发生化学反应，将药物共价结合在聚合物上，然后再自组装成胶束，从而有效控制药物释放速度。此法需要合适的官能团才能进行反应，应用受到一定限制。化学结合法制备载药胶束的载药量高于物理包埋法。

3. 静电作用　药物与带相反电荷的聚合物胶束通过静电作用紧密结合，将药物包封于胶束内。这种方法的优点是制备简单，制得的胶束稳定。疏水性药物载于胶束的疏水内核，且有很高的载药量；亲水性药物可载于胶束的亲水区；亦可装载两亲性药物。

（五）载药聚合物胶束的释药机制

聚合物胶束主要通过以下三种途径释药：①聚合物胶束解聚，药物随之释放；②药物通过扩散从聚合物胶束中渗出释放；③通过化学键连接于聚合物上的药物因为化学键断裂而释放。在前两种情况中，药物的释放速度取决于聚合物胶束的稳定性或解聚速度，有时为了减慢药物的释放速度，可以对胶束进行交联。胶束的交联包括核交联、壳交联和核壳交联。

药物的释放还与药物的装载方式和理化性质有关。物理方法制备的胶束主要以被动扩散的方式释放药物。采用化学结合法制备的载药胶束利用渗入胶束内核中的水，使药物与共聚物之间的化学键水解断裂，原型药物脱离共聚物，然后再通过扩散将药物释出。

影响聚合物胶束的释药因素有很多，如聚合物的降解速度、胶束核片段的长度、内核物理状态、药物分子大小、药物在聚合物胶束中的位置及载药量等。不同形态的聚合物胶束作为药物载体具有不同的释药原理与释放方式。

（六）聚合物胶束的质量评价

1. 聚合物胶束的形态、粒径及其分布　聚合物胶束的形态常采用电镜法进行表征。粒径及其分布多采用动态激光散射法（dynamic light scattering，DLS）进行表征。

2. 载药量和包封率　载药量和包封率的测定和具体评价标准参照《中国药典》（2020年版）四部通则9014微粒制剂指导原则进行测定与评价。

3. 聚合物胶束的 CAC　聚合物胶束 CAC 的测定多采用荧光探针法。

知识链接

聚合物胶束 CAC 的测定

芘溶液在 335nm 处激发后，会出现 373nm、379nm、384nm、390nm 和 397nm 5 个荧光光谱发射峰。373nm 处的荧光强度与 384nm 处的荧光强度之比 I_{373}/I_{384} 依赖于芘所处环境的极性。芘在水中的溶解度非常小，在低于 CAC 时，不能形成胶束，芘存于水相中。当聚合物浓度高于 CAC 时，胶束开始形成，芘可以进入胶束内核而增溶。芘在水中和在胶束内核中两者环境的极性相差很大，因此 I_{373}/I_{384} 值会发生很大的变化。I_{373}/I_{384} 值越小，对应环境的极性越小。以 I_{373}/I_{384} 值为纵坐标，以聚合物浓度为横坐标作图，拟合得到两条直线，通过两条直线的交点对浓度轴作垂线，垂线的截距便是 CAC 值。

---

4. 有机溶剂残留量　聚合物胶束的制备多会用到有机溶剂，需对有机溶剂残留量进行控制，残留量应符合《中国药典》（2020年版）四部通则0861残留溶剂测定法检测。

（七）聚合物胶束作为药物载体的应用

理想的载药胶束应具有以下特征：①粒径在 10~100nm 范围内，体内外稳定性好；②载药量较大；③在体内能避免单核-吞噬细胞系统（MPS）的摄取；④能降解成惰性的无毒单体被排出体外。

目前，聚合物胶束作为药物载体的应用如下。

1. 作为抗肿瘤药物的载体　应用聚合物胶束作为化疗药物的载体治疗肿瘤是研究最多的领域之一。基于主动靶向和被动靶向策略可增强载药胶束在肿瘤部位的蓄积。目前应用聚合物胶束作为抗癌药物口服吸收的载体也引起研究者的广泛关注。

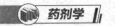

聚合物胶束的靶向递药作用

载入聚合物胶束中药物的药动学行为和体内分布主要取决于胶束的粒径和表面性质，受药物自身性质的影响较小。抗肿瘤药物顺铂包入聚氧乙烯-b-聚谷氨酸嵌段共聚物胶束后体内分布发生了显著改变。游离顺铂给药后，顺铂很快分布到各个组织器官。顺铂胶束给药后，与游离顺铂相比，顺铂在血液中的循环时间显著延长，顺铂在肝脏、脾脏和肿瘤部位的蓄积分别增加了 4、39 和 20 倍，而且显著降低了药物在肾脏的蓄积。为了提高靶向效果，可用特异性靶向基团，如叶酸对胶束亲水外壳进行修饰，得到主动靶向胶束。此外，环境敏感型聚合物胶束受到了越来越多的关注，它能够对环境变化，如磁场、pH、氧化还原电位、温度、光、血糖浓度等做出响应，实现药物定位释放。

2. 作为难溶性药物的载体　聚合物胶束的疏水内核为难溶性药物提供了适宜的微环境，可作为疏水药物的储库，提高药物在水溶液中的溶解度。例如单甲基 PEG-b-PLA 和 PLA 的混合胶束包载伊曲康唑，使伊曲康唑的溶解度增加并在较宽的 pH 范围保持稳定。

3. 作为药物的缓释载体　胶束内核为药物提供了一个储库，根据药物及聚合物理化性质的不同，药物分子因疏水相互作用、偶极作用及静电相互作用被包埋于内核。胶束的刚性内核强烈的限制了包埋于其中的药物的移动，同时，药物分子与胶束核区疏水嵌段的疏水相互作用降低了载体膜的渗透系数和扩散系数，对药物起到了缓释的作用。

二、纳米粒

（一）概述

1. 纳米粒的概念与特点　纳米粒（nanoparticles）系指药物或与载体材料经纳米化技术分散形成的粒径小于 500nm 的固体粒子。药物制剂中的纳米粒一般分为两类，即药物结晶纳米粒（drug nanocrystals）和载药纳米粒（drug loaded nanoparticles）。药物结晶纳米粒是药物分子结晶构成的纳米粒。载药纳米粒是指药物吸附或包裹于载体材料中形成的载药纳米粒。根据结构特征，载药纳米粒分为骨架实体型纳米球（nanospheres）和核壳药库型纳米囊（nanocapsules）。药物制成纳米粒后可隐藏药物的理化性质，其体内过程很大程度上依赖于载体的理化性质。

纳米粒在递送药物方面具有以下特点：①促进难溶性药物溶解，改善难溶性药物口服吸收，减少食物对药物吸收的影响。②颗粒小，能够跨膜转运，适合静脉注射给药。③具有被动靶向性，纳米粒经静脉注射后被单核-吞噬细胞系统（MPS）摄取，60%～90% 分布于肝脏，2%～10% 分布于脾脏，3%～10% 分布于肺部，少量进入骨髓；纳米粒可通过渗透和滞留增强效应（enhanced permeation and retention effect，EPR effect）被动蓄积于肿瘤组织。④可控制药物的释放，如纳米粒滴眼剂会黏附于结膜和角膜，显著延长药物作用时间。⑤可提高多肽等药物的体内稳定性，避免其在胃肠道被代谢失活，提高药物生物利用度。⑥物理稳定性好，便于加热灭菌和贮存。⑦可制备成各种剂型。

2. 纳米粒的给药途径与体内分布

（1）注射给药　纳米粒静脉注射给药后，纳米粒表面首先会吸附血浆中的多种成分（血浆蛋白、脂蛋白、免疫蛋白、补体 C 蛋白等），然后被 MPS 吞噬并迅速从血液循环中被清除。纳米粒主要分布于肝、脾、肺、淋巴结等含 MPS 丰富的器官组织，少量分布于骨髓。除此之外，纳米粒在体内的分布和循环时间还与纳米粒的特性有关。表面电荷是影响纳米粒体内循环、分布的重要参数之一。在体内环境下，由于血管壁、血小板及多数血浆蛋白都呈负电性，若纳米粒表面荷负电就可以避免在血管壁沉积或被血浆蛋白等物质吸附。另外，纳米粒在血液中的循环时间与其粒径大小密切相关，纳米粒粒径越小越不易被 MPS 吞噬，也不易被微血管截留，因而具有较长的血液循环时间。皮下或肌内注射纳米粒后，纳米粒主要滞留于局部，然后降解、释放药物。药物释放速度和维持时间取决于纳米材料的降解速度。

（2）口服给药　在人和动物小肠中存在着与免疫有关的特定组织，称 Peyer 结（Peyer's patch），46% Peyer 结集中分布在回肠末端 25cm 左右的区域。蛋白质等大分子和一些颗粒能通过 Peyer 结进入血液循环。研究表明在小肠 Peyer 结的囊泡中有一种 M 细胞，溶酶体相对较少，它通过囊性转运方式为颗粒性物质在肠道的吸收提供了一个重要的生理途径。口服的脂质纳米粒中，大约 70% 通过胃肠道淋巴系统吸收。利用脂质纳米载体经淋巴转运吸收的特性，使一些生物大分子药物的口服给药成为可能。另外，肿瘤的转移多经过淋巴系统，脂质纳米载体口服后具有淋巴靶向特性。因此纳米粒口服给药系统在口服疫苗及淋巴系统肿瘤治疗中具有重要意义。纳米粒的大小和表面电荷对其肠道内摄取具有决定性作用，一般认为微粒被 Peyer 结摄取的理想粒径应小于 $1\mu m$。药物被纳米粒载体保护不易受胃肠道酶的破坏，从而可提高生物利用度。尽管如此，纳米粒提高药物吸收的作用还是有限的，因而口服给药的纳米粒处方中都有吸收促进剂及酶抑制剂。

3. 纳米粒在药物制剂中的应用　20 世纪 70 年代，纳米技术开始应用于药剂学领域，出现了纳米混悬剂、聚合物纳米粒、固体脂质纳米粒等制剂。国内外对纳米粒给药系统的研究日益增多。但是纳米粒仍存在载药量低、药物易泄漏、缓释效果差、毒性较大，以及制备要求比较严格、产业化困难等问题，因此上市产品还不多。目前上市的制剂多为易于生产和质量控制的纳米混悬剂。

纳米粒进入人体后会通过 MPS 被清除。为逃避 MPS 的识别和吞噬作用，增强靶向性，必须对纳米粒的表面进行修饰。表面修饰包括长循环（或隐形）修饰和主动靶向修饰。长循环（或隐形）修饰通常是在纳米粒的表面修饰 PEG，以提高纳米粒表面的亲水性，并形成特殊的空间结构减少血清调理素吸附及 MPS 摄取。主动靶向修饰通常是在长循环的基础上，在纳米粒的表面修饰特异性靶向配体或抗体，可使纳米粒特异靶向到具有相应受体或抗原的靶细胞，从而可改变纳米粒的体内分布。此外，采用温度敏感的高分子材料或对 pH 敏感的高分子材料可得到对环境温度或 pH 响应的纳米粒。

知识拓展

上市的药物结晶纳米粒制剂

第一个市售的药物结晶纳米粒制剂是免疫抑制药西罗莫司片剂。第二个利用纳米结晶技术上市的药物是在 2001 年上市的抗呕吐药阿瑞吡坦胶囊，该药物的含量达 125mg，由于含量高，为了避免纳米结晶在压缩过程中聚集而将其制成胶囊。2004 年成功研发出非诺贝特纳米结晶药物制剂，它减少了食物对吸收的影响。2005 年短效避孕药醋酸甲地孕酮口服纳米混悬制剂上市，它不仅减少了食物对制剂生物利用度的影响，而且口服剂量仅是普通制剂的 1/4。2009 年注射型纳米混悬剂——抗精神病药棕榈酸帕利哌酮上市。该剂型载药量高、安全性好，每月只需肌内注射 1 次。目前上市的药物结晶纳米粒制剂还有利多卡因、双氯芬酸钠透皮给药制剂，霉酚酸酯眼用制剂，布地奈德肺部给药制剂，利巴韦林注射剂等。

（二）载药纳米粒的制备

1. 载体材料

（1）天然高分子材料　包括壳聚糖、海藻酸、白蛋白、明胶等。口服给药材料中壳聚糖受到广泛关注，其不仅是制备纳米粒的材料，而且可以起到酶抑制作用及胃肠道黏附作用，并能打开肠细胞间隙从而起到提高药物吸收等作用。天然高分子材料的质量存在一定的批间差异。采用天然高分子制备纳米粒的工艺复杂，需要交联过程，容易导致药物变性，有时会产生抗原反应。

（2）合成高分子材料　合成高分子材料来源充足、质量可靠，制备纳米粒的工艺简单、重现性好，载药量也相对较高。

1）聚酯类　主要有聚乳酸（polylactide，PLA）、聚乳酸-聚乙醇酸共聚物（polylacticcoglycollic acid，PLGA）、聚己内酯（polycaprolactone，PCL）、聚羟丁酯（polyhydroxybutyrate，PHB）等。目前可用于注射的载体材料有 PLA 和 PLGA 等，PLA 和 PLGA 生物相容性好，可生物降解，几乎无毒。

2）聚氰基丙烯酸烷酯类　包括聚氰基丙烯酸甲酯、聚氰基丙烯酸乙酯和聚氰基丙烯酸丁（或异丁）酯等。

3）两亲性嵌段共聚物　如聚乙二醇与 α-氰基丙烯酸共聚而成的 PEG-α-ACA 嵌段共聚物、聚乙二醇与 b-聚乳酸共聚而成的 PEG-b-PLA 嵌段共聚物等。

4）离子型嵌段共聚物　如 PEG-聚 L-赖氨酸（带正电荷）与 PEG-聚 α,β-门冬氨酸（带负电荷）形成的共聚物等。

2. 载药纳米粒的制备方法　纳米粒的制备方法主要有乳化聚合法、聚合物材料分散法和天然高分子凝聚法等。纳米粒的制备均在液相中进行，得到纳米粒混悬液。纳米粒在水中一般不稳定，会发生聚集沉淀、聚合物材料降解、形态变化、药物泄露和变质等现象。通常将纳米混悬液洗涤、分离，再经冷冻干燥或喷雾干燥得到固态纳米粒，以提高稳定性。

（1）乳化聚合法　将聚合物单体分散在水相乳化剂的胶束内或乳滴中，在催化剂或引发剂的作用下，单体发生聚合，胶束或乳滴作为单体的储库，而乳化剂发挥防止聚合物微粒聚集的作用。聚合反应终止后，经分离得到固态纳米粒。采用乳化聚合法制备的纳米粒，药物包封率在 15%~90%，该法对亲脂性药物的包封率较高。以水为连续相的乳化聚合法是目前制备纳米粒最常用的方法。

例如，聚氰基丙烯酸烷酯（PACA）纳米粒是以水中 OH^- 离子作为引发剂，通过氰基丙烯酸酯单体在室温下聚合而成，反应式如图 13-13 所示。

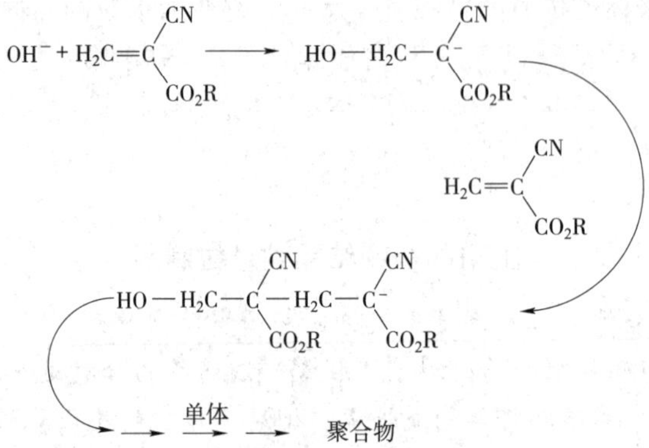

图 13-13　氰基丙烯酸烷酯单体聚合反应示意图

利用氰基丙烯酸烷酯单体制得的聚合物平均分子量低，得到的纳米粒柔软且容易粘连，可用 0.5% 右旋糖酐为稳定剂。另外，加入乳化剂也可减少粘连。在采用乳化聚合法制备纳米粒时，温度高于 20℃，聚合反应速度加快，容易引起乳滴之间的聚合反应，得到的纳米粒粒径变大，且粒径分布变宽。聚合反应介质的 pH 对聚合反应速度影响较大，pH 太低时聚合反应难以进行；在碱性溶液中聚合反应快，容易形成凝块；在 pH2~5 范围内可以得到较理想的纳米粒。另外单体浓度及搅拌速率也是影响粒径的重要因素，单体浓度太低或太高制得的粒径较大；搅拌速度快，粒径小，但是搅拌速度过快，反而会使粒径变大。

（2）聚合物材料分散法

1）纳米沉淀法（亦称乳化溶剂扩散法）　将载体材料和药物溶解于与水混溶的有机溶剂中，在搅拌下将载体材料和药物的有机溶剂加于含 2% 聚乙烯醇（polyvinyl alcohol，PVA）的水溶液中，有机溶剂在水中快速扩散，使油水界面的表面张力明显降低，迅速形成极细小的有机相纳米乳，随着有机溶剂的不断扩散，纳米乳中的载体材料和药物共沉淀而形成纳米粒。水相中的 PVA 吸附于纳米粒表面，可阻止纳米粒的粘连与合并。

2）乳化溶剂蒸发法　将载体材料和药物溶解于有机溶剂中，然后将溶有载体材料和药物的有机溶剂加入到水相中乳化形成 O/W 型乳状液，减压除去有机溶剂，乳滴固化而得到纳米粒。纳米粒的粒径取决于溶剂挥发之前 O/W 型乳滴的粒径，可通过改变乳化方法、乳化剂的种类和用量、有机相及水相的比例和黏度、温度等因素调节乳滴的大小。

3）超临界流体快速膨胀法　将载体材料和药物溶解于同一种溶液中，该溶液由喷嘴快速喷出，形成超临界流体，迅速膨胀气化，使载体材料和药物以纳米粒的形式迅速沉降。这种方法适合用于小分子载体材料（分子量<10KD）纳米粒的制备。经该法制得的载药纳米粒，药物均匀分散于聚合物基质中，避免了溶剂残留、载药量低、制备过程中药物容易降解等问题。由于大分子聚合物在超临界流体中的溶解度很小，甚至不溶，因而不宜采用这种方法制备大分子聚合物纳米粒。

4）超临界反溶剂法　将载体材料和药物溶解在一种适宜的溶剂中，然后通过导管快速引入一种超临界流体中，溶解载体材料和药物的溶剂被超临界流体完全提取，使载体材料和药物沉淀，形成载药纳米粒，该技术也称作气体反溶剂技术，已成功用于微球及纳米粒的制备。

（3）天然高分子凝聚法　天然高分子凝聚法是指采用加热变性、盐析脱水或化学交联使天然高分子材料凝聚成纳米粒的方法。

实例解析

实例 13-2：白蛋白纳米粒的制备

【处方】　药物　　适量　　　　白蛋白　　适量

【制法】　将药物溶解于 200~500g/L 的白蛋白溶液中作为水相；取 40~80 倍水相体积的棉籽油或液状石蜡为油相。把水相加入油相中搅拌或超声形成 W/O 型乳状液，然后快速滴加到 100~200ml 的热油（100~180℃）中，并保温 10 分钟，形成含药纳米粒，搅拌冷却至室温，用乙醚洗去油相，离心分离得到纳米粒。

【解析】　本例通过加热使白蛋白变性固化，形成载药纳米粒，适合于制备负载水溶性药物的白蛋白纳米粒。白蛋白为内源性物质，是一种不具有调理作用的蛋白，早期研究发现，将其包覆于载药纳米粒或脂质体表面，可减少巨噬细胞的摄取，从而延长循环时间，提高靶向性。

（三）药物结晶纳米粒的制备

该剂型是纯药物的纳米微粒胶体分散体系，其中药物的平均粒径小于 1μm，一般在 200~500nm。体系中药物微粒依靠表面活性剂的电荷效应或（和）立体效应稳定地混悬在溶液中。药物结晶纳米粒作为一种药物制剂中间体，可以进一步制备成适合口服、注射或其他给药途径的药物制剂。药物结晶纳米粒能提高制剂中药物的含量，特别适合于制成难溶性药物的大剂量口服或注射制剂。此外，由于处方中不含溶剂和载体，注射给药的毒副作用小，具有独特的优势。

药物结晶纳米粒的制备方法分两大类：①将大颗粒的药物结晶分散成纳米粒径的结晶，又称为 Top-down 方法；②从药物溶液中利用结晶技术制备纳米粒径的药物结晶，又称为 Bottom-up 方法。Bottom-up 方法在制备过程中使用了有机溶剂，可能导致有机溶剂残留，并且可能在去除有机溶剂时造成产品粒径的变化。另外，该方法控制过程复杂、重复性差且容易发生重结晶，到目前为止，还未有 Bottom-up 方法制备的药物结晶纳米粒产品上市。

为了得到稳定的药物结晶纳米粒，还需要在体系中加入一些附加剂，如十二烷基磺酸钠（SDS）等离子型表面活性剂可产生电荷稳定效应；聚山梨酯80、泊洛沙姆407、泊洛沙姆188等非离子型表面活性剂可产生空间稳定效应；羟丙甲纤维素（HPMC）、聚乙烯吡咯烷酮（PVP）等高分子聚合物增加混悬剂黏度；还可加入缓冲液、盐、多元醇、渗透压调节剂或抗冻剂等附加剂以满足不同需要。

1. 介质研磨法 将碾磨介质、水、药物及相应的稳定剂放入专门的介质碾磨机，通过碾磨杆的高速剪切运动，使药物粒子之间、药物粒子与碾磨介质之间、药物粒子与碾磨室内壁之间发生猛烈碰撞，从而粉碎得到纳米级的药物粒子。碾磨混合物通过过滤网分离，使碾磨介质和大颗粒药物截留在碾磨室内，达到要求的小粒子药物则可分离取出，截留在碾磨室内的粒子进行新一轮碾磨。碾磨介质一般为玻璃粒子、氧化锆粉末或高交联度聚苯乙烯树脂。介质研磨法是当前应用最广泛的一种纳米混悬剂的生产方法。临床使用的西罗莫司片、阿瑞匹坦胶囊、醋酸甲地孕酮口服纳米混悬制剂和棕榈酸帕利哌酮纳米混悬剂等制剂均是采用介质研磨法制备药物结晶纳米粒。

介质研磨法的优点有：①本法适用于在水和有机溶剂中均不溶的药物；②制备过程简单，易于扩大生产，批间质量差异小；③所制备的纳米混悬剂粒径分布窄；④制备过程可控制温度，适于热不稳定性药物；⑤能直接制得不同药物浓度（$1\sim400\text{mg/ml}$）的纳米混悬剂。缺点是在碾磨过程中会出现碾磨介质的溶蚀、脱落，使纳米混悬剂中含有一定量的碾磨介质。

2. 沉淀法 将药物溶解到适宜的良溶剂中，然后将药物溶液加入到另一不良溶剂中而析出结晶的方法。通过控制结晶条件使晶核快速形成，结晶生长受到抑制，最终可以得到纳米药物结晶。沉淀法操作简便，生产过程可以一步完成。但是要求药物至少能溶解于一种良溶剂中，且这一良溶剂和不良溶剂能混溶。既不溶于水又不溶于非水溶剂的药物不能用沉淀法制备药物结晶纳米粒。

3. 高压均质法 高压均质法是先将药物微粉化后制成混悬液，然后在高压匀质机高压泵的作用下，高速强行通过匀化阀的狭缝，从而制得纳米混悬剂的方法。本法除具有介质研磨法的优点外，还适合于制备注射用无菌纳米混悬剂。

4. 乳化法和微乳法 乳化法是将药物溶解在乙酸乙酯、乙酸甲酯等有机溶剂中制成 O/W 型乳剂，乳滴内相中的药物成为纳米级粒子，再通过减压等方式使有机溶剂挥发，药物析出形成纳米混悬剂，通过超速离心分离得到纳米级药物微粒。通过控制乳滴的大小就可调节药物的粒径。

微乳法制备药物结晶纳米粒的原理同乳化法。选用与水部分互溶的有机溶剂如乳酸丁酯、三乙酸甘油酯等作为内相制备 O/W 型乳剂，然后用水稀释，内相（乳滴）的有机溶剂扩散到外相，使药物析出，然后通过超速离心分离出药物的纳米粒子或浓缩得到药物结晶纳米粒。此法通过控制乳滴的大小控制药物粒径；不需特殊的设备；制备过程较简单，易批量制备。缺点是不适合于既不溶于水、也不溶于有机溶剂的药物。

（四）固体脂质纳米粒的制备

固体脂质纳米粒（solid lipid nanoparticles，SLN）是指以天然或合成的脂质为骨架载体材料制备的固体或半固体纳米粒。SLN 是 20 世纪 90 年代开始发展起来的一种新型纳米载体。

固体脂质纳米粒具有如下特点：①脂质材料生物相容性好、易降解、毒性小；②药物包封于固体脂质的骨架中，在贮存过程中不易泄露；③具有缓释、控释作用；④能够靶向到 MPS 丰富的组织器官；⑤易于规模化生产；⑥固体脂质纳米粒材料结晶度高，载药量有一定的局限性。

1. 载体材料 制备固体脂质纳米粒的材料主要包括脂质材料和乳化剂。

（1）脂质材料 脂质材料分为固体脂质和液体脂质。①固体脂质材料：脂肪酸（如硬脂酸、棕榈酸、二十二碳烷酸等）、三酰甘油（如三硬脂酸甘油酯、三棕榈酸甘油酯、三山嵛酸甘油酯）、类固醇（如胆固醇）、单硬脂酸甘油酯及某些蜡类（如鲸蜡醇棕榈酸酯）等；②液体脂质材料：棕榈酸异丙酯、辛葵酸甘油酯、2-辛基月桂醇、月桂酸己酯、油酸、亚油酸、维生素 E，以及各种天然植物油如橄榄油、玉米油、花生油、大豆油、葵花籽油等。液体脂质材料应该对药物有一定的溶解性，与固体脂质材料有较高的亲和性，以利于制备载药能力高、结构稳定的纳米粒。

（2）乳化剂 包括天然或合成的磷脂、聚氧乙烯和聚氧丙烯嵌段共聚物、生物碱盐、聚氧乙烯脂肪酸或脂肪醇及其酯或醚、羟乙基山梨坦醚或酯等。

2. 制备方法

（1）熔融-均化法（melt homogenization method） 是将固态脂质加热融化，加入适量的液态脂质和药物，充分溶解，在剧烈搅拌下将熔融液分散到相同温度（T>70℃）的含有表面活性剂的水相中，然后采用高压均质机匀乳，冷却后即得粒径小、分布窄的纳米乳。分散方法不同，得到的粒子粒径不同。用高压匀质机、高速搅拌器、超声法、胶体磨可得到不同粒径的粒子。熔融-均化法是制备 SLN 最常用的方法，该方法中药物在高温下与脂质混溶，冷却后呈过饱和状态，所以药物可能在 SLN 表面析出，甚至在水相中析出。

知识链接

喜树碱固体脂质纳米粒的制备

采用熔融-均化法制备喜树碱固体脂质纳米粒。按处方量称取喜树碱、豆磷脂和硬脂酸，在通氮气条件下加热至 80℃±5℃，然后在搅拌条件下加入相同温度含甘油和泊洛沙姆 188 的水溶液制成初乳；在 80℃±5℃通氮气条件下在高压乳匀机上 41.4MPa 压力下乳匀 5 次，充氮气分装后，迅速冷却形成喜树碱固体脂质纳米粒混悬液。在 4℃密封保存。该方法以豆磷脂和硬脂酸为脂质载体材料，以泊洛沙姆 188 为乳化剂，甘油为助乳化剂，制得的纳米粒平均粒径为 196.8nm，载药量为 4.8%，包封率为 99.5%。喜树碱固体脂质纳米粒静脉注射后药物在血液中的滞留时间显著延长，药物在小鼠脑、心、肝、脾、血浆、肾和肺中的分布显著增加。

（2）冷却-均化法（cold homogenization method） 是将药物溶解于熔融脂质材料中，冷却固化后，与液氮或干冰一起用球磨机粉碎成粒径为 50~100μm 的粉末，然后加入到含有表面活性剂的水溶液中，在低于脂质材料熔点 5~10℃的温度进行多次高压匀质化，即得纳米粒。该方法可减少水溶性药物从熔融脂质溶解到水相而造成的药物损失，也可减少热不稳定药物的降解。与熔融-均化法相比，冷却-均化法所得的 SLN 粒径相对大，粒径分布宽。

（3）微乳法（microemulsification method） 是先将脂质材料加热熔化，加入药物、乳化剂和助乳化剂混合均匀，然后在搅拌下加入到适宜温度的水相中，制成 O/W 型微乳，最后在搅拌下将微乳倒入 2~3℃水中，即可形成 SLN 分散体系。所得纳米粒粒径主要与微乳粒径、稀释时微乳聚集程度、冷却时微乳与冷水的温差有关。迅速冷却固化能够防止纳米粒聚集。脂质粒子的固化过程也是稀释过程［常用稀释比例为 1：（25~50），V/V］，因此分散体系中固体含量较低，而且需使用大量的乳化剂和助乳化剂。

固体脂质纳米粒的制备还包括乳化溶剂蒸发法、乳化溶剂扩散法等。

知识拓展

纳米结构脂质载体

固体脂质纳米粒存在载药量低、对亲水性药物包封率低、储存过程中药物易泄露等缺点。2000年以后在固体脂质纳米粒的基础上出现了纳米结构脂质载体（nanostructured lipid carriers，NLC），也被称为第二代固体脂质纳米粒。纳米结构脂质载体与固体脂质纳米粒的不同之处在于内部结构。固体脂质纳米粒具有完整规则的结晶，因而载药量低。将空间结构不同的脂质材料，如固体脂质材料和液体脂质材料混合，制备纳米结构脂质载体，可增大脂肪链间的距离并导致结晶缺陷，提高载药量；如果进一步提高固体脂质中液态脂质材料的含量，在固体脂质中可形成许多油相小室，

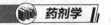

使承载药物的空间容积增加，从而提高载药量。以羟基硬脂酸酯和豆蔻酸异丙酯混合物作为脂质材料制备纳米结构脂质载体，在冷却过程中不形成结晶，可有效抑制药物的析出或泄露。纳米结构脂质载体不仅克服了固体脂质纳米粒载药量低、物理稳定性差等缺点，还具有与固体脂质纳米粒同样的控制药物释放作用。

（五）纳米粒的质量评价

1. 载药量　按式（13-5）计算纳米粒的载药量。

$$载药量 = \frac{纳米粒制剂中所含药物重量}{纳米粒制剂的总重量} \times 100\% \tag{13-5}$$

2. 包封率和泄漏率　按式（13-6）和式（13-7）计算纳米粒包封率和泄漏率，包封率一般不得低于80%。

$$包封率 = \frac{纳米粒制剂中包封的总药量}{纳米粒制剂中包封与未包封的总药量} \times 100\%$$

$$= \left(1 - \frac{液体介质中未包封的药量}{纳米粒制剂中包封与未包封的总药量}\right) \times 100\% \tag{13-6}$$

$$渗漏率 = \frac{产品在贮存一定时间后渗漏到介质中的药量}{产品在贮存前包封的药量} \times 100\% \tag{13-7}$$

3. 突释效应　应尽可能降低突释效应，纳米粒在最初0.5小时内的释放量，应低于包封药物总量的40%。常采用透析袋法和离心分离法评价纳米粒的释放度。

4. 形态、粒度分布和ζ电位　通常采用透射电镜或扫描电镜观察纳米粒的形态。纳米粒的外观应为球形或类球形，无粘连。粒度分布可采用动态光散射粒度分析仪进行测定，或电镜照片经软件处理，绘制直方图或粒度分布图。平均粒径和粒径分布应符合其使用要求。纳米粒的ζ电位与其稳定性有关。ζ电位低时，粒子易于聚集，体系不稳定；ζ电位高时（绝对值大于25mV），粒子难于沉降、聚集，体系呈稳定状态。

5. 再分散性　纳米粒的制剂一般为冻干品，其外观应为色泽均匀、细腻疏松的块状物。用一定量的水稀释纳米粒冻干制剂，轻微振摇后应能立即分散成几乎澄清或半透明的胶体或混悬液，并应观察其粒径和粒径分布在冻干前后的变化。

6. 有机溶剂残留　纳米粒制备过程中引入有机溶剂时，应按《中国药典》（2020年版）四部制剂通则0861残留溶剂测定法测定，凡未规定限度者，可参考ICH，否则应制定有害有机溶剂残留量的测定方法与限度。

7. 其他　纳米粒制剂除应符合以上要求外，还应分别符合有关制剂（如注射剂、眼用制剂、吸入制剂等）的相关要求。

知识链接

上市的药物结晶纳米粒制剂

第一个市售的药物结晶纳米粒制剂是免疫抑制药西罗莫司片剂。第二个利用纳米结晶技术上市的药物是在2001年上市的抗呕吐药阿瑞吡坦胶囊，该药物的含量达125mg，由于含量高，为了避免纳米结晶在压缩过程中聚集而将其制成胶囊。2004年成功研发出调血脂药非诺贝特纳米结晶药物制剂，它减少了食物对吸收的影响。2005年短效避孕药醋酸甲地孕酮口服纳米混悬制剂上市，它减少了食物对制剂生物利用度的影响，它的口服剂量仅是普通制剂的1/4。2009年注射型纳米混悬剂——抗精神病药棕榈酸帕利哌酮上市。该剂型载药量高、安全性好，每月只需肌内注射1次。

三、纳米乳与亚微乳

（一）概述

1. 纳米乳与亚微乳的概念与特点 亚微乳（submicroemulsion）系指将药物溶于脂肪油/植物油中经磷脂化分散于水中形成100~1000nm粒径的O/W型微粒载体分散体系，而粒径在50~100nm的称纳米乳。亚微乳稳定性不如纳米乳，但是比普通乳剂高，虽可热压灭菌，但反复加热或加热时间过长，可能会破乳。

纳米乳作为一种药物载体受到广泛的关注，其优点主要包括：①粒径小且均匀，为各向同性的透明液体，属热力学稳定系统，经热压灭菌或离心也不能使之分层；②工艺简单，制备过程不需要特殊设备，易于工业化生产；③黏度低，可减少注射时的疼痛；④具有缓释和靶向作用，降低药物的毒副作用；⑤能够改善难溶性药物和脂溶性药物的溶出速率，提高药物在胃肠道的吸收率，提高药物的生物利用度。

2. 纳米乳与亚微乳在药物制剂中的应用 纳米乳和亚微乳作为药物载体，可以制成经口服、注射、皮肤、鼻黏膜、眼部、口腔黏膜等给药途径的制剂。上市的亚微乳制剂有环孢素A、丙泊酚、地塞米松棕榈酸酯、复合脂溶性维生素、地西泮、二氟泼尼酯、前列腺素E1、丁酸氯维地平、依托咪酯和全氟碳等。目前，工业化生产纳米乳还存在着一些需要解决的问题：①生产成本高，用高能量方法制备纳米乳的仪器很昂贵；②实验室制备纳米乳的方法难以应用到工业生产中；③纳米乳的储存稳定性和稀释稳定性有待提高。

3. 不同给药途径的纳米乳与亚微乳

（1）口服给药 纳米乳和亚微乳作为难溶性药物口服吸收的载体，其应用价值巨大。纳米乳和亚微乳能增加难溶性药物的肠道吸收，提高难溶性药物生物利用度。首先，纳米乳和亚微乳中的表面活性剂可以打开细胞和细胞之间的紧密连接，增加通透性及细胞旁路转运。其次，纳米乳和亚微乳中的油相分子可以渗入生物膜中并与磷脂极性基团相互作用而导致生物膜流动性改变，进而改变膜渗透性，从而促进药物的肠道吸收。再次，由于纳米乳分散度高，表面积大，有利于增加药物与吸收部位的接触面积。另外，纳米乳和亚微乳对药物有明显的保护作用，可以防止胃肠道中酸碱环境和各种酶系统对药物的破坏。研究还发现，纳米乳和亚微乳中的材料如聚氧乙烯蓖麻油和聚山梨酯80等非离子型表面活性剂，可以抑制肠道p-糖蛋白等外排系统的转运功能，从而提高肠道对药物的吸收。

（2）静脉注射给药 亚微乳作为静脉注射给药载体，不仅能增大药物的溶解度、增强药物的靶向性及发挥缓释效应，还能减少药物的不良反应，提高临床疗效。静脉注射亚微乳粒径、灭菌、稳定性的三大问题已基本得到解决，脂肪乳的表面修饰技术使延长其体循环时间成为可能。Sol Emul技术的出现给油水两相均难溶药物静脉注射亚微乳的研发带来了希望。静脉注射亚微乳未来的研究方向是寻找更多适合静脉注射的油相及乳化剂，提高乳剂的靶向性，延长体内循环时间。

（3）经皮给药 纳米乳和亚微乳容易湿润皮肤，使角质层的结构发生改变，表面张力变低，具有良好的透皮特性，能够促进药物透皮吸收进入循环系统。纳米乳和亚微乳的促渗作用机制有：①增加药物的溶解性；②构成纳米乳和亚微乳的组分为良好的透皮促进剂，大大提高了药物的透皮吸收速率；③增加角质层脂质流动性；④破坏角质层水性通道。

（4）眼部给药 普通滴眼剂给药后，因刺激性产生大量泪液，药液被稀释且在眼部作用时间极短。另外，水性介质的眼用药物在眼部很难穿过角膜而进入眼内，但极易通过鼻泪管吸收进入全身。纳米乳和亚微乳具有黏附性可以使其在眼内滞留时间延长，且亲脂性材料有利于透过角膜进入眼内，使房水和角膜组织中药物浓度增加，从而达到治疗目的。

（5）口腔黏膜给药 研究表明胰岛素纳米乳口腔喷雾剂给药后可透过家兔口腔黏膜的上皮细胞进入

血循环，显著降低家兔的血糖水平。

（二）制备纳米乳与亚微乳的常用材料

1. 油相 要求油相对药物有一定的溶解能力，化学性质稳定，形成的乳剂毒副作用较小。通常情况下选择蓖麻油、橄榄油、麦芽油、亚油酸乙酯、肉豆蔻酸异丙酯、花生油、豆油、辛酸/癸酸三酰甘油等作为油相。

2. 水相 一般采用双蒸水或去离子水，有些水相中含有抗菌剂、缓冲剂、等渗调节剂等成分。

3. 乳化剂 乳化剂对纳米乳的形成、粒径大小、稳定性均有很大影响，所以乳化剂的选择非常重要。在纳米乳的制备中乳化剂的用量较大，这是因为纳米乳比普通乳相界面大，因而需要更多的乳化剂包被乳滴。乳化剂包括天然乳化剂和合成乳化剂。

（1）天然乳化剂 天然乳化剂无毒、价廉，常用的有阿拉伯胶、西黄蓍胶、明胶、白蛋白、大豆磷脂、卵磷脂和胆固醇等。天然乳化剂降低界面张力的作用不强，但是可通过形成高分子乳化膜而使乳滴稳定。蛋白质类乳化剂存在等电点，其荷电性质随环境 pH 不同而发生变化，所以以其为乳化剂制备纳米乳时应考虑溶液的 pH。另外，天然乳化剂的质量存在批间差异。

（2）合成乳化剂 常选择毒性和刺激性较小的非离子型表面活性剂作为乳化剂制备纳米乳。如脂肪酸山梨坦、聚山梨酯、聚氧乙烯-脂肪酸酯类、聚氧乙烯脂肪醇醚类、聚氧乙烯-聚氧丙烯共聚物类（泊洛沙姆）、单硬脂酸甘油酯和蔗糖脂肪酸酯类等。合成乳化剂有潜在的毒副作用，故制备时尽可能减少乳化剂用量。另外，混合乳化剂通常比单一乳化剂的乳化能力强。

4. 助乳化剂 助乳化剂可插入到乳化剂界面膜中，形成复合界面膜，降低界面张力及电荷斥力，改变油水界面的曲率，增加界面膜的流动性，降低膜的刚性，提高界面膜的牢固性和柔顺性，有利于纳米乳的形成和热力学稳定。有效的助乳化剂可使乳化剂的用量成倍减少。另外，助乳化剂在纳米乳中可促进溶解药物、调节乳化剂的 HLB 值。最常用的助乳化剂有乙醇、丙二醇、正丁醇、甘油、聚乙二醇。乙醇虽有较强增加界面膜柔顺性的性能，但易挥发使乳剂不稳定，临床用量受限，故未被广泛使用，可用正丁醇、甘油等替代。目前可供药用的助乳化剂种类十分有限，因此研发低毒的新型助乳化剂对纳米乳的发展具有重要的现实意义。

（三）纳米乳的形成机制

1. 混合膜理论 在纳米乳中油相和水相分别分布于表面活性剂的两侧，形成水膜和油膜两个界面，故又称双层膜。该理论认为乳化剂和助乳化剂降低界面张力的能力在纳米乳的形成过程中起主要作用。当暂时界面张力小于零时，由于负界面张力，体系有自发扩张界面的趋势，纳米乳自发形成。

2. 增溶理论 Shinoda 等认为纳米乳是油相和水相分别增溶于胶束和反胶束中，溶胀到一定粒径范围内形成的，增溶作用是纳米乳自发形成的原因之一。进一步的研究表明，混合膜并非纳米乳形成的必然条件，当选择结构适宜的非离子型表面活性剂和合适的温度，在不加入助乳化剂的条件下也能形成纳米乳。但增溶理论无法解释在表面活性剂的浓度大于临界胶束浓度时即可产生增溶作用，而并不一定形成纳米乳的原因。

3. 热力学理论 当乳滴分散过程的熵变大于乳滴分散过程表面积增加所需的能量时，就会发生自乳化。当形成纳米乳所需的自由能非常低甚至为负值时，乳化就自发地发生。

4. 穿流理论 纳米乳是由油、水、混合乳化剂构成的各向同性的热力学稳定体系，其结构随油、水、混合乳化剂的含量变化而改变。体系中水含量高时，纳米级小油滴被表面活性剂单分子层所包围，似肿胀的胶束，此时为 O/W 型纳米乳，水是连续相；当体系中油含量高时，似肿胀的反胶束，此时为 W/O 型纳米乳，油是连续相。穿流理论认为，增加油相比例时，O/W 型纳米乳不发生相分离，体系维持各向同性。随着油相比例进一步增加，油滴簇长大，游离的油滴簇开始转变为连续的油滴簇，此为油相的穿流界限。从 O/W 型转变为 W/O 型时，经过双连续相状态。

根据穿流理论，随着水、油比例的不同，纳米乳有三种类型，即小油滴分散在连续水相中的 O/W 型纳米乳、水和油处于双连续相的纳米乳，以及小水滴分散在连续油相中的 W/O 型纳米乳，如图 13-14 所示。

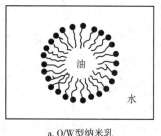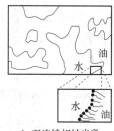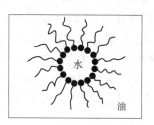

a. O/W 型纳米乳　　　　b. 双连续相纳米乳　　　　c. W/O 型纳米乳

图 13-14　纳米乳示意图

（四）纳米乳的处方设计及制备

1. 纳米乳形成的基本条件　制备纳米乳需要以下基本条件：①需要大量的乳化剂；②需要加入助乳化剂。纳米乳形成时油-水界面存在短暂的负表面张力，界面膜的流动性好，油相与界面膜上的表面活性分子间可互相渗透。

2. 乳化剂的选择

（1）HLB 值　HLB 值在 3~6 的乳化剂如脂肪酸山梨坦类，适合制备 W/O 型纳米乳。HLB 值在 8~18 的乳化剂如聚山梨酯 80 适合制备 O/W 型纳米乳。有时可考虑联合使用不同 HLB 值的乳化剂制备纳米乳。

（2）种类　适宜的乳化剂应对油相有良好的乳化作用，对药物要有一定的增溶作用。非离子型乳化剂受电解质、离子强度、酸碱等的影响较小，且毒性和刺激性较小，应用较多。离子型乳化剂的溶血作用较强，使用受到一定限制。注射用纳米乳的乳化剂选择更要谨慎，一般选择泊洛沙姆和一些天然材料如磷脂、胆固醇等毒性小的乳化剂。

（3）用量　一般为油相的 20%~30%。

3. 助乳化剂的选择　助乳化剂在纳米乳中可促进溶解药物、调节乳化剂的 HLB 值。此外，助乳化剂可插入到乳化剂界面膜中，形成复合界面膜，降低界面张力及电荷斥力，增加界面膜的牢固性和柔顺性，促进纳米乳形成并增加其稳定性。助乳化剂必须在油相与界面上都达到一定的浓度，且分子链较短，毒性、刺激性小。

4. 油相的选择　纳米乳的稳定性和油分子的碳氢链长短有直接的关系。通常情况下碳氢链越短，有机相穿入界面膜就会越深，纳米乳就会越稳定。油分子碳氢链过长不能形成纳米乳，但增长碳氢链，有助于增加药物的溶解。因此，纳米乳的油相选择，应结合药物的溶解情况进行综合考虑。单一的油相有时不能满足纳米乳对油相的要求，这时几种不同的油相按照适当的比例相互混合才会达到理想的效果。通常油相的黏度越大，油相在水中的分散能力就会越小，达到乳化平衡所需的时间就会越长，一般选择黏度较低的油相。

5. 水相的选择　注射用纳米乳必须等渗，常用甘油、葡萄糖、电解质等进行调节。纳米乳的相特征受水相 pH 的影响显著。若纳米乳体系中含有磷脂和三酰甘油，应将初始 pH 调到 7~8，抑制其降解为脂肪酸。因为脂肪酸能够降低纳米乳体系的 pH，从而影响纳米乳的稳定性。此外，注射用纳米乳的 pH 也要符合要求，常用盐酸、氢氧化钠、枸橼酸、枸橼酸钠、油酸、油酸钠等进行调节。水相中的防腐剂也可能影响纳米乳的相特征，如尼泊金甲酯和尼泊金丙酯可与表面活性剂如聚山梨酯形成复合物，从而影响纳米乳的性能。

6. 各组分比例的确定　当油相、乳化剂和助乳化剂确定之后，可通过伪三元相图找出纳米乳区域，从而确定它们的用量。在油相、水相、乳化剂和助乳化剂 4 个组分中，将 4 个组分中的两个组分按一定比例混合作为一组分，加上其余两个组分组成三组分。如三个顶点分别为油相、水相和乳化剂/助乳化剂（乳化剂/助乳化剂 = 1.12，V/V），将乳化剂/助乳化剂和油相按不同比例混合后，分别滴加水相混合均匀后观察形成纳米乳的情况，记录加入量，绘制伪三元相图。如图 13-15 所示，M 区为形成纳米乳的区域。由于温度对纳米乳的制备影响较大，通常需在恒温下测定数据并绘制相图，并且仅在该温度下使用。

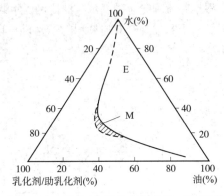

图 13-15　乳化剂/助乳化剂的伪三元相图
E 乳剂区；M 纳米乳区

7. 纳米乳的制备方法　纳米乳制备的关键是选择合适的处方组分（水相、油相、乳化剂和助乳化剂）及确定适当的比例。根据相图确定纳米乳的处方组成后，将各成分按比例混合即可制得纳米乳。一般而言，各成分加入的次序不会影响制剂的最终性质。

（1）O/W 型纳米乳的制备　将乳化剂溶解于油相，在搅拌下将溶有乳化剂的油相加入到水相中。如果助乳化剂用量已知，可将其直接加入到水相中。如果助乳化剂用量未知，可将助乳化剂滴至油水混合物中，直至形成澄清透明的纳米乳为止。

（2）W/O 型纳米乳的制备　将助乳化剂、乳化剂溶解于油相，将水滴至油相，直至形成澄清透明的纳米乳为止。

实例解析

实例 13-3：莪术油纳米乳剂的制备

【处方】　莪术油　　　　　1g　　　　　卵磷脂　　　　　0.25g
　　　　　泊洛沙姆 188　0.5g　　　　聚山梨酯 80　0.1g
　　　　　甘油　　　　　1.25g　　　　蒸馏水　　　　　50ml

【制法】　称取处方量的甘油、聚山梨酯 80，搅拌分散于 20ml 蒸馏水中。另取处方量卵磷脂、泊洛沙姆 188，在搅拌下依次加入到水相溶液中。待卵磷脂与泊洛沙姆 188 分散完全后，搅拌条件下将莪术油 1g（油相）逐滴加入到水相中，超声 6 分钟后即得莪术油初乳。在搅拌下向初乳中加入蒸馏水至 50ml，继续超声 6 分钟。将此胶体分散系用高压匀质机于 130MPa 循环 3 次，即可得到莪术油纳米乳剂，粒径为 76.5nm±10.1nm。

【解析】　本例采用高压乳匀法制备莪术油纳米乳。处方中莪术油为主药；卵磷脂、泊洛沙姆 188、聚山梨酯 80 均发挥乳化作用；甘油为助乳化剂。莪术油是中药莪术的干燥根茎经水蒸气蒸馏法提取出的有效成分，具有抗肿瘤、抗病毒、抗真菌等作用。莪术油制成纳米乳可减少药物挥发，提高稳定性，使其呈现微粒分散体系的体内分布特性。

8. 纳米乳的不稳定性　纳米乳的不稳定性是其生产制备及临床应用过程中备受关注的问题，也是导致上市品种少的主要因素。导致纳米乳不稳定的主要原因有：①纳米乳的高压灭菌温度超过了表面活性剂的昙点，使乳剂变浑浊甚至破乳致使药物析出。②纳米乳过度稀释时可能会超出原纳米乳三相图中的纳米乳区，从而发生相转变，例如口服或静脉注射后，纳米乳被大量的胃肠液和血液迅速稀释，引起相转变、粒径变大等现象的发生，影响了稳定性。③纳米乳的稳定性与其组成成分、粒径大小、制备工艺等因素有关。如以乙醇为助乳化剂的纳米乳，长时间保存时乙醇容易挥发，导致乳化剂和助乳化剂共同形成的界面膜难以维持，最终影响纳米乳的稳定性。④提高贮存温度和延长贮存时间会使纳米乳的稳定性降低。⑤高黏度的分散相能够阻止乳滴的沉降及其布朗运动，减少相互碰撞，减缓乳滴的聚集。

（五）亚微乳的制备与形成影响因素

1. 亚微乳的处方组成　亚微乳的处方组成与纳米乳类似，包括水相、油相、乳化剂、助乳化剂等。除此之外，由于亚微乳属于热力学不稳定体系，其稳定性不如纳米乳，因此制备时还需加入稳定剂如油酸、油酸钠等。注射用亚微乳还需加入抗氧剂、等张调节剂、pH调节剂等。

通常采用单因素实验方法对处方组成进行初步筛选，然后以平均粒径、多分散系数、电位、包封率等作为因变量，采用星点设计等方法对处方组成进行优化。

2. 亚微乳的制备方法

（1）高压均质法（high-pressure homogenize method）　是亚微乳生产中应用最为广泛的制备方法，属于高能乳化法，可用于控制亚微乳粒径，减少或消除粒子团聚现象，使粒径分布均匀。首先将药物和（或）乳化剂溶于水相或油相，加热水相和油相至适宜温度后混合油水两相，在高速搅拌下制得初乳。将初乳高速高压通过匀化阀，大乳滴被匀化成小液滴，随着压力增加粒径减小。若制备静脉注射亚微乳，应调节乳液pH7~8，过0.45μm滤膜除去粗乳滴与碎片，最后需经热压灭菌。若药物对热不稳定，可采用无菌操作；若处方中含有易氧化成分，可在氮气保护下操作。

实例解析

实例13-4：静脉注射用硝酸甘油亚微乳的制备

【处方】
硝酸甘油	0.2g	蛋黄卵磷脂 E80	1.8g
油酸	0.12g	大豆油	10g
甘油	2.25g	泊洛沙姆 188	1.8g
蒸馏水	100ml	0.1 mol/L 氢氧化钠	适量

【制法】称取处方量蛋黄卵磷脂 E80 和油酸加至处方量大豆油中，60℃加热并搅拌至完全溶解，加入处方量硝酸甘油，搅拌均匀作为油相。称取处方量泊洛沙姆 188 和甘油加入到一半处方量的水中，搅拌均匀作为水相。油水两相预热至70℃，将水相缓慢倒入油相中，立即高速剪切乳化（4000r/min）10分钟，加入剩余处方量的水，以 0.1mol/L 氢氧化钠溶液调至 pH7~8，移至高压均质机中 80MPa 均质 15 次，乳液经 0.22μm 微孔滤膜过滤灭菌，充氮气灌封于 5ml 安瓿中得硝酸甘油亚微乳，平均粒径为 156nm。

【解析】处方中硝酸甘油为主药；油酸和大豆油为油相成分；甘油为助乳化剂；蛋黄卵磷脂与泊洛沙姆为混合乳化剂，可形成稳定的乳化膜，提高亚微乳的稳定性。硝酸甘油是治疗心绞痛的首选药物，因其脂溶性大，注射剂常选用乙醇作为溶媒。乙醇刺激性较大，长期滴注易产生静脉炎，临床应用受到限制。静脉注射用亚微乳可减少药物等不良反应，制备硝酸甘油注射用亚微乳有望解决乙醇产生的不良反应。

（2）超声乳化法　是利用高功率超声产生强烈的剪切作用，使预混乳液形成微型液滴。超声乳化法属于高能乳化法。首先将油、水、乳化剂混合后，然后采用超声波使初乳分散成亚微乳。该方法效率较低，不适合大量生产。

实例解析

实例 13-5：葛根素亚微乳的制备

【处方】 葛根素　　　1g　　　　卵磷脂　　　1.2g
　　　　　注射用油　10ml　　　　注射用水　适量
　　　　　甘油　　　　2.5g

【制法】 将 1g 葛根素和 1.2g 卵磷脂加入到 10ml 的注射用油中，在 70℃均匀分散为油相；取 2.5g 甘油和适量注射用水在 70℃下磁力搅拌分散均匀为水相；将水相加入高速搅拌的油相中，控制乳化时间，制得粗乳。粗乳再经 500W 超声（室温且充氮气保护）适当时间，然后加注射用水稀释到 100ml，充氮气熔封安瓿，流通蒸汽灭菌即得葛根素静脉注射亚微乳，平均粒径为 228nm。

【解析】 处方中葛根素为主药；注射用油为油相成分；甘油为助乳化剂；卵磷脂为乳化剂。葛根素是中药野葛根部中的一种异黄酮化合物，主要用于治疗心肌缺血等心血管疾病。葛根口服生物利用度低，临床多用注射液，但严重的溶血作用限制了其临床应用。亚微乳可包裹药物，避免其与外界和体液接触，提高药物的稳定性，减少药物的不良反应。因此葛根素亚微乳有望克服其溶血作用，降低药物毒性。

（3）相变温度法　当乳液温度在相变温度（phase inversion temperature, PIT）以下，非离子型表面活性剂（如聚氧乙烯）显示亲水性（图 13-16a）；随着温度的升高，聚氧乙烯分子上的氢键断裂，聚氧乙烯链脱水，分子疏水性增强，非离子表面活性剂与水的亲和力减弱，逐渐变为亲脂性并和油相溶解（图 13-16b）；当温度达到 PIT，形成双连续相结构微乳液（图 13-16c）；当温度高于 PIT 使乳液反转，水被分散到油相和亲油性表面活性剂的混合物中，迅速用冷却水进行稀释，使亲水性表面活性剂快速迁移到水相，发生乳化作用（图 13-16d）。由于此方法制备工艺简便，且成本低廉，运用比较广泛，并且非离子型表面活性剂的运用可以提高制剂的安全性及稳定性。相变温度法属于低能乳化法。

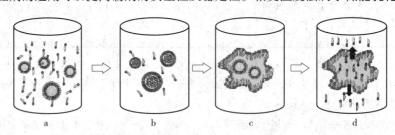

图 13-16　相变温度法示意图

（4）相转变乳化法（phase inversion composition method）　是将乳化剂溶于油相，在搅拌下将预热的水相加到热的油相中，随着水相的加入，体系从乳化剂-油-水液晶转变成凝胶初乳，最后形成 O/W 型乳剂，经均质化得到亚微乳。转相乳化法属于低能乳化法。

（5）Sol Emul 技术　该技术由 Muller 等人发明，将难溶性药物以微粉或纳米混悬液的形式加入到空白乳剂中，经高压均质，使足够量的难溶性药物结合到脂肪乳的亲脂核内或插入水界面的乳化膜，从而得到含药亚微乳。该法可将油水均难溶的药物卡马西平、两性霉素 B 及伊曲康唑等制成静脉注射乳剂。

（6）干乳制备技术　静脉注射亚微乳属于热力学不稳定体系，在灭菌、贮存和运输过程中易发生分层、破裂，而且药物在液态下容易降解，乳化剂等辅料也容易发生氧化分解，为尽可能解决上述问题，人们制备了药物的干乳剂。干乳剂具有体积小、运输方便、稳定性高等优点。干乳剂的制备方法主要有冷冻干燥法、喷雾干燥法、减压蒸馏法等，其中冷冻干燥法在注射给药中应用最多。干乳剂临用时加水，油滴重新分布于水相中形成均一乳剂。干乳法制备乳剂温度低，且可采用低温过滤除菌，因此适用于热敏感药物的制备。

3. 影响亚微乳形成的因素

（1）乳化剂的影响　乳化剂的主要作用是在分散相液滴界面形成致密的乳化膜，提高乳剂稳定性。当乳化剂浓度过低时，液滴界面不能达到饱和吸附，不足以形成致密界面膜，对防止乳滴聚集几乎没有作用。所以，制备稳定的亚微乳，必须加入足够量的乳化剂。另外，有效的助乳化剂可使乳化剂的用量大大减少，从而降低了大量乳化剂带来的潜在毒性。

（2）稳定剂的影响　载药往往会使亚微乳界面膜发生改变，常需要加入能定位在界面膜的稳定剂。常用的稳定剂油酸、油酸钠、胆酸或胆酸盐等能在亚微乳中形成稳定的复合凝聚膜，增大膜的强度，同时增加药物的溶解度，增大亚微乳的ζ电位，从而提高乳滴之间的静电斥力，阻止乳滴聚集，提高亚微乳的稳定性，有时还可以提高载药量。

（3）其他附加剂的影响　常用的附加剂有抗氧剂、等张调节剂、pH调节剂等。维生素E或维生素C是常用的抗氧剂。甘油是最常用的等张调节剂。盐酸或氢氧化钠是常用的pH调节剂，可调节pH至7~8。除静脉注射用亚微乳外，乳剂中有时还需要加入防腐剂及增稠剂。

知识拓展

自乳化给药系统

自乳化给药系统（selfemulsified drug delivery system，SEDDS）是由药物、油相、乳化剂和助乳化剂形成的固体或液体系统。此体系乳化所需自由能非常低，在胃肠蠕动下可自发形成粒子小于5μm的乳滴。药物存在于细小的乳滴中，可快速分布于整个胃肠道中。由于SEDDS形成的乳滴细小，有较大的比表面积，可提高药物吸收的速度和程度，从而提高药物的生物利用度。另外，SEDDS可克服普通乳剂服用体积大，不易控制其稳定性等缺点，同时可以显著减少遇水不稳定药物的水解，以及药物对胃、肠道的不良刺激。自乳化给药系统制备简单，性质稳定，可将溶液分装于软胶囊中，剂量准确且服用方便，是提高水不溶性药物口服吸收的新剂型。已上市的自乳化制剂有异维A酸、环孢素、利托那韦、沙奎那韦、替拉那韦和氨普那韦等。

（六）纳米乳与亚微乳的质量评价

纳米乳与亚微乳制剂，除应符合《中国药典》（2020年版）四部通则9014微粒制剂的指导原则的要求外，还应分别符合有关制剂通则（如胶囊剂、注射剂、眼用制剂、鼻用制剂等）的规定。

1. 理化性质

（1）黏度　不同给药途径对黏度的要求不同。例如以注射方式给药的纳米乳与亚微乳制剂，黏度过大不仅不利于制备，也给临床使用带来不便。

（2）折光率　一般采用阿贝折光仪在20℃条件下测定纳米乳的折光率。黏度和折光率可以反映纳米乳的纯度。

（3）电导率　电导率是鉴别纳米乳结构类型的重要参数。对于W/O型纳米乳/亚微乳制剂，其电导率相当于或者大于油的电导；W/O型纳米乳/亚微乳中水含量增至一定比例时，电导率迅速上升，W/O型纳米乳/亚微乳逐渐变为油水双连续相。当水含量继续增至一定数值时，电导率达到峰值后下降，说明W/O型纳米乳/亚微乳转型为O/W型。

2. 药物含量　亚微乳和纳米乳中药物含量一般采用溶剂提取法并结合高效液相色谱法进行测定。亚微乳和纳米乳中未包封药物含量的测定可采用超滤离心法并结合高效液相色谱法进行测定。

3. 粒径及其分布

（1）透射电镜（TEM）法　用蒸馏水稀释亚微乳和纳米乳，再加四氧化锇溶液固定15分钟，将固定的乳剂薄层作 TEM 测定。

（2）扫描电镜（SEM）法　SEM 可获得亚微乳和纳米乳的三维形貌。

（3）TEM-冷冻碎裂法　将亚微乳和纳米乳速冻再碎裂，可区别乳滴与极易混淆的气泡，可测出分子的尺寸及类脂等大分子的精细结构。

（4）动态光散射粒度分析仪法　可对 $0.05\sim10\mu m$ 范围的乳滴进行粒径大小及粒径分布测定。该测定法无须加入电解质，因而不会影响亚微乳的稳定性。

4. 稳定性　稳定性研究包含物理稳定性和化学稳定性，前者主要通过测定粒径、浊度、电导、黏度、ζ 电位的变化进行评价。化学稳定性主要通过考察 pH、药物及有关物质的含量变化进行评价。

PPT

第五节　微球与微囊化技术

一、概述

1. 微囊与微球的概念与特点　微囊（microcapsules）系指固态或液态药物被载体辅料包封形成的小胶囊，如图 13-17a 所示。粒径在 $10\sim100nm$ 的称纳米囊，粒径在 $0.1\sim1\mu m$ 的称亚微囊，粒径在 $1\sim250\mu m$ 之间的称微囊。将药物包裹于载体材料中形成微囊的技术称微囊化（microencapsulation）技术。

微球（microspheres）系指药物溶解或分散在载体辅料中形成的小球状实体，如图 13-17b 所示。粒径在 $10\sim100nm$ 的称纳米球，粒径在 $0.1\sim1\mu m$ 的称亚微球，粒径在 $1\sim250\mu m$ 的称微球。将药物分散在高分子材料骨架中形成微球的技术称微球化（microsphere formation）技术。

微囊与微球只是制剂的中间体，药物制备成微囊或微球后，再可根据需要制备成不同剂型，如注射剂、胶囊剂、混悬剂、散剂、植入剂、软膏剂、栓剂、涂剂、膜剂等。

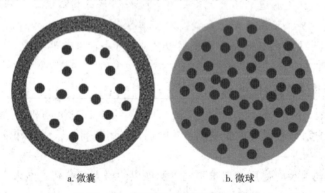

a. 微囊　　　　　　　　　b. 微球

图 13-17　微球和微囊结构示意图

药物微囊化/微球化对药物的稳定性、体内吸收、疗效及毒副作用均有不同程度的影响。药物微囊化/微球化的主要目的包括以下方面：①掩盖药物的不良气味及口味：如鱼肝油、大蒜素、氯霉素等药物通过微囊化/微球化可掩盖其不良气味及口味；②提高药物的稳定性：如 β-胡萝卜素、挥发油类等药物通过微囊化可以改善其稳定性；③防止药物在胃内失活或减少对胃的刺激性：如酶、多肽、红霉素、吲哚美辛等药物通过微囊化/微球化可减少胃内失活或对胃的刺激性；④使液态药物固态化，便于应用与贮存；⑤减少复方药物的配伍变化：如可以将难以配伍的阿司匹林与氯苯那敏分别微囊化，再制成同一制剂；⑥使药物具有缓释或控释性能：如吲哚美辛缓释微囊、亮丙瑞林缓释微球；⑦使药物具有靶向性：如将治疗指数低的药物制成微囊或微球，可使药物浓集于靶区，从而提高药物的疗效，降低毒副作用；⑧可将活细胞或活性生物材料包裹，避免其失活：如破伤风类毒素微囊等；⑨改变物料性质：如改变药物的流动性等。

2. 微囊和微球在药物制剂中的应用　曲普瑞林 PLGA 微球是第一个多肽微球产品，用于转移性前列腺癌的治疗，药物可缓释 1 个月。随后，亮丙瑞林、那法瑞林、丙氨瑞林等微球产品相继上市。2012 年 1 月 FDA 批准艾塞那肽长效注射微球注射剂上市。该药物是首个治疗 2 型糖尿病的长效注射剂。普通艾塞那肽注射液每日需注射 2 次，制成长效注射剂后，每周只注射 1 次，明显降低了患者的注射给药频率。

传统疫苗初次注射后，在一定时间内，需要再进行多次加强注射，使人体获得尽可能高的抗体水平。采用微囊化技术将疫苗或佐剂包裹在可生物降解的聚合物材料中，一次注射后，抗原在体内连续释放数周甚至数月，由此产生持续的高抗体水平；还可一次注射不同释药性能的微球混合物，使其在不同时间内分别以脉冲模式释放，产生类似传统接种的效果。目前破伤风类毒素一次性注射疫苗微囊产品已被 WHO 批准，该疫苗以 PLGA 为囊材，其中 GA∶LA＝75∶25 的 PLGA 微球注射后两次释药，能达到更高的抗破伤风毒素抗体水平。

微囊和微球是近 20 年来发展起来的新制剂，目前国内外报道采用微囊/微球化技术生产的药物制剂已达 30 余种，包括解热镇痛药、避孕药、抗肿瘤药、驱虫药、诊断用药、抗生素及维生素等。但当前研制的微球制剂仍存在粒度分布宽、稳定性差、包封率低、突释现象严重、生产成本高、质量控制难度大等很多亟待解决的问题。

二、载体材料

用于制备微球/微囊所需的材料称为载体材料。常将制备微囊所需的材料称为囊材（coating material）。微球与微囊的基本组成包括主药、载体材料、附加剂。附加剂包括稀释剂、稳定剂、增塑剂，以及控制释放速率的阻滞剂和吸收促进剂等。

载体材料应符合下列基本要求：①性质稳定；②能控制药物的释放速率；③无毒、无刺激性；④能与药物配伍，不影响药物的药理作用和含量检测；⑤成型性好。

（一）天然高分子材料

天然高分子材料性质稳定、无毒，是最常用的载体材料。

1. 明胶（gelatin）　是胶原蛋白温和水解的产物，平均分子量为 15000～25000，在酸性条件下水解得到的明胶称 A 型明胶，其等电点为 7～9；在碱性条件下水解得到的明胶称 B 型明胶，其等电点为 4.7～5.0。A 型明胶与 B 型明胶的成囊性或成球性无明显差别，两者均可生物降解，几乎无抗原性，通常可根据药物对酸碱性的要求选用 A 型或 B 型。一般用于制备微囊的明胶用量为 20～100g/L，加入 10%～20%的甘油或丙二醇可改善明胶的弹性；制备微球时，明胶用量可达 200g/L 以上。

2. 阿拉伯胶（acacia gum）　不溶于乙醇，能溶解于甘油或丙二醇，在室温条件下可溶解于两倍量的水中。阿拉伯胶的水溶液呈酸性，荷负电。阿拉伯胶中含有过氧化酶，易与氨基比林、安替比林、苯酚、香草醛以及生物碱等发生反应变色，使用时应注意配伍变化。阿拉伯胶常与明胶或白蛋白配伍使用，用作囊材时的用量为 20～100g/L。

3. 桃胶（prunus gum）　含有半乳糖、鼠李糖、α-葡萄糖醛酸等成分，易溶于水，不溶于有机溶剂。桃胶带负电荷，是良好的天然囊材。

4. 海藻酸盐（alginate）　属于多糖类化合物，常用稀碱从褐藻中提取而得。海藻酸钠可溶于不同温度的水中，不溶于乙醇、乙醚及其他有机溶剂，其黏度随分子量不同而有差异。海藻酸钠在水中可与氯化钙反应生成不溶性的海藻酸钙，因此通常用氯化钙将海藻酸钠固化成囊。

5. 壳聚糖（chitosan）　是由甲壳素脱乙酰化后制得的一种多糖。壳聚糖可溶于酸或酸性水溶液，带正电荷，在体内可溶胀成水凝胶。壳聚糖无毒、无抗原性，在体内能被溶菌酶降解，具有生物可降解性和优良的成膜性。

（二）半合成高分子材料

半合成高分子载体材料多为纤维素衍生物，具有毒性小、黏度大、成盐后溶解度增大的特点。

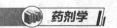

1. 羧甲纤维素钠（sodium carboxymethylcellulose，CMC-Na） 属于阴离子型的高分子材料，在酸性溶液中不溶，遇水溶胀后体积可增大10倍。CMC-Na的水溶液黏度大，具有抗盐能力和一定的热稳定性。CMC-Na常与明胶配伍用作复合载体材料，也可以制成羧甲纤维素铝（CMC-Al）单独使用。

2. 邻苯二甲酸醋酸纤维素（cellulose acetate phthalate，CAP） 不溶于强酸水溶液，可溶于pH>6的水溶液，常用于制备肠溶性微球或微囊。CAP既可单独使用制备微囊或微球，用量一般为30g/L，也可与明胶配伍使用。

3. 羟丙甲纤维素（hydoxypropyl methyl cellulose，HPMC） 具有成膜性好、无毒副作用等优点。HPMC能溶于冷水，不溶于热水和乙醇，在水中形成黏性溶液，长期储存有良好的稳定性。

4. 羟丙甲纤维素邻苯二甲酸酯（hypromellose phthalate，HPMCP） 具有理化性质稳定，成膜性好，无毒副作用等优点。HPMCP易溶于碱性水溶液，不溶于水及酸性溶液，常用于制备肠溶微囊或微球。

5. 乙基纤维素（ethyl cellulose，EC） 不溶于水、甘油、丙二醇，可溶于乙醇，易溶于乙醚。EC遇强酸易水解，故不适用于强酸性药物。EC可作为多种药物微囊化的囊材，但需要加入增塑剂改善其可塑性。

6. 甲基纤维素（methyl cellulose，MC） 不溶于无水乙醇、三氯甲烷、乙醚，可在水中溶胀。MC的用量为10~30g/L。MC常与CMC-Na、明胶、聚维酮等材料配伍用作复合载体材料。

（三）合成高分子材料

1. 聚酯类 聚酯类合成高分子材料主要是羟基酸或其内酯的聚合物，这类材料在体内可生物降解。常用的羟基酸包括乳酸（lactic acid）和羟基乙酸（glycolic acid）。由乳酸缩合得到的聚酯即聚乳酸，用PLA表示。由羟基乙酸缩合得到的聚酯即聚羟基乙酸，用PGA表示。PLA无毒，具有良好的成囊和成膜性能，生物相容性好，不溶于水和乙醇，易溶于二氯甲烷、三氯甲烷、丙酮等有机溶剂。

2. 聚乳酸-羟基乙酸共聚物〔poly（lactide-glycolide acid），PLGA〕 由乳酸和羟基乙酸聚合而成。PLGA无毒，生物相容性好，具有良好的成囊和成膜性能。PLGA不溶于水，能够溶解于三氯甲烷、四氢呋喃、丙酮、乙酸乙酯等有机溶剂。

3. 聚乙二醇6000（PEG6000） 平均分子量为6000~7500能溶于水形成澄明的溶液。

4. 聚酰胺（polyamide） 具有柔韧性和延展性，在碱性水溶液中稳定，在酸性水溶液中迅速被破坏。

三、囊心物

囊心物（core materials）即被包裹的物质，除主药外，还包括为提高微囊化质量而加入的附加剂，如稳定剂、稀释剂、控制释放速率的阻滞剂、吸收促进剂等。囊心物可以是固体或液体。通常将主药与附加剂混匀后微囊化，也可先将主药单独微囊化，再加入附加剂。若处方中含有多种主药，可将其混匀再微囊化，也可分别微囊化后再混合。采用何种方法微囊化主要取决于药物、囊材和附加剂的性质及工艺条件等。

四、微囊的制备

微囊的制备方法按成型原理可分为物理化学法、物理机械法和化学法三大类。根据药物和囊材的性质及欲制备微囊的粒径、释药特性，以及体内靶向性等要求，选择不同的制备方法。

（一）物理化学法

本法的微囊化在液相中进行，通过改变条件使溶解状态的成囊材料和囊心物形成新相析出，故本法又称相分离法（phase separation method）。相分离法所用设备简单，成囊高分子材料来源广泛，可用于多种类别的药物微囊化，是药物微囊化的主要方法之一。

相分离法制备微囊大体可分为四个步骤，如图13-18所示。根据新相形成原理不同，相分离法又分为单凝聚法、复凝聚法、溶剂-非溶剂法、改变温度法和液中干燥法。

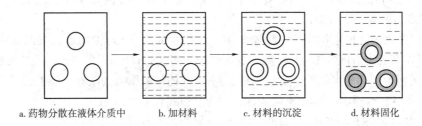

a. 药物分散在液体介质中　　b. 加材料　　c. 材料的沉淀　　d. 材料固化

图 13-18　物理化学法微囊化步骤示意图

1. 单凝聚法（simple coacervation method） 是相分离法中较常用的一种，适合于难溶性药物的微囊化。

（1）基本原理　单凝聚法是通过在高分子囊材溶液中加入凝聚剂使囊材凝聚成囊的方法。例如将药物分散在明胶水溶液中，然后加入凝聚剂（如硫酸钠、硫酸铵、乙醇或丙酮），竞争性地结合明胶水合膜中的水分子，使明胶的溶解度降低，最后从溶液中析出而凝聚形成微囊。采用这种方法形成的微囊，一旦解除促进凝聚的条件如加水稀释，就可解凝聚，使微囊消失。利用这种可逆性，在微囊制备过程中可以反复进行凝聚-解凝聚，直到凝聚形成的微囊形状满意为止。最后再可采取适当方法进行交联，形成不凝结、不粘连、不解聚的球形微囊。

（2）工艺流程　采用单凝聚法制备微囊的工艺流程，如图 13-19 所示。

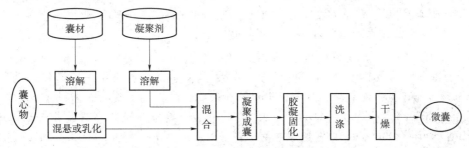

图 13-19　单凝聚法制备微囊的工艺流程图

（3）成囊条件

1）凝聚系统的组成　可通过三元相图确定凝聚系统的组成，如明胶-水-硫酸钠系统的单凝聚三元相图，如图 13-20 所示。用电解质作凝聚剂时，阴离子电解质对胶凝起主要作用，常用的阴离子是 SO_4^{2-}，其次是 Cl^-。胶凝作用强弱次序为枸橼酸>酒石酸>硫酸>醋酸>氯化物>硝酸>溴化物>碘化物；阳离子也有一定胶凝作用，电荷数越高胶凝作用越强。

2）囊材溶液的浓度与温度　囊材浓度太低不能发生胶凝，增加囊材的浓度可加速胶凝进程。体系温度越低，越容易胶凝；温度越高，越不利于胶凝。胶凝温度还与高分子囊材浓度有关，例如 5% 明胶溶液在 18℃ 以下才能胶凝，而 15% 明胶溶液则在 23℃ 就可以胶凝。

3）药物及凝聚相的性质　使用单凝聚法在水中成囊时，系统中含有药物、凝聚相和水三相，要求药物难溶于水，但具有一定的亲水性。若药物过分疏水，因凝聚相中含大量的水，药物既不能混悬于水相中，也不能混悬于凝聚相中，微囊化无法进行。如制备难溶性药物双炔失碳酯微囊时，加入月桂山梨

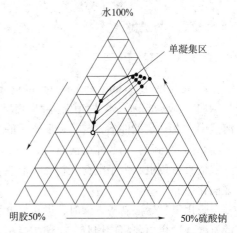

图 13-20　明胶-水-硫酸钠的三元相图

坦（司盘20）增大双炔失碳酯的亲水性，可使双炔失碳酯微囊化。但药物过分亲水则易被水包裹，药物只存在于水中，不能分散于凝聚相中而被微囊化。此外，药物微囊化的难易程度还取决于囊材同药物之间的亲和力，亲和力强的易被微囊化。

4）凝聚囊的流动性及其与水相间的界面张力　为了得到更好的球形微囊，凝聚囊应有一定的流动性。例如在使用 A 型明胶制备微囊时，可滴加少许醋酸使溶液的 pH 在 3.2~3.8，这时明胶分子中有较多的—NH$_3^+$离子，可吸附较多的水分子，降低了凝聚囊-水间的界面张力，改善了凝聚囊的流动性，有利于微囊成球。若调节溶液的 pH10~11 则不能成囊，因为此时接近 A 型明胶的等电点（pH7~9），会有大量的黏稠块状物析出。B 型明胶的等电点较低（pH4.7~5.0），制备时不调节 pH 也能成囊。

5）交联固化　由于单凝聚法中的囊材凝聚是可逆的，欲制得不解聚的微囊，必须加入交联剂固化。以明胶为囊材制备微囊时，常用甲醛作交联剂，通过胺醛缩合反应使明胶分子互相交联而固化，形成不可逆的微囊。交联的程度受甲醛浓度、固化时间、介质的 pH 等因素的影响，交联的最佳 pH8~9。若交联不足，容易导致微囊粘连；若交联过度，得到的明胶微囊脆性太大。若药物在碱性环境中不稳定，可改用戊二醛代替甲醛，在中性介质中使明胶交联固化。

实例解析

实例 13-6：双氯芬酸微囊的制备

【处方】
双氯芬酸细粉	10g	明胶	20g
滑石粉	1~2g	甲醛	50ml
40%硫酸镁溶液	2500ml	稀盐酸	适量
蒸馏水	400ml		

【制法】在 400ml 蒸馏水中加入 20g 明胶，置于 70℃水浴溶解成胶浆状，在搅拌下，加入 10g 双氯芬酸细粉，搅拌均匀备用。将 2500ml 40%硫酸镁溶液用稀盐酸调 pH3~4，并加入 1~2g 滑石粉，在 55℃±1℃条件下搅拌均匀，并在约 30 分钟内滴加完含药物明胶液。开始滴加时，转速控制在 2500~3000r/min，随着明胶液的不断加入，转速调至 3500~4000r/min。明胶滴加完后继续搅拌 3~5 分钟，然后迅速降温至 5℃，保持 20 分钟。再加入 50ml 甲醛固化 12 小时。减压抽滤收集微囊，以蒸馏水洗涤 5 次，直至无镁盐与硫酸盐反应，pH 至中性。50℃干燥，过 100 目筛即得。

【解析】本例采用单凝聚法制备双氯芬酸微囊。双氯芬酸为药物；明胶为成囊材料；硫酸镁溶液为凝聚剂，滑石粉可防止微囊粘连；甲醛为固化剂。制得的微囊包封率为 84.16%，粒径为 4.0~7.0μm。双氯芬酸为非甾体类解热镇痛药，临床用于抗炎、镇痛、解热和抗风湿等。双氯芬酸微囊具有缓释作用。

2. 复凝聚法（complex coacervation method）　是经典的微囊化方法，适合于难溶性药物的微囊化。

（1）基本原理　本法使用两种带相反电荷的高分子材料为复合囊材，先将囊心物分散在含囊材的水溶液中，在一定条件下，与带相反电荷的高分子材料形成复合物，此时溶解度降低，自溶液中凝聚成囊。例如以明胶与阿拉伯胶作为囊材时，将溶液 pH 调至明胶的等电点以下，使明胶带正电荷，而在此条件下阿拉伯胶带负电，由于电荷互相吸引形成复合物，溶解度降低而凝聚成囊，最后再采取适当方法进行交联固化。

采用复凝聚法制备微囊时，可作复合囊材的有明胶与阿拉伯胶、海藻酸盐与壳聚糖、海藻酸盐与聚赖氨酸、白蛋白与阿拉伯胶、海藻酸与白蛋白等。

（2）工艺流程　采用复凝聚法制备微囊的工艺流程，如图 13-21 所示。

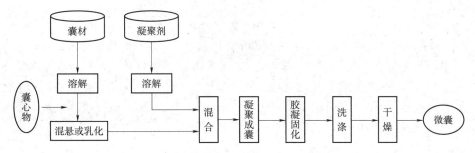

图 13-21　复凝聚法制备微囊的工艺流程

（3）成囊条件

1）凝聚系统的组成　与单凝聚法类似，可以用三元相图确定凝聚成囊的组成。如成囊材料为明胶与阿拉伯胶时，明胶、阿拉伯胶、水三者的组成与凝聚现象的关系可由三元相图说明。如图 13-22 所示，K为复凝聚区，表明了形成微囊的阿拉伯胶和明胶混合溶液的浓度；P 区为两相分离区，阿拉伯胶和明胶溶液不能混溶亦不能形成微囊；H 区为阿拉伯胶和明胶溶液可混溶形成均相溶液。A 点代表含 10% 明胶、10% 阿拉伯胶和 80% 水的混合液，必须加水稀释，沿A-B 虚线进入凝聚区 K 才能发生凝聚。相图说明，明胶同阿拉伯胶发生复凝聚时，除 pH 外，浓度也是重要条件。

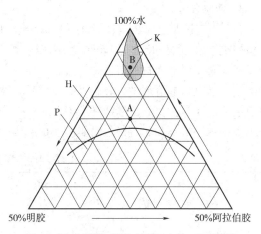

图 13-22　明胶-阿拉伯胶-水的三元相图

2）药物表面性质与凝聚相的流动性　复凝聚法制备微囊时要求药物表面能被囊材凝聚相润湿，使药物能混悬或乳化于凝聚相中，随凝聚相凝聚而成囊。因此可根据药物性质适当加入润湿剂。此外还应使凝聚相保持一定的流动性，如控制温度或加水稀释等，这是保证微囊外形良好的必要条件。

实例解析

实例 13-7：大蒜油微囊的制备

【处方】

大蒜油	1g	阿拉伯胶	0.5g
3%明胶溶液	30ml	甲醛	1ml
10%醋酸	适量	5%氢氧化钠溶液	适量
蒸馏水	150ml	10%生淀粉混悬液	4ml

【制法】取 0.5g 阿拉伯胶粉置于乳钵中，加 1g 大蒜油，研匀，加蒸馏水 1ml，迅速研磨成初乳，并用 3% 阿拉伯胶溶液 30ml 稀释成乳剂。将乳剂移至 250ml 烧杯中，边加热边搅拌，待温度升至 45℃时缓缓加入 3% 明胶溶液 40ml（预热至 45℃），胶液保持在 45℃左右，继续搅拌，并用 10% 醋酸溶液调节 pH4.1～4.3，显微镜下可观察到乳滴外包有凝聚膜层。加入温度比其稍低的蒸馏水 150ml，继续搅拌。温度降至 30℃以下时移至冰水浴继续搅拌，加入甲醛溶液 1ml，搅拌使固化成形，并用 5% 的氢氧化钠溶液调 pH7.0～7.5，使凝胶的孔隙缩小，再继续搅拌 30 分钟。加入 10% 生淀粉混悬液 4ml，10℃左右再搅拌 1 小时，抽滤收集微囊，洗涤，尽量除去水分，60℃干燥，即得。

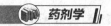

【解析】本例是采用复凝聚法制备大蒜油微囊。阿拉伯胶和明胶为成囊材料；生淀粉可使微囊分散均匀；甲醛为固化剂。大蒜油具有抗炎、降血脂、降血糖等作用。大蒜油的主要成分为含大蒜辣素、大蒜新素等不饱和硫化烯烃化合物的混合物，分子结构中存在活泼双键，因而化学性质不稳定，且有刺激性。制成微囊可提高其稳定性，降低刺激性。大蒜油在碱性条件下不稳定，所以交联固化时需调 pH 至 7.0~7.5，而不是通常的 pH8~9。

3. 其他方法

（1）溶剂-非溶剂法（solvent-nonsolvent method）　是指在囊材的溶液中加入一种不溶囊材的溶剂（非溶剂），使囊材的溶解度降低，引起相分离，将药物包裹成囊的方法。具体的制备过程是将药物均匀分散或溶解于含有囊材的溶液中，然后搅拌加入非溶剂中，含药的囊材溶液在搅拌下形成乳滴，乳滴中的溶剂扩散进入非溶剂中，乳滴中的囊材凝聚固化，药物被包裹在囊材中形成微囊。采用溶剂-非溶剂法制备微囊的囊材主要是乙基纤维素等合成的高分子材料。溶剂多数是有机溶剂，非溶剂可以是有机溶剂，也可以是水，溶剂和非溶剂之间能够互相混溶。常用囊材的溶剂和非溶剂的组合见表 13-2。

表 13-2　常用囊材的溶剂和非溶剂

材料	溶剂	非溶剂
邻苯二甲酸醋酸纤维素	丙酮/乙醇	三氯甲烷
苄基纤维素	三氯乙烯	丙醇
乙基纤维素	四氯化碳（或苯）	石油醚
醋酸纤维素丁酯	丁酮	异丙醚
聚乙烯	二甲苯	正己烷
聚氯乙烯	四氢呋喃（或环己烷）	水（或乙二醇）
醋酸乙烯酯	三氯甲烷	乙醇
苯乙烯马来酸共聚物	乙醇	乙酸乙酯

（2）改变温度法　本方法通过控制温度使药物成囊。例如用白蛋白作囊材制备微囊时，先将白蛋白制成 W/O 型乳状液，然后升高体系温度将其固化成囊；用蜡类材料制备微囊时，先将蜡类材料加热熔融，然后将药物混悬或溶解在其中，制成 O/W 型乳状液，最后降温固化成囊。

（3）液中干燥法（in-liquid drying method）　是先把囊材溶液分散于不溶性溶剂中形成乳状液，然后除去乳剂内相的溶剂而固化成囊的方法。根据连续相的介质不同分为水中干燥法和油中干燥法，其中水中干燥法较为常用，即通过制备 O/W 或 W/O/W 型乳剂制备微囊的方法。囊材溶剂的去除方法有溶剂萃取法和溶剂挥发法。溶剂萃取法要求溶解囊材的溶剂在连续相有一定溶解度，使溶解囊材的溶剂进入连续相中而除去。溶剂挥发法要求溶解囊材的溶剂不溶于连续相中，溶剂挥发后进入气相，囊材得到干燥，这种方法也称为乳化-溶剂挥发法。

（二）物理机械法

本法是将固态或液态药物在气相中进行微囊化的方法，需要一定设备，其中常用的方法是喷雾干燥法和空气悬浮法。采用物理机械法制备微囊时，囊心物损失在 5% 左右、粘连率在 10% 左右，在大规模生产中是合理的。

1. 喷雾干燥法〔spray drying method〕

是先将囊心物分散在含有囊材的溶液中，再将混合物喷入惰性热气流中，使液滴收缩成球形，进而干燥得到微囊。如药物不溶于囊材溶液，可得到微囊；如药物能溶解于囊材溶液，则得到微球。溶解囊材的溶剂可以是有机溶剂或水。喷雾干燥法可用于固态或液态药物的微囊化，得到的微囊粒径通常在 5μm 以上。影响喷雾干燥成囊的主要因素包括混合液的黏度、喷雾的均匀性、药物和囊材的浓度、喷雾的方法和速度、干燥速率等。

2. 喷雾冷凝法（spray congealing method）　是指将囊心物分散于熔融的囊材中，将此熔融物喷入冷气流中凝固而成微囊的方法。此法得到的微囊粒径在 80~100μm。常用的材料有蜡类、脂肪酸和脂肪醇等，此类囊材在室温下为固体，在较高温度才可熔融。

3. 流化床包衣法（fluidized bed coating method）　亦称为空气悬浮法（air suspension），该法是利用垂直强气流将囊心物悬浮于包衣室中，将含有囊材的溶液喷射于囊心物表面成膜，溶剂在热气流中挥干，使囊心物表面形成囊材薄膜从而制备微囊的方法。因喷雾区微粒浓度低，流化速度快，不易粘连，适合于微粒的包衣。为了防止微粒间相互粘连，还可采用预制粒的方法。本法所得微囊的粒径一般在 100~150μm。

4. 多孔离心法（multiorifice-centrifugal method）　是利用离心力使囊心物高速通过囊材溶液并形成液态膜，再采用不同固化方法使囊材固化从而制备微囊的方法。

（三）化学法

化学法是指利用溶液中的单体或高分子通过聚合反应或缩合反应产生囊膜而制成微囊的方法。本法的特点是不加凝聚剂，先制成 W/O 型乳状液，再利用化学反应或射线辐射交联固化。

1. 界面缩聚法（interface polycondensation method）　亦称界面聚合法，是指存在于囊心物界面上的亲水性单体或亲脂性单体，在引发剂的作用下瞬间发生聚合反应，生成的聚合物包裹于囊心物的表面，形成囊壁的微囊化方法。

2. 辐射交联法（radiation crosslinking method）　是聚乙烯醇（PVA）或明胶在乳化状态下，经 γ 射线照射发生交联而成囊的方法。将微囊溶胀在含有药物的水溶液中，使其负载药物，最后将微囊干燥，即得含药微囊。此法工艺简单，不在明胶中引入其他成分，制得的微囊粒径在 50μm 以下。水溶性药物均可采用此法进行微囊化。

五、微球的制备

微球的制备方法与微囊的制备方法基本相同，制备微囊的大多数囊材也可用作微球的制备。根据载体材料与药物的性质、所需微球的粒度、释药性能及临床给药途径选择不同的制备方法。制备微球的常用方法主要有乳化分散法、凝聚法及聚合法。

（一）乳化分散法

乳化分散法（dispersion and emulsification method）是指药物与载体溶液混合后，将其分散在不相混溶的介质中形成类似油包水（W/O）或水包油（O/W）型乳剂，然后使乳剂内相固化并分离制备微球的方法。乳化分散法是现有制备微球方法中较为简易和常用的方法，根据内相固化方法不同，可分为以下三种。

1. 加热固化法（heat solidification method）　是利用蛋白质受热凝固的性质，如将含药白蛋白水溶液缓慢滴入油相中乳化，在 100~180℃ 的条件下加热搅拌，使乳剂的内相固化，最后经分离、洗涤制备微球的方法。常用载体材料为白蛋白，药物必须是水溶性的，且对热稳定。5-氟尿嘧啶白蛋白微球的制备便是采用此法。

2. 交联剂固化法（crosslinking solidification method）　是采用甲醛、戊二醛等化学交联剂使乳剂的内相固化，最后经分离、洗涤而制备微球的方法。该方法适合制备对热不稳定药物的微球。常用的载体材料有白蛋白、明胶等。

3. 溶剂蒸发法（solvent evaporation method）　与乳化-溶剂挥发法基本类似，是将水不溶性载体材料和药物溶解在油相中，再分散于水相中形成 O/W 型乳液，蒸发除去内相中的有机溶剂，从而制得微球的方法。

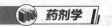

实例解析

实例13-8：丙氨瑞林PLGA微球的制备

【处方】
丙氨瑞林	40mg	PLGA	适量
10%明胶液	400μl	二氯甲烷	适量
3%PVA溶液	50ml	0.1%PVA（含5%氯化钠）	100ml
5%甘露醇溶液	10ml		

【制法】将40mg丙氨瑞林溶解于400μl的10%（W/V）明胶水溶液中作为内水相，聚乳酸-羟基乙酸共聚物（PLGA）溶解于二氯甲烷作为油相（PLGA浓度为40%，W/V），将水相与油相混合，在4℃条件下超声乳化30秒（功率200W），得W/O初乳，在机械搅拌条件下将初乳倒入50ml含3%PVA的溶液中，高速搅拌2分钟得到W/O/W复乳。将复乳转移至100ml的0.1%PVA溶液（含5%氯化钠）中，在室温条件下（25℃）磁力搅拌4小时，挥发除去二氯甲烷并固化微球，500×g离心5分钟，水洗后用10ml的5%甘露醇溶液将微球分散，冷冻干燥48小时得到丙氨瑞林PLGA微球。

【解析】本例系采用复乳溶剂挥发法制备丙氨瑞林微球。由于丙氨瑞林易溶于水，本研究中采用了两种方法防止制备过程中药物从内水相向外水相渗漏，以提高包封率。首先是提高内水相黏度，即以黏度较大的10%明胶水溶液作为内水相溶解丙氨瑞林；其次在外水相中加入5%氯化钠，提高外水相的渗透压，这可以减少丙氨瑞林从内水相向外水相中扩散，提高包封率。处方中PLGA为载体材料，甘露醇为冻干保护剂，PVA可防止微球间的凝聚。丙氨瑞林微球具有缓释作用。

（二）凝聚法

凝聚法（coacervation method）制备微球的原理与微囊制备中凝聚法基本一致。常用的载体材料有明胶、阿拉伯胶等。

（三）聚合法

聚合法（polymerization method）是载体材料单体通过聚合反应，在聚合过程中装载药物形成微球。此种方法多用于纳米球的制备，具有粒径小，易于控制等特点。

（四）物理机械法

物理机械法包括喷雾干燥法等，与微囊的制备方法相同。

六、影响微球与微囊粒径的因素

（一）影响微囊粒径的因素

1. 制备方法 制备方法对微囊粒径影响很大（表13-3），采用相分离法制备微囊，微囊粒径可小至2μm，而采用流化床包衣法制备微囊，其粒径一般大于35μm。

表13-3 不同微囊化方法所得微囊的粒径范围

微囊化方法适用的囊心物	粒径范围（μm）
多孔离心固态和液态药物	>1[*]
相分离固态和液态药物	>2[*]
流化床包衣法固态药物	>35[*]
喷雾干燥固态和液态药物	5~600

[*] 最大的粒径可以超过5000μm

2. 囊心物的大小　囊心物粒径越小，制得微囊的粒径越小。比如囊心物粒径为 $1\sim2\mu m$ 时，制得微囊的粒径约为 $10\mu m$。如果要求制得微囊的粒径约为 $50\mu m$ 时，囊心物的粒径应小于 $6\mu m$。

3. 囊材的用量　在囊心物粒径相同的条件下，囊材用量越多，制得微囊的粒径越大。一般情况下，囊心物粒径越小，其表面积越大，要制成囊壁厚度相同的微囊，需要的囊材越多。

4. 制备温度　不同温度下制备微囊的收率、大小及其粒径分布不同。一般来说，温度越低，制得微囊的粒径越大。

5. 搅拌速度　在一定搅拌速度范围内，搅拌速度越快，微囊粒径越小，但是当搅拌速度高于一定范围后，会使微囊因碰撞合并而导致粒径变大。实际工作中，应根据粒径要求和工艺选择合适的搅拌速度。如以明胶为囊材，采用界面缩聚法制备微囊，当搅拌速度为 $600r/min$ 时，制备的微囊粒径为 $100\mu m$；搅拌速度为 $2000r/min$ 时，制备的微囊粒径为 $10\mu m$。

6. 附加剂的浓度　附加剂浓度对微囊粒径影响也很显著。采用界面缩聚法，在一定搅拌速率下，当三油酸山梨坦的浓度为 0.5% 时，制得微囊的粒径小于 $100\mu m$；当三油酸山梨坦的浓度为 5% 时，制得微囊的粒径小于 $20\mu m$。

（二）影响微球粒径的因素

1. 制备方法

（1）加热固化法　研究发现固化温度对白蛋白微球的粒径影响较大。$105℃$固化所得微球的平均粒径最大，这是由于此时大量水分子仍保留在白蛋白基质内，在 $125\sim145℃$ 固化条件下所得微球粒径较小。

（2）交联剂固化法　随着交联剂用量的增多，微球的平均粒径增大。

（3）聚合法　聚合法制得的微球粒径小，一般粒径小于 $500nm$。

2. 超声波乳化功率与超声时间　超声波乳化功率与超声时间是影响微球粒径的重要因素，提高超声波功率或延长超声时间，可得到粒径较小的微球。

3. 搅拌速度　在一定搅拌速度范围内，增加搅拌速度能够有效阻止微球间的凝聚，从而获得粒径较小的微球。但是搅拌速度过快，会使微球因碰撞合并概率增多而导致粒径变大。

4. 制备材料

（1）表面活性剂　表面活性剂可防止微球间的凝聚。

（2）分散介质　在乳化分散法中，分散介质对微球粒径影响较大，例如分别以棉籽油、玉米油和轻质矿物油为油相，制得白蛋白微球的粒径分别为 $5.3\mu m\pm0.3\mu m$、$24.6\mu m\pm1.1\mu m$ 和 $96.3\mu m\pm1.3\mu m$。

5. 药物浓度　随着药物浓度的增加，微球载药量增加，微球的粒径也随着增大。如果微球中所载药物超过其本身的负载能力，会导致大量药物在微球表面结晶，在体内产生突释，可能引起毒副作用。

七、微球与微囊中药物的释放

（一）微囊中药物的释放机制

1. 透过囊壁扩散释药　微囊进入体内后，黏附在微囊表面的药物溶解而快速释放，产生突释效应，然后体液可向微囊中渗入，将其中的药物逐步溶解，溶解的药物扩散渗出囊壁，故可将药物释放分为四个阶段：①初期的快速释放，来自微囊表面和囊壁中药物的溶解；②慢速释放，来自囊心药物的溶解并透过囊壁；③较长时间的快速释放，来自囊心药物的饱和溶液；④最后较缓释放，来自囊心中残留的药物。

2. 囊壁溶解释药　囊壁溶解属于物理化学过程，释药的速度主要取决于囊材性质，以及体液的体积、组成、pH 和温度等。另外，囊壁还可能因磨损、压力、剪切力等破裂，引起药物释放。

3. 囊壁降解释药　微囊进入体内后，囊壁受各种酶的作用而降解，同时释放出药物。用生物可降解材料作囊材时，如果材料降解速度较慢，则药物主要通过扩散释放。

（二）微球中药物的释放机制

微球中药物的释放机制较为复杂，与药物在微球中的位置、载体材料类型与数量、微球粒径与密度

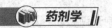

等因素有关。微球中药物的释放机制包括载体材料溶蚀和酶解、整体崩解、药物扩散等。

（三）影响微球与微囊中药物释放的因素

1. 药物的性质 在载体材料相同时，在体液中溶解度大的药物释放较快。例如用乙基纤维素为载体材料，分别制成巴比妥钠、苯甲酸及水杨酸微囊，由于巴比妥钠在水中的溶解度最大，因此药物的释放速率也最快。另外，药物在载体材料与水之间的分配系数也影响释放速率，药物的载体材料/水分配系数越小，释放速度越快。

2. 载体材料的理化性质 孔隙率小的载体材料，释药速度较慢。常用几种载体材料形成的微囊/微球释药速度从快到慢的顺序为：明胶>乙基纤维素>苯乙烯-马来酸酐共聚物>聚酰胺。载体材料中加入附加剂，不仅可以改变成囊/成球条件，还可以调节药物的释放速率。

3. 微囊/微球粒径 在载体材料相同的情况下，微囊/微球的粒径越小释药速度越快。

4. 囊壁的厚度 囊材相同时，囊壁越厚，释药速度越慢。

5. 释放介质 pH 在不同 pH 的释放介质中，微囊/微球的释药速度不同。释药速度与微囊/微球在不同 pH 介质中的稳定性及药物在不同 pH 条件下的溶解性有关。

6. 释放介质离子强度 在不同离子强度的释放介质中，微囊/微球的释药速度不同。

7. 附加剂的性质 加入疏水性材料如硬脂酸、蜂蜡、鲸蜡醇等，可使药物缓释。

8. 工艺条件 制备微囊/微球时采用不同工艺，释药速度亦不相同。如冷冻干燥或喷雾干燥制备的微囊/微球的释药速度比采用烘箱干燥制备的要快。

八、微囊、微球的质量评价

1. 药物的载药量与包封率 药物的载药量与包封率用下列公式进行计算：

$$载药量 = \frac{微囊（球）中所含药物重量}{微囊（球）的总重量} \times 100\% \tag{13-8}$$

$$包封率 = \frac{微囊球中包封的总药量}{微囊球中包封与未包封的总药量} \times 100\%$$

$$= \left(1 - \frac{微囊（球）中未包封的药量}{微囊（球）中包封与未包封的总药量}\right) \times 100\% \tag{13-9}$$

微囊与微球中药物含量的测定一般采用溶剂提取法。选用的溶剂应最大限度地溶出药物，最小限度地溶解载体材料，且溶剂本身不应干扰药物含量测定。

对于粉末状微囊（球），先测定其含药量后计算载药量和包封率。对于混悬于液态介质中的微囊（球），先将其分离，分别测定液体介质和微囊（球）中药物的含量，然后计算微囊（球）载药量和包封率。

包封率的大小取决于采用的工艺。采用喷雾干燥法和流化床包衣法制得的微囊与微球的包封率可达95%以上，但用相分离法制得的微囊与微球的包封率仅为 20%~80%。包封率对评价微囊与微球质量的意义不大，通常用于评价制备工艺。

2. 形态、粒径及其分布 可采用光学显微镜或电子显微镜观察微囊与微球形态，获得微囊与微球粒径平均粒径及其分布数据。微囊形态应为球形或椭圆形的封闭囊状物，微球应为球形或椭圆形的实体。

不同制剂对粒径有不同的要求。注射用微囊与微球粒径应符合《中国药典》（2020 年版）四部通则0102 中混悬型注射剂的规定。静脉注射发挥靶向作用的微囊与微球，应符合静脉注射剂的规定。

3. 突释效应或渗透率 药物一般通过吸附、包入和嵌入的方式包封于微囊和微球中。在体外药物释放试验时，表面吸附的药物会快速释放，称为突释效应。微囊与微球在开始释药的 0.5 小时内，药物的累积释放量应低于 40%。若微囊与微球产品分散在液体介质中贮藏，应检查渗漏率。渗漏率用式（13-10）进行计算：

$$渗漏率 = \frac{产品在贮存一定时间后渗漏到介质中的药量}{产品在贮存前包封的药量} \times 100\% \tag{13-10}$$

4. 残留有机溶剂的限度　凡工艺中采用有机溶剂者，应按《中国药典》（2020 年版）四部通则0861残留溶剂测定法测定，凡未规定的有机溶剂，其残留量的限度可参考 ICH（international conference on harmonization）指导原则的要求，否则应制定有害有机溶剂残留量的测定方法与限度。

5. 其他有关规定　微球与微囊制剂，除应符合《中国药典》（2020 年版）四部通则9014规定的要求外，还应分别符合有关制剂通则（如片剂、胶囊剂、注射剂等）的规定。

若将微囊与微球制成缓释、控释、迟释制剂，则应符合缓释、控释、迟释制剂指导原则的要求。

本章小结

制剂新技术是提高制剂内在质量和研发新剂型的基础。本章介绍了固体分散体、包合物、脂质体、聚合物胶束、纳米粒、纳米乳、自乳化、亚微乳、微球、微囊的基本概念、制备技术、相关理论、有关材料及在药物制剂中的应用。本章介绍的制剂新技术均可用于包载药物，可达到提高药物稳定性（或溶解度）、掩盖药物不良气味或口味、减少药物的刺激性、延缓（或加速）药物释放、使药物具有靶向性、减少药物毒副作用等目的。不同的制剂技术有各自的特点和最佳的适用目的。

本章重点：固体分散体、包合物、脂质体、聚合物胶束、纳米粒、纳米乳、自乳化、亚微乳、微球、微囊、靶向制剂、主动靶向、被动靶向、物理化学靶向的概念和特点，各种制剂新技术常用的载体材料。

本章难点：固体分散体、包合物、脂质体、聚合物胶束、纳米粒、纳米乳、亚微乳、微球、微囊的制备方法，纳米乳、亚微乳、微球、微囊的形成机制。

思 考 题

题库

1. 制备固体分散体常用的载体分为几类？各类常用的载体材料有哪些？

2. 分别简述固体分散体的速释与缓释原理。

3. 非洛地平为钙离子通道拮抗剂，被广泛应用于各类高血压及相关心脑血管病的治疗。该药亲脂性强（$\lg P = 4.9$），水中溶解度极低（约0.6ng/L），故提高药物的溶解度和溶出速度常是改善其口服吸收的关键。现欲制备非洛地平固体分散体，以提高体内溶出和吸收。请设计出处方、制备工艺，并指出其质量评价方法。

4. 什么是包合物？包合物为何被称为"分子胶囊"？简述包合物的特点有哪些？

5. 简述脂质体的概念、结构分类和功能。简述 pH 梯度法制备高包封率载药脂质体的原理和方法。

6. 聚合物胶束与表面活性剂胶束有何区别？并简述聚合物胶束的载药方法及其释药机制。

7. 简述载药纳米粒的制备方法有哪些？

8. 简述纳米乳与亚微乳形成的制备方法。

9. 简述微囊与微球的制备方法及影响粒径的因素。

10. 简述影响微囊与微球药物释放的因素。

11. 简述微囊与微球的质量评价项目。

（周四元　彭海生　谭松巍　高亚男）

第十四章

靶 向 制 剂

学习导引

知识要求

1. **掌握** 靶向制剂、主动靶向、被动靶向、物理化学靶向的定义和特点。
2. **熟悉** 被动靶向制剂、主动靶向制剂、物理化学靶向制剂的靶向递药原理。
3. **了解** 靶向制剂的靶向性评价方法。

能力要求

1. 能够依据靶向递药原理，设计提高制剂靶向性的方法。
2. 能够科学地评价靶向制剂的靶向性。

第一节 概 述

一、靶向制剂的定义

靶向制剂的概念是由诺贝尔医学奖获得者德国科学家 Paul Ehrlich 在 1906 年提出的。靶向制剂系指采用载体将药物通过循环系统浓集于或接近靶器官、靶组织、靶细胞或细胞内结构的一类制剂，可提高疗效并显著降低对其他组织、器官及全身的毒副作用。靶向制剂亦称靶向药物递送系统（targeted drug delivery systems，TDDS）。与普通制剂相比，靶向制剂提高了药物对靶组织的选择性，降低了药物对正常细胞的毒性，减少了给药剂量，增加了靶组织的药物利用度。随着生物药剂学、病理学、分子生物学、细胞生物学、材料学、免疫学及药物化学等学科的发展，人们开始针对疾病的特定靶点，设计靶向制剂，从而使靶向制剂的研究得到迅速发展。

目前，靶向制剂的研究正在由器官靶向向细胞靶向和分子靶向水平发展；由靶向递药系统的构建研究向递药系统功能研究、靶向机制研究、载体材料研究和靶向递药系统体内过程研究等方面发展。目前，靶向亚细胞结构的纳米递药系统、多重主动靶向递药系统、单克隆抗体介导前体药物、脑靶向递药系统、肾靶向递药系统、肝靶向递药系统和肺靶向递药系统的功能、靶向机制和体内分布代谢的研究正日益增多。但是靶向制剂的研究尚存在不少问题，如制备工艺复杂、产能受限等，在产业化和临床应用过程中还有不少困难需要克服。

二、靶向递药原理

组织的血流速度是影响血液循环中药物分布的主要因素。通常药物主要分布于血流量大、血液循环好的器官和组织，比如心、肝、肾等器官组织；而脂肪和结缔组织血液循环较慢，因此药物分布也相对较少。毛细血管的通透性也会影响药物向组织的分布。毛细血管的通透性主要取决于管壁的类脂屏障和管壁上的微孔，不同脏器的毛细血管具有不同的通透性。肝窦的毛细血管管壁上有很多缺口，药物比较容易通过；脑和脊髓的毛细血管内壁结构较为致密，细胞间紧密连接，形成血-脑屏障，因此虽然脑部血液循环速度较快，但由于血-脑屏障的存在，一般大分子药物和水溶性药物也无法更多地富集于脑内。

淋巴循环是循环系统的重要辅助部分，是组织液从组织间隙经毛细淋巴管进入淋巴系统而形成的单向流路，是血管系统的补充。毛细淋巴管存在于组织间隙，其内皮细胞上有允许小分子通过的小孔，细胞间有缺口，因此通透性非常大。由于血流速度远远高于淋巴流速，组织间隙中的水和小分子物质主要通过毛细血管转运，但是大分子物质无法进入毛细血管，则通过淋巴系统进行转运。因此，淋巴循环具有蛋白质回收、脂肪运输、调节血浆和组织液之间的液体平衡等重要功能。

在人体的大部分肿瘤、炎症、缺血或其他病变的部位，血管的渗透性会比正常组织高，选择性地允许大分子药物进入并滞留在病变部位。当大分子药物或纳米粒（粒径在 10~500nm）进入到相应组织后，发育未全的淋巴循环系统对它们没有转运作用，大分子药物或纳米粒被保留在相应组织，缓慢释放出药物，提高了药物的靶向性能。这种现象称为渗透和滞留增强（EPR）效应（图 14-1）。与大分子药物或纳米粒不同，到达相应组织的小分子药物会通过扩散回到循环系统中被消除，无法在靶部位蓄积到理想的治疗浓度。

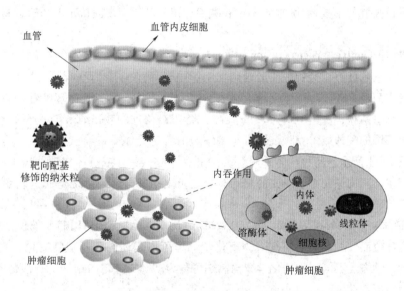

图 14-1　基于 EPR 效应的肿瘤主动靶向递药系统示意图

三、靶向制剂的分类

（一）根据药物到达靶部位分类

根据药物到达靶部位的水平不同，把靶向制剂分为一级、二级和三级靶向制剂。

1. 一级靶向制剂　靶部位是器官或组织，比如肺靶向制剂和肝靶向制剂。

2. 二级靶向制剂　靶部位是器官或组织内的特定细胞，比如肝脏的肿瘤细胞，脑部的小胶质细胞。二级靶向以一级靶向为基础。

3. 三级靶向制剂　靶部位是靶细胞内特定的亚细胞结构，如肝脏肿瘤细胞的线粒体和细胞核。三级靶向建立在一级靶向和二级靶向基础之上。

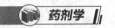

（二）根据靶向制剂的靶向机制分类

根据靶向制剂的靶向机制不同，靶向制剂可分为被动靶向制剂、主动靶向制剂和物理化学靶向制剂三类。

1. 被动靶向制剂（passive targeted preparations）　是指根据机体内不同器官、组织对大小不同微粒的截留或吞噬作用的差异，通过控制药物载体的粒径等特性，使药物在体内特定部位浓集而实现靶向释药的制剂。被动靶向制剂又称自然靶向制剂，通常是载药的微粒系统如脂质体、胶束、纳米粒、纳米乳与亚微乳、微球等。微粒粒径大小和表面性质不同，靶向性也各有不同：①大于 12μm 的微粒，可被阻滞于毛细血管丛；②7~12μm 的微粒，可被肺机械性滤阻和摄取；③2~7μm 的微粒，可以通过肺毛细血管而蓄积于肝脏和脾脏毛细血管网络中；④粒径大于 200nm 的微粒在脾脏蓄积量显著增加；⑤100~200nm 的微粒很快被单核-吞噬细胞系统（MPS）从血液中清除，最终到达肝脏库普弗细胞（Kupffer 细胞）溶酶中；⑥50~100nm 的微粒系统能进入肝实质细胞中；⑦小于 10nm 的微粒可自由通过毛细血管末梢，能进入骨髓，或者通过淋巴递送到达脾和骨髓。

除粒径外，微粒表面性质对其体内分布也产生重要影响。单核-吞噬细胞系统对微粒的识别和摄取主要通过微粒表面的调理素和吞噬细胞上的受体完成。而微粒的表面性质决定了吸附调理素的成分和吸附程度，进而决定了吞噬的途径。表面亲水的微粒，不易被调理素调理，能在血液中长时间循环，但若微粒表面吸附了调理素，则其表面呈现疏水性，易于单核-吞噬细胞系统吞噬，从而被迅速从血中清除。表面荷负电的微粒易于被肝的单核-吞噬细胞系统吞噬而滞留于肝，而表面荷正电的微粒易被肺毛细血管截留而滞留于肺。

2. 主动靶向制剂（active targeted preparations）　是指采用受体的配体、单克隆抗体等修饰载药微粒系统，使其进入体内后能够将药物主动运送到靶组织或靶器官。主动靶向载药微粒系统常以被动靶向为基础。载药微粒表面经 PEG 修饰后，不被巨噬细胞识别和摄取，具有长循环特性。研究表明炎症、缺血、癌组织中的血管壁疏松，产生 100~500nm 孔隙，经 PEG 修饰的载药纳米粒可通过这些孔隙，在组织中蓄积，纳米粒上修饰的配体或单克隆抗体可与靶细胞的特定受体或特异抗原结合，然后通过内吞作用进入靶细胞，如图 14-1 所示。药物载体采用 PEG 修饰后再连接配体或抗体实现肿瘤主动靶向二级递药，已成为近年来肿瘤主动靶向递药系统研究的热点。总之，主动靶向递药系统是通过改变微粒在体内的自然分布而到达特定的靶部位。

3. 物理化学靶向制剂（physicochemical targeted preparations）　是利用病变部位某些物理化学环境将药物递送到病变部位而发挥药效的制剂。物理化学环境可以是体内靶部位特有的，也可以是外加的。根据所采用的物理化学方法不同，物理化学靶向制剂可分为动脉栓塞靶向制剂、磁性靶向制剂、pH 敏感靶向制剂和热敏靶向制剂等。

微课

第二节　被动靶向制剂

一、微粒给药系统

微粒给药系统包括脂质体、胶束、纳米粒、纳米乳与亚微乳、微球等均是良好的药物载体，它们在体内均具有被动靶向性。

一般的载药微粒在体内很快被肝脏、脾脏的 MPS 吞噬，从而丧失靶向递药特性。载药微粒要实现主动靶向递药，必须克服体内免疫系统对它的非特异性摄取。为了减少血浆蛋白对载药微粒的吸附，降低 MPS 对载药微粒的吞噬，延长载药微粒在血液中的循环时间，以进一步提高靶向效果，人们进行了大量的研究。结果发现，用亲水性聚合物材料对载药微粒表面进行修饰可使载药微粒取得满意的长循环效果（亦被称之为"隐形效果"）。其中，聚乙二醇（PEG）是应用最广泛的长循环修饰材料。一些含 PEG（或聚氧乙烯）链段的非离子型表面活性剂包括聚山梨酯、聚氧乙烯脂肪酸酯、聚氧乙烯脂肪醇醚、聚氧乙烯-聚氧丙烯嵌段共聚物（即泊洛沙姆）及其乙二胺衍生物等也可用作长循环修饰材料，修饰过程可采用吸附包衣方法。

知识拓展

加速血液清除现象

研究发现，PEG 的分子量、修饰密度等可改变载药微粒表面固有水层厚度及表面构象，从而影响载体的长循环效果。此外，研究还发现当向同一动物体内间隔几天重复注射 PEG 修饰的纳米粒时，二次注射的 PEG 修饰的纳米粒丧失长循环特性，很快被单核-吞噬细胞系统摄取，这一现象称为加速血液清除现象（accelerated blood clearance 现象，ABC 现象）。已经证实 PEG 修饰的纳米粒在小鼠、大鼠、犬及恒河猴体内均会产生 ABC 现象。其机制与机体对载体产生抗体有关。包封 siRNA、DNA 的脂质纳米粒经 PEG 修饰后所产生的 ABC 现象尤为明显，这对于其在临床上的应用是一个严峻挑战。另外，PEG 不易从载体表面脱离，阻碍载药微粒与靶细胞的相互作用，可降低靶细胞对载药微粒的摄取。

二、大分子复合物

大分子药物复合物是指药物和大分子载体之间通过共价键连接或静电吸附形成的药物复合物。大分子药物复合物具有以下特点：①具有被动靶向性，可将药物输送到体内特定的靶部位，提高药物选择性；②体内消除减慢，可延长药物的作用时间；③减少药物用量，可降低小分子药物的毒性。目前，众多的合成高分子材料如聚乙二醇（PEG）、N-(2-羟丙基)甲基丙烯酰胺聚合物（PHPMA）、聚氨基酸类（如聚谷氨酸）被广泛应用于大分子药物复合物制备，特别是在抗癌药物中得到了广泛应用。常见的大分子药物复合物，如图 14-2 所示。

三、树状大分子

树状大分子（dendrimers）于 1978 年被首次合成。1985 年 Tomalia 等成功合成了聚酰胺-胺（polyamidoamine，PAMAM）树状大分子，引起了人们的广泛关注。树状大分子的分子结构中包括非极性的内核和极性的外壳，内部结构呈疏水性，外表面呈亲水性，故又被称为"单分子胶束"。与传统胶束不同的是，其树枝状结构不依赖于溶液浓度，即无临界胶束浓度。常见的树状大分子有肽类、多羟基醇类、含硅类及胺类。其中 PAMAM 是研究及应用最为广泛的一类树状大分子，PAMAM 结构如图 14-3 所示。

树状大分子作为一种新型药物载体具有明显的优势：①无免疫原性，不会引起机体的免疫反应；②全身毒性低；③尺寸为纳米级，容易透过血管壁或细胞膜等生物屏障；④分子结构中具有可包裹药物分子的巨大空腔，载药量高，作为新型载体与药物形成纳米级微粒给药系统，可实现药物的被动靶向；⑤可包裹不稳定或难溶性药物，增加其稳定性或提高其溶解度和生物利用度，并控制药物释放；⑥分子结构外表面具有大量的官能团，经过修饰后可增加其在体内的循环时间，还可与靶向基团连接实现主动靶向给药。

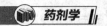

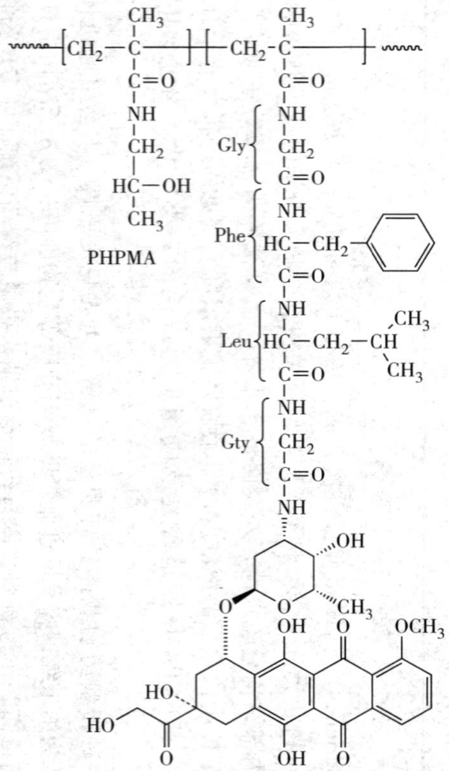

a. 对肿瘤微环境敏感的PHPMA-阿霉素大分子药物复合物示意图

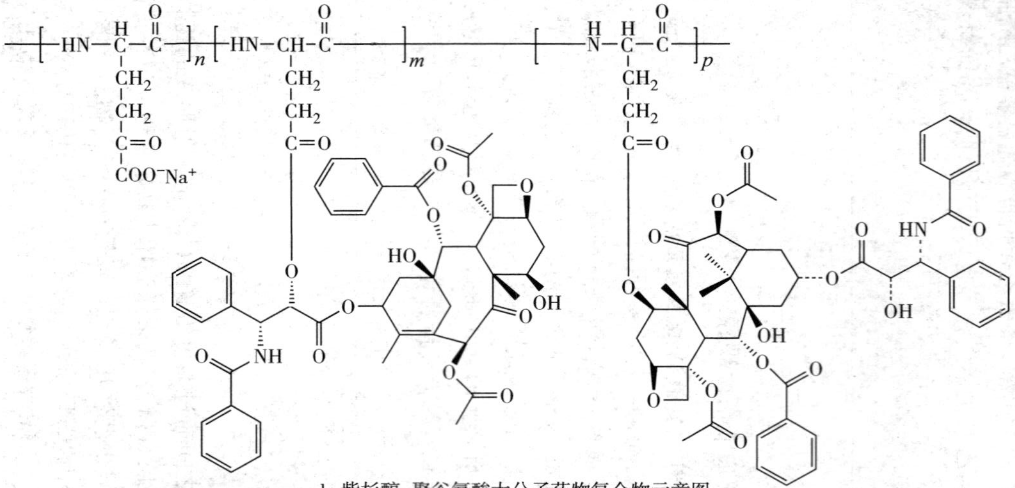

b. 紫杉醇-聚谷氨酸大分子药物复合物示意图

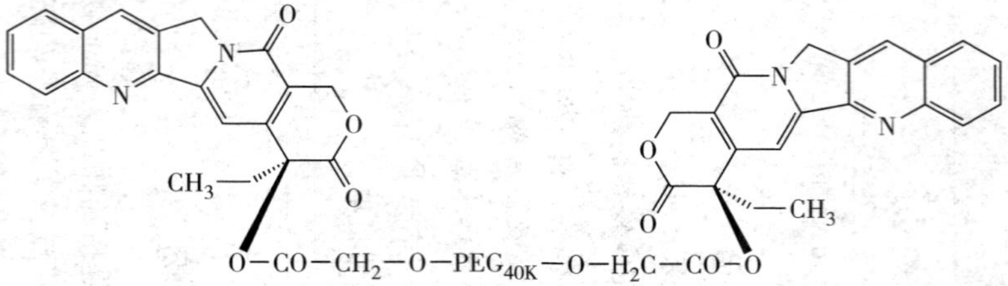

c. 喜树碱衍生物-PEG大分子药物复合物示意图

图14-2　常见大分子复合物

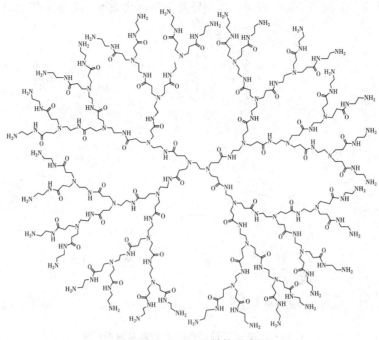

图 14-3　PAMAM 结构示意图

第三节　主动靶向制剂

一、前体药物

前体药物（prodrug）是指在体外无活性或活性很低，在体内经特殊化学反应或酶催化反应，生成具有活性的母体药物而发挥治疗作用的药物。前体药物主要通过以下手段实现靶向性：①利用靶部位特有的酶，使前体药物在靶部位转化为活性母体药物；②在药物分子中引入特殊基团，改变药物的极性，使前体药物进入母体药物难以进入的靶部位，然后再释放活性母体药物。

1. 脑部靶向前体药物　血-脑屏障是低脂溶性药物进入中枢神经系统（CNS）的主要屏障。具有羟基、氨基及羧基的活性药物与 1,4-二氢-N-甲基烟酸通过共价键连接可形成高脂溶性的连接物，提高其通过血-脑屏障的能力。进入脑组织后，在酶的催化氧化下，连接物可转化为荷电的 N-甲基烟酸-药物连接物，并在酶的催化下释放出活性药物，因而 1,4-二氢-N-甲基烟酸被广泛应用于脑靶向前体药物中。

2. 肿瘤靶向前体药物　肿瘤靶向前体药物是利用肿瘤组织或肿瘤细胞微环境，使前体药物在肿瘤部位释放出有活性的母体药物。如图 14-4 所示，采用肿瘤细胞表面抗原的单克隆抗体修饰 PHPMA-阿霉素大分子药物复合物，该复合物可特异性地与肿瘤细胞结合，内吞进入肿瘤细胞溶酶体，在溶酶体的酸性环境中（pH4.5~5），连接阿霉素与 PHPMA 之间的腙键断裂，释放出阿霉素。

二、修饰的微粒载体系统

1. 受体介导的微粒载体系统　随着肿瘤病理学及细胞生物学的不断发展，发现了一系列在肿瘤细胞表面或肿瘤组织血管高表达的受体如叶酸和转铁蛋白受体（表 14-1），这些受体的过度表达与肿瘤生长增殖密切相关。以肿瘤细胞表面特异性或过度表达的受体为靶点，利用受体和配体特异性结合的特点，采用配体修饰载药微粒，如图 14-5 所示，在进入靶器官/靶组织后，配体修饰的微粒被受体高表达的细胞摄取，发挥导向作用，实现主动靶向释药，提高靶部位的药物浓度。上述递药系统称之为受体介导的靶向药物递送系统。

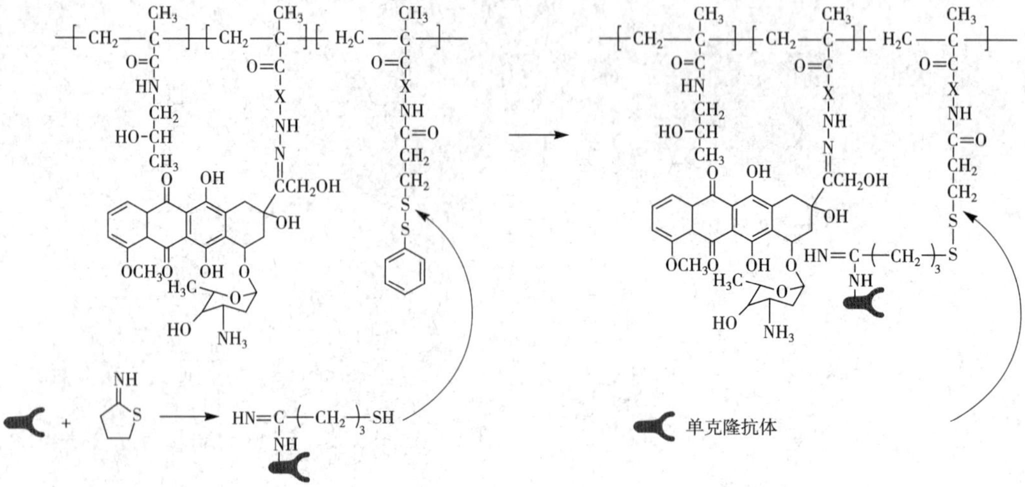

图 14-4　肿瘤细胞表面抗原单克隆抗体修饰的 PHPMA-阿霉素大分子药物复合物示意图

表 14-1　肿瘤主动靶向纳米载体常用的配体

靶向配体分子	靶细胞
叶酸	叶酸受体高表达的肿瘤细胞（如卵巢癌细胞和子宫内膜癌细胞等）
转铁蛋白	转铁蛋白受体高表达的肿瘤细胞（如肝癌细胞等）
乳铁蛋白	乳铁蛋白受体高表达的肿瘤细胞（如肝癌细胞等）
载脂蛋白 E（apoE）	LDL 受体高表达的肿瘤细胞（如前列腺癌细胞）
半乳糖	去唾液酸蛋白（ASGP-R）高表达的肿瘤细胞（如肝癌细胞）
核小体特异性的 Mab 2C5	肺癌细胞、人乳腺癌细胞
LHRH	LHRH 受体高表达的肿瘤细胞（如卵巢癌细胞，乳腺癌细胞）
Arg-Gly-Asp（RGD）肽	整合素受体高表达的细胞（如黑色素瘤细胞）
APRPG	APRPG 受体高表达的细胞（如肿瘤新生血管内皮细胞）
anti-HER2 Mab	HER2 受体高表达的肿瘤细胞（如人乳腺癌细胞）
EGFR-Mab	表皮生长因子受体高表达的肿瘤细胞（如口腔鳞癌细胞）

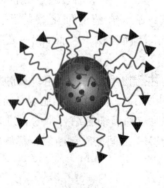

{ PEG　▲ 配体　• 药物

图 14-5　受体介导的微粒载体系统示意图

知识拓展

核酸适配体

核酸适配体（aptamer，Apt）可描述为化学抗体，是用配体指数富集法系统进化技术（systemic evolution of ligands by exponential enrichment，SELEX），从随机单链低聚核苷酸文库中筛选得到的能特异结合许多生物大分子或细胞的单链 DNA 或 RNA。核酸适体能够对细胞表面过度表达的靶标分子特异性识别、结合并随之内化，具有结合靶分子广、亲和力高、易修饰等特点。与抗体相比，具有特异性强、无明显的免疫原性、体积小、制备方便的优点。近几年，核酸适配体介导的主动靶向给药系统逐渐成为研究热点。

2. 抗体介导的微粒载体系统 抗体能够特异性地与肿瘤细胞表面特异表达的相应抗原结合，将抗体修饰到载药微粒表面，可发挥主动靶向给药的功能。抗体一般为单克隆全抗体或抗体片段。由于全抗体价格昂贵、体积较大、潜在的免疫原性等问题，因此常使用保留抗体中具有特异靶向性可变区的抗体片段代替全抗体。抗体和载药微粒的结合可以通过简单的吸附或共价结合完成。常用的抗体有表皮生长因子受体（EGFR）抗体、血管内皮生长因子受体（VEGFR）抗体、前列腺特异性膜抗原（PSMA）抗体、转铁蛋白受体（TfR）抗体和树突状细胞（DCs）抗体。

第四节 物理化学靶向制剂

一、动脉栓塞靶向制剂

动脉栓塞制剂多为含抗癌药物的微球或微囊。此类制剂能长时间停留在肿瘤组织动脉血管内，阻断血液向肿瘤组织提供营养，抑制肿瘤细胞的增殖；另一方面负载的药物可以不断向肿瘤组织扩散，使肿瘤部位的药物浓度长时间维持在较高水平，而在体循环中的药物浓度较低，从而提高药物的治疗指数，降低毒副作用。在肝脏中肝细胞 70%～90% 的供血来自肝门静脉，而肝脏肿瘤组织 95% 的供血来自肝动脉，这对肝肿瘤的动脉栓塞化疗极为有利。目前，微球/微囊的栓塞化疗多用于治疗肝、脾、肾、乳腺等部位的肿瘤，疗效显著。微球/囊栓塞化疗已成为不可手术肝肿瘤治疗的首选方法。

二、磁性靶向制剂

磁性靶向制剂由磁性材料、载体材料和药物组成，在足够强的外磁场作用下，把载体定向于靶部位，使其所包封药物得以定位释放，发挥高效、低毒作用。常用的磁性材料有四氧化三铁、纯铁粉、羰基铁等，注射用磁性物质多选用超细磁流体。骨架材料通常有白蛋白、明胶、球蛋白、淀粉、葡聚糖等。理想的磁性靶向制剂应满足下列条件：磁性粒子具有超顺磁性，载药磁性微粒能自由通过最细的毛细血管壁，粒径为 10～200nm，表面有亲水基团修饰，各成分在体内可降解，且降解物无毒。目前研究的磁性靶向制剂有：磁性微球、磁性纳米粒、磁性脂质体、免疫磁性微球等。

三、pH 敏感靶向制剂

临床研究发现，绝大多数肿瘤患者肿瘤组织的 pH 较低（pH6.5～7.0），这主要是由于肿瘤的快速增殖导致供氧不足，葡萄糖过度酵解，淋巴循环不畅使酸性物质累积所导致。此外，载药微粒与细胞膜结

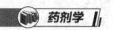

合并通过内吞作用进入胞质后，在胞内形成包含载药微粒的囊泡状结构——内含体，然后输送至溶酶体中消化降解。内含体和溶酶体内 pH 较低（内含体 pH5.5~6.5，溶酶体 pH4.5~5.0），因此利用肿瘤微环境 pH 较低及肿瘤细胞内含体和溶酶体的酸性环境触发载体释药或溶酶体逃逸是目前肿瘤靶向载体设计的重要方法，其中尤以具有 pH 敏感性的聚合物胶束、脂质体和纳米粒居多。pH 敏感靶向制剂释药机制可分为两种：一种主要通过载药微粒上的基团（如胺基、羧基）发生质子化或去质子化，改变载药微粒的疏水性或荷电性，促进载体释药或与细胞相互作用；另一种是低 pH 引发化学键（如腙键、席夫碱键、特殊的酯键/酰胺键）的断裂进而释放药物，从而实现溶酶体逃逸。

四、热敏感靶向制剂

热敏感靶向制剂是指能携载药物并且在温度相对较高的条件下能够有效地释放药物的靶向制剂。热敏感脂质体是一种常用的热敏性靶向药物载体。采用不同相变温度的磷脂制成温度敏感脂质体，在低于其相变温度的环境下，脂质体保持稳定，而环境温度大于相变温度时，脂质体膜的通透性增加，包封的药物释放速度加快。采用抗体修饰热敏感脂质体，可得到热敏感免疫脂质体，使脂质体同时具有物理化学靶向性和主动靶向性。利用病变位置（如肿瘤）温度高于正常体温的特性，或者通过局部升温的方式（如近红外光照射、热敷）调节病变位置温度，结合脂质体相变温度的选择与调节，即可实现药物的靶向释放。

第五节　靶向制剂的评价

靶向制剂的靶向性可通过药物体内分布直观地进行评价。传统的方法是按设定的给药途径将靶向制剂给予受试动物，不同时间点处死动物，取血并分离不同的组织器官，测定血液和不同器官组织中药物的含量，绘制血液药物浓度-时间曲线及不同组织中的药物浓度-时间曲线，进行数据处理，以同剂量非靶向制剂作对照，评价靶向制剂在动物体内的分布。

1. 相对摄取率　相对摄取率（R_e）按式（14-1）进行计算。

$$R_e = \frac{(AUC_i)_T}{(AUC_i)_C} \tag{14-1}$$

式中，AUC_i 是由浓度-时间曲线求得的第 i 个器官或组织的药-时曲线下面积；脚标 T 和 C 分别表示靶向药物制剂及对照的普通制剂。$R_e > 1$ 表示靶向药物制剂在该器官或组织有靶向性分布，R_e 值愈大靶向性越好，$R_e \leq 1$ 表示无靶向性。

2. 靶向效率　靶向效率（T_e）按式（14-2）进行计算。

$$T_e = \frac{(AUC)_T}{(AUC)_{NT}} \tag{14-2}$$

式中，$(AUC)_T$ 是靶器官或组织的药时曲线下面积；$(AUC)_{NT}$ 是非靶器官或组织的药-时曲线下面积。T_e 值表示靶向药物制剂对靶器官的选择性。T_e 值大于 1，表示靶向药物制剂对靶器官比非靶器官有更好的选择性。T_e 值愈大，选择性愈强；靶向药物制剂的 T_e 值与对照的普通制剂的 T_e 值之比为靶向药物制剂靶向性增强的倍数。

3. 峰浓度比　峰浓度比（C_e）按式（14-3）进行计算：

$$C_e = \frac{(C_{max})_T}{(C_{max})_C} \tag{14-3}$$

式中，C_{max} 代表峰浓度；脚标 T 和 C 分别表示靶向药物制剂及对照的普通制剂。每个组织或器官中的 C_e 值表明药物制剂改变药物分布的效果，C_e 值愈大，表明改变药物分布的效果愈明显。

知识拓展

活体成像技术与靶向制剂的体内分布评价

传统的药物分布动物实验需要在不同的时间点处死动物以获得数据,不能反映同一制剂在单个受试动物中的动态变化过程,而且实验工作量大。分子影像技术的突破使活体动物体内药物成像成为可能,可以采用活体成像的方法,长时间跟踪同一受试动物体内药物分布的动态变化,避免了传统动物实验方法中个体差异对试验结果的影响,也极大地节约了动物用量,降低了实验成本和劳动强度。目前,活体成像技术已广泛应用于评价靶向制剂的体内分布。活体成像技术主要分为磁共振成像、计算机断层摄影成像、核素成像、超声成像和可见光成像等。

本章小结

靶向制剂是药剂学的研究热点方向之一。本章介绍各类靶向制剂的分类、靶向作用机制,靶向载体的结构及其对靶向作用的影响,如何评价靶向制剂的靶向性等内容。

本章重点:靶向制剂的定义、分类及其特点。

本章难点:靶向制剂的靶向递药原理。

思 考 题

题库

1. 什么是靶向制剂?有何特点?
2. 靶向制剂按作用方式可分为哪几类?各有何特点?
3. 试述靶向制剂的靶向递药原理。

(周四元)

第十五章

缓释与控释制剂

第一节　概　　述

PPT

微课

药物的剂型决定了给药方式及药物的释放速率等。剂型的发展经历了从普通制剂到缓释、控释及靶向给药制剂的变化过程。缓控释制剂可以减少给药次数，降低血药浓度的峰谷波动，提高药物的疗效和安全性，增加患者的依从性。

随着制剂技术、制药设备的发展及新材料的研发，缓释、控释制剂（以下简称"缓控释制剂"）发展十分迅速。缓释、控释制剂的给药途径包括口服、注射、植入、经皮、口腔、鼻腔、眼用、耳道、阴道、直肠等不同途径，剂型涵盖片剂、胶囊剂、微丸、栓剂、膜剂、注射剂和植入剂等。本章主要介绍口服缓控释制剂、择时与定位释药制剂、注射用缓控释制剂及植入剂等。

《中国药典》（2020年版）对缓释、控释及迟释制剂的定义如下。

缓释制剂（sustained-release preparations）系指在规定的释放介质中，按要求缓慢地非恒速释放药物，与相应的普通制剂比较，给药频率减少一半或有所减少，且能显著增加患者用药依从性的制剂。缓释制剂药物的释放通常符合一级或Higuchi动力学过程。

控释制剂（controlled-release preparations）系指在规定释放介质中，按要求缓慢地恒速释放药物，与相应的普通制剂比较，给药频率减少一半或有所减少，血药浓度比缓释制剂更加平稳，且能显著增加患者用药依从性的制剂。控释制剂释放符合零级动力学过程。控释制剂的药物是恒速释放，可以用零级方程拟合。

迟释制剂（delayed-release preparations）系指在给药后不立即释放药物的制剂，包括肠溶制剂、结肠定位制剂和脉冲制剂等。

缓释制剂、控释制剂、迟释制剂与普通制剂的血药浓度经时曲线如图 15-1 所示。

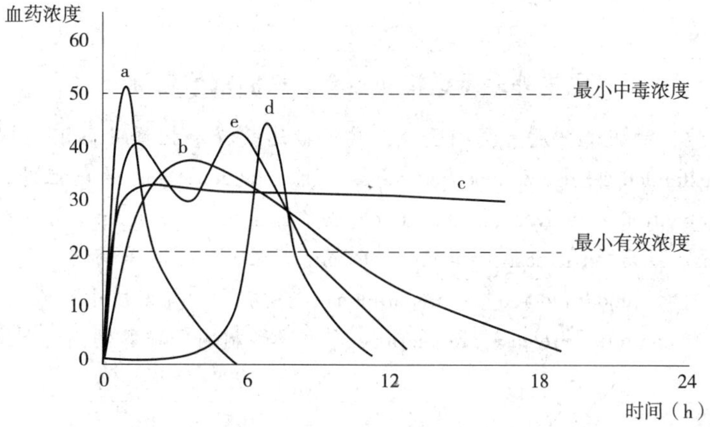

a.速释制剂；b.缓释制剂；c.控释制剂；
d.迟释制剂（单次脉冲）；e.迟释制剂（二次脉冲）

图 15-1　缓释制剂、控释制剂、迟释制剂与普通制剂的血药浓度经-时曲线

与普通制剂相比，缓控释制剂的优点是：①调节药物释放的速度。缓控释制剂可以改变药物的释放行为，使释药徐缓。②控制药物释放的时间和部位。某些缓控释制剂可以按要求定时、定位释放药物，实现最佳的治疗效果。

但缓控释制剂也具有一些缺陷：①质量安全风险性较大。缓控释制剂的药物含药量较普通制剂更大，若存在技术缺陷导致药物突释或跳跃释放，易引发某些安全问题。②制备工艺较普通制剂复杂，成本较普通制剂昂贵。

与普通制剂相比，缓控释制剂具有特殊的临床意义：

（1）可降低药物毒副作用　缓控释制剂血药浓度平稳，避免峰谷效应，有利于降低药物的毒副作用，特别是对于治疗窗窄的药物，可保证其安全性及有效性。

（2）可提高用药依从性　一些慢性疾病，如心血管、哮喘、精神疾病等，可以设计成每日给药 1 次，既减少漏服的可能，也减小夜间给药的需要，方便患者和护理人员。

（3）可实现药物择时治疗　许多疾病的发作存在着周期性节律变化，如哮喘、心血管疾病等。缓控释制剂中的口服择时给药系统可按照生理和治疗的需要定时定量的释放药物。实现疾病未发作之前给药，易发病时段释药的设计目的。

（4）可实现药物定位治疗　缓控释制剂中的口服定位释药系统可根据需要，将药物选择性的递送到胃肠道的特定部位。胃部滞留制剂可提高胃部疾病的治愈疗效或更有利于药物在胃部的吸收。一些药物对胃部有刺激易产生不良反应，或者药物对胃酸不稳定易失活，则可将药物延迟到肠内释放。结肠定位释药可以发挥局部或全身的治疗作用，避免肝首过效应，且有利于多肽或蛋白类药物的吸收。

缓控释制剂在临床应用方面也存在一些不足。例如在给药给药剂量和给药方案的调节方面，缓控释制剂的灵活性较差。临床中应用缓控释制剂时，如果出现副作用，通常不能立刻停止治疗。对此，常需要设计和提供多种剂量规格的产品，以满足不同患者的临床用药需求。此外，缓控释制剂是依照健康人群的平均动力学参数进行设计的，当患者的药物体内动力学过程与健康人群不同时，往往难以灵活调整给药方案。

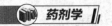

第二节 缓释与控释制剂的设计

PPT 微课

缓控释制剂的设计需要对药物的理化性质、生物药剂学与药代动力学性质、药效学性质等进行全面、系统地考察和研究，并在满足缓控释制剂设计要求的基础上，设计具有适宜结构特征和释药机制的制剂。

一、药物的理化性质

1. 溶解度 药物的缓控释制剂多为固体制剂，需要考虑到药物在胃肠道中的溶解和吸收，药物在吸收部位以溶液形式存在更易被吸收进入体内。通常溶解度较大的药物在缓控释制剂的处方设计方面具有更多的优越性，溶解度较小的药物（<0.01mg/ml），由于其较低的溶出速率，本身就具有一定的缓释作用。将难溶性药物制成缓控释制剂时，因其溶出是药物释放和吸收的限速步骤，所以需要采取一定的技术提高药物的溶解度，如固体分散技术等，以改善药物的溶出及生物利用度。

2. 解离常数 大多数药物呈弱酸性或弱碱性，具有解离型和非解离型两种存在形式。通常非解离型更易通过生物膜。非解离型药物所占的比例与药物的解离常数 pK_a 和消化液的 pH 有关。随着制剂在胃到肠道中的运行，逐渐升高的 pH 将改变药物的解离状态，影响药物的吸收。所以 pK_a 是缓控释制剂设计时必须考虑的因素。

3. 油水分配系数 药物口服后，需要跨过胃肠道的生物膜才能被吸收。药物的油水分配系数（lgP）是评价其跨膜能力的一个重要参数。油水分配系数过高，药物脂溶性较大，会与生物膜产生较大的结合力，而不易进入血液循环。油水分配系数较小的药物亲水性强，不易与生物膜结合，也较难通过生物膜。只有油水分配系数适中（$lgP1\sim5$）的药物才可以较好地通过生物膜进入血液循环。因此，了解药物油水分配系数与药物吸收之间的相互关系对缓控释制剂的设非常重要。

4. 胃肠道稳定性 有些口服药物易被胃肠道酸、碱水解或者被胃肠道的酶降解。如果药物在胃中不稳定，可制成肠溶型制剂应用。如果药物在小肠中不稳定，缓控释制剂中的药物释放后即被降解，造成生物利用度降低，则需要对药物的剂量、剂型或给药途径等进行重新设计。

二、药物的生物药剂学与药代动力学性质

1. 半衰期 半衰期（$t_{1/2}$）通常是判断药物能否制成缓控释制剂的重要参数。半衰期适中的药物（$t_{1/2}$ 为 2~8 小时）一般比较适合制成缓控释制剂。过去曾认为半衰期较短或较长的药物不宜制

成缓控释制剂,因为半衰期过短($t_{1/2}<1$ 小时)的药物在体内消除很快,只有通过加大给药剂量才能维持治疗浓度,会导致制剂单位重量或体积增加,造成制备困难并影响患者的依从性;而半衰期较长($t_{1/2}>24$ 小时)的药物,如苯妥英钠、地高辛和华法林等本身已具有长效作用,一般不必制成缓释制剂。但是随着缓控释制剂制备技术及相关辅料的不断研发,一些此类药物也被开发成了缓控释制剂。例如,已有奥昔布宁($t_{1/2}$ 约 12 小时)缓释胶囊和苯妥英钠($t_{1/2}$ 约 22 小时)缓释胶囊上市。

2. 吸收 药物在胃肠道不同部位的吸收特性及制剂在肠道的滞留时间是影响药物口服吸收的重要因素。胃肠道不同部位的 pH、表面积、膜通透性、分泌物、药物代谢酶、含水量等不同,在药物吸收过程中所起的作用可能有显著差异,因此,在研发前需充分了解药物在胃肠道的吸收部位或吸收窗,并在处方设计时考虑如何减小个体差异。如果药物有特定的吸收部位(如维生素 B_2 和二甲双胍主要在小肠上段吸收),可考虑延长药物在吸收部位的时间,如制成胃漂浮制剂或生物黏附制剂。口服吸收不完全、吸收无规律或吸收易受影响的药物不宜制备成缓控释制剂。

3. 蛋白结合 多数药物能够与血液中的蛋白结合,药物蛋白结合物可缓慢释放出游离药物,产生长效作用。此外,一些药物如季铵盐类还可与胃肠道中的黏蛋白结合。如果这种结合物可缓慢释出药物,可有利于药物的长效吸收。反之,因药物蛋白结合物不能穿过胃肠道生物膜,将影响药物的吸收。

4. 代谢 某些药物长期服用后能诱导和抑制药物代谢酶,这类药物若被设计成缓控释制剂应用能导致酶促或酶抑作用。另外,有首过效应的药物,制成缓控释制剂时,肠壁中的酶类可降解药物使其生物利用度降低。可采用增加药物剂量或以药物及酶抑制剂联合给药的方式,增加药物的生物利用度。

三、药物的药效学性质

1. 治疗指数 治疗指数小的药物如果制剂设计和制备工艺不完善,有可能造成批次间差异,或导致药物突释或释药过快,使血药浓度超过最低中毒浓度,引发药物毒副反应。因此,设计这类药物的缓控释制剂时需要精确控制药物的释放,并严格控制制备工艺。

2. 药物剂量 一般认为普通制剂口服单次给药的最大剂量范围是 0.5~1.0g。由于制剂技术的发展及异形片的出现,目前有些上市制剂的剂量已经超过这个限度。缓控释制剂剂量的设计可以依据普通制剂的用法和剂量进行设定。如某药物普通制剂每日 3 次,每次 10mg,若设计为缓控释制剂,可每日 1 次,每次 30mg。但是该法并不十分精确,欲得到更加合理的给药剂量需要根据药物的动力学参数,按照血药浓度和给药间隔进行计算,但这种方法涉及的影响因素较多。

四、其他

缓控释制剂的设计,除考虑药物因素、生物因素之外,还应考虑制剂因素。其中,药物制剂的处方工艺设计和研究尤为重要,需要充分了解原料药与所用辅料的性质及彼此的相容性。由于缓释、控释和迟释制剂的制备较普通制剂更加复杂,故需对制备工艺中可能影响产品质量的环节和工艺参数进行详细的考察,确定影响制剂质量的关键工艺因素及关键工艺参数的范围,以有效控制缓控释制剂的质量,保证制剂的安全性与有效性。

五、设计要求

1. 生物利用度 为了保证缓控释制剂有较好的生物利用度,通常根据药物在胃肠道中的吸收速度控制药物在制剂中的释放速度。缓控释制剂的生物利用度一般为普通制剂的 80%~120%。如果药物的吸收部位在胃和小肠,可设计成每 12 小时给药 1 次;如果药物在结肠也有吸收,可设计成

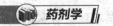

每日 1 次。

2. 峰谷浓度比值 缓控释制剂稳态时峰浓度和谷浓度之比应该小于普通制剂，也可用波动百分数表示。根据这一要求，半衰期短、治疗窗窄的药物，可设计为每 12 小时给药 1 次；而半衰期长、治疗窗宽的药物可设计成每 24 小时给药 1 次。

第三节　口服缓释与控释制剂

PPT

缓控释制剂在设计时可以从多个方面达到控制药物释放的目的，根据其结构特征和释药机制主要分为骨架型、膜控型、渗透泵型和离子交换型等四种类型。

一、骨架型缓控释制剂

骨架型缓控释制剂是指将药物与一种或多种骨架材料及其他辅料，通过压制或融合等技术制成具有缓释或控释作用的片状、颗粒状或其他形状的制剂。骨架型缓控释制剂中，药物以分子或结晶状态均匀分散在载体材料形成的多孔或无孔骨架结构中，通过多种机制缓慢释放。该制剂在胃肠道释放药物过程中，有效避免与体液接触后药物的迅速溶解和释放，达到减缓和调节药物释放速率的目的，并有利于减少药物的毒副作用。骨架型缓控释制剂可用常规生产设备与生产工艺制备，机械化程度高，并具有开发周期短、释药性能好、质量稳定、便于分剂量等优点。

根据骨架材料的性质不同，骨架型缓控释制剂可分为亲水性凝胶骨架、溶蚀性骨架（或称蜡质骨架）和不溶性骨架三种类型。

（一）亲水性凝胶骨架片

亲水性凝胶骨架片是由药物与亲水性高分子聚合物或天然胶类材料制成的骨架型缓控释片剂。

1. 释药机制 亲水性凝胶骨架片的药物释放过程包含以下阶段：①口服亲水凝胶骨架片后，其表面被胃肠液迅速润湿、逐渐溶胀并形成水凝胶层，表面药物溶出；②随着水分的不断渗入，片芯继续发生溶胀，凝胶层继续水化、增厚，延缓药物释放，并逐渐溶蚀；③水分完全渗入片芯，直至凝胶骨架完全溶蚀，药物随之全部释放。该类型骨架片的特点是骨架最后可以完全溶解，药物全部释放，如图 15-2 所示。

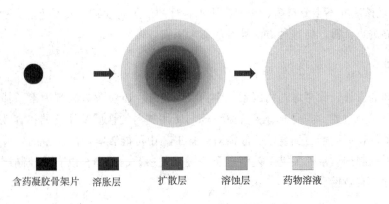

含药凝胶骨架片　　溶胀层　　扩散层　　溶蚀层　　药物溶液

图 15-2　亲水凝胶骨架片释药过程示意图

亲水性凝胶骨架片的释药受药物扩散及骨架溶蚀的影响，释药规律可用 Peppas 方程表示：

$$\frac{Q_t}{Q_\infty} = kt^n \tag{15-1}$$

式中，Q_t、Q_∞ 分别代表 t 和 ∞ 时间药物的累积释放量；k 为常数，与骨架结构有关；n 为代表释药机制的指数，取值范围与制剂几何形状及药物溶解性有关，对薄片状、圆柱体和球形的制剂，其理论上的取值范围分别为 $0.5 \sim 1.0$、$0.45 \sim 0.89$ 及 $0.43 \sim 0.85$。对圆柱体型的片状制剂，$n \leqslant 0.45$ 时，药物的释放受扩散控制，近似 Fick 扩散；$0.45 < n < 0.89$ 时，药物释放受溶蚀与扩散的综合作用；$n \geqslant 0.89$ 时，药物的释放以溶蚀为主。

2. 载体材料　制备骨架片的关键是选择适宜的骨架材料，理想的骨架材料应无毒、无吸收、性质稳定、有良好的生物相容性、与药物易混合但不影响其释放、价廉易得。常用的骨架材料有：羟丙甲纤维素（HPMC）、甲基纤维素（MC）、羧甲纤维素及其钠盐（CMC 或 CMC-Na）、羟乙纤维素（HEC）、羟丙纤维素（HPC）、聚丙烯酸（聚羧乙烯）、聚乙烯醇（PVA）、海藻酸盐、西黄蓍胶、明胶、琼脂、壳聚糖甘露聚糖等。

3. 制备工艺　亲水凝胶骨架片的制备方法比较简单，多采用粉末直接压片法制备，但当粉末的流动性或压缩成形性难以满足制备要求时，也可选择干法或湿法制粒压片工艺。由于亲水性高分子材料黏度大，因而不能采用普通的湿法制粒工艺，可使用混合设备将各成分干粉混匀后添加水或有机溶媒（不加黏合剂）制粒。

4. 影响药物释放速率的因素　影响亲水凝胶骨架片药物释放速率的因素较多，如骨架材料的理化性质、用量、水化速度、黏度、粒径，药物的理化性质及在处方中的含量，所用辅料的性质及用量，制备工艺及片剂大小等。

（1）骨架材料的影响　通常释药速率随骨架材料用量的增加而减慢。骨架材料水化速率对释药速率影响很大，骨架片表面凝胶层的形成是控制药物释放的首要前提，应根据药物的溶解性质选择骨架材料。亲水性凝胶骨架片的释药速率随骨架材料黏度的增加而下降。以 HPMC 作为骨架材料制得的亲水凝胶骨架片为例，HPMC 型号、规格、用量、黏度及粒径的不同将导致其水化形成的凝胶层黏度不同，从而影响药物的释放速率。

（2）主药的影响　药物的释放与药物性质有关，水溶性药物释放速率取决于药物通过凝胶层的扩散速度，而溶解度小的药物，释放速率由凝胶骨架的溶蚀速度决定，释放速率可通过骨架材料的种类及用量调节。

（3）辅料的影响　亲水性凝胶骨架片所用辅料的性质和用量等可影响片剂表面聚合物水化速率和凝胶的形成速率。如疏水性润滑剂硬脂酸镁、滑石粉可使片剂表面释药速率减慢。亲水性辅料可竞争水分而减慢片剂表面水化速率。对难溶性药物，加入适当的增溶剂可提高其释放速率，进而提高药物的生物利用度。

实例解析

实例 15-1：对乙酰氨基酚亲水性凝胶缓释骨架片

【处方】

对乙酰氨基酚	350g	HPMC	50g
乳糖	60g	硬脂酸镁	5g

【制法】按处方量称取过 80 目筛的对乙酰氨基酚原料、HPMC 和乳糖辅料，采用等量递加法混合均匀，以含醇量 90% 的 PVPK30 醇溶液作为黏合剂，30 目筛湿法制粒，60℃干燥，整粒后加入 5g 硬脂酸镁混匀，压制成含药 350mg 的片剂。

【解析】本品用于普通感冒或流行性感冒引起的发热，也用于缓解轻至中度疼痛如头痛、关节痛、偏头痛、牙痛、肌肉痛、神经痛、痛经。处方中 HPMC 为亲水凝胶骨架材料，乳糖为稀释剂，硬脂酸镁为润滑剂。

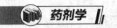

实例解析

实例 15-2：盐酸普罗帕酮混合骨架缓释片

【处方】　盐酸普罗帕酮　　350g　　海藻酸钠　　90g
　　　　　壳聚糖　　　　　60g　　　滑石粉　　　适量
　　　　　硬脂酸镁　　　　适量

【制法】　按处方量称取过 100 目筛的盐酸普罗帕酮、壳聚糖，采用过筛法混合均匀，以 30% 的乙醇溶液作为黏合剂制软材，16 目筛湿法制粒，50℃干燥，整粒后加入适量的滑石粉和硬脂酸镁混匀，压制成含药 100mg 的片剂。

【解析】　本品可用于有症状的快速型心律失常如房室交界性心动过速，伴有预激综合征或阵发性房颤的室上性心动过速，有症状的室性快速型心律失常等。处方中海藻酸钠和壳聚糖为亲水凝胶骨架材料，滑石粉和硬脂酸镁为润滑剂。

（二）溶蚀性骨架片

溶蚀性骨架片也叫蜡质骨架片是由药物与不溶解但可溶蚀的蜡质材料制成的骨架型缓释片剂。

1. 释药机制　这类骨架片是由蜡质材料的逐渐溶蚀，通过孔道扩散与蚀解控制药物的释放。释药过程中，骨架的释药面积随时间不断变化，如图 15-3 所示。

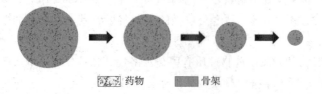

⬚⬚ 药物　　■ 骨架

图 15-3　蜡质骨架片释药过程示意图

溶蚀性骨架片中药物的释放主要受溶蚀性材料的控制，其释放特性的数学描述较为复杂，一般可用薄片、圆柱型或球型模型描述，可表示为：

$$\frac{M_t}{M_\infty} = 1 - \left(1 - \frac{k_0 t}{C_0 \alpha}\right)^n \tag{15-2}$$

式中，n 值与溶蚀性骨架制剂形状有关，对于薄片形制剂 $n = 1$，圆柱型制剂 $n = 2$，球形制剂 $n = 3$；α 为制剂的半径或半高；M_t 和 M_∞ 分别为 t 和 ∞ 时刻药物的累积释放量；C_0 为骨架中药物浓度；k_0 为药物在溶蚀性骨架制剂中的释放速率常数。该式表示药物的释放受溶蚀性骨架材料的降解与药物扩散的影响。当制剂表面积不变时，表面溶蚀可使药物以零级释放，但实际上，溶蚀性骨架的降解，将引起制剂释药面积变化，故药物难以达到恒速释放，而常以一级动力学过程释放。

2. 载体材料　常用的溶蚀性材料主要有天然蜡质，如巴西棕榈蜡、蜂蜡、鲸蜡；脂肪醇，如硬脂醇、鲸蜡醇；脂肪酸，如硬脂酸；脂肪酸酯，如单硬脂酸甘油酯、氢化蓖麻油、聚乙二醇单硬酸酯、蔗糖酯、三酰甘油等。

3. 制备工艺

（1）湿法制粒压片法　将药物与溶蚀性材料粉末混匀，加入黏合剂或润湿剂适量，制粒，干燥，整粒，压片。

（2）溶剂蒸发法　先将药物、辅料与一定量溶剂制成溶液或分散体系，然后把溶液或分散体系加入熔融的溶蚀性材料中，蒸发除去溶剂，干燥，混合，制成团块，制成颗粒，压片。

（3）熔融法　将药物与辅料直接加入熔融的溶蚀性材料中，控制温度略高于蜡质材料的熔点，将熔融的物料铺开冷凝，固化，粉碎，过筛，将制得的颗粒压片即得，此法不适合热稳定性差的药物。

（4）热混合法　将药物与鲸蜡醇于60℃混合，用玉米朊的乙醇溶液制粒，压片，此法制得的片剂释放性能稳定。

（5）热熔挤出法　将药物、辅料及溶蚀性材料加入可逐段控温的螺杆挤出系统，药物、辅料及溶蚀性材料在螺杆推进下前移，并逐步软化、熔融、混合、挤出，最后经切割制得蜡质骨架片，此法物料混合均匀，不使用有机溶剂，机械化程度高。

4. 影响药物释放速率的因素　影响溶蚀性骨架片释放速率的因素有很多，如骨架材料的性质、用量，药物的性质及在处方中的含量，药物颗粒的大小，辅料的性质和用量，片剂大小及制备工艺过程等。溶蚀性材料的疏水性较强，环境中的水分无法迅速浸入片芯溶解或释放药物，为改善药物的释放，可加入少量表面活性剂调节药物释放速率，如单硬脂酸甘油酯、硬脂酸钠。此外，胃肠道的pH和消化酶能很大程度地影响脂肪酸酯类骨架材料的水解。

实例解析

实例15-3：硝酸甘油溶蚀性骨架片

【处方】

硝酸甘油	2.6g（10%乙醇溶液29.5ml）	硬脂酸	60g
十六醇	66g	聚维酮（PVP）	31g
微晶纤维素	58.8g	微粉硅胶	5.4g
乳糖	49.8g	滑石粉	24.9g
硬脂酸镁	1.5g		

【制法】将PVP溶于硝酸甘油乙醇溶液中，加微粉硅胶混匀，加硬脂酸与十六醇，水浴加热到60℃，使熔融。将微晶纤维素、乳糖、滑石粉的均匀混合物加入上述的熔融系统中，搅拌1小时。将黏稠的混合物摊于盘中，室温放置20分钟，待成团块时，用16目筛制粒。30℃干燥，整粒，加入硬脂酸镁压片。

【解析】本品可用于冠心病心绞痛的治疗及预防，也可用于降低血压或治疗充血性心力衰竭。处方中硬脂酸、十六醇为溶蚀性骨架材料，聚维酮为黏合剂，微晶纤维素和微粉硅胶及乳糖为填充剂，滑石粉和硬脂酸镁为润滑剂。

（三）不溶性骨架片

不溶性骨架片是由药物与水不溶性或水溶性极小的非溶蚀性材料制成的骨架型缓释片剂。水溶性药物适宜制成此类片剂，难溶性药物和大剂量的药物不适宜制成此类片剂。

1. 释药机制　通常情况下，不溶性骨架片属多孔型骨架释药系统，服用此类骨架片后，水或胃肠液渗入骨架孔隙，药物溶解并通过骨架中极细的孔径缓缓扩散释放，释药过程中骨架几乎不发生改变，随粪便完整的排出体外，如图15-4所示。

不溶性骨架片中药物的释放受其在孔道中扩散过程的控制，一般符合Higuchi方程：

$$Q = \left[DC_s \frac{P}{\lambda} (2C_0 - PC_s) t \right]^{\frac{1}{2}} \tag{15-3}$$

式中，Q为单位面积在时间t内的释药量；D为扩散系数；P为骨架的孔隙率；C_s为药物在释放介质中的溶解度；λ为骨架中的弯曲因子；C_0为骨架中的药物含量。

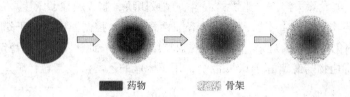

药物　　　　　骨架

图 15-4　不溶性骨架片释药过程示意图

因为 $C_0 \gg C_S$ 且 $0<P<1$，故 $2C_0 - PC_S \approx 2C_0$，即方程右边除 t 外都保持恒定，则上式可简化为：

$$Q = k_H t^{\frac{1}{2}} \tag{15-4}$$

式中，k_H 为常数，即药物的释放量与释放时间 t 的平方根成正比。

根据 Higuchi 方程，影响药物释放的因素有：①药物在骨架中的初始浓度；②孔隙率；③孔道弯曲因素；④形成骨架的聚合物；⑤药物的溶解度。

2. 载体材料　常用的水不溶性骨架材料有乙基纤维素（EC）、聚甲基丙烯酸甲酯（PMMA）、乙烯-醋酸乙烯共聚物（EVA）等。

3. 制备工艺

（1）粉末直接压片　将药物和缓释骨架材料粉末混匀后直接压片。

（2）湿法制粒压片　将药物、不溶性骨架材料及其他辅料混合，用不溶性骨架材料的乙醇或二氯甲烷溶液作黏合剂，进行湿法制粒压片。此法制得的片剂有时药物释放不完全，导致其应用受到一定限制。

4. 影响药物释放速率的因素　不溶性骨架片适合水溶性较好的小剂量药物制备，释药速率受药物的溶解性能影响较小。为调节释药速率，也可在处方中加入电解质类，如氯化钠、氯化钾、硫酸钠等；糖类，如乳糖、果糖、蔗糖、甘露醇等；亲水性凝胶，如 HPMC、CMC-Na 等释放速率调节剂。胃肠液的 pH、胃肠道蠕动、消化酶等生理因素对释药速率的影响亦不大。释药速率主要受与药物扩散相关的因素影响，如骨架片的孔隙率、孔径和弯曲程度等。

实例解析

实例 15-4：阿替洛尔缓释片

【**处方**】阿替洛尔　　50g　　乳糖　　　10g
　　　　　EC　　　　140g　　十六醇　100g
　　　　　硬脂酸镁　10g

【**制法**】将处方药物与辅料过筛，以等量递加法混匀，置压片机上直接压片，制备含药 50mg 的片剂。

【**解析**】本品主要用于治疗高血压、心绞痛、心肌梗死，也可用于心律失常、甲状腺功能亢进、嗜铬细胞瘤。处方中乳糖为填充剂，EC 为不溶性骨架材料，十六醇为溶蚀性骨架材料，硬脂酸镁为润滑剂。

二、膜控型缓控释制剂

膜控型缓控释制剂是指以一种或多种包衣材料对片剂、颗粒、小丸进行包衣处理，通过衣膜调节或控制药物的释放行为，以控制药物释放速率、释放时间或释放部位的给药系统，如图 15-5 所示。

用来控制药物释放的衣膜称包衣膜，被包衣的制剂称为药物贮库。包衣膜主要由高分子聚合物组成。药物贮库可由固体或液体剂型组成，以固体剂型更为常见，如片剂、颗粒剂、小丸、胶囊等。

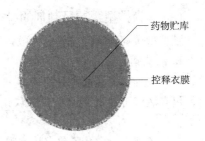

图 15-5　膜控型缓控释制剂示意图

（一）薄膜包衣的基本处方组成

缓控释制剂的衣膜是由最佳包衣处方配成的包衣液，包衣液一般由包衣材料（高分子聚合物）、增塑剂、致孔剂（也称释放速率调节剂）、抗黏剂、遮光剂、着色剂及溶剂组成，各种成分的常见品种和功能见表15-1。

表 15-1　缓控释包衣液处方组成、功能与常用材料

包衣处方	主要功能	常用材料
成膜材料	使药物具有缓释、控释性能	EC、丙烯酸树脂、醋酸纤维素（CA）等
增塑剂	使包衣材料易于成膜，并能改善膜的柔韧性和强度	可选择与成膜材料有一定化学相似性的小分子物质，如邻苯二甲酸酯类用于醋酸纤维素，蓖麻油用于脂肪族聚合物
致孔剂	改善水对包衣膜的渗透性，调节药物的释放速率	聚乙二醇（PEG）类、PVP、HPMC、HPC、蔗糖、山梨醇、氯化钠、尿素、表面活性剂等
抗黏剂	防止包衣过程中片与片、颗粒与颗粒间发生粘连	滑石粉、微粉硅胶、硬脂酸镁等
遮光剂	遮光	钛白粉（二氧化钛）
着色剂	美观、便于识别	柠檬黄、胭脂红等
溶剂	保证包衣液中各成分的均匀分散，有利于包衣组分对颗粒或药片的表面附着	水、乙醇、异丙醇、丙酮、乙酸乙酯、二氯甲烷等

（二）膜控型缓控释制剂的释药机制

膜控型缓控释递药系统中药物的释放主要受扩散控制，相比于骨架型释药系统，药物释放速率更易达到或接近零级，并且药物的释放速率、时间及部位可通过包衣膜的种类和厚度进行调节。

用于制备缓控释制剂的包衣膜分为半透膜及微孔膜两类。半透膜非常致密，仅可使水分自由通过，而溶质分子或离子不能通过，多用于渗透泵型缓控释制剂的制备。膜控型缓控释制剂常采用微孔膜包衣，该类膜不但可使水分自由通过，而且可使溶质分子以扩散方式通过，药物的释放速率取决于其在控释衣膜中的扩散过程，符合 Fick's 第一定律。

$$\frac{dM}{dt} = \frac{ADK\Delta C}{L} \tag{15-5}$$

式中，M 为释放药物的质量；dM/dt 为释放速率；A 为释放面积，即包衣片或颗粒的表面积；D 为扩散系数；K 为膜与片芯之间药物的分配系数；L 为膜厚度，即包衣层厚度；ΔC 为膜内外药物的浓度差。

若式（15-5）中等号右侧各参数保持恒定，则释药速率为常数，释药过程为零级过程；若有参数在释药过程中发生变化，则释药速率不能保持恒定，释药过程为非零级过程。事实上，很难使上述参数在释药过程中全部保持恒定。

在膜控型缓控释制剂中，药物除可通过衣膜扩散的方式释放外，对加入水性致孔剂的衣膜，药物还可通过经水性微孔扩散的方式释放。此时式（15-5）可变为下面的形式，即：

$$\frac{dM}{dt} = \frac{AD\Delta C}{L} \tag{15-6}$$

与前式相比，式（15-6）少了分配系数 K，此时药物的释放过程更易达到或接近零级。

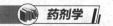
（三）膜控型缓控释制剂的种类

膜控型缓控释制剂主要分为微孔膜包衣片、膜控释小丸、膜控释小片和肠溶膜控释片等。

1. 微孔膜包衣片 使用胃肠液中不溶的聚合物对含有药物的片芯进行包衣，以延滞水溶性药物的溶解、释放过程，使其在胃肠液内以一定的速率释放。衣膜材料常用 CA、EC、EVA、丙烯酸树脂等聚合物，包衣液中可加入少量水溶性致孔剂，如 PEG、PVA、PVP、HPMC、十二烷基硫酸钠（SDS）、糖或盐等。

在胃肠液中，微孔膜包衣片衣膜中的水溶性致孔剂会随水分浸润发生溶解或脱落，并在衣膜上留下无数微孔，如图 15-6 所示。胃肠液会通过这些衣膜上的微孔渗入片芯并溶出药物成分。随着药物的不断溶解，膜内药物浓度及渗透压逐渐升高，溶解的药物受膜内外的浓度梯度及渗透压差的驱动，通过膜上微孔扩散并释放至膜外。随着药物的释放，片芯中的药物不断溶出，膜内药物浓度将始终维持在近饱和状态，并使膜内外保持恒定浓度梯度和渗透压差，成为药物释放的驱动力。只要膜内药物浓度能维持饱和且膜外能保持漏槽状态，药物将以恒速或近恒速释放，获得零级或接近零级的释药速率。在体内，包衣膜不会被胃肠道降解或破坏，最终将通过肠道排出体外。

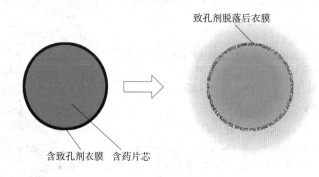

致孔剂脱落后衣膜

含致孔剂衣膜　含药片芯

图 15-6　微孔膜包衣片结构示意图

实例解析

实例 15-5：盐酸曲马多控释片

【处方】片芯：
	盐酸曲马多	50g
	预胶化淀粉	50g
	95% 乙醇	适量
	硬脂酸镁	10g
包衣液：	CA	2g
	邻苯二甲酸二丁酯	30g
	PEG400	15g

【制法】盐酸曲马多和预胶化淀粉分别过 100 目筛，然后按 1:1 比例过 60 目筛混匀，加 95% 乙醇适量，18 目筛制粒，60℃干燥，整粒，加硬脂酸镁适量，混匀，用 8mm 浅凹冲压片，得片芯。片重 200mg±2mg，硬度 6~8kg/mm^2，厚度约为 4mm，含药 50%。按包衣液处方，以丙酮与异丙醇 4:1 的混合溶剂配制包衣液，采用锅包衣法包衣，衣膜增重 4%，即得。

【解析】本品用于中度、重度、急性疼痛，如术后痛、癌症痛、心脏病突发性痛等症。片芯处方中预胶化淀粉为填充剂、95% 乙醇为润湿剂、硬脂酸镁为润滑剂，包衣液处方中 CA 为衣膜材料、邻苯二甲酸二丁酯为增塑剂，PEG400 为致孔剂。

2. 膜控释小丸 膜控释小丸是将丸芯（直径 1~2.5mm 的小丸）以控释薄膜包衣制得的制剂，主要供装入硬胶囊使用。用于丸芯的辅料有填充剂（如乳糖、蔗糖、淀粉等）、润湿剂、崩解剂（如羧甲淀粉钠、L-HPC、羟丙甲纤维素、微晶纤维素等）、黏合剂和表面活性剂等。根据包衣材料不同可将其分为四种类型。

（1）亲水薄膜衣微丸　这种小丸的包衣膜是由亲水性聚合物构成。药物可加在丸芯中，亦可含在薄膜衣内，或两者兼有。口服后遇胃肠液，构成薄膜衣的亲水聚合物（如羟丙甲纤维素等）吸水溶胀，形成凝胶屏障控制药物释放。药物释放速率很少受胃肠道生理因素和胃肠液变化的影响。

（2）不溶性薄膜衣微丸　不溶性包衣材料（如 EC 等）在胃肠道不溶解，这种包衣微丸的薄膜衣是一种整体式的膜，通常在膜中含有增塑剂（如邻苯二甲酸二乙酯、枸橼酸三乙酯、甘油醋酸酯、蓖麻油、油酸等）。水溶性药物在丸芯中，口服后水分透过衣膜进入丸芯，使药物溶解成饱和溶液，溶解的药物通过连续的高分子膜向胃肠道内缓慢扩散。

（3）不同 pH 可溶解的薄膜衣微丸　指包裹在胃液中可溶的薄膜衣（如酸溶型聚丙烯酸树脂）及肠液中可溶的薄膜衣（如肠溶型聚丙烯酸树脂等）中的小丸。

（4）微孔膜包衣微丸　此种微丸的包衣是利用水不溶性聚合物（如 EC）为包衣材料，并在包衣液中加入致孔剂（如乳糖、聚乙二醇等）。口服后致孔剂遇消化液溶解或脱落，在微丸衣膜上形成许多微孔，通过这些微孔控制药物的释放。

3. 膜控释小片 膜控释小片是将药物与辅料按常规方法制粒，压制成小片（minitablets），其直径为 2~3mm，用缓释膜包衣后装入硬胶囊使用。每粒胶囊可装入几片至 20 片不等，同一胶囊中的小片可包裹不同缓释作用或不同厚度的包衣。此类制剂与膜控释小丸一样是一种剂量分散型的缓控释制剂，药物总释放曲线是由单一小片中药物的释放叠加而成。这种制剂无论在体内还是体外皆可获得恒定的释药速率，是一种理想的口服缓控释剂型。

实例解析

实例 15-6：茶碱微孔膜控释小片

【处方】

片芯：	茶碱	100g
	5% CMC-Na 浆	适量
	硬脂酸镁	0.5g
包衣液 1：	EC	22.2g
	PEG1540	11.1g
包衣液 2：	Eudragit RL100	11.1g
	Eudragit RS100	22.2g

【制法】①制小片：无水茶碱粉末用 5% CMC-Na 浆制成颗粒，干燥后加入 0.5% 硬脂酸镁，压成直径 3mm 的小片，每片含茶碱 15mg，片重为 20mg。②流化床包衣：分别用两种不同的包衣液包衣。一种包衣材料为乙基纤维素，采用 PEG1540、Eudragit L 或聚山梨酯 20 为致孔剂，两者比例为 2:1，异丙醇和丙酮为混合溶剂；另一种包衣材料为 Eudragit RL 100 和 Eudragit RS 100。最后将 20 片包衣小片装入同一硬胶囊内即得。

【解析】本品主要用于治疗支气管哮喘、心脏性哮喘，以及肺气肿、慢性支气管炎等，也可用于心源性、肾性水肿的利尿消肿。片芯处方中 5% CMC-Na 为黏合剂，硬脂酸镁为润滑剂，包衣液 1 中 EC 为不溶性衣膜材料，PEG1540 为致孔剂，包衣液 2 中 Eudragit RL100 与 Eudragit RS100 为胃溶性衣膜材料。

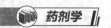

4. 肠溶膜控释片 肠溶膜控释片，或称为肠溶包衣片，是将药物压制成片芯，包裹肠溶衣膜，利用肠溶材料的溶解特性使药物产生缓释作用，属于定位释放递药系统。根据需要还可以再包上含药的糖衣层，含药的糖衣层在胃中释放药物，进入肠道后肠溶衣膜溶解释放药物。常用的肠溶衣膜材料为丙烯酸树脂类；醋酸纤维素酞酸酯（CAP）、羟丙甲纤维素酞酸酯（HPMCP）等，适合于不同 pH 肠段的释药。

（四）膜控型缓控释制剂的制备方法

膜控型缓控释制剂的包衣实质上就是薄膜包衣，因此可以采用薄膜包衣常用的方法进行。包衣锅滚转包衣法、空气悬浮流化床包衣法和压制包衣法常用于缓释片包衣，而微丸和颗粒等剂型多采用空气悬浮流化包衣法。

三、渗透泵型缓控释制剂

渗透泵型缓控释制剂也称为渗透泵型缓控释递药系统（osmotic controlled release oral delivery system，OROS）是利用渗透压原理制成，主要由药物、半透膜材料、渗透压活性物质和助推剂组成。渗透泵片是在片芯外包一层半透性的聚合物衣膜，通过激光（或机械）在薄膜衣片的表面开一个或数个适宜大小的释药小孔，口服后胃肠道的水分通过半透膜进入片芯，使药物溶解成饱和溶液，因渗透压活性物质使膜内溶液形成高渗溶液，从而使水分继续进入膜内，药物溶液从小孔渗出。渗透泵型缓控释制剂以渗透压作为驱动力，控制药物的释放，可以恒速的释放药物，实现零级释放。

不同于主要受扩散、溶蚀或扩散与溶蚀相结合控制的骨架型和膜控型缓控释制剂，渗透泵型缓控释制剂中的药物释放主要受渗透压驱动，见表 15-2。其释药过程几乎不受药物化学性质和胃肠道蠕动、pH、摄食及胃排空时间等生理可变因素的影响，在体内可以实现药物零级释放。药物释放后，制剂中残余的生物惰性成分（半透性衣膜及助推剂）在胃肠道中将保持完整，随粪便排出体外。

表 15-2　各类口服缓控释片剂中药物释放的主要驱动力

类型	药物释放主要驱动力
亲水性凝胶骨架片	骨架溶蚀与药物浓度梯度
溶蚀性骨架片	骨架溶蚀
不溶性骨架片	骨架中的药物浓度梯度
膜控型缓控释片	膜内外药物浓度梯度
渗透泵片	膜内外渗透压差

根据渗透泵制剂的结构特点，可将其分为单室渗透泵片、双室渗透泵片、多室渗透泵片和液态渗透泵系统等不同类型，如图 15-7 所示，其中比较常见的是单室渗透泵片和双室渗透泵片。

（一）渗透泵片的处方组成

渗透泵片的处方组成主要有渗透压活性物质、助推剂和半透性衣膜材料，详见表 15-3。渗透压活性物质（即渗透促进剂）起调节渗透压作用，其性质和用量常关系到零级释药时间的长短；助推剂也称助渗剂，能吸水膨胀，产生推动力，将含药层的药物推出释药小孔。常用的半透膜材料为无活性并在胃肠液中不溶解的成膜聚合物，仅能透过水分子，溶质分子不能透过。此外还可加入助悬剂、黏合剂、润滑剂及润湿剂等辅料。

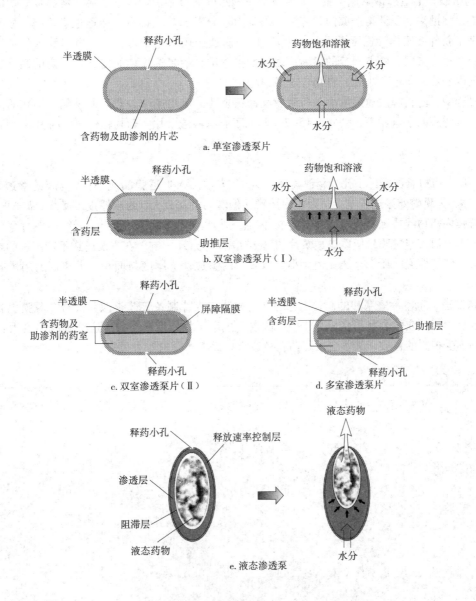

图 15-7 渗透泵片结构及释药示意图

表 15-3 渗透泵片常用辅料

功能	常用辅料
渗透压活性物质	氯化钠、氯化钾、氯化镁、硫酸钠、磷酸钠、磷酸氢二钠、磷酸二氢钠、乳糖、蔗糖、果糖、葡萄糖、甘露醇、山梨醇、尿素、酒石酸
助推剂	分子量 10~5000kDa 的聚环氧乙烷、分子量 3~5000kDa 的聚羟甲基丙烯酸烷酯、分子量 10~360kDa 的 PVP、分子量 450~4000kDa 的卡波普、分子量 80~200kDa 的聚丙烯酸
半透性衣膜材料	CA、EC、聚碳酸酯、聚氯乙烯、EVA

（二）单室渗透泵片

单室渗透泵片是将水溶性药物与具有高渗压的渗透促进剂及其他辅料压制成片芯，外包一层半透膜，在膜上开一个或几个小孔（通过激光），结构如图 15-7a 所示。

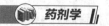

1. 释药机制 单室渗透泵片口服后，胃肠道中的水分通过半透膜渗入片芯，溶解片芯中的渗透活性物质及药物，使助渗剂及药物形成饱和溶液。因为除水分外的其他物质不能透过半透膜，故半透膜内渗透压将远高于膜外（膜内渗透压可达4~5MPa，体液渗透压仅0.7MPa），水分继续渗入半透膜，药物溶液将通过释药小孔泵出，随着水分的渗入，助渗剂被溶解，使半透膜内始终保持恒定的高渗透压，不断推动半透膜内药液泵出释药小孔，直到片芯中的药物耗尽。

释药过程中，药物释放速率取决于药液通过释药小孔的流出速率。药液通过释药小孔的流出量与同时段内渗入半透膜的水量相等，公式（15-7）阐明了影响渗透泵片中药物释药速率的因素，即：

$$\frac{dM}{dt} = \frac{dV}{dt}C_s = \frac{kA\Delta\pi C_s}{L} \tag{15-7}$$

式中，dM/dt 为药物通过释药小孔的释放速率；dV/dt 为水渗入半透膜的速率；k 为膜的渗透系数；A 为膜的面积；$\Delta\pi$ 为膜内外渗透压差；C_s 为膜内药物达饱和时的浓度；L 为膜厚度。其中，k、A、$\Delta\pi$、L 均为常数，若膜内药物维持饱和状态，即 C_s 保持不变，则释药速率恒定，释药为零级速率过程。由于胃肠液中的离子不会渗入半透膜，所以渗透泵片的释药速率不受 pH 影响，在胃及肠道不同部位的释药速率相等。渗透泵片释药性能主要受释药孔径大小，包衣膜的渗透性、厚度与面积，助渗剂的用量等处方与工艺因素影响。

2. 制备工艺 单室渗透泵片的制备工艺与普通薄膜包衣片制备工艺类似，仅需在薄膜包衣后，额外在包衣膜上打出一个或数个释药孔，其孔径可从数十微米至数百微米不等，应达到既不会因释药孔径过大导致药物不受控制的释放，又不会因释药孔径过小导致半透膜内压力过高。

实例解析

实例 15-7：阿替洛尔渗透泵片

【处方】 片芯：

	阿替洛尔	25g
	氯化钠	100g
	聚环氧乙烷（分子量 5×10^5）	58g
	聚环氧乙烷（分子量 2×10^5）	67g
	硬脂酸镁	适量
包衣液：	乙基纤维素	10g
	PEG400	3ml
	95% 药用乙醇	500ml

【制法】 ①制备片芯：将阿替洛尔与过 100 目筛的各种辅料混合均匀，加入适量的水制软材，16 目筛制粒，50℃干燥，加硬脂酸镁适量，混匀，压片得到每片含药 25mg 的片芯。②包衣：将乙基纤维素、适量 PEG400 溶于 95% 药用乙醇中，磁力搅拌，过 200 目滤布得包衣液。采用锅包衣法包衣即得。③打孔：在包衣片一侧打一孔径为 400μm 的释药小孔即得。

【解析】 本品主要用于治疗高血压、心绞痛、心肌梗死，也可用于心律失常、甲状腺功能亢进、嗜铬细胞瘤等。片芯处方中氯化钠为渗透压活性物质，聚环氧乙烷为助推剂，硬脂酸镁为润滑剂；包衣液处方中乙基纤维素为不溶性衣膜材料，PEG400 为致孔剂，95% 乙醇为溶剂。

实例解析

实例 15-8：盐酸维拉帕米控释片

【处方】片芯：

盐酸维拉帕米（40 目）	2850g
甘露醇（40 目）	2850g
聚环氧乙烷（40 目、分子量 $5×10^6$）	60g
PVP	120g
乙醇	1930g
硬脂酸镁（40 目）	115g

包衣液（用于每片含 120mg 的片芯）：

CA（乙酰基值 39.8%）	47.25g
CA（乙酰基值 32%）	15.75g
HPC	22.5g
PEG3350	4.5g
二氯甲烷	1755ml
甲醇	735ml

【制法】①制备片芯：将片芯处方中前三种组分置于混合器中，混合 5 分钟，将 PVP 溶于乙醇中，缓缓加至上述混合组分中，搅拌 20 分钟，过 10 目筛制粒，于 50℃下干燥 18 小时，经 10 目筛整粒后，加入硬脂酸镁混匀，压片。制成每片含主药 120mg，片重 257.2mg，硬度为 9.7kg/mm² 的片芯。②包衣：用空气悬浮包衣技术包衣，进液速度为 20ml/min，包至每个片芯上的衣层增重为 15.6mg。将包衣片置于相对湿度 50%、50℃ 的环境中，存放 45～50 小时，再于 50℃ 干燥箱中干燥 20～25 小时。③打孔：在包衣片上，于片剂上下两面对称处打一释药小孔。孔径为 254μm。

【解析】本品主要用于心律失常和心绞痛的治疗。片芯处方中甘露醇为渗透压活性物质，聚环氧乙烷为助推剂，PVP 为助推剂和黏合剂，硬脂酸镁为润滑剂；包衣液处方中，CA、HPC 及致孔剂 PEG3350 共同组成半透过性衣膜，二氯甲烷及甲醇用于溶解衣膜材料。

（三）双室渗透泵型缓控释制剂

因为难溶性药物溶解度较低，在片芯中难以形成较高的浓度和渗透压，为了维持恒定持久的渗透压，需加入大量的渗透活性物质，其用量往往超出了正常的片重范围。为此，可将难溶性药物制成双室（如图 15-7b、c）或多室渗透泵片（如图 15-7d）。双室渗透泵型缓控释片中用弹性隔膜将药物与推动剂分隔，上层由药物、渗透活性物质和辅料组成，下层由推动剂、渗透活性物质和其他辅料组成，在双层片外包半透膜，在上层用激光打孔。如需同时释放两种有配伍禁忌的药物，可以制成上、下两个药室，受中层渗透促进剂的挤压同时释药。

1. 释药机制 双室渗透泵片口服后，水分通过半透膜渗入片芯。在含药层，助渗剂和难溶性药物溶解或分散于水中，形成具有一定浓度及渗透压的药物混悬液；在助推层，推动剂吸水膨胀，并推动含药层中的药物混悬液从释药孔中释出。式（15-8）是适用于各种类型渗透泵装置的释药速率通式。

$$\frac{dM}{dt} = \frac{dV}{dt} \cdot C_s \tag{15-8}$$

式中，dM/dt 为释药速率；dV/dt 为流入半透膜内水分的总体积流量；C_s 为药物在半透膜内形成的混悬液或溶液的浓度，令：

$$Q = (dV/dt)_0 \tag{15-9}$$

$$F = (dV/dt)_D \tag{15-10}$$

$$C_s = F_D \cdot C_0 \tag{15-11}$$

式中，Q 为渗透室（助推层，以角标 O 表示）的渗透体积流量，ml/min；F 为药室（含药层，以角标 D 表示）的渗透体积流量，ml/min；F_D 为药室中药物所占的分数；C_0 为药室中所有固体物质（药物及辅料）的浓度，g/ml。由式（15-8）至式（15-11）得：

$$\frac{dM}{dt} = (Q + F) \cdot F_D \cdot C_0 \tag{15-12}$$

通过控制式（15-12）中的参数，可调整渗透泵系统的释药规律，当其符合零级释放规律时，有：

$$\frac{dM}{dt} = Q \cdot \rho_D \cdot F_D \tag{15-13}$$

式中，ρ_D 为药室密度，g/ml。由式（15-12）和式（15-13），可推得零级释药条件下，药室中的固体物质浓度将满足：

$$C_0 = Q \cdot \frac{\rho_D}{F + Q} \tag{15-14}$$

另外，有：

$$Q = (K/h) \cdot A_p(H) \cdot \Pi_p(H) \tag{15-15}$$

式中，K 为膜的渗透系数，$cm^2/kPa/min$；h 为膜厚度，cm；$A_p(H)$ 为渗透室面积，cm^2；$\Pi_p(H)$ 为渗透室吸水压力，kPa。根据式（15-14）和式（15-15），只有渗透室的吸水压力 $\Pi_p(H)$ 与面积 $A_p(H)$ 的乘积恒定时，方可获得零级释药规律。

2. 制备工艺　相比单室渗透泵片，双室渗透泵片的制备方法较为复杂。其片芯为双层片，分为含药层和助推层，含药层由药物和助渗剂组成，助推层由推动剂和助渗剂组成。制备片芯时，需采用特殊的压片机，先将药物与助渗剂压制成含药层，然后加入推动剂与助渗剂，在含药层上进行二次压制，制成双室片。制成片芯后，以半透性衣膜材料对片芯进行薄膜包衣。为保证药物能安全有效的释放，双室渗透泵片的衣膜厚度需高于单室渗透泵片。包衣后，需识别片剂的正反面，以确定含药层方向，并在含药层上以适当的方法制备释药孔。

实例解析

实例 15-9：硝苯地平双层片

【处方】片芯：

	硝苯地平	30g
	氯化钠	60g
	PVPK90	80g
推动层：	CMC-Na	50g
	氯化钠	50g
	MCC	30g
包衣液：	乙基纤维素	10g
	PEG400	3.5g

【制法】药物层和推动层分别配制，采用湿法制粒方法，将药物和辅料混合均匀，以丙二醇为溶剂制备软材，过筛、整粒，先装推动层再装药物层，压片即得。包衣在包衣锅内进行，喷雾速率为3ml/min，旋转速率为30r/min，在50℃干燥，并在药物层打孔。

【解析】本品主要用于各种类型的高血压及心绞痛的治疗。片芯含药层处方中氯化钠为渗透压活性物质，PVPK90为黏合剂；推动层中 CMC-Na 和 MCC 为助推剂，氯化钠为渗透压活性物质；包衣液采用 EC（不溶性材料）和 PEG（致孔剂）组成的半透性衣膜。

（四）液态口服渗透泵型缓控释制剂

液体口服渗透泵系统（liquid oral release osmotic system，L-OROS）适用于液体处方的药物，实现缓控释的同时，有较高的生物利用度。包括 L-OROS 软胶囊和 L-OROS 硬胶囊。

L-OROS 软胶囊：液体药物包裹于明胶软胶囊中，外面依次包裹阻滞层、渗透层、释放速率控制层，如图 15-7e 所示。当释药单元与液体环境接触时，形成贯通三层膜的释药孔，水分通过释药控制层，激活渗透层。渗透层的膨胀使系统内部产生静水压，从而液体药物会胀破释药孔部位的软胶囊层，液体药物从释药孔流出。

L-OROS 硬胶囊：包括液体药物层、阻滞层、渗透动力层。将上述部分分别置于硬胶囊壳中，用半透膜包衣。在含药层的末端钻孔，提供一个释放药物混悬液的通道。在与水性环境接触后，水透过半透膜使释放动力层膨胀，药物冲破阻滞层，经释药孔释放。

> **知识拓展**
>
> #### 三层渗透泵片
>
> **1. 凝胶阻滞三层片**　在渗透泵的含药层表面再加上一层亲水性物质，亲水性物质遇水可以形成亲水凝胶，阻滞药物的释放，具有滞后释药的特点。通过调节亲水凝胶的厚度，可以得到不同滞后时间的制剂。
>
> **2. 三明治型渗透泵片**　片芯的中心是助推层，一般成分是聚氧乙烯等亲水材料，助推层的两侧分别压制含药层，含药层包括药物和渗透活性物质，用半透膜包衣后，在片的两侧都开孔，解决了渗透泵在钻孔之前要辨别含药层的缺陷，并且避免了单侧开孔可能产生的局部刺激，在中间助推层吸水膨胀和渗透压的共同作用下，持续向外释药。

四、离子交换型缓释制剂

离子交换型缓释制剂是指利用离子交换原理，将带电荷的药物与水不溶性的含有成盐基团的树脂结合，制备而成的具有缓释作用的递药系统。阳离子交换树脂与有机胺类药物盐交换，或阴离子交换树脂与有机羧酸盐或磺酸盐交换，即成药树脂，药树脂外面还可以包衣。药树脂制备和药物的释放都是靠离子交换法，因此只有解离型的药物才能适用，而且离子交换树脂的容量甚少，故剂量大的药物不适合制备药树脂。这种药树脂被洗脱后就可以压片、装胶囊或混悬于水溶性介质中，这类制剂如氢可酮和氯苯那敏的混悬液、芬特明树脂胶囊等。

1. 释药机制　当带有适宜电荷的离子与药物树脂接触时，通过离子交换将药物游离出来。

$$树脂^+—药物^-+X^- \rightarrow 树脂^+—X^-+药物^-$$
$$树脂^-—药物^++Y^+ \rightarrow 树脂^-—Y^++药物^+$$

X^- 和 Y^+ 都是胃肠道中的离子，如钠、钾、氢和氯离子，交换后，药物从药树脂中游离出来，释放到胃肠液中，药物从药树脂中的释放速率不仅受扩散面积、扩散路径长度和树脂的刚性（为树脂制备过程中交联剂用量的函数）所控制，而且还受释药环境中离子种类、强度和温度的综合影响。其中胃肠道 pH 及电解质浓度是影响药物释放速率的主要因素。

药树脂复合物中药物的释放可采用粒扩散方程（Boyd 方程）、指数方程及对数方程（Viswanathan 方程）表征，其中 Viswanathan 方程适合所有药树脂复合物的体外释药过程，被普遍采用：

$$-ln(1-F) = -ln(Q_t/Q_0) = 1.59\,(6/d)^{1.3}\,(Dt)^{0.65} \tag{15-16}$$

式中，F 为 t 时间药物从药物树脂复合物中释放的分数；Q_0 为 0 时间药物树脂复合物中的药物含量，g/g；Q_t 为 t 时间药物树脂复合物中的药物含量，g/g；D 为药物在树脂中的扩散系数，m^2/min；d 为树脂平均粒径，m；1.59 和 0.65 为常数，适合所有药物树脂复合物。

2. 制备工艺 药树脂的制备工艺有两种：静态交换法和动态交换法。

（1）静态交换法 将树脂浸泡于药物溶液中进行离子交换，此方法操作简单，设备要求低，但随着离子交换的进行，氢离子浓度不断增加，从而增加与药物离子竞争树脂的机会，减少药物的树脂吸附量或交换不完全，树脂有一定损耗。

（2）动态交换法 该方法能将交换后的溶液及时与树脂分离，使溶液在整个树脂层中进行多次交换。此方法交换完全，可提高树脂载药量，但操作工序较长。

3. 其他载体 通过离子交换作用释放药物也可以不采用离子交换树脂，而使用其他载体。如阿霉素羧甲基葡萄糖微球，以 $RCOO^-NH_3^+R'$ 表示，药物在水中不释放，置于氯化钠溶液中，则释放出阿霉素阳离子 $R'NH_3^+$，并逐步达到平衡。

$$RCOO^-NH_3^+R' + Na^+Cl^- \longrightarrow R'NH_3^+Cl^- + RCOO^-Na^+$$

阿霉素羧甲基葡萄糖微球在体内与体液中的阳离子进行交换，缓慢释放阿霉素而达到长效的目的。

PPT

第四节 择时与定位释药制剂

许多疾病的发作存在着明显的周期性节律变化，如胃溃疡患者在夜间胃酸分泌增多，心脏病患者在凌晨睡醒时血压和心率急剧升高，哮喘患者在深夜最容易呼吸困难。这就需要口服择时释药系统（oral chronopharmacologic drug delivery system）。它是根据疾病节律性变化特点设计，按照生理和治疗的需要而定时、定量释药的一种新型给药系统，如脉冲式给药系统。这种给药系统能使患者在睡前提前服药，在疾病将要发作时开始释药，发挥疗效，从而提高患者的顺应性。

口服定位释药系统（oral site-specific drug delivery system）是指口服后能将药物选择性的输送到胃肠道某一特定部位，以速释、缓释或控释方式释放药物的剂型。它根据胃肠道不同部位的生理环境和吸收特点，以及药物本身的物理化学性质设计，可以提高口服药物的疗效。根据口服药物在胃肠道中的具体释放位置，可进一步分为胃定位释药系统、小肠定位释药系统和结肠定位释药系统。

《中国药典》（2020 年版）中规定的迟释制剂包括肠溶制剂、结肠定位制剂和脉冲制剂，因此口服定位释药系统和口服择时释药系统中的部分制剂也属于迟释制剂的范畴。

一、脉冲制剂

脉冲制剂也称为脉冲式递药系统（pulsatile drug delivery systems，PDDS）系指不立即释放药物，而在某种条件下（如在体液中经过一定时间或一定 pH 或某些酶作用下）一次或多次突然释放药物的制剂。这类制剂能够根据疾病生物时间节律性特点定时定量释药，可提高疗效及患者对治疗的顺应性；能避免血药浓度长时间稳定在某一水平而产生的不良反应和耐药性；此外，在预定时间迅速释放，还可克服部分首过效应。

脉冲制剂的关键是控制药物开始释放的时间，根据控制机制的不同，可以分为以下三类。

1. 包衣脉冲释药系统　这类释药系统的原理为：在片芯或丸芯表面包衣，经过一定的"时滞"后，包衣层的完整性被破坏，药物开始释放。时滞的长短受不同种类的包衣材料及用量控制。衣膜控制药物释放时间的机制主要有衣膜的破裂、溶蚀、膨胀、渗透性和 pH 敏感等，如图 15-8 所示。包衣脉冲制剂主要通过膜包衣技术和压制包衣技术实现。

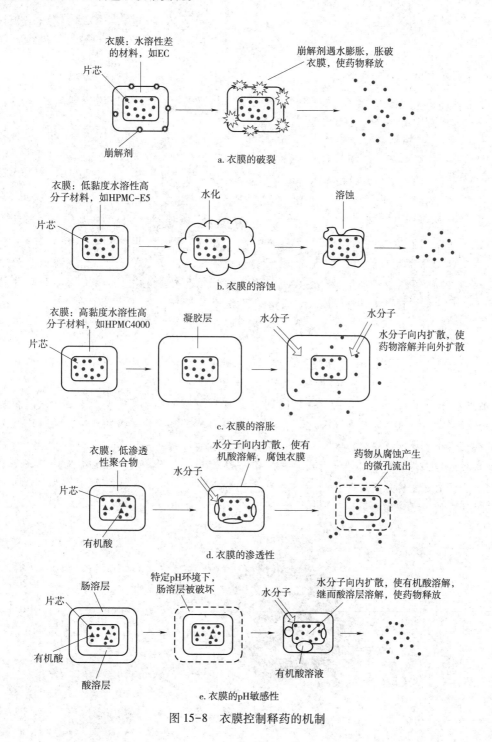

图 15-8　衣膜控制释药的机制

实例解析

实例15-10：茶碱两次脉冲释药微丸

【处方】 载药丸芯：

茶碱	75%	微晶纤维素	8%
乳糖	8%	羧甲淀粉钠	9%
蒸馏水	适量		

第二次脉冲释药微丸：

内层包衣液：　　羟丙甲纤维素　　3%　　　交联羧甲纤维素钠　　3%

外层包衣液：　　乙基纤维素　　6%

第一次脉冲释药微丸：

含药包衣液：　　茶碱　　　　　5%

　　　　　　　　羟丙甲纤维素　1%

　　　　　　　　PEG6000　　　1%

【制法】 ①载药丸芯的制备：将茶碱、微晶纤维素、乳糖和羧甲淀粉钠按处方量混合均匀，加入适量的水制成湿度适宜的软材，经挤出滚圆制得丸芯。制得的丸芯于60℃干燥4小时，然后过筛取20~24目间的微丸备用。②第二次脉冲释药微丸的制备：将丸芯置于流化床中，以底喷方式进行喷液包衣，将羟丙甲纤维素和交联羧甲纤维素钠分散于水溶液中作为内层包衣液，在持续搅拌下进行包衣，包衣后经流化干燥10分钟，乙基纤维素水分散体作为外层包衣液，包衣后再次经流化干燥，收取18~20目微丸备用。③第一次脉冲释药微丸的制备：对制得的第二次脉冲释药微丸再进行包衣，在其外层继续包上含有茶碱的普通薄膜衣。将处方量羟丙甲纤维素、PEG6000溶于水中，配成质量分数为2.0%的溶液作为黏合剂，并加入茶碱，采取流化床底喷方式进行最外层的含药包衣，经干燥过筛得最后的成品，制剂结构示意图如图15-9所示。

【解析】 哮喘发病依时辰变化，夜间12时至清晨症状最重，白天较轻。因此，依据时间生理学原理，制成第一次脉冲剂量为50mg，第二次脉冲剂量为150mg的不等剂量两次脉冲制剂。这类制剂最外层为含茶碱的普通薄膜衣层，口服后在45分钟内释药完全。第一剂量释放后，片芯在乙基纤维素包衣控释层和交联羧甲纤维素钠包衣溶胀层的保护下，时滞达8.5小时后开始第二次脉冲释药。本品的药物释放行为可使药物作用时间与疾病的发病规律保持一致，提高了患者的依从性，同时还降低了毒副作用。

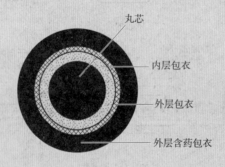

　　　　　　　　　　　　　丸芯

　　　　　　　　　　　　　内层包衣

　　　　　　　　　　　　　外层包衣

　　　　　　　　　　　　　外层含药包衣

图15-9　茶碱两次脉冲释药微丸结构示意图

2. 定时脉冲塞胶囊释药系统　　这类制剂有一个水不溶性的胶囊体，在胶囊的颈口塞上定时塞，并将水溶性的胶囊帽套在胶囊体上。此类制剂口服遇水后水溶性胶囊帽溶解，定时塞遇水膨胀、溶蚀或酶解而脱离胶囊体，如图 15-10 所示，随后胶囊体内药物快速释放。定时塞脱离胶囊体所需时间就是释药时滞时间。

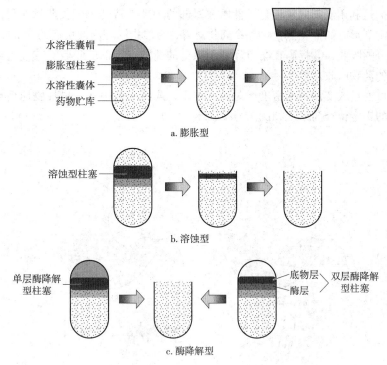

图 15-10 定时柱塞型胶囊

膨胀型定时塞由亲水性凝胶组成，可采用 HPMC 和聚氧乙烯（PEO）；溶蚀型常用材料为 L-HPMC、PVP、PEO；酶解型常由底物和酶组成，如果胶和果胶酶。

3. 渗透泵脉冲释药系统 渗透泵脉冲释药系统具有延迟释放和恒速释放双重特征。一般由片芯、半渗透膜包衣层和释药小孔组成。片芯可制成单层或双层片，双层片其中的一层专门用于提供推动药物释放所需的渗透压。此类制剂主要是通过改变包衣材料，以及药物层中渗透压活性物质和助渗剂的种类、用量来控制药物释放的时间。必要时还可以进行包衣，以延迟释药时间。

知识拓展

盐酸维拉帕米双层脉冲渗透泵片

维拉帕米双层脉冲渗透泵片是比较典型的脉冲制剂。经过一段时滞后，开始恒速释放药物。制备过程如下：分别制得含药颗粒和助推颗粒，将两颗粒压制成双层片芯，然后分别包隔离衣层和半透膜层。隔离衣层是控制药物延迟释放的衣层，随着水分的渗入逐渐溶解，并从释药小孔流出，当隔离衣层被破坏，制剂受半透膜、释药小孔和助推层等控制，开始恒速释药，如图 15-11 所示。隔离衣层的厚度与释药的时滞成正比。

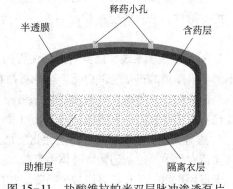

图 15-11 盐酸维拉帕米双层脉冲渗透泵片

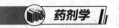

二、胃定位释药制剂

胃定位释药制剂是利用制剂的物理化学性质和胃部的生理学特性，延长药物在胃内滞留时间的递药系统。胃定位释药制剂具有如下特点：①提高药物对胃、十二指肠等局部疾病的疗效；②延长滞留时间，可使药物得到更充分的吸收；③提高在肠道环境不稳定的药物在胃部的吸收；④促进弱酸性药物和在十二指肠有主动转运的药物吸收。

胃内滞留技术可通过改变制剂的密度、黏度、体积，或在制剂中加入磁性物质后借助外部磁场等不同方式实现。常见的胃定位释药系统如图 15-12 所示。

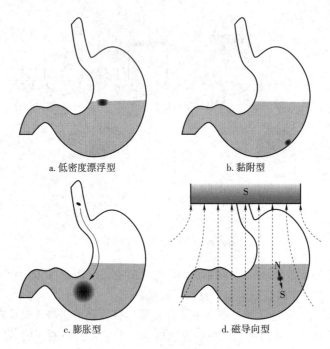

a. 低密度漂浮型　　　　b. 黏附型

c. 膨胀型　　　　d. 磁导向型

图 15-12　胃定位释药系统类型

1. 胃漂浮递药系统　胃漂浮递药系统一般由药物、亲水凝胶材料及其他辅料制成。一般亲水凝胶聚合物口服后在胃中体积膨胀，疏水性且密度小的酯类、脂肪醇类、脂肪酸或蜡质材料使制剂表观密度小于胃内容物密度。故制剂能在胃液中呈漂浮状态，不易从胃中排出，从而延长了药物在胃内的滞留时间。

2. 胃黏附递药系统　胃黏附递药系统是通过在制剂中加入具有膜黏附性的聚合物，使其能利用静电吸引、氢键、受体介导的生物黏附或机械嵌合等作用力黏附在胃黏膜上，从而延长在胃内的滞留时间。适宜的黏附材料是制备生物黏附制剂的关键，常用的黏附材料有卡波姆、巯基聚合物、CMC 和海藻酸钠等。

3. 胃膨胀递药系统　该类制剂可在胃内迅速膨胀，体积增大以致无法通过幽门，从而滞留在胃内，但不影响胃肠道的正常生理功能。这类制剂在服用前与普通制剂大小相当，易于患者吞服，在进入胃内后，迅速膨胀，当药物完全释放后体积缩小，可顺利排入肠道。选择合适的膨胀剂是这类制剂的关键，目前已有报道的膨胀剂有明胶、同型胱氨酸、亲水凝胶类物质等。

4. 磁导向定位递药系统　将磁性物质加入到药物载体中，口服给药后，选择性地定点外加磁场，引导其滞留在胃内，控制药物从载体中释放。选用的磁性物质须具有一定的机械强度，有良好的生物相容性，无毒副作用，并且最终能被生物降解排出体外。目前常用的磁性辅料为 Fe_3O_4。

实例解析

实例 15-11：法莫替丁胃内黏附微球

【处方】

法莫替丁	8.33g	卡波姆	2.31g
乙基纤维素	13.86g	无水乙醇	400ml
PEG6000	0.5g	聚山梨酯80	80g
液状石蜡	2000ml		

【制法】将处方量的法莫替丁、卡波姆和 PEG6000 混合好后倒入溶有处方量乙基纤维素的无水乙醇中，搅拌，使其分散均匀，然后加入到含有处方量聚山梨酯 80 的液状石蜡中，在 10℃±2℃ 水浴中搅拌乳化 30 分钟后，常温搅拌 12 小时挥发溶剂，抽滤，石油醚洗涤，收集微球，35℃ 真空干燥，取 20~40 目微球即得。

【解析】本品用于胃酸分泌过多引起的胃溃疡的治疗。本方法制备的胃内黏附微球能同时实现在胃中缓释和黏附的双重作用，延长法莫替丁在胃内的作用时间，在胃内的酸性环境中使法莫替丁溶解度增大，并且在胃和小肠上端吸收增多，从而提高法莫替丁的疗效。

三、肠溶制剂

肠溶制剂系指在规定的酸性介质（pH1.0~3.0）中不释放或几乎不释放药物，而在要求的时间内，于 pH6.8 的磷酸盐缓冲液中大部分或全部释放药物的制剂。肠溶制剂属于口服定位释药系统，也是迟释制剂的一种，能防止药物在胃液内分解失效，防止药物对胃黏膜的刺激，可以延长药物吸收和作用时间。

肠溶制剂常通过肠溶包衣和肠溶胶囊来实现。所谓肠溶包衣即采用包衣锅、流化床及高效包衣机在片芯或者小丸之外包一层肠溶材料。肠溶胶囊系指将硬胶囊或软胶囊用适宜的肠溶材料制备，其中硬胶囊可先用明胶制成胶囊壳，再在胶囊外涂上肠溶材料，然后填充药物，封口即得；对于软胶囊来说，采用肠溶材料包衣后胶囊壳抗酸能力好，机械强度高。

肠溶材料主要有：丙烯酸树脂类聚合物、PVAP、虫胶、CAP、HPMCP 和 HPMCAS。

四、结肠定位制剂

结肠定位制剂系指胃肠道上部基本不释放、在结肠内大部分或全部释放的制剂，即一定时间内在规定的酸性介质与 pH6.8 磷酸盐缓冲液中不释放或几乎不释放，而在要求的时间内，于 pH7.5~8.0 磷酸盐缓冲液中大部分或全部释放的制剂。该类制剂也常被称为口服结肠定位递药系统（oral colon-specific drug delivery system，OCDDS），可使药物经口服后避免在胃、十二指肠、空肠和回肠前端释放，运送到回盲部位后才开始释放，从而发挥局部或全身治疗作用。

结肠定位递药系统主要具有如下特点：①能够提高结肠局部药物浓度，从而提高疗效降低全身毒副作用；②结肠部位酶活性低，可以减少多肽、蛋白质等大分子类药物的降解，有利于该类药物的吸收，从而提高这类药物的口服生物利用度；③可减少或避免首过效应；④由于药物运转到结肠和在结肠运转时间均较长，因此对每日口服 1 次的缓控释制剂具有一定的指导意义。

按照释药原理可分为以下几类。

1. 时间控制型 药物经口服运转到结肠部位所需时间大约为 6 小时，利用这一特点，以难溶材料制成包衣或骨架片，使药物延迟约 6 小时后释放，从而达到结肠给药的目的。由于制剂运转时间与食物、性别、疾病等个体化因素有关，因此采用这种原理进行结肠定位给药不够稳定。

2. pH 敏感型 结肠部位的 pH 比胃和小肠略高，约为 7.0~7.5，因此，采用 pH 依赖的高分子聚合物，如聚丙烯酸树脂、CAP 等包裹药物，使药物在到达具有特定 pH 的结肠部位才开始释放。这类制剂制备简单，适合工业生产，但个体差异对定位释放有影响。

3. 生物降解型 结肠内较胃和小肠有大量的微生物菌群，这些结肠菌群产生的酶主要催化降解反应，水解异物聚集体。因此，利用可被此类酶降解的材料制成制剂，从而使制剂在到达结肠后被降解并释放药物。这类制剂受饮食、疾病、个体差异等的影响小，定位准确可靠，主要有以下两种类型：

（1）**前体药物型** 将药物与可被结肠内酶系或细菌降解的高分子载体连接制成前药，口服后前药在结肠内被降解并发挥疗效。常见的前体药物有偶氮双键和葡聚糖前体药物等。

（2）**材料降解型** 利用可被结肠内酶系和细菌降解的材料进行包衣或者作为骨架片的载体材料。常用的材料主要有偶氮化合物和多糖类化合物，其中多糖类为天然化合物，安全、廉价、在消化道上部通常不被吸收，因此在结肠定位给药系统中有广泛的应用，如壳聚糖、环糊精、果胶等。

4. 压力控制型 在结肠大量的水分和电解质被机体重吸收，因此，结肠内容物的黏度增大，肠道蠕动时对物体产生的压力增大。根据这一原理可以将药物包裹在内层表面涂有 EC 的明胶胶囊内，口服后明胶层溶解，EC 呈球状，到达结肠后由于压力增大引起崩解，使药物释放出来。胶囊的型号和乙基纤维素层的厚度是影响药物释放的决定因素。在结肠中胶囊被挤破，药物突释导致药物释放浓度较高。

5. 综合效应型 综合结肠部位 pH 差异、菌群特性和时滞效应等生理学特征，设计具有 2 种或 2 种以上释药机制的制剂，可以避免单一释药系统的弊端，提高结肠定位的准确性。

6. 其他 除以上释药原理外，还有一些其他的方式可实现药物结肠定位释放。例如，可采用以生物黏附性高分子作为载体材料，使药物黏附于结肠黏膜表面释放；又如，可通过电磁或超声波敏感材料为载体，在体外以电磁或超声波诱导的方式实现药物的结肠定位释放；再如，可以利用羧肽酶与结肠癌细胞结合的原理设计前体药物，使其可以特异性靶向结肠癌。

第五节 注射用缓释与控释制剂

PPT

注射给药可以提高药物的生物利用度，但给药间隔短，患者的顺应性较差。为此，人们发展了以微囊、微球、脂质体、纳米粒、乳剂、聚合物胶束及原位凝胶等药物载体的注射用缓控释制剂，在保证药物生物利用度的同时，实现药物的长效作用。

一、概述

注射用缓控释制剂（sustained and controlled release injection）是指经皮下、肌肉、局部或静脉注射等途径给药，在局部或全身产生缓释或控释作用的注射剂。

与口服缓控释制剂相比，注射用缓控释制剂具有以下优点：①可避免药物的首过效应；②有些可局部定位释放，具有靶向性，可减少药物的系统毒性；③药物释放不受胃肠排空时间的限制，可设计给药间隔超过 24 小时，甚至长达数月的注射用缓控释制剂，进一步延长药物的作用时间，降低给药频率，提高患者的依从性。相比于口服，注射用缓控释制剂的缺点在于：①通常无法消除用药部位的残余剂量；②药物有可能延迟扩散，从而达不到所需的疗效；③一旦药物突释，可造成比口服给药更为严重的后果；④载体材料前期研究不足，符合注射剂质量要求的载体材料种类和规格较少。

注射用缓控释制剂相比于普通注射剂的优势集中体现在药物的长效作用上，具体可参见本章概述部分关于口服缓控释制剂的优点的论述。注射用缓控释制剂相比于普通注射剂的不足之处在于：①药物滞留体内时间过长可能带来新的毒性；②制备工艺更为复杂，更难实现工业化大生产。③产品中易残留有机溶剂，影响其安全性。

二、注射用缓控释制剂的分类及举例

注射用缓控释制剂一般由药物、载体和溶媒等部分组成，不同的组成部分均可发挥缓控释作用。因此，可根据控制药物释放的机制不同，将该制剂分为三类，即基于溶媒的注射用缓释制剂，基于载体及基于药物修饰的注射用缓控释制剂。

（一）基于溶媒的注射用缓释制剂

基于溶媒作用的注射用缓释制剂主要是指药物制成的供注入体内的油性溶液或混悬液。该类制剂可通过肌内或皮下注射的方式给药，给药后油性制剂会在局部形成贮库，药物先从贮库中分配进入周围组织水性间隙，随后进入体循环发挥治疗作用。影响该类制剂中药物释放速率的因素主要包括：药物的油水分配系数、注射部位、注射体积及给药后的分散程度等。该类注射用缓释制剂可有效减少用药频率，且具有制备工艺相对简便、成本相对低廉的优点，但油性介质注射后会造成局部疼痛，且易污染微生物，不利于制剂的长期稳定。目前，此类制剂常见于临床使用的一些避孕药，如庚酸炔诺酮、醋酸甲羟孕酮等。

实例解析

实例 15-12：油制重组人血管内皮抑制素缓释注射剂

【处方】　重组人血管内皮抑制素　　40g
　　　　　单硬脂酸铝　　　　　　　5g
　　　　　注射用大豆油　　　　　　1000ml

【制法】①将重组人血管内皮抑制素用注射用水配置成浓度2%的溶液，进行冷冻干燥，得到粉末；②将药粉微粉化过300目筛，按重量体积比（1:25）加入到含0.5%单硬脂酸铝经凝胶化的注射用大豆油中，搅拌均匀，即得。

【解析】本品用于治疗非小细胞肺癌。本品将重组人血管内皮抑制素均匀分散在油性溶媒中，形成油溶液，其皮下或肌内注射后能自动形成油性药物贮库，延缓重组人血管内皮抑制素的释放，用于肿瘤的持续治疗。重组人血管内皮抑制素缓释注射油制剂能使制剂中的药物持续释药3~28天，克服临床上使用的重组人血管内皮抑制素注射液1天给药1次，患者需要每天注射给药的缺点，大大降低患者生理上的痛苦，并减轻其经济负担。

（二）基于载体的注射用缓控释制剂

该类制剂主要涉及微囊与微球、脂质体、纳米粒、乳剂、原位凝胶等递药系统。这些递药系统还普遍具有靶向给药、定位释放、增加难溶性药物溶解度或分散度、提高生物利用度、降低药物毒副作用等优点。因此，近年来这些递药系统已成为了生物医药研究中较热门的领域。

1. 微囊与微球　微囊与微球是以载体辅料包封或分散药物形成的小胶囊或小球状实体，通常粒径为1~250μm。微囊与微球的制备方法可参见第十三章第五节相关内容。

注射用缓控释微囊与微球的载体材料基本类似，常采用生物降解性高分子材料，如明胶、海藻酸盐、壳聚糖、蛋白、纤维素及其衍生物，以及一些聚酯类高分子材料，尤其是 PLA、PLGA 等。载体材料在体内的降解速率与聚合物单体的比例及聚合条件有关。注射用缓控释微囊或微球给药后，药物随骨架材料水解溶蚀而缓慢释放，药物释放及药效的持续时间可长达数周至数月，患者注射给药的频率及药物的毒副作用均可大大降低。目前，国内外已有很多成熟的注射用微球制剂产品上市，如注射用利培酮微球、注射用亮丙瑞林微球、注射用奥曲肽微球等。

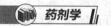

实例解析

实例 15–13：丙酸睾丸素缓释微球注射剂

【处方】

丙酸睾丸素	80mg	聚乳酸	400mg
HLB＝4.5 的乳化剂	400mg	HLB＝14 的乳化剂	2g
PMA-Na	0.2g	蒸馏水	适量

【制法】将 HLB＝14 的乳化剂与处方量的聚甲基丙烯酸钠（PMA-Na）溶于 40ml 蒸馏水，将其他处方成分溶于 8ml 二氯甲烷，用针筒在激烈搅拌下将其滴至装有水相成分的三颈瓶中，充分乳化 1 小时后在常压 40℃下挥发溶剂 3 小时，将反应物移至烧杯内离心分离，用蒸馏水洗涤反应物三次，在 40℃真空烘箱内烘干后灌装，规格为每支含药物微球 200mg，检漏后用环氧乙烷在 40℃下灭菌 48 小时，确保残留环氧乙烷含量小于 5μg/g，即制得注射用无菌丙酸睾丸素粉末。将 0.1g HLB＝14 的乳化剂、0.1g 2 号硅油加入到 100ml 生理盐水中，以规格为每支装量 1ml 灌装，检漏后用 9kg 压力高温灭菌 40 分钟，即得。

【解析】丙酸睾丸素适用于无睾症、隐睾症、男性性腺功能减退症，妇科疾病如月经过多、子宫肌瘤，老年性骨质疏松及再生障碍性贫血等病症的治疗。将丙酸睾丸素制成缓释微球并通过注射给药，针对上述不同症状的治疗，药效可持续 30~90 天。

2. 脂质体　脂质体系指药物被类脂双分子层包封成的微小囊泡。注射用脂质体注入体内后，脂质体或滞留于注射部位或被该部位毛细血管摄取。药物随着脂质体的逐渐降解而逐步释放，并可长时间内维持其有效治疗浓度。脂质体中药物释放的影响因素主要包括脂质体的种类和粒径、包封介质的渗透压、注射部位及给药途径等。一般，脂质体中酯基碳链越长，包封介质的渗透压越高，药物的释放越慢；脂质体粒径越大，在给药部位的滞留时间越长。

制备注射用缓控释脂质体一般选用刺激性小、毒性较低的生物降解性脂质成分，如大豆磷脂、卵磷脂、胆固醇等，具体可参见第十三章第三节相关内容。目前，国内外已有许多成功上市的脂质体注射剂，如注射用阿霉素脂质体、注射用两性霉素 B 脂质体、注射用柔红霉素脂质体、注射用阿糖胞苷脂质体、注射用紫杉醇脂质体、注射用硫酸吗啡脂质体等。

实例解析

实例 15–14：阿糖胞苷缓释注射剂

【处方】

阿糖胞苷	5ml
三氯甲烷	5ml
二油酰磷脂酰胆碱	46.5μmol
二棕榈酰磷脂酰甘油	10.5μmol
胆固醇	75μmol
三油精	9.0μmol
含 40% 葡萄糖和 40mmol/L 赖氨酸的水溶液	20ml
含 3.5% 葡萄糖和 40mmol/L 赖氨酸的水溶液	30ml
生理盐水	50ml

【制法】①在一干净玻璃管内，加入5ml三氯甲烷，溶解处方中脂质成分。②将处方量阿糖胞苷溶于水，加入上述玻璃管内。阿糖胞苷浓度可为41~410mmol/L。③9000r/min搅拌混合8分钟制得W/O乳状液。④加入20ml含40%葡萄糖和40mmol/L赖氨酸的水溶液，4000r/min搅拌60秒。⑤将悬浮液倒入含30ml含3.5%葡萄糖和40mmol/L赖氨酸的水溶液的1000ml烧瓶中，氮气流以7L/min在37℃蒸发20分钟除去悬浮液中的三氯甲烷。将脂质体离心10分钟后，倒出上层，重悬于50ml生理盐水中；再离心10分钟，倒出上层，重悬于生理盐水中，即得。

【解析】阿糖胞苷是一种细胞周期特异性药物，常用于治疗血液系统恶性肿瘤。阿糖胞苷制成注射用脂质体后，给药次数可从每两天一次减少为每两周一支，极大的改善了患者的顺应性。

3. 纳米粒　纳米粒指药物或与载体材料经纳米化技术分散形成的粒径小于500nm的固体粒子。为实现药物的缓控释，可将纳米粒制成骨架实体球状或膜壳包裹的囊状递药系统。制备的载体材料一般选取具有生物降解性或生物相容性的高分子聚合物。纳米粒的制备方法可参见第十三章第四节相关内容。目前，国内外已上市的注射用缓控释纳米粒产品有坦罗莫司纳米粒注射液、紫杉醇纳米粒注射液等。

实例解析

实例15-15：坦罗莫司纳米粒注射液

【处方】有机相：
	坦罗莫司	0.4g
	PLA-PEG（16：5）	1.6g
	苯甲醇	0.98g
	乙酸乙酯	3.69g
水相：	胆酸钠	0.5%（W/V）
	苯甲醇	2%（W/V）
	乙酸乙酯	4%（W/V）
	注射用水	加至100%

【制法】①制备有机相：按处方称量坦罗莫司、PLA-PEG及苯甲醇，并溶于乙酸乙酯。②制备水相：水溶液用0.5%胆酸钠、2%苯甲醇和4%乙酸乙酯在注射用水中制备，并搅拌至溶解。③制备纳米乳：为了形成乳液，使用的水相与油相的比率是5：1。将有机相倾倒入水溶液中并且使用组织匀浆机在室温均质化10秒以形成粗乳液，在9Kpsi背压下（45psi，在测量仪上）通过匀浆机（110秒）2次，以形成纳米乳。④纳米粒的形成：以纳米乳：骤冷液8：1的比例将纳米乳液倾倒入在低于5℃搅拌条件下的骤冷液（注射用水）中，再以25：1的聚山梨酯80：药物的比例将35%（W/W）聚山梨酯80加入上述水中，直至纳米混悬液形成。⑤纳米粒的洗涤与浓缩：上述纳米混悬液通过聚合中空纤维膜和陶瓷膜包浓缩至100ml，并以2L注射用水洗涤，并最终浓缩至100ml。⑥冷冻干燥及无菌分装：向上述浓缩液中加入无菌蔗糖溶液，配成含蔗糖10%（W/V）的纳米混悬液，冷冻干燥，无菌分装即得。

【解析】本品主要用于肾细胞癌的治疗。本处方采用乳化溶剂扩散法制备坦罗莫司纳米粒，为避免药物在长期保存中发生渗漏，将制成的纳米粒继续以冷冻干燥制成冻干粉末分装保存，临用前再以一定溶剂分散、稀释，以每周给药一次的频率，采用静脉滴注的方式给药。

4. 乳剂 乳剂作为药物的缓释传递系统，常制成 O/W 型的亚微乳和纳米乳，W/O 型的乳剂由于流动性较差而难于注射，所以很少应用。乳剂可使亲水性和疏水性药物都能与乳剂的内相结合，避免药物与体液和组织直接接触。药物从内相扩散至外相需要一定的时间，因此乳剂注射给药具有一定的缓释效果；另外，药物在体液和组织中能够保持较低浓度，可以降低药物的一些毒副作用。乳剂不但可用于小分子药物，也是生物制品，如疫苗、蛋白和基因类药物的优良药物传递载体。目前，上市的乳剂型注射用缓控释制剂有多西他赛注射液、前列腺素 E1 脂肪乳剂注射液等。乳剂的制备参见第二章第九节（纳米乳参见第十三章第四节）相关内容。

实例解析

实例 15-16：注射用前列地尔亚微乳

【处方】

前列地尔	5mg	精制大豆油	35g
中链三酰甘油	35g	蛋黄卵磷脂	12g
油酸	2.0g	蔗糖	100g
氢氧化钠	适量	注射用水	加至1000ml

【制法】①制备油相：取处方量精致大豆油、中链三酰甘油加热至70℃，加入蛋黄卵磷脂、油酸及前列地尔，搅拌溶解；②制备水相：将处方量蔗糖加入注射用水溶解，加热至70℃；③制备初乳：70℃下将上述油相加入水相，以 3000r/min×60min 高速剪切分散，快速降温至15~30℃，以氢氧化钠调节 pH 6.0~7.0；④制备精乳：将上述初乳经微射流仪高压匀化 6 次，压力 600~1200 bar，温度30℃；⑤过滤：将上述精乳以 0.45μm 无机陶瓷膜初滤，再以 0.22μm 微孔滤膜除菌过滤，无菌灌封（以上全部步骤均在氮气保护下操作）；⑥冷冻干燥：预冻 6 次（每次-45℃快速冷冻，升温至-30℃，维持 0.5h），逐步升温干燥 3 次（第一次-30℃×10h；第二次0℃×5h；第三次40℃×4h）；⑦无菌分装。

【解析】本品为白色或类白色冻干块状物或粉末，加水溶解后为白色或类白色乳液，略带黏性，有特殊气味，用于：①慢性动脉闭塞症；②脏器移植术后的抗栓；③动脉导管依赖性先天性心脏病手术前缓解低氧血症；④慢性肝炎等病症的治疗或辅助治疗。成人一日一次，5μg 或 10μg 溶解在 10ml 生理盐水或 5% 葡萄糖注射液中，缓慢静脉注射，或直接入小壶缓慢静脉滴注。

5. 聚合物胶束 聚合胶束是由两亲性嵌段高分子载体辅料在水中自组装包载难溶性药物形成的胶束溶液，其优点包括提高难溶性药物的溶解度、靶向、缓释及提高药物稳定性等。作为注射给药的缓释载体，已经研发和上市了一些药物的聚合物胶束注射液，尤其是抗肿瘤药物，如姜黄素的 mPEG-PCL 聚合物胶束用于结肠癌的治疗，紫杉醇的 mPEG-PDDLA 聚合物胶束用于卵巢癌、非小细胞肺癌的治疗。聚合物胶束的制备方法见第十三章第四节。

实例解析

实例 15-17：紫杉醇聚合物胶束注射剂

【处方】紫杉醇 30mg、聚乳酸和聚乙二醇单甲醚嵌段共聚物（mPEG-PDLLA）150 mg。

【制法】将紫杉醇和mPEG-PDLLA溶于乙腈，氮气保护下加热至60℃，蒸发2小时，得紫杉醇-共聚物固体基材。真空干燥、密封，再以γ射线灭菌，在2~8℃贮存备用。无菌操作条件下，将灭菌后的紫杉醇-共聚物固体基材在60℃恒温水浴中加热至透明胶状，在搅拌下加入5ml 60℃的注射用水或PBS（pH 7.6），即得到透明的紫杉醇聚合物胶束注射液。

【解析】该注射剂包括30mg/5ml及100mg/16.7ml两种市售规格，本例为30mg/5ml规格的处方。紫杉醇是用于乳腺癌、卵巢癌、非小细胞肺癌的一线治疗用药。将其制成聚合物胶束，可提高药物的分散度和靶向性，有助于提高疗效并降低毒性。mPEG-PDLLA是一种生物相容性好的生物可降解材料，在体内可降解为聚乙二醇单甲醚和乳酸，二者均能被机体迅速排出体外而不产生任何毒副作用；mPEG-PDLLA临界胶束浓度（CMC）低，具有较好的物理稳定性、较高的载药量，其亲水的PEG外壳使聚合物胶束不易被网状内皮系统所识别而清除，因此在血液中具有较长的保留时间；mPEG-PDLLA形成的核-壳结构的胶束，粒径在100nm以内，可通过EPR效应在肿瘤部位蓄积，具有一定的被动靶向作用。

6. 原位凝胶 原位凝胶（in situ gel，也可译为即型凝胶）是一类给药前为液体溶胶，给药后，药液因所处环境的改变而立即产生一定的物理或化学变化，转变为半固体凝胶的给药系统。注射用原位凝胶递药系统（in situ gel-forming injectable drug delivery system），即通过注射方式给药的原位凝胶给药系统，一般采用皮下或肌内注射的方式给药，注射后能迅速流入并填充于组织间隙，特别适合局部植入给药。在局部组织形成凝胶或聚合物沉淀后，药物在扩散和凝胶（或聚合物）自身降解的双重作用下，从药物贮库中平稳而持续地释放，达到缓释的效果。

根据凝胶系统产生胶凝变化的性质的不同，可将其分为物理变化型和化学变化型。虽然可采用不同的方式形成凝胶，但目前能够用于注射给药的原位凝胶系统为物理变化型原位凝胶中的聚合物沉淀型和温度敏感型（图15-13）两种。

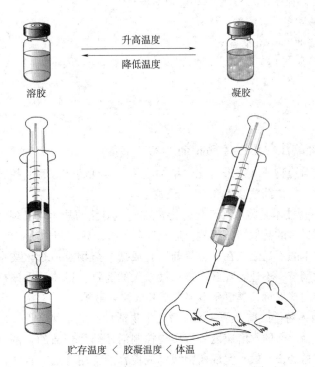

图 15-13 温度敏感型原位凝胶示意图

（1）**聚合物沉淀型原位凝胶**　该型原位凝胶是先将生物降解性聚合物溶解于两亲性生物相容性有机溶媒，然后加入药物制成的溶液或混悬液。皮下或肌内注射给药后，有机溶媒被体液快速稀释分散，生物降解性聚合物因溶解度降低而形成沉淀，药物被包裹于沉淀中形成缓释型药物贮库。目前，此类凝胶系统中常用的生物降解性聚合物为 PLGA 和 PLA，有机溶媒常采用具有良好生物相容性的 N-甲基-2-吡咯烷酮。

（2）**温度敏感型原位凝胶**　该型原位凝胶在温度低于胶凝温度时为液态溶胶，当温度达到胶凝温度时会转变为半固体的凝胶。目前，具有低温溶胶、高温凝胶性质的温敏型生物降解性材料种类较少，可用于注射用原位凝胶的温敏材料为低分子量的 PLGA-PEG-PLGA 三嵌段共聚物，将其溶解在 pH7.4 的磷酸盐缓冲液中即可制得温度敏感型原位凝胶。

注射用原位凝胶具有亲水性和良好的组织相容性，滞留时间长、降低给药频率和不良反应，提高患者依从性，便于制备和使用等诸多优点。但也存在一定的技术局限性，如胶凝速度过慢导致水溶性药物突释；注入机体后形成凝胶形状不同将带来凝胶表面积的差异，进而产生释药速率的变化；由于温度敏感型原位凝胶所使用的聚合物易降解，造成其运输不便且需冷冻贮藏。目前已有一些上市的注射用原位凝胶产品，如甲硝唑牙用凝胶、盐酸多西环素注射凝胶、醋酸亮丙瑞林注射凝胶及兰瑞肽注射凝胶等。

实例解析

实例 15-18：注射用蜂毒多肽温度敏感型缓释凝胶

【处方】蜂毒多肽，温度敏感聚丙交酯乙交酯-聚乙二醇嵌段共聚物（PLGA-PEG-PLGA）[丙交酯（LA）和乙交酯（GA）摩尔比分别为 6∶1 和 15∶1]。

【制法】取辅料 PLGA-PEG-PLGA 聚合物适量置于玻璃容器中，加入注射用水适量，磁力搅拌下溶解，使其质量分数为 15%、20%、25%。另取处方量蜂毒多肽与聚合物水溶液混匀，药物质量浓度为 15g/L，待药物完全溶解后过 122μm 滤膜即得。

【解析】蛋白质多肽类药物注射用缓释递送系统中，与常规的化学交联的凝胶不同，这类凝胶是依靠聚合物分子间的相互作用形成的，从而避免了制备化学交联凝胶时使用有机溶剂或化学反应，提高了蛋白质和多肽的稳定性。注射用蜂毒多肽温度敏感型缓释凝胶制备工艺简便，体外持续释放可达 36 天。

（三）基于化学修饰的注射用缓控释制剂

化学修饰技术是通过对药物或载体进行化学结构改造，实现药物缓释、控释的方法。化学修饰缓释技术主要包括难溶盐技术、前体药物技术和 PEG 化技术。

1. 难溶盐技术　难溶盐技术是将水溶性化合物转变成难溶性的盐，以实现药物缓释、控释的一类技术方法。目前研究和应用最多的是双羟萘酸盐。形成双羟萘酸盐后，药物溶解度及溶出速度可明显降低，作用时间明显延长。该技术的不足之处在于：目前适合成盐的药物及适合该技术的盐的种类均较少，药物成盐后的释放速率不便调节；不适合降解产物毒性较大的药物。目前采用该技术已上市的注射用缓控释制剂有注射用双羟萘酸曲普瑞林、奥氮平双羟奈酸长效注射液等。

2. 前体药物技术　前体药物或前药是一类本身无生物活性或低生物活性，体内生物转化后才具有药理活性的化合物。通过控制前药的水解速度，可实现控制活性药物释放的目的。利用上述原理，将活性化合物制备成其酯类前药是延长药效、实现药物缓释或控释的常用方法。目前，已有采用该技术上市的注射用缓控释制剂，如帕潘立酮棕榈酸酯长效注射液。

3. PEG 化技术　聚乙二醇化（PEGylation）也称为 PEG 修饰，是将 PEG 通过共价键与药物结合的技术，可以对药物在体内起保护作用。一方面，对于蛋白类药物，它可以起屏障作用，避免抗体产生，同时减少了水解酶对肽键的水解及抗原-抗体结合引发的免疫反应，从而提高了蛋白多肽类药物的半衰期；另一方面，这种保护作用还可以增加药物的靶向性，避免药物被单核-吞噬细胞系统清除。此外，将药物 PEG 化后，药物相对分子量增大，有助于减少药物的肾小球滤过和肾排泄。PEG 化技术的不足之处在于，其一般仅适用于大分子药物及一些药物的微粒分散体系，而较难应用于小分子药物。目前已上市的部分 PEG 化药物的注射剂，如聚乙二醇化干扰素 α-2b 注射液、聚乙二醇化重组人粒细胞刺激因子注射液、聚乙二醇化单克隆抗体、聚乙二醇化非格司汀、聚乙二醇化促红细胞生成素 β 等。这些制剂给药频率从每日 1 次到每周 2 次不等，实现了蛋白多肽类药物注射给药的缓释化。

三、注射用缓控释制剂的质量评价

注射用缓控释制剂的质量需同时符合《中国药典》（2020 年版）对注射剂及缓控释制剂的质量要求。注射剂的质量评价可参见第三章第三节相关内容。对缓控释制剂的质量评价，应包括体外评价、体内评价及体内体外相关性评价，具体可参见本章第六节相关内容。

此外，基于载体的注射用缓控释制剂，其质量亦必须符合《中国药典》（2020 年版）中对于相应载体的质量要求：对于微粒载体，应符合《中国药典》（2020 年版）四部通则 9014 "微粒制剂指导原则"中各质量项目要求，具体可参见第十三章第三至五节相关内容；对于注射用原位凝胶给药系统，根据《中国药典》（2020 年版）四部通则 0114 "凝胶剂"项下规定，应进行 "粒度" "装量" "无菌" 或 "微生物限度" 检查，除药典规定应检查的项目外，用于评价凝胶递药系统的质量检查项目还包括：黏度和流变学测定、胶凝温度（或 pH）和胶凝时间等。

第六节　植　入　剂

PPT

一、概述

植入剂（implants）系指由原料药物与辅料制成的供植入人体内的无菌制剂。植入剂一般采用特制的注射器植入，也可以手术切开植入。植入剂在体内持续释放药物，并应维持较长的时间。植入剂广泛应用在避孕、抗肿瘤、眼部给药、糖尿病、心脑血管疾病的治疗及疫苗等领域。

植入剂可在植入部位直接发挥药效，减少吸收障碍。与其他制剂相比植入剂具有以下优点：①药物释放缓慢，可长时间维持血药浓度平稳，达数月至数年，避免了类似静脉注射的频繁给药，不会出现漏药、重复给药的情况；②释放的药物容易进入血液循环发挥全身治疗作用，避免首过效应，可增强药物的生物活性；③药物作用于靶部位，可避免药物对其他组织部位的毒副作用；④如果患者产生不适，或发生严重的过敏反应及毒副作用，可将植入剂移除，随时中断给药。

植入剂具有以下缺点：①植入给药往往需要专业人员通过外科手术或特殊的注射装置将药物植入体内，患者无法自主给药；②若药物载体材料为非生物降解型，还需手术取出，有时植入剂还会发生位移而无法取出；③植入部位有可能产生炎症反应或载体材料多聚物毒性反应等，使患者的依从性受到影响。

课堂互动

临床上哪些疾病或状况适合使用植入剂进行药物治疗？

植入剂具有较为广泛的临床应用，目前已经应用于抗肿瘤、计划生育、眼部疾病、糖尿病、牙周疾病、毒瘾戒断等疾病、症状或状况的给药。

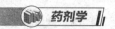

1. 抗肿瘤　植入剂可使药物达到常规给药方式无法达到的部位，提高肿瘤部位有效药物浓度，延长肿瘤接触药物的时间，减少毒副作用。5-氟尿嘧啶植入剂，是我国上市的第一个抗肿瘤药植入剂。

2. 计划生育　植入剂有较好的避孕效果，且效果持久。目前常用的为依托孕烯植入剂，每支植入剂含 68mg 依托孕烯，释药可长达三年。

3. 眼部疾病　眼用植入剂常用于眼后部慢性疾病的给药。如抗病毒药物植入剂用于治疗巨细胞病毒性视网膜炎，激素类药物用于治疗黄斑水肿、非感染性葡萄膜炎等眼底慢性炎性疾病，黄睫状神经营养因子和抗血管内皮生长因子植入剂可用于治疗老年性黄斑变性。

4. 糖尿病　主要是胰岛素泵的应用。目前胰岛素泵治疗多是采用人工智能控制的胰岛素输入装置，通过持续皮下输注胰岛素的方式，模拟胰岛素的生理性分泌模式从而控制高血糖。

5. 牙周疾病　可将植入剂植入患者牙周袋内，治疗牙周炎等牙周疾病。

6. 毒瘾戒断　如纳曲酮植入剂，主要用于阿片类物质成瘾患者脱毒后的防复吸治疗。

二、植入剂的类型

根据载体材料的种类及载药方式的不同，可将植入剂量分为以下几类。

（一）固体载体型植入剂

固体载体型植入剂使用生物相容性材料作为药物的载体，根据所使用的载体材料的降解性能，又可分为生物不降解型植入剂和生物降解型植入剂。

1. 生物不降解型植入剂　该类植入剂的载体材料不能生物降解，常用于药物在体内的长期给药，药物释放完全后需要通过手术取出。常用的载体材料有硅橡胶、PMMA、EVA、PVA、聚乙烯、聚氨酯等。

以硅橡胶为载体材料的植入剂如左炔诺孕酮植入剂，其结构如图 15-14a，该制剂为内装 36mg 左炔诺孕酮微晶（<20μm）的医用硅橡胶管，管两端用硅橡胶黏合剂封闭，经环氧乙烷灭菌即得。该制剂以一组 6 根给药，总药量 216mg，通常呈扇形排列植入妇女上臂内侧皮下如图 15-14b 所示。最开始以 68μg/d 速率释放药物，一年末降为约 40μg/d，可维持有效药物浓度 5 年。

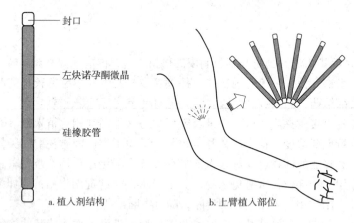

图 15-14　左炔诺孕酮植入剂

实例解析

实例 15-19：更昔洛韦玻璃体腔内植入剂

【处方】片芯：　　　更昔洛韦　　450.0mg　　　硬脂酸镁　　1.125mg

　　　　　包衣材料：　EVA、PVA　适量

　　　　　制成 100 片

【制法】 该植入剂由药物制剂和缝合托架两部分组成（图 15-15a）。药物制剂部分最内层为更昔洛韦片芯，片芯外包水不透过性材料 EVA 部分包衣层（片芯顶部未进行此层包衣），该层外再包聚乙烯醇（PVA）全包衣层。整个药物制剂部分依托在缝合托架上，缝合托架上的小孔便于用缝合线将其固定在巩膜上。

【解析】 通过手术将该制剂经睫状体平坦部切口植入玻璃体腔，用缝合线固定于巩膜上（图 15-15b），可跨过血-眼屏障用于眼后部疾病巨细胞病毒性视网膜炎的治疗。植入玻璃体腔后，水可透过 PVA 层进入 EVA 层，在药片顶部无 EVA 包衣层部分溶解药物，形成饱和溶液，此时，PVA 层内外浓度差使药物不断扩散释放进入玻璃体腔中。本制剂为缓释植入剂，通过控制 PVA 包衣层厚度和 EVA 包衣层面积控制药物释放速度，释药结束后，手术取出剩余部分。

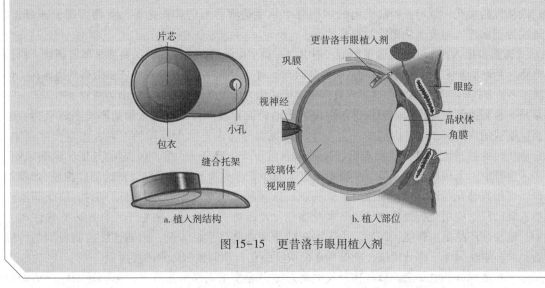

图 15-15 更昔洛韦眼用植入剂

2. 生物降解型植入剂 该类植入剂植入体内后，其载体材料在生理环境中可被降解为能被机体代谢、排泄的小分子，而不需再将其取出。常用的生物可降解材料有 PLA、PLGA、胶原蛋白、聚己内酯（PCL）、聚原酸酯、壳聚糖等。由于此类载体材料在体内的溶蚀、降解过程容易受到患者生理和病理因素的影响，药物从载体材料中释放的速率往往存在个体差异。

卡莫司汀植入剂是一种用于恶性脑胶质瘤患者手术和放疗后辅助治疗的无菌晶片。在肿瘤切除的部位，根据术腔的大小和形状设计植入晶片的数量，最多可植入 8 片，在体内释药可超过 5 天。该植入剂采用卡莫司汀与载体材料聚苯丙生 20 混合压片而成，聚苯丙生 20 是一种可生物降解共聚物，在植入 3 周后可降解超过 70%，其中一种降解产物癸二酸，最终以二氧化碳形式排出体外，另一降解产物羧基苯氧丙烷主要通过尿液排出。卡莫司汀晶片植入剂直接作用于脑肿瘤部位，绕过血-脑屏障，可降低药量，减少化疗药物与身体其他部位的接触，降低其毒副作用。

（二）微泵型植入剂

微泵型植入剂可通过微型泵自动缓慢输注药物。20 世纪 70 年代以来，随着微机电技术的发展，微泵型植入剂已实现按照预先设定的给药程序自动给药或通过植入体内的传感器反馈生理信息调控药物释放。理想的微泵型植入剂应具有以下特征：①与组织可长期相容；②能长期缓慢输注药物，且可调节释放速率；③动力源可长期使用和埋植；④药液储存室体积适宜；⑤可采用简单的皮下注射向泵中补充药液。根据控制药物释放的驱动力的区别，可将微泵型植入剂分为被动式和主动式两种。

1. 被动式微泵型植入剂 被动式微泵装置中不含动力源，主要通过被动机制（如渗透）或响应环境

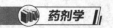

刺激（如 pH、糖类浓度、抗原浓度等）来实现药物的释放。这类植入给药系统通常在设计和制造方面不太复杂，但是它们对药物释放的控制有限。

渗透泵植入剂是一类典型的被动式微泵型植入剂，其工作原理类似于渗透泵缓控释片剂，利用渗透压作为给药动力。一种治疗前列腺癌的醋酸亮丙瑞林渗透泵植入剂类似于一个微型注射器，如图 15-16 所示。其为钛合金材料外壳的微型圆柱体，内部分两室，由可自由移动的橡胶活塞分隔。右侧为贮药室，药物以溶液或混悬液形式存在，末端有一个释药小孔；左侧为含有渗透压活性物质（通常为氯化钠）和助推剂的渗透室，渗透室侧末端为聚氨酯半透膜。皮下埋植后，体液中的水可透过半透膜进入渗透室，溶解其中电解质后形成具有高渗透压的饱和溶液，推动中间的活塞将贮药室中的药液从释药小孔中压出。药液流出的体积与水从半透膜渗入的体积相等，药物溶液恒速释放，可通过半透膜控制水渗入的速率从而控制释药速率。

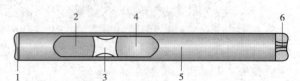

图 15-16　渗透泵植入剂结构示意图
1. 半透膜；2. 渗透室；3. 橡胶活塞；
4. 药液；5. 贮药室；6. 释药小孔

2. 主动式微泵型植入剂　主动式微泵型植入剂中含有微型电池等动力源，驱动微型泵释放药物。根据制动器的类型，主动式微泵型植入剂可分为置换型和动态型两类，前者通过使用一个或多个移动边界在工作流体上施加压力的方式驱动药液泵出，后者则直接将能量转化为压力或外部阻力，驱动药液的泵出。

输注泵是一种利用氟代烃作为内部推进剂提供给药动力的置换型微泵型植入给药系统。该泵为由生物相容轻质钛制成的扁圆形小盒，内部由一个可伸缩的风箱分为内外两个隔离的腔室，内室为贮药室，外室为装有氟代烃的推进室。氟代烃沸点低，接触体温后可产生高于大气压的恒定蒸气压，压缩风箱，将药液压注入血管中。上层贮药室开口于一段藏于皮下的小管，小管上端由可自动密封的硅橡胶/聚四氟乙烯膜封口，可用来补充药液，当补液注射器针头刺破该膜补充药液拔除后，可自动密封，防止药液外流。该类植入泵已广泛应用在抗凝药物、胰岛素及癌症化疗药物等的给药。将电子元件加入到输注植入泵的构成中，输注泵产品更加智能。例如，用于治疗糖尿病的胰岛素植入泵，由能连续监测血糖的传感器、微电脑和胰岛素注射泵三部分组成，能根据血糖浓度变化自动调整胰岛素的注射量。

蠕动泵是通过改变外部电场来调节药物释放的动态型微泵型植入递药系统，由可旋转的螺线型电导管构成。目前已开发的一种蠕动泵植入给药装置，由钛质可填充药物贮库、电子控制模块、电池和蠕动式驱动泵、导管等组成，可由体外编程控制释药。该装置通过经皮针头注射器和自动密封隔膜实现对药物贮库的填充和排空。

（三）原位凝胶型植入剂

该类植入剂以原位凝胶作为药物载体，通过注射的方式实现植入给药。有关注射用原位凝胶递药系统的具体内容，可参见本章第五节。

知识拓展

植入式固体硅药物芯片

微加工和纳米加工技术已应用到植入式给药装置设计制作过程中，出现了一些新型的植入给药系统。例如，植入式固体硅药物芯片就是微表面处理技术在微给药芯片中的应用，在硅晶片表面刻蚀多个容积为微升级大小的凹槽作为药物贮库，贮库中填充一种或多种固体、液体或凝胶药物，贮库被金属电极薄膜覆盖封住。植入该芯片后，通过施加电压控制覆盖药物微贮库的薄膜电极的溶解，就可根据需要释放一种或多种药物。此芯片可达到智能化释放药物的目的。

三、植入剂的制备方法

对于固体载体型植入剂，可将药物分散或包裹于载体材料中，制成柱、棒、丸、片或膜剂等形状。由于植入剂为无菌制剂，制备过程中注意控制生产环境洁净度及终产品的灭菌。固体载体型植入剂的制备方法主要分为以下几种。

1. 直接灌装法 主要用于以硅橡胶管为载体的植入剂制备。可以直接将药物灌入硅橡胶管或药物中加入赋形剂，灌装后封口再经热处理即为成品。硅橡胶管的数量、囊壁的厚度、埋植剂长度、表面积及药物含量等因素决定其所含药物的释放速率。

2. 压模成型法 此法与片剂压制法相似，在植入剂的生产制备中应用较多。将药物与赋形剂以粉末或颗粒形式填充入模具中，压制成型。此法无需高温，适合热不稳定药物。

3. 熔融成型法 将载体与药物物理混合后，在高于载体聚合物熔点 10℃ 左右加热熔融，搅拌均匀后倾倒入具有一定形状和规格大小的模具中，压模成型。该法可通过改变模具的形状和大小制备不同形状的制剂。

4. 溶剂注入法 将聚合物载体和药物分散在惰性溶剂中，形成溶液或者混悬液，然后注入模中，溶剂在常温或低温下缓慢挥发，制成植入剂。

5. 可植入微球法 采用生物可降解聚合物，将药物制备成粒径分布一致的载药微球后（微球的制备方法详见第十三章第五节），再将微球压成一定厚度和直径的薄片，还可对薄片进行进一步的包衣，解决微球的突释问题。

6. 3D 打印技术 采用"逐层打印、层层叠加"的理念进行植入剂的制备。通过聚合物载体材料的选择、工艺参数的调节，以及相关因素的准确定位，可以控制植入剂的宏观单元组合、微观结构、表面组成和性质、基质骨架孔道的密度、药物浓度分布、不同药物在同一制剂中的定位等，从而使植入剂能够准确地控制药物释放。目前该技术在植入剂中的应用还属于初步阶段。

四、植入剂的质量评价

根据《中国药典》（2020 年版）四部通则 0124 规定，植入剂在生产与贮藏期间应符合下列有关规定：①植入剂所用的辅料必须是生物相容的，可以用生物不降解材料如硅橡胶，也可用生物降解材料。前者在达到预定时间后，应将材料取出。②植入剂应通过终端灭菌或无菌生产。③植入剂应进行释放度测定。④植入剂应单剂量包装，包装容器应灭菌。⑤植入剂应避光密封贮存。

除另有规定外，植入剂应进行以下相应检查。

1. 装量差异 除另有规定外，植入剂照下述方法检查，应符合规定。取供试品 5 瓶（支），除去标签、铝盖，容器外壁用乙醇擦净，干燥，开启时注意避免玻璃屑等异物落入容器中，分别迅速精密称定，倾出内容物，容器用水或乙醇洗净，在适宜条件下干燥后，再分别精密称定每一容器的重量，求出每瓶（支）的装量与平均装量。每瓶（支）装量与平均装量相比较，应符合下列规定（表15-4），如有 1 瓶（支）不符合规定，应另取 10 瓶（支）复试，应符合规定。

表 15-4 植入剂平均装量与装量差异限度

平均装量	装量差异限度
0.05g 及 0.05g 以下	±15%
0.05g 以上至 0.15g	±10%
0.15g 以上至 0.50g	±7%
0.50g 以上	±5%

凡进行含量均匀度检查的植入剂，一般不再进行装量差异检查。

2. 无菌 按照《中国药典》（2020 年版）四部无菌检查法（通则 1101）检查，应符合规定。

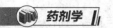

PPT

第七节　缓释与控释制剂的体内外评价

根据《中国药典》（2020年版）四部通则9013"缓释、控释和迟释制剂指导原则"，对缓控释制剂的质量评价应包括体外药物释放度试验、体内试验和体内-体外相关性试验。药典通则的评价方法中所涉及的缓释、控释和迟释制剂虽以口服为主，但也可供其他给药途径的相关制剂参考。

一、体外释放度试验

体外药物释放度试验是在模拟体内消化道条件下（如温度、介质的pH、搅拌速率等），对制剂进行药物释放速率试验，最后制订出合理的体外药物释放度，以监测产品的生产过程并对产品进行质量控制。

1. 仪器装置　除另有规定外，缓释、控释制剂的体外药物释放度试验可采用溶出度测定仪进行。

2. 温度控制　缓释、控释制剂模拟体温应控制在37℃±0.5℃。

3. 释放介质　以脱气的新鲜纯化水为常用释放介质，或根据药物的溶解特性、处方要求、吸收部位，使用稀盐酸（0.001~0.1mol/L）、pH3~8的磷酸盐缓冲液、人工胃液或人工肠液作为释放介质。对难溶性药物不宜采用有机溶剂，可加少量表面活性剂（如十二烷基硫酸钠等）。

释放介质的体积应符合漏槽条件。

4. 释放度取样时间点　除迟释制剂外，体外释放速率试验应能反映出受试制剂释药速率的变化特征，且能满足统计学处理的需要，释药全过程的时间不应低于给药的间隔时间，且累积释放百分率要求达到90%以上。除另有规定外，通常将释药全过程的数据作累积释放百分率-时间的释药曲线图，制订出合理的释放度检查方法和限度。

缓释制剂从释药曲线图中至少选出3个取样时间点，第一点为开始0.5~2小时的取样时间点，用于考察药物是否有突释；第二点为中间的取样时间点，用于确定释药特性；最后的取样时间点，用于考察释药是否基本完全。此3点可用于表征体外缓释制剂药物释放度。控释制剂除以上3点外，还应增加2个取样时间点。此5点可用于表征体外控释制剂药物释放度。释放百分率的范围应小于缓释制剂。如果需要，可以再增加取样时间点。

迟释制剂根据临床要求，设计释放度取样时间点。

多于一个活性成分的产品，要求对每一个活性成分均按以上要求进行释放度测定。

5. 工艺的重现性与均一性试验　应考察3批以上、每批6片（粒）产品批与批之间体外药物释放度的重现性，并考察同批产品6片（粒）体外药物释放度的均一性。

6. 释药模型的拟合　缓释制剂的释药数据可用一级方程和Higuchi方程等拟合，即：

$$\ln\left(1 - M_t/M_\infty\right) = -kt \quad （一级方程） \tag{15-17}$$

$$M_t/M_\infty = kt^{1/2} \quad （\text{Higuchi 方程}） \tag{15-18}$$

控释制剂的释药数据可用零级方程拟合，即：

$$M_t/M_\infty = kt \quad （零级方程） \tag{15-19}$$

式中，M_t为t时间的累积释放量；M_∞为∞时累积释放量；M_t/M_∞为t时累积释放百分率。拟合时以相关系数（r）最大而均方误差（MSE）最小为拟合结果最好。

7. 药物释放曲线的比较　比较两种制剂的体外释放度曲线，常采用体外释药行为的相似因子法，该法可直接对释放度数据进行统计分析，而无须在统计前对其进行拟合，为美国FDA推荐的方法，其计算公式如下：

$$f_2 = 50\log\left\{\left[1 + (1/n)\sum_{t=1}^{n} W_t(R_t - T_t)^2\right]^{-1/2} \times 100\right\} \tag{15-20}$$

式中，f_2为相似因子；n为取样点数；W_t为权重；R_t和T_t分布代表受试和参比制剂在第t点的评价累积释放百分率。

f_2值越接近 100，则表明两条曲线相似程度越高。当 f_2 值在 50~100 时，即可认为两制剂具有相似的体外释放曲线。

二、体内评价

对缓释、控释、迟释制剂的安全性和有效性进行评价，应通过体内的药效学和药物动力学试验。首先对缓释、控释、迟释制剂中药物的物理化学性质应有充分了解，包括有关同质多晶、粒子大小及其分布、溶解性、溶出速率、稳定性，以及制剂可能遇到的其他生理环境极端条件下控制药物释放的变量。制剂中药物因受处方和制备工艺等因素的影响，溶解度等物理化学特性会发生变化，应测定相关条件下的溶解特性。难溶性药物的制剂处方中含有表面活性剂（如十二烷基硫酸钠）时，需要了解其溶解特性。

关于药物的药物动力学性质，推荐采用该药物的普通制剂（静脉用或口服溶液，或经批准的其他普通制剂）作为参考，对比其中药物释放、吸收情况，来评价缓释、控释、迟释制剂的释放、吸收情况。当设计口服缓释、控释、迟释制剂时，测定药物在胃肠道各段的吸收是很有意义的。食物的影响也应考虑。

药物的药效学性质应反映出在足够广泛的剂量范围内药物浓度与临床响应值（治疗效果或副作用）之间的关系。此外，应对血药浓度和临床响应值之间的平衡时间特性进行研究。如果在药物或药物的代谢物与临床响应值之间已经有很确定的关系，缓释、控释、迟释制剂的临床表现可以由血药浓度-时间关系的数据进行预测。如果无法得到这些数据，则应进行临床试验和药动学-药效学试验。

缓释、控释、迟释制剂进行的生物利用度与生物等效性试验，详见《中国药典》（2020 年版）四部通则 9011 "药物制剂人体生物利用度和生物等效性试验指导原则"。

知识链接

生物利用度与生物等效性

生物利用度（bioavailability，BA）是指制剂中的药物被吸收进入血液的速度和程度。生物等效性（bioequivalence，BE）是指一种药物的不同制剂在相同给药剂量及试验条件下，反映其生物利用度的主要动力学参数没有明显的统计学差异。BA 是新药研究过程中选择合适给药途径和确定用药方案（如给药剂量和给药间隔）的重要依据之一。BE 则是评价含相同活性成分的不同制剂在体内行为一致性的依据，也是判断仿制药品是否可替代已上市药品使用的依据。通常意义的 BE 研究是指用 BA 研究方法，以药代动力学参数为终点指标，根据预先确定的等效标准和限度进行的比较研究。

非口服的缓释、控释、迟释制剂还需对其作用部位的刺激性和（或）过敏性等进行试验。

三、体内-体外相关性

（一）体内-体外相关性的评价方法

体内-体外相关性（in-vitro in-vivo correlation，IVIVC），指的是由制剂产生的生物学性质或由生物学性质衍生的参数（如 t_{max}、C_{max} 或 AUC），与同一制剂的物理化学性质（如体外释放行为）之间建立合理的定量关系。

缓释、控释、迟释制剂要求进行体内外相关性的试验，它应反映整个体外释放曲线与血药浓度-时间曲线之间的关系。只有当体内外具有相关性时，才能通过体外释放曲线预测体内情况。

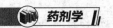

体内外相关性可归纳为三种：①体外释放曲线与体内吸收曲线（即由血药浓度数据去卷积而得到的曲线）上对应的各个时间点分别相关，这种相关简称点对点相关，表明两条曲线可以重合或者通过使用时间标度重合；②应用统计矩分析原理建立体外释放的平均时间与体内平均滞留时间之间的相关。由于能产生相似的平均滞留时间可有很多不同的体内曲线，因此体内平均滞留时间不能代表体内完整的血药浓度-时间曲线；③一个释放时间点（$t_{50\%}$、$t_{90\%}$等）与一个药物动力学参数（如 AUC、C_{max} 或 t_{max}）之间单点相关，它只说明部分相关。

（二）药典中采用的方法

《中国药典》（2020 年版）四部通则 9013 "缓释、控释和迟释制剂指导原则"中规定：缓释、控释、迟释制剂的体内外相关性，系指体内吸收相的吸收曲线与体外释放曲线之间对应的各个时间点回归，得到直线回归方程的相关系数符合要求，即可认为具有相关性。

1. 体内-体外相关性的建立

（1）基于体外累积释放百分率时间的体外释放曲线　如果缓释、控释制剂的释放行为随外界条件（如装置的类型，介质的种类和浓度等）变化而变化，就应该另外再制备两种试品（一种比原制剂释放更慢，另一种更快），研究影响其释放快慢的外界条件，并按体外释放度试验的最佳条件，得到基于体外累积释放百分率时间的体外释放曲线。

（2）基于体内吸收百分率时间的体内吸收曲线　根据单剂量交叉试验所得血药浓度-时间曲线的数据，对在体内吸收符合单室模型的药物，可换算成基于体内吸收百分率时间的体内吸收曲线，体内任一时间药物的吸收百分率（F_a）可按以下 Wagner-Nelson 方程计算。

$$F_a = \frac{C_t + k\,\mathrm{AUC}_{0\sim t}}{k\,\mathrm{AUC}_{0\sim\infty}} \times 100\% \tag{15-21}$$

式中，C_t 为 t 时间的血药浓度；k 为由普通制剂求得的消除速率常数。双室模型药物可用简化的 Loo-Regelman 方程计算各时间点的吸收百分率。

2. 体内-体外相关性检验　当药物释放为体内药物吸收的限速因素时，可利用线性最小二乘法回归原理，将同批供试品体外释放曲线和体内吸收相吸收曲线上对应的各个时间点的释放百分率和吸收百分率进行回归，得直线回归方程。

如直线的相关系数大于临界相关系数（$P<0.001$），可确定体内外相关。

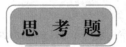

本章重点： 缓控释制剂的定义、特点及类型；不同类型缓控释制剂的释药机制、设计与制备；植入剂、注射用缓控释制剂、迟释制剂及口服择时和定位释药系统的概念、特点及分类。

本章难点： 缓控释制剂的释药机制、设计与制备。

思　考　题

题库

1. 与普通制剂相比，缓控释制剂有何特点？

2. 口服缓控释制剂设计时需要考虑哪些因素？

3. 简述骨架型、膜控型、渗透泵型及离子交换型缓控释制剂的释药机制并比较这四类缓控释制剂的优、缺点。

4. 什么是植入剂，其如何分类？与其他缓控释制剂相比，植入剂有何特点？

5. 注射用缓控释制剂与口服缓控释制剂及普通注射剂相比有何特点？

6. 常见的实现注射给药缓控释的方式和方法有哪些？

7. 什么是结肠定位释药制剂？按照释药原理可将其分为哪几类？

8. 胃定位释药制剂是否属于迟释制剂？是否属于缓释或控释制剂？为什么？

9. 口服择时给药系统包括哪些类型？哪些疾病的治疗药物适合制备成口服择时给药系统？

10. 什么是体内-体外相关性？体内-体外相关性评价在缓控释和迟释制剂的体内外评价过程中有什么重要意义？

（孟胜男　张懋璠）

第十六章

经皮给药制剂

学习导引

知识要求

1. **掌握** 经皮给药制剂的定义、作用特点、类型及其基本组成；药物经皮吸收的影响因素；常用经皮吸收促进剂。

2. **熟悉** 经皮给药制剂的剂型设计要求及质量评价。

3. **了解** 经皮给药贴剂的制备工艺及促进药物经皮吸收的新技术与新方法。

能力要求

根据经皮给药制剂的构成特点，对经皮给药贴剂处方进行设计和优化。

第一节 概 述

PPT

微课

一、基本概念和特点

经皮给药制剂又称经皮给药系统（transdermal drug delivery system，TDDS）或经皮治疗系统（transdermal therapeutic system，TTS），系指药物穿过角质层，进入真皮和皮下脂肪组织以在局部发挥治疗作用或经毛细血管和淋巴管吸收进入体循环并达到有效血药浓度，发挥全身治疗作用的制剂，主要剂型为贴剂或贴片（patches）。

TDDS 作为一种全身用药的新剂型，为一些长期性疾病和慢性疾病的治疗及预防提供了一种简单、方便和行之有效的给药形式。与常用普通剂型相比，TDDS 具有以下优势：①避免了口服给药可能发生的肝脏首过效应及胃肠降解，药物的吸收不受胃肠道因素影响，此外药物对胃肠道副作用也可消除；②维持恒定的血药浓度或药理效应，避免血药浓度波动产生的毒副反应；③延长作用时间，减少给药次数，改善患者服药的依从性；④患者可自主用药，也可随时中断给药。

但是如同其他给药途径一样，经皮给药亦存在一些局限性：①皮肤是限制药物经皮吸收的主要屏障，对于大多数药物而言，通过皮肤吸收达到有效治疗量较为困难；②由于起效较慢，不适合要求快速起效的药物；③不适合剂量大或对皮肤产生刺激的药物；④药物经皮吸收的个体差异和给药部位的差异较大。

二、国内外经皮给药制剂的发展

随着 1981 年首个 TDDS——东莨菪碱贴剂在美国上市，目前在国际医药市场上已推出了很多不同品种和剂量规格的 TDDS，所涉及的治疗领域包括局部麻醉、戒烟、镇痛、心血管疾病、激素替代治疗、抑郁症、阿尔茨海默症及化疗后呕吐等。此外，新的微粒载体技术（脂质体、纳米乳、纳米粒等）和新的物理学方法及装置（离子导入技术、微针等）在经皮给药中的研究也越来越多，但在产品中的应用还很少。

　　我国的中医药学对经皮给药也早有记载，现存最早的中医理论著作《内经素问》中就录有"内病外治"的内容。近代亦有报道称将芳香开窍、活血化瘀、理气止痛类的中药提取物制成经皮贴片用于治疗呼吸系统、心血管系统和胃肠道系统等疾病并取得理想治疗效果。

第二节　药物经皮吸收

PPT　　微课

一、皮肤的生理构造与药物经皮吸收途径

（一）皮肤的生理构造

　　皮肤是人体面积最大的器官，其总面积为 $1.5 \sim 2m^2$，厚度一般为 $0.4 \sim 4mm$，具有保护机体免受外界环境中各种有害因素侵入的屏障功能，并可阻止体液外渗，同时又能通过汗腺和皮脂腺分泌汗液和排泄皮脂。除各种腺体和毛囊外，皮肤从外至内由表皮、真皮和皮下组织构成。表皮又由角质层和活性表皮层（又称生长表皮）组成。皮肤的生理结构如图 16-1 所示。

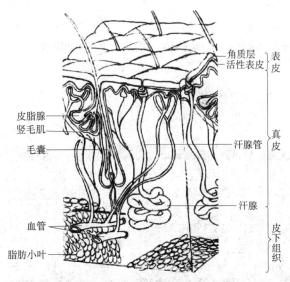

图 16-1　皮肤的生理结构示意图

　　1. 角质层（stratum corneum）　为表皮的外层，由无生命活性的扁平六角形角质细胞和细胞间脂质组成。如图 16-2 表示，前者似砖泥结构中的砖块，后者则似填充于砖块间并黏着砖块的水泥灰浆，这种结构称为"砖泥结构"（bricks in mortars）。角质细胞层即"砖"结构是由脂质、蛋白质和非纤维蛋白等相互镶嵌组成的致密层状结构；细胞间脂质即"泥"结构实际上是高度有序排列的脂质双分子层，主要由神经酰胺、胆固醇和脂肪酸组成。这种特殊的"砖泥结构"决定了角质层是药物透皮吸收的主要屏障。

　　2. 活性表皮层（viable epidermis）　处于角质层和真皮之间，厚度约 $50 \sim 100 \mu m$，由活细胞组成。类同于其他活体组织，活性表皮细胞膜具类脂双分子层结构，胞内主要是水性蛋白质溶液，水分含量约占 90%。这种水性环境使水溶性药物易于透过，但同时也可能成为脂溶性药物的渗透屏障。

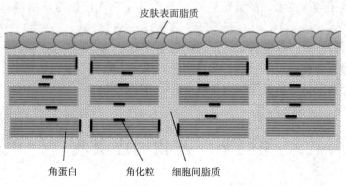

图 16-2 角质层的"砖泥"结构示意图

3. 真皮（dermis） 介于表皮与皮下组织之间，厚度约 2~3mm，存在汗腺、皮脂腺和毛囊等皮肤附属器结构，以及丰富的毛细血管丛、淋巴管、神经及神经末梢。一般认为，从表皮转运至真皮的药物可以迅速从上述途径移除而不形成屏障，但是一些脂溶性较强的药物亦可能在该层组织的脂质中积累形成药物贮库。

4. 皮下组织（subscutaneous tissue） 是一种脂肪组织，含有血管、淋巴管和神经等。其与真皮之间无明确界限，两者的结缔组织彼此相连。与真皮类似，皮下组织一般不成为药物吸收屏障，同时也可以作为脂溶性药物的贮库。

（二）药物经皮吸收途径

药物渗透通过皮肤吸收进入全身循环的途径有两个，一是表皮途径，即通过角质层和活性表皮，扩散至真皮被毛细血管吸收进入体循环，这是药物经皮吸收的主要途径；另一条途径是皮肤附属器途径（图 16-3）。

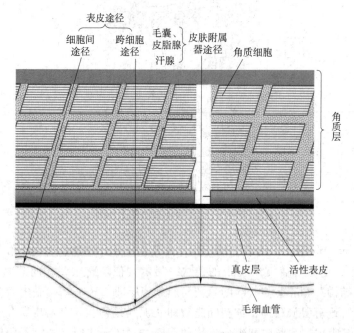

图 16-3 药物经皮吸收的途径

1. 表皮途径 在表皮途径（transepidermal route）中，药物可以穿过角质层细胞到达活性表皮（跨细胞途径），也可以通过角质层细胞间脂质到达活性表皮（细胞间途径）。药物经表皮渗透的主要阻力来自角质层。由于角质层细胞扩散阻力大，所以药物分子主要由细胞间脂质扩散通过角质层。角质层细胞间脂质双分子层的亲水端结合水分子形成水性区，而烃链部分形成疏水区。极性药物分子经角质层细胞间的水性区渗透，而非极性药物分子经由疏水区渗透。

2. 皮肤附属器途径　皮肤附属器途径（appendageal route）主要指药物通过毛囊、皮脂腺和汗腺等皮肤附属器吸收。药物通过皮肤附属器的穿透速率要比表皮途径快，但皮肤附属器在皮肤表面所占的面积只有 0.1% 左右，因此不是药物经皮吸收的主要途径。当药物渗透开始时，药物首先通过皮肤附属器途径被吸收，当药物通过表皮途径到达血液循环后，药物经皮渗透达稳态，则附属器途径的作用可被忽略。对于一些离子型药物及水溶性的大分子，由于难以通过富含类脂的角质层，表皮途径的渗透速率很慢，因此附属器途径也是重要的。

二、影响药物经皮吸收的因素

（一）皮肤生理因素

1. 皮肤的水化　角质细胞由亲水性纤维蛋白和其他水性成分组成，能够吸收一定量的水分，使细胞自身发生膨胀并降低结构的致密程度，高程度的水化甚至可使细胞膜破裂；细胞间隙的亲水性物质同样可发生水化而使其结构疏松。皮肤水化后可使药物的渗透变得更容易，当含水量增至 50% 时，药物的渗透性可增加 5~10 倍，其中对水溶性强的药物的促进作用更为显著。

2. 皮肤的代谢作用　皮肤的代谢作用与肝脏类似。活性表皮内存在一些药物的代谢酶，这些酶可以使药物发生氧化、水解、结合和还原等，但是皮肤内酶含量很低，血流量仅是肝脏的 7%，所以酶代谢对多数药物的皮肤吸收不产生明显的首过效应。利用皮肤的酶代谢作用，采取酯化等方法来设计前体药物，可通过增加药物的油/水分配系数来促进药物的经皮吸收。

3. 皮肤渗透性的部位差异　药物施用的皮肤部位影响药物的渗透特性，这主要与角质层的厚度、皮肤附属器数量、角质层脂质构成及皮肤血流情况有关。一般渗透性大小为：阴囊>耳后>前额>背部>前臂>腹部>足底和手掌。

4. 皮肤状态　皮肤由于机械、化学、病理等因素遭到破坏使角质层受损时，可加速药物的渗透和吸收。湿疹、溃疡或烧伤等创面的皮肤渗透性甚至有数倍至数十倍的增加。而某些特殊的皮肤疾病如硬皮病、老年角化病等使皮肤角质层致密度增加，减少药物的经皮透过量。有些皮肤疾病还可引起皮肤内酶的活性改变，如痤疮皮肤中睾酮的分解比正常人高 2~20 倍。

5. 皮肤温度　随着皮肤温度的升高，药物的渗透速度也升高。渗透系数的增加符合 Arrhenius 方程，一般皮肤温度升高 10℃，其通透性提高 1.4~3.0 倍。温度还会影响皮肤中的血流，当环境温度升高时真皮层中的血管舒张，皮肤的血液流动增加，进而有利于药物的吸收。温度升高还可引起出汗，使角质层水化，增加渗透性。

6. 其他　药物的经皮吸收还与种属、年龄、性别等多种因素有关。各种动物之间、动物与人之间皮肤的渗透性均存在显著差异。也有研究认为药物在不同种族人皮肤的通透量也存在显著差异。

此外，老人和男性的皮肤渗透性低于儿童和女性；女性皮肤角质层脂质含量随着年龄而变化，而男性则基本没有变化。

（二）药物的理化性质

药物的理化性质对药物经皮吸收的影响比较复杂，影响因素包括药物的分子大小和形状、熔点、溶解度与分配系数、解离常数及分子结构等。

1. 分子大小和形状　药物分子大小对药物通过皮肤角质层扩散的影响，与其对药物在聚合物膜内扩散的影响相似，近似遵循 Stokes-Einstein 方程：

$$D = \frac{k_B T}{6\pi \eta r} \tag{16-1}$$

式 16-1 中，k_B 为波耳兹曼常数；T 为热力学温度；π 为圆周率；η 为扩散介质黏度；r 为扩散分子半径；D 为扩散系数。可见，扩散系数与药物分子半径成反比。由于分子半径与分子体积是立方根关系，因此分子体积小时对扩散系数的影响不大。而分子量与分子体积有线性关系，所以当分子量较大时，显示对扩散系数的负效应较为明显。一般来说，分子量大于 500 的物质较难透过角质层。

药物分子的形状对药物的经皮吸收也有很大的影响。一般来说，线形分子通过角质层细胞间类脂双分子层结构的能力要明显强于非线形分子。

2. 熔点 低熔点的药物易透过皮肤，这是因为低熔点的药物晶格能较小，在介质（或基质）中的热力学活度较大。有学者测定了一组镇痛药物通过离体皮肤的扩散行为，其中芬太尼、舒芬太尼和哌替啶的熔点都小于 $100℃$，它们的扩散系数在 $3.7×10^{-3}~1.2×10^{-2}\,cm/h$ 之间，时滞是 $1.2~2.0$ 小时。吗啡、氢吗啡酮和可待因的熔点大于 $150℃$，它们的渗透系数在 $9.3×10^{-6}~4.9×10^{-5}\,cm/h$ 之间，时滞为 $5.2~7.6$ 小时。

3. 溶解度与分配系数 角质层的细胞间隙充满了脂肪酸、甾醇等类脂成分，脂溶性大的药物易于通过，因此一般脂溶性药物容易经皮吸收。药物通过角质层后，需分配进入活性表皮继而被吸收，因活性表皮是水性组织，脂溶性太大的药物难于分配进入活性表皮，所以药物穿过皮肤的渗透系数与油水分配系数往往呈抛物线关系，即渗透系数开始随油水分配系数的增大而增大，但当油水分配系数增至一定程度时药物的渗透系数反而下降。

4. 解离常数 很多药物是有机弱酸或有机弱碱，它们以分子型存在时有较大的透皮性能，而离子型则难以透过皮肤。经皮给药时，药物溶解在皮肤表面的液体中可能发生解离。当同时存在分子型与离子型两种形式的药物时，这两种形式的药物以不同的速度通过皮肤，总的透皮速率与药物的解离常数（pK_a）有关。

5. 分子结构 药物分子如具有氢键供体或受体结构，会和角质层类脂形成氢键，这对药物经皮吸收起负效应。另外，手性药物分子的左旋体和右旋体也会有不同的经皮透过性。

（三）剂型因素

剂型能影响药物的释放性能，进而影响药物的经皮吸收。一般半固体制剂如凝胶剂、乳膏中药物释放较快，骨架型贴剂中药物释放较慢。另外，溶解和分散药物的基质能影响药物在储库中的热力学活性，从而影响药物的释放和药物在给药系统与皮肤间的分配行为。经皮吸收促进剂的加入会影响皮肤的渗透性及药物与皮肤相互作用，从而改变皮肤的屏障性能。同时，经皮给药贴剂常用一些高分子材料作为基质，高分子材料的聚合度和用量都会影响基质的结构与黏性，从而影响药物的释放。皮肤表面和给药系统内的 pH 能影响有机酸类和有机碱类药物的解离程度，因而影响药物的经皮吸收。

三、促进药物经皮吸收的方法

除了少数剂量小和具有适宜理化性质的小分子药物，大部分药物的经皮吸收速率都无法满足治疗要求，因此通过一定方法提高药物的透皮速率是设计与开发经皮给药制剂的关键。促进药物经皮吸收的方法如下。①药剂学方法：通过一些新型微粒及纳米粒药物载体如脂质体、纳米粒、微乳、环糊精包合物等，来改善药物透过皮肤吸收的能力；②化学方法：包括经皮吸收促进剂、离子对及前体药物等方法；③物理学方法：包括离子导入技术、电穿孔技术、超声波导入技术、微针技术、激光技术等。

（一）促进药物经皮吸收的药剂学方法

1. 脂质体 作为经皮给药的载体，脂质体（liposomes）的主要特点是：①可使角质湿润，加强水化作用而改善皮肤渗透性；②其磷脂成分可与角质层的脂质相互融合，使角质层的脂质组成和结构改变，形成一种扁平的颗粒状结构，通过脂质颗粒的间隙，脂质体包封的药物便可进入皮肤；③脂质体可经皮脂腺、汗腺甚至毛囊直接进入皮肤下层，达到经皮吸收的作用；④对局部应用的药物，可使其浓集于皮肤局部，提高其局部生物利用度，降低副作用。目前，已有皮肤给药的脂质体制剂上市，如益康唑脂质体凝胶剂。但是关于脂质体的作用机制尚未完全阐明，其在皮肤内的递送特性可因处方组成而异。

常规脂质体多用于局部外用制剂，但却不适于全身给药。为解决这一问题，在常规脂质体处方的基础上，发展了一些新型经皮给药载体，如传递体和醇质体。传递体亦称为柔性纳米脂质体，含表面活性剂如胆酸钠等。传递体的主要特点包括：①其透皮吸收动力是皮肤的水化梯度及由此产生的渗透压差；②传递体膜具有高度变形性，能穿过自身几分之一的微孔，主要通过角质细胞间途径转运；③传递体通过角质层是多次变形的；④传递体穿过皮肤后其组成不变；⑤传递体与水分子具有相当的经皮吸收速率。

醇质体是由磷脂、低分子量醇及药物组成，它是一种醇含量较高的（20%~50%）脂质体，其工艺简单，包封率高，适用于多种药物的经皮给药。醇质体能够渗透进入皮肤，增加药物转运至深层皮肤的量。与普通脂质体相比，它可显著地提高经皮渗透速率及皮肤滞留的药量。有研究认为醇质体中的乙醇可增加类脂双分子层的流动性，使这种柔软并且延展性很强的载体能渗透进入不规则的脂质双分子层以促进药物通过皮肤。

2. 纳米乳 纳米乳一般是由水相、油相、表面活性剂和助表面活性剂等四元体系自发形成的一种胶体分散体系。纳米乳中的油相可改变药物与皮肤的亲和力，有利于药物进入角质层；水相能使角质层很大程度地发生水合作用，对药物有很大的促吸收作用。纳米乳对亲脂或亲水性药物均有较高的溶解度，给药后能够产生较高的浓度梯度，从而提高药物的透皮速率。目前纳米乳已经用于很多药物如酮洛芬、甲氨蝶呤等经皮给药研究。

3. 固体脂质纳米粒 固体脂质纳米粒是 20 世纪 90 年代发展起来的一种新型药物纳米载体，它以天然或合成固态脂质作为载体，将药物包封于脂核中或吸附在颗粒表面，形成粒径为 50~1000nm 的固体微粒递送系统。SLNs 用于经皮给药的优势在于可以增强药物稳定性、具有较高的载药量、提高皮肤靶向性等。

4. 环糊精包合物 环糊精能改善药物的透皮吸收性能，控制药物的释放速度，水溶性环糊精可促进难溶性药物从疏水性基质的释放，烷基化环糊精包合可促进水溶性药物透过角质层，增加透皮吸收。β-环糊精包合氟比洛芬及吲哚美辛后，可改善其溶解速率，增加渗透量，提高生物利用度，并降低用药剂量，减轻副作用。

（二）促进药物经皮吸收的化学方法

1. 经皮吸收促进剂（penetration enhancer） 是指能够可逆地降低皮肤的屏障功能，又不损伤任何活性细胞的化学物质。理想的经皮吸收促进剂应具备如下条件：①对皮肤及机体无药理作用、无毒、无刺激性、无过敏反应；②应用后迅速起效，去除后皮肤能恢复正常的屏障作用，不引起体内营养物质和水分通过皮肤损失；③性质稳定，不与药物及其他辅料产生物理化学作用；④无色、无臭等。

经皮吸收促进剂可能的作用机制主要有：改变皮肤角质层中类脂双分子层的有序排列，增加流动性；溶解角质层中的脂质，降低其对药物扩散的阻力；与角蛋白发生作用，通过改变蛋白质构象来降低其屏障功能；改变角质层脂质的溶解能力，促进药物在其中的分配等。

常用的经皮吸收促进剂主要有以下几类。

（1）醇类 包括短链醇、脂肪醇及多元醇等，其中低级醇类在经皮给药制剂中既被用作溶剂，又能促进药物的经皮吸收。如乙醇对雌二醇和芬太尼均有较强的透皮吸收作用。丙二醇主要通过与萜类物质、脂肪酸及其酯、氮酮及其类似物构成多元体系应用，促透效果较为显著。

（2）脂肪酸及其酯类 该类经皮吸收促进剂主要有油酸、亚油酸、月桂酸、肉豆蔻酸异丙酯、丙二醇二壬酸酯等，其中油酸（oleic acid）最为常用。油酸为无色油状液体，微溶于水，易溶于乙醇、乙醚、三氯甲烷和油类等。油酸的作用机制是其可渗入角质层细胞间脂质，影响脂质双分子层排列密实性，增加类脂的流动性。油酸的常用量不超过 10%，浓度超过 20% 能产生皮肤损伤，常与乙醇、丙二醇等合用产生协同作用。肉豆蔻酯异丙酯（isopropyl myristate）也是一种常用的经皮吸收促进剂，其刺激性小，具有很好的皮肤相容性，而且可与其他促进剂合用以产生协同作用。

（3）氮酮类化合物 该类化合物中已经被广泛应用的是月桂氮酮（laurocapram），对很多药物的经皮吸收均有促进作用。它是一种无臭、几乎无味、无色的澄清油状液体，不溶于水，但可与多数有机溶剂混溶。氮酮的亲脂性较强，因此常与极性溶剂如丙二醇合用，产生协同作用。

（4）萜烯化合物 该类化合物广泛存在于挥发油中，结构一般都含有异戊二烯单元，依其数目可分为单萜、倍半萜、双萜等。常用作经皮吸收促进剂的萜烯化合物有薄荷醇、薄荷酮、柠檬烯、桉树脑、橙花叔醇等。

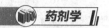

（5）吡咯酮类化合物　吡咯酮及其衍生物具有较广泛的经皮吸收促进作用，对极性、半极性化合物的经皮吸收均有效果。该类促进剂主要包括 α-吡咯酮、N-甲基吡咯酮、5-甲基吡咯酮、1，5-二甲基吡咯酮、N-乙基吡咯酮，其中 N-甲基吡咯酮较为常用。

（6）表面活性剂　表面活性剂可渗透进入皮肤并与皮肤成分相互作用，改变其渗透性质。离子型表面活性剂能强烈地刺激皮肤，并与角蛋白作用，损伤皮肤；非离子型表面活性剂则毒性较弱，但是促透作用也弱。

（7）二甲基亚砜及其类似物　二甲基亚砜（DMSO）是应用较早的一种促进剂，有较强的吸收促进作用。DMSO 具有较强的皮肤刺激性和恶臭，长时间及大量使用甚至能引起肝损害及神经毒性等，在有些国家已被限制使用。为了克服 DMSO 的一些缺点，利用其他烷基取代二甲基亚砜的甲基可获得其同系物。癸基甲基亚砜（DCMS）即具较好的性能，其常用浓度仅为 1%~4%，明显降低刺激性、毒性和不适臭味。有研究发现，含 15% DCMS 的丙二醇溶液作为溶剂可使甘露醇通过人离体皮肤的透皮速率提高 260 倍，使氢化可的松的透皮速率提高 8.6 倍。

（8）尿素　尿素能增加角质层的水化作用，降低类脂相转变温度，增加类脂的流动性，与皮肤长期接触后可引起角质溶解。

2. 离子对　离子型药物难以透过角质层，可通过加入与药物带有相反电荷的物质，形成离子对（ion pairs），使其更容易分配进入角质层类脂。离子对复合物在扩散至水性的活性表皮内后，可解离成带电的药物分子，继续扩散至真皮。离子对方法多用于脂溶性较强药物的经皮给药，如双氯芬酸、氟比洛芬等可通过与有机胺形成离子对，改善其皮肤通透性。

3. 前体药物　为了增加某些药物经皮吸收的速率，可以对其进行化学修饰，制成前体药物。亲水性药物制成脂溶性较强的前体药物，可增加其在角质层内的溶解度；强亲脂性的药物引入亲水性基团，有利于从角质层向活性表皮的组织分配。前体药物在通过皮肤的过程中，被活性表皮内酶分解成母体药物，也可以在体内受酶作用转变成母体药物。药物制成前体药物后分子量增大，虽然会引起扩散系数的降低，但由于溶解性能的改变，可能也会大幅度提高透皮速率。如局部应用阿糖腺苷治疗疱疹，因其很难透过角质层而效果不好，但制备成戊酸酯时提高了其亲脂性，渗透能力增强，扩散进入生长表皮内水解成原药发挥作用。茶碱、甲硝唑、萘啶酸等亦有其亲脂性前体药物改进经皮吸收的报道。

（三）促进药物经皮吸收的物理学方法

1. 离子导入技术　离子导入（iontophoresis）是指在皮肤上应用适当的直流电而将药物离子或带电荷的药物分子导入皮肤，进入机体血液循环的过程。离子导入系统有三个基本组成部分，即电源、药物储库系统和回流储库系统。如图 16-4 表示，当两个电极与皮肤接触，电源的电子流到达药物储库系统转变成离子流，离子流通过皮肤，在皮肤下面转向回流系统，回到皮肤进入回流系统，再转变成电子流。

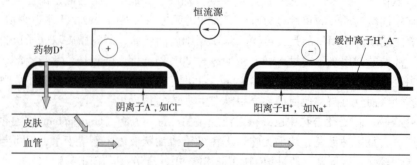

图 16-4　离子导入原理示意图

离子导入法特别适用于难以穿透皮肤的大分子多肽类药物和离子型药物的经皮给药。除了经皮给药常见优点外，离子导入给药还能实现程序给药，可根据时辰药理学的需要，调节电场强度以满足不同时间的剂量要求，并且还能通过调节电场强度适应个体化给药。目前已有普萘洛尔、美托洛尔、双氯芬酸钠、维拉帕米、硫酸沙丁胺醇、血管加压素、胰岛素、促甲状腺素释放激素等100多种药物的离子导入经皮给药的报道。临床上采用经皮治疗仪配合中药制剂离子导入治疗小儿腹泻、肺炎、急性下呼吸道感染等疾病亦取得良好治疗效果。

知识拓展

离子导入法促进药物经皮吸收的途径和机制

离子导入法促进药物经皮吸收的主要途径是皮肤附属器（如毛孔、汗腺），其促进作用与以下三个方面有关：①通过电场作用产生的电势梯度促使带电药物透过皮肤；②电场产生的电渗流，可推动带电或中性粒子透过皮肤；③电流本身改变了皮肤的正常组织结构，使皮肤的渗透性改变而易于药物透过。

---

2. 电穿孔技术 电穿孔法（electroporation）又称电致孔，是施加瞬时高电压脉冲电场于细胞膜等脂质双分子层，使之形成暂时的、可逆的亲水性通道而增加细胞及组织膜渗透性的方法。该技术是 Weaver 等在其申请的美国专利"用电穿孔控制分子穿过组织转运"基础上发展起来的。1993 年首次报道用电穿孔技术可以使钙黄绿素的经皮渗透通量比被动扩散提高 4 个数量级。1994 年，美国 Cyguns 公司技术发展部也用电致孔技术使促黄体素释放素的经皮渗透量提高了 16 倍。电致孔过程包括两个步骤：①瞬时脉冲电压作用下产生亲水性孔道；②在脉冲时间和脉冲作用下维持或扩大这些孔道，以促使药物分子在电场力作用下转运。与离子导入法相比，电致孔技术可应用于更为广泛的多肽和蛋白质类生物大分子药物的经皮给药。但经皮给药的电致孔技术经过十多年的发展仍处于实验室研究阶段，至今还没有应用于临床，原因在于其临床使用安全性、起效时间和渗透剂量等方面还有待研究。

3. 超声波导入技术 超声波导入（sonophoresis）是指药物分子在具有高能量和高穿透率的超声波作用下通过皮肤被机体吸收的过程。一般在经皮给药中，采用的超声波可以是脉冲的，也可以是连续的，频率一般为 20kHz~10MHz，强度为 $0~4W/cm^2$。超声导入与化学促进剂相比安全性更高，超声停止后皮肤屏障功能恢复更快。与离子导入相比，超声导入法适用药物范围广，不限于解离型和水溶性药物，更适合于生物大分子。此外，超声波可透过皮肤以下 5cm，而离子导入达到的深度不超过 1cm。目前已有利用超声波导入法促进抗生素、甾体类药物、蛋白质类药物及烟酸酯等药物经皮吸收的报道。

4. 微针技术 微针（microneedles）又称微针阵列贴片，是一种通过微制造技术制成的极为精巧的微细针簇，能够穿透人皮肤的角质层或活性表皮，但又不足以触及神经，不会有疼痛感，且有持续性的促进药物透皮递送的装置。微针从内部结构可分为实心微针与空心微针，其中空心微针阵列具有皮下注射器与经皮给药贴剂的双重优点，适用于液态和治疗剂量要求更大的药物，特别适合核酸类、多肽类、蛋白疫苗等生物技术药物的给药；而实心微针可增加皮肤的渗透性，表面可以通过负载药物达到经皮给药的目的。微针的作用机制与离子导入、电致孔、超声波导入等其他物理方法不同，它在角质层上造成了真实可见的通道，而其他几种方法实施的结果都是打乱皮肤角质层脂质的有序排列，使药物对皮肤角质层的渗透性增加。

5. 激光技术 激光技术是利用激光形成的光机械波对皮肤造成的冲击，使其产生的能量融蚀或者剥蚀角质层，改变机体组织的分子排列，从而促进大分子药物透皮吸收的一种物理促渗技术。一定强度的激光照射在皮肤表面，可产生高振幅，其促进药物经皮吸收的效果取决于激光的特性和皮肤的状态。

PPT　　微课

第三节　经皮给药贴剂设计与生产工艺

一、药物的选择

经皮给药制剂设计开发前，首先要根据药物的剂量、理化性质和生物学性质进行可行性分析，确定所选择的药物是否适合于制成经皮给药制剂。

1. 剂量　适合制成经皮给药制剂的药物剂量要小，而且药理作用要强。一般来说，日剂量最好不要超过 10mg。

2. 理化性质　药物的分子量、分子结构、溶解性能、油水分配系数、解离常数和化学稳定性等均能影响药物的透皮速率。一般来说，药物的相对分子质量应小于 500，熔点小于 200℃，油水分配系数对数值（$\lg P$）为 1~2，药物在液状石蜡和水中的溶解度均应大于 1mg/ml，饱和水溶液中的 pH 为 5~9，分子中的氢键受体或供体以小于 2 个为宜。

3. 生物学性质　胃肠道易降解、肝首过效应大、生物半衰期短和需长期给药的药物较适宜制成经皮给药制剂，另外对皮肤有刺激性和致敏性的药物不宜制成经皮给药制剂。

二、经皮给药贴剂的分类和组成

经皮给药制剂中应用最多的是贴剂，贴剂系指原料药物与适宜的材料制成的供粘贴在皮肤上的可产生全身性或局部作用的一种薄片状制剂。贴剂通常由含有活性物质的支撑层和背衬层及覆盖在药物释放表面上的保护层组成；保护层起防粘和保护制剂的作用，通常为防粘纸、塑料或金属材料，当去除时，应不会引起贮库及黏贴层等的剥离。活性成分不能透过保护层，通常水也不能透过。根据需要，贴剂可使用药物贮库、控释膜或黏附材料，其基本类型可以分为复合膜型、聚合物骨架型、胶黏分散型及充填闭合型，如图 16-5 所示。

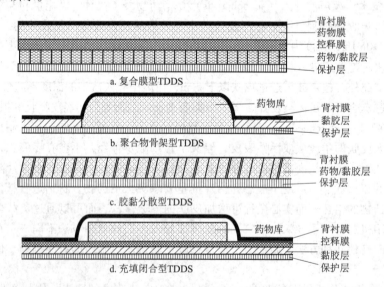

图 16-5　四种不同类型经皮给药贴剂组成示意图

三、经皮给药贴剂的辅助材料

经皮给药贴剂中除主药、经皮吸收促进剂外，辅料构成主要有控制药物释放的高分子材料（控释膜或骨架材料），以及使给药系统固定在皮肤上的压敏胶黏剂，另外还有背衬材料与保护膜。

（一）骨架和药库材料

骨架给药系统多是用高分子材料作骨架负载药物，高分子骨架材料对药物的扩散阻力不能太大，应使药物有适当的释放速率；骨架性质稳定，能滞留药物；在高温高湿条件下，能够保持结构与形态的完整；对皮肤没有刺激性，最好能黏附于皮肤上。一些天然与合成的高分子材料都可作为聚合物骨架材料，如卡波姆、HPMC、聚乙烯醇（PVA）等均较为常用。各种压敏胶和骨架膜材也可作为药库材料。

（二）控释膜材料

贴剂中的控释膜可分为均质膜和微孔膜。用作均质膜的高分子材料主要有乙烯-醋酸乙烯共聚物（ethylene/vinyl acetate copolymer，EVA）和聚硅氧烷等，微孔膜有聚丙烯（polypropylene，PP）拉伸微孔膜等。

EVA 是经皮给药贴剂中使用较多的高分子材料，具有良好的生物相容性和机械性能。它由乙烯和醋酸乙烯两种单体共聚而得。EVA 具有良好的化学稳定性，耐酸碱腐蚀，但不耐强氧化剂和蓖麻油等油脂，在超过 140℃ 时可能发生部分裂解，产生醋酸类化合物，色泽变黄。PP 由于其优异的机械性能、优良的耐腐蚀性、密度小且价格低廉，已成为制备微孔膜的主要材料之一。

（三）压敏胶黏剂

压敏胶黏剂（pressure sensitive adhesive，PSA）是一类对压力敏感的胶黏剂，即压敏性胶黏材料，指无须借助溶剂、加热或其他手段，只需施加轻微压力即可实现黏贴同时又易剥离的材料。压敏胶黏剂在贴剂中的作用主要是使给药系统与皮肤紧密贴合，有时又可作为药物的储库或载体材料，以调节药物的释放速度。理想的压敏胶黏剂应对皮肤无刺激性和致敏性；具较好的生物相容性及足够强的黏附力和内聚强度；化学性质稳定；能适应黏结不同类型皮肤；可容纳一定量的药物与经皮吸收促进剂而不影响其化学稳定性与黏附力；在具限速膜的经皮给药系统中，不影响药物的释放速率；在胶黏剂骨架型给药系统中，能控制药物的释放速率。

黏合性是压敏胶黏剂最主要的性能参数。压敏胶黏剂在使用过程中存在四种作用力，即初黏力 T（tacking strength）、黏合力 A（adhesive strength）、内聚力 C（cohesive strength）和黏基力 K（keying strength）。初黏力系指快速黏性，即轻微压力接触下产生的剥离抵抗力。一般是用手指轻轻接触胶黏剂表面时显示出来的手感黏力。黏合力是指充分黏贴后，压敏胶制品和被黏表面之间所表现出来抵抗界面分离的能力。内聚力是指胶黏剂层本身分子间的结合力。黏基力是指胶黏剂与基材之间的黏合力。这四种力必须满足：$T<A<C<K$。

贴剂所用的压敏胶黏剂在加入药物和一些附加剂后，其黏合性能亦应符合上式。如果 T 不小于 A，就没有对压力敏感的性能，若 A 不小于 C，则揭去经皮给药贴剂时就会出现胶层破坏，导致拉丝或胶黏剂残存在皮肤表面等现象，若 C 不小于 K，就会产生胶黏层与背衬材料脱离现象。

贴剂组成中常用的压敏胶黏剂有丙烯酸聚合物胶黏剂、橡胶基胶黏剂和硅基胶黏剂。

1. 丙烯酸聚合物胶黏剂　丙烯酸聚合物胶黏剂包括各种丙烯酸或甲基丙烯酸的酯类、丙烯酰胺、甲基丙烯酰胺、N-烷基丙烯酰胺。在经皮递药系统中，丙烯酸聚合物是应用最广泛的压敏胶黏剂，主要有溶液型、乳剂型、热熔型三类：①溶液型丙烯酸聚合物胶黏剂体系均一，胶层无色透明，对各种膜材有较好的涂布性能和黏着性能，但黏合力及耐溶剂性较差。②乳剂型聚丙烯酸酯胶黏剂是各种丙烯酸酯单体以水为分散介质进行乳液聚合后加入增稠剂与中和剂得到的产物。其来源广泛、容易制备，黏结性能优良；但对非极性基材的浸润性较差，涂布较困难，可加入丙二醇、丙二醇单丁醚等润湿剂加以改善。③热熔型多采用乙烯-醋酸乙烯聚合物（EVA）、苯乙烯-丁二烯-苯乙烯（styrene-butadiene-styrene，SBS）和苯乙烯-异戊二烯-苯乙烯（styrene-isoprene-styrene，SIS）等。热熔型胶黏剂有压敏性和热熔性双重性质，可在热熔状态下进行涂布，固态下施加轻度指压即可快速黏附，剥离方便，且不会污染皮肤表面。热熔型胶黏剂无添加溶剂，对环境无污染，过敏性和刺激性较低，但与极性药物的相容

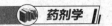

性差。

2. 橡胶基胶黏剂 聚异丁烯（polyisobutylene，PIB）是最常见的橡胶基胶黏剂，为一种无定形线性聚合物，是由异丁烯单体在三氟化硼或三氯化铝的催化下经聚合制得的均聚物。可溶于烃类等有机溶剂，对水和气体渗透性低，外观色浅而透明。PIB 结构中缺少极性基团，因此与极性膜材料的黏结性差，且其饱和分子链不能交联，导致其内聚度低，抗蠕变性能差，所以 PIB 类压敏胶中需加入适当的增黏剂、增塑剂、填充剂等。低分子量 PIB 为浅黄色或浅棕色黏稠状半流体，较软，富有弹性，主要用以增黏、改善胶黏层的柔软性和韧性，改进基材的润湿性。高分子量 PIB 是无色、无臭、无味橡胶状固体，用以增加剥离强度和内聚强度。通常不同分子量的 PIB 以不同配比混合使用。

3. 硅基胶黏剂 聚硅氧烷是最常用的硅基胶黏剂。硅酮胶黏剂是低黏度聚二甲基硅氧烷与硅树脂经缩聚反应而得的聚合物。两者的比例影响胶黏剂的性能，一般硅树脂所占的重量百分比为 50%～70%。硅酮胶黏剂外观为非结晶性固体，耐寒、耐热，有良好的柔软性和黏着力，软化点接近皮肤温度，在正常体温下具有较好的流动性。

（四）背衬材料

背衬材料是用于支持药库或压敏胶等的薄膜，厚度一般为 0.1～0.3mm。背衬材料应有良好的柔软性和一定的拉伸强度，还应性能稳定，耐水、耐有机溶剂，药物在其中不扩散。在充填封闭型经皮给药贴剂中，背衬膜应能与控释膜热合。背衬材料有聚氯乙烯、聚乙烯、铝箔、聚丙烯、聚酯和聚对苯二甲酸二甲酯等。通常将铝箔和其他诸如聚乙烯、聚丙烯等薄膜材料黏合成双层或多层复合膜，厚约 20～50μm。

（五）保护膜

保护膜又称防黏材料，作用是防止黏胶层的粘连，常采用如聚乙烯、聚苯乙烯、聚丙烯等聚合物膜材并通过有机硅隔离剂处理以避免压敏胶黏附。此外，也可使用表面用石蜡或甲基硅油处理过的光滑厚纸作为保护膜。

四、经皮给药贴剂的生产工艺

根据类型与组成不同，经皮给药贴剂有不同的制备方法，目前主要分为以下几种，包括涂膜复合工艺、充填热合工艺和骨架黏合工艺。制备贴剂时，应根据基质与药物性质，结合临床应用，选择合适的生产工艺。

（一）不同类型经皮给药贴剂的生产工艺

1. 复合膜型经皮给药贴剂的制备工艺

```
                         背衬膜
贮库层   药物＋压敏胶 ──┼──→ 涂布 ──→ 干燥 ──┐
                                             ├─ 叠合、切割 ──→ 成品
胶黏层   药物＋压敏胶 ──┼──→ 涂布 ──→ 干燥 ──┘
                         保护膜              控释膜
```

2. 充填封闭型经皮给药贴剂的制备工艺

```
                                背衬膜        压敏膜
药物＋混悬介质 ──→ 混合 ──→ 定量注入 ─┼─→ 成型 ─┼─→ 包装 ──→ 成品
                                控释膜        保护膜
```

3. 聚合物骨架型经皮给药贴剂的制备工艺

$$亲水胶+水，丙二醇 \xrightarrow[加热]{药物} 含药胶 \xrightarrow{浇铸、冷却} 凝胶 \longrightarrow 切割圆片 \xrightarrow[控释膜]{背衬胶} 包装 \longrightarrow 成品$$

4. 胶黏分散型经皮给药贴剂的制备工艺

$$药物+压敏胶液 \longrightarrow 含药胶液 \longrightarrow 脱气 \xrightarrow{背衬膜} 涂膜 \longrightarrow 干燥 \xrightarrow{保护膜} 涂膜 \longrightarrow 叠合 \longrightarrow 包装 \longrightarrow 成品$$

（二）经皮给药贴剂的制备要点

1. 膜材的加工与改性 膜材的常用加工方法有涂膜法和热熔法。涂膜法比较简便，适合于实验室小量制备。热熔法成膜是将高分子材料加热成为黏流态或高弹态，使其变形为给定尺寸膜材的方法，包括挤出法和压延法两种。为了获得适宜膜孔大小的特殊膜材，在膜材的生产过程，对膜材料尚需一些特殊要求及处理，常用如下工艺技术。

（1）溶蚀法 取商品化薄膜用适宜溶剂浸泡或表面处理，去除其中可溶性成分，即得到具一定大小膜孔的膜材，也可以在加工薄膜时就加进一定量的可溶性物质作为致孔剂，如聚乙二醇、聚乙烯醇、小分子增塑剂等，这种方法较简便，但膜孔大小及均匀性取决于膜材料与这些可溶性物质的相容性及添加剂的用量。

（2）拉伸法 此法利用双向拉伸工艺一次性制备微孔薄膜。首先把高聚物熔体挤出成高度取向的结晶性膜，同时趁热迅速向两侧拉伸，待薄膜冷却后再度纵向拉伸，使之长度有大幅度增加，由此聚合物结晶结构出现裂纹样孔洞。

（3）核辐射法 该法是用荷电粒子对一般方法制得的无孔膜进行核辐射，使在膜上留下敏化轨迹，然后把敏化膜浸泡在蚀刻溶液中，选择性地腐蚀敏化轨迹，形成膜孔。膜孔的数量与辐射时间有关，而膜孔大小则取决于蚀刻时间。

2. 膜材料的复合和成型

（1）涂布和干燥 涂布和干燥是贴剂的基本工艺过程，不论何种类型的贴剂都涉及此工艺，在此仅以黏胶型经皮给药贴剂的生产为例，说明其生产过程和要点。

常用的涂布液有压敏胶溶液（或混悬液）、药库溶液（或混悬液）或其他成膜溶液如防黏纸上的硅油等。涂布前应确定涂布液固含量或其他决定质量的指标，如黏度、表面张力、单位面积用量、涂布厚度或增重等。将这些溶液或混悬液涂布在相应材料上，如膜材或防黏材料上，干燥，去除溶剂即得到各个基质层。该部分工艺可由一次涂布机或多次涂布机完成。这类机械有两个主要部件，即涂布头和干燥隧道。涂布头包括加液系统、转筒和刮刀三部分。一次涂布机如图 16-6 表示。

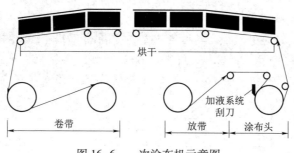

图 16-6 一次涂布机示意图

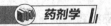

（2）复合　把各个涂布层复合在一起形成多层黏胶系统：先把涂布在不同衬材上的压敏胶层相对压合在一起，移去一侧基材，就得到双层具压敏胶结构的涂布面，然后重复该过程，将第三层压合在上述双层上，直到全部复合工艺完成。

五、经皮给药贴剂举例

实例解析

实例 16-1：胶黏分散型双氯芬酸钠贴剂

【处方】

双氯芬酸钠	1.8g	聚丙烯酸压敏胶	20g
肉豆蔻酸异丙酯	4.6g	丙二醇	3.15g
N-辛基吡咯烷酮	1.6g	乙醇	16g

【制法】按处方取各组分，加入乙醇后迅速搅拌，得均匀溶液。将上述溶液静置除气泡后，均匀涂布于防黏层上，60℃下干燥20分钟，然后覆背衬层，并用模具切割成特定尺寸，最后包装。

【解析】双氯芬酸钠是常用的非甾体抗炎药，具有良好的解热镇痛作用。但是这类药物存在明显的胃肠刺激，而且半衰期短，因此可以考虑将其制成经皮给药制剂。本处方中，乙醇为溶剂，肉豆蔻酸异丙酯、丙二醇及 N-辛基吡咯烷酮为经皮吸收促进剂。体外经皮吸收实验结果表明，此贴剂24小时累积透过量为 $175\mu g/cm^2$。

实例 16-2：复合膜型可乐定贴剂

【处方】

	贮库层	胶黏层
聚异丁烯 MML-100	5.2%	5.7%
聚异丁烯 LM-MS	6.5%	7%
液状石蜡	10.4%	11.4%
可乐定	2.9%	0.9%
庚烷	75%	75%
胶态二氧化硅	适量	适量

【制法】按照上述处方，分别制备药物的贮库层及胶黏层，具体方法如下：首先将可乐定分散在液状石蜡中，均质机5000~10000r/min转速匀化10分钟使混悬均匀。然后加入两种聚异丁烯混合溶液，继续低速搅拌直至聚异丁烯溶解、可乐定均匀分散。将制备的贮库层及胶黏层分别涂布于背衬层及防黏层上，然后在 $25\mu m$ 厚并且事先用液状石蜡饱和的多孔聚乙烯膜（控释膜）的一侧压上胶黏层-防黏层，另一侧压上贮库层-背衬层，最终形成复合膜型可乐定贴剂。

【解析】该贴剂中胶黏层含有和贮库层相同的组分，但比例不一样。控释膜是由聚合物形成的多孔膜，用液状石蜡饱和，因此其微孔中充满了液状石蜡。储库中的药物通过微孔中的液状石蜡扩散而逐渐释放，最后进入皮肤并被吸收入血。控释膜上微孔的曲折度、孔隙率、膜的厚度、可乐定在液状石蜡中的扩散系数、膜两侧的药物浓度梯度是影响药物释放的主要因素。

PPT　　微课

第四节　经皮给药贴剂的质量评价

一、经皮给药贴剂的体外评价

体外经皮渗透性研究的目的是了解药物在皮肤内的扩散过程，考察影响经皮渗透的因素和筛选经皮给药贴剂的处方组成等。在试验中，主要采用各种离体皮肤来评价药物经皮渗透性。

（一）试验装置

体外经皮渗透试验一般采用渗透扩散池来完成，常用的扩散池由供应室（donor cell）和接收室（receptor cell）组成。扩散池一般采用电磁搅拌，应能保证整个渗透或扩散过程具有稳定的浓度梯度和温度，尽量减少溶剂扩散层的影响等。常用的扩散池有三种类型：单室、双室和流通扩散池。如图 16-7 所示，改良的 Franz 扩散池是一种垂直的单室扩散池，常用于经皮给药制剂如软膏和透皮贴片的透皮速率测定；Valia-Chien 水平扩散池是一种双室扩散池，每个室都充满液体，皮肤的两面都浸在介质中，常用于药物饱和溶液透皮速率的测定；与单室和双室扩散池不同，流通扩散池的特点是供应室大，接收室小，两室之间夹持皮肤样品及贴剂，接收室填装接收介质。接收介质以一定速度泵入，流经接收室，使接收室保持漏槽条件，模拟毛细血管的作用，特别适合于溶解度小的药物。

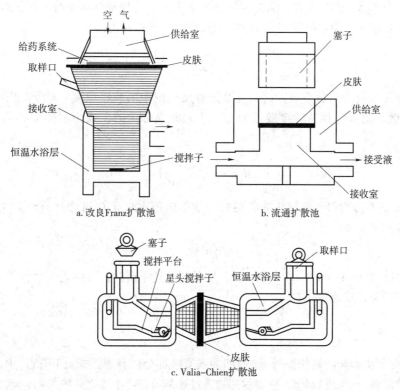

a. 改良Franz扩散池　　　　　b. 流通扩散池

c. Valia-Chien扩散池

图 16-7　扩散装置示意图

（二）离体皮肤

1. 皮肤的选择　体外经皮渗透试验最好的皮肤模型是人体皮肤，但人体皮肤不易获得，而且很难使条件保持一致，因此常需用动物皮肤代替。用于经皮渗透研究的动物有：大鼠、无毛小鼠（裸鼠）、豚鼠、家兔、狗、猪、猩猩、猴等。一般认为兔、大鼠和豚鼠等动物的皮肤的渗透性大于人皮肤，而乳猪

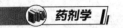

和猴与人体皮肤的渗透性相近。

2. 皮肤的处理与保存 人体皮肤和裸鼠皮肤不需脱毛，有毛动物的皮肤用前需去毛，否则影响制剂与皮肤的接触。常用去毛操作有剃毛法和使用硫化钠、硫化钡等化学品脱毛，但必须注意不损伤角质层。经皮渗透试验最好采用新鲜皮肤，但是常需保存部分皮肤留待以后实验使用。一般封闭包装后在-70℃下保存，且最好在一个月内使用。

（三）体外经皮渗透试验的介质

1. 接收介质的选择 理想的接受介质应能准确模拟被测化合物的体内经皮吸收条件。体外实验时接收介质亦应提供漏槽条件（sink condition），接收液中药物浓度不应超过其饱和浓度的10%，并应有适宜的 pH 和一定的渗透压。常用的接收介质有生理盐水或 pH7.4 磷酸盐缓冲液等。为维持有效浓度梯度，有时需要在接收液中加入不同浓度的 PEG400、乙醇、异丙醇等水溶液或者一些表面活性剂溶液等。此外，当体外经皮渗透实验需要一天以上时间完成时，还需要在接收介质中加入防腐剂抑制微生物生长。

2. 扩散液 对于难溶性药物，可选择其饱和水溶液作为扩散液，并加入数粒固体药物结晶以维持扩散液中的饱和浓度。对于一些水溶解度较大的药物，可以采用一定浓度药物溶液，同时应保持扩散液浓度大于接收液浓度（至少10倍以上）。

（四）药物在皮肤内的扩散动力学

药物在皮肤中的扩散被认为是依赖于浓度梯度的被动扩散过程，常用 Fick's 第一扩散定律描述。其前提是将皮肤看作一个均一膜，药物通过皮肤很快被毛细血管吸收进入体循环，因此药物在皮肤内表面的浓度很低，即符合扩散的漏槽条件。假如应用于皮肤表面的药物是饱和系统，在扩散过程中药物浓度保持不变，则通过皮肤的药物累积量 M 与时间 t 的关系可用下式表述：

$$M = \frac{DC_0't}{h} - \frac{hC_0'}{6} - \frac{2hC_0'}{\pi^2}\sum_{n=1}^{\infty}\frac{(-1)^n}{n^2}\exp\left(-\frac{Dn^2\pi^2t}{h^2}\right) \tag{16-2}$$

式中，D 为药物在皮肤内的扩散系数；C_0' 为皮肤最外层组织中的药物浓度；h 为皮肤厚度；π 为常数；n 是从 $1\sim\infty$ 的整数，根据计算的精度要求而定。当时间充分大时，式中右侧第三项可以忽略，则转化为：

$$M = \frac{DC_0'}{h}\left(t - \frac{h^2}{6D}\right) \tag{16-3}$$

由于 C_0' 一般不能直接测得，而与皮肤接触的介质中的药物浓度 C_0 可知，当 C_0' 与 C_0 达分配平衡后，可由分配系数 K 求得 C_0'，即：

$$C_0' = KC_0 \tag{16-4}$$

在扩散到达稳态（steady state）即药物在皮肤中的分配达平衡时，可将式（16-4）代入式（16-3），并进行微分，可得稳态透皮速率 J_s：

$$J_s = \frac{dM}{dT} = \frac{DK}{h}C_0 \tag{16-5}$$

如图 16-8 所示，J_s 即药物累积渗透量-时间曲线直线部分的斜率。式（16-5）中，DK/h 即为药物的渗透系数 P，单位是 cm/s 或 cm/h，它表示药物透过速率与药物浓度之间的关系，即：

$$J_s = PC_0 \tag{16-6}$$

若皮肤内表面所接触的不是"漏槽"，则透皮速率与皮肤两侧的浓度差 ΔC 成正比，即：

$$J_s = P\Delta C \tag{16-7}$$

通常在给药后，药物在皮肤中达到分配平衡常需要一段时间，对于许多亲水性药物，达到稳态的滞后现象更为明显。药物在皮肤中分配达平衡的这段时间称为时滞。将图 16-8 中曲线的直线部分向时间轴延伸，在时间轴上的截距即为时滞（lag time，T_{lag}）：

$$T_{lag} = \frac{h^2}{6D} \tag{16-8}$$

二、体内生物利用度评价

经皮给药贴剂的生物利用度研究方法主要有血药法、尿药法和血尿药法，其中以血药法最为常用。

血药法指受试者分别给予药物的经皮给药制剂和静脉注射制剂，测定一系列时间的血药浓度，根据药-时曲线下面积（AUC）计算生物利用度。由于经皮给药贴剂的候选药物大多作用较强，剂量很小，在经皮给药后血药浓度很低，给原型药物的测定带来了许多困难。因此要求分析方法具有高灵敏度及专属性，如高效液相色谱法、液相色谱-质谱联用技术等，可直接测定血样中的原型药物含量，求出 AUC，计算生物利用度（F）。

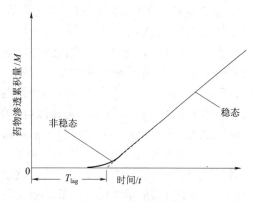

图 16-8　药物累积渗透量与扩散时间关系图

$$F = \frac{AUC_{TDDS}/D_{TDDS}}{AUC_{iv}/D_{iv}} \tag{16-9}$$

式中，AUC_{TDDS} 为经皮给药制剂给药后测得的药-时曲线下面积；AUC_{iv} 为静脉给药后测得的药-时曲线下面积；D_{TDDS} 和 D_{iv} 分别为经皮给药制剂和静脉注射给药的剂量。

此外，也可采用示踪法测定给药后排泄的放射性总量，并由静脉注射给药后排泄的放射性总量进行校正。生物利用度以下式计算：

$$F = \frac{透皮吸收给药后排泄的总放射量}{静注给药后排泄的总放射量} \tag{16-10}$$

在实际研究中，也常见将经皮给药制剂与常规口服制剂进行相对生物利用度及达峰时间、峰浓度、体内平均滞留时间等药动学参数的比较。

三、经皮给药贴剂的质量要求

根据原料药物和制剂的特性，除来源于动、植物多组分且难以建立测定方法的贴剂，或另有规定的品种外，贴剂的含量均匀度、释放度、黏附力等应符合要求。按照《中国药典》（2020 年版）四部通则 0121，经皮给药贴剂应满足如下要求。

1. 外观　贴剂外观应完整光滑，有均一的应用面积，冲切口应光滑无锋利的边缘。原料药物可以溶解在溶剂中，填充入贮库，贮库应无气泡和泄漏；原料药如混悬在制剂中则必须保证混悬和涂布均匀。

2. 残留溶剂　用有机溶剂涂布的贴剂，应对残留溶剂进行检查；采用乙醇等溶剂应在标签中注明过敏者慎用。

3. 黏附力　经皮给药贴剂的黏附性能对其质量而言是一个重要的指标。通常在使用过程中要测定下列四个指标：初黏力（initial bonding strength）、持黏力（endurance bonding strength）、剥离强度（peel strength）及黏着力（adhesive strength）。

初黏力系指贴剂黏性表面与皮肤在轻微压力接触时对皮肤的黏附力，即轻微压力接触情况下产生的剥离抵抗力；持黏力可反映贴剂的膏体抵抗持久性外力所引起变形或断裂的能力；剥离强度表示贴剂的膏体与皮肤的剥离抵抗力；黏着力表示贴剂的黏性表面与皮肤附着后对皮肤产生的黏附力。以上照《中国药典》（2020 年版）四部通则 0952 测定，应符合规定。

4. 含量均匀度　主药量 2mg 或 2mg 以下的透皮贴剂应作含量均匀度检查，具体可参照《中国药典》（2020 年版）四部通则 0941 测定，应符合规定。

5. 重量差异 中药贴剂按如下重量差异检查法测定，应符合规定（进行含量均匀度检查的品种，可不进行重量差异检查）。

检查法：除另有规定外，取供试品 20 片，精密称定总重量，求出平均重量，再分别称定每片的重量，每片重量与平均重量相比较，重量差异限度应在平均重量的 ±5% 以内，超出重量差异限度的不得多于 2 片，并不得有 1 片超出限度 1 倍。

6. 释放度 经皮给药贴剂的释放度指药物从贴剂在规定的溶剂中释放的速度和程度，具体可参照《中国药典》（2020 年版）四部通则 0931（溶出度与释放度测定法）测定。释放度测定所用的搅拌桨、容器可参照溶出度测定第二法规定，所不同的是制剂的支架部分采用网碟装置（图 16-9），又称夹层贴剂支架法，该装置可避免溶出杯底部死体积的存在。

7. 微生物限度 除另有规定外，照非无菌产品微生物限度检查：微生物计数法（四部通则 1105）和控制菌检查法（四部通则 1106）及非无菌药品微生物限度标准（四部通则 1107）检查，应符合规定。

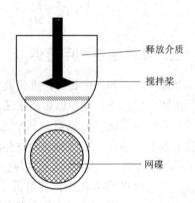

释放介质
搅拌桨
网碟

图 16-9 经皮给药贴剂释放度
测定网碟装置

本章小结

本章重点： 经皮给药制剂的药物经皮吸收途径，影响药物经皮吸收的因素，经皮给药贴剂类型及其基本组成，促进药物经皮吸收的方法及质量评价内容。

本章难点： 经皮给药制剂的剂型设计要求，促进药物经皮吸收的新技术与新方法，以及体外经皮渗透速率研究。

思 考 题

题库

1. 常用的经皮吸收促进剂有哪些？
2. 药物能够经过哪些途径经皮吸收？
3. 简述影响药物经皮吸收的因素。
4. 简述经皮吸收制剂的分类。
5. 简述经皮吸收制剂的组成。
6. 经皮给药系统具有哪些优势和局限性？
7. 简述皮肤的生理构造？
8. 芬太尼为阿片受体激动剂，属于强效麻醉性镇痛药。镇痛作用产生快，但持续时间较短，多采用注射及吸入给药途径。其分子量为 336.46，熔点为 84℃，表观油水分配系数为 860，对皮肤刺激性较小。现考虑将芬太尼制成经皮给药贴剂，减少副作用及提高患者的用药依从性。请考虑此药是否适合制成经皮给药贴剂，说明理由，如适合请设计制剂的处方、制备工艺及体内外质量评价方法。

（彭海生）

第十七章

PPT

生物技术药物制剂

学习导引

知识要求

1. **掌握** 生物技术药物的特点和稳定化方法。
2. **熟悉** 生物技术药物的体内输送过程。
3. **了解** 蛋白类与多肽类药物非注射给药途径的递送特点。

能力要求

能够科学的制定生物技术药物的稳定化设计方案。

第一节 概　述

微课

一、生物技术药物的发展

生物技术药物（biotechnology drugs）与小分子化学药物相对应，也称作生物大分子药物（biopharmaceutics）或生物药物（biologics），如蛋白质、多肽、抗体、寡核苷酸、疫苗等，具有分子量大、结构复杂等特点。自1982年第一个基因工程药物重组人胰岛素上市以来，随着现代医药生物技术的飞速发展，已有越来越多的生物技术药物进入临床应用。近年来，生物技术药物的研发飞速发展。在每年创新药物品种中，生物技术药物的占比已逼近甚至超过50%。

随着研究技术的飞速发展，生物技术药物的结构和应用范围不断拓展，特别是随着分子克隆、基因重组及细胞大规模培养等关键技术的突破，基于寡核苷酸、重组病毒、细胞等的药品陆续上市，并展现出了巨大的发展前景。生物技术药物研究已经逐渐成为创新药物研究的主流，有关生物技术药物制剂研究的技术和方法，也将成为药剂学研究的重要领域。

二、生物技术药物的分类

生物技术药物根据化学结构可分为为四类：多肽类、蛋白类、核酸类和多糖类药物。蛋白类与多肽类仍然是当前生物技术药物的主体。蛋白类与多肽类药物又可分为细胞因子类，如人干扰素、红细胞生成素等；重组激素类，如胰岛素、降钙素等；重组溶栓类、导向毒素、单克隆抗体及基因工程疫苗等。核酸药物可以分为寡核苷酸药物、反义寡核苷酸药物及基因治疗药物。多糖类药物一般具有抗肿瘤和免疫活性调节作用。

三、生物技术药物的特点

生物技术药物与小分子药物相比，具有如下特点：①物理化学稳定性差，易发生变性或酶解而失活；

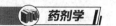

②分子量大,生物膜通透性差;③药理活性强,毒副作用小;④生产工艺复杂,对质控的要求较高;⑤对温度、pH、离子强度及酶等条件敏感,给药后在体内快速降解,生物半衰期短。生物技术药物的这些特殊性质,带来了其在制备、包装、贮存、运输和使用过程中,以及在人体环境中保持稳定方面的挑战,成为药剂学工作者需要解决的关键问题。

第二节 蛋白类与多肽类药物的结构与稳定性

蛋白类与多肽类药物与传统的化学合成药物相比,在分子大小、结构和药理作用等多方面存在着较大差异。

一、蛋白类与多肽类药物的组成和结构

(一)化学组成及分子量

传统小分子药物分子量一般在 100~1000 范围内,而生物技术药物分子量一般是小分子药物的 100~1000 倍。蛋白类与多肽类是通过多种氨基酸按一定顺序通过酰胺键相连形成的肽链,通常将分子量小于 5000 的肽链称为多肽,分子量大于 5000 的称为蛋白。蛋白类药物的三维结构比较固定和明确,并且其结构变化对活性的影响非常大,而多肽类药物在水溶液中具有较灵活的构象。

(二)蛋白质的结构特点

每一种天然蛋白质都具备特有的三维结构或称空间结构,这种三维结构通常被称为蛋白质的构象,可用一级、二级、三级、四级结构来表达(图 17-1)。其中一级结构称为初级结构,即组成肽链的氨基酸排列顺序,包括起始和二硫键位置;二、三、四级结构称为高级结构,二级结构指蛋白质分子中多肽链之间通过氢键作用形成的折叠结构单元,包括 α-螺旋与 β-折叠结构等。三级结构是指包括主链和侧链在内的完整多肽链的空间排列组合方式;四级结构则是指两个以上具有特定三级结构的肽链通过非共价键连接形成的空间排列组合方式。蛋白质分子只有在其立体结构呈特定的构象(conformation)时才有相应的生物活性。具有糖基化修饰的糖蛋白类药物结构更为复杂,糖链的多少、长短及连接位置均影响其活性。

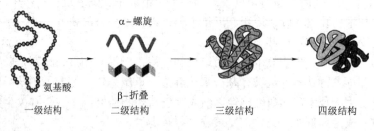

一级结构　　　二级结构　　　三级结构　　　四级结构

图 17-1　蛋白质结构示意图

(三)一般理化性质

1. 旋光性　蛋白质分子总体旋光性由组成的氨基酸各个旋光度的总和决定,通常是右旋,由螺旋结构引起。蛋白质变性,螺旋结构改变,则其左旋性增大。

2. 紫外吸收　大部分蛋白质均含有带芳香环结构的苯丙氨酸、酪氨酸与色氨酸,芳香环结构在紫外 280nm 处有最大吸收。此外,氨基酸在紫外 ≤230nm 的波段显示强吸收。

3. 蛋白质两性本质与电学性质　蛋白质除了肽链 N-末端有自由的氨基和 C-末端有自由的羧基外,在氨基酸的侧链上还有很多解离基团,如赖氨酸的 ε-氨基、谷氨酸的 γ-羧基等。这些基团在一定 pH 条件下都能发生解离而带电。因此蛋白质是两性电解质,在不同 pH 条件下蛋白质会成为阳离子、阴离子或

两性离子。

二、蛋白质的稳定性

与小分子药物相同，蛋白类药物的活性与其结构密切相关。但不同的是，小分子药物药效的稳定性几乎完全取决于其化学稳定性，而蛋白类药物生物活性的保持不仅取决于其氨基酸的组成（初级结构），通常称化学稳定性，还取决于其高级结构的稳定性，即物理稳定性。这对于蛋白类药物的制剂研究、生产、贮存等至关重要。

（一）化学稳定性

蛋白质的化学稳定性是指通过共价键连接的氨基酸序列的稳定性，也包括其中各个氨基酸侧链的共价结构的稳定性。共价键改变引起蛋白质不稳定的原因有水解、氧化和消旋化；除此之外还有蛋白质的特有反应，即二硫键的断裂与交换。有时上述几种反应同时进行。表 17-1 列举了一些主要的特定氨基酸序列及其降解反应的类型。

表 17-1　容易降解的氨基酸

氨基酸序列	降解机制	氨基酸序列	降解机制
cys-cys	二硫键降解	glu, asp	脱酰胺
asp-pro, asp-tyr	水解	trp	光降解
asn, gln	水解	lys, -thr	铜诱导清除
trp, met, cys, tyr, his	氧化	cys, ser, thr, phe, lys	消除
met	氧化		

（二）物理稳定性

蛋白类药物的物理稳定性是指在蛋白质的氨基酸序列结构保持稳定的前提下，蛋白质三维结构的稳定性。其与维持蛋白质三维结构中的非共价键密切相关，一旦非共价键受到部分破坏，可能影响到整个协同作用，进而会造成蛋白质结构的破坏和生物活性的丧失，即变性（denature），发生蛋白质聚集（aggregation）、沉淀（precipitation）、表面吸附（absorption）或解折叠（unfolding）等。

上述不稳定现象将会给开发蛋白类与多肽类药物制剂带来许多困难。影响蛋白质物理稳定性的因素有很多，如温度、pH、蛋白质浓度、离子环境、表面作用和机械作用等，都需要重点关注。

第三节　蛋白类与多肽类药物注射给药制剂的稳定化方法

注射剂是蛋白类与多肽类药物的最常见的剂型，一般包括液体型和无菌粉末两种形式的产品。由于蛋白类与多肽类药物的活性极易受到处方和环境因素的影响，在其注射剂的设计与制备中，需要特别重视对药物的稳定化保护。

一、液体型注射剂的稳定化与制备工艺

液体型注射剂一般为蛋白质或多肽分子的溶液，但在某些特殊情况下也可以是分子聚集体或微晶的混悬液。增加蛋白类与多肽类药物在溶液中稳定性的方法主要有改造其结构或改变与其接触的溶剂的性质。一般在处方前研究中，可以通过对其氨基酸序列和结构的分析，结合加速实验，找出其中最容易被降解的热点序列（hot spot）。

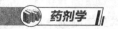

（一）改变化学结构提高稳定性

运用定点突变等手段对热点氨基酸进行替换，在保证生物活性的前提下，用较稳定的氨基酸替代易降解的氨基酸，或者引入特定的分子内二硫键以稳定结构等。

在蛋白质和多肽分子上连接分子量较高的聚乙二醇（PEG）分子，PEG 在蛋白质分子周围构成一定的空间位阻，能阻滞体内蛋白酶对蛋白质的降解；此外，PEG 修饰后的蛋白类药物还能避免补体系统等的消除作用、减少肾小球滤过，延长蛋白类药物在体内的驻留时间，从而兼具长效作用。

（二）采用制剂手段提高稳定性

通过处方的设计和优化，改变蛋白类与多肽类药物溶液的性质，抑制或延缓蛋白质分子的化学降解和物理变性。

1. 溶液的 pH 和缓冲盐 由于多肽和蛋白质分子在溶液中的稳定性与溶液的 pH 密切相关，如 β-消除反应主要发生在酸性条件下，在碱性条件下会减少二硫键的断裂等。所以在制剂研究中需要选择最能保证蛋白质稳定性的溶液 pH 范围及缓冲体系。应根据特定蛋白质和多肽序列的主要降解途径，有针对性地选择和筛选溶液的 pH。由于不同缓冲体系的 pH 范围不同，所以缓冲液的选择也应该有相应的考虑，例如：去酰胺化的速率在磷酸和碳酸氢盐缓冲液中较快，而在硫酸、硝酸、醋酸、盐酸盐等缓冲溶液中则较为稳定。

蛋白质分子的物理稳定性也受溶液 pH 影响。当溶液 pH 接近蛋白质或多肽分子的 pI 时，蛋白质的溶解度最低，容易造成蛋白质聚集甚至沉淀等。

2. 小分子稳定剂和抗氧化剂 在蛋白类与多肽类药物制剂中，原辅料及包装容器中往往含有一些使氨基酸氧化的物质，导致蛋白质失活。此时可以加入蔗糖等稳定剂，也可以加入 EDTA 等金属离子螯合剂抑制氧化反应发生，提高蛋白类与多肽类药物的稳定性。

3. 表面活性剂 由于蛋白类与多肽类药物制剂在制备和贮存过程中，会遇到各种相界面，如溶液中的气泡、溶液的表面，以及容器和瓶塞的内表面等，很容易造成蛋白质的变性，所以有时需要在制剂中添加少量的表面活性剂，从而使蛋白质分子可以远离界面，降低变性的概率。主要为非离子型表面活性剂，如聚山梨酯 80、泊洛沙姆 188 等。

4. 大分子化合物稳定剂 部分大分子化合物用于蛋白类制剂中，可阻碍蛋白质间的相互作用，提高蛋白分子的稳定性。如人血白蛋白（human serum albumin）在蛋白类药物制剂中，提供一定的蛋白质间相互作用的空间位阻，保护蛋白质活性，在人红细胞生成素、β-干扰素等制剂中起到稳定蛋白质活性的作用。

二、固体型注射剂的稳定化与制备工艺

有很多蛋白类与多肽药物分子在水溶液中不稳定，可以制备成冻干粉剂，降低蛋白质分子在介质中的热运动及相互作用的概率，在使用前再溶解成注射液。

由于蛋白类与多肽类药物对温度极为敏感，所以一般情况下多采用冷冻干燥法制备蛋白类与多肽类药物的冻干粉针，但制备过程中会产生多种冻结和干燥应力，使此类药物发生不同程度的变性。因此，为提高制剂的稳定性，必须对药品在冻干过程中的损伤和保护机制进行进一步的研究，优化冻干工艺。

（一）冷冻干燥过程对蛋白类与多肽类药物稳定性的影响

冷冻干燥主要包括两个步骤，即蛋白质溶液的冷冻和在真空状态下对冷冻固体的干燥。其中干燥环节又可进一步分为初级干燥和次级干燥两个步骤。初级干燥是除去冷冻的水分，而次级干燥是除去没有冻结的蛋白质和多肽分子上的结合水。冷冻干燥过程中，随着温度的下降，水分开始形成结晶，溶质不断浓缩导致蛋白质分子相互靠近，可能引起蛋白质分子发生聚集；温度继续下降时，溶质也将析出结晶，较早形成的冰会形成冰-水界面，从而导致蛋白质的界面吸附，可能会破坏蛋白质的高级结构。另外，缓冲液形成结晶后，残余溶液的 pH 会发生变化，可能导致蛋白质聚集及化学降解。

（二）蛋白类与多肽类药物冻干过程中辅料的选择

冷冻干燥法制备蛋白类药物制剂主要考虑的问题是选择合适的辅料，优化蛋白类药物的稳定性。一般认为，在冷冻液的处方中应尽量避免使用磷酸钠缓冲盐，因为磷酸氢二钠很容易结晶，可能造成非晶区域的 pH 下降到 4.0 以下。此外，当溶液中出现很多冰晶时，其界面也会对蛋白质结构有一定的破坏作用，因此应控制冷冻速率，以尽量减少对蛋白质结构的影响。

干燥过程中保护蛋白质的三维结构往往依赖于蛋白质和水分子形成的氢键。在蛋白质冷冻干燥的过程中，尤其是干燥末期，随着蛋白质分子结合水的失去，氢键作用消失，会导致蛋白质的失活及进一步的降解。为了避免此现象，需要加入冻干保护剂（lyoprotectants），如甘露醇、山梨醇、蔗糖、乳糖、海藻糖、白蛋白、右旋糖酐等。这些冻干保护剂可以和蛋白质分子形成氢键，替代水分子的氢键作用，从而维持蛋白质空间构型。

为了保证冻干粉具有足够的机械强度，维持良好的外形，往往需要加入填充剂。这些填充剂具有较高的塌陷温度（collapse temperature），在冻干时不会发生塌陷，有利于水分的升华，也可避免药物的损失，如药物剂量很小（或浓度很低），冻干时会形成非常疏松而轻质的絮状物，有可能在真空条件下被抽出冻干瓶外，赋形剂的存在形成蛋糕状结构，可以限制有效成分的逃离。最常用的赋形剂是甘露醇和氨基己酸。

（三）蛋白类与多肽类药物冻干工艺参数的确定

为了提高制剂稳定性，在蛋白质和多肽的冷冻干燥过程中除了添加填充剂和冻干保护剂外，也应注意一些工艺参数对药物稳定性和外观的影响，如预冻温度和时间、最低与最高干燥温度、干燥时间和真空度等，并应该通过预试验了解药物发生降解的温度，以及冻干制剂出现塌陷的温度等。在预冻过程中，当温度下降到一定程度时，因部分水分冻结固化，物料变得很黏稠，此时的温度称为玻璃化温度（T_g）。大多数蛋白类与多肽类药物的 T_g 介于 $-60℃$ 至 $-40℃$ 之间，在此温度下化学反应基本中止，因此预冻时一般应尽快将温度降至 T_g 以下。冻干制剂的含水量也是一个重要参数，水分过多会影响药物的稳定性或引起制剂的塌陷；而干燥过度可能使蛋白类与多肽类药物的极性基团暴露（一般认为蛋白质分子被单层水分子包裹时最稳定），使得冻干制剂在加水复溶时出现混浊。因此，冻干制剂最终产品的含水量控制在 3% 左右比较适宜，可获得外观形态规整且疏松的饼状物，加水可迅速溶解形成澄明的溶液。

第四节 蛋白类与多肽类药物的非注射途径递送

非注射给药途径有利于提高患者用药的依从性。蛋白类与多肽类药物非注射途径的给药方式主要包括鼻腔、口服、肺部、直肠、口腔黏膜和经皮给药。但这类大分子药物的黏膜透过能力差，易受 pH、酶等多种因素的影响而降解。因此，如何提高制剂的生物利用度是蛋白类与多肽类药物的非注射制剂研究的重点和难点，通常采用化学修饰药物、加入吸收促进剂或酶抑制剂、离子电渗法等多种方法促进其吸收。

一、口服给药

口服给药是患者依从性较高的给药方式，尤其适用于需要长期给药的患者。然而对于蛋白类与多肽类药物来说，由于其本身的结构及人体的吸收问题，其口服制剂的研究难度很大。原因包括蛋白质与多肽分子在胃肠道的环境中极易降解；蛋白质与多肽分子的分子量较大、很难透过胃肠道黏膜，生物利用度极低；存在化学和构象不稳定等问题。

国内外研究者们开展了大量的研究，其中一系列基于微粒载体系统的口服制剂，显示了较好的发展潜力。如多肽分子环孢素的自微乳制剂，口服后在肠道蠕动的机械力作用下自发形成亚微米级的乳滴，可以有效地提高药物的口服吸收效率。此外，结肠中蛋白水解酶含量很低，是口服蛋白类与多肽类药物吸收的理想位置。口服结肠定位给药系统可以把药物直接运送到结肠部位释放，避免了通过上消化道被

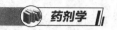

酶降解，有望解决蛋白类与多肽类药物的生理屏障问题，具有良好的应用前景。

目前已有个别品种实现了口服给药，如口服干扰素、胸腺肽、脑蛋白水解物等。

二、鼻腔给药

鼻腔给药是目前蛋白类与多肽类药物最具发展前景的非注射给药途径之一。与口服给药途径相比，鼻腔给药途径的药物吸收更快，生物利用度更高。其原因主要在于鼻腔黏膜表面的大量绒毛提供了较大的吸收面积，黏膜下毛细血管和毛细淋巴管分布十分丰富，鼻腔黏膜细胞层的屏障比胃肠道黏膜的屏障具有相对较高的通透性，且蛋白酶较少，有利于蛋白类与多肽类药物的吸收并直接进入体循环。目前已有一些蛋白类与多肽类药物的鼻腔给药制剂上市，剂型有滴鼻剂、喷鼻剂等，药物如降钙素（calcitionin）、催产素（oxytocin）、加压素（vasopressin）、胰岛素（insulin）等。

但鼻腔给药系统当前仍存在一定问题：分子量大的药物通透性差，生物利用度低，部分药物制剂存在吸收不规律，且产生局部刺激及长期给药可能引起的毒性等。如鲑鱼降钙素是一个 32 个氨基酸的多肽分子，制成的鼻喷剂可用于治疗骨质疏松症、变形性骨病、痛性神经营养不良及恶性骨质溶解症等。但在临床研究中发现，其平均生物利用度只有 3%，而且个体差异比较大（在 0.3%～30.6% 均有分布）。为此可通过添加吸收促进剂如甘胆酸盐、胆酸盐、去氧胆酸盐等，以及癸酸酯、辛酸酯、月桂酸酯等脂肪酸及其脂类吸收促进剂。如脑啡肽类似物（enkephalin）和胰岛素未添加吸收促进剂时，鼻腔给药生物利用度分别为 59% 和不足 1%，加入甘胆酸盐后相对吸收百分率可达 94% 和 10%～30%。

三、肺部给药及给药装置

由于肺部生理结构特殊，蛋白类与多肽类药物更适于采用肺部给药途径，可以避免胃肠道酶的代谢作用和肝脏的首过作用，充分达到全身治疗效果。大分子药物在肺内较长的滞留时间可以增大其在肺泡中的吸收，且吸入方法是非侵入性的，容易被患者接受，但雾化吸入微粒的大小影响药物到达部位的深度和药物在口腔及上呼吸道的存留，研究提示较为理想的微粒大小在 2～5μm。据报道，亮丙瑞林（9 个氨基酸）、胰岛素（51 个氨基酸）、生长激素（192 个氨基酸）可以从肺部吸收，生物利用度为 10%～25%。选择合适的给药装置将药物送至肺泡组织是肺部给药的关键，喷雾剂、定量吸入气雾剂和吸入粉雾剂是肺部给药的主要剂型，新型给药装置的开发为肺部给药提供了更为广阔的前景。

目前蛋白类与多肽类药物肺部给药系统存在的主要问题是：长期给药后的安全性评估；肺吸收分子大小的限制；缺少促进吸收的措施；生物药物的稳定性等。这些问题如能得到解决，肺部给药系统也是蛋白类与多肽类药物的适宜途径。

四、经皮给药

经皮给药是一种安全且方便的给药途径。皮肤中水解酶活性很低，可以避免蛋白类与多肽类药物的失活。但由于这类药物分子量较大，并且容易形成聚集体，皮肤表面的致密角质层结构，使其难以渗入。此外，大分子药物在经过皮肤渗透的过程中，由于皮肤环境的诱导会使其发生结构的变化在皮肤中滞留。近年来，一些物理技术和化学方法及纳米载药系统已用于经皮给药的研究，并且显示出良好的促渗效果。如离子导入、超声波导入、电穿孔、无针注射及微针等技术在蛋白类与多肽药物的给药系统中正受到越来越多的关注。某些化学促渗剂也能够促进大分子药物的经皮吸收。目前已有表皮生长因子外用凝胶和喷雾剂上市。

第五节　寡核苷酸及基因类药物载体

一、寡核苷酸及基因类药物的性质、结构和分类

寡核苷酸是指 20 个以下的核苷酸通过 3',5'-磷酸二酯键连接而成的化合物。根据作用方式可以分

为三种类型：反义寡核苷酸、三股螺旋寡核苷酸及配合体。一般所讲的寡核苷酸泛指反义寡核苷酸。

广义的基因药物包括各种 cDNA 表达系统（包括 plasmid DNA 等各种表达系统）、反义寡核苷酸（antisense oligonucleotide）、核酶（ribozyme）、小干扰 RNA（siRNA）及小 RNA（microRNA）等，都是通过磷酸二酯键连接起来的多核苷酸或寡核苷酸，以聚核糖核酸结构为骨架，以基因或基因表达通路为作用靶点，通过调节靶细胞中基因表达，而实现药效作用的。

从药物分子的物理化学性质的角度分析，无论是 cDNA 表达质粒还是 siRNA 和 microRNA，都极为相似。其中 cDNA 表达的质粒等分子常常包含有几千个碱基对，分子量可能达百万以上，而反义寡核苷酸和 siRNA 等的分子量相对小，一般也在 2000~10000 左右，所以都属于生物大分子药物范畴。

将目的基因导入人体的特定组织和细胞内，并进行适当的表达以纠正或补偿基因缺陷或异常而引起的疾病，从而达到治疗疾病的目的，称为基因治疗（gene therapy）。在体内环境中，DNA 和 RNA 分子都非常容易被酶降解，稳定性较差。而且由于它们还带有大量负电荷，水溶性好，与传统的小分子药物在体内的吸收、分布、代谢的机制完全不同。更特殊的是，由于基因药物的作用靶点都是在细胞内甚至细胞核内，药物的输送还必须跨越细胞膜和核膜的屏障。因此，基因药物的体内应用一般须借助基因输送载体。基因药物输送载体的研究是基因药物成功的关键。

二、寡核苷酸及基因类药物的递送载体

目前基因治疗领域主要有三类不同的药物递送技术体系，即物理转染技术、病毒载体系统和非病毒载体系统。其中的物理转染技术，包括电脉冲导入和粒子轰击导入等，主要是通过物理作用将核酸导入细胞和组织中，其转染效率高，但不适于大量转染。一般局限于体表组织使用。病毒载体系统，包括反转录病毒、腺病毒和腺相关病毒等，病毒载体的细胞转染活性较高，但其体内应用受病毒天然感染趋向性的影响和人体免疫系统的干扰，造成静脉注射后转染的靶组织特异性不高，负载量低，而且还有一定的安全性隐患，如免疫应激反应、基因随机整合的致癌性和潜在内源病毒重组等问题。非病毒载体系统的研究与药剂学理论最为契合，即采用高分子聚合物、脂质分子等一系列药用辅料制备成颗粒状的载体系统，装载 DNA、RNA 等活性分子，并将其输送到体内病灶或药物作用靶点部位。

与小分子药物递送载体的研究有很多相似之处，基因药物载体的研究也需要密切关注载体的构建和表征、稳定性、载体的体内递送特性等关键环节。此外，由于基因药物的作用靶点在细胞内，所以有关基因药物的载体研究还必须包括药物的跨细胞膜递送，也被称为细胞转染（cell transfection）。

知识拓展

物理转染技术

物理转染技术是应用某种物理作用，穿透细胞膜或诱导细胞膜出现短暂的缺损，使得 DNA 进入到细胞内。应用的物理作用及方法有机械能（粒子轰击或基因枪法）、电能（电穿孔法）、声孔作用（超声微泡法）、流体动力作用（流体动力法）和磁场作用（磁力转染法）等。

物理因子介导的基因转染为开展基因治疗提供了安全、有效而方便的新型武器，但其技术上仍存在一些不足之处：①物理因子介导的基因转染无法在细胞内发生稳定的整合，且其转染基因的表达都是短时表达，因而常需多次重复转染；②目前常用的物理转染对体外培养细胞或体表表面组织进行基因转染较为方便，而对身体内部的组织进行基因转染存在许多不便和困难。因此，该转染技术在实际临床中应用受到一定限制。

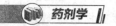

（一）非病毒载体

1. 非病毒载体的构建和表征 理想的非病毒载体应具有保护核酸不被酶降解，能携带核酸穿透细胞膜，可从细胞中清除，无细胞毒性及良好的靶向性等优点。

由于 DNA、RNA 分子等带有大量的负电荷，所以能够与带正电的载体材料相互复合，形成电荷相互作用复合物。其中阳离子脂质体与 DNA 形成的复合物称脂质复合物（lipoplex）；阳离子聚合物与 DNA 形成的复合物称聚阳离子复合物（polyplex）。

电荷相互作用形成复合物的过程，与载体的电荷电离状态、密度、载体的空间结构，以及 DNA 与阳离子聚合物之间的电荷比密切相关，也受电荷相互作用条件的影响，如浓度、混合速度、溶液的离子强度等。对于这一复合过程的控制及对于形成的复合物的表征，是非病毒载体制剂研究的关键。由于目前研究中的大部分阳离子聚合物和阳离子脂质体的分子量/粒径分布本身就不太均匀，可控性也较差，造成复合物的各种物理化学性质很不稳定，一般只能简单测定统计意义上的平均粒径、表面电位及电子显微镜下的形貌等，对于具体每个载体的分子组成、物理化学性质及其生物活性，都很难确定。所以急需发展新的分离分析技术、明确质量标准，才能有效地保证基因药物载体的安全性、有效性和可控性。

2. 非病毒载体的体内递送过程 除了部分局部给药外，大部分基因药物采用静脉注射给药，所以必须重视载体在输送过程中的稳定性。一些研究表明，很多非病毒载体系统在体内环境中不稳定。一般为了保证较好的 DNA 装载效率，大部分载体带有过量正电荷，而血浆中的蛋白质大多带有一定的表面负电，所以很容易吸附在载体表面形成聚集，在肝、脾组织，甚至被肺毛细血管截留，或者激活补体系统而被免疫细胞清除。

此外，为了将基因药物导入到特定的靶细胞中，就要提高基因药物的细胞靶向性，增强与细胞膜的作用，所以在研究中还常常需要在载体表面连接靶向分子。例如，在载体上介入转铁蛋白可提高复合物的癌细胞靶向性，增加细胞对复合物的摄取率，从而增强基因的表达。在体内复杂的环境中，靶向作用不仅取决于靶向分子与靶细胞间的相互作用，其他条件，如载体复合物粒子的大小、表面电荷及稳定性等，也会影响载体在体内的循环和分布，影响最终到达靶组织的载体数量。此外，细胞外基质中的很多黏多糖结构，也可以与表面带有正电的载体相互作用，从而破坏载体的结构。

知识拓展

病 毒 载 体

病毒载体是野生型病毒经改造除去致病性后得到的基因递送系统，其主要特点是转染效率相对较高，但安全性较差。

目前可选择的病毒载体包括逆转录病毒、腺病毒、腺相关病毒、疱疹病毒和甲病毒等。病毒一般由核酸和蛋白质外壳构成，病毒基因组可分为编码区与非编码区，编码区基因可表达病毒的结构蛋白和非结构蛋白；编码区基因又分为必需基因和非必需基因，必需基因负责病毒感染性能的复制；非编码区包含病毒复制与包装所必需顺式作用元件。

病毒载体在转染细胞及表达效率方面表现出了巨大优势，但是病毒载体无法转染非分裂细胞，会引发体内强烈的免疫反应及产生较大毒性，同时病毒滴度（即病毒的毒力/毒价）问题也限制了病毒载体的适用范围。

（二）细胞转染和基因药物的释放

几乎所有基因药物的作用靶点都在细胞内（细胞质或细胞核中），因此基因类药物载体的作用还应该包括将药物送入细胞，并从内吞小体中释放出来。对于阳离子脂质载体，可与内吞小体中的阴离子脂质分子相互作用，影响内吞体的膜结构，并将 DNA、RNA 分子释放到细胞质中。而对于阳离子聚合物，最高效的作用机制则是依靠聚阳离子的"质子海绵"作用，最终导致内吞体破裂，载体进入细胞质。对于 siRNA 等药物，其作用靶点主要在细胞质中，但对于 DNA 质粒等，由于作用靶点在细胞核，所以还需要进一步增强跨越核酶进入细胞核的效率。

知识拓展

2003 年，拥有自主知识产权的重组人 p53 腺病毒注射液获得了国家食品药品监督管理局批准的新药证书。该药物是一种经基因工程重组、具有感染活性的腺病毒颗粒，由载体 DNA 和基因两部分组成。可以有效地将治病的 p53 基因转入肿瘤细胞内，刺激机体产生特异性抗肿瘤免疫反应，特异性地引起肿瘤细胞程序性死亡，或者使肿瘤细胞处于严重冬眠状态，而对正常细胞基本无影响。

第六节　疫苗制剂

疫苗（vacccines）由抗原组成，它可以激活免疫系统，产生抗体来对抗抗原，并诱导机体免疫记忆，使免疫系统在第二次遇到该病原体（抗原）时可以将其识别并破坏。因此，疫苗接种是对抗感染性疾病的一种预防性措施。疫苗的问世大大降低了人类感染性疾病的死亡率和致残率，对全球人类的健康产生了深远影响。

现有的人用疫苗可以分为四类：减毒活性病原体疫苗（attenuated live organism vaccines）、灭活疫苗（inactivated vaccines）、亚单位疫苗（subunit vaccines）和核酸疫苗。其中，减毒活性病原体疫苗是通过模拟自然条件下病原体对机体的感染过程，属于传统疫苗，比较有效。灭活疫苗与减毒活性病原体疫苗相比，安全性更高。与灭活疫苗相比，亚单位疫苗的免疫炎症反应更少，这是因为病原体的大部分致病性组分都还保存在失活疫苗中。

核酸疫苗包括质粒 DNA 疫苗、病毒载体和 RNA 疫苗。该类疫苗通过人工制备的一段可编码蛋白质的序列，经过启动子、密码子等优化，可作为疫苗使用，激活体液和细胞免疫。尤其在新型冠状病毒（COVID-19）的疫苗开发中，mRNA 疫苗率先上市，成为新型冠状病毒治疗疫苗的领跑者，为疫苗的快速开发及今后其他疾病治疗开启了新的思路。

本章小结

本章重点：生物技术药物的特点、蛋白多肽类药物制剂的稳定化方法。
本章难点：生物技术药物制剂的体内递送过程。

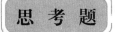
思考题

题库

1. 蛋白类与多肽类药物的基本结构是什么？有何区别？

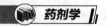
2. 蛋白类与多肽类药物在开发研究中的难点是什么？

3. 蛋白类与多肽类药物的研究在哪些方面与小分子化学合成药物存在明显不同？

4. 基因类药物的输送技术包括哪几类？其作用机制如何？

5. 蛋白类与多肽类药物的稳定性如何？其与这类药物的治疗作用有何关系？

6. 简述疫苗的组成及分类。

（王　梅）

第十八章

药品包装材料和容器

学习导引

知识要求

1. **掌握** 药品包装的含义及其作用。

2. **熟悉** 药包材的性能检查；常用包装材料、容器及其分类。

3. **了解** 药品包装材料与药物相容性试验条件及考察项目；包装材料、容器对药品安全性、有效性的影响。

能力要求

能够正确选用各种药品包装材料和容器。

本章介绍的药品包装材料及容器系指药品生产企业生产的药品和医疗机构配制的制剂所使用的直接与药品接触的包装材料和容器，简称为"药包材"。作为药品的一部分，药包材本身的质量、安全性、使用性能及药包材与药物之间的相容性，对药品质量有着十分重要的影响。药包材是由一种或多种材料制成的包装组件组合而成，应具有良好的安全性、适应性、稳定性、功能性、保护性和便利性，在药品的包装、贮藏、运输和使用过程中起到保护药品质量、安全、有效、实现给药目的（如气雾剂）的作用。

由于药品包装材料和容器的组成配方、所选择的原辅料及生产工艺的不同，不恰当的材料会引起活性成分的迁移、吸附甚至发生化学反应，使药物失效，有的还会产生严重的毒副作用。《中华人民共和国药品管理法》、《药品生产质量管理规范》（2010年修订）、《药品包装用材料容器管理办法》（暂行）和《药品包装、标签和说明书管理规定》（暂行）、《直接接触药品的包装材料和容器管理办法》等均对药包材的管理作了严格规定。《中国药典》（2020年版）四部收载了"药用玻璃材料和容器指导原则"（通则9622）及"药包材通用要求指导原则"（通则9621）等相关指导原则，以及"药包材检测方法"（通则4000），并且规定药包材产品应使用国家颁布的YBB标准，切实从根本上保证用药的安全性、有效性、均一性。

第一节 概 述

PPT

一、药品包装的作用

药品包装系指选用适当的材料或容器，利用包装技术对药物制剂的半成品或成品进行分（灌）、封装、贴签等操作，为药品提供品质护航、方便贮运与促进销售的一种加工过程的总称。

药品包装在一定程度上可影响药品质量，在药品贮藏、运输和使用过程中起到保护药品，保证其安

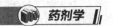

全、有效及实现给药目的（如气雾剂）的作用。其作用可具体归纳如下。

1. 保障药品质量　许多药品受温度、湿度、氧气、光线等因素的影响，可能发生结晶形态、粒径、分散状态改变等物理变化，导致药品外观、硬度、溶出度、崩解时间等改变；也可以发生氧化、还原、分解、聚合等化学变化，引起药物含量下降、颜色或气味改变等。药品包装应能避免药品受外界因素的影响，保证药品的有效性、安全性、稳定性和均一性。

2. 方便储存　药品包装牢固、完好，具有阻隔作用，保证药品不穿透、不泄漏、防潮、密封、避光和防止异物（包括昆虫、微生物）等与药品接触。药品包装可使药品在相对不固定的外部储存条件下具有相对稳定的内部储存环境，方便药品的储存。

3. 便于医疗使用　包装应具有名称、规格、使用方法、生产批号、使用期限和保存方法等信息，具有品质保证和情报信息功能，以方便医师和患者科学、安全用药。不同药物及其剂型要选用合适的剂量包装，便于取用和分剂量，如粉雾剂。

4. 便于运输　合适的药品包装，具有抗震缓冲作用，可使药品在流通运输中免受各种外力作用，使药品不易破碎和损坏。

二、药品包装的分类

药品包装按其在流通领域中的作用可分为内包装和外包装。前者指直接与药品接触的包装，后者指内包装以外的包装。本章介绍的药包材属于药品的内包装材料。

（一）按剂量分类

1. 单剂量包装　单剂量包装系指对药物制剂按照用途和给药方法对药物成品进行分剂量包装的过程。每个包装仅提供一次使用剂量的药物。例如片剂的泡罩式（亦称水泡眼）包装和窄条式包装，注射剂的安瓿包装。

2. 多剂量包装　多剂量包装系指将数个、几十或几百个剂量单位的药物装于一个容器或包装内的过程。每个包装可反复打开，提供多次给药剂量的药物。包装容器多为玻璃瓶、塑料瓶或塑料袋，也有用纸塑复合膜、金属箔复合膜等制成的药袋。

（二）按材质分类

药包材可按材质分为玻璃类、塑料类、橡胶类、金属类和其他类（如纸、干燥剂）等，也可以由两种或两种以上的材料复合或组合而成（如复合膜、铝塑组合盖等），详见本章第二节常用药品包装和容器。

（三）按用途和形制分类

药包材可按用途和形制分为输液瓶（袋、膜及配件）、安瓿、药用（注射剂、口服或者外用剂型）瓶（管、盖）、药用胶塞、药用预灌封注射器、药用滴眼（鼻、耳）剂瓶、药用硬片（膜）、药用铝箔、药用软膏管（盒）、药用喷（气）雾剂泵（阀门、罐、筒）、药用干燥剂等。

三、药包材的性能检查

根据药品包装材料的特性，药品包装材料应进行以下项目的检查。

1. 材料的确认　主要确认材料的特性及来源。包括所含成分及所含成分符合的食品级或药用级别标准，明确残留物、添加剂和加工助剂等成分；核对已有的安全性数据。注意残留溶剂、添加剂含量，且不含镉（Cd）、铅（Pb）等重金属。

2. 材料的物理性能检查　包括药包材的密封性、水蒸气透过量、抗跌落性、滴出量（有定量功能的容器）、耐热性、耐寒性、导热性、膨胀性、透气性等检查项目；片材还需检查抗拉强度、延伸率；组合使用的容器需检查热封强度、扭力、组合部位的尺寸等。

3. 材料的化学性能检查　根据不同包装材料性质，选择适当项目检查，如鉴别试验、纯度试验、吸着性试验、浸出物试验、溶剂残留量，以及耐溶剂性、耐酸碱性及耐老化性试验等。

4. 材料和容器的生物安全检查 药用包装材料的毒性不仅与材料本身的性质相关，还与材料中残留单体、溶剂及添加剂有关。如纯的聚乙烯、聚丙烯化学结构稳定，毒性极低；聚氯乙烯本身无毒，但单体氯乙烯有毒，应控制其残留量。可通过以下项目检查材料和容器的生物安全性。

（1）体外生物学反应试验 将包装材料或其浸出液与哺乳动物细胞培养，通过观察细胞反应性来判断材料的生物相容性。有相对增殖度、琼脂扩散试验、直接接触试验和浸提法四种方法，可以适应不同的样品，如表面光滑、低密度、高密度样品及各种浸出液等的需要。

（2）体内生物学试验 包括材料提取液的静脉注射或腹腔注射、皮内注射、眼内刺激性试验及材料的埋置试验。常用提取溶剂为氯化钠注射液、乙醇-氯化钠（1：20）注射液、PEG400、包装内容物的溶剂和植物油等。经过体外生物学反应性试验合格的包装材料一般不要求做体内生物学试验，如果体外有显著生物活性，则必须做进一步的体内试验。对注射剂、生物制品、滴眼剂的包装材料，以及直接植入人体的高分子材料等也需进行体内生物相容性评价；输液等灭菌或无菌制剂药品的高分子包装材料还需进行无菌试验、热原试验及溶血试验等安全性试验。药包材风险程度见表 18-1。

表 18-1 药包材风险程度分类

不同用途药包材的风险程度	制剂与药包材发生相互作用的可能性		
	高	中	低
最高	1. 吸入气雾剂及喷雾剂 2. 注射液、冲洗剂	1. 注射用无菌粉末 2. 吸入粉雾剂 3. 植入剂	—
高	1. 眼用液体制剂 2. 鼻吸入气雾剂及喷雾剂 3. 软膏剂、乳膏剂、糊剂、凝胶剂及贴膏剂、膜剂	—	—
低	1. 外用液体制剂 2. 外用及舌下给药用气雾剂 3. 栓剂 4. 口服液体制剂	散剂、颗粒剂、丸剂	口服片剂、胶囊剂

5. 药品包装材料相容性及稳定性实验研究 详见本章第三节。

除上述测试和评价，对于包装不同制剂的容器还需进行特定检查。一般而言，对包装固体制剂的塑料容器要求较低，其次是软膏类包装容器。对于含有油性基质的药品，要注意油性成分对包装材料中可能存在的镍、铬等皮肤致癌物浸出性的检查，对于液体制剂，尤其是包装注射液的容器，要求全面检查生物性能和理化性能。

四、药包材的选择原则

药包材的选用与其性能要求紧密相连，除必须能保证药品质量外，还应遵循以下原则。

1. 相容性原则 药包材与药物的相容性原则是指药包材与药物间无相互影响或成分迁移，包括物理相容性、化学相容性和生物相容性三种。在药物有效期内，药包材本身应具有惰性，不应与药品发生物理、化学及生物相互作用，即包装本身不能对药品有不良影响，药品也不能对包装有不良影响，更不能改变其性质或影响其保护功能。选择与药物相容的药包材，必须通过药品包装材料与药物的相容性试验验证，具体可参见本章第三节。

2. 适应性原则 药包材选用的适应性原则是指药包材的选用应与药品的生产、流通及应用环节相适应。在上述各个环节中，内包材应能够避免药物的渗漏、挥发；外包材应具有保护作用，易于识别；具有定量给药装置的包装材料，应能保证给药剂量的准确性。

3. 协调性原则 药包材选用的协调性原则是指药包材应与该包装所承担的功能相协调。药包材应与药物安全性、有效性相协调，能够抵抗外界气候、微生物、外力等作用，同时还应具有密封、防篡改、防替换、防误食等功能。

4. 对等性原则　药包材选用的对等性原则是指在进行药品包装时，应在保证药品质量的前提下，根据药品的价格、品性或附加值，选择价格相对等的药包材。对于贵重药品或附加值高的药品，应选用价格及性能比较高的药品包装材料；对于中低价格的常用药品，在保证药品质量的前提下，要考虑经济性，简化药品包装。

5. 美学性原则　药包材选用的美学性原则是指药品包装应符合美学要求。药包材的选用方面，主要考虑颜色、透明度、硬度、种类等。例如镇静催眠药多选用冷色调的包装材料。又如，许多口服液体制剂选用透明材质的包装容器，使人一目了然，也便于控制制剂的外观质量。

6. 无污染原则　药包材选用的无污染原则是指药包材除应具有优良的机械性能、化学惰性且无生物学毒性外，还应能够自然分解和易于回收利用。寻找和使用可降解的药包材是当今制药界在药品包装发展方面的主题之一。药品包装向环保、安全、人性化的方向发展，也体现了药包材的选择原则。

第二节　常用药品包装材料和容器

PPT

微课

一、常用包装材料

（一）药用玻璃包装材料

玻璃是一种或多种硅酸盐组成的透明无机非金属材料，化学性质稳定。玻璃包装材料是指用于制造玻璃容器，满足产品玻璃包装要求所使用的材料。

1. 玻璃包装材料特点　①无毒、无味、透明、美观，且具有良好的阻隔性能，可以很好地阻止氧气等气体对内装物的侵袭，同时可以阻止内装物的可挥发性成分向大气中挥发；②安全卫生、有良好的耐水性和耐酸蚀能力，适合酸性物质的包装；③具有耐热、耐压、易清洗的优点，既可高温杀菌，也可低温储存。

玻璃包装材料适合自动灌装生产线的生产，但是也有一些缺点，例如自重大、易破损、运输费用高、印刷等二次加工性能差，导致使用量开始大幅减少。玻璃容器常用于注射剂、输液、口服溶液剂等剂型的包装。

2. 玻璃包装材料分类

（1）按化学成分和性能分类　药用玻璃国家药包材标准（YBB 标准）根据线热膨胀系数和三氧化二硼含量的不同，结合玻璃性能要求将药用玻璃分为高硼硅玻璃、中硼硅玻璃、低硼硅玻璃和钠钙玻璃四类，成分及性能要求见表 18-2。

表 18-2　各类玻璃的成分及性能

化学组成及性能	玻璃类型			
	高硼硅玻璃	中硼硅玻璃	低硼硅玻璃	钠钙玻璃
B_2O_3（%）	≥12	≥8	≥5	<5
SiO_2 *（%）	约81	约75	约71	约70
Na_2O+K_2O *（%）	约4	4~8	约11.5	12~16
$MgO+CaO+BaO+SrO$ *（%）	—	约5	约5.5	约12
Al_2O_3 *（%）	2~3	2~7	3~6	0~3.5

化学组成及性能		玻璃类型			
		高硼硅玻璃	中硼硅玻璃	低硼硅玻璃	钠钙玻璃
平均线热膨胀系数[①]：×10⁻⁶K⁻¹（20~300℃）		$3.2 \sim 3.4$	$3.5 \sim 6.1$	$6.2 \sim 7.5$	$7.6 \sim 9.0$
121℃颗粒耐水性		1 级	1 级	1 级	2 级
98℃颗粒耐水性[②]		HGB1 级	HGB1 级	HGB1 级或 HGB 2 级	HGB2 级或 HGB3 级
内表面耐水性		HC1 级	HC1 级	HC1 级或 HCB 级	HC2 级或 HC3 级
耐酸性能	重量法	1 级	1 级	1 级	1~2 级
	原子吸收分光光度法	100μg/dm²	100μg/dm²	—	—
耐碱性能		2 级	2 级	2 级	2 级

* 各种玻璃的化学组成并不恒定，是在一定范围内波动，因此同类型玻璃化学组成允许有变化，不同的玻璃厂家生产的玻璃化学组成也稍有不同。

① 参照《平均线热膨胀系数测定法》。

② 参照《玻璃颗粒在98℃耐水性测定法和分级》。

知识链接

线热膨胀系数

物体由于温度改变而有胀缩现象，其变化能力以等压下，单位温度变化所导致的体积变化表示，即为热膨胀系数；热膨胀系数有线膨胀系数 α、面膨胀系数 β 和体膨胀系数 γ。当温度改变 1℃ 时，其长度的变化和它在 0℃ 时的长度的比值叫线膨胀系数。对于固态物质当其长度是衡量其体积的决定因素时，这时的热膨胀系数可简化定义为单位温度改变下长度的增加量与的原长度的比值，这就是线热膨胀系数。

（2）按耐水性能分类　药用玻璃材料按颗粒耐水性的不同分为Ⅰ类玻璃和Ⅲ类玻璃。Ⅰ类玻璃即为硼硅类玻璃，具有高的耐水性；Ⅲ类玻璃即为钠钙类玻璃，具有中等耐水性。Ⅲ类玻璃制成容器的内表面经过中性化处理后，可达到高的内表面耐水性，称为Ⅱ类玻璃容器。

（二）药用塑料包装材料

塑料包装材料具有质地轻、不易破碎、耐腐蚀、易加工成型、价格低廉等优点，但同时也具有易燃、阻隔性差（透气、透水）、吸附性（例如聚乙烯可吸附氯霉素、尼泊金酯）等缺点。此外，由于塑料加工时常用到一些添加剂，添加剂分子可能会扩散转移至制剂中，在使用时需注意其种类和限度要求。塑料常用于片剂、胶囊剂、注射剂、滴眼剂等剂型的包装。

目前使用的大部分药品包装用塑料为通用塑料，主要包括聚乙烯、聚丙烯、聚氯乙烯、聚偏二氯乙烯、聚酯等，以及比较新颖的环状聚烯烃。常用药品包装用塑料的主要性能见表18-3。

表 18-3 常用药品包装用塑料的主要性能

性能	聚乙烯	聚丙烯	环状聚烯烃	聚氯乙烯	聚偏二氯乙烯	聚酯
抗湿防潮	好	非常好	非常好	中等	中等~好	中等
抗空气透过性	差	差	—	好	好	好
耐酸性	较好~非常好	较好~非常好	较好~非常好	好~非常好	好~非常好	较好~好
耐碱性	好~非常好	非常好	较好~非常好	好~非常好	好~非常好	差~较好
耐热性	较好~好	好	好	差~较好	差	差~较好
拉伸强度	低~中等	中等~高	中等~高	中等~高	中等~高	中等~高
薄膜撕裂强度	好~非常好	非常好（取向PP）；差~好（常规PP）	—	较好~好	较好~好	差~好

目前使用的大部分塑料包装材料为通用塑料，包括聚乙烯、聚丙烯、聚氯乙烯、聚偏二氯乙烯、聚酯，以及比较新颖的环状聚烯烃。

1. 聚乙烯 聚乙烯（polyethylene，PE）无毒、廉价易得，是药品和食品包装的最常用材料，也是目前世界上产量最大、应用最广的塑料。PE 具有良好的阻湿、抗溶剂性，不受强酸和强碱影响，但透明性较差，收缩率较高。链长、抗氧剂、催化剂残留、填料、抗静电剂、润滑剂及脱模剂等均能影响聚乙烯制品的性能。按密度不同，聚乙烯可分为低密度聚乙烯（LDPE）、中密度聚乙烯（MDPE）和高密度聚乙烯（HDPE）。LDPE 外观透明至半透明、柔软、抗冲击性能好、熔点相对较低、热封性能好，对水蒸气阻隔能力较好，但对气体、气味渗透率较高，对化学物质（如防腐剂）的吸附强，多用于膜材、片材。MDPE 的支化减少而结晶度增加，化学惰性强，渗透性低，是相对硬和韧的材料；HDPE 是一种结晶度高的刚性材料，水蒸气阻隔性好，软化温度高，主要用于容器包装材料。PE 不适合干热灭菌和热压灭菌，一般采用辐射灭菌或环氧乙烷灭菌。

2. 聚丙烯 聚丙烯（polypropylene，PP）为半透明、无毒无味、质轻价廉的塑料材料。PP 隔湿性能好，耐热性较好，拉伸强度和刚性优于同价位的 PE 薄膜，但透光、透气，低温下抗冲击强度较差，可用于输液瓶、滴眼剂瓶、口服固体/液体瓶、封口垫片、复合膜等。PP 可耐受 115℃热压灭菌和环氧乙烷灭菌，不适于干热灭菌，用 25000Gy 辐射灭菌时有少量分解。

3. 环状聚烯烃 环状聚烯烃（COC）是主链具有环状烯烃结构的非晶性透明共聚高分子，由乙烯和降冰片烯共聚所得，具有极佳的光学性能、耐热性、尺寸稳定性、气密性、耐酸碱性、耐腐蚀性，目前已在 FDA 登记注册，主要用于预灌封注射器的器身。COC 可承受 121℃热压灭菌、辐射灭菌和环氧乙烷灭菌。

4. 聚氯乙烯 聚氯乙烯（polyvinyl chlorid，PVC）极性、刚性比 PE 大，可耐酸、碱的侵蚀，对气体、水蒸气阻隔性良好。PVC 为无定形聚合物，没有明显的熔点，熔融温度与分解温度接近。为了改善其加工性，常加入稳定剂，加工助剂（润滑剂），抗冲击、改性剂，可添加或不添加增塑剂。不添加增塑剂滚压得到的透明薄片为硬质 PVC 片，主要用于片剂、胶囊剂的泡罩包装材料，其成型性好、强度高、无色透明、透气率低，但加工性、热稳定性和抗冲击性差。添加增塑剂可制得软质 PVC，主要用于输液袋及药品薄膜包装。PVC 可用环氧乙烷灭菌，某些型号的软质 PVC 可热压灭菌（115℃）或 25000Gy 的 γ 射线辐射灭菌；硬质 PVC 可用 γ 射线灭菌。

5. 聚偏二氯乙烯 聚偏二氯乙烯（polyvinylidene chloride，PVDC）均聚物热稳定性差，分解温度低于其熔点，因此商业化聚偏二氯乙烯实际为偏二氯乙烯-氯乙烯共聚物，为高度结晶、高阻隔性材料，对气体、水蒸气、异味的阻隔能力强，耐化学腐蚀性、柔韧性、热封性好，常与 PVC 复合使用，既可作为泡罩包装材料的内侧（与药物直接接触面）起到阻隔作用，又可作为外层起到保护和增加光泽的作用。PVDC 对光、热、辐射等敏感，在低温、光照、长期储存条件下会老化，抗冲击能力下降。

6. 聚酯 目前应用最广泛的聚酯是聚对苯二甲酸乙二醇酯（polyethylene terephthalate，PET），是对苯二甲酸与乙二醇缩合聚合而成的无色、无味、透明、无毒线型高分子。PET 耐弱酸、弱碱及多种有机溶剂，耐热、耐寒、耐油，具有优良的机械性能和耐磨性、耐折性和尺寸稳定性。PET 中含有酯键，在沸水中易降解，对强酸、碱敏感。PET 薄膜拉强度和抗冲击强度大，加工成制品时不需添加增塑剂和其他附加剂，故安全性良好，主要用作薄膜、中空容器及垫片，适于环氧乙烷灭菌。

聚萘二甲酸乙二酯（polyethylene naphthalate，PEN）是比较新型的聚酯，其与 PET 的共混物或共聚物已商品化。PEN 对水汽和其他气体的阻隔作用较强，具有高紫外光屏蔽作用，并且能缩短容器加工成型的生产周期。目前，PEN 已经被批准作为直接接触药品的包装材料。PEN-PET 复合物作为一种高强度和透明的材料，有望替代玻璃。

共聚聚酯（polyethylene terephthalate glycol，PETG）为无定形的塑料，具有高度透明性，对酸、碱和多种油类耐受性好，对芳香剂的滞留作用优异。

（三）药用橡胶包装材料

橡胶是多种成分的复杂共混物，通常作为容器的塞、垫圈，并且逐渐取代了软木塞和玻璃塞，其性质和特点见表 18-4。橡胶在使用过程中也可能出现吸附药物分子、防腐剂或其他物质，以及某些助剂被浸出至溶液中的现象，导致注射剂尤其是输液中出现橡胶微粒的问题，现在已开发出镀膜/涂膜技术，以改善橡胶的性能。药用橡胶包装材料主要包括天然橡胶、合成异戊二烯、丁基橡胶、卤代丁基橡胶、丁腈橡胶、硅橡胶、氯丁二烯橡胶等，其特点见表 18-5。天然橡胶由于质量波动大、含异性蛋白、耐受性等问题，目前已被卤化丁基橡胶和硅橡胶替代。

表 18-4　橡胶的性质与包装材料适应性特点

性质	包装材料适应性特点
柔性	适应小瓶等的形状
回弹性	针头穿刺后重新密封
耐疲劳性	耐受针头的反复穿刺
非热塑性	耐受高温灭菌和其他灭菌过程
压缩成型性	在产品有效期内保持密封
组分的可变化性	开发不同配方与大多数药物相容

表 18-5　常用橡胶材料的特性

种类	特征
天然橡胶	良好的物理特性，良好的密封性，以及针刺后的重新密封性
合成异戊二烯	良好的物理特性
丁基橡胶	低渗透性
卤代丁基橡胶	与丁基橡胶类似，但水可提取物低
丁腈橡胶	耐矿物油性
硅橡胶	高渗透性
氯丁二烯橡胶	耐油性不如丁腈橡胶

（四）药用金属包装材料

金属包装材料系指被压延成薄片，用于商品包装的金属材料。金属包装材料的特点为强度高，具有优良的机械性能和综合保护性能，可增强药品包装的强度及阻隔性；具有独特的金属光泽，便于印刷、装饰，使商品外观美观华丽；资源丰富，成本低，加工能耗低。但是金属材料的耐腐蚀性差，易生锈。金属及焊料中的铅（Pb）、砷（As）等易渗入药品中，污染药品，金属离子还会影响药品的味道、质量甚至催化药物的分解。常用金属包装材料以铝材为主，与其他材料复合制备铝管、铝盖等，用于软膏剂、气雾剂、片剂等的包装。

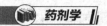

二、常用容器

（一）药用玻璃容器

药用玻璃容器是指用于药品各种制剂包装的玻璃包装容器及用于药用玻璃容器生产的玻璃管。产品包括各种玻璃材质的输液瓶、管制注射剂瓶、模制注射剂瓶、安瓿、模制药瓶、管制药瓶、口服液体瓶及药用玻璃管等。

药用玻璃容器根据成型工艺可分为模制瓶和管制瓶。模制瓶的主要品种有大容量注射液包装用的输液瓶、小容量注射剂包装用的模制注射剂瓶（或称西林瓶）和口服制剂包装用的药瓶；管制瓶的主要品种有小容量注射剂包装用的安瓿、管制注射剂瓶（或称西林瓶）、预灌封注射器玻璃针管、笔式注射器玻璃套筒（或称卡式瓶）、口服制剂包装用的管制口服液体瓶、药瓶等。输液瓶常用硬质中性玻璃；玻璃喷雾罐常在玻璃外面包裹塑料。

不同成型生产工艺对玻璃容器质量的影响不同，管制瓶热加工部位内表面的化学耐受性低于未受热的部位，同一种玻璃管加工成型后的产品质量可能不同。

（二）药用塑料容器

1. 固体制剂用塑料容器 片剂、胶囊剂的泡罩，常以硬质 PVC 为材料制备；口服固体药用塑料瓶，常用 PP、HDPE、PET 等材料制备。

2. 液体制剂用塑料容器 口服液，常用 PP、HDPE、PET 等材料；滴眼液瓶，常用 PP 或 LDPE 材料。

3. 塑料输液瓶或袋 常用非 PVC 塑料作为输液袋、膜的主要材料，PP 塑料瓶是目前应用较多的输液瓶，PP 制品能耐受多种化学药品（包括强酸、强碱及大多数有机物），适用于大多数药物的包装。多层共挤膜也是输液袋常用材料，用于替代 PVC 输液袋，常见的有三层复合膜（如 PE-PA-PP）及五层复合膜（酯类共聚物/乙烯-甲基丙烯酸酯聚合物/PE/PE/改性乙烯-丙烯聚合物）。

4. 塑料膜 挤出膜、注塑膜、搪塑膜和流延膜等常用 LLDPE 塑料。LDPE、软质 PVC 及 PET 也用于制备塑料膜。

5. 塑料喷雾罐 由聚丁烯苯二甲酸（PBT）树脂和乙缩醛共聚树脂等制成。质地轻而耐压，抗撞击性和耐腐蚀性较好，但成本较高。

（三）药用复合容器

通常金属材料不直接与药物接触，需与塑料等材料复合制备药用复合材料容器，包括金属喷雾剂瓶、药用铝塑管、铝塑泡罩包装等。例如铝、不锈钢喷雾罐内常内涂 PE 等保护层，铝塑管、铝塑组合盖铝塑泡罩包装等是由金属铝和 PE、PVC、PET 等多层组合而得。此外，塑料/塑料复合材料也可将材料各自的优点组合，以克服单一材料的不足，从而满足不同药物的包载需要。常用复合材料、容器见表 18-6。

表 18-6 常用复合材料、容器的组合及分类

类型	材质	典型示例	分类
复合膜	纸、塑料	纸或 PT/黏合层/PE 或 EVA、CPP	I
	塑料	BOPET 或 BOPP、BOPA/黏合层/PE 或 EVA、CPP	II
	塑料、镀铝膜	BOPET 或 BOPP/黏合层/镀铝 CPP BOPET 或 BOPP/黏合层/镀铝 BOPET/黏合层/PE 或 EVA、CPP、EMA、EAA、离子型聚合物	III
	纸、铝箔、塑料	纸或 PT/黏合层/铝箔/黏合层/PE 或 EVA、CPP、EMA、EAA、离子型聚合物涂层/铝箔/黏合层/PE 或 EVA、CPP、EMA、EAA、离子型聚合物	IV
	塑料（非单层）、铝箔	BOPET 或 BOPP、BOPA/黏合层/铝箔/黏合层/PE 或 CPP、EVA、EMA、EAA、离子型聚合物	V

续表

类型	材质	典型示例	分类
复合硬片	塑料/塑料	PVC/PDVC、PVC/PE	
	塑料/塑料/塑料	PVC/PE/PDVC	—
	铝/塑料	铝/PE	
	塑料/铝/塑料	PA/铝/PVC	
复合软管	塑料/铝/塑料	PE/铝/PE	—

注：玻璃纸简称 PT；双向拉伸聚丙烯简称 BOPP；双向拉绳聚酯简称 BOPET；双向拉伸尼龙简称 BOPA；聚乙烯简称 PE；留延聚丙烯简称 CPP；乙烯与醋酸乙烯酯共聚物简称 EVA；乙烯与丙烯酸共聚物简称 EAA；乙烯与甲基丙烯酸共聚物简称 EMA；聚酰胺简称 PA。

常用包装材料和容器因质地、材质等特点不同，应用也不同，见表18-7。

表 18-7　常用包装材料和容器的一般应用范围

包装名称和材料	常用制剂
塑料输液瓶，聚丙烯、低密度聚乙烯	注射剂≥50ml
输液袋，聚氯乙烯，共挤出复合膜、袋	注射剂≥50ml
口服固体制剂用塑料瓶	片剂、胶囊剂、丸剂
药用聚氯乙烯硬片，铝塑泡罩包装	片剂、胶囊剂
药用聚氯乙烯-聚乙烯-聚偏二氯乙烯复合硬片，铝塑泡罩包装	片剂、胶囊剂
药用聚氯乙烯-低密度聚乙烯复合硬片	片剂、胶囊剂、栓剂
药用聚氯乙烯-聚偏二氯乙烯复合硬片	片剂、胶囊剂
冷冲压成型药用复合硬片，尼龙-铝-聚氯乙烯	片剂、胶囊剂、栓剂
液体制剂包装用塑料瓶	滴眼剂、滴耳剂、滴鼻剂、酊剂、搽剂、洗剂、糖浆剂、口服溶液剂、混悬剂、乳剂、软膏剂、眼膏剂
药用铝塑管	软膏剂、眼膏剂
塑料喷雾罐	喷雾剂
药用丁基胶塞	注射剂
药用铝塑组合盖	口服液、注射剂
药品包装用聚乙烯膜	原料药
预灌封注射器	注射剂<50ml

第三节　药品包装材料与药物的相容性试验

PPT

在为药品选择包装材料和容器之前，必须验证其是否适用于预期用途，必须充分评价其对药物稳定性的影响，评定其在长期的储存过程中、在不同环境条件下（如温度、湿度、光线等）、在运输使用过程中，材料或容器对药物的保护效果，以及材料本身的物理、化学、生物学性质，所以在使用药包材之前需进行相容性试验。药品包装材料和药物相容性试验可参考《药品包装材料与药物相容性试验指导原则》（YBB 00142002-2015）则进行。

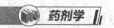

一、药品包装材料与药物的相容性试验条件

药品包装材料与药物相容性试验是指为考察药品包装材料与药物之间是否发生迁移或吸附等现象，进而影响药物质量而进行的一种试验。

（一）相容性试验测试方法的建立

在考察药品包装材料时，应选用三批包装材料制成的容器对拟包装的一批药品进行相容性试验；考察药品时，应选用三批药物用拟上市包装的一批材料或容器包装后进行相容性试验。当进行药品包装材料与药物的相容性试验时，可参照药物及该包装材料和容器的质量标准，建立测试方法。必要时进行方法学的研究。

（二）相容性试验的条件

1. 光照试验　采用避光或遮光包装材料和容器包装的药品，应进行强光照射试验。将供试品置于装有日光灯的光照箱或其他适宜的光照装置内，照度为 $4500lx \pm 500lx$ 的条件下放置 10 天，于第 5 天和第 10 天取样，按相容性重点考察项目，进行检测。

2. 加速试验　将供试品置于温度 $40℃ \pm 2℃$、相对湿度为 $90\% \pm 10\%$ 或 $20\% \pm 5\%$ 的条件下放置 6 个月，分别于第 0、1、2、3、6 个月取出，进行检测。对温度敏感的药物，可在温度为 $25℃ \pm 2℃$、相对湿度为 $60\% \pm 10\%$ 条件下，放置 6 个月后，进行检测。对于包装在半透性容器中的药物，例如聚丙烯输液瓶、多层共挤输液袋、塑料安瓿等，则应在温度为 $40℃ \pm 2℃$、相对湿度为 $20\% \pm 5\%$ 的条件下进行检测。用以预测包装对药物保护的有效性，推测药物的有效期。

3. 长期试验　将供试品置于温度 $25℃ \pm 2℃$、相对湿度为 $60\% \pm 10\%$ 的恒温恒湿箱内，放置 12 个月，分别于 0、3、6、9、12 个月取出，进行检测。12 个月以后，仍需按有关规定继续考察，分别于 18、24、36 个月取出，进行检测，以确定包装对药物有效期的影响。对温度敏感的药物，可在 $6℃ \pm 2℃$ 条件下放置。

4. 特别要求　将供试品置于温度 $25℃ \pm 2℃$、相对湿度为 $20\% \pm 5\%$ 或温度 $25℃ \pm 2℃$、相对湿度为 $90\% \pm 10\%$ 的条件下，放置 1、2、3、6 个月。本试验主要对象为塑料容器包装的眼药水、注射剂、混悬液等液体制剂及铝塑泡罩包装的固体制剂等，以考察水分是否会逸出或渗入包装容器。

5. 过程要求　在整个试验过程中，药物与药品包装容器应充分接触，并模拟实际使用状况。如考察注射剂、软膏剂、口服溶液剂时，包装容器应倒置、侧放。多剂量包装应进行多次开启。

6. 必要时应考察使用过程的相容性。

二、包装材料的选用与药物的相容性试验的考察项目

（一）包装材料重点考察项目

取经过上述试验条件放置后的装有药物的三批包装材料和容器，弃去药物，测试包装材料中是否有药物溶入、添加剂释出及包装材料是否变形、失去光泽等。

1. 玻璃　常用于注射剂、片剂、口服溶液剂等剂型包装。对不同成分的材质，其性能有很大差别。应重点考察：①玻璃中碱性离子的释放对药液 pH 的影响；②有害金属元素的释放；③不同温度（尤其冷冻干燥时）、不同酸碱度条件下玻璃的脱片；④含有着色剂的避光玻璃被某些波长的光线透过，使药物分解；⑤玻璃对药物的吸附；⑥玻璃容器的针孔、瓶口歪斜等问题。

2. 金属　常用于软膏剂、气雾剂、片剂等剂型的包装。应重点考察：①药物对金属的腐蚀；②金属离子对药物稳定性的影响；③金属涂层在试验前后的完整性等。

3. 塑料　常用于片剂、胶囊剂、注射剂、滴眼剂等剂型的包装。应重点考察：①双向穿透性。水蒸气的透过、氧气的渗入；水分、挥发性药物的透出。②溶出性。脂溶性药物、抑菌剂向塑料的转移。③吸附性。塑料对药物的吸附。④化学反应性。溶剂与塑料的作用，塑料中添加剂、加工时分解产物对药物的影响。⑤微粒、密封性等问题。

4. 橡胶 通常作为容器的塞、垫圈。鉴于橡胶配方的复杂性，应重点考察：①溶出性。橡胶内各种添加物的溶出对药物的作用。②吸附性。橡胶对药物的吸附。③不溶性微粒。填充材料在溶液中的脱落。④化学反应性。在进行注射剂、口服溶液剂等试验时，瓶子应倒置、侧放，使药液能充分与橡胶塞接触。

知识拓展

包装材料对药物的吸附举例

1. 胰岛素可被玻璃中的二氧化硅与硼的氧化物吸附。
2. 肝素钠与生理盐水的混合液存放在玻璃容器中，2 小时后，活性明显下降。
3. 盐酸胺碘酮的 5% 葡萄糖溶液存放在玻璃瓶内，加橡胶塞放置一定时间后，接触橡胶塞的药液浓度减少 10%～14%，而不接触的未见下降。

（二）原料药及药物制剂与包装材料相容性重点考察项目

取经过上述试验条件放置后带包装容器的三批药物，取出药物，按表 18-8 项目考察药物的相容性，并观察包装容器。

表 18-8 原料药及药物制剂相容性重点考察项目

剂型	相容性重点考察项目
原料药	性状、熔点、含量、有关物质、水分
片剂	性状、含量、有关物质、崩解时限或溶出度、脆碎度、水分、颜色
胶囊剂	外观、内容物色泽、含量、有关物质、崩解时限或溶出度、水分（含囊材）、粘连
注射剂	外观色泽、含量、pH、澄明度、有关物质、不溶性微粒、紫外吸收、胶塞的外观
栓剂	性状、含量、融变时限、有关物质、包装物内表面性状
软膏剂	性状、结皮、失重、水分、均匀性、含量、有关物质（乳膏还应检查有无分层现象）、膏体易氧化值、碘值、酸败、包装物内表面性状
眼膏剂	性状、结皮、均匀性、含量、粒度、有关物质、膏体易氧化值、碘值、酸败、包装物内表面性状
滴眼剂	性状、澄明度、含量、pH、有关物质、失重、紫外吸收、渗透压
丸剂	性状、含量、色泽、有关物质、溶散时限、水分
口服溶液剂、糖浆剂	性状、含量、澄清度、相对密度、有关物质、失重、pH、紫外吸收、包装物内表面性状
口服乳剂	性状、含量、色泽、有关物质
散剂	性状、含量、粒度、有关物质、外观均匀度、水分、包装物吸附量
吸入气（粉、喷）雾剂	容器严密性、含量、有关物质、每揿（吸）主药含量、有效部位药物沉积量、包装物内表面性状
颗粒剂	性状、含量、粒度、有关物质、溶化性、水分、包装物吸附量
透皮贴剂	性状、含量、释放度、黏着性、包装物内表面颜色及吸附量
搽剂、洗剂	性状、含量、有关物质、包装物内表面颜色

注：表中未列出的剂型，可参照要求制定项目。

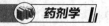

本章小结

本章重点：药包材的定义及分类，常用药包材的性能特点及其生物相容性，原料药及药物制剂与药包材相容性重点考察项目。

本章难点：药包材与药物的相容性试验方法。

思 考 题

题库

1. 药包材指的是什么？有哪些作用？
2. 列举直接接触药品的包装材料和容器，且简述直接接触药品的包装材料和容器的用药要求？
3. 根据药品包装材料的特性，药品包装材料应进行哪些项目的性能检查？
4. 简述玻璃、塑料、橡胶和金属的药用包装材料和容器的分类、特点及常用产品？
5. 目前常用塑料和玻璃作为药包材，其药物的相容性试验应分别考察哪些项目？

（谭松巍　高亚男）

第十九章

药品调剂与用药指导

学习导引

知识要求

1. **掌握** 药品调剂的基本要求、流程和常用计算；静脉药物配制中心的质量管理、洁净区要求；危害药品的配制操作的注意事项；药物配伍变化的处理原则与方法；临床用药不同剂型的使用方法。

2. **熟悉** 医院药房与社会药房调剂业务；全静脉营养液的配制；常见剂型的正确使用。

3. **了解** 静脉配制中心的组建和人员配备；药物物理、化学和药理作用的配伍变化；饮食等对药物的影响。

能力要求

能够正确运用药品调剂和用药指导的相关知识，规范药学服务。

第一节 药品调剂

PPT

一、概述

药品调剂是指药学专业技术人员根据医师处方，及时、准确地为患者配制药剂的调配操作，是专业性、技术性、管理性、法律性、事务性、经济性综合一体的活动，是医院药学的主要任务，也是药师的主要日常工作内容。随着医院药学由传统的药品"保障供应"向以患者为中心的"药学服务"转变，药品调剂的任务也发生了重大改变，药师不仅要按处方准确、及时调配，更重要的是要让患者正确认识和使用药物，预防和避免用药错误，提高用药依从性和治疗效果。用药错误可发生于处方、调剂、使用等多个环节，其中调剂部分占据相当大的比例。因此，调剂人员熟练掌握处方调配各项技能，并对患者进行合理用药的指导，可以减少用药差错的发生，对于实现临床用药的安全、有效、经济具有重要意义。

知识拓展

用药错误的定义及分级

用药错误是指药品在临床使用及管理全过程中出现的、任何可以防范的用药疏失，这些疏失可导致患者发生潜在的或直接的损害。用药错误可发生于处方（医嘱）开具与传递；药品储存、调剂与分发；药品使用与监测；用药指导及药品管理、信息技术等多个环节。其发生可能与专业医疗行为、医疗产品（药品、给药装置等）和工作流程与系统有关。

根据用药错误造成后果的严重程度，参考国际标准，可将用药错误分为以下9级。A级：客观环境或条件可能引发错误（错误隐患）；B级：发生错误但未发给患者，或已发给患者但患者未使用；C级：患者已使用，但未造成伤害；D级：患者已使用，需要监测错误对患者造成的后果，并根据后果判断是否需要采取措施预防和减少伤害；E级：错误造成患者暂时性伤害，需要采取处置措施；F级：错误对患者的伤害导致患者住院或延长住院时间；G级：错误导致患者永久性伤害；H级：错误导致患者生命垂危，需采取维持生命的措施（如心肺复苏、除颤、插管等）；I级：错误导致患者死亡。

根据《中华人民共和国药品管理法》《中华人民共和国药品管理法实施条例》《处方管理办法》《医疗机构药事管理规定》《医疗机构制剂配制管理规范》及《医疗机构药学部门建设与管理指南》等相应的法规、制度及规范，各地区或医疗机构分别制订了《药品调剂质量管理规范》，对医院调剂的环境及设施、药品质量控制、处方录入、药品摆放、自动发药机中药品的添加、处方审查、药品分装、调配、加贴标签、发药、交代用法、用药咨询、处方保存登记、特殊药品管理、药品盘点、药品不良反应的监督、处方点评等工作进行详细规定，制定了各环节的标准操作规程，从而为患者提供优质的药学服务。

二、药品调剂的流程及处方点评

药师应当按照操作规程调剂处方药品，处方调配的一般程序是认真审核处方，准确调配药品，正确书写药袋或粘贴标签，注明患者姓名和药品名称、用法、用量、包装；向患者交付药品时，按照处方用法或者药品说明书进行用药交代与指导，包括每种药品的用法、用量、注意事项等。

（一）处方审核

处方审核是处方调配中重要环节，药师应确定处方内容正确无误方可进行药品调配。《医疗机构处方审核规范》明确审核内容应该对处方的合法性、规范性、适宜性各项进行逐一审核。

1. 处方的合法性审核 包括审核处方开具人是否根据《执业医师法》取得医师资格，并执业注册；处方开具时，处方医师是否根据《处方管理办法》在执业地点取得处方权；麻醉药品、第一类精神药品、医疗用毒性药品、放射性药品、抗菌药物等药品处方，是否由具有相应处方权的医师开具。

2. 处方用药规范性审核 包括审核处方是否符合规定的标准和格式，处方医师签名或加盖的专用签章有无备案，电子处方是否有处方医师的电子签名；处方前记、正文和后记是否符合《处方管理办法》等有关规定，文字是否正确、清晰、完整；条目是否规范。

3. 处方用药适宜性审核 西药及中成药处方，应当审核以下项目：①处方用药与诊断是否相符；②规定必须做皮试的药品，是否注明过敏试验及结果的判定；③处方剂量、用法是否正确，单次处方总量是否符合规定；④选用剂型与给药途径是否适宜；⑤是否有重复给药和相互作用情况，包括西药、中成药、中成药与西药、中成药与中药饮片之间是否存在重复给药和有临床意义的相互作用；⑥是否存在配伍禁忌；⑦是否有用药禁忌：儿童、老年人、孕妇及哺乳期妇女、脏器功能不全患者用药是否有禁忌使用的药物，患者用药是否有食物及药物过敏史禁忌证、诊断禁忌证、疾病史禁忌证与性别禁忌证；⑧溶媒的选择、用法用量是否适宜，静脉输注的药品给药速度是否适宜；⑨是否存在其他用药不适宜情况。

中药饮片处方，应当审核以下项目：①中药饮片处方用药与中医诊断（病名和证型）是否相符；②饮片的名称、炮制品选用是否正确，煎法、用法、脚注等是否完整、准确；③毒麻贵细饮片是否按规定开方；④特殊人群如儿童、老年人、孕妇及哺乳期妇女、脏器功能不全患者用药是否有禁忌使用的药物；⑤是否存在其他用药不适宜情况。《处方管理办法》要求药师经处方审核后，认为存在用药不适宜时，应当告知处方医师，请其确认或者重新开处方。药师发现严重不合理用药或者用药错误，应当拒绝调剂，及时告知处方医师，并应当记录，按照有关规定报告。

（二）药品调配

处方经药师审核后方可调配，对处方所列药品不得擅自更改或者代用。取得药学专业技术职务任职资格的人员方可从事处方调剂工作。药士从事处方调配工作，具有药师以上专业技术职务任职资格的人员负责处方审核、评估、核对、发药及安全用药指导。药品调剂过程一般应包括：结合诊断结果，读懂处方，了解医师开具处方的意图；及时完成配置工作；使用适当的包装或分装容器；加贴标签提示患者正确使用和储存药品；完成调剂后，药师在处方上签名或盖章。调配时注意确认药品名称、剂型、剂量、数量、用法用量等与处方是否一致。分装药品时，手不得与药品直接接触，应在分装包装上注明药名、剂量、数量、批号及有效期。

药师调剂处方时必须做到"四查十对"：查处方，对科别、姓名、年龄；查药品，对药品名、剂型、规格、数量；查配伍禁忌，对药品性状、用法用量；查用药合理性，对临床诊断。

（三）核查与发药

1. 核查处方　药品调配完成后由另一药师进行核查。内容包括再次全面认真地审核处方内容，逐个核对处方与调配的药品、规格、剂量、用法、用量是否一致，逐个检查药品的外观质量是否合格（包括形状、色泽、臭味和澄明度等）、是否在有效期范围之内等，确认无误后在处方上签字。

2. 发药　发药是调剂工作的最后环节，要使差错不出门，必须把好这一关。发药时应注意：①核对患者姓名，宜采用两种方式核对患者身份，如姓名和年龄，最好询问患者所就诊的科室，以确认患者。②逐一核对药品与处方的相符性，检查药品剂型、规格、剂量、数量、包装，并签字。③发现处方调配有错误时，应将处方和药品退回调配处方者，并及时更正。④发药时向患者交代每种药品的使用方法和特殊注意事项，一般发药交代有口头和书面两种方式，常常是两种方式同时使用。口头交代重点内容一般包括：外用药特别交代，以免患者误服而致伤害事件；特殊剂型要单独交代用法，如：舌下含服、咀嚼、栓剂等；需要到注射室注射的也要特别提醒，以免患者漏打。书面交代是指在药品包装上加贴用法标签，或者打印一张药品使用方法的清单交给患者。标签可以帮助患者直接看到用法用量和服药时间，而用清单可以显示更多的信息，如特殊的用药技术、忘记用药的补救、常见不良反应及其应对方法、注意事项、复诊提示等。另外，同一种药品有 2 盒或 2 盒以上时，也需要特别交代，以免重复用药。⑤发药时应注意尊重患者的隐私。⑥如患者有问题咨询，应尽量解答，对较复杂的问题可建议到用药咨询窗口，如对于吸入气雾剂、胰岛素注射笔、栓剂等复杂剂型的用药方法等。⑦对非处方药，在药店，不需要凭医师处方即可自行判断购买和使用。药师在调配的同时应给予必要的解释和用药指导。

（四）处方点评

《医院处方点评管理规范（试行）》是由原卫生部根据《药品管理法》《医疗机构管理条例》《处方管理办法》等有关法律、法规、规章制定并颁布，其对处方书写的规范性及药物临床使用的适应性（用药适应证、药物选择、给药途径、用法用量、药物相互作用、配伍禁忌等）进行评价，发现存在或潜在的问题，制定并实施干预和改进措施，促进临床药物合理应用。处方点评目的是提高处方质量，促进合理用药，保障医疗安全。

医院药学部门应当会同医疗管理部门，根据医院诊疗科目科室设置、技术水平、诊疗量等实际情况，确定具体抽样方法和抽样率，其中门急诊处方的抽样率不应少于总处方量的1‰，且每月点评处方绝对数不应少于 100 张；病房（区）医嘱单的抽样率（按出院病例数计）不应少于1%，且每月点评出院病例绝对数不应少于 30 份。三级以上医院应当逐步建立健全专项（对特定的药物或特定疾病的药物，如国家基本药物、血液制品、中药注射液、肠外营养制剂、抗菌药物、辅助治疗药物、激素等临床使用及超说明书用药、肿瘤患者和围手术期用药等进行的处方点评）使用情况处方点评制度。

处方点评是医院持续改进医疗质量和药品临床应用管理的重要组成部分，是提高临床药物治疗学水平的重要手段。各级医院现正逐步建立健全系统化、标准化和持续改进的处方点评制度，开展处方点评工作，并在工作实践中不断完善。

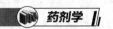

知识拓展

处方点评结果的判断标准

处方点评结果分为合理处方和不合理处方。不合理处方包括不规范处方、用药不适宜处方及超常处方。

有下列情况之一的，应当判定为不规范处方：①处方的前记、正文、后记内容缺项，书写不规范或者字迹难以辨清的；②医师签名、签章不规范或者与签名、签章的留样不一致的；③药师未对处方进行适宜性审核的（处方后记的审核、调配、核对发药栏目无审核调配药师及核对发药药师签名，或者单人值班调剂未执行双签名规定）；④早产儿、新生儿、婴幼儿处方未写明体重或日、月龄的；⑤化学药、中成药与中药饮片未分别开具处方的；⑥未使用药品规范名称开具处方的；⑦药品的剂量、规格、数量、单位等书写不规范或不清楚的；⑧用法、用量使用"遵医嘱""自用"等含糊不清字句的；⑨处方修改未签名和注明修改日期，或药品超剂量使用未注明原因和再次签名的；⑩开具处方未写临床诊断或临床诊断书写不全的；单张门急诊处方超过5种药品的；无特殊情况下，门诊处方超过7日用量，急诊处方超过3日用量，慢性病、老年病或特殊情况下需要适量延长处方用量未注明理由的；开具麻醉药品、精神药品、医疗用毒性药品、放射性药品等特殊管理药品处方未执行国家有关规定的（包括处方颜色、用量、证明文件等）；医师未按照抗菌药物临床应用管理规定开具抗菌药物处方的；中药饮片处方药物未按照"君、臣、佐、使"的顺序排列，或未按要求注明药物调剂、煎煮等特殊要求的。

有下列情况之一的，应当判定为用药不适宜处方：①适应证不适宜的；②遴选的药品不适宜的；③药品剂型或给药途径不适宜的；④无正当理由不首选国家基础药物的；⑤用量、用法不适宜的；⑥联合用药不适宜的；⑦重复给药的；⑧有配伍禁忌或者不良相互作用的；⑨其他用药不适宜情况的。

有下列情况之一的，应当判定为超常处方：①无适应证用药；②无正当理由开具高价药的；③无正当理由超说明书用药的；④无正当理由为同一患者同时开具2种以上药理作用机制相同药物的。

三、临床药品调剂过程中的常用计算

药物不同剂量产生的药物作用不同，药物的用量亦需根据病情、患者的年龄、配伍、剂型而相应变化。调剂过程中经常需要计算，如儿童药物剂量的计算、药物滴注速度计算等。

1. 儿童给药剂量的计算　许多药品说明书中对儿童给药剂量只写"儿童酌减"，到底该如何酌减呢？下面介绍几种常用的儿童给药剂量计算方法。

（1）根据儿童年龄计算

1）Fried 公式　婴儿药物剂量＝月龄×成人剂量/150

2）Young 公式　小儿药物剂量＝年龄×成人剂量/（年龄+12）

3）其他公式

$$1 岁以内儿童用量＝0.01×（月龄+3）×成人剂量$$
$$1 岁以上儿童用量＝0.05×（月龄+2）×成人剂量$$

根据年龄计算用药剂量的方法粗略不太实用，很少被儿科医师采用，多用于某些剂量不需要十分精确的药物，如助消化药、镇咳药等药物剂量的计算。

（2）根据儿童体重计算　已知儿童每千克体重给药剂量，直接乘以体重即可得1日或1次剂量。如小儿口服头孢克洛干混悬剂，剂量标明为小儿按体重 1 日 20～40mg/kg，分 3 次给予，但 1 日总量不超过 1g。如儿童体重为 15kg，即为：（20～40）×15＝300～600mg，分成 3 次，即为 1 次 100～200mg。

若不知儿童每千克体重剂量，可按下式计算：

$$小儿剂量＝\frac{成人剂量}{70}×小儿体重（kg）$$

若不知道儿童的体重多少，可按下列公式计算。

1～6 个月小儿体重（kg）：月龄×0.6+3

7～12 个月小儿体重（kg）：月龄×0.5+3

1～10 岁小儿体重（kg）：年龄×2+8

用体重计算婴幼儿的剂量时，为避免剂量偏低，可选择剂量的上限。反之，计算年长儿童的剂量时，为避免剂量过大，应选用剂量的下限。

（3）根据体表面积计算　按体表面积计算剂量最为合理，适用于各个年龄阶段，包括新生儿及成人，即不论任何年龄，其每平方米体表面积的剂量是相同的。对某些特殊的治疗药，如抗肿瘤药、抗生素、激素等，均应以体表面积计算。此种计算比较合理，但较为繁琐，首先要计算儿童体表面积或用表 19-1 折算儿童体表面积。

$$体表面积＝（体重×0.035）＋0.1$$

表 19-1　儿童体重与体表面积粗略折算表

体重（kg）	体表面积（m²）	体重（kg）	体表面积（m²）	体重（kg）	体表面积（m²）
3	0.21	8	0.42	16	0.70
4	0.25	9	0.46	18	0.75
5	0.29	10	0.49	20	0.80
6	0.33	12	0.56	25	0.90
7	0.39	14	0.62	30	1.15

表 19-1 不适宜体重大于 30kg 的儿童，对 10 岁以上的儿童，每增加 5kg 体重，体表面积增加 0.10m²。如 30kg 时，体表面积为 1.15m²；35kg 时，体表面积为 1.25m²；50kg 时，体表面积为 1.55m²；70kg 时，体表面积为 1.75m²。当体重超过 50kg 时，则每增加 10kg 体重，体表面积增加 0.10m²。

若已知每平方米剂量，直接乘以个人的体表面积即可，若不知每平方米体表面积的剂量，可按下式计算儿童给药剂量：

$$儿童剂量＝成人剂量×儿童体表面积（m²）/1.73$$

（4）按成人剂量折算表计算　按下列成人剂量折算比例表（表 19-2）折算不同年龄儿童的给药剂量，总的趋势是剂量偏小，然而较安全。

表 19-2　成人剂量折算表

年龄	相当成人剂量的比例
初生至 1 个月	1/18～1/14
1～6 个月	1/14～1/7
6 个月至 1 岁	1/7～1/5
1～2 岁	1/5～1/4
2～4 岁	1/4～1/3
4～6 岁	1/3～2/5
6～9 岁	2/5～1/2

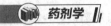
年龄	相当成人剂量的比例
9~14 岁	1/2~2/3
14~18 岁	2/3 至全量

注：本表供参考，用时可根据儿童的体质、病情及药物性质等多方面因素综合考虑。

2. 药物滴注速度的计算　静脉给药是临床治疗中的重要途径，静脉药物滴注速度选择的正确与否直接影响药物的临床治疗效果。当已知输入总量与计划输液时间，可按下式计算药液的每分钟滴数：

$$每分钟滴数 = [要输入的液体总量（ml）\times 滴系数] / 输液时间$$

其中，滴系数是指某输液器滴注 1ml 溶液的滴数，一般记录在输液器外包装上。我国临床常用的输液器滴系数有 10、15、20 滴/ml 三种型号。

案例分析

　　案例：某男，体重70kg，入院诊断：非小细胞肺癌，专家会诊后确定治疗方案：每三周一次，静脉给予紫杉醇注射液 175mg/m²，加入注射用生理盐水 300ml 中，滴注时间大于 3 小时。已知每毫升相当滴数为 15 滴，请问如何控制该药物的滴注速度？

　　解析：药物的滴注速度用每分钟滴数来表示，根据给药方案，要输入的液体总量为 300ml，滴系数为 15，输注时间不少于 180 分钟，则：

$$每分钟滴数 = 300 \times 15 / 180 = 25$$

即每分钟滴数不得超过 25 滴。

四、医院药房与社会药房调剂业务

　　药房包括医院药房和社会药房。医院药房是医疗机构药学部（科）下设的药品调剂部门。社会药房又称零售药房或零售药店，指经药品监督管理部门批准，取得《药品经营许可证》后直接向消费者销售药品的药店。虽然医院药房和社会药房都负责药品调剂、用药交代、回答用药咨询等药学服务，但由于药房的属性、规模、服务区域不同，因此在服务项目与内容上差异性较大。

（一）医院药房调剂

　　医院药房是医疗机构药学部（科）重要的组成部门，按照本医疗机构的规模、任务需要设立门诊药房、急诊药房、住院药房及特殊专科药房等，主要负责处方调剂。

　　1. 门（急）诊调剂　门（急）诊调剂中的处方审核、调剂、核查及发药等程序见本节"二、药品调剂的流程及处方点评"。门诊和急诊调剂工作虽然都是面对流动的患者，但各有特点。急诊患者的特点是病种广泛，病情突发且危重，治疗不及时就会危及生命。因此急诊药房的工作人员应由取得相应的药学专业技术职务任职资格的药师组成，具有丰富的工作经验，并有一定的医学基础知识，对危重疾病和药物中毒等治疗能够在用药选择、用药剂量、给药途径及可能出现的不良反应等方面提出合理建议。急诊药房的药品准备突出速效、高效、安全和全面的特点。而门诊调剂工作的显著特点就是作业量大，患者取药高峰时间明显。医疗机构应根据本单位自身规模和特点，选择不同的调剂方式。

　　（1）传统门（急）诊调剂方式　门（急）诊调剂工作应当根据医院门诊量和调配处方量，选择适宜的配发方法。现在多采用大窗口或柜台式发药，传统的发药方式一般为独立法、流水法和结合法。

　　1）独立法　各发药窗口的调剂人员从收方到发药均由 1 人完成。优点：节省人力，责任清楚。但对调剂人员的要求较高，易发生差错。适合于小药房和急诊药房的调剂工作。

2）流水法　收方和发药由多个人协同完成，1 人收方和审查处方，1~2 人调配处方、取药，另设 1 人专门核对和发药。

3）结合法　独立配方与分工协作相结合的方法。每个窗口配备 2 名调剂人员，1 人负责收方、审查处方和核对发药，另外 1 人负责配方。这种配方方法效率高，差错少，人员占用也少，符合调剂工作规范化的要求，普遍适用于各类医院门诊调剂室。

（2）全自动发药系统　随着现代信息化的发展，门诊药房的信息化也逐步被各级医疗机构重视起来，许多医院门诊药方开始配备全自动发药系统。该系统是通过医院信息系统（hospital information system，HIS）传送门诊处方信息，将整盒药品自动从储药系统弹出，经传送系统输送到相应窗口的不间断运行的整套电子控制设备群，主要由计算机控制系统、传送系统和储药系统三部分组成。

1）计算机控制系统　由电脑主机、触摸式液晶显示器、条形码扫描枪组成，主要包括七个方面的功能。①信息生成功能：将药品通用名称、剂型、规格、厂家等信息录入，自动生成药品唯一码信息。②识别功能：通过建立中间表，确定医院 HIS 码与储药系统中唯一码的药品一一对应关系。③定位功能：通过药品唯一码或条形码，确定该药品在储药系统的位置。④记忆功能：后台操作软件记录系统运行状态，中间表信息可保留、可删除。⑤判断功能：能够识别中间表的药品，判断其在储药系统中的四种存在状态，并在发药窗口的计算机屏幕上显示。四种状态包括无药时显示手工，数量不足时显示缺药，弹出药品时显示完成，准备弹出时显示等待。⑥库存识别功能：每间隔几分钟系统显示库存不足的药品。⑦统计库存功能：显示储药系统内的每种药品库存量，并可以将数据导出。

2）传送系统　由传送带及升降机组成，主要功能有：①储药系统接到中间表传出的指令，弹射出药品到传送带，再由传送带传送到升级机中；②升级机根据计算机系统内程序的设置，将药品传送到确认处方指令的窗口，完成本次调剂工作。

3）储药系统　分别由多组、不同宽度的轨道组成，主要功能是存储外包装尺寸及重量符合条件的非冰箱冷藏的药品。

全自动发药系统具有很多的优点。①缩短发药时间。全自动发药机出药速度大约 400 张处方/小时，机械手上药速度约 1500 盒/小时，可设置多个出药口，加快发药速度，提高同一时间处方的调配速率。②降低工作强度，提高工作质量，加强药学服务。调剂过程中取药、补药、盘点均可由信息系统自动完成，管理软件自动生成所补药品及数量；上药的同时实时盘点，同步核对上药的数量。减轻药师的劳动强度，使得药师能够有更多的时间可以在发药窗口向患者提供合理用药及安全用药的指导服务。③减少处方调配差错发生率。调剂由计算机控制，通过光电、电磁技术自动完成，保证调剂准确。处方中药品所在的药筐会自动闪灯提示；已经调剂完的药筐，扫描读卡器，触动下一张处方的发送，并与该处方形成绑定关系，同时放入打印清单，可以减少差错的发生。无论上药还是出药，都能保证调剂品种的准确，避免了包装相似、品名相近、摆放相邻的药品取错的可能，有效控制调配差错。

全自动发药系统也有一定的缺点：①投入费用较高，全自动发药机一般一台约 100 余万元，后期维护费用约其 1/10。②药品与设备匹配问题，一些外形尺寸较大或过小的药盒，难以选择合适的轨道，如金霉素眼膏，氟比洛芬巴布膏等；一些药盒很轻又软，有时会卡在轨道里，也会影响机器出药。③设备软件原因，药品有效期还需要手工输入，药品数字有时不准确。④设备保管养护，机器需定期做清洁、润滑等维护措施，否则会造成传送带运输障碍及机械手臂抬举偏差，从而影响机器正常工作，造成出药数量有误或挤压药品外包等。

全自动发药机工作流程如图 19-1 所示。

2. 医院住院调剂　由原卫生部颁布，2007 年 5 月 1 日执行的《处方管理办法》及 2008 年 5 月 1 日执行的《处方管理办法》实施细则中均明确规定：处方包括医疗机构病区用药医嘱单。住院药房药师的主要任务就是通过对医嘱的审核，完成住院患者药品的调配。

（1）医嘱的定义和分类　医嘱是指医师在医疗活动中下达的医学指令，是医师根据患者病情的需要拟定的治疗、检查等计划的书面嘱咐。执行医嘱的人员，必须是医院具备注册职业护士资格的人员，其他人员不得执行医嘱。医嘱的内容包括住院号、床号、姓名、日期、时间、护理常规、护理级别、饮食、

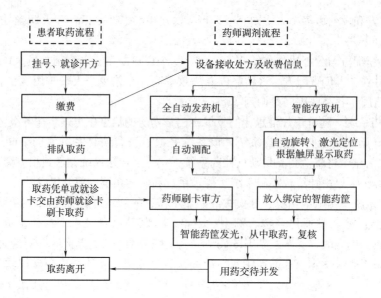

图 19-1　全自动发药机工作流程图

药物及其用法用量、各种检查和治疗、术前准备、医生和护士的签名等。医嘱有明确的下达时间点，并具体到分钟。

医嘱可分为长期医嘱、临时医嘱和备用医嘱。长期医嘱自开启时间起效，至医生注明停止时间失效。临时医嘱的有效时间为 24 小时，有明确的执行时间记录。备用医嘱根据病情有条件地执行，可以有执行的时间间隔，也可以是一次执行，过期尚未执行则失效。如患者发热伴轻、中度的疼痛，去痛片一次 1~2 片，一日 1~3 次，需要时服用；失眠，口服地西泮片，每次 5~10mg，睡前服等均属于后者。

（2）医嘱与处方的区别　虽然医嘱和处方都是医生为患者制定的药物治疗方案，但医嘱与处方存在着很多不同点。①服务对象不同：医嘱是专门指住院患者的药物治疗方案，处方则是供门诊、急诊患者使用；②时效差异：医嘱的时效性较短，往往以天为单位；③变动性差异：医嘱的变动性大，主管医生可根据患者的病情和临床检验指标变化随时调整医嘱，而门诊处方相对稳定，除患者复诊外，一般较少调整；④依从性差异：住院患者用药，为护士直接给药，因此，医嘱较处方的患者自行用药依从性更好。

（3）医嘱的审核　药师对医嘱的审核需要以疾病诊断及并发症为依据，考虑患者的年龄、性别、体重等基本身体情况，结合患者的肝功能、肾功能、心功能等生理状况，以及用药史、过敏史、烟酒史等个人状况，对药物的选择、给药方案及用药的适宜性做出正确的判断。因此，药师在进行医嘱审核时，必须对患者的病史及治疗方案有足够的了解，掌握药物的特性才能确保患者用药安全、有效、经济。

医嘱审核主要包括药物过敏、给药方案、用药禁忌及特殊人群的用药等方面的审核，以及重点药物的审核等方面。

1）药物过敏　药师在审核医嘱时应了解患者的用药史，药物、食物和其他物质的过敏史，判断医嘱中所使用药物是否存在潜在的过敏物质，审核需皮试的药物是否有皮试医嘱等。

2）给药方案　①用药的适应证是否适宜，判断医嘱中是否存在无适应证用药、无正当理由超适应证用药、不合理联合用药、过度治疗用药或有禁忌证用药等情况。②给药剂量是否适宜，医嘱审核时，要从患者的疾病、年龄、体重、肝肾功能来综合评估药物给药剂量。③给药频率是否适宜，参照药品说明书并结合药物的药代动力学参数来审核。④注射剂的给药速度和浓度是否适宜，如一些具有细胞毒作用的肿瘤化疗药物的给药速度和浓度、静脉补液中钾离子的浓度等有特殊要求的药物。⑤给药途径是否适宜，根据药物的剂型、所使用的辅料、患者患病病种、病灶所在部位等进行审核。如维生素 B_1 注射液仅供肌内注射，禁止静脉注射，否则有严重的血管刺激。⑥相同的药物用于不同的疾病治疗其给药途径和浓度有差异，应认真加以审核。如硫酸镁注射液静脉给药用于治疗子痫，硫酸镁溶液口服用于利胆时浓度为 33%，用于导泻时浓度为 50%，而 50% 硫酸镁溶液湿敷则用于治疗静脉炎、丹毒等。⑦疗程的审核，药物的疗程与病情有直接关系，应根据药品说明书、专业"用药指南"，以及病情变化、药物疗效评估等信息对疗程是否得当加以判断。

3）重复用药　临床上重复用药一般主要表现在三个方面：相同成分药物的重复使用、相同作用机制药物的重复使用、功效相同的中成药的重复使用。药师在医嘱审核时应特别注意，尤其是感冒药中的非甾体类抗炎镇痛药、抗组胺药物、镇咳药和血管收缩药等，联合用药可能导致重复用药。

4）药物配伍禁忌　药师在医嘱审核时要充分考虑药物之间药动学和药效学相互作用的影响，是否产生协同作用而致血药浓度升高，不良反应增加，或者产生拮抗作用而致药效下降。对于静脉给药的药物，药师还需要审核药物物理化学配伍问题、与输液瓶之间可能出现的配伍变化。如单瓶脂肪乳中不宜加入电解质溶液，否则瓶内液体会出现油水分离而不能使用。

5）特殊人群的用药　①儿童，审核其剂量及用药禁忌证，必须根据体重或体表面积进行计算，尤其是对喹诺酮类、四环素类及氨基糖苷类等有禁忌证的药物的审核；②65 岁以上的老年人，生理功能减退，药动学和药效学也随之变化，故应重点审核药物剂量，进行个体化给药；③孕妇，按美国 FDA 的妊娠安全性等级标准审核；④肾功能不全患者，根据其血肌酐值计算其肌酐清除率，审核药物剂量；⑤肝功能不全患者，应尽量避免或减少使用对肝毒性大的药物，初始宜小剂量，必要时进行血药浓度监测，做到个体化给药。

6）重点药物的审核　①对治疗指数小的药物要重点审核，如氨基糖苷类药物、地高辛、万古霉素、去甲万古霉素、环孢素、丙戊酸钠、氨茶碱等，必要时建议医生进行血药浓度监测，以保证药物治疗的安全有效；②对细胞毒药物重点审核，目前肿瘤化疗常常是多种药物的组合，要熟悉化疗方案，审核医嘱的准确性，提高患者用药安全系数；③肠外营养医嘱审核，肠外营养配方内容多，配伍变化复杂，输注时间长，对安全性要求高，应重点审核；④对临床检验结果有影响的药物需重点审核，并与临床医生一同对患者实施重点监护，正确评估疾病进展，避免不必要的用药。

（4）医嘱的调配　根据《处方管理方法》和《医疗机构药事管理规定》的有关规定，住院患者药品的配发应实行单次剂量调剂（unit dose dispensing，UDD）。UDD 就是药师按医嘱，对住院患者一次所用的药物按剂量单独包装调剂，其能有效降低差错的发生率。我国传统住院药房调剂大多采用的方式有凭处方发药、病区小药柜制和摆药制。随着科技信息的发展，国内许多大医院为住院药房引入了药品单剂量调剂系统（unit dose dispensing system，UDDS），使其与医院 HIS 对接，使得住院患者的口服药、注射剂实行了 UDD 的全自动化调剂。

1）传统住院药房调剂方式

①凭方发药：医生给住院患者分别开出处方，药疗护士凭处方到住院调剂室取药，调剂室依据处方逐件配发。其优点是能使药师直接了解患者的用药情况，便于及时纠正临床用药不当的现象，促进合理用药。缺点是增加药剂人员和医生的工作量。这种发药方式现在多用于贵重药品、麻醉药品、精神药品、毒性药品等少数的临床用药。

②病区小药柜制：病区使用药品请领单向住院调剂室领取协商规定数量的常用药品，存放在病区专设的小药柜内。每日药师查房后，治疗护士按照医嘱取药发给患者服用。这种发药制度的优点是便于患者及时用药，减少护士的工作量，有利于护理工作；同时便于住院调剂室有计划地安排发药时间，减少忙乱现象。缺点是药师不易了解患者的用药情况，不便及时纠正。此外由于病区和科室都保存相当数量的药品，如果护士管理不善，而药师及护士长检查不严，容易造成积压、过期失效、遗失等。

③摆药制：根据病区治疗单或医嘱，由药工人员或护士在药房将药品摆入患者的服用杯（盒）内，经病区治疗护士核对后发给患者服用。通常在病区的适中位置设立病区药房，也可在药剂科内设立摆药室。摆药室的人员多由药师和护士组成。药品的请领、保管和账目由药师负责。摆药制的优点是便于药品管理，避免药品变质、失效和损失；能保证药剂质量和合理用药，减少差错，提高药疗水平；而且护士轮流参加摆药，不但能提高护士对药品的认知水平，而且可了解药品的供应情况，自觉执行有关规定。

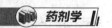

2）现代住院药房调剂方式

①单剂量全自动摆药机：单剂量全自动摆药机简称全自动摆药机，是通过接收医院 HIS 医嘱信息，将住院患者的一次剂量（片剂或胶囊）自动包入同一个药包内，避免了人工调剂和给药过程中容易出现的污染，大幅度减少摆药和给药环节的差错发生率及调剂人员的劳动强度，明确了药品信息，完善了药品管理。目前，市售的摆药机，每台可支持摆药品种为 300～500 种，且每台自动摆药机可满足 3000～4000 张床位规模医院的摆药要求。各医疗机构可根据自身规模进行配备。

使用全自动摆药机的时候，可能也会因为各种原因出现差错。①医嘱错误：包括医嘱表达有误、用药剂量不妥、医嘱时间重复、医嘱空白或缺失等；②人工加药错误：主要包括分离式药品适配器（用于投放非整片药品及非机摆药品）配药错误、药品中混有半片或异物（铝箔或纸片）、药片污染（使用自动剥药机过程中沾染黑色斑点）、剥药机清洁不彻底导致混片；③机器故障：可分为药品串包、机器卡药、药品夹碎、药品标签缺失或打印不清、药包开口等；④网络原因差错：如因网络数据接收错误导致病区编号异常，出现无效医嘱，导致全自动摆药机无法读取配药指令、配药失败等。

②注射剂单剂量分拣机：注射剂单剂量分拣机可以按医嘱自动地把药物准备好，在静脉药物配制中心或病区注射室配制，静脉药物配制中心一般设置在药学部门，按 GMP 标准设计装修，由受过专门培训的药学技术人员（也可包括护理人员），严格遵照操作规程，按照医嘱对静脉营养、细胞毒药物及其他静脉注射的药物进行配制后再分发到相应病区。

（二）社会药房调剂

随着我国医药经济的不断发展，医保制度的不断完善，人们已经逐渐形成了"大病进医院，小病进药店"的理念。公众对社会药房的要求，已不仅是只提供药品供应保障，而是希望从药学专业人员那里得到合理用药的咨询和指导。药品调剂是社会药房在药品销售过程中的重要工作，以调剂处方药和销售非处方药为主要内容。处方药和非处方药的概念见第一章。

1. 处方药调剂　　《处方药与非处方药流通管理暂行规定》要求"销售处方药和甲类非处方药的零售药店必须具有《药品经营企业许可证》。销售处方药和甲类非处方药的零售药店必须配备驻店执业药师或药师以上药学技术人员。"

执业药师或药师必须对医师处方进行审核、签订后依据处方正确调配、销售药品。对处方不得擅自更改或代用。对有配伍禁忌或超剂量的处方，应当拒绝调配、销售，必要时，经处方医师更正或重新签字，方可调配、销售。零售药店对处方必须留存 2 年以上备查。

2. 非处方药调剂　　非处方药分为甲类非处方药和乙类非处方药。经营处方药、甲类非处方药的零售企业必须具有《药品经营企业许可证》。经省级药品监督管理部门或其授权的药品监督管理部门批准的其他商业企业可以零售乙类非处方药。普通商业企业的乙类非处方药销售人员及有关管理人员必须经过当地地市级以上药品监督管理部门适当的药品管理法律、法规和专业知识培训、考核并持证上岗。

第二节　静脉用药调配

PPT

一、概述

静脉用药调配又称静脉药物配制，是指医疗机构药学部门根据医师用药医嘱（处方），经药师审核其合理性，由药学专业和（或）经过药学专业知识培训的护理人员按照无菌操作要求，在洁净环境下对静脉用药物进行加药混合调配，使其成为可供临床直接静脉输注使用的成品输液操作过程，其性质属药品调剂。

传统的医院静脉药物领用、混合、配制存在着一定的弊端，主要表现在以下方面。①各病区从药房领取大量静脉用药，缺乏严格的专业管理，造成大量药品的失效，缺失、浪费现象较为严重。②传统的医院静脉药物混合、配制都是在开放式的治疗室中进行的，其环境与外界相通，配制过程中极易造成细菌及微粒的污染。③护理人员因为专业原因，对药物的物理及化学性质、配伍禁忌、配伍变化等知识了解的相对较少，在静脉药物配制过程中遇到特殊情况往往得不到及时的解决。④缺少医、药、护三者之间的交流与沟通，同时对所需配制的药物未根据其性质采取相对应的存储方法，难以保证药品的质量。⑤对于一些危害药品，如细胞毒性药物、激素等，若在配制过程中处理不当，容易给患者和配制人员造成重大的伤害。

为了解决医院静脉药物配制过程中出现的问题，1969 年，世界上第一个静脉用药调配中心（pharmacy intravenous admixture service，PIVAS）在美国俄亥俄州立大学附属医院建立，其将注射液集中化管理。静脉输液集中化管理有许多的优点。①提高了药物治疗的安全性，保证了静脉输液在药品生产、临床配制及临床输注（采用密闭式软袋）全过程的无菌、无热原、低微粒。②减少给药错误。临床医师开具静脉输液用药医嘱（处方）→处方信息传递→药师审核医嘱（处方）→打印标签→贴签摆药→核对→混合调配→输液成品核对→输液成品包装→分病区置于密闭容器中、加锁→由工人送至病区→病区药疗护士开锁核对签收→给患者用药前护士应再次与病历用药医嘱核对→给患者静脉输注用药。临床静脉用药遵守此流程，严格进行审核和核对，可有效减少用药错误。③减少药品浪费，降低医疗成本。药品集中储存和管理，防止药品流失和过期；同时集中配制，少量使用的药品可实现药品共享，部分使用的药品也可继续利用；由于临时医嘱的改变，也可回收利用未使用的药品；购买大规格的药品，可降低分剂量成本。④加强职业保护。抗肿瘤药物、激素类药物、免疫抑制剂等这些对医护人员身体具有危害作用的药品配制由原先开放环境转入洁净安全的环境中，大大减少了对医护人员和患者的毒害；一些空安瓿、注射器、西林瓶等医疗废弃物的集中封闭处理，避免了残留药物对医护人员的伤害和对环境的污染。⑤提高护理质量，变分散配制为集中管理配制，提高了工作效率。⑥促进了医院药学的发展。药师介入临床药物治疗，建立了与临床医师和护士探讨合理用药的环境和机制，从一般加药混合向合理用药软件的开发、肿瘤药敏、细菌耐药，以及药物稳定性、相容性研究等理论和临床实践相结合方向发展，有力地促进了医院药学的发展。

我国于 1999 年在上海静安区中心医院建立了国内第一个静脉用药调配中心，随后在国内多家医院相继建成并投入使用。2002 年，原卫生部颁布的《医疗机构药事管理暂行规定》中提出：要根据临床需要逐步建立全静脉营养和肿瘤化疗药物等静脉液体调配中心（室），实行集中配制和供应。2004 年，美国药典 27 版颁布了《国际性 PIVAS 质量指导原则》，这是第一个医院内药物无菌制剂配制的正式法定标准，也是第一个强制性的无菌配制标准。2010 年由原卫生部颁布了《静脉用药集中调配质量管理规范》，其中规定：医疗机构采用集中调配和供应静脉用药的，应当设置静脉用药调配中心（室）；肠道外营养液和（或）危害药物静脉用药必须实行集中调配和供应。《静脉用药集中调配质量管理规范》是静脉用药集中调配工作质量管理的基本要求，适用于肠外营养液、危害药品和其他静脉用药调剂的全过程。

PIVAS 是医院药学实现从药品保障供应型向药学服务型转变的契机之一，体现了以患者为中心的药学服务理念。从近几年国内外的发展来看，其发展趋势主要体现在三个方面：一是配制范围扩大。PIVAS 已从部分配制，如全细胞毒药物、全静脉营养等，发展为全面配制，甚至可根据药物的特性，采取协定处方的形式提前批量配制药物，以适当的方法按规定储存，定期分发。二是个体特需服务。对药物耐受性低的患者，有的对药品中的防腐剂或辅料过敏，有的对标准剂量的药物过敏，在治疗过程中常需改变药物作用强度或剂量。三是建立区域性配制中心。此种区域性配制中心，可为诊所、社区卫生服务中心及小型医院提供服务。国内某三级医院静脉用药调配中心平面图如图 19-2 所示。

二、静脉药物配置中心

静脉用药调配中心（室）是指在符合 GMP 标准、依据药物特性设置的操作环境下，由受过培训的药学技术人员，严格按照操作程序，进行危害药和其他静脉用药物的调配，为临床药物治疗与合理用药提供服务的场所。

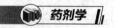

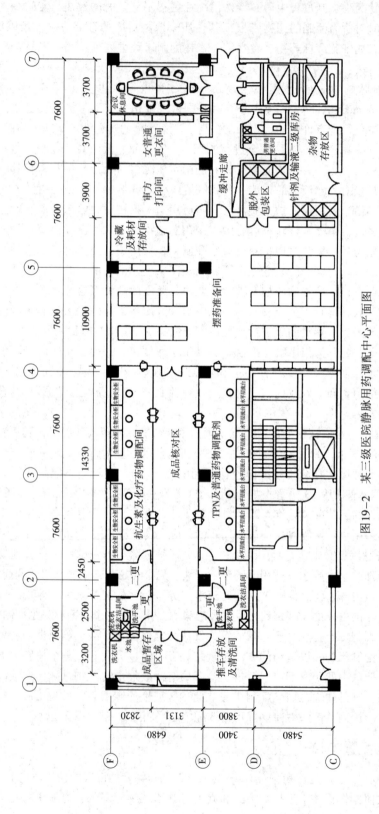

图19-2 某三级医院静脉用药调配中心平面图

（一）静脉药物调配中心的组建和人员配备

《静脉用药集中调配质量管理规范》中明确规定医疗机构静脉用药调配中心（室）建设必须符合规范要求，并通过设区的市级以上卫生行政部门审核、验收、批准。建立集中式或者分散式静脉配制中心需要根据医院实际情况决定。对于病区分散的医院，可考虑建立一个集中式静脉药物配制中心。某些较小病区可考虑建立卫星式静脉药物配制室。组建过程中应设法满足规范中所规定的人员、房屋、设施、仪器、设备、药品、耗材及规章制度等方面的基本要求。

1. 人员基本要求 静脉用药调配中心（室）负责人应具有药学专业本科以上学历，本专业中级以上专业技术职务任职资格，实际工作经验比较丰富，责任心强，有一定的管理能力；负责静脉用药医嘱或处方适宜性审核的人员，应具有药学专业本科以上学历，5 年以上临床用药或调剂工作经验，药师以上专业技术职务任职资格；负责摆药、加药混合调配、成品输液核对的人员，应当具有药士以上专业技术职务任职资格；从事静脉用药集中调配工作的药学专业技术人员，应当接受岗位专业知识培训并经考核合格，定期接受药学专业继续教育。与静脉用药调配工作相关的人员，每年至少进行一次健康检查，建立健康档案。对患有传染病或者其他可能污染药品的疾病，或患有精神病等其他不宜从事药品调剂工作的，应当调离工作岗位。

药学专业技术人员数量不得少于医院卫生专业技术人员总数的 8%。设置静脉用药调配中心、对静脉用药实行集中调配的药学部，所需的人员及药学部的药品会计、运送药品的工人，应当按照实际需要另行配备。

2. 房屋、设施和布局基本要求

（1）静脉用药调配中心（室）总体区域设计布局、功能室的设置和面积应与工作量相适应，并能保证洁净区、辅助工作区和生活区的划分，不同区域之间的人流和物流应按照规定设计合理走向，不同洁净级别区域间应有防止交叉污染的设施。

（2）静脉用药调配中心（室）应当设于医疗机构内人员流动较少的安静区域，且便于与医护人员沟通和成品的运送。设置地点应远离各种污染源，禁止设置于地下室或半地下室，周围的环境、路面、植被等不会对调配过程造成污染。洁净区采风口应设置在周围 30 米内环境清洁、无污染地区，离地面高度不低于 3 米。

（3）静脉用药调配中心（室）的洁净区、辅助工作区应有适宜的空间摆放相应的设施与设备；洁净区应含一次更衣、二次更衣及调配操作间；辅助工作区应含有与之相适应的药品与物料贮存、审方打印、摆药准备、成品核查、包装和普通更衣等功能室。

（4）静脉用药调配中心（室）应有足够的照明度，墙壁颜色应适合人的视觉；顶棚、墙壁、地面应平整、光洁、防滑，便于清洁，不得有脱落物；洁净区房间内顶棚、墙壁、地面不得有裂缝，能耐受清洗和消毒，交界处应成弧形，接口严密；所使用的建筑材料应符合环保要求。

（5）静脉用药调配中心（室）洁净区应当设有温度、湿度、气压等监测设备和通风换气设施，保持静脉用药调配室温度 18～26℃，相对湿度 40%～65%，保持一定量新风的送入。

（6）静脉用药调配中心（室）洁净区的洁净标准应符合国家相关规定，经法定检测部门检测合格后方可投入使用。各功能室的洁净级别要求：①一次更衣室、洗衣洁具间为十万级；②二次更衣室、加药混合调配操作间为万级；③层流操作台为百级。其他功能室应作为控制区域加强管理，禁止非本室人员进出。洁净区应持续送入新风，并维持正压差；抗生素类、危害药品静脉用药调配的洁净区和二次更衣室之间应呈 5～10Pa 负压差。

（7）静脉用药调配中心（室）应根据药物性质分别建立不同的送、排（回）风系统。排风口应处于采风口下风方向，其距离不得小于 3 米或者设置于建筑物的不同侧面。

（8）药品、物料贮存库及周围的环境和设施应当能确保各类药品质量与安全储存，应当分设冷藏、阴凉和常温区域，库房相对湿度 40%～65%。二级药库应当干净、整齐，门与通道的宽度应当便于搬运药品和符合防火安全要求。有保证药品领入、验收、贮存、保养、拆外包装等作业相适宜的房屋空间和设备、设施。

（9）静脉用药调配中心（室）内安装的水池位置应适宜，不得对静脉用药调配造成污染，室内不设地漏；室内应设置有防止尘埃和鼠、昆虫等进入的设施；淋浴室及卫生间不得设置在静脉用药调配中心（室）内，应在中心（室）外单独设置。

3. 仪器和设备基本要求

（1）静脉用药调配中心（室）应有相应的仪器和设备，保证静脉用药调配操作、成品质量和供应服务管理。仪器和设备需经国家法定部门认证合格。

（2）静脉用药调配中心（室）仪器和设备的选型与安装，应符合易于清洗、消毒和便于操作、维修和保养。衡量器具准确，定期进行校正，维修和保养应当有专门记录并存档。

（3）静脉用药调配中心（室）应配置百级生物安全柜，供抗生素和危害药品调配使用；设置营养药品调配间，配置百级水平层流洁净台，供肠道外营养液和普通输液静脉用药调配使用。

4. 药品、耗材和物料基本要求

（1）静脉用药调配所用药品、医用耗材和物料应按规定由医疗机构药学及有关部门统一采购，应当符合有关规定。

（2）药品、医用耗材和物料的储存应有适宜的二级库，按其性质与储存条件要求分类定位存放，不得堆放在过道或洁净区内。

（3）药品的贮存与养护应严格按照《医疗机构药事管理规定》《药品调剂质量管理规范》和《静脉用药集中调配操作规程》规定实施。静脉用药调配所用的注射剂必须符合《中国药典》（2020 年版）静脉注射剂质量要求。

（4）静脉用药调配所使用的注射器等器具，应采用符合国家标准的一次性使用产品，临用前应检查包装，如有损坏或超过有效期的不得使用。

5. 规章制度基本要求

（1）医疗机构应建立相应的静脉用药调配中心（室）规章制度、人员岗位职责和标准操作规程。

（2）静脉用药调配中心（室）当建立相关文书保管制度：自检、抽检及监督检查管理记录；处方医师与静脉应用药调配相关药学专业技术人员签名记录文件；调配、质量管理的相关制度与记录文件。

（3）建立药品、医用耗材和物料的领取与验收、储存与养护、按用药医嘱摆发药品和药品报损等管理制度，并定期检查落实情况。药品应每月进行盘点和质量检查，保证账物相符，质量完好。

6. 卫生与消毒基本要求

（1）静脉用药调配中心（室）应制定卫生管理制度、清洁消毒程序。各功能室内存放的物品必须与其工作性质相符合。

（2）洁净区应每天清洁消毒，其清洁卫生工具不得与其他功能室混用。清洁工具的洗涤、清洁方法和存放地点应有明确的规定。选用的清洁、消毒剂应定期更换，并且不会对设备、药品、成品输液和环境产生污染。每月应定时检测洁净区空气中的菌落数，并有记录。进入洁净区域的人员数目应严格控制。

（3）洁净区应定期更换空气过滤器。进行有可能影响空气洁净度的各项维修后，必须经检测达到相应洁净级别标准、并经验证后方可再次投入使用。

（4）配置有良好的供排水系统，水池应干净无异味，其周边环境应干净、整洁。

（5）重视个人清洁卫生，进入洁净区的操作人员不得化妆和佩戴饰物，必须按规定和程序进行更衣。工作服的材质、式样和穿戴方式，应与各功能室的不同性质、任务与操作要求、洁净度级别相适应，不得混穿，并应分开清洗。

（6）根据《医疗废弃物管理条例》制定废弃物处理管理制度，按废弃物性质分类收集，由本机构统一处理。

7. 实行电子处方的管理要求　具有医院信息系统的医疗机构，静脉用药调配中心（室）应当建立用药医嘱电子信息系统，电子信息系统应当符合《电子病历基本规范（试行）》有关规定。

（1）实现用药医嘱的分组录入、药师审核、标签打印及药品管理等，各道工序操作人员应当有身份标识和识别手段，操作人员对本人身份标识的使用负责。

（2）药学人员采用身份标识登录电子处方系统完成各项记录等操作并予确认后，系统应当显示药学人员签名。

（3）电子处方或用药医嘱信息系统应当建立信息安全保密制度，医师用药医嘱及调剂操作流程完成并确认后即为归档，归档后不得修改。

静脉用药调配中心（室）应当逐步建立与完善药学专业技术电子信息支持系统。

（二）静脉药物配置中心的质量管理

静脉用药调配中心（室）由医疗机构药学部门统一管理。医疗机构药事管理组织与质量控制组织负责指导、监督和检查本规范、操作规程与相关管理制度的落实。

医疗机构应当制定相关规章制度与规范，对静脉用药集中调配的全过程进行规范化质量管理。

（1）医师应按照《处方管理办法》有关规定开具静脉用药医嘱（处方）；药师应按《处方管理办法》有关规定和《静脉用药调配操作规程》，审核用药医嘱所列静脉用药混合配伍的合理性、相容性和稳定性，对不合理用药应与医师沟通，提出调整建议。对于用药错误或不能保证成品输液质量的处方或用药医嘱，药师有权拒绝调配，并做记录与签名。

（2）摆药、混合调配和成品输液应当实行双人核对制；静脉用药调配全过程应当实行双人核对制，集中调配要严格遵守本规范和标准操作规程，不得交叉调配；调配过程中出现异常应停止调配，立即上报并查明原因。

（3）静脉用药调配每道工序完成后，药学人员应按操作规程的规定，填写各项记录，内容真实、数据完整、字迹清晰。各道工序与记录应当有完整的备份输液标签，并应当保证与原始输液标签信息相一致，备份文件应当保存 1 年备查。

（4）医师用药医嘱经药师适宜性审核后生成输液标签，标签应符合《处方管理办法》规定的基本内容，并有各岗位人员签名的相应位置。书写或打印的标签字迹应清晰，数据正确完整。

（5）核对后的成品输液应当有外包装，危害药品应当有明显标识。

（6）成品输液应当置入各病区专用密封送药车，加锁或贴封条后由工人递送。递送时要与药疗护士有书面交接手续。

（三）洁净区管理要求

1. 洁净区人员、环境等管理要求　①洁净区工作人员（包括维修、运输工人等）应定期进行卫生和微生物基础知识、工作规范等方面的培训及考核；对进入洁净区的临时外来人员进行指导和监督。②洁净区与非洁净区之间必须设置缓冲设施，人流、物流分开，走向合理。③100000 级以上区域的工作服应在洁净区内洗涤、干燥、整理，必要时应按要求进行无菌处理。④10000 级洁净区使用的传输设备不得与低级别区域设备互用。⑤100 级洁净区内不得设置地漏，操作人员手部应带护具进行操作。⑥洁净区内保温层表面应平整，不得有颗粒物质脱落。⑦洁净区内使用无脱落物、易清洗、易消毒的清洁工具，清洁工具应存放于指定地点，并限定使用区域。⑧洁净区在静态条件下检测的尘埃粒子数、浮游菌数或沉降菌数必须符合规定，应定期监控动态条件下的洁净状况。⑨洁净区循环利用的净化空气应采取措施避免污染或交叉污染。⑩净化系统应按规定定时清洁、维修、保养并作记录。

2. 需无菌生产的环境情况及其空气洁净度级别要求　①静脉药品的配制、分装；②配制前不需除菌滤过的药液配制；③直接接触药品的包装材料最终处理后的暴露环境。以上三种情况均需要 100 级或 10000 级背景下的局部 100 级。

3. 静配成品批次的划分原则　每日配制的药品需根据药物稳定性及临床的要求分批次送往临床。第一批一般为抗生素、主要治疗药及配制后稳定性较差的药物；第二批一般为全肠外营养及一般普通药物；第三批一般为续液，大多为配制后稳定性较好的药物及空瓶（无需加药）；第四批为 2 次/日的次批次治疗药、普通药。临时医嘱则根据临床需要临时配制。

三、危害药品的配置

危害药品是指能产生职业暴露危险或者危害的药品，即具有遗传毒性、致癌性、致畸性，或对生育

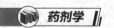

有损害作用及在低剂量下可产生严重的器官或其他方面毒性的药品，包括肿瘤化疗药品和细胞毒药品。细胞毒药品为一类可有效杀伤免疫细胞并抑制其增殖的药物，多为抗肿瘤药物，也可作为免疫抑制剂。PIVAS调配的危害药品，主要是治疗肿瘤用的化疗药品，即细胞毒性药品。

配药人员在配制细胞毒性药物的过程中，当存有药物粉剂的安瓿或瓶装药液抽取后拔出针头时，操作过程中针头脱落时或换液体时瓶内压力过高，均可导致药液微粒溢出，沾染皮肤、吸入呼吸道。长期接触细胞毒性药物，将使免疫系统受损，导致疲乏、抵抗力下降、经常感冒、脱发、失眠、精力不集中、月经失调等，进而造成更严重的器官功能的损害。因此，配制细胞毒性药物时一定要遵从安全操作规范，掌握安全操作技术。

（一）调配操作危害药品注意事项

根据我国《静脉用药集中调配操作规程》的要求，调配操作危害药品需要注意以下事项。

（1）危害药品调配应当重视操作者的职业防护，调配时应当拉下生物安全柜防护玻璃，前窗玻璃不可高于安全警戒线，以确保负压。操作人员应佩戴厚度大于0.22mm±0.03mm的无粉乳胶手套，穿着非透过性、防静电、无絮状物材料制成的制服，制服的袖口应该可以卷入手套之中，眼睛和脸部应佩戴眼罩和面罩以预防药物溅出。

（2）危害药品调配完成后，必须将留有危害药品的西林瓶、安瓿等单独置于适宜的包装中，与成品输液及备份输液标签一并送出，以供核查。

（3）调配危害药品用过的一次性注射器、手套、口罩及检查后的西林瓶、安瓿等废弃物，按规定由本医疗机构统一处理。

（4）危害药品溢出处理按照相关规定执行。

（二）生物安全柜

调配危害药品应使用百级生物安全柜，而不能使用水平层流洁净台。生物安全柜属于垂直层流台，通过层流台顶部的高效过滤器，可以过滤99.99%的0.3μm以上的微粒，使操作台空间形成局部100级的洁净环境，并且通过工作台面四周的散流孔回风形成相对负压，因此，不应当有任何物体阻挡散流孔，包括手臂等。用于调配危害药品的生物安全柜，应当加装活性炭过滤器用于过滤排出的有害气体。

（1）生物安全柜的准备　在开始配制前先用75%乙醇按从上到下，从里向外的顺序擦拭生物安全柜顶部、两侧及台面，用过的无菌纱布与其他生物危害性废物一起处理。将1张一面吸水一面防水的垫布置于安全柜内的工作台面上，该垫子必须在一整天的配制结束后或垫子上遭溅洒污染时更换掉；在配制药物前应当准备好所有的配制及用药时需要的药品和器材，这样可减少对柜内气流的影响来减少对人员的污染。

（2）生物安全柜的操作与注意事项　①有1~2位调配人员提前半小时先启动生物柜循环风机和紫外线灯，关闭前窗至安全线处，30分钟后关闭紫外线灯，然后用75%乙醇擦拭生物安全柜顶部、两侧及台面，顺序为从上到下、从里到外进行消毒，然后打开照明灯后方可进行调配；②紫外线灯启动期间，不得进行调配，工作人员应当离开操作间；③紫外线灯应当定期检测，如达不到灭菌效果时，应当及时更换灯管；④所有静脉用药调配必须在离工作台外沿20cm，内沿8~10cm，并离台面至少10cm区域内进行；⑤调配时前窗不可高过安全警戒线，否则，操作区域内不能保证负压，可能会造成药物气雾外散，对工作人员造成伤害或污染洁净间；⑥生物安全柜的回风道应当定期用蒸馏水擦拭清洁后，再用75%乙醇消毒；⑦生物安全柜每月应当做一次沉降菌监测，方法：将培养皿打开，放置在操作台上半小时，封盖后进行细菌培养，菌落计数；⑧生物安全柜应当根据自动监测指示，及时更换过滤器的活性炭。

（3）每年应当对生物安全柜进行各项参数的检测，以保证生物安全柜运行质量，并保存检测报告。

（三）危害药品的运送要求

（1）单独打包配制好的危害药品成品应该每袋单独打包封好，需避光的药品必须加避光袋。

（2）配制好的危害药品成品应用专用打包箱运送至病房，打包箱上应有"注意化疗药物"的标志。

（四）环境控制的相关规定

（1）在配制药物区域的入口应有醒目的标记说明只有授权人员才能进入。

（2）配制区域应尽量避免频繁的物流及人员的进出以避免将生物安全柜中的药物带入周围环境。

（3）在药物配制区域不允许进食、喝水、抽烟、嚼口香糖、化妆和储存食物。

（4）在配制区域应张贴有处理药物液滴，以及皮肤或眼睛意外接触的处理过程的图示。

（5）在药物配制区域应有水池，最好有冲洗眼睛的喷头，可选择性地准备一些包括生理盐水在内的溶液。

（6）所有危害药物的配制都应在符合要求的垂直气流生物安全柜中进行。

（7）在配制细胞毒性药物时应遵守无菌操作。

（8）在储存药物的区域应有适当的警告标签来提醒操作细胞毒性药物时应该注意的防护措施。

（五）危害药品的溢出与暴露

1. 可能接触危害药品的途径　①吸入药物的气雾和小液滴；②药物直接接触皮肤和眼睛、药物意外吸收（包括外伤，如针刺）；③通过受污染的食物、食物容器或吸烟接触。

2. 可能导致危害药品接触的操作步骤　①药物的准备；②传递和使用药物；③废弃物丢置；④清除飞溅、溢出液滴；⑤处置排泄物。

3. 准备和使用过程中可能发生药物接触的事件　①从药瓶中拔出针头；②使用针头、针筒（过滤膜）转移药物；③打开安瓿；④从针筒、管子中排出空气；⑤连接物、瓶子或袋子的渗漏和破裂；⑥更换袋子、瓶子和管子；⑦针筒中药物过多（绝不能超过容积的3/4）。

4. 废弃物丢弃过程中可能发生药物接触的事件　①处置在准备、使用危害药品过程中用过的材料；②处理体液（如血液、尿液、粪便、呕吐物、腹水、胸水、汗液）；③处置吸收或污染有接触过细胞毒性的患者体液的材料和亚麻布织物（如桌布、抹布等）；④清除溅出或溢出的药物。

（六）危害药品溢出的处理

1. 溢出包　在所有危害药品准备、配发、使用、运输和丢置的地方都应准备溢出包，包中的物件应有：①1件由无渗透性纤维织成的有袖的制服；②1双鞋套；③2双乳胶手套；④1双备用乳胶手套；⑤1副化学防溅眼镜；⑥1个再呼吸口罩；⑦1个一次性灰尘盘（收集碎玻璃）；⑧1个塑料小笤帚（将碎物或其他物质扫入盘中）；⑨2块塑料背面的吸水手巾；2块一次性海绵（1块擦除溢出液体，1块擦洗溢出物祛除后的地板等）；1个装尖锐物的容器；2个大、厚的一次性垃圾袋。

2. 生物安全柜子外溢出的处理程序　在安全生物柜以外体积小于或等于5ml或剂量小于或等于5mg的溢出为小量溢出。在安全生物柜以外体积大于5ml或剂量大于5mg的溢出则成为大量溢出。当有大量药物溢出发生，溢出地点应被隔离出来，应有明显的标记提醒该处有药物溢出。正确评估暴露在有溢出物环境中的每一个人，如果有人的皮肤或衣服直接接触到药物，其必须立即用肥皂和清水清洗被污染的皮肤或衣服。溢出的危害药品必须由受过培训的人员进行清除。其程序为：①必须穿戴好个人防护用品，包括制服、口罩、里层的乳胶手套、鞋套，外层操作手套、眼罩或者防溅眼镜；②如果溢出药物会产生气化，则需要戴上呼吸器；③液体应用吸收性的织物布块吸去和擦去，固体应用湿的吸收性织物布块擦去；④用小铲子将玻璃碎片拾起并放入防刺的容器中；⑤防刺容器、擦布、吸收垫子和其他被污染的物品都应丢置于专门放置危害药品的垃圾袋中；⑥药物溢出的地方应用清洁剂反复清洗3遍，再用清水洗清；⑦凡要反复使用的物品应当由受训过的人员在穿戴好个人防护器材的条件下用清洁剂清洗2遍，再用清水清洗；⑧放有危害药品污染物的垃圾袋应封口，再放入另一个放置细胞毒性废物的垃圾袋中，所有参加清除溢出物员工的防护制服应丢置在外面的垃圾袋中；⑨外面的垃圾袋也应封口并放置于专用一次性防刺容器中；⑩记录药物名称，大概的溢出量；溢出如何发生；处理溢出的过程；暴露于溢出环境中的员工、患者及其他人员；通知相关人员注意药物溢出。

3. 生物安全柜内溢出的处理程序　在生物安全柜内体积小于或等于150ml溢出的清除过程如同处理大量溢出的程序。在生物安全柜内的药物溢出大于150ml时，在清除掉溢出药物和清洗完药物溢出的地方后，应该对整个安全柜的内表面进行另外的清洁。程序如下：①使用工作手套将任何碎玻璃放入位于安全柜内的防刺容器中；②安全柜的内表面，包括各种凹槽之内，都必须用清洁剂彻底地清洗；③当溢出的药物不在一个小范围或凹槽中时，额外的清洗（如用特殊 pH 的肥皂来祛除不锈钢上的化学物质）也是需要的；④如果溢出药物污染了高效微粒气体过滤器，则整个安全柜都要封在塑料袋中，直到高效微粒气体过滤器被更换。

四、全静脉营养液的配置

静脉营养在临床有着广泛的应用，手术前后给予营养支持能降低手术并发症的发生率和手术的死亡率；抗肿瘤治疗同时给予积极的营养支持能提高患者对放疗或化疗的耐受力和治疗的效果；重症胰腺炎等危重患者给予有力的营养支持有利于患者度过漫长的危险期，提高治愈率。但由于配制的全静脉营养液不能最终灭菌，所以全静脉营养液必须在无菌条件下配置。

（一）全静脉营养配置要求

1. 环境　无菌混合配制的洁净室洁净度要求达到 10000 级，换气次数每小时 15 次以上，温度 18~26℃，并维持一定的正压（至少 25Pa），可送入一定比例的新风。照明度为 300lx，供水管道应选用抛光不锈钢管，水龙头应设计可用肘部或脚能够关闭的把手，并配有手部烘干机。地漏应是带液封的洁净地漏，墙壁与地面交界处成弧形，便于清洁。传递窗为双开门或双层玻璃移门。水平层流台的洁净度等级为 100 级，台面震动≤2μm，层流风速 0.4~0.6m/s，噪声≤5dB。冷藏箱温度 2~8℃。

2. 配制所需材料　提供的常用器具如输液袋、不同规格的注射器、纱布、手套、棉球、棉球罐等均为无菌级；溶媒和药品为无菌及无热原污染；还应提供正确的混合液及准确的剂量、符合药品检验要求、具有标签的全静脉营养液。

（二）水平层流洁净台操作规程

物品在水平层流洁净台的正确放置与操作是保证洁净台工作质量的重要因素。从水平层流洁净台吹出来的空气经过高效过滤器过滤，可除去 99.99% 直径 0.3μm 以上的微粒，并确保空气的流向及流速。用于静脉用药调配操作的水平层流台的进风口应处于工作台的顶部，这样可保证最洁净的空气先进入工作台，工作台的下部支撑部分可确保空气流通。

1. 清洁与消毒　①每天在操作开始前，有 1~2 位调配人员提前启动水平层流洁净台循环风机和紫外线灯，30 分钟后关闭紫外灯，再用 75% 乙醇擦拭层流洁净台顶部、两侧及台面，顺序为从上到下，从里向外进行消毒，然后打开照明灯后方可进行调配；②在调配过程中，每完成一份成品输液调配后，均应清理操作台上的废弃物，并用常水清洁，必要时再用 75% 乙醇消毒台面；③每天调配结束后，彻底清场，先用常水清洁，再用 75% 乙醇擦拭消毒。

2. 水平层流洁净台的操作与注意事项　①水平层流洁净台启动半小时后方可进行静脉用药调配。②水平层流洁净台可划分为 3 个区域：内区，即最靠近高效过滤器的区域，距离高效过滤器 10~15cm，适宜放置已打开的安瓿和其他一些已开包装的无菌物体；工作区，即工作台的中央部位，离洁净台边缘 10~15cm，所有的调配应当在此区域完成；外区，即从台边到 15~20cm 距离的区域，可用来放置有外包装的注射器和其他带外包装的物体（应尽量不放或少放）。③尽量避免在操作台上摆放过多的物品，较大物品之间的摆放距离约为 15cm，小件物品之间的摆放距离约为 5cm。④避免物体放置过于靠近高效过滤器，所有的操作在工作区内进行，不要把手腕或胳膊肘放置在洁净工作台上，随时保持"开放窗口"。⑤保证第一时间洁净的空气从洁净工作台上的无菌物品间流过，即物品与高效过滤器之间应当无任何物体阻碍，也称"开放窗口"。⑥避免任何液体物质溅入高效过滤器，高效过滤器一旦被弄湿，很容易产生破损及滋生真菌。⑦安瓿用砂轮切割和西林瓶的注射孔盖子打开后，用 75% 乙醇仔细擦拭消毒，去除微粒，打开安瓿的方向远离高效过滤器。⑧水平层流洁净台每周做一次动态浮游菌监测：将培养皿打开，放置在操作台上半小时，封盖后进行细菌培养，菌落计数。⑨避免在洁净间内剧烈的动作及大声喧哗，严格遵守无菌操作规则。

（三）配置注意事项

1. 配置前的准备

（1）处方审核 ①是否有未经核实的药物，如某些生物制剂可能发生致敏反应，在长时间输注时可能发生配伍变化。②是否有配伍禁忌，如氨基酸不能和维生素 C、复方维生素 K 混合；维生素 B_1 禁与碱性药物和含钙离子的溶液混合。③剂量和配比浓度是否恰当，如使用复合磷酸氢钾注射液补充磷酸盐时，忽略了此药需要稀释 200 倍以上的要求，造成浓度过高而溶液形成沉淀。④电解质浓度是否恰当，一般而言，全静脉营养液中一价阳离子（Na^+、K^+）和二价阳离子（Ca^{2+}、Mg^{2+}）的浓度应分别小于 130mmol/L 和 8mmol/L。

（2）药品核对 主要包括药品检查和排药后的核对。药品检查侧重于检查药品的澄明度，溶液中是否有玻璃屑、毛刷断毛等异物，是否变色等，对不是整支用量的药品做出标记；排药后核对主要是核对处方上的药品数量与实物数量是否相符，并对全静脉营养液的组分及比例的合理性进行再次审核。

（3）物品准备 包括全静脉营养液袋的准备和检查、注射器、针头等配制用品的准备等。

2. 配制步骤 临床全静脉营养液配制主要包括使用单瓶营养药物混合、使用商品化混合袋、使用双腔营养袋和使用自动化配制设备等几种情况。

（1）单瓶营养药物混合 将微量元素加入氨基酸，将电解质加入葡萄糖，钙剂和磷酸盐分别加入不同的药液以避免发生磷酸钙沉淀。将含糖液和含氨基酸的药液输入三升袋内，边输边轻轻振摇使药物混合均匀，并检查有无沉淀生成。将脂溶性维生素注入水溶性维生素中溶解，再将其加入脂肪乳中混匀后输入三升袋，边加边轻轻振摇，使其与袋内的药物混合均匀。药液混合均匀后排出袋内空气后封口。

（2）使用商品化混合袋 该类混合袋已将氨基酸、葡萄糖、脂肪乳、电解质混合好，使用时将其从冰箱中取出加入维生素和微量元素混合均匀即可。

（3）使用双腔营养袋 双腔营养袋一般含有氨基酸、葡萄糖和电解质。使用前，撕开封条混合即可，脂肪乳剂在液体混合后加入，维生素和微量元素最后加入。

（4）使用自动化配制设备 将氨基酸、脂肪乳、葡萄糖等制剂悬挂于自动配制设备上自行混合即可。

3. 配置过程中注意事项 ①混合顺序非常重要，在终混前氨基酸可被加到脂肪乳剂中或葡萄糖中，以保证氨基酸对乳剂的保护作用，避免因 pH 改变和电解质的存在而使乳剂破裂。②钙剂和磷酸盐应分别加在不同的溶液中稀释，以免发生磷酸钙沉淀。在氨基酸和葡萄糖混合后，先用肉眼检查袋中有无沉淀生成，在确认没有沉淀后再加入脂肪乳剂。③混合液中不要加入其他药物，除非已有资料报道或验证过。④加入液体总量应≥1500ml，混合液中葡萄糖的最终浓度为 0%～23%，有利于混合液的稳定。⑤电解质不应直接加入脂肪乳剂中。⑥配好的营养液袋上应注明配方组成、床号、姓名及配制时间。

4. 成品检查 检查成品是否存在破乳、分层、沉淀等现象，同时检查各通路是否锁紧，并轻挤营养袋检查是否漏液。

5. 成品存放 全静脉营养液最好现配现用，24 小时内输注完毕。如需临时存放，双腔或三腔半成品的营养袋在未使用之前，储于室温，使用时，撕开封条混合即可使用；商品化的混合袋，需储于冰箱中；自行配制的营养袋，需避光，冷藏保存，尤其是不含脂肪乳剂、含水溶性维生素全静脉营养液更应注意避光，未马上使用的，保存于 4℃冰箱中。

五、静脉用抗生素的配制

抗生素是临床用于治疗各种细菌感染或抑制致病微生物感染的药物，在临床上的应用率较高，其中静脉用药占有的比例相当大。

（一）抗生素在调配、使用过程中易对人体产生的危害

1. 过敏反应 青霉素、头孢菌素类等可使人体产生过敏反应，常见的过敏反应为药疹、皮炎和药热等，严重者会引发过敏性休克，抢救不及时可危及生命。

2. 毒性反应 抗生素引起的常见毒性反应包括听觉神经损害、造血系统障碍、肾损害、肝损害及胃

肠道反应。

3. 二重感染　老年人、婴幼儿、体弱者、腹部手术者及滥用抗生素者较易发生，二重感染一般较难控制，具有很大的危险性。

4. 耐药性　随着抗生素的广泛使用及不合理用药导致的抗生素滥用，致使耐药菌株日益增多，影响疾病的治疗，甚至会因无敏感抗生素控制感染而造成严重的后果。

5. 局部刺激性　抗生素肌内注射，多数可引起局部疼痛，静脉注射可能引起血栓性静脉炎。

抗生素类药物易引起过敏反应，在抗生素类药物调配过程中，应特别注意，有抗生素过敏史的人员，要避免进行此类药物的调配，调配过程一定要遵从抗生素调配操作规范。配制好的抗生素成品输液，要重点核对需要做皮试的抗生素药物，应检查空安瓿或空西林瓶所标示的批号，确保一组输液所用药品为同一批号，避免因批号不同导致患者输注后发生过敏反应。

（二）抗生素药物使用的生物安全柜

调配抗生素药物与危害药品使用的生物安全柜不同，调配抗生素使用 A2 型 II 级生物安全柜，调配危害药品使用 B2 型 II 级生物安全柜。两种生物安全柜的区别在于排气特征上，A2 型的排出气流经过高效过滤后排回到室内，B2 型安全柜的排出气流经过高效过滤后排到室外。

1. A2 型 II 级生物安全柜　长期接触抗生素类药物对静脉药物调配工作人员具有一定的影响，因此，允许在工作区域有微量化学气体循环或气溶胶，可以使用外接排放管道盖的 A2 型 II 级生物安全柜。A2 型 II 级生物安全柜送风为垂直单向气流方式，具有独特的负压风道设计，可使风速风压保持稳定。70% 的气体通过 HEPA 过滤器再循环到工作区，30% 的气体通过排气口过滤排出。

2. B2 型 II 级生物安全柜　危害药品产生的气溶胶对静脉用药调配工作人员的身体影响较大，因而工作区域不允许循环化学气体或气溶胶，必须使用装备硬管的 B2 型 II 级生物安全柜。B2 型 II 级生物安全柜为 100% 全排型生物安全柜，无内部循环气流，工作区内送风为全垂直单向气流方式。

（三）混合调配抗生素药物注意事项

根据我国《静脉用药集中调配操作规程》的要求，调配操作抗生素类药物需要注意以下事项：①不得采用交叉调配流程；②静脉用药调配所用的药物，如果不是整瓶（支）用量，则必须将实际所用剂量在输液标签上明显标识，以便校对；③若有两种以上粉针剂或注射液需加入同一输液时，应当严格按药品说明书要求和药品性质顺序加入；④调配过程中，输液出现异常或对药品配伍、操作程序有疑点时应当停止调配，报告当班负责药师查明原因，或与处方医师协商调整用药医嘱；发生调配错误应当及时纠正，重新调配并记录。

第三节　药物配伍变化

PPT

微课

一、概述

在临床治疗过程中，针对不同的症状和病情，为达到更好的治疗目的，常常将两种或两种以上药物同时或先后应用，即采用联合用药方式。

这种配伍使用的目的可归纳为以下方面。

（1）某些药物产生协同作用，以增强疗效，如复方阿司匹林片、复方降压片等。

（2）提高疗效、减少副作用，减少或延缓耐药性的发生等，如磺胺药与甲氧苄氨嘧啶联用、阿莫西林与克拉维酸联用。

（3）利用药物间的拮抗作用以克服某些副作用，如用吗啡镇痛时常配伍阿托品，以消除吗啡对呼吸中枢的抑制作用及胆道、输尿管及支气管平滑肌的兴奋作用。

（4）为了预防或治疗并发症而加用其他药物等。

联合用药常应用于治疗恶性肿瘤、结核病及混合感染。治疗高血压病及心功能不全也常需要选择2～3种药物联合应用。多种药物配伍在一起应用，由于它们的物理、化学和药理性质相互影响，常常产生各种各样的配伍变化，包括物质形态改变的物理配伍变化，新物质产生的化学配伍变化，以及引起药物作用性质、强度或持续时间改变的药效学配伍变化。有些配伍变化符合药物配伍的目的，有利于生产、使用和治疗，称为合理性配伍；有些可能引起药物作用的减弱或消失，甚至引起毒副作用的增强，是不希望产生的配伍变化，这种配伍变化被称为配伍禁忌。可能导致配伍禁忌的药物不能配合应用。

研究药物配伍变化的目的是：根据药物和制剂成分的理化性质和药理作用，研究其产生的原因和正确的处理或防止的方法，设计合理的处方；对可能发生的配伍变化则应有预见性，进行制剂的合理配伍，保证用药的安全和有效，防止医疗事故的发生。药物配伍疗效方面的变化，即药物在体内的相互作用已在药理学等专业课程有了专门介绍，本章着重介绍药物在体外配伍后的理化性质变化。

二、物理和化学配伍变化

（一）物理配伍变化

几种药物配伍，可能发生分散状态或其他物理性质的改变，造成药物制剂不符合质量和医疗要求。

1. 溶解度改变　不同性质的制剂混合在一起，常因药物在混合溶液中的溶解度降低而析出沉淀。例如以丙二醇-水为混合溶媒制成的12.5%氯霉素注射液，当用输液稀释至浓度在0.25%以上时，会出现氯霉素沉淀。酊剂、流浸膏等是以不同浓度乙醇为溶媒，若与某些药物的水溶液配伍，往往会析出沉淀。

2. 潮解、液化和结块　由于药物混合形成的混合物临界相对湿度下降而导致吸湿，并可能形成低共熔混合物，而产生液化现象。散剂、颗粒剂由于药物吸湿后又逐渐干燥而结块。

3. 分散状态或粒径变化　乳剂、混悬剂中分散相的粒径可因与其他药物配伍，也可能因久贮而粒径变大，或分散相聚结凝聚而分层或析出，导致使用不便或分剂量不均，甚至使药物的生物利用度下降。

某些胶体溶液可因加入电解质或其他脱水剂使胶体分散状态破坏而产生沉淀，如某些保护胶体，当加入浓度较高的亲水性物质如糖浆、乙醇或强电解质而使保护胶失去作用。另外，吸附性强的物质如活性炭、白陶土、碳酸钙等，与剂量较小的生物碱配伍时，能吸附生物碱而在机体中释放不完全。这些均属物理性配伍变化。

（二）化学配伍变化

1. 变色　药物制剂配伍引起氧化、还原、聚合、分解等反应时，可产生有色化合物或发生颜色变化。易氧化药物与pK_a较高的药物配伍时，容易变色，这在分子结构中含有酚羟基的药物中较为常见。例如维生素C与烟酰胺即使以干燥粉末混合，颜色也会变为橙红色；多巴胺注射液与碳酸氢钠注射液配伍后会逐渐变成粉红至紫色；含酚羟基的药物与铁盐相遇颜色变深。此外，变色现象也可发生在某些固体制剂的配伍，如碳酸氢钠或氧化镁粉末能使大黄粉末变为粉红色；氨茶碱或异烟肼与乳糖粉末混合变成黄色。这种变色现象在光照射、高温、高湿环境中反应更快。

2. 混浊和沉淀　液体剂型配伍应用时，若配伍不当，可能发生混浊或沉淀。

（1）pH改变产生沉淀　由难溶性碱或难溶性酸制成的可溶性盐，它们的水溶液常因pH的改变而析出沉淀，如水杨酸钠或苯巴比妥钠的水溶液遇酸或酸性药物后，会析出水杨酸或巴比妥酸；生物碱可溶性盐的水溶液遇碱或碱性药物后，则会析出难溶性碱的沉淀。

（2）水解产生沉淀　如苯巴比妥钠溶液因水解反应能产生无效的苯乙基乙酰脲沉淀；硫酸锌在中性或弱碱性溶液中，易水解生成氢氧化锌沉淀，故硫酸锌滴眼剂中，常加入少量硼酸使溶液呈弱酸性，以防止硫酸锌水解。

（3）生物碱盐溶液的沉淀　大多数生物碱盐的溶液，当与鞣酸、碘、碘化钾、溴化钾或乌洛托品等相遇时，能产生沉淀；黄连素和黄芩苷在溶液中能产生难溶性沉淀。

（4）复分解产生沉淀　无机药物之间可由复分解而产生沉淀。如硫酸镁溶液遇可溶性钙盐、碳酸氢钠或某些碱性较强的溶液时，均能产生沉淀；硝酸银遇含氯化物的水溶液时即产生沉淀。

3. 产气 药物配伍时，偶尔会遇到产气的现象。如溴化铵、氯化铵或乌洛托品与强碱性药物配伍，溴化铵和利尿药配伍时，可分解产生氨气；乌洛托品与酸类或酸性药物配伍能分解产生甲醛等。

4. 分解破坏、疗效下降 许多药物在固体状态或溶液中加入一定的稳定剂时，处于较稳定的状态，但当与一些药物制剂配伍后，原来的条件如 pH、离子强度、溶媒等发生变化而变得不稳定，如维生素 B_{12} 与维生素 C 混合制成溶液时，维生素 B_{12} 的效价显著降低；乳酸环丙沙星与甲硝唑混合不久，甲硝唑浓度降为原有浓度的 90%。

5. 发生爆炸 大多数由强氧化剂与强还原剂配伍时引起。如以下药物混合研磨时，可能发生爆炸：氯化钾与硫，高锰酸钾与甘油，强氧化剂与蔗糖或葡萄糖等；又如碘与氯化氨基汞混合研磨能产生碘化氮，如有乙醇存在可引起爆炸。

三、注射用药物的配伍变化

注射液的物理化学配伍变化主要出现混浊、沉淀、结晶、变色、水解、效价下降等现象。如注射用乳糖酸红霉素与肝素钠混合后可出现浑浊或沉淀；多巴胺注射液与碳酸氢钠注射液配伍后逐渐变成粉红色至紫色；枸橼酸小檗碱注射液与 0.9% 氯化钠注射液混合时则析出结晶状沉淀等。有些配伍肉眼并不能看出变化，如乳糖酸红霉素 1g/L 与葡萄糖氯化钠注射液配伍后（pH4.5）25℃放置 6 小时效价下降约 12%。因为红霉素在 pH5 以下不稳定，如果与一些药物配伍后 pH 下降至 4.0 左右，则 6 小时会失效 50% 以上。这种情况由于肉眼观察不到，所以带来的危害性往往是严重的。此外，有些药物与输液配伍，虽然用肉眼观察不到沉淀，但用微孔滤膜-显微镜及电子显微镜法可观察有大量的微粒或微晶。如头孢噻吩溶液在 pH4.9 时微粒达 12000 粒/升，微粒呈片状无晶体形沉淀物；pH8 时微粒为 2800 粒/升，微粒直径为 $1\sim5\mu m$。在 pH6.9 以下出现的微粒具有黏性，可黏附在人体血管内壁，易引起局部刺激与静脉炎。这类问题已逐步引起人们的注意。

注射液中产生配伍变化的因素很多，其中主要有以下几个方面。

1. 输液的组成 常用的输液有 5% 葡萄糖注射液、0.9% 氯化钠注射液、复方氯化钠注射液、5% 葡萄糖氯化钠注射液、右旋糖酐注射液、复方乳酸钠注射液、10% 果糖注射液、氨基酸注射液等，这些单糖、盐、高分子化合物的溶液一般都比较稳定，常与注射液配伍使用。

血液、脂肪乳剂、甘露醇等输液，由于性质特殊，临床上一般不宜与其他注射液配伍。如血液不宜与注射液配伍使用，因血液成分极复杂，与药物的注射液混合后可能引起溶血、血细胞凝聚等现象，另外血液不透明，药物配伍时若产生沉淀或混浊不易观察。甘露醇在水中的溶解度（25℃）为 1∶5.5，故临床上用的 20% 浓度的溶液已经是饱和溶液，但一般不易析出结晶，如有结晶析出，可加热到 37℃使之完全溶解后应用。若在甘露醇溶液中加入氯化钾、氯化钠等溶液，则可引起甘露醇结晶析出。静脉注射用脂肪乳剂的油相直径在几微米以下，与其他注射液配伍应慎重。因乳剂的稳定性受许多因素影响，加入药物往往能破坏乳剂的稳定性，产生乳剂破裂，油相合并或油相凝聚等现象。

2. 输液与添加注射液间的相互作用

（1）溶媒组成的改变 当采用非水性溶媒（如乙醇、甘油、丙二醇等）的注射剂加入输液（水溶液）中时，由于溶媒组成的改变而使药物的溶解度下降，析出药物结晶。如氯霉素注射液（含乙醇、甘油等）加入 5% 葡萄糖注射液中时可见氯霉素结晶的析出，但输液中氯霉素的浓度低于 0.25% 则无沉淀析出。

（2）pH 的改变 pH 对药物的稳定性影响较大，许多药物的分解速度与溶液中的 H^+ 有关。各种输液有不同的 pH 范围，在不适当的 pH 下，有些药物会产生沉淀或加速分解。如 5% 硫喷妥钠 10ml 加于 5% 葡萄糖 500ml 中则产生沉淀，这是由于 pH 下降而导致。许多抗生素类药物在不同 pH 条件下其分解速度不同。如乳糖酸红霉素在 0.9% 氯化钠注射液（pH 约 6.45）中 24 小时仅分解 3%，若在 5% 葡萄糖注射液（pH 约 5.5）中 24 小时则分解 32.5%。输液本身 pH 是直接影响混合后 pH 的因素之一。各种输液有不同的 pH 范围，而且所规定的 pH 范围较大。例如 5% 葡萄糖注射液的 pH 为 3.2~5.5，若 pH 为 3.2，则其与酸不稳定的抗生素如青霉素 G 配伍时更易引起分解失效。又如，头孢唑啉在 5% 葡萄糖注射液中与维生素 C 注射液配伍，24 小时内含量下降 8.9%。因此联合使用时间不可超过 6 小时。

（3）缓冲容量 缓冲剂抵抗 pH 变化能力的大小称为缓冲容量。有些输液中含有一定缓冲容量的乳酸根、醋酸根等阴离子，它们具有一定的缓冲能力。在酸性溶液中沉淀的药物，在含有缓冲能力的弱酸溶液中也常会出现沉淀。如 5% 硫喷妥钠 10ml 加入 0.9% 氯化钠或林格液中不产生变化，但加入 5% 葡萄糖或含乳酸盐的葡萄糖注射液中则析出沉淀，这是由于混合后溶液的 pH 下降导致药物沉淀所致。

（4）离子作用 有些离子能加速某些药物的水解反应，如乳酸根离子能加速氨苄西林的水解。氨苄西林在含乳酸钠的林格注射液中 4 小时后可损失 20%。乳酸根还能加速青霉素 G 的分解，pH 为 6.4 时青霉素 G 的分解速度与乳酸根离子浓度（0.1~0.5mol/L）成正比。

（5）直接反应 某些药物可直接与输液中一种成分反应。如四环素与含钙盐的输液在中性或碱性下，由于形成螯合物而产生沉淀。但此螯合物在酸性条件下有一定的溶解度，故在一般情况下与复方氯化钠配伍时不至于出现沉淀。除 Ca^{2+} 外，四环素还能与 Fe^{2+} 形成红色、Al^{3+} 形成黄色、Mg^{2+} 形成绿色的螯合物。

（6）电解质的盐析作用 两性霉素 B 的注射液为胶体分散的水溶液，只能加在 5% 葡萄糖注射液配伍后静脉滴注，如加到 0.9% 氯化钠注射液中，可因大量电解质的存在使胶体粒子凝聚，发生盐析而产生沉淀。

（7）聚合反应 有些药物在溶液中可能形成聚合物。如氨苄西林 10%（g/ml）的浓贮备液虽贮于冷暗处，但放置期间 pH 稍有下降便出现变色，溶液变黏稠，甚至会产生沉淀，这是由于形成聚合物所致。聚合物形成过程与时间及温度均有关。有人认为氨苄西林的聚合物与 6-氨基青霉酸相似，是引起青霉素变态反应的原因。

（8）药物与机体中某些成分的结合 某些药物如青霉素可与蛋白质结合，这种结合可能会引起变态反应，所以青霉素类药物加入蛋白质类输液中使用是不妥当的。

3. 注射液之间的相互作用 除将两种以上的注射液混合以外，还常常将两种以上的注射液加入输液中一起静脉注射。两种注射液混合后的药物浓度比与输液混合者大，因而更容易出问题。这方面的配伍变化，大部分是由于 pH 改变而引起。当两种注射液的 pH 稳定范围相差较大时，例如盐酸四环素注射液的 pH 为 1.8~2.98，而磺胺嘧啶钠注射液的 pH 为 8.5~10.5，二者在混合时容易产生配伍变化。许多有机碱在水中难溶而需制成强酸盐，如氯丙嗪加盐酸制成盐酸氯丙嗪则在水中易溶，但当加碱于盐酸氯丙嗪溶液中又会析出氯丙嗪。许多有机酸类（如巴比妥类、磺胺类等）在水中难溶，需要加碱制成钠盐才能配成溶液。所以这类注射液与其他酸性注射液配伍后，由于混合液 pH 的变化而往往容易产生沉淀。如盐酸四环素注射液与乳酸钠注射配伍时，则使盐酸四环素注射液 pH 上升而析出四环素的沉淀。在输液中，加入两种以上的注射液，由于总体积的增加，药物的浓度被稀释，有时不致出现沉淀。

4. 注射液附加剂引起的配伍变化 附加剂作为一种稳定剂，有防止主药氧化分解及助溶等作用。如果与其他药物配伍不当，往往可与配伍的主药或其他附加剂产生配伍变化，直接影响主药的稳定性和疗效，甚至生成有害物质。在用药过程中，一般对主药间的配伍变化比较重视，而往往忽视主药与附加剂、附加剂与附加剂的配伍变化。因此对附加剂在注射液配伍中的影响应予以高度重视。例如，头孢拉定注射液常用氢氧化钠、精氨酸和碳酸钠作为中和剂，当与乳酸盐林格液及含钙离子的注射液配伍时，可生成碳酸钙沉淀而使溶液浑浊。

5. 影响注射药物配伍变化的其他因素

（1）配伍浓度 有些药物达到一定浓度时才会出现沉淀。如重酒石酸间羟胺注射液与琥珀酸氢化可的松注射液，在 0.9% 氯化钠注射液或 5% 葡萄糖注射液中各为 100mg/L 时，观察不到变化。但当氢化可的松浓度达到 300mg/L 与重酒石酸间羟胺浓度达到 200mg/L 时则出现沉淀。

（2）配伍时间 许多药物在溶液中的反应需要一定时间，有时很慢，甚至在配伍后几小时才出现沉淀，所以在短时间内用完是可以的。新鲜配制的输液，一般应在 4 小时内输完。

（3）温度 反应速度受温度影响很大，一般每升高 10℃ 反应速度增大 2~4 倍。通常在输液配制过程

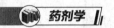

中，温度变化不大。输液应新鲜配制，及时输用。若需放置，应及时贮存于冷暗处，以防止因温度过高或时间过长而变质。

（4）氧气与二氧化碳的影响　有些药物制成注射液需在安瓿内充填惰性气体如氮气以防止药物被氧化。如苯妥英钠、硫喷妥钠等注射液，因吸收空气中的二氧化碳使溶液的 pH 下降，故有析出沉淀的可能。

（5）光照　有些药物对光敏感，如两性霉素 B、呋喃妥因钠、磺胺嘧啶钠、核黄素、四环素类、雌激素类药物。此类药物应以黑纸或铝箔包裹，避免强光照射。

（6）配伍的顺序　有些药物配伍产生沉淀的现象可用改变配伍顺序的方法来克服。如 1g 氨茶碱与 300mg 烟酸配伍，先将氨茶碱用输液稀释至 100ml，再慢慢加入烟酸则可达到澄明的溶液，如先将两种药液混合后稀释则会析出沉淀。

（7）原辅料纯度　有些药物在配伍时发生的异常现象，并不是由于药物本身，而是由于原辅料含有杂质引起。例如，氯化钠原料中含有微量的钙盐，与 2.5% 枸橼酸钠注射液配伍时往往产生枸橼酸钙的悬浮微粒而混浊。此外，中药注射液中未除尽的高分子杂质在与输液配伍时也可出现混浊或沉淀。

四、配伍变化的处理原则与方法

（一）配伍变化的处理原则

配伍变化处理的一般原则：①了解医师的用药意图，发挥制剂应有的疗效，保证用药安全。在审查处方发现疑问时，首先应该与处方医师联系，了解用药的意图，明确对象及施药的途径作为配发的基本条件，例如患者的年龄性别、病情及其严重程度、用药途径等。②对患有并发症的患者，审方时应注意禁忌证，必须根据患者具体情况来判定。③在明确用药意图和患者的具体情况后，再结合药物的物理、化学和药理等性质来分析可能产生的不利因素和作用，对处方成分、剂量、发出量、服用方法等各方面要加以全面的审查，确定克服方法，并与处方医师联系，共同确定解决的方法。

（二）配伍变化的处理方法

物理或化学的配伍禁忌的处理，一般可在上述的原则下按下法进行。

1. 控制贮存条件　有些药剂在患者使用过程中，由于贮存条件如温度、空气、水、二氧化碳、光线等影响会加速沉淀、变色或降解，故应在密闭及避光条件下，贮存于棕色瓶中，发出的剂量亦不宜多。另外，一些容易水解的临时调配的制剂，应贮存于 5℃ 以下以延缓其效价下降，发出量应尽量少。

2. 改变调配次序　改变调配次序常可克服一些不应产生的配伍禁忌。在很多溶液中，混合次序能影响生产工序的繁简与成品的质量。例如将苯甲醇与三氯叔丁醇各 0.5% 在水中配伍时，三氯叔丁醇在冷水中溶解很慢，但是若先将三氯叔丁醇与苯甲醇混合，然后再加入注射用水，则配伍非常容易。又如将碳酸镁、枸橼酸与碳酸氢钠制成溶液剂时，需将枸橼酸溶解于水，先与碳酸镁混合溶解后再将碳酸氢钠溶入。倘若碳酸氢钠先与枸橼酸混合耗尽酸液，则不能配成溶液剂。

3. 改变溶媒或添加助溶剂　改变溶媒是指改变溶媒容量或改变成混合溶媒，此法常用于防止或延缓溶液剂析出沉淀或分层。

增加溶媒量并增加相应制品的用量或添加助溶剂可以有效地防止药物因超过溶解度而析出沉淀。例如芳香水剂制成的盐类溶液常常析出挥发油，但将芳香水剂稀释后可消除，如加入适当的表面活性剂亦能得到澄明溶液。很多合剂，特别是含有树脂的乙醇浸出制剂，在贮存过程中往往析出沉淀或变色，可加入适量乙醇（约 10%~20%）或聚山梨酯类加以克服。此外，甘油的溶解能力介于水与乙醇之间，且对苯酚、硼酸、硼砂溶解性能较好，常加 10%~20% 于水性制剂中。丙二醇的配伍性质与甘油类似，可在一些外用或口服制剂中代替甘油。

4. 调整溶液的 pH　氢离子浓度的改变能影响很多微溶性药物溶液的稳定性。阴离子型药物，如芳香有机酸盐、巴比妥酸盐、磺胺盐、青霉素盐等在氢离子浓度增加到一定程度时能析出溶解度较小的游离酸。同样，阳离子型药物，如生物碱及其类似物、碱性抗生素、碱性维生素及碱性局部麻醉剂或碱性安定剂等，当氢离子浓度降低到一定程度时，能析出溶解度较小的游离碱。多数的多价可溶性金属盐（如硫酸锌等）在溶液中亦能因氢离子浓度减少而生成难溶性氢氧化物或碱性物。此外，氢离子浓度的改变往往能加速或延缓一些药物的氧化、水解或降解等反应。对于上述这些药物，特别是注射用药物，精确地控制氢离子浓度十分重要。

5. 更换有效成分或更换剂型　在征得医师同意的条件下，可改变有效成分，但改换的药物应力求与原成分相类似，用法也尽量与原方一致。例如将 0.5% 硫酸锌与 2% 硼砂配伍制成滴眼剂能析出碱式硼酸锌或氢氧化锌，可改用硼酸代替硼砂。也可考虑改用其他剂型，如将次硝酸铋与碳酸氢钠制成合剂，因次硝酸铋在水中水解生成硝酸，与碳酸氢钠反应放出二氧化碳，可用次碳酸铋代替或将一种成分制成散剂，分别包装服用。

注射液间产生物理化学配伍禁忌时，通常不能配伍使用，可分别注射，或建议医师改用其他的注射液或输液。

目前有将药物制剂产生配伍变化的现象及处理方法的经验制成的电脑软件，可供使用时查对参考。

案例分析

　　案例： 某院呼吸科护士执行某住院患者的医嘱：注射用头孢哌酮钠 4g 联合复方氯化钠注射液 500ml，静脉滴注。护士用注射器抽取复方氯化钠注射液溶解头孢哌酮钠，再将此溶液加入复方氯化钠注射液 500ml 中，结果发生乳白色浑浊现象。试分析出现白色浑浊的原因，如何避免？

　　分析： 500ml 复方氯化钠注射液中含氯化钠 4.25g、氯化钾 0.15g、氯化钙 0.165g。当用复方氯化钠注射液溶解头孢哌酮钠后的溶液加入复方氯化钠注射液稀释后，头孢哌酮钠母核头孢烯 4-位上有羧酸钠，遇钙离子而产生头孢烯 4-羧酸钙。根据溶度积原理，当产生的头孢烯 4-羧酸钙浓度 ≤ 其沉淀平衡常数（K_{sp}）时，生成的头孢烯 4-羧酸钙溶于溶液中，不产生沉淀；当产生的头孢烯 4-羧酸钙浓度 > K_{sp} 时，生成的头孢烯 4-羧酸钙析出。由于溶液中钙离子和头孢烯 4-羧酸钠的存在，随着时间的增加，生成头孢烯 4-羧酸钙的反应不断进行，发生的乳白色沉淀越多，直到溶液中头孢烯 4-羧酸钠或钙离子反应完为止。

　　要避免以上现象，必须按照注射用头孢哌酮钠说明书中要求，不宜用含钙的注射液，如复方氯化钠注射液直接溶解，必须先用注射用水将本品溶解后再缓缓加入至复方氯化钠注射液中，否则将产生乳白色沉淀。

第四节　用药指导

PPT

一、概述

虽然处方药和非处方药相应的警示语或忠告语均由生产企业醒目地印制在药品包装及药品使用说明书上，但由于临床医生的繁忙，患者医药知识的相对缺乏，大多数情况下，患者离开医院时，对拿到手的药物应该如何正确使用，并不完全清楚，这可能是导致患者不能完全或完全没有按照医嘱使用药物的主要原因。一旦用药不当，如用药时间不适宜、次数过于频繁或不足、剂量过大或过小、用药的过程中饮酒或摄入其他不宜的食物或饮料，或者没有意识到服用其他药物的影响等都可能影响药物的疗效，甚至发生一些意想不到的用药风险。作为专业药学人员如何利用自己掌握的专业知识指导患者合理用药？必须具备能够回答患者以下几个问题的能力。

（1）针对患者的病情该选用哪类药物、何种剂型？

（2）被选用的药物有什么特点？什么时间、如何服用？

（3）服药期间有无禁忌？

（4）用药后可能会发生什么不良反应？如何避免？一旦发生，应如何应对？

（5）药物的贮存有没有什么特别要求？

据美国的资料统计，美国每位药房（店）药师每年接受有关非处方药咨询约4000人次，而98%药师对OTC的忠告能被消费者接受，这种合理用药的指导能力、患者的信任度和接受度正是国内药师努力的方向。本节将主要从剂型的正确使用、选择适宜的服药时间和饮水、饮食、抽烟等对药物的影响等三个方面进行叙述。

二、剂型的正确使用

1. 普通片剂、胶囊剂及其缓控释制剂　普通片剂、胶囊剂及其缓控释制剂服用时，一般用100~150ml的温水吞服。服用缓控释片剂或胶囊时，需要注意以下方面：①服药前一定要看说明书或请示药师、医师，因为各制药公司的缓控释口服药的特性可能不同。另有些药品采用的是商品名，未标明"缓释"或"控释"字样，若在其外文药名中带有SR或ER时，则亦属于缓控释剂型。②除另有规定外，一般应整片或整粒吞服，严禁嚼碎和击碎分次服用。③缓控释制剂每日仅用1~2次，服药时间宜固定，一般应在清晨或睡前服用。

2. 泡腾片　泡腾片应用时宜注意：①严禁直接服用或口含；②不应让婴幼儿自行服用；③供口服的泡腾片，一般应将药片放入100~150ml凉开水或温水浸泡，药片迅速崩解、释放出药物和二氧化碳气泡，气泡消失后方可饮用；④药液中有不溶物、沉淀、絮状物时不宜服用。

3. 口腔崩解片　用手取药前应保持手部干燥，迅速取出药片置于舌面，药片将在数秒内崩解，不需用水或只需少量水，借吞咽动作将药物入胃起效，患者不应试图将药片分开或咀嚼。许多口腔崩解片可以和普通片剂一样直接用水吞服，也可放入适量果汁中，搅拌至混悬状态后服用。

4. 舌下片　舌下片应用时宜注意：①给药时宜迅速，含服时把药片放于舌下；②含服时间一般控制在5分钟左右，以保证药物充分吸收；③不宜用舌头在嘴中移动舌下片以加速其溶解，不要咀嚼或吞咽药物，不要吸烟、进食、嚼口香糖，保持安静，不宜多说话；④含化后30分钟内不宜吃东西或饮水。

5. 咀嚼片　咀嚼片常用于维生素类、解热药和治疗胃部疾病的氢氧化铝、硫糖铝等制剂。服用时宜注意：①在口腔内的咀嚼时间宜充分，如铝碳酸镁、氢氧化铝片，嚼碎后进入胃中很快在胃壁上形成一层保护膜，从而减轻胃内容物对胃壁溃疡的刺激；②咀嚼后可用少量温开水送服；③用于中和胃酸时，宜在餐后1~2小时服用。

6. 滴丸剂　滴丸剂多用于病情急重者，如冠心病、心绞痛、咳嗽、急慢性支气管炎等。主要供口服用，亦可供外用和局部如眼、耳、直肠、阴道等使用。服用滴丸时，应仔细看清药物的服法，剂量不能过大；宜以少量温开水送服，有些可直接含于舌下；滴丸剂在保存中不宜受热。

7. 注射剂　注射剂临床应用时均以液体状态直接注入人体，作用迅速可靠，不受pH、酶、食物等影响，无首过效应，可发挥全身或局部作用，适用于急救、不宜口服的药物或不能口服药物的患者。但由于注射剂存在着给药途径有创伤、用药过程中可能因药液的污染导致感染、患者不能自行用药等不足，因此临床使用时应注意：①对于医生，应严格掌握注射剂的用药指征，原则上能口服不注射，能肌内注射不静脉注射；尽量采用序贯疗法，危急时静脉治疗，缓解后改口服治疗。②对于药师，一定加强处方和医嘱的审核，注意药液配伍安全，禁止有配伍禁忌的药物混合给药。③对于护士，应严格执行无菌操作技术要求，避免药液、注射器、输液器等相关装置被细菌污染，操作准确细致，减轻患者痛苦，加强巡视，监护药液性状和输注速度，加强对患者和家属用药风险意识的宣教。④对于患者及家属，尊重医生根据病情用药，避免向医生要求输液；加强注射剂的风险知识的学习，了解输液器的各个部位的作用和使用方法，如输液过程中出现静脉穿刺点肿胀、药液变色、药液中有异物、患者出现心慌、胸闷、气促、头晕等或药液已滴完，应立即关闭输液器开关，按铃向护士站报告。

8. 软膏剂、乳膏剂　应用软膏剂和乳膏剂时应注意：①涂敷前将皮肤用温开水清洗干净，并稍微晾干。②对有破损、溃烂、渗出的部位一般不要涂敷。如急性湿疹，在渗出期采用湿敷方法可收到显著的疗效，若用软膏剂反可使炎症加剧、渗出增加。对急性无渗出性糜烂则宜用粉剂或软膏剂。③涂布部位有烧灼或瘙痒、发红、肿胀、出疹等反应，应立即停药，并将局部药物洗净。④部分药物，如尿素，涂后采用封包（即用塑料膜、胶布包裹皮肤）可显著提高角质层的含水量，封包条件下的角质层含水量可由 15% 增至 50%，增加药物的吸收，亦可提高疗效。⑤涂敷后轻轻按摩可提高疗效。⑥不宜涂敷于口腔、眼结膜等部位。

9. 透皮贴剂　使用透皮贴剂时宜注意：①用前将所要贴敷部位的皮肤清洗干净，并稍微晾干；②从包装内取出贴片，揭去附着的薄膜，但不要触及含药部位；③贴于无毛发或是刮净毛发的皮肤上，轻轻按压使之边缘与之贴紧，不宜热敷；④皮肤有破损，溃烂，渗出红肿的部位不要贴敷；⑤不要贴在皮肤的皱褶处，四肢下端或紧身衣服底下，选择一个不进行剧烈运动的部位，如胸部或上臂；⑥定期更换或遵医嘱，若发现给药部位出现红肿或刺激，可向医生咨询。

10. 含漱剂　含漱剂多为水溶液，使用时宜注意：①按说明书的要求稀释浓溶液后含漱，不得咽下或吞下；②儿童必须在成人监护下使用；③恶心、呕吐者暂时不宜含漱；④含漱后不宜马上饮水和进食，以保持口腔内药物浓度；⑤含漱剂不宜长期应用，一般含漱 3 日后，症状未见缓解，请向医师咨询；⑥当药品性状发生改变时禁用。

11. 滴眼剂　使用滴眼剂的步骤为：①清洁双手，将头部后仰，眼向上望，示指轻轻将下眼睑拉开成一钩袋状。②将药液从眼角侧滴入眼袋内，一次滴 1~2 滴。滴药时应距眼睑 2~3cm，勿使滴管口触及眼睑或睫毛，以免污染，尤其化妆后的女性更应注意，以免化妆品的化学成分污染药水，滴入眼睛后引起炎症。③滴后轻轻闭眼 1~2 分钟，用药棉或纸巾擦拭流溢在眼外的药液，用手指轻轻按压眼内角，以防药液分流降低眼内局部药物浓度及药液经鼻泪管流入口腔而引起不适。

使用注意事项：①若同时使用两种以上药液，宜间隔 10 分钟。②若使用阿托品、毒扁豆碱、毛果芸香碱等有毒性的药液，滴后应用棉球压迫泪囊区 2~3 分钟，以免药液经泪道流入泪囊和鼻腔，经黏膜吸收后引起中毒反应，对儿童用药时尤应注意。③一般先滴右眼后滴左眼，以免用错药，如左眼病较轻，应先左后右，以免交叉感染。角膜有溃疡或眼部有外伤、眼球手术后，滴药后不可压迫眼球，也不可拉高上眼睑，最好使用一次性滴眼剂。④如眼内分泌物过多，应先清理分泌物，再滴入或涂敷，否则会影响疗效。⑤滴眼剂不宜多次打开使用，连续应用 1 个月不应再用，如药液出现混浊或变色时，切勿再用。⑥使用前认真阅读说明书，每天所滴次数应间隔开，如每日 3~4 次，不要在上午或下午全部滴完，最好是将一天时间平均分配，相隔均等的时间滴入眼睑内效果较好。⑦对于一些将药物和溶液分开的滴眼剂，如利福平滴眼液，应提醒患者使用滴眼剂前，应将药物溶解到溶液中混匀后再使用。⑧白天宜用滴眼剂反复多次滴眼，临睡前应用眼膏剂涂敷，这样附着眼壁时间长，利于保持夜间的局部药物浓度。

12. 眼膏剂　使用眼膏剂时，宜按下列步骤操作：①清洁双手，打开眼膏管口；②头部后仰，眼向上望，用示指轻轻将下眼睑拉开成一袋状；③压挤眼膏剂尾部，使眼膏成线状溢出，将约 1cm 的眼膏挤进下眼袋内（如眼膏为盒装，将药膏抹在玻璃棒上涂敷于下眼睑内），轻轻按摩 2~3 分钟以增加疗效，但注意眼膏管口不要直接接触眼或眼睑；④眨眼数次，尽量使眼膏分布均匀，然后闭眼休息 2 分钟；⑤用脱脂棉擦去眼外多余药膏，盖好管帽；⑥多次开管和连续使用超过 1 个月的眼膏不要再用。

13. 滴耳剂　滴耳剂主要用于耳道感染。如果耳聋或耳道不通，不宜应用。耳膜穿孔者也不要使用滴耳剂。滴耳剂的使用方法：①将滴耳剂用手捂热以使其接近体温；②头部微向一侧，患耳朝上，成人用药，抓住耳垂轻轻拉向后上方使耳道变直，而小儿则向后下方向，一般一次滴入 4~5 滴，一日 2 次，或参阅药品说明书的剂量；③滴入后保持姿势 5~10 分钟，更换另一只耳朵；④滴耳后用少许药棉塞住耳道；⑤注意观察滴耳后是否有刺痛或烧灼感；⑥连续用药 3 天患耳仍然疼痛，应停止用药，及时去医院就诊。

14. 滴鼻剂　鼻除其外部为皮肤所覆盖外，鼻腔和鼻窦内部均为黏膜覆被，鼻腔又深又窄，所以滴鼻时应头往后仰，适当吸气，使药液尽量达到较深部位。另外，鼻黏膜比较娇嫩，滴鼻剂必须对黏膜没有或仅有较小的刺激。滴鼻剂的使用方法：①滴鼻前保持鼻腔清洁，清除鼻腔内分泌物，以利于药物充分和鼻腔黏膜接触。②头部向后仰依靠椅背，或仰卧于床上，肩部放一枕头，使头部向后仰。③对准鼻孔，瓶壁不要接触到鼻黏膜，一次滴入 2~3 滴，儿童 1~2 滴，一日 3~4 次或间隔 4~6 小时给药 1 次。④滴后保持仰位 1 分钟，后坐直。⑤如滴鼻液流入口腔，可将其吐出。⑥过度频繁或延长使用时间可引起鼻塞症状的反复；连续用药三天以上，症状未缓解应向执业医师咨询；幼儿尽量不用滴鼻剂，因为婴幼儿的鼻黏膜更为娇嫩，用滴鼻剂会刺激鼻黏膜；高血压患者慎用鼻黏膜血管收缩剂，以防血压升高。⑦同时使用几种滴鼻剂时，首先滴用鼻腔黏膜血管收缩剂，再滴入抗菌药物。⑧含毒剧药的滴鼻剂尤应注意不得过量，以免引起中毒。

15. 鼻用喷雾剂　鼻用喷雾剂是专供鼻腔使用的气雾剂，其包装带有阀门，使用时挤压阀门，药液以雾状喷射出来，供鼻腔外用。鼻用喷雾剂的使用方法：①喷鼻前先呼气；②头部稍向前倾斜，保持坐位；③用力振摇气雾剂并将尖端塞入一个鼻孔，同时用手堵住另一个鼻孔并闭上嘴；④挤压气雾剂的阀门喷药，一次喷入 1~2 揿，儿童 1 揿，一日 3~4 次，或参阅说明书的剂量，同时慢慢地用鼻子吸气；⑤喷药后将头尽力向前倾，置于两膝之间，10 秒后坐直，使药液流入咽部，用嘴呼吸；⑥更换另一个鼻孔重复前一过程，用毕后可用凉开水冲洗喷头。

16. 吸入气雾剂和吸入粉雾剂　吸入给药是目前治疗慢性阻塞性肺病、哮喘及过敏性鼻炎的重要给药途径，通过口腔、鼻腔吸入给药，使气道局部药物覆盖良好，有低剂量、高效、迅速和安全的特点。常用的吸入剂有吸入气雾剂和吸入粉雾剂。

（1）吸入气雾剂　吸入气雾剂系指经口吸入沉积于肺部的制剂，通常也被称之为压力定量吸入剂。其操作步骤如图 19-3 所示。①给药前尽量将痰液咳出，口腔内的食物咽下；将吸入气雾剂摇匀。②将双唇紧贴近喷嘴，头稍微后倾，缓呼气尽量让肺部的气体排尽。③将喷口放入口内，含紧喷口。④深深地、缓慢地吸气，同时揿压气雾剂阀门，使舌尖向下，并继续深吸气；准确掌握剂量，明确 1 次给药揿压几下。⑤屏住呼吸 10~15 秒。⑥缓慢呼气。⑦10 分钟后用温水清洗口腔或用 0.9% 氯化钠注射液漱口，喷雾后及时擦洗喷嘴。

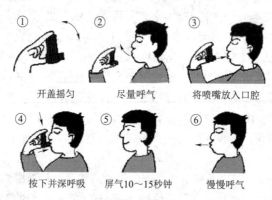

开盖摇匀　　尽量呼气　　将喷嘴放入口腔

按下并深呼吸　　屏气10~15秒钟　　慢慢呼气

图 19-3　吸入气雾剂的操作步骤

（2）吸入粉雾剂　吸入粉雾剂是指固体微粉化药物单独或与合适载体混合后，以胶囊、泡囊或多剂量贮库形式，采用特制的干粉吸入装置，由患者吸入雾化药物至肺部的制剂。目前吸入粉雾剂的给药装置较多，各种装置由于设计原理不同而有不同的使用方法。

17. 栓剂　栓剂因施用腔道的不同，分为直肠栓、阴道栓和尿道栓，后者现在很少使用。

（1）阴道栓　应用阴道栓时宜注意以下方面。①洗净双手，除去栓剂外封物。如栓剂太软，则应将其带着外包装放在冰箱的冷冻室或冰水中冷却片刻，使其变硬，然后除去外封物，放在手中捂暖以消除尖状外缘。用清水或水溶性润滑剂涂在栓剂的尖端部。②患者仰卧床上，双膝屈起并分开，可利用置入器或戴手套，将栓剂尖端部向阴道口塞入，并用手以向下、向前的方向轻轻推入阴道深处。置入栓剂后患者应合拢双腿，保持仰卧姿势约 20 分钟。③在给药后 1~2 小时内尽量不排尿，以免影响药效。④应于入睡前给药，以便药物充分吸收，并可防止药栓遇热溶解后外流；月经期停用，有过敏史者慎用。

（2）直肠栓 应用时要依次进行：①栓剂基质的硬度易受气候的影响而改变，在夏季，炎热的天气会使栓剂变的松软而不易使用，应用前宜将其置入冰水或冰箱中 10~20 分钟，待其基质变硬。②剥去栓剂外裹的铝箔或聚乙烯膜，在栓剂的顶端蘸少许液状石蜡、凡士林、植物油或润滑油。③塞入时患者取侧卧位，小腿伸直，大腿向前屈伸，贴着腹部；儿童可趴伏在大人的腿上。④放松肛门把栓剂的尖端插入肛门，并用手指缓慢推进，深度距幼儿肛门口约 2cm，成人约 3cm，合拢双腿并保持侧卧姿势 15 分钟，以防栓剂被压出。⑤用药前先排便，用药后 1~2 小时内尽量不解大便（刺激性泻药除外）。因为栓剂在直肠的停留时间越长，吸收越完全。⑥如条件允许，在肛门外塞一点脱脂棉或纸巾，以防基质熔化漏出而污染衣被。

三、选择适宜的服药时间

现代医学研究证实，很多药物的作用、毒性和不良反应与人体的生物节律（生物钟）有着极其密切的关系。同一种药物在同等剂量可因给药时间不同而产生不同的作用和疗效。而药师运用时辰药理学知识来制定合理的给药方案，按时辰规律给药能准确及时地将药物送达病灶，使给药更加科学、有效、安全、经济。如根据促肾上腺皮质激素分泌昼夜节律，糖皮质激素采用早晨 1 次给药或隔日早晨 1 次给药，以减少对下丘脑-垂体-肾上腺皮质系统的反馈抑制，从而避免导致肾上腺皮质功能的下降；肝脏合成胆固醇的时间在夜间，因此调血脂药洛伐他汀、辛伐他汀等宜睡前服用，有助于提高疗效；一般利尿药宜清晨服用，以减少起夜次数；维生素 B_2 的特定吸收在小肠上部，餐后服用可延缓胃排空，使其在小肠较充分地吸收。临床常用药物适宜的服用时间及注释见表 19-3。

表 19-3 临床常用药物适宜的服用时间及注释

服用时间	药品类别	药品名称	注释
清晨	糖皮质激素	泼尼松、泼尼松龙、地塞米松	减少对下丘脑-垂体-肾上腺素皮质系统的反馈抑制而避免导致肾上腺素皮质功能下降
	抗高血压药物	氨氯地平、依那普利、贝那普利、拉西地平、氯沙坦、缬沙坦、索他洛尔	有效控制杓型血压
	抗抑郁药物	氟西汀、帕罗西汀、瑞波西汀、氟伏沙明	抑郁、焦虑、猜疑等症状，常表现为晨重晚轻
	利尿药	呋塞米、螺内酯	避免夜间排尿次数过多
	驱虫药	阿苯达唑、甲苯咪唑、双羟萘酸噻嘧啶	减少人体对药物的吸收，增加药物与虫体的直接接触
	泻药	硫酸镁	盐类泻药可迅速在肠道发挥作用
餐前	胃黏膜保护药	磷酸铝凝胶、复方铝酸铋	可充分的附着于胃壁，形成一层保护屏障
	收敛药	鞣酸蛋白	可迅速通过胃进入小肠，遇碱性小肠液而分解出鞣酸，起到止泻作用
	促胃动力药	甲氧氯普胺、多潘立酮、莫沙必利	以利于促进胃蠕动和食物向下排空，帮助消化
	降糖药	氯磺丙脲、格列本脲、格列齐特、格列吡嗪、格列喹酮、罗格列酮	餐前服用疗效好，血浆达峰浓度时间比餐中服用提早
	钙、磷调节药	阿仑膦酸钠（晨起）	便于吸收，避免对食管和胃的刺激
	抗菌药物	头孢拉定、头孢克洛、氨苄西林、阿莫西林、阿奇霉素、克拉霉素、利福平	进食可延缓药物吸收
	广谱抗线虫药	伊维菌素	餐前 1 小时服用可增强疗效

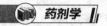

服用时间	药品类别	药品名称	注释
餐中	降糖药	二甲双胍、阿卡波糖（与第一口饭同服）、格列美脲	减少对胃肠道的刺激和不良反应
	助消化药	酵母、胰酶、淀粉酶	发挥酶的助消化作用，并避免被胃液中的酸破坏
	非甾体抗炎药	舒林酸	与食物同服可使镇痛作用持久
		吡罗昔康、美洛昔康、奥沙普秦	与食物同服减少胃黏膜出血的概率
	肝胆辅助用药	熊去氧胆酸	于早、晚进餐时服用，可减少胆汁、胆固醇的分泌，利于结石中胆固醇的溶解
	抗血小板药	噻氯匹定	进餐时服用可提高生物利用度并减少胃肠道不良反应
	减肥药	奥利司他	进餐时服用，可减少脂肪的吸收率
	分子靶向抗肿瘤药	伊马替尼	进餐时服用或与大量水同服可减少对消化道的刺激
	抗结核药	乙胺丁醇、对氨基水杨酸	进餐时服用可减少对消化道的刺激
餐后	非甾体抗炎药	阿司匹林、二氟尼柳、贝诺酯、对乙酰氨基酚、吲哚美辛、尼美舒利、布洛芬、双氯芬酸、甲芬那酸	减少对胃肠的刺激，食物可延缓其吸收
	维生素	维生素 B_1、维生素 B_2	随食物缓慢进入小肠以利于吸收
	组胺 H_2 受体阻断剂	西咪替丁、雷尼替丁、法莫替丁	餐后服用比餐前效果为佳，因为餐后胃排空延迟，有更多的抗酸和缓冲作用时间
睡前	催眠药	水合氯醛、咪达唑仑、艾司唑仑、异戊巴比妥、地西泮、硝西泮、苯巴比妥	失眠者可选择选用，服用安然入睡
	平喘药	沙丁胺醇、二羟丙茶碱	哮喘多在凌晨发作，睡前服用止喘效果更好
	调节血脂药	洛伐他丁、辛伐他汀、普伐他汀、氟伐他汀、瑞舒伐他汀	肝脏合成胆固醇峰期多在夜间，晚餐后服药有助于提高疗效
	抗过敏药	苯海拉明、异丙嗪、氯苯那敏、特非那定、赛庚啶、酮替芬	服后易出现嗜睡、困乏，睡前服用安全并有助于睡眠
	钙剂	碳酸钙	以清晨和睡前服用为佳，以减少食物对钙吸收的影响；如选用含钙量高的钙尔奇 D，则宜睡前服，因为人血钙水平在后半夜及清晨最低，睡前服可使钙得到更好的利用
	缓泻药	比沙可啶、液状石蜡	服后约 12 小时排便，于次日晨起泻下

四、日常饮食和抽烟等对药物的影响

（一）饮水对药物治疗的影响

1. 宜多饮水的药物

（1）平喘药　服用茶碱或茶碱控释片、氨茶碱、胆茶碱、二羟丙茶碱等，由于其可提高肾血流量，具有利尿作用，使尿量增多而易致脱水，出现口干、多尿或心悸；同时哮喘者往往伴有血容量较低。因此，宜注意适量补充液体，多喝白开水。

（2）利胆药 利胆药能促进胆汁分泌和排出，机械地冲洗胆道，有助于排除胆道内的泥沙样结石和胆结石术后少量的残留结石。但利胆药中苯丙醇、羟甲香豆素、去氢胆酸和熊去氧胆酸服用后可导致胆汁的过度分泌和腹泻，因此，服用时应尽量多喝水，以避免过度腹泻而脱水。

（3）蛋白酶抑制剂 在艾滋病联合治疗中，蛋白酶抑制剂中的利托那韦、茚地那韦、洛匹那韦等，多数可引起尿道结石或肾结石，所以在治疗期间应确保足够的水化，为避免结石的发生，宜增加每日进水量，一日需饮水在 2000ml 以上。

（4）双膦酸盐 双膦酸盐对食管有刺激性，需用 200ml 以上的水送服；其中阿仑膦酸钠、帕屈磷酸钠在治疗高钙血症时，可导致水、电解质紊乱，故应注意补充液体，使一日的尿量达 2000ml 以上。同时提示患者在服药后不宜立即平卧，保持上身直立 30 分钟。

（5）抗痛风药 应用排尿酸药苯溴马隆、丙磺舒、别嘌醇的过程中，应多饮水，一日保持尿量在 2000ml 以上，同时应碱化尿液，使 pH 保持在 6.0 以上，防止尿酸在排出过程中在泌尿道沉积成结石。

（6）抗尿结石药 服用中成药排石汤、排石冲剂后，都宜多饮水，保持一日尿量 2500～3000ml，以冲洗尿道，并稀释尿液，降低尿液中盐类的浓度，减少尿盐沉淀的机会。

（7）电解质 口服补液盐（ORS）粉、补液盐 2 号粉，每袋加 500～1000ml 凉开水，溶解后服下。

（8）磺胺类药物 主要由肾排泄，在尿液中的浓度高，可形成结晶性沉淀，易发生尿路刺激和阻塞现象，出现结晶尿、血尿、尿痛和尿闭。在服用磺胺嘧啶、磺胺甲噁唑和复方磺胺甲噁唑后宜大量饮用水，以尿液冲走结晶，也可加服碳酸氢钠以碱化尿液，促使结晶的溶解度提高，以减少析晶对尿道的伤害。

（9）氨基糖苷类抗生素 链霉素、庆大霉素、卡那霉素及阿米卡星对肾脏的毒性大，虽在肠道不吸收或吸收甚微，但多数在肾脏经肾小球滤过，尿液中浓度高，浓度越高对肾小球的损害越大，宜多喝水以稀释并加快药的排泄。

（10）氟喹诺酮类药物 主要经肾排泄，用后应多饮水，防止药物造成肾损伤。

2. 限制饮水的药物

（1）某些治疗胃病的药物 ①苦味健胃药不要加水冲淡，也不要多喝水，服后不要漱口。这些药物通过苦味刺激舌部味觉感受器及末梢神经，促进唾液和胃液分泌而增加食欲。②胃黏膜保护剂如硫糖铝、果胶铋等，服药后在胃液中形成保护膜，服药后 1 小时内尽量不要喝水，避免保护层被水冲掉。③需要直接嚼碎吞服的胃药，不要多饮水，防止破坏形成保护膜。

（2）止咳药 如止咳糖浆、甘草合剂等，这些黏稠药物会黏附在发炎的咽部而发挥作用，应少喝水，尤其不应喝热水，避免将药物冲掉。

（3）预防心绞痛发作的药物 如硝酸甘油片、麝香保心丸等应舌下含服，由舌下静脉吸收，不可咽下，不需水送服。

（4）抗利尿药 如加压素、去氨加压素，服药期间应限制饮水，否则可能会引起水潴留或低钠血症及其并发症。

3. 不宜用热水送服的药物

（1）助消化药 含消化酶的药物，70℃以上即失效，因此不宜用热水送服。

（2）维生素类 维生素 B_1、维生素 B_2 及维生素 C 的性质不稳定，受热后易被破坏而失效。

（3）活疫苗 脊髓灰质炎糖丸等应用凉开水送服，避免引起疫苗失活。

（4）含活性菌类药物 如乳酶生、整肠生等，该类药物遇热会引起活疫苗被破坏，因此不能用热水送服。

（二）日常饮食对药品疗效的影响

1. 饮酒 酒的主要成分为乙醇，引入后人体先是兴奋，随之对中枢神经出现抑制，并扩张血管，刺激或抑制肝药酶代谢系统；另外有些药也可延迟乙醇的代谢和分解。总体上，药与酒的相互作用结果有两个：一是降低药效；二是增加发生不良反应的概率。因此服药前后，宜注意饮酒对药物疗效的影响。

（1）降低疗效 ①服用抗癫痫药苯妥英钠期间，饮酒会加快苯妥英钠的代谢速度，使药效减弱，癫痫发生不易控制；②服用抗高血压药利血平、复方利血平、复方双肼屈嗪期间如饮酒，非但不降压，反而可使血压急剧升高，导致高血压脑病，心肌梗死；③饮酒可使维生素 B_1、维生素 B_2、烟酸、地高辛等药物的吸收明显减少；④饮酒可使平喘药茶碱的吸收率增加，还可使茶碱缓释片中的缓释成分溶解，而失去缓解作用，使药效的持续时间缩短。

（2）增加不良反应的发生率　①双硫仑样反应，又称戒酒硫样反应，是由于应用药物后饮用含有乙醇的饮品（或接触酒精）导致的体内"乙醛蓄积"的中毒反应。引起双硫仑样反应的药物有头孢类和咪唑衍生物，如头孢曲松钠、头孢哌酮、头孢噻肟、甲硝唑、替硝唑、酮康唑等，另外呋喃唑酮、氯霉素、甲苯磺丁脲、格列本脲、苯乙双胍等也可引起双硫仑样反应。有关资料显示，应用头孢菌素类抗菌药物（尤其是头孢哌酮）期间接触乙醇或停药后一段时间内饮酒，可引起戒酒硫样反应。②增强镇静药、催眠药、抗抑郁药、抗精神药对中枢神经的抑制作用。乙醇本质上为一种镇静剂，可出现嗜睡、昏迷，在服用苯巴比妥、佐匹克隆、地西泮、利培酮等期间应禁酒。③加重非甾体抗炎药的胃肠刺激作用。乙醇可刺激胃肠黏膜，引起水肿或充血，刺激胃酸和胃蛋白酶分泌，如同时服用解热镇痛药阿司匹林、吲哚美辛、布洛芬、阿西美辛等，会加重药物对胃肠黏膜的刺激，增加发生胃溃疡或出血的危险。④增强口服降糖药降低血糖的作用。服用苯乙双胍、格列本脲、格列喹酮、甲苯磺丁脲时忌饮酒，因酒可降低血糖水平，同时加重对中枢神经的抑制，易出现昏迷、休克、低血糖症状，严重时可抑制呼吸中枢而致死。⑤乙醇的肝药酶抑制作用可使利福平的代谢减慢，血药浓度增加，加速患者出现肝损害。

2. 饮茶　国人多喜欢饮茶，茶叶中含有大量的鞣酸、咖啡因、儿茶酚及茶碱等，会影响许多药物的治疗效果。服用下列药物时，不宜饮茶。

（1）鞣酸能与药中的多种金属离子如钙（乳酸钙、葡萄糖酸钙）、铁（硫酸亚铁、乳酸亚铁、葡萄糖酸亚铁、琥珀酸亚铁）、钴（氯化钴、维生素 B_{12}）、铋（鼠李铋镁片、迪乐）、铝（氢氧化铝、硫糖铝）结合而发生沉淀，从而影响药品的吸收。

（2）鞣酸能与胃蛋白酶、胰酶、淀粉酶、乳酶生中的蛋白结合，使酶或益生菌失去活性，减弱助消化药效。

（3）鞣酸与四环素类（米诺环素、多西环素）、大环内酯类抗生素（螺旋霉素、麦迪霉素、交沙霉素、罗红霉素、阿奇霉素）相结合而影响抗菌活性；反之四环素类、大环内酯类抗生素同时也抑制茶碱的代谢，增加茶碱的毒性，常致恶心、呕吐等不良反应，因此服用上述两类抗生素时不宜饮茶。

（4）鞣酸也可与生物碱（麻黄素、阿托品、可待因、奎宁）、苷类（洋地黄、地高辛、人参、黄芩）相互结合而形成沉淀。

（5）茶叶中的咖啡因与催眠药（苯巴比妥、司可巴比妥、佐匹克隆、地西泮、硝西泮、水合氯醛）的作用相拮抗。

（6）服用抗结核药利福平时不可喝茶，以免妨碍其吸收。

（7）茶叶中的茶碱可降低阿司匹林的镇痛作用。

（8）浓茶中的咖啡因和茶碱能兴奋中枢神经，加速心率，不但加重心脏负担，且易引起失眠，与抗心律失常药的作用相悖。

（9）茶叶中的茶碱、咖啡因属黄嘌呤类化合物，可竞争性抑制磷酸二酯酶而减少儿茶酚胺的破坏。由于单胺氧化酶抑制剂可相对增加体内儿茶酚胺的含量，因此二者同用会造成过度兴奋，血压升高等。

3. 吸烟　烟草中含有许多有害的物质，如烟碱、煤焦油、环芳香烃、一氧化碳等，其中烟碱是烟草中含有的主要生物碱。烟碱的致死量极小，大约 40mg 或 1 滴纯液（相当于 2 支香烟中所含有的量）就可致死。吸烟时烟碱绝大部分在燃烧中被破坏，而吸烟时所形成的煤焦油可黏附在咽喉、支气管壁、肺叶、诱发刺激，并有潜在的致癌变作用。烟草中含有大量的多环芳香烃类化合物，这类成分是肝细胞色素 P450 酶系统中 CYP1A1、CYP1A2 有效的诱导剂，可增加人体肝脏中药酶的活性，加快对药物的代谢速度，引起药动学上的相互作用。如吸烟者服用镇静催眠药地西泮时，其血药浓度和疗效均降低。在药动学上与吸烟存在相互作用的药物有：抗凝血药，如华法林、肝素等；H_2 受体阻断剂，如西咪替丁；中枢兴奋药，如咖啡因；平喘药，如茶碱；精神治疗药物，如氯丙嗪、氯氮平、氟哌啶醇等。

4. 脂肪和蛋白质　脂肪包括植物脂肪和动物脂肪，脂肪对药效有双重作用，既能降低某些药的疗效，也可能增加其他药的疗效。蛋白质对药效也具有双重作用。

（1）口服脂溶性维生素（维生素A、D、E、K）或维A酸时，可适当多进食脂肪性食物，以促进药物的吸收，增进治疗。

（2）口服灰黄霉素时，可适当多食脂肪，因为灰黄霉素主要在十二指肠吸收，胃也能少量吸收，高脂肪食物也可促进胆汁的分泌，延缓胃排空的速率，使灰黄霉素的吸收显著增加。

（3）由于摄入脂肪而可增加吸收的其他药物包括：酮康唑、双香豆素、卡马西平、螺内酯等。

（4）服用肾上腺皮质激素治疗类风湿关节炎时宜吃高蛋白食物，因为皮质激素可加速体内蛋白质的分解，并抑制蛋白质的合成，适当补充高蛋白食物，可防止体内因蛋白质不足而继发其他病变。

（5）口服左旋多巴治疗震颤麻痹时，宜少吃高蛋白食物。因为高蛋白食物在肠内产生大量氨基酸，阻碍左旋多巴的吸收，使药效降低。

（6）服用抗结核药异烟肼时，不宜食用含组胺的鱼类，因为异烟肼可干扰鱼类所含蛋白质的分解，使酪胺、组胺在人体内聚集，发生中毒，出现头晕、头痛、呼吸急促、结膜充血、皮肤潮红、心悸、面目肿胀、麻木等症状。

（7）高蛋白饮食或低碳水化合物饮食可增加茶碱的肝清除率。

（8）高蛋白饮食还可以降低华法林的抗凝效果。

5. 食盐　即氯化钠，正常人体内的总钠量为150g，维持血液的容量和渗透压，但摄入食盐过多，既可由于盐的渗透作用增加体内血容量，促发充血性心力衰竭或高血压，又可诱发高钠血症。此外，摄入食盐过多导致尿量减少，使利尿药的效果降低。因此，有肾炎、风湿病伴有心脏损害及高血压患者，要严格限制食盐的摄取，建议一日的摄入量在6g以下。

6. 咖啡　咖啡中的成分咖啡因，可提高人体的兴奋性，加速新陈代谢，改善精神状态，促进消化功能。

（1）咖啡因易与人体内游离钙结合，结合物随尿液排出体外，长期服用咖啡，易导致缺钙，诱发骨质疏松。

（2）过量饮用，可导致人体过度兴奋，长期饮用，一旦停饮，容易出现大脑高度抑制。

（3）可刺激胃液和胃酸的分泌，对胃溃疡或胃酸过多的人不宜饮用。

（4）可兴奋中枢神经，可拮抗中枢镇静药、催眠药的作用，患有失眠、烦躁、高血压者不宜长期饮用。且过量饮用咖啡也会使抗感染药的血药浓度降低。咖啡中含有咖啡因，为黄嘌呤类化合物，与单胺氧化酶抑制剂合用，可造成过度兴奋、血压升高等。

7. 食醋　食醋与碱性药物（碳酸氢钠、碳酸钙、氢氧化铝、红霉素、胰酶）及中性药同服，可发生酸碱中和反应，使药物失效。不宜与磺胺类药同服，后者在酸性条件下溶解度降低，可在尿道中形成磺胺结晶，对尿路产生刺激，出现闭尿和血尿。食醋酸化尿液，使氨基糖苷类抗生素（链霉素、庆大霉素、卡那霉素、奈替米星、阿卡米星）抗菌活性降低，药物解离增加，肾脏毒性加重。

本章小结

本章重点：药品调剂的基本流程；静脉药物配制中心的质量管理、洁净区要求、危害药品的配制和调配的操作注意事项；药物配伍变化的处理原则与方法及临床用药不同剂型的选择。

本章难点：医院门（急）诊、住院调剂业务；静脉配制中心的组建和人员配备；危害药品、全静脉营养液及静脉用抗生素的配制；药物物理、化学和药理作用的配伍变化；不同药物剂型的使用方法。

思 考 题

1. 处方调剂的流程有哪些环节？
2. 处方审查内容有哪些？对审查结果如何判读？
3. 静脉药物配置中心对人员配备有何要求？
4. 配伍变化的处理原则和方法有哪些？
5. 如何对患者进行用药指导？

（王　梅　李囡囡）

参考文献

［1］国家食品药品监督管理局执业药师资格认证中心．药学综合知识与技能［M］．北京：中国医药科技出版社，2020.

［2］傅超美，刘文．中药药剂学［M］．北京：中国医药科技出版社，2018.

［3］杨明，李小芳．药剂学［M］．北京：中国医药科技出版社，2018.

［4］冯年平．中药药剂学［M］．北京：科学出版社，2017.

［5］周四元，韩丽．药剂学［M］．北京：科学出版社，2017.

［6］方亮．药剂学［M］.8版．北京：人民卫生出版社，2016.

［7］孟胜男，胡容峰．药剂学［M］．北京：中国医药科技出版社，2016.

［8］王秋香．静脉药品集中调配实用技术［M］．北京：中国中医药出版社，2015.

［9］周建平，唐星．工业药剂学 ［M］．北京：人民卫生出版社，2014.

［10］杨丽．药剂学 ［M］．北京：人民卫生出版社，2014.

［11］张志荣．药剂学［M］.2版．北京：高等教育出版社，2014.

［12］平其能，屠锡德，张钧寿，等．药剂学［M］.4版．北京：人民卫生出版社，2013.

［13］潘卫三．工业药剂学［M］．北京：中国医药科技出版社，2013.

［14］邵志高．实用调剂学［M］．南京：东南大学出版社，2013.

［15］崔福德．药剂学［M］.7版．北京：人民卫生出版社，2012.

［16］杨凤琼．药物制剂［M］．武汉：华中科技大学出版社，2012.

［17］崔福德．药剂学［M］.2版．北京：中国医药科技出版社，2011.

［18］胡容峰．工业药剂学［M］．北京：中国中医药出版社，2010.

［19］Rosen Y, Gurman P, Elman NM. Drug Delivery：An Integrated Clinical and Engineering Approach ［M］. CRC Press, 2019.

［20］Allen VL. Ansel's Pharmaceutical Dosage Forms and Drug Delivery Systems ［M］. 11th ed. Wolters Kluwer, 2018.

［21］Aulton ME. Aulton's Pharmaceutics：The Design and Manufacture of Medicine ［M］.5th ed. Elsevier, 2018.

［22］Dash A, Singh S, Tolman J. Pharmaceutics：Basic Principles and Application to Pharmaceutical Practice［M］. Academic Press, 2014.

［23］Sinko PJ. Martin's Physical Pharmacy and Pharmaceutical Sciences ［M］.6th ed. Wolters Kluwer, 2011.